F.O.T.T.

F.O.T.T.

Ricki Nusser-Müller-Busch

(Hrsg.)

F.O.T.T.

Die Therapie des Facio-Oralen Trakts nach Kay Coombes

5. Aufl.

Mit Abbildungen und Tabellen

Mit Beiträgen von: Barbara Augustin, Barbara Elferich, Karin Gampp Lehmann, Claudia Gratz, Annette Kjaersgaard, Malte Jädicke, Daniela Jakobsen, Nadanja Jeremic, Jürgen Meyer-Königsbüscher, Doris Müller, Ricki Nusser-Müller-Busch, Annett Pötzsch, Heike Sticher, Margaret Walker

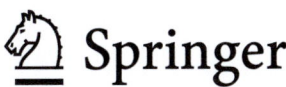 Springer

Hrsg.
Ricki Nusser-Müller-Busch
Berlin, Deutschland

ISBN 978-3-662-67527-4   ISBN 978-3-662-67528-1   (eBook)
https://doi.org/10.1007/978-3-662-67528-1

Die Deutsche Nationalbibliothek verzeichnet diese Publikation in der Deutschen Nationalbibliografie;
detaillierte bibliografische Daten sind im Internet über ► http://dnb.d-nb.de abrufbar.

Planung/Lektorat: Ulrike Hartmann
Springer ist ein Imprint der eingetragenen Gesellschaft Springer-Verlag GmbH, DE und ist ein Teil von
Springer Nature.
Die Anschrift der Gesellschaft ist: Heidelberger Platz 3, 14197 Berlin, Germany

Vorwort zur 5. Auflage

5. Auflage – Neues, Aktualisiertes und Altbewährtes

Viele Studien zur Dysphagie sind im letzten Jahrzehnt veröffentlicht worden. Eine besagt, dass die häufigste Intervention in der Dysphagietherapie das Modifizieren von Nahrungskonsistenzen ist. Die Autor*innen des F.O.T.T.-Buches haben sich der Therapie und dem Handling verschrieben! Diätetik und Management allein reichen nicht. Uns beschäftigen Fragen wie: Wo lernen wir, wie wir Betroffene taktil unterstützen und sicher bewegen können? Berücksichtigen wir ausreichend die vielfältigen Störungen, die neurologische Schädigungen nach sich ziehen?

In diese Auflage fließen Inhalte des 4. Internationalen F.O.T.T.-Symposiums 2022 ein, bei dem online Neuroreha-Teams und Kolleg*innen aus allen Teilen Europas, Südafrika, China bis Neuseeland diskutierten. Drei weitere Patientenbeispiele finden Eingang in das Buch. In ▶ Kap. 5 wird an zwei Fällen gezeigt, wie Clinical Reasoning- Prozesse das Vorgehen leiten können.

In ▶ Kap. 12 gehen wir auf die Vor- und Nachteile noch nicht so häufig genutzter Therapiepositionierungen ein und beschreiben den Verlauf eines Patienten mit Trachealkanüle mit Therapiebeginn in Bauchlage.

Die Arbeitsmittel sind im hinteren Teil des Buches platziert. Für die Befundung gilt: Nicht nur Kästchen ankreuzen! Die Kästchen öffnen und sich fragen: Was verbirgt sich hinter dem Symptom? Was wäre hilfreich? Orientierung geben die 2023 aktualisierten Konsensus-Empfehlungen und der überarbeitete Algorithmus. Sie können uns helfen, die Ingredienzien der Blackbox Neurorehabilitation zu identifizieren, um strukturiert durch den Therapieprozess zu navigieren.

Wir wagen auch Experimentelles: Das Kapitel F.O.T.T. meets FEES visualisiert therapeutische Interventionen während einer FEES. Diskussion und Gegenrede sind ausdrücklich erwünscht!

Die Zeiten ändern sich – auf vielen verschiedenen Ebenen.

- Keine Angst! Wir gendern nur im Vorwort und Serviceteil. In den Kapiteln – mal so, mal so – sind immer alle Geschlechter gemeint.
- Im Internetzeitalter finden wir kaum noch Betroffene, die wir ohne Verpixelung der Augen zeigen dürfen, wo doch gerade der Gesichtsausdruck und die Augen im Miteinander so entscheidend sind.
- Betroffene profitieren seit gut 30 Jahren vom therapeutischen F.O.T.T.-Trachealkanülen-Management, das zum ersten Mal in der 1. Auflage 2004 veröffentlicht wurde. Das Vorgehen scheint nun zum Allgemeinwissen zu gehören. Dies könnte von Autor*innen gern mehr gewürdigt, sprich: zitiert, werden.

Die F.O.T.T. ist bekannt für ihre Expertise für Betroffene mit schweren und persistierenden Beeinträchtigungen, zunehmend aber auch für ihr genaues Vorgehen bei scheinbar lokalen Problemen wie funktionellen Alltagsbewegungen des Gesichts bei einer fazialen Parese. Ob uns da in Zukunft Roboter*innen und KI die Arbeit abnehmen können?

Ricki Nusser-Müller-Busch
Berlin
April 2023

Dankesworte zur 5. Auflage

Wir danken *Kay Coombes,* Sprachtherapeutin und Bobath-Tutorin, die in den 1970er-Jahren gemeinsam mit Kolleg*innen die konzeptionelle Denkweise des bewegungstherapeutischen Bobath-Konzepts auf die Behandlung der gestörten Funktionen des facio-oralen Trakts übertragen hat.

Kay ist uns Vorbild, in ihrer Achtung und Respektierung der Betroffenen und ihrer Zugehörigen.

Schon längst im Unruhestand widmet sie sich energiegeladen mit ihrem Team im Zentrum ARCOS (Association for Rehabilitation of Communication and Oral Skills, ► http://arcos.org.uk/) der ganzheitlichen Versorgung schwer betroffener Personen.

Dass die Betroffenen und ihr Befinden 24/7 im Mittelpunkt dieser Arbeit stehen, erfahren alle, die mit Kay Coombes Zeit verbringen. Nach Kursende behandelt sie Patient*innen mit speziellen Herausforderungen und berät das Behandlungsteam. Die für ihre pünktliche Abreise Verantwortlichen sind nicht selten Nervenzusammenbrüchen nahe und müssen Taxifahrerende bei Laune halten, die dann hoffnungslos verspätet in Richtung Flughafen rasen. Und wenn sie wieder einmal einen der Flüge nach Birmingham verpasst hat, kann es sein, dass in der Zwischenzeit gute Freundinnen ihr Haus mit einem Transparent geschmückt haben:

„Kay feeds the world!"

Ein Konzept entwickelt sich und wächst durch die mannigfaltigen Impulse vieler Menschen. Wir danken unseren Patient*innen, ihren Zugehörigen und den Kolleg*innen unterschiedlicher Professionen in nah und fern, die uns wohlwollend und kritisch konstruktiv begleiten. Peter Vögele (Bobath-Instruktor, D/DK) danken wir für den fruchtbaren, fachlichen Austausch. Wir vermissen ihn sehr!

Ein Buch herausgeben ist wie eine Schwangerschaft. Das unerbittliche Herannahen der Deadline ist fast so hart wie eine Geburt. Ich danke Doris Müller und Angela Cordes für die Unterstützung in diesem Prozess. Mein Dank geht aber auch besonders an das Team von Springer, Ulrike Hartmann, Omika Mohan und Amose Stanislaus, die uns – in gewohnter Weise – zur Seite standen und professionell und zuverlässig die 5. Auflage erstellten.

Ricki Nusser-Müller-Busch
Berlin
April 2023

Über die Herausgeberin

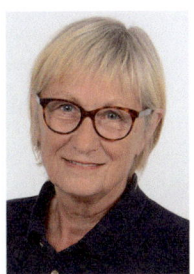

Ricki Nusser-Müller-Busch

- Geboren und aufgewachsen in Wien
- Logopädin, Instruktorin für F.O.T.T.® und für manuelle Schlucktherapie, Bobath-Kindertherapeutin, Masterstudiengang Neurorehabilitation Donau-Universität Krems
- Freiberuflich tätig: Therapie und fachliche Anleitung, Vortrags- und Dozententätigkeit
- Langjährige Leitungsfunktionen an Kliniken (Schwerpunkte Schluckstörungen, Trachealkanülen-Management in der Intensivphase, Neurologie, HNO/MKG und Querschnittzentrum)
- Mitbegründerin der Berliner Schlucksprechstunde (mit Prof. Dr. Seidl)
- Konzeptentwicklung Manuelle Schlucktherapie (mit Renata Horst)
- Co-Herausgeberin *Facial-Oral Tract Therapy,* Springer 2021 (mit Karin Gampp Lehmann)
- Mitarbeit an Leitlinien der AWMF (Palliativmedizin, Larynxkarzinom, Post-Intensive-Care-Syndrom)
- Seit 2014 Klinikeinsätze mit dem Senior Expert Service Bonn in China und der Mongolei
- 2013 Valerius-Preis der Zeitschrift DIVI (Interdisziplinäre Vereinigung für Intensiv- und Notfallmedizin)
- 2021 Ehrenmitglied im Deutschen Bundesverband für Logopädie (dbl)
- 2023 Ehrenmitglied der SIG F.O.T.T. International

Hinweise

Die „Facial-Oral Tract Therapy" – F.O.T.T.® wurde durch die Urheberin des Therapiekonzepts Kay Coombes geschützt. Um den Lesefluss nicht zu beeinträchtigen, haben wir die Schreibweise ohne das Trademarkzeichen „®" gewählt.

Auf die eingedeutschte Schreibweise „fazio-oral" wird verzichtet, da sich die vorgestellten Inhalte eng an das Original anlehnen.

Zur besseren Lesbarkeit wird im Text häufig nur eine Geschlechtsbezeichnung benutzt. Es sind jedoch immer alle Geschlechter gemeint.

„Erde an Daniel"

Daniel, ein 22-jähriger Patient mit Zustand nach Schädel-Hirn-Trauma auf der neuro-logischen Intermediate Care, ist seit heute – tagsüber – mit einer Sprechkanüle versorgt. Seine Reaktionen sind noch sehr verlangsamt, er versteht und zeigt erste Ansätze, spre-chen zu wollen. Er kann aber Stimm- und Sprechbewegungen noch nicht koordinieren. Auch die Schluckfrequenz ist herabgesetzt. An orale Nahrungsgabe ist noch nicht zu denken. Seine Freundin ist zu Besuch und in der Therapie anwesend.

Es wird streng dogmatisch nach den Prinzipien der Therapie des Facio-Oralen Trakts vorgegangen:

■ Einbeziehen der Zugehörigen in die Therapie

Die F.O.T.T.-Therapeutin geht davon aus, dass die Freundin mehr zur Steigerung der Wachheit des Patienten beitragen kann als sie selbst, die vom Alter her Daniels Mutter sein könnte.

Sie erfragt vorab Vorlieben ihres Patienten und den Namen seiner Partnerin. Zum besseren Verständnis der folgenden Situation: Die Freundin nennt Daniel „Hase" und er sie wahlweise „Erde" oder „Maus".

■ Ausgangsposition

Daniel ist „geschafft", da er in der Physiotherapie heute zum ersten Mal nach seinem Unfall wieder aufrecht stehen konnte. Er sitzt mit geschlossenen Augen gut gelagert in einem Sessel. Seine junge Freundin hat verständlicherweise andere Erwartungen. „Erde an Daniel … nicht schlafen, ich bin doch jetzt da …".

Fazilitation im Sinne des sensomotorischen Regelkreises unter Berücksichtigung der Umweltbedingungen: kontextbezogener Input – Verarbeitung – Output

Die Therapeutin unterstützt Daniels Position, und es kommt ein tiefer Seufzer. Wei-terer Input ist gefragt! Die Therapeutin designt die Ausgangsposition der co-therapie-renden Freundin: Maus setzt sich seitlich sehr nahe zu Daniel hin. Die Therapeutin führt seinen Arm und berührt mit seiner Hand das Maus-Gesicht, ihren Hals, ihre Arme und Hände. Nach einiger Zeit fordert sie Maus/Erde auf, Daniel einen Kuss zu geben – und siehe da – nach einer nur leicht verlängerten Verarbeitungszeit kommt die motorische Antwort: eine schwache, aber eindeutige Aktivität des M. orbicularis oris, die Lippen werden gespitzt.

Nach dieser erfolgreichen Bahnung ist die F.O.T.T.-Therapeutin nun nicht mehr zu bremsen:

■ Einsatz von Hilfen nach den Prinzipien des motorischen Lernens

Eine Kombination von Hilfen bietet sich an: Neben den taktilen Hilfen kommt nun ad-ditiv auch verbaler Input zum Einsatz: „Jetzt soll Daniel Erde einen Kuss geben." Erde hält ihr Gesicht hin – und Hase küsst seine Erde (so in etwa). Wiederholt!

■ Therapieevaluation und Hypothesenbildung

Nach Evaluierung der therapeutischen Situation baut die F.O.T.T.-Therapeutin konse-quent ihre Hilfen ab und lässt die beiden unter Bildung folgender Hypothese allein: Erde und Maus werden – „hands-on" – die alltagsrelevante Therapie fortführen!

Hoffentlich ist Erde morgen wieder da …

Ricki Nusser-Müller-Busch

Inhaltsverzeichnis

Autorenverzeichnis

Barbara Augustin
Gauting, Deutschland

Barbara Elferich
Würzburg, Deutschland

Claudia Gratz
Therapiezentrum Burgau, Burgau,
Deutschland

Daniela Jakobsen
Rigshospital Glostrup HovedOrtoCentret
Afdeling for Ergo- og Fysioterapi Valdemar
Hansens Vej 13, Glostrup, Danmark

Nadanja Jeremic
SRH Fachkrankenhaus Neresheim,
Neresheim, Deutschland

Malte Jädicke
Therapiezentrum Burgau, Burgau,
Deutschland

Annette Kjaersgaard PhD
Dysfagiklinikken, Hörning, Dänemark

Karin Gampp Lehmann
Physiotherapeutin, Craniosacrale
Osteopathie, Kehrsatz, Schweiz

Jürgen Meyer-Königsbüscher Dipl.-Päd.
Bad Zwesten, Deutschland

Doris Müller MSc
Klinik Bavaria Kreischa II, Kreischa,
Deutschland

Ricki Nusser-Müller-Busch MSc
Freiberuflich, Berlin, Deutschland

Annett Pötzsch
SRH Fachkrankenhaus Neresheim,
Neresheim, Deutschland

Heike Sticher MSc
REHAB Basel, Basel, Schweiz

Margaret Walker
Hutt Valley DHB, Lower Hutt, Upper Hutt,
New Zealand

Abbildungsverzeichnis

F.O.T.T.-Konzept: funktionell – komplex – alltagsbezogen

Ricki Nusser-Müller-Busch

Inhaltsverzeichnis

© Der/die Autor(en), exklusiv lizenziert an Springer-Verlag GmbH, DE, ein Teil von Springer Nature 2023
R. Nusser-Müller-Busch (Hrsg.), *F.O.T.T.,*
https://doi.org/10.1007/978-3-662-67528-1_1

1

Mit dem Auftreten von Hirnschädigungen kann es zu unterschiedlich gearteten Störungen der Funktionen des Schluck- und Sprechtrakts kommen. Die von Kay Coombes entwickelte Therapie des Facio-Oralen Trakts (F.O.T.T.) hat die Integration und Koordination der facio-oralen Funktionen zum Ziel. Atmen, Stimme geben, Sprechen, Schlucken von Speichel und die Nahrungsaufnahme sollen wieder sicher ablaufen und Schutz- und Reinigungsmaßnahmen bei Bedarf effizient eingesetzt werden können. Dieses Einführungskapitel gibt einen Einblick in das F.O.T.T.-Konzept.

» „Wir müssen das Normale kennen!" (Coombes 2002)

Atmen, Schlucken, Nahrungsaufnahme und Kommunikation sind essenziell für unser Leben. Theoretisch ist uns das bewusst. Aber wie sind wir aus dem Bett gekommen? Was haben wir dabei als Erstes bewegt? Viel wichtiger ist uns, verschlafene Zeit einzuholen, um pünktlich zu sein. Wir checken die Nachrichten, während wir nebenbei frühstücken. Wir trinken den Kaffee im Stehen, wenn wir es eilig haben. Wir fahren zur Arbeit und begrüßen dort die Kollegin; dies tun wir individuell atemrhythmisch angepasst in der uns eigenen Sprechstimmlage und Prosodie.

Seit dem Aufstehen haben wir unseren Körper automatisiert in Handlungen eingesetzt, ohne darüber nachzudenken. Der Partizipation am sozialen Leben ist unsere (Haupt-)Aufmerksamkeit gewidmet. Wir können die Frage nicht beantworten, wie oft wir seit dem Aufwachen geschluckt haben, wie oft wir unsere Stimme zum Sprechen genutzt haben und wie oft wir

unser Sprechen unterbrochen haben, weil wir schlucken mussten.

In den herkömmlichen physiologischen Beschreibungen werden das Schlucken, das Sprechen oder das Atmen jeweils isoliert – als Akte – bezeichnet und betrachtet. In der F.O.T.T. werden diese sich im Tagesverlauf permanent abwechselnden Vorgänge in ihrem Zusammenspiel gesehen (◘ Abb. 1.1).

■ **Prämisse 1**

❯ **Beachte**
Die facio-oralen Funktionen wechseln sich permanent ab. Dabei passen sie sich an die jeweilige Aktivität im jeweiligen Kontext an.
Die *vitalen facio-oralen Funktionen* Atmung und Schlucken sind essenziell. Ein Mensch, dessen Atmung insuffizient ist und/oder der seinen Speichel nicht schlucken kann, ist ohne medizinische Hilfe nicht lebensfähig.
Atmung und Schlucken wechseln sich rund um die Uhr ab. Die Atmung kann unterbrochen werden durch Schutzmechanismen wie Husten, Räuspern, aber auch verändert werden durch Niesen, Gähnen und Pressen beim Stuhlgang (Druckrichtung kaudal). Meistens folgt danach ein Schluck mit zentralem Atemstopp. Danach setzt die Atmung wieder ein.
Hypothetisch kann vielleicht postuliert werden, dass Schlucken nicht nur Speichel und Nahrung abtransportieren und den Schlucktrakt reinigen soll, sondern

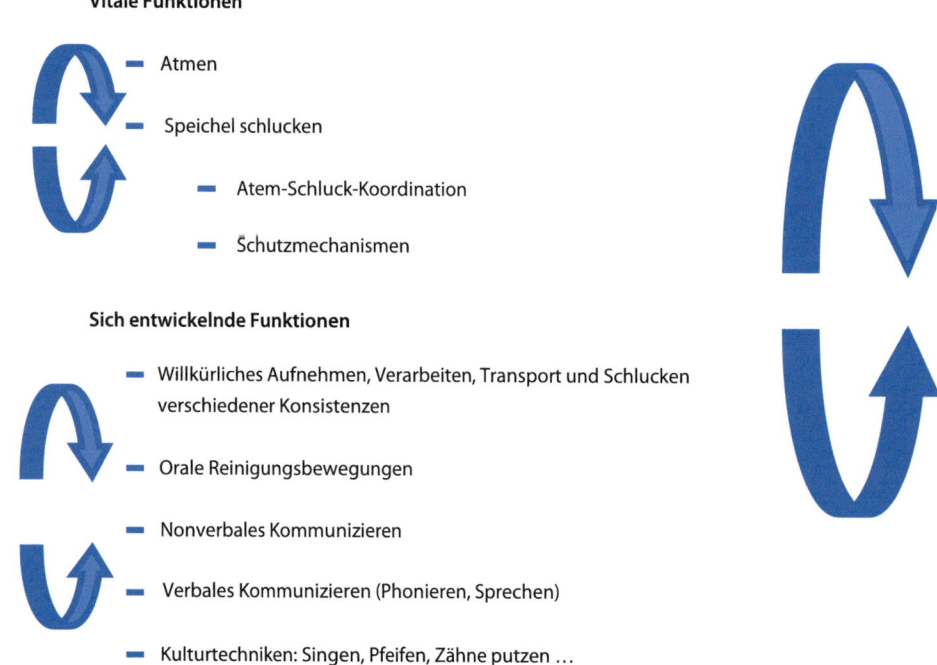

Vitale Funktionen

– Atmen

– Speichel schlucken

  – Atem-Schluck-Koordination

  – Schutzmechanismen

Sich entwickelnde Funktionen

– Willkürliches Aufnehmen, Verarbeiten, Transport und Schlucken verschiedener Konsistenzen

– Orale Reinigungsbewegungen

– Nonverbales Kommunizieren

– Verbales Kommunizieren (Phonieren, Sprechen)

– Kulturtechniken: Singen, Pfeifen, Zähne putzen …

◘ **Abb. 1.1**   Die facio-oralen Funktionen wechseln sich koordiniert ab (Pfeile). Sie passen sich dem jeweiligen Kontext an (© Nusser-Müller-Busch)

auch die Funktion hat, die Atmung an neue Tätigkeiten anzupassen oder wieder zu rhythmisieren.

❯ **Beachte**

Die Atmung, als wichtigste vitale Funktion, ist essenziell für das Leben. Beim Sprechen und Singen kann sie aktiv und willkürlich modifiziert werden, beim Weinen und Lachen teilweise unwillkürlich. Beim Schlucken, Gähnen, Niesen und Pressen wird sie unterbrochen, um sich dann nach dem Schlucken wieder in einen neuen, der Situation angepassten Rhythmus einzufinden.

Als zweitwichtigste vitale facio-orale Funktion kann das Schlucken von Speichel angesehen werden. Ein Mensch, der seinen Speichel nicht schlucken kann, ist ohne medizinische Hilfe nicht lebensfähig.

Die *sich entwickelnden Funktionen* wechseln sich im Tagesverlauf untereinander ab; sie wechseln sich aber auch mit den vitalen Funktionen ständig ab!

Teilweise sind sie genetisch angelegt. Während der Embryo über die Nabelschnur ernährt wird, fängt er ab der 12. Schwangerschaftswoche an, Fruchtwasser zu schlucken. Nach Hüther und Weser (2012) tragen diese und alle anderen Ganzkörperbewegungen zur „funktions- und nutzungsabhängigen Strukturierung (des Körpers) durch entwicklungsimmanentes Üben" bei. Im Laufe der postnatalen Entwicklung kann die rasante wie komplexe Entfaltung der facio-oralen Funktionen beobachtet werden. Die Strukturen geben dabei die Funktion vor (Bassoe Gjelsvik 2012), aber ebenso gilt, dass die Strukturen durch die Funktion modelliert werden.

❯❯ „Die Funktion bestimmt die Form." (Castillo Morales 1998)

Innerhalb der ersten beiden Jahre lernen wir, die Nahrung selbstständig zum Mund zu führen, zu verarbeiten und unterschiedliche Konsistenzen zu schlucken. Wir beginnen orale Reinigungsbewegungen auszuführen und entwickeln die nonverbalen und verbalen Formen der Kommunikation.

Im Laufe der Kindheit erlernen wir auch Kulturtechniken wie Singen und Zähne putzen, bei denen motorisch-koordinative Handlungen und facio-orale Bewegungen aufeinander abgestimmt durchgeführt, automatisiert und perfektioniert werden. Dieses Lernen, erfolgte praktisch (*hands on*), durch Imitation und Anleitung durch die nächsten Bezugspersonen, später auch durch Erzieher und Lehrer, die uns im Laufe der Zeit dieses Faktenwissen auch mehr und mehr verbal und explizit vermitteln (▶ Kap. 9).

In der Adoleszenz lernen wir die facio-oralen Strukturen noch vielfältiger einzusetzen, u. a. beim Küssen und im Sexualleben oder beim Frönen der manu-oro-facialen Aktivität des Rauchens oder der naso-facialen Aktivität beim Schnupfen von Tabak.

Auch diese sich entwickelnden Funktionen wechseln sich im Tages- und Lebensverlauf ab; sie wechseln sich aber auch mit den vitalen Funktionen ständig ab!

▪ **Prämisse 2**

❯ **Beachte**

Der ganze Körper ist an den facio-oralen Funktionen, an diesen Bewegungen beteiligt.

Die facio-oralen Funktionen sind Teil eines größeren Ganzen, sie sind Teil des Aerodigestivtrakts, des Atem-Verdauungs-Trakts und Teil des ganzen Körpers, dessen Funktionsfähigkeit die Basis für alle Funktionen bietet. Auch bei der Ausscheidung ist die Atmung beteiligt: Zum Pressen muss Druck aufgebaut werden. Es kommt dabei – wie beim Schlucken – zu einem kurzen Anhalten der Atmung; der Druck wird nicht, wie beim Husten, nach oben, sondern nach unten abgegeben. Die Kontrolle über die Ausscheidung erlernen wir im Laufe der ersten Lebensjahre.

Schlucken ist Bewegung – Sprechen ist Bewegung.

Sprechen und Schlucken können sich auf der Basis eines intakten Körpers und seiner Funktionen entwickeln. Neurogene Störungen von Haltung und Bewegung haben Auswirkungen auf die Funktionen des facio-oralen Trakts.

So müssen Betroffene mit neurogenen Dysphagien oft viel mehr wiedererlernen als nur das Schlucken! Um wieder sicher essen und trinken zu können, müssen viele wieder lernen, sich im Raum halten zu können, die Nahrung zum Mund zu führen, ihre Mundhöhle mit der Zunge von Resten zu befreien, abzuhusten und das Expektorat durch Schlucken oder Ausspucken zu entsorgen.

Wenn wir facio-orale Störungen (auch) als Bewegungsstörungen begreifen, dann sind für deren Befundung und spätere Behandlung nicht nur Kenntnisse der physiologischen Arbeitsweise des Sprech- und Schlucktrakts, sondern auch Kenntnisse zu Bewegung, Bewegungsverhalten und motorischer Kontrolle hilfreich und notwendig.

1.1 Lernen im F.O.T.T.-Konzept

❯❯ „Das Gehirn ist eine Problemlösungsmaschine." (Mulder 2003)

Um lösungsorientiert vorgehen zu können, nutzt die F.O.T.T. das Wissen zu normaler Haltung und Bewegung, zu posturaler und motorischer Kontrolle und ihrer Abweichungen bei neurogenen Schädigungen.

Physiologische Bewegungen und Handlungen sind im menschlichen Verhalten meistens zielgerichtet. Das Zentralnervensystem (ZNS) ist entscheidend dafür verantwortlich, Aufgaben und Probleme zu lösen.

1

Folgende wissenschaftliche Annahmen liegen zugrunde, u. a.:

- Menschen sind ausgestattet mit einem großen Fundus reflektorischer, automatischer Bewegungen, die – wie man heute nach der Durchführung von Tierversuchen annimmt – auf die Aktivierung angeborener neuronaler Muster (Mustergeneratoren, „central pattern generators") zurückzuführen sind (Kandel et al. 2012). Diese – einmal aktiviert – generieren sich ständig selbst (Paeth Rohlfs 2010), z. B. die Schluckreaktion.
- Aufgrund physiologischer, neuromuskulärer und biomechanischer Gesetzmäßigkeiten laufen die tagtäglich ausgeführten Bewegungssequenzen, z. B. sich auf einen Stuhl setzen, von diesem aufstehen oder Nahrung zu sich zu nehmen, bei allen Menschen (muster-)ähnlich und doch individuell ab. Sie unterliegen einer körpereigenen posturalen Kontrolle, die auch den Einsatz von Schutz-, Ausweich- und Abwehrreaktionen steuert.
- Das ZNS ermöglicht durch seine Planung, Ziele zu erreichen und den Körper dabei an die jeweilige Aufgabe und Umweltbedingung zu adaptieren. Dies kann nachgewiesen werden, u. a. als Erwartungswellen im Elektroenzephalogramm (EEG) und als Erregungspotenziale mittels Positronen-Emissions-Tomografie (PET).
- Aufgabenspezifisch werden eingehende Signale gewichtet und die spezifischen Schwerkraftbedingungen berechnet, die zur erfolgreichen Bewältigung der Aufgabe in der jeweiligen Position (Stehen, Liegen, Sitzen etc.) oder Bewegung notwendig werden. Die so berechneten Impulse steuern die Aktivierungsfolge der zentralmotorisch gesteuerten Antagonisten, die als Hemmung oder reziproke Innervation bezeichnet wird (Horst 2022; Kandel 2007). Die intramuskuläre Koordination legt die aufgabenspezifische Rekrutierungsgeschwindigkeit der entsprechenden Muskelfasertypen fest. Je nach Aufgabe arbeiten die Muskeln konzentrisch (sich verkürzend), exzentrisch (Länge gebend) oder statisch (gleichbleibend).
- Menschen lernen im Laufe der Entwicklung Bewegungen und Bewegungsabfolgen auszuführen, indem sie zielgerichtet zigtausende Male wiederholt werden. (Man denke an die unermüdlichen Aktivitäten von Kleinkindern, vom Vierfüßlerstand in den Stand zu kommen.) Dies führt zu automatisierten Bewegungen, die dann ohne die früher notwendige kortikale Initiierung, subkortikal, sicher, schnell und ökonomisch ausgeführt werden (Paeth Rohlfs 2010). Ein Bewegungsfundus entwickelt sich, aus dem geschöpft werden kann (Mulder 2007).
- Vorbereitend, begleitend und reaktiv helfen posturale Kontrollmechanismen mit Feedback-Mechanismen lebenslang Bewegungen zu optimieren. Feed-

forward-Mechanismen antizipieren an diesem Erfahrungsschatz bei der Planung zukünftiger Bewegungen und Handlungen. Die eingehenden Informationen werden selektiert und abgeglichen. Diese Erfahrungen dienen als Grundlage für die Ausführung gleichgearteter, ähnlicher oder aber auch neuartiger Bewegungen (► Kap. 2).

- Beim Lösen von Aufgaben und Problemen lernen Menschen, angetrieben durch körperbezogene (propriozeptive, viszerale, vestibuläre etc.) und umweltbezogene (auditive, olfaktorische, visuelle, posturale etc.) Informationen (Mulder und Hochstenbach 2002).
- Imitation ist wichtig. Die Theorie der Spiegelneurone legt nahe, dass der Mensch über motorisches Wissen verfügt, das es ihm ermöglicht, eigenes und beobachtetes Handeln – ohne Mithilfe des Denkens und der Sprache – zu entschlüsseln (Rizzolatti und Sinigaglia 2008).
- Faktoren wie Wachheit, Aufmerksamkeit, Kognition, Gedächtnis, Psyche, Motivation, unsere bisherigen Erfahrungen und die Umwelt beeinflussen die individuelle Ausführung unserer Handlungen. Die Ergebnisse werden gespeichert und sind dann in ähnlichen Situationen wieder abruf- bzw. adaptierbar (Banduras 1986; Kandel 2007).
- Im Zuge der physiologischen Alterung baut sich die Fähigkeit, Fertigkeiten zu erlernen, wieder ab. Dieser Abbau ist individuell und geprägt von den persönlichen Faktoren, wie Allgemeinzustand, Konstitution und Auftreten von Erkrankungen etc., und den Umweltfaktoren, dem Lebensumfeld des Individuums.
- Dank der Neuroplastizität kann das ZNS lebenslang lernen.

Posturale Kontrolle am Beispiel der Nahrungsaufnahme

Ein gesunder Körper gibt Halt und ist gleichzeitig ständig in Bewegung. Er bietet die Basis und Stabilität, fazio-orale Bewegungen und Aktivitäten auszuführen. Dazu wird das physikalische Prinzip *dynamische Stabilität* genutzt, das es ermöglicht, voranzuschreiten und/oder Tätigkeiten durchzuführen – und sei es nur, eine Gurke zu schneiden. Eine Hand stabilisiert die Gurke, die zweite Hand schneidet (► Kap. 3).

Die Körperhaltung ist unterschiedlich, wenn jemand sitzend am Tisch oder gehend ein Eis isst oder im Liegestuhl nach einem Aperol Spritz greift.

► **Beispiel**

- Sitzen wir bei Tisch und wollen zu essen beginnen, werden wir in der Regel die Augen, Kopf und Rumpf in Richtung des vor uns stehenden Essens ausrichten. Zerkauen der Nahrung und Durchmengen mit Speichel sind längst gelernte, automatisierte Bewegungen, die wir aber auch ausführen können, wenn z. B. der Kopf zum seitlich sitzenden Tischnachbarn gedreht ist. Das anschließende Schlucken ist die reaktive Antwort auf die Verarbeitung des jeweiligen Bolus, seiner Konsistenz und Größe. Geschluckt wird meistens mit zentriertem Kopf.

- Nehmen wir einen zu großen Schluck aus der Tasse und verschlucken uns, werden wir unseren Oberkörper eventuell abrupt nach vorn beugen und uns dabei abstützen – Stützreaktion – und den Kaffee wieder ausprusten – Schutzreaktion. Wir werden so lange alles hochhusten, bis die Atempassage wieder frei ist und sich nach anschließendem (Speichel-)Schlucken wieder ein ruhiger, rhythmischer Atemzyklus einstellt. ◄

Praxistipp

Das implizite Körperwissen hilft, die jeweiligen Aufgaben zu bewältigen (vgl. Central Set, ▶ Abschn. 2.1.3). Alle diese Handlungen basieren auf einer automatisierten Haltungskontrolle, der posturalen Kontrolle. Sie erfordern – je nach Aufgabenstellung und Kontextvertrautheit – mehr oder weniger Aufmerksamkeit, manchmal auch kognitive Kontrolle.

1.1.1 Was tun, wenn die Problemlösungsmaschine ZNS gestört arbeitet?

Wenn ein Körperteil nicht mehr in gewohnter Weise einsatzfähig ist, z. B. ein Arm in einer Schiene ruhiggestellt ist, erfahren wir, wie schwierig die Bewältigung des Alltags werden kann. Wir sind in der Lage, die Ursache zu benennen und die eingeschränkten Bewegungen des Arms zu kompensieren, indem wir z. B. den anderen Arm vermehrt einsetzen oder die Zähne zu Hilfe nehmen, um den Reißverschluss der Jacke aufzuziehen.

Schwieriger wird das Erforschen der Ursache(n) bei Störungen zentraler Genese, z. B. nach Hirntraumen, -blutungen oder Schlaganfällen, die sich vielfältig äußern können.

▶ Beispiel

Eine Tasse Kaffee steht zum Trinken bereit und wird nicht ergriffen:

- Kann eine Tasse aufgrund einer Gesichtsfeldeinschränkung nicht wahrgenommen werden, wird nicht nach ihr gegriffen, vielleicht wird sie sogar aus Versehen umgestoßen.
- Ist die Propriozeption (die Wahrnehmung der Stellung der Gelenke, der Richtung und Geschwindigkeit ihrer Bewegung) gestört, wird der Tonus in der greifenden Hand vielleicht übermäßig hoch sein, die Bewegung wird ruckartig ausgeführt, der Kaffee wird verschüttet.

- Sind kognitive Prozesse gestört, kann der Aufforderung, die Tasse zu ergreifen, nicht nachgekommen werden, obwohl die Tasse gesehen wird.
- Ist die zentrale Ansteuerung motorischer Bewegungen gestört, kann es zu einer Parese (Lähmung) im Arm oder während der Greifbewegung zu einer Tonuserhöhung im Arm kommen. Vielleicht merkt die Patientin, dass die Bewegung nicht zu dem gewünschten Erfolg führt, und versucht nun in der Folge mit verstärkter Anstrengung, die Tasse zu greifen. Dies kann dann zu einer weiteren sekundären Spannungszunahme in der Schulter und/oder im Arm führen.
- Ist die Sensorik eingeschränkt und wird der Speichel im Mund deshalb nicht gespürt, läuft er irgendwann aus dem Mund heraus oder wird ohne einsetzende Schluckbewegung unkontrolliert in den Larynx (Kehlkopf) und die unteren Atemwege eindringen.

Die Störungen sind oft nicht eindeutig kausal zuzuordnen. Ein und demselben Outcome können unterschiedliche zentrale Ursachen zugrunde liegen. Perzeptive, sensomotorische, psychische und/oder kognitive Störungen können – auch kombiniert – Verursacher sein. Ein veränderter sensomotorischer Regelkreis entsteht und kann als motorische Antworten oft veränderte Bewegungsmuster produzieren.

Im schlimmsten Fall können sie die Betroffene daran hindern, sich selbstständig zu bewegen und zu handeln. Sie wird dann auf die Hilfe und Kompetenz ihrer Umgebung angewiesen sein, um im Alltag klarzukommen oder verloren gegangene Fertigkeiten wieder zu erlernen.

Ist die posturale Kontrolle beeinträchtigt, d. h. kann sich die Patientin nicht halten oder ihre Haltung nicht selbst verändern, hilft die tonische Muskulatur, den Körper zu halten. Die Muskulatur stabilisiert dann konzentrisch (zusammenziehend), sie kann nicht mehr exzentrisch arbeiten (Länge geben, nachlassen). Es kommt zu *sekundärer Steifigkeit* – ein Problem, unter dem zu Beginn fast alle von neurologischen Störungen Betroffenen – auch aufgrund der Bewegungsarmut, Immobilität bei Bettlägerigkeit – leiden.

Die Ausgangssituation des gestört arbeitenden ZNS kann – simplifiziert und behelfsmäßig – folgendermaßen beschrieben werden: ◄

❯ Beachte

Wie ein gesundes ZNS arbeitet ein durch eine Störung veränderter sensomotorischer Regelkreis ebenfalls 24 h am Tag. Nicht hilfreiche, gestörte Bewegungen werden gelernt!

Dabei ist es dem ZNS egal, ob die Inputs physiologischer oder pathophysiologischer Natur sind. Es

1

verarbeitet, arbeitet und lernt weiter, ohne das zu Lernende zu beurteilen.

Was also tun,

- wenn die Verarbeitungsprozesse der Sensomotorik, Wachheit, Aufmerksamkeit, Kognition und Psyche unsere Bewegungsabläufe, die Handlungsausführungen verändern?
- wenn Lähmungen oder Störungen des Tonus die Haltung und Bewegung primär, aber auch sekundär aufgrund von Angst, Stress verändern?
- wenn die höheren Hirnfunktionen es unmöglich machen, das gestörte Verhalten zu erkennen?
- wenn der Körper nicht in der Lage ist, dies zu kompensieren?

1.1.2 Wie lernt der Mensch, wie lernt das ZNS Bewegungen?

» „Ohne Information (ohne sensorischen Input) gibt es keine Kontrolle, kein Lernen, keine Veränderung, keine Weiterentwicklung." (Mulder und Hochstenbach 2002)

Nach Mulder und Hochstenbach (2002) steht nach erlittenen neurogenen Funktionseinschränkungen nicht das Wiedererlangen der Kontrolle über einzelne Muskeln, ihre Kräftigung und das Verbessern ihres Bewegungsausmaßes im Vordergrund, sondern v. a. das Wiedererlangen der *Anpassungsfähigkeit an neue Situationen und Aufgaben*. Die Autoren nennen drei Voraussetzungen für Lernen.

Mulder und Hochstenbach (2002) nennen drei Voraussetzungen für optimales Lernen:

- **Voraussetzungen für optimales Lernen**
- Optimale sensorische Information
- Variabilität der Aufgaben
- Anwendungsbezogene Ausrichtung des kontextbezogenen Trainings

Die Faktoren *Input, Aktivität und Adaptation* bestimmen die menschliche Entwicklung und das (Über)leben und sind Basics für motorisches Lernen (Mulder und Hochstenbach 2002). Sie sind essenziell zum Lernen von Fertigkeiten, für motorische Anpassung bereits gelernter Bewegungen an veränderte Bedingungen (Stein und Bös 2014) und für das Wiedererlernen motorischer Fertigkeiten, z. B. nach einer Hirnschädigung. Ohne Aktivität gibt es keinen Input, ohne Input keine Anpassung, und ohne Anpassungsfähigkeit ist Lernen nicht möglich.

Das Angebot sensorischer Inputs und therapeutischer Hilfen soll variieren und sich sowohl qualitativ als auch quantitativ an der jeweiligen Aufgabenstellung, an den Bedürfnissen und dem Potenzial der

Betroffenen ausrichten. In der Therapie sollte am oberen Level der Leistungsfähigkeit der Betroffenen gearbeitet werden, um ihr Potenzial zu nutzen und einschätzen zu können, inwieweit Anforderungen gesteigert werden sollten (*Shaping,* ▶ Abschn. 2.2.2 und 17.2).

1.1.3 Anleihen im Bobath-Konzept

» „Gib Hilfe für ein besseres Leben, nicht Übungen." (B. Bobath, mündliche Mitteilung)

Im Zeitalter der evidenzbasierten Medizin ist das Bobath-Konzept in Verruf gekommen. Bei aller Kritik: Die Versuche Karel Bobaths, die empirisch gewonnenen Erkenntnisse seiner Frau Berta wissenschaftlich zu erklären, waren evidenzbasiert auf dem damaligen Stand der Wissenschaft. Bobath selbst revidierte noch zu Lebzeiten einige seiner Erklärungsversuche, die von der Fachwelt allerdings nicht wirklich zur Kenntnis genommen wurden. Er revidierte, da sich Berta Bobath aus ihrer großen empirischen Erfahrung heraus weigerte, den Menschen als „reflexgesteuertes Wesen" zu sehen. Sie ging von einer – für damalige Verhältnisse ungewöhnlichen – ganzheitlichen Betrachtungsweise der Person in ihrer Umwelt, mit ihren Erfahrungen, Gefühlen, Erwartungen und v. a. ihrer Lernfähigkeit aus.

Berta Bobaths Schlussfolgerungen basierten u. a. auf der systematischen Beobachtung und Kenntnis des *Lernens in der kindlichen Entwicklung.* Das erklärte Ziel, einen Gegenstand erreichen zu wollen, versetzt das Kleinkind in die Lage, seine genetischen Programme zu aktivieren, um sich zu dem auserwählten Ziel des Interesses hinzubewegen. Die Aufmerksamkeit ist gerichtet auf den Gegenstand, „der Auslöser und Motivator zugleich ist" (Kandel 2007). Im Laufe der Zeit lernt das Kind dabei, diese Erfahrungen wiederholt anzuwenden und auf neue Situationen zu adaptieren. Die Alltagsbewegungen automatisieren sich und können im weiteren Leben ohne großes Nachdenken abgerufen werden.

Die Beeinträchtigungen selektiver Bewegungsmuster bei Hemiparese/-plegie, Tetraparese etc. wurden seinerzeit von B. und K. Bobath beschrieben (1977, 1986, 1990). Die Weiterführung dieser Grundlagen und Behandlungsprinzipien sind bei Davies (1995, 2004), Paeth Rohlfs (2010) und Bassoe Gjelsvik (2012) nachzulesen. Vaughan Graham et al. (2009) stellen den Bezug zwischen dem Bobath-Konzept, neuen wissenschaftlichen Erkenntnissen und der Internationalen Klassifikation der Funktionsfähigkeit, Behinderung und Gesundheit der Weltgesundheitsorganisation her (ICF, WHO 2012).

Handlungstheoretisches Begriffssystem therapeutischer Arbeit

■ Konzept

Der Begriff Konzept (lat. das Zusammenfassen) steht synonym für einen Entwurf, einen Plan. Es stellt sozusagen den Rahmen oder die Hardware dar, innerhalb dessen als Software das Programm, die Philosophie lebt und beheimatet ist. Hier ist der Ausgangspunkt für die Ausarbeitung und Überprüfung von Fragestellungen. In diesem Rahmen ist ein *Konzept* offen für Interpretationen und Erweiterungen. Lösungswege für individuelle Fragestellungen können entwickelt und integriert werden.

Ritter und Welling (2007) schlagen ein handlungstheoretisches Begriffssystem für die therapeutische Arbeit vor. Demnach soll ein Konzept helfen, systematisch einen Standpunkt, eine Arbeitshypothese zu gewinnen. Innerhalb des Konzepts sind die darin absteigend integrierten *Prinzipien*, die handlungsorientiert in *Methoden* und tatsächlich durch *Techniken* ausgeführt werden. Umgekehrt sind „die Methoden und Techniken konzeptionell rückführbar, prinzipiell ableitbar und methodisch handhabbar". Nach Meinung der Autoren entspricht die fundierte Anwendung dieser Basics dem Vorgehen bei der Anwendung der evidenzbasierten Praxis nach Sackett et al. (1996).

■ Prinzipien

Als Prinzipen oder übergeordnete Handlungsweisen werden u. a. identifiziert: *Alltagorientierung, Ziel-/Aufgabenorientierung* (*task-oriented model,* ▶ Kap. 2) und das Prinzip der *Lösungs- und Potenzialorientierung*. Das Letztere soll hier veranschaulicht werden:

» „Schaue zuerst den Patienten an, was er in seinem Alltag kann, erst dann registriere seine Defizite und beginne die Behandlung damit, herauszufinden, warum der Bewegungsablauf gestört ist." (B. Bobath, zitiert bei Biewald 1999)

Berta Bobath ging es in der Befundung nicht nur darum, die Störung zu ermitteln, sondern zu analysieren, welche Probleme die Patientin dadurch im Alltag hat, was sie (trotzdem) noch kann und wie Ressourcen genutzt werden können (vgl. Befundung, ▶ Kap. 13).

Dieses Vorgehen entspricht dem heutigen Standard, der ICF. Gesundheit wird definiert als „ein Zustand des vollständigen körperlichen, geistigen und sozialen Wohlergehens und nicht nur [als] das Fehlen von Krankheit oder Gebrechen" (WHO 2012). Die Ebenen Aktivität und Teilhabe/Partizipation am sozialen, gesellschaftlichen Leben sollen ebenso in die Bewertung der Funktionsfähigkeit (und in die sich anschließende Therapie) eines betroffenen Menschen mit einbezogen

werden wie seine individuellen Umwelt- und persönlichen Faktoren.

Schon Mitte des letzten Jahrhunderts hatten Berta Bobath, aber auch Maggie Knott und Dorothy Voss, die Protagonistinnen der Propriozeptiven Neuromuskulären Fazilitation (PNF), die Notwendigkeit einer individuellen umwelt- und alltagsorientierten Therapiezielformulierung erkannt und propagiert! Insofern ist für therapeutische Teams, die nach Bobath oder PNF arbeiten, das ICF-Vorgehen nicht neu, sondern ein „alter Hut".

» „Alle Menschen reagieren auf Anforderungen. ... Fähigkeiten, Kraft und Ausdauer werden durch aktive Partizipation am Leben entwickelt." (Knott und Voss 1956)

■ Methoden

Methoden sind spezielle Verfahrensweisen, die im Rahmen dieser Prinzipien planmäßig und handlungsorientiert angewendet werden, mit dem Ziel, das Verhalten zu ändern. Als Methoden können u. a. die *Fazilitation*, das Erleichtern, und die *Elizitation*, das Hervorlocken einer Aktivität, z. B. durch eine entsprechende *Umfeldgestaltung* (sitzend am Waschbecken), bei der Aufgabengestaltung (Zähneputzen) gesehen werden (vgl. Algorithmus, ▶ Kap. 17).

Pessler (2009) beschreibt Fazilitation als „Bestandteil eines aktiven Lernprozesses zwischen Therapeutin und Betroffenem, der in die Lage versetzt werden soll, Trägheit zu überwinden, funktionelle Aufgaben zu initiieren, diese fortzuführen und zu vollenden. Dabei werden afferente Inputs (somatosensorische, taktil-kinästhetische, visuelle, vestibuläre und akustische Informationen) benutzt, um das motorische System zu stimulieren".

Als weitere wichtige Methoden gelten: *Wiederholung, Variation und die Steigerung des Schweregrades (shaping)* und *hands on* (vgl. Konsensus ▶ Abschn. 16.1.3).

■ Techniken

Es werden v. a. *taktile, visuelle* und *verbale Techniken* – manchmal auch in Kombination – eingesetzt, um Bewegungen zu beeinflussen und den vielfältigen Problemen bei/nach neurogenen Schädigungen begegnen zu können (▶ Abschn. 2.4.2).

24-h-Konzept

Berta Bobaths ganzheitliches Denken führte zu einem 24-h-Konzept, also zu Überlegungen, wie der (Rehabilitations-)Alltag der Patienten und Lernsituationen zu gestalten sind, in denen adäquate Reize die erwünschte motorische Antworten nach sich ziehen. Betroffene

1

werden möglichst alltags- und kontextbezogen therapiert und/oder unterstützend begleitet. Das heute weltweit angewendete regelmäßige Umlagern von Bettlägerigen ist im Bobath-Konzept entwickelt worden. *Hands on-Techniken* sollen den Patienten „das Gefühl für Haltung und Bewegung wiedergeben" (Bobath, zitiert bei Biewald 1999). Sie können zu Stabilität verhelfen, die dynamische Bewegungen erst ermöglicht, oder es können propriozeptive Reize gesetzt werden, wenn das eigene Körpersystem versagt.

Die Sprachtherapeutin und Bobath-Tutorin Kay Coombes hat gemeinsam mit Kolleginnen die Denkweise des bewegungstherapeutischen Bobath-Konzepts auf die Behandlung der gestörten Funktionen des Facio-Oralen Trakts übertragen.

> **Beachte**
>
> Wir müssen dem rund um die Uhr gestört arbeitenden ZNS helfen, physiologische Bewegungen des Alltags im Alltag zu spüren, zu erfahren, zu benutzen, damit sich diese wieder automatisieren und Regeln und Problemlösungsstrategien gelernt werden können – rund um die Uhr!
>
> Pausen, die zur Erholung des Organismus und zur Verarbeitung der eingeströmten Informationen dienen, sind dabei zu berücksichtigen!
>
> Diese Leitidee führte zu einem 24-h-Konzept, also zu Überlegungen, wie der (Rehabilitations-)Alltag des Patienten, wie Lernsituationen, in denen adäquate Reize gesetzt werden, die erwünschte motorische Antworten nach sich ziehen, aber auch Pausen zur Verarbeitung und Erholung zu gestalten sind (Abschn. 1.5; ► http://www.ibita.org/).

1.2   Das F.O.T.T.-Konzept

In der folgenden Übersicht sind einige Kernpunkte des F.O.T.T.-Konzepts zusammengefasst.

▪ **Das F.O.T.T.-Konzept**
- Die Therapie des Facio-Oralen Trakts bietet einen strukturierten, lösungsorientierten Ansatz zur Befunderhebung und Behandlung neurogener Störungen des mimischem Ausdrucks, oraler Bewegungen, des Schluckens und der Atmung, der Stimmgebung und des Sprechens bei Betroffenen aller Altersstufen.
- Die F.O.T.T. ist ein interprofessionelles 24-h-Konzept und wird alltags- und kontextbezogen auf die Betroffenen ausgerichtet.
- Aspekte des Affolter-Modells (Affolter und Bischofberger 1993) und aktuelle wissenschaftliche Modelle wie die Prinzipien des motorischen Lernens (► Kap. 2) und der Neuroplastizität werden integriert.

- Die Rehabilitation beginnt so früh wie möglich nach der Hirnschädigung und hat zum Ziel, die Patienten zu möglichst suffizienter Nutzung ihrer facio-oralen Funktionen im Alltag zu verhelfen.
- Die F.O.T.T. verfolgt das Prinzip „Zurück zur Physiologie", also das Erarbeiten möglichst physiologischer Funktionen vor dem Einsatz von Kompensationen.
- So weit wie möglich erfolgt die Behandlung in einem Alltagskontext. Die Betroffenen sollen die Nutzung ihrer Funktionen möglichst implizit beim Tun (wieder)erlernen, also auf die Art und Weise, wie sie sie ursprünglich auch erworben haben.
- Wo es notwendig ist, wird auf Körperstrukturebene gearbeitet, um Bewegungsvorgänge wieder zu bahnen (von Piekartz 2001), aber auch, um Einschränkungen in der Mobilität des Nervensystems, Kontrakturen und Faszienblockierungen des jeweiligen Zielgewebes zu minimieren (Butler 1995; Rolf 2007).
- Das Umfeld in der Therapie soll so gestaltet werden, dass sich das gewünschte Verhalten, die motorische Antwort, aus dem Vorhergegangenen und aus der Situation entwickeln kann. Die Therapeutin lenkt die Aufmerksamkeit der Patientin auf einen externen Fokus (Wulf 2009), d. h. auf die Handlung statt auf einzelne Bewegungen oder Komponenten, die zur Zielerreichung notwendig sind, und fazilitiert Bewegungs- oder Handlungsabläufe mit den zur Verfügung stehenden therapeutischen Hilfen.
- Die Mitglieder des Teams geben gezielt Hilfestellungen im Alltag.
- Menschen des sozialen Umfelds werden in diesen Prozess integriert, wenn die Betroffenen und sie es wollen und ermöglichen können – und wenn es die Situation erlaubt.
- Durch den Einsatz multimodaler Techniken, z. B. das taktil-propriozeptive Vorgehen, eignet sich die F.O.T.T. auch für Betroffene, die nicht über Sprachverständnis verfügen, kognitiven Lern- und Therapiestrategien nicht zugänglich sind bzw. diese aufgrund ihrer körperlichen Probleme nicht umsetzen können.

1.2.1   Bereiche der F.O.T.T.

Didaktisch werden vier Bereiche unterschieden:
Schlucken/Nahrungsaufnahme (Essen und Trinken), Mundhygiene
nonverbale Kommunikation/Gesichtsausdruck (inkl. Gestik),
Atmung, Stimme, Sprechen

Im deutschsprachigen Raum wurde in den letzten 30 Jahren besonders der Bereich *Schlucken/Nahrungsaufnahme* bekannt, da dieser auch Therapiemöglichkeiten bei Betroffenen mit komplexen neurogenen Störungen eröffnet. Als weiterer Bereich hat sich das F.O.T.T.-Trachealkanülen-Management (TKM) herausgebildet (s. ▶ Kap. 10 und 11).

■ F.O.T.T.-Bereich: Nahrungsaufnahme
Wenn Menschen zusammentreffen, miteinander kommunizieren, verbinden sie das oft mit einem gemeinsamen Essen. Dies ist eine Möglichkeit, Anerkennung, Fürsorge, Zuneigung und Gastfreundschaft zu zeigen. Essen und Trinken sind wichtiger Bestandteil der menschlichen Kultur und eine Form der menschlichen Kommunikation, von der Geburt (Tauffeiern) bis zum Tod (Leichenschmaus). So wird in ▶ Kap. 4 treffend formuliert:

» „Nahrungsaufnahme dient neben der Ernährung und dem Genuss der alltäglichen Begegnung mit unseren Mitmenschen und folglich der Nährung sozialer Kontakte." (Doris Müller)

■ Schlucksequenz nach Coombes
Die Schlucksequenz nach Coombes besteht aus vier Phasen:
1. Präorale Phase
2. Orale Phase
   – Bolusformung
   – Bolustransport
3. Pharyngeale Phase
4. Ösophageale Phase

Beim Anblick und Geruch von Speisen fängt das Hirn an zu planen und zu arbeiten. Vielleicht wird sogar schon vorab Speichel produziert und geschluckt. Die Haltung wird an die Esssituation angepasst.

Erst danach wird das Angebotene zerkleinert und zum Mund geführt. Der Kiefer öffnet sich angepasst. Diese Bewegungsabläufe und Aktivitäten differenzieren sich im Laufe der ersten Lebensjahre aus – vom frühkindlichen Schluckmuster des Neugeborenen, dem reflektorischen Ansaugen flüssiger Nahrung, bis zum perfektionierten Verarbeiten fester Konsistenzen, dem koordinierten Kauen mit seinen rotatorischen Komponenten. Zunehmend laufen diese Prozesse automatisiert, nebenbei und unbewusst ab. Die bewusstere Aufmerksamt tritt eher bei einer außergewöhnlichen Situation ein, z. B. bei besonders fester Nahrung, Verschlucken oder Verschütten von Flüssigkeit.

Bei einer normalen, physiologischen Schlucksequenz lassen sich differenziert abgestimmte Bewegungsabläufe und -muster erkennen, die sich zusammensetzen aus

– automatisierten Bewegungen (wie angepasstes Mundöffnen, Kauen, die Schluckreaktion in der pharyngealen Phase) und der Atmung,
– willkürlichen Bewegungen,
– Reinigungs- und Schutzmechanismen.

Schutzreaktionen kommen zum Tragen, wenn der Schluckvorgang nicht erfolgreich verlaufen ist.

Unter der Lupe

Reflex vs. Reaktion
Im (Kinder-)Bobath-Konzept (NDT, Neuro-Developmental Treatment) wird schon seit Jahrzehnten anstelle von Schluckreflex von der Schluckreaktion gesprochen, da die motorische Antwort im Bewegungs- und Zeitausmaß unterschiedlich ausfällt, ob wir Wasser trinken oder ein Stück Brot hinunterschlucken. Auch Würgen verläuft in seiner motorischen Antwort je nach zu regurgierender Konsistenz und Menge unterschiedlich. Deshalb sprechen wir auch von einer Würgreaktion statt eines Würgreflexes. Duysens et al. (1990) kamen ebenfalls zu dem Schluss, dass sich der reflektorische/automatische Anteil des Schluckvorgangs durch die Entwicklung des Schluckmusters und Adaptation an verschiedene Konsistenzen und Bolusarten verändert und seine neural gesteuerten motorischen Antworten im Laufe der Entwicklung differenzierter ausfallen.
Eine Expertenarbeitsgruppe der US-amerikanischen Sprachtherapeutenvereinigung ASHA (American Speech-Language-Hearing Association) hat sich jüngst in einer Grundsatzarbeit ebenfalls der Bobath-Terminologie angeschlossen und propagiert nun ebenfalls den Terminus Schluckreaktion (Robbins et al. 2008).

In der F.O.T.T. wird nicht nur den Schluckakt analysiert, sondern die gesamte *Schlucksequenz*, also auch die Situation und Zeitspanne *vor* dem Mundöffnen und *nach* dem eigentlichen Schlucken.

Schon früh hat Coombes (1987, 1996) die *präorale Phase* – als eigenständige Phase – beschrieben. Sie betont die therapeutischen Einflussmöglichkeiten während der Vorbereitung auf das Essen, Trinken und Schlucken, die Mayston (2002) mit *„setting the scene"* beschreibt. Es gilt, eine alltägliche Situation zu choreographieren, die die Betroffenen erkennen. Dadurch können entsprechende Hirnareale aktiviert werden. Auch muss eine Ausgangsstellung genutzt werden, in der Schlucken biomechanisch überhaupt möglich und elizitiert oder fazilitiert werden kann.

Die *F.O.T.T.-Mundstimulation* kann genutzt werden, um die Schluckfrequenz zu steigern und die Schluck-

1

kompetenz zu verbessern (▶ Abschn. 6.2.4). Dabei (er) setzt der Finger der Therapeutin – vorübergehend – intraoral Reize, die die Zunge (noch) nicht selbst durchführen kann. Damit soll einerseits sensorischer Deprivation vorgebeugt werden, andererseits können diese Inputs motorische Antworten der Zunge oder Schlucken auslösen und Bewegungen bahnen. Es gibt erste wissenschaftliche Hinweise mit der transkraniellen Magnetstimulation, die Erregungspotenziale im Kortex gesunder Probanden während dieser taktilen F.O.T.T.-Mundstimulation zeigen (Böggering 2008; Mütz 2009).

Schutzreaktionen kommen besonders dann zum Tragen, wenn der Schluckvorgang nicht erfolgreich verlaufen ist.

▪▪ Reinigen der „Schluckstraße"
Die Zunge kontrolliert und sammelt Reste in der Mundhöhle ein, die nachgeschluckt werden. Durch wiederholtes Schlucken wird auch der Rachen von Residuen gereinigt.

▪▪ Räuspern
Räuspern transportiert Material aus dem Pharynx hoch (eine abgeschwächte Form des Hustens), oft gefolgt von Schlucken.

▪▪ Husten
Husten transportiert Nahrung, die in den Kehlkopf penetriert oder gar unterhalb der Stimmbänder aspiriert wird, wieder hoch. Husten ist aber nur dann effizient, wenn das Hochgehustete danach geschluckt oder ausgespuckt wird.

▪▪ Würgen/Erbrechen
Würgen befördert bei Gefahr den Bolus reflektorisch aus dem Rachen in die Mundhöhle und kann Erbrechen einleiten. Danach wird ausgespuckt oder geschluckt.

▪▪ Niesen
Niesen befördert eingedrungenes Material des Nasen-Rachen-Raumes aus der Nase. Auch danach tritt oft ein Schlucken mit Atemstopp ein, der ermöglicht, dass sich danach die Atmung wieder rhythmisieren kann.

> ❯ **Beachte**
> Effektive, physiologische Schutzmechanismen erfolgen unwillkürlich, ohne bewusste Steuerung.
> Willkürliches Husten, also bewusst ausgeführtes Husten, z. B. nach Aufforderung, tritt im Alltag äußerst selten auf. Es ist nicht gleichzusetzen mit einem unwillkürlichen, reflektorischen Husten als Antwort auf einen irritierenden, gefährdenden Reiz im Rachen oder in den Atemwegen, das anschließend meist ein reinigendes Schlucken nach sich zieht.

Die Effizienz und Effektivität der Schutzmechanismen Niesen, Husten und Würgen können in einer künstlichen Situation nur schwer überprüft werden. Die Effizienz und Effektivität der Schutzmechanismen erweisen sich in letzter Konsequenz oft nur im Alltag – im Ernstfall!

Auch die Bewertung des Fehlens einer Würgreaktion bei klinischer Testung ist fragwürdig. Bei einem nicht unbeträchtlichen Teil gesunder Menschen (10 % der Frauen, 40 % der Männer) lässt sich in der Untersuchungssituation keine Würgreaktion auslösen (Logemann 1998).

Alle diese Mechanismen werden in der F.O.T.T. in der Abstimmung mit einem sich anschließenden Schlucken und der Atem-Schluck-Koordination bewertet. Detaillierte Ausführungen finden sich in ▶ Abschn. 11.1.2 und 4.4.2.

Viele der neurologischen Patienten mit einer Dysphagie haben Beeinträchtigungen im gesamten Vorgang der Nahrungsaufnahme, die „als komplexer Teil einer ganzkörperlichen Problematik zu sehen sind" (Gratz und Müller 2004) und die den Schluckvorgang unsicher machen können (s. ▶ Kap. 4).

Die Betroffenen sollen nicht nur angereichtes Essen wieder verarbeiten und schlucken können, sondern es wieder so selbstständig wie möglich zu sich nehmen können. Soweit es möglich ist, werden Ziele auf der Partizipationsebene angestrebt, z. B. das Essen am Stehbüffet.

> ❯ **Beachte**
> Im F.O.T.T.-Bereich Schlucken/Nahrungsaufnahme wird besondere Aufmerksamkeit auf eine angepasste posturale Kontrolle gelegt, um im weiteren Verlauf die physiologischen Bewegungsabläufe der Schlucksequenz und die Schutzreaktionen bahnen und unterstützen zu können.

F.O.T.T.-Bereich: Mundhygiene

> ❯❯ „Der Bereich Mundhygiene bietet einen Behandlungsansatz zur Problemanalyse und Erstellung eines Therapieplans, um möglichst physiologische Bewegungsmuster zu erarbeiten." (Elferich und Jakobsen 2015)

Gesunde Menschen können Essensreste in den Zahnzwischenräumen – auch mithilfe der Zunge oder eines Zahnstochers oder von Zahnseide – entfernen. Aber auch Gesunden kann es passieren, dass sie beim morgendlichen „verschlafenen" Zähneputzen würgen müssen. Das Auslösen der körpereigenen Schutzreaktion – hier eine Überreaktion – zeigt, dass das sensorische intraorale System für unvorhergesehene Inputs u. U. noch nicht wach genug ist. Im Laufe des Tages wird dieses Problem nicht mehr auftreten. Während des Sprechens, der Nahrungsaufnahme und des Schluckens wird ständig körpereigener, taktiler Input im oralen Trakt gegeben – so, wie das den ganzen Tag über unbewusst auch mit den Händen im Gesicht passiert.

Das Säubern der Mundhöhle und der Zähne von Essensresten hat einen sicherheitsrelevanten Stellenwert. Eine strukturiert durchgeführte Mundsäuberung gibt Input und kann die noch fehlenden oder eingeschränkten Möglichkeiten von Schluck-, Reinigungs- und Sprechbewegungen ansatzweise ersetzen. Diese Berührungen und Manipulationen sind nicht zufällig oder gar überfallartig, sondern die taktilen Reize werden *klar, eindeutig und strukturiert* gesetzt. Für die Betroffenen sind das Möglichkeiten, im Laufe des Tages Erfahrungen im Mundbereich zu machen und die Koordination facio-oraler Abläufe, wie intermittierendes Atmen und Speichelschlucken während des Zähneputzens, Ausspucken von Wasser, wieder zu erlernen (s. ▶ Kap. 6).

Die behutsame Herangehensweise eignet sich besonders für pflegebedürftige, demente und palliative Patienten (Penner et al. 2010).

F.O.T.T.-Bereich: nonverbale Kommunikation

Körpersprache und Mimik geben Aufschluss über Gefühle wie Zuneigung, Ängste, Akzeptanz oder Ablehnung und werden vom Empfänger schneller wahrgenommen als verbal Geäußertes. Jeder, der schon mal das Phänomen „Liebe auf den ersten Blick" erleben konnte, weiß, wovon die Rede ist. Eltern erkennen den gleich einsetzenden Wutanfall ihrer Kleinkinder, noch bevor ein Laut ausgestoßen ist.

Viele Patienten haben Sensibilitäts- und Bewegungsstörungen im Gesicht und Mundbereich. Ein differenziertes Mienenspiel ist nicht mehr möglich:

- Der Gesichtsausdruck ist oft starr und wirkt dadurch abweisend.
- Die Bewegungen sind verlangsamt und häufig nicht sehr differenziert.
- Massenbewegungen – beim Versuch, sich zu bewegen – vereiteln selektive emotionale Gesichtsbewegungen.
- Die Asymmetrie der Gesichtszüge durch eine Fazialisparese verstärkt sich oft bei Aktion.
- Fehlende Sensibilität im Mundraum beeinträchtigt das Spüren und Wahrnehmen des Speichels. Der Mund steht offen, es kommt zu Speichelfluss, oder eine Zungenprotrusion befördert den Speichel aus dem Mund heraus, statt ihn in den Rachen zu transportieren.

Die sozialen Folgen sind bekannt. Aber auch beim Lernen einer neuen Aktivität, wie etwa beim Schreibenlernen, sind oft Mitbewegungen und Reaktionen im Gesicht, der Zunge oder Speichelfluss als Zeichen der Anstrengung und fehlender selektiver Bewegungs-

möglichkeiten wahrzunehmen. Mimische Bewegungen erfolgen nicht losgelöst vom Körper. Ihre Beeinträchtigungen sind daher nicht isoliert zu behandeln. Oft sind sie Teil eines komplexen Musters, das nicht aufgelöst werden kann.

Bei der Arbeit an Gesichtsbewegungen kann es sein, dass die sitzende Ausgangsstellung u. U. nicht hilfreich ist. Sitzen fordert von Betroffenen oft viel Haltungsarbeit, entsprechend weniger Kapazität kann dann für die selektiven Bewegungsausführungen im Gesicht genutzt werden.

Ein Wechsel der Behandlungsposition kann zeigen, ob die hochgezogene Stirn Teil eines kompensatorischen Gesamtmusters ist. Behandlungen im adaptierten Sitz im Bett oder in Seitenlage bieten dem Körper viel *Unterstützungsfläche*. Die Aufmerksamkeit und die vorhandenen Kapazitäten können wieder auf das Spüren und Ausführen von Gesichtsbewegungen gerichtet werden. Bei einigen Patienten bietet sich als Ausgangsstellung (unterstütztes) Stehen an. Die Aufrichtung kann eine physiologischere Stellung des Nacken und Kopfes („langer Nacken") ermöglichen. Detaillierte Informationen finden sich in ▶ Kap. 7.

F.O.T.T.-Bereich: Atmung-Stimme-Sprechen

Die erste Aktivität eines gesunden neuen Erdenbürgers ist eine Atemaktivität, entweder ein Einatmen oder ein Ausatmen, gefolgt von Schreien (Alavi Kia und Schulze-Schindler 1998). Die Entwicklung der Atemmuster, die darauf aufbauende Ausbildung der individuellen Stimme, aber auch die Fähigkeit der Bildung von Konsonanten gehen einher mit verschiedenen Beuge- (Flexions-) und Streck-(Extensions-)phasen in der motorischen Entwicklung eines Kindes. Die weitere Automatisierung von Bewegungsabläufen verfeinert im Laufe der Jahre die Artikulation. Gleichzeitig ergreifen Kinder mit den Händen Gegenstände, be-„greifen" so ihre Namen, und beginnen, die Sprache implizit zu erlernen.

Mit der individuellen Sprechstimmlage, moduliert, atemrhythmisch angepasst und mit präziser Artikulation sprechen zu können, basiert auf dem soliden Fundament einer physiologischen Haltung und Atmung.

Wie entscheidend dieses Fundament ist, wird erst klar, wenn es nicht mehr tragfähig ist. Bei zentralen Hirnschädigungen treten Dysphagien und Dysarthrophonien, d. h. zentrale Störungen von Atmung, Stimme, Sprechen und deren Koordination einzeln oder gemeinsam auf. Die Patienten haben Probleme, Bewegungsabläufe koordiniert auszuführen. Das Durchführen selektiver Bewegungen und das Überführen dieser zu Bewegungssynergien sind aufgrund der gestörten, veränderten neuromuskulären Aktivität oder gestörter Bewegungsmuster, z. B. Sprechinitiierung auf

1

Einatmung bei Patienten mit Ataxie, nicht oder nur verzerrt und eingeschränkt möglich (s. ► Kap. 8).

Durch eine verbesserte posturale Kontrolle können die Voraussetzungen dafür geschaffen werden, dass die an der Atmung beteiligte Muskulatur und die Artikulationsorgane effizienter arbeiten können. Auch hier wird im Alltagskontext mit externem Aufmerksamkeitsfokus (Wulf 2009) gearbeitet.

> **Beachte**
> Auch während des Sprechens schlucken wir!

Trachealkanülen-Management in der F.O.T.T

Eine Trachealkanüle (TK) bei der Beatmung oder/und bei schluckgestörten und aspirationsgefährdeten Patienten ist zu Beginn ein „Segen", sie kann aus vielerlei Gründen aber auch zum „Fluch" werden. Zu den negativen Auswirkungen von Trachealkanülen zählen
- mechanische Einschränkungen des Schluckvorgangs,
- beobachtbare Reduzierungen der Schluckfrequenz,
- Einschränkungen der Kommunikation und
- fehlende Therapie zum Entwöhnen der TK im Verlauf,
- Komplikationen wie Trachealstenosen.

Die F.O.T.T.-Erfahrungen der letzten 25 Jahre zeigen eine Zunahme funktioneller Fertigkeiten bei Patienten, die eine TK mit einem Sprechventil oder einem anderen Aufsatz nutzen können. Sie „therapieren" sich selber: beim Sprechen, bei der therapeutischen Nahrungsgabe und anderen Tätigkeiten. Durch die Lenkung des Ausatemstroms kann das physiologische Spüren im Rachen wieder ermöglicht werden und dadurch u. U. das Schlucken in seiner Frequenz erhöht werden (Seidl et al. 2002). Die TKM-Pilotstudie von Seidl et al. (2007) zeigte den Effekt bei 10 Frühreha-Patienten (► Abschn. 10.5), und Frank et al. (2007) konnte (neben einer signifikant schnelleren Dekanülierung) auch eine signifikante Zunahme frühfunktioneller Fertigkeiten nach der Dekanülierung feststellen.

> **Beachte**
> Trachealkanülen-Management (TKM) ist nicht allein das Entblocken der Trachealkanüle und Lenken des Luftstroms durch den Kehlkopf. Die Betroffenen dürfen nicht ungeschützt einer Aspiration ausgesetzt werden!
> F.O.T.T.-TKM bedeutet, interprofessionell zu untersuchen, zu behandeln sowie die Versorgung im Alltag mit TK oder während des Entwöhnens zu gewährleisten.
> Als Techniken wurden in der F.O.T.T. das *therapeutische Entblocken* und das *therapeutische Absaugen* entwickelt.

► Kap. 10 und 11 zeigen die Beeinträchtigungen der physiologischen Abläufe und das Vorgehen zurück zur Physiologie. Therapeutisches Arbeiten, Elizitieren und Fazilitieren von Schluckreaktionen und reinigender Prozeduren im laryngo-pharyngealen Trakt (Hochräuspern, Hochhusten, Nachschlucken) sind notwendiger Teil dieser Arbeit. Ein qualifiziertes, interprofessionelles TKM kann die Rehabilitationszeit verkürzen, Kosten senken und die Lebensqualität der Betroffenen verbessern.

1.2.2 Clinical Reasoning und F.O.T.T.

> „Befundung ist Behandlung – Behandlung ist Befundung." (Coombes 2002)

Befunderhebung, Therapie und Evaluation sind ein sich wechselseitig beeinflussender, permanenter Prozess. Dabei gilt es, Probleme der Betroffenen zu ermitteln, diese kausal zuzuordnen sowie Hypothesen aufzustellen, zu prüfen und ggf. auch wieder zu verwerfen (► Kap. 13).

Nach der klinischen Untersuchung des Facio-Oralen Trakts und ggf. weiterer instrumenteller Untersuchungen, z. B. der Fiberoptisch-Endoskopischen Evaluation des Schluckens (FEES, Langmore 2001), werden im *Clinical Reasoning* (allein, mit dem Patienten oder im Team) die Ergebnisse, aber auch das Potenzial der Betroffenen, ihre Ressourcen und Kontextfaktoren analysiert.

Klinische Denk- und Entscheidungsprozesse (Clinical Reasoning, Klemme und Siegmann 2014) können helfen, tragfähige Hypothesen und Zielformulierungen zu generieren, das vorhandene Potenzial zu eruieren und ICF- und patientenbezogene Ziele (z. B. auch SMART: spezifisch, messbar, erreichbar [„achievable"], relevant und terminiert) zu formulieren. Im nächsten Schritt wird die Behandlung geplant und während der Behandlung die Reaktionen auf die therapeutischen Interventionen evaluiert (► Kap. 17).

Fragen zum Clinical Reasoning sind u. a.:
- Was kann die Patientin in ihrem derzeitigen Alltag? Wie macht sie das und in welcher Qualität?
- Was sind mögliche (facio-orale) Alltagsbedürfnisse, die sie aktuell nicht allein befriedigen kann?
- Wobei braucht sie Hilfe und Unterstützung?
- Wie müssen Therapie und Hilfen gestaltet werden, damit sie diese alltagsrelevanten Ziele (und somit Bewegungs- und Handlungsmöglichkeiten) erreichen kann?

Das lösungsorientierte Vorgehen wird zeigen, ob die Hypothese, die gewählte Aufgabe und/oder die eingesetzten Therapiemaßnahmen helfen, die funktionellen Ziel zu erreichen. Es bedarf dabei der fortlaufenden

Evaluation der motorischen Antworten und ihrer Interpretation durch die Therapeutin und/oder das Team.

Lösungsorientiertes Vorgehen

- Herstellen einer den Betroffenen und der Situation angepassten Ausgangsstellung
- Individuelle, alltagsnahe und problemorientierte Befunderhebung, ggf. auch bei Änderung der Position
- Aufstellen von Arbeitshypothesen und Behandlungsplanung
- Therapie – mit gleichzeitigem Evaluieren der soeben abgelaufenen Sequenz; Analysieren, wie viel therapeutische Hilfe welcher Art dabei benötigt wurde
- Ggf. Wiederholen und Variieren der Aufgaben mit Senken oder Erhöhen des Schweregrades in einer anderen Ausgangsposition
- Ggf. Durchführen einer weiteren Aufgabe
- Lagern zum Ausruhen
- Evaluieren und Ziele für die nächste Einheit diskutieren und planen
- Teamkonferenz

In zwei Fallbeispielen werden die Clinical Reasoning-Denkprozesse in der Therapie vorgestellt (▶ Kap. 5).

1.2.3 Aufgabenstellungen in den verschiedenen Krankheitsphasen

Die Erst- und Notfallversorgung nach einem lebensbedrohlichen Ereignis hat sich in den letzten Jahrzehnten entscheidend verbessert. Heute überleben mehr Menschen schwere und schwerste Verletzungen, Poly- und Schädel-Hirn-Traumen. Es entstanden neue Probleme, Aufgaben und Herausforderungen für die Medizin und Therapie.

Die prämorbiden Voraussetzungen und die Funktionseinschränkungen bei Patienten mit erworbenen Hirnschädigungen sind sehr unterschiedlich, sodass kein einheitliches, für alle Betroffenen gültiges therapeutisches Prozedere festgelegt werden kann.

Intensiv- und Akutphase

» „Die Therapeutin wird zur wichtigsten Quelle externer Information." (Mulder und Hochstenbach 2002)

Dank des engmaschigen Versorgungsnetzes werden viele Patienten in unseren Breitengraden heute am Auffindungsort oral intubiert und kommen kontrolliert beatmet bodengebunden per Notarztwagen oder luftgestützt per Rettungshubschrauber auf eine Intensivstation oder eine Stroke Unit (Station zur Akutversorgung nach Schlaganfällen). Muss die Beatmung längere Zeit fortgesetzt werden, ist eine Tra-

cheotomie (Luftröhreneröffnung) und die Beatmung mittels einer TK längerfristig ebenso erforderlich wie eine künstliche Ernährung.

Intensivmedizinische Maßnahmen, wie Sedierung und Langzeitbeatmung, beeinflussen die Vigilanz (Wachheit), die Schluckfähigkeit, Schutzreaktionen, die Nahrungsaufnahme und Kommunikationsmöglichkeiten.

Das sich anschließende Weaning (Abtrainieren von der künstlichen Beatmung) gestaltet sich je nach Ausmaß der Schädigung und Allgemeinzustand unterschiedlich (▶ Kap. 9 und 10). Auch Betroffene mit schweren primären Dysphagien müssen mit einer TK versorgt werden. Der Intensivaufenthalt kann zu sekundär erworbenen Schädigungen, auch zu sekundär erworbenen Dysphagien, führen, die im *Post-Intensive-Care-Syndrome* (PICS) zusammengefasst sind (AWMF-Leitlinie 2022).

❯ Beachte

Wer seinen Speichel nicht schlucken kann, wer keine Schutz- und Abwehrmechanismen hat oder sie nicht einsetzen kann, ist ohne medizinische Hilfe nicht lebensfähig!

Patienten in der Intensiv- oder Akutphase können oft nicht oder nur sehr reduziert ihren Speichel schlucken. Wird vor der Extubation das Kriterium Schlucken nicht bewertet, kann das nach Extubation dazu führen, dass die Lunge innerhalb kurzer Zeit mit Speichel vollläuft. Re-Kanülierung bzw. Re-Intubation und weitere Intensivmaßnahmen entscheiden dann über Leben und Tod! Die Kriterien zum Schutz der unteren Atemwege sind zu beachten (◻ Abb. 10.8).

Orale Ernährung ist zu Beginn oft noch gar nicht indiziert, obwohl diese Fragestellung immer wieder an die Therapeuten herangetragen wird (Nusser-Müller-Busch 2013). Die Nöte der Patienten sind zu diesem Zeitpunkt meist andere: Die fehlenden oder eingeschränkten Möglichkeiten zur physiologischen Selbststimulation können

- zu sensorischer Deprivation im facio-oralen Trakt führen,
- das Versiegen der Bewegungsinitiierung nach sich ziehen und
- primär wie sekundär Überreaktionen im Gesicht wie hypertonen Kieferschluss, Beißreaktionen etc. auslösen oder verstärken.

▶ Beispiel

Eine Patientin liegt seit einer Stunde in Seitenlage links. Die Patientin wird begrüßt, die kommende Aufgabe, z. B. die Veränderung ihrer Ausgangsposition, wird angekündigt. Sie wird in ruhigem Tempo mit eindeutigen taktil-propriozeptiven Informationen auf die rechte Seite ge-

1

lagert. Sind bei der Bewegung Ansätze einer Schluck-initiierung erkennbar, wird das Umlagern unterbrochen und ggf. eine Schluckhilfe angeboten.

Mit der facio-oralen Arbeit wird nach optimierter Positionierung in Seitenlage rechts fortgefahren. Die Anwendende kann z. B. mit der Patientin gemeinsam ihre Hände zusammenführen und zum Gesicht bringen. Die Mundhygiene kann als therapeutische Sequenz gestaltet werden, um Deprivation oder Überempfindlichkeit vorzubeugen, die eine suffiziente Mundöffnung oder Mundhygiene erschweren.

Spüren ist eine Voraussetzung für Bewegen/Agieren (◘ Abb. 5.1). Damit sich die Patientin auf das Spüren konzentrieren kann, werden verbale Aufforderungen nur spärlich eingesetzt. Nach Beendigung einer Aktivität kann das Erlebte verbal kommentiert werden.

Schwerpunkte der Therapie in der Intensiv-/Akutphase sind in der folgenden Übersicht aufgeführt. ◄

▪ Therapie in der Intensiv-/Akutphase

– Menschen lernen, indem sie sich bewegen oder bewegt werden. Sind sie selbst nicht in der Lage, sich zu bewegen, sollten *so früh wie möglich* von außen gesetzte Reize und Stimuli und geführte Bewegungen die fehlende Eigenaktivität und Selbststimulation ersetzen.
– Das therapeutische Vorgehen wird der Bewusstseinslage der Betroffenen angepasst.
– Regelmäßige Veränderungen der Positionen und Bewegen sind Teil der F.O.T.T.-Behandlung und helfen, sich immer wieder anders zu spüren und sich zu bewegen.
– Es werden v. a. *taktile, propriozeptive Reize* gesetzt und z. B. die *F.O.T.T.-Mundstimulation* durchgeführt. Die Hände der Anwendenden sind Sensor und Helfer. *Hands on* erspüren sie die Möglichkeiten und die Nöte der Patienten und können eingreifen, um Stabilität und Unterstützungsfläche anzubieten und anschließend selektive Bewegung zu fazilitieren.
– Die Anwendenden agieren als visuelles Modell, um Imitation anzuregen.

Sind die interprofessionellen Bedingungen gegeben und lässt es der Allgemeinzustand der Patienten zu, kann schon auf der Intensivstation mit dem Trachealkanülen-Management begonnen werden (Nusser-Müller-Busch und Jädicke 2022; Nusser-Müller-Busch 2013).

Rehabilitationsphase

Die Verweildauer auf einer Intensivstation wird so kurz wie möglich gehalten. Viele Patienten werden mit Magensonde und TK auf periphere Stationen oder in Abteilungen für Frührehabilitation weiterverlegt. Eine liegende Magensonde und/oder eine geblockte TK behindern das Schlucken mechanisch.

▪ Beachte

Nicht jede liegende Trachealkanüle ist Zeichen einer Schluckstörung! Trachealkanülen werden primär eingesetzt

– als Hilfsmittel bei der Langzeitbeatmung,
– zum Schutz des Larynx,
– für die dabei notwendige Bronchialtoilette,
– für das Abtrainieren (Weaning) vom Beatmungsgerät.

Verbessern sich der Allgemeinzustand und die Bewusstseinslage eines Menschen, wird mit dem Fazilitieren aktiver und selektiver Funktionen und Aktivitäten begonnen. Problemlösungsorientiert wird an mimischen und schluckrelevanten Bewegungen, der Koordination von Atmung und Schlucken und der Stimm- und Sprechanbahnung gearbeitet. Eventuell kann schon passierte Kost angereicht werden. Der zeitnahe Verlauf wird zeigen, ob die nasogastrale Magensonde entfernt werden kann, oder ob mittels perkutaner endoskopischer Gastrostomie (PEG) eine Sonde angelegt werden muss.

Kann die Patientin aktiv(er) am therapeutischen Geschehen teilnehmen, können zunehmend anspruchsvollere Ausgangsstellungen wie Sitzen oder Stehen in der Therapie genutzt werden, um an den Körperfunktionen und der Alltagskompetenz zu arbeiten (▶ Kap. 8, 12). Die meisten Beispiele im Buch zeigen Betroffene in der Frührehabilitation.

▪ Therapieintensität – Therapiepausen

Derzeit sind in Deutschland in Komplexbehandlungen bis zu 300 min Therapie und therapeutische Pflege/Tag bei Frührehabilitationspatienten nachzuweisen, um die Leistung abrechnen zu können. Dieser Therapiemarathon ist nicht evidenzbasiert (Nusser-Müller-Busch 2021). Die ASHA-Task Force sieht zeitintensives Training nicht gleichbedeutend damit, *effektiv* zu sein (Robbins et al. 2008). Auch in der F.O.T.T.-Pilotstudie ergaben sich Hinweise darauf, dass die Kapazität in den Frühphasen erschöpfen kann. Ein Absinken der Schluckfrequenz nach einer 60-minütigen Therapie wurde beobachtet, die sich erst nach einer Erholungspause von 90 min wieder normalisierte (Abschn. 10.5). Hat die Patientin anschließend aber gleich eine weitere Therapie, kann sie u. U. kein Potenzial mehr aktivieren.

❯ Beachte

Ruhepausen sind dringend notwendig, sie dienen der körperlichen Erholung. Analog zu schwerer körperlicher Arbeit und zum kognitiven Lernen kann vermutet werden, dass das ZNS Pausen/Zeit braucht, um die erlebten Stimulationen und Eindrücke zu verarbeiten.

Spätphase

Die manchmal lebenslang bestehenden Beeinträchtigungen nach erworbenen Hirnschädigungen bergen die Gefahr von Sekundär- und Langzeitschäden in sich, denen langfristig therapeutisch begegnet werden muss. Ist eine vollständige orale Ernährung bisher nicht möglich geworden, wird eine *kombinierte Ernährungsform* (oral und Sondennahrung via PEG) angestrebt. Eine tägliche orale Nahrungsgabe – auch kleinster, diätetisch modifizierter Mengen – hält die Bewegungsfähigkeit der schluckrelevanten Strukturen aufrecht und kann das Schleimhautmilieu im Schlucktrakt gesund erhalten (Therapeutisches Essen, ▶ Abschn. 4.5.2).

■ **Patienten mit progredienten Erkrankungen**

Bei progredient verlaufenden neurogenen Erkrankungen, z. B. amyotrophe Lateralsklerose, Multiple Sklerose, Parkinson-Erkrankung, müssen therapeutische Hilfestellungen und Hilfsmittel der jeweiligen Krankheitsphase angepasst werden. Eine Genesung der Patientin wird nicht erfolgen. Die Therapie soll noch vorhandenes Potenzial aktivieren, Symptome lindern und Fertigkeiten erhalten. Sie erfolgt im Verlauf unter präventiven oder palliativen Gesichtspunkten.

Ziel kann es sein, der Betroffenen so lange wie möglich eine angemessene Kommunikation und/oder sicheres Essen und Trinken (ggf. diätetisch modifiziert) zu ermöglichen (Bewertung sicherheitsrelevanter Faktoren, ▶ Abschn. 4.4.2). Frühzeitig müssen auch die verbleibenden Möglichkeiten oder Notwendigkeiten künstlicher Ernährungsformen und/oder alternativer Kommunikationshilfen aufgezeigt werden, damit rechtzeitig Zielvereinbarungen mit der Betroffenen getroffen werden können, um PEG-Anlagen noch bei ausreichendem Allgemeinzustand legen zu können, und der Gebrauch von Kommunikationshilfen noch erprobt und automatisiert werden kann.

■ **Palliativphase**

In der Palliativphase werden, solange es möglich ist, adaptiert diätetische Modifikationen genutzt. Besonders in der finalen Phase können Handling, Atemunterstützung, Positionierungen und therapeutisch-strukturierte Maßnahmen (Mundbefeuchtung und -hygiene) aus dem F.O.T.T.-Konzept lindernd eingesetzt werden (Penner et al. 2010).

■ **Schutz- und Reinigungsmechanismen**
■ **Atem-Schluck-Koordination**

Atmung und Schlucken verhalten sich reziprok. Während des Schluckens wird die Atmung zentral unterbrochen. Nach dem Schlucken wird in der Regel reflektorisch kurz ausgeatmet, um verbliebene Reste zu spüren und sich ggf. zu räuspern, zu husten und/oder wieder zu schlucken.

1.3 Interprofessionelles 24-h-Konzept

» „Den Patienten da abholen, wo er steht – aber wo steht der, der abholt?" (Nusser-Müller-Busch)

Ein 24-h-Konzept ist nur auf der Basis eines gut funktionierenden Teams (ggf. mit Zugehörigen) zu verwirklichen, das verstanden hat, dass es sich mit einem rund um die Uhr gestört arbeitenden Nervensystem auseinandersetzen muss. Das heißt nicht, dass die Patienten 24 h am Tag Therapie haben. Alle Teammitglieder und Zugehörigen sollten vorab vereinbarte und angeleitete individuelle Hilfestellungen bei Pflegemaßnahmen und bei Besuchen geben können.

Sie können lernen, das Schlucken von Speichel, das Husten (und das sich anschließende Schlucken) zu unterstützen. Jede Veränderung, jedes Positionieren, jedes Umlagern und viele Pflegemaßnahmen und Alltagsverrichtungen (Wegziehen der Bettdecke, Mundhygiene, Mundabtupfen statt diffus abwischen, Fieber und Blutdruck messen etc.) bieten den Patienten Möglichkeiten, Erfahrungen zu machen und zu lernen.

Wenn die Patientin in der Therapie lernt, Berührungen im Gesicht zu tolerieren, ohne mit Zähneknirschen oder festem Kieferschluss zu reagieren, so müssen die positiven Erfahrungen an alle weitergegeben und im Tagesverlauf beachtet werden.

Eine, aber auch drei Einzeltherapien pro Tag bringen die Patientin nicht weiter, wenn sie in den Pausen stundenlang zusammengesunken im Rollstuhl sitzt oder die Zeit in Rückenlage im Bett verbringt. Abgesehen von der Gefahr eines Dekubitus und einer übersteigerten Strecktendenz im Körper (z. B. Spitzfußgefahr) bei Rückenlage würde kein gesunder Mensch mehrere Stunden in derselben Position verbringen. Lagerungswechsel werden in den individuellen Tagesablauf eingeplant.

❯ **Beachte**

In der Therapie geht es darum, Grenzen zu verändern, Einschränkungen zu minimieren und Neues zu erarbeiten. Im Alltag sollen die erarbeiteten Bewegungen, die sich bei den Betroffenen als hilfreich erwiesen haben, immer wieder abgerufen werden.

1.3.1 Kompetenzerwerb im therapeutischen Team

» „Feel the patient's body function." – Spürt die Körperfunktionen des Patienten (Coombes 2002).

1

Zum interprofessionellen Team gehören alle, die sich im Rahmen eines Klinikaufenthalts oder in der häuslichen Betreuung und Langzeitpflege um das Wohl der Betroffenen kümmern. Dazu zählen Ärzte, Pflegende, Therapeuten der Physio- und Ergotherapie, Logopädie, Berufsgruppen wie Neuropsychologen, Freizeit- und Musiktherapeuten etc. Weitere Dienste aus den Ernährungswissenschaften und der Zahnmedizin u. a. werden bei Bedarf hinzugezogen.

Im Intensivbereich setzt sich zunehmend die Mitarbeit der noch jungen Profession Atmungstherapie durch. Oft hat die Pflege während des stationären Aufenthalts der Betroffenen eine Schlüsselfunktion. Sie ist die Berufsgruppe, die sie in ihrem Tagesablauf kontinuierlich begleitet und die meisten Aktivitäten mit ihnen durchführt. Im häuslichen Bereich sind es meist die Zugehörigen, die koordinieren.

Jede Berufsgruppe bringt spezielles Wissen mit, aber keine verfügt nach der Ausbildung über die motorischen Fertigkeiten (Skills) im Handling schwer Betroffener. Das Arbeiten an spezifischen Aufgaben gestaltet sich mitunter schwierig, wie die folgenden Beispiele veranschaulichen sollen.

▶ **Beispiele**

- Das Erkennen einer asymmetrischen Kieferstellung und einer in den Rachen zurückgezogenen Zunge helfen einer Logopädin u. U. nicht weiter, wenn sie nicht in der Lage ist, das Problem ganzkörperlich zu sehen und z. B. der Patientin aus ihrer zusammengesunkenen Haltung „herauszuhelfen" und Rumpf-, Kopf- und Nackenmuskulatur zu mobilisieren!

- Essen anreichen im Bett deckt zwar den Kalorienbedarf, entspricht aber nicht dem Rehabilitationsziel, der Patientin zu sicherer, selbstständiger Nahrungsaufnahme zu verhelfen!

- Das Durchführen neuropsychologischer Tests und Therapie in Rückenlage im Bett fördert weder das Situationsverständnis noch die Alltagskompetenz der Patientin!

Handling-Skills zu erwerben ist ein „learning by doing". Wenn es gut läuft, lernen erfahrene Teammitglieder die neuen an. Alle Teammitglieder sollten in der Lage sein (oder es lernen), nicht hilfreiche Körperstellungen zu erkennen, und sich ggf. Hilfe holen, um die Ausgangsstellung, z. B. für das Essen-Anreichen oder die Durchführung von Tests, zu optimieren. ◀

■ **Selbsterfahrung**

Theoretische Fortbildungen und praktische Workshops im interprofessionellen Team erweitern die therapeutische Kompetenz. In regelmäßigen *Selbsterfahrungen*

können normale Bewegungen, die alle Menschen tagtäglich automatisiert ausführen, gespürt und bewusst nachvollzogen werden. Man lernt spürend, wie es einer Patientin in einer zusammengekauerten Stellung, bei erhöhtem Spannungszustand der Muskeln geht, ob und wie man dann noch in der Lage ist, zu sprechen, oder mit nach hinten überstrecktem Kopf zu schlucken. Beim praktischen Üben therapeutischer und pflegerischer Techniken mit Anderen kann Rückmeldungen gegeben werden, ob das Handling angepasst ist und Sicherheit vermittelt oder noch einmal verändert werden muss. Betroffene können diese Rückmeldungen oft nicht verbal geben!

Die F.O.T.T.-Kursangebote sind an eine multiprofessionelle Teilnehmergruppe gerichtet. Im Angebot sind 2-tägige Einführungen, 5-tägige Grund-, darauf aufbauende Refresher- und Aufbaukurse, u. a. zur Behandlung von Patienten mit TK (Serviceteil, Anhang A1).

Seit 1993 treffen sich in der *Special Interest Group S.I.G. F.O.T.T. International* zweimal jährlich F.O.T.T.-Anwendende und Interessierte zum Austausch. Regelmäßig werden Fallstudien diskutiert und praktisch Techniken erarbeitet und spezifiziert (Serviceteil, Anhang A2). Mitglieder der S.I.G. haben 2023 in einem dreistufigen Delphi-Verfahren die Konsens-Empfehlungen zur F.O.T.T. überarbeitet (▶ Kap. 16).

Literatur

Affolter F, Bischofberger W (1993) Wenn die Organisation des zentralen Nervensystems zerfällt – und es an gespürter Information mangelt. Neckar, Villingen-Schwenningen

Alavi Kia R, Schulze-Schindler R (1998) Sonne, Mond und Stimme. Atemtypen in der Stimmentfaltung. Aurum, Braunschweig

Banduras A (1986) Social foundations of thought and action: A social cognitive theory. Prentice Hall, Upper Saddle River, New Jersey

Bassoe Gjelsvik BE (2012) Die Bobath-Therapie in der Erwachsenenneurologie. 2. Aufl. Thieme, Stuttgart

Biewald F (1999) Grußwort. In: Paeth Rohlfs B (1999) Erfahrungen mit dem Bobath-Konzept Thieme, Stuttgart, S VI–VII

Bobath B (1990) Adult Hemiplegia. Heinemann Medical Books, London

Bobath B (1986) Abnorme Haltungsreflexe bei Gehirnschäden. Thieme, Stuttgart

Bobath K (1977) Die motorische Entwicklung bei Zerebralparesen. Thieme, Stuttgart

Böggering J (2008) Einfluss einer cutanen elektrischen Stimulation des Halses auf den motorischen Kortex bei gesunden Probanden. Diplomarbeit Lehr- und Forschungslogopädie RWTH, Aachen

Butler D (1995) Mobilisation des Nervensystems. Rehabilitation und Prävention. Springer, Heidelberg, New York

Castillo Morales R (1998) Die Orofaziale Regulationstherapie, 2. Aufl. Pflaum, München

Coombes K (1987) Swallowing function in hemiplegia and head injury. Course presented by International Clinical Presenters, Aug 24–27th, 1986 and Aug 24–28th, 1987, Los Gatos, California

Coombes K (1996) Von der Ernährungssonde zum Essen am Tisch. In: Lipp B, Schlägel W (Hrsg) Wege von Anfang an. Frührehabilitation schwerst hirngeschädigter Patienten. Neckar, Villingen-Schwenningen

Coombes K (2002) Zitate im Rahmen des F.O.T.T.-Refresher Kurses im Therapiezentrum Burgau 12/2002. Therapiezentrum Burgau Kapuzinerstraße 34 89331 Burgau

Davies PM (2004) Hemiplegie: Ein umfassendes Behandlungskonzept für Patienten nach Schlaganfall und anderen Hirnschädigungen (Rehabilitation und Prävention), 2. Aufl. Springer, Berlin

Davies PM (1995) Wieder Aufstehen. Frühbehandlung und Rehabilitation für Patienten mit schweren Hirnschädigungen. Springer, Berlin

Duysens J, Trippel M, Horstmann GA, Dietz V (1990) Gating and reversal of reflexes in ankle muscles during human walking. Exp Brain Res 82(2):351–358

Elferich B, Jakobsen D (2015) Mundhygiene: Input für Schlucken, Reinigung und Schutz im Alltag – eine interprofessionelle Aufgabe. In Nusser-Müller-Busch R (Hrsg) Die Therapie des Facio-Oralen Trakts. 4. Aufl. Springer Berlin

Frank U, Mäder M, Sticher H (2007) Dysphagic patients with tracheotomies: a multidisciplinary approach to treatment and decannulation management. Dysphagia. 2007 Jan;22(1):20-9. doi: ▶ https://doi.org/10.1007/s00455-006-9036-5. Epub 2006 Oct 6. PMID: 17024547

Gratz C, Müller D (2004) Die Therapie des Facio-Oralen Traktes bei neurologischen Patienten, 3. Aufl. Schulz-Kirchner, Idstein

Horst R (Hrsg) (2022) N.A.P. – Neuroorthopädische Therapie, 2. Aufl. Thieme, Stuttgart

Hüther G, Weser I (2012) Das Geheimnis der ersten neun Monate, 2. Aufl. Beltz, Weinheim

Kandel EC (2007) Auf der Suche nach dem Gedächtnis. Pantheon, München 2007:87–88

Kandel EC, Schwartz JH, Jessel TM (Hrsg) (2012) Neurowissenschaften: Eine Einführung. Akademischer Verlag, Heidelberg

Klemme B, Siegmann G (2014) Clinical Reasoning Therapeutische Denkprozesse lernen, 2. Aufl. Thieme, Stuttgart

Knott M, Voss DE (1956) Proprioceptive Neuromuscular Facilitation – Patterns and Techniques. Harper Press, New York

Langmore SE (Hrsg) (2001) Endoscopic evaluation and treatment of swallowing disorders. Thieme, New York

Mayston M (2002) Problem solving in neurological physiotherapy – setting the scene. In: Edwards S (ed) Neurological physiotherapy: a problem-solving approach, 2nd ed. Churchill-Livingstone, Edinburgh, S 3–19

Mütz S (2009) Einfluss einer oralen Stimulation nach F.O.T.T. auf den motorischen Kortex gesunder Probanden. Diplomarbeit Lehr- und Forschungslogopädie RWTH, Aachen

Mulder T (2003) Zitat aus Vortrag Adaptation and flexibility of human motor system – implications for neurological rehabilitation. Allgemeines Krankenhaus St. Georg, Hamburg

Mulder T (2007) Das adaptive Gehirn. Thieme, Stuttgart

Mulder T, Hochstenbach J (2002) Motor control and learning: Implications for neurological rehabilitation. In: Greenwood RJ. Handbook of neurological rehabilitation, 2nd ed. Psychology Press, New York, S 143–155

NDT, Neuro-Developmental Treatment, ▶ www.ndta.org/Abruf 24.03.2023

Nusser-Müller-Busch R (2021) Tausend Schlucke täglich. tredition Hamburg

Nusser-Müller-Busch R (2013) Schluckstörungen auf der Intensivstation: Atmen und Schlucken – eine vitale Beziehung. DIVI 4:7–14. ▶ https://doi.org/10.3238/DIVI.2013.007-0014

Nusser-Müller-Busch R, Jädicke M (2022) Vom Entblocken zur Teilhabe – Trachealkanülen-Management beginnt auf der Intensivstation. *forum:logopädie* Jg. 36(4) Juli 2022 16–21

Paeth Rohlfs B (2010) Erfahrungen mit dem Bobath-Konzept. 3. Aufl. Thieme, Stuttgart

Penner H, Bur T, Nusser-Müller-Busch R, Oster P (2010) Logopädisches Vorgehen bei Dysphagien im Rahmen der Palliativmedizin. Z Palliativmed 11:1–13

Pessler M (2009) Vortrag Therapiezentrum Burgau Fachkongress zum 20jährigen Jubiläum 01.–03.10.2009. Therapiezentrum Burgau, 89331 Burgau

PICS (2022) S2e-Leitlinie AWMF. Multimodale Rehabilitationskonzepte für das „Post-Intensive-Care-Syndrom" (PICS). ▶ https://register.awmf.org/de/leitlinien/detail/080-007. Abruf 06.02.2023

Piekartz H (2005) Kiefer, Gesichts- und Zervikalregion NeuromuskuloskeletalUntersuchung, Therapie und Mangagement. Thieme, Stuttgart

Ritter G, Welling A (2007) Die 10 Prinzipien des Bobath-Konzepts in der Kindertherapie. Thieme, Stuttgart

Rizzolatti G, Sinigaglia C (2008) Empathie und Spiegelneurone. Die biologische Basis des Mitgefühls. Suhrkamp, Berlin

Robbins J, Butler SG, Daniels SK, Diez Gross R, Langmore S, Lazarus CL, Martin-Harris B, McCabe D, Musson N, Rosenbek J (2008) Swallowing and dysphagia rehabilitation: translating principles of neural plasticity into clinically oriented evidence. J Speech Lang Hear Res 51:276–300

Rolf G (2007) Schmerzpuzzle – Verlust der Beweglichkeit, Ausweichbewegungen und Selbstmanagement. Manuelle Therapie 11:10–16

Sackett DL, Rosenberg WMC, Gray JAM Haynes RB, Richardson WS (1996) Evidence based medicine: what it is and what it isn´t. BMJ 312:71–72

Seidl RO, Nusser-Müller-Busch R, Ernst A (2002) Der Einfluß von Trachealkanülen auf die Schluckfrequenz. Neurol Rehabil 8:302–305

Seidl RO, Nusser-Müller-Busch R, Hollweg W, Westhofen M (2007Aug) Ernst A (2007) Pilot study of a neurophysiological dysphagia therapy for neurological patients. Clin Rehabil 21(8):686–697. ▶ https://doi.org/10.1177/0269215507076393. PMID: 17846068

Stein T, Bös K (2014) Überblick – Grundlagenwissen zum motorischen Lernen. Neuroreha 6:57–61

Vaughan Graham J, Eustace C, Brock K, Swain E, Irwin-Carruthers S (2009) The Bobath concept in contemporary clinical practice. Top Stroke Rehabil 16(1):57–68

WHO – World Health Organization (2012) International Classification of Functioning, Disability and Health (ICF) ▶ http://www.who.int/classifications/icf/en. Deutsche Fassung: ▶ http://www.dimdi.de/static/de/klassi/icf/index.htm. Zugegriffen: 16. März 2022

Wulf G (2009) Aufmerksamkeit und motorisches Lernen. Urban & Fischer/Elsevier, München

Motorische Kontrolle und motorisches Lernen in der F.O.T.T.

Karin Gampp Lehmann

Inhaltsverzeichnis

© Der/die Autor(en), exklusiv lizenziert an Springer-Verlag GmbH, DE, ein Teil von Springer Nature 2023
R. Nusser-Müller-Busch (Hrsg.), *F.O.T.T.*,
https://doi.org/10.1007/978-3-662-67528-1_2

2

Die aktuellen Erkenntnisse über motorische Kontrolle, motorisches Lernen und Neuroplastizität sind wichtige Grundlagen der rehabilitativen Therapie. Sie helfen, die Handlungsabläufe sinnvoll zu gestalten und so weit an die Möglichkeiten der Patienten und deren Umgebung anzupassen, dass Gelerntes integriert werden kann und somit Fortschritte ermöglicht werden. Forschungsergebnisse zum motorischen Lernen sind bisher bekannt in der Arbeit mit den Funktionen der unteren Extremitäten (mit muskulospinalen Mechanismen) und aus dem Sport.

Zunehmend findet sich das klinische Vorgehen in der F.O.T.T. durch diese und weitere neurowissenschaftliche Forschungen bestätigt. Dies soll in diesem Kapitel prozesshaft erläutert werden und erhebt keinen Anspruch auf Vollständigkeit. Viele Forschungsergebnisse stammen von gesunden Probanden, und es können in der Neurorehabilitation nicht gesichert die gleichen Schlussfolgerungen gezogen werden (Stein und Bös 2014). Es sind noch viele Fragen offen, zumal sich die Prinzipien des motorischen Lernens nicht auf alle Aspekte der facio-oralen Funktionen übertragen lassen, aber zumindest auf Bewegungsabläufe, die in der Kindheit erworben, also gelernt wurden.

Im Gegensatz zu den früheren hierarchisch-deterministischen Erklärungsmodellen zur Arbeitsweise des ZNS von reflektorisch zu willkürlich gesteuerter Motorik entsprechen die heutigen Vorstellungen der Arbeitsweise eines systemisch-ökologischen Modells. Bei jeder Handlung, Aktivität oder Bewegung findet eine Interaktion zwischen Individuum, Aufgabe und Umgebung statt (vgl. International Classification of Functioning, Disability and Health, ICF – ▶ http://www.who.int/classifications/icf/en/; ▶ Abschn. 6.2.2).

Die Vorstellung von motorischer Kontrolle und motorischem Lernen basiert heute auf einem aufgaben- oder zielorientierten Modell *(task oriented model):* Eine Bewegung wird hinsichtlich des Erreichens der Zielvorgabe als Ganzes geplant/gelernt und nicht in einzelnen Bewegungssegmenten oder Muskelaktivitäten. Eine mit normaler Bewegung ausgeführte Aktivität entsteht als Interaktion verschiedener körpereigener Systeme, wobei jedes System eigene Aspekte zur Kontrolle beiträgt. Im Gehirn sind dabei verschiedene Netzwerke aktiv. Dies impliziert, dass das Nervensystem die Endpunkte des motorischen Verhaltens und das Erreichen der Zielvorgaben auswertet und nicht die einzelne Bewegung (Horak 1991; Shumway-Cook und Woollacott 2022).

» „Für die Neurorehabilitation bedeutet das, dass wir auch bei einer sehr systematischen Vorgehensweise mit einem ausschließlichen Muskel- und Bewegungstraining die falschen Hirnregionen aktivieren. Da jede spezifische Handlung ein einmaliges Verhaltensmuster der Hirnaktivität hervorruft, muss die Rehabilitation so handlungsorientiert wie möglich ausgerichtet werden. Nur so wird es gelingen, im Gehirn die gewünschte plastische Veränderung auszulösen." (van Cranenburgh 2007)

An einer zielorientierten Bewegung sind unterschiedliche Hirnareale verschiedenartig beteiligt. Welche Hirnareale aktiviert werden, hängt von vielen verschiedenen Faktoren ab:

- Muss eine Bewegung neu erlernt werden (Fertigkeitslernen), oder geht es um die Verbesserung bekannter Bewegungsabläufe (motorische Adaptation)?
- Wird die Bewegung selbst initiiert (interne motorische Steuerung = Schreiben, Schwimmen, Essen) oder als Reaktion auf Vorgänge in der Umwelt (externe motorische Steuerung = Ballspielen, Bewegen im Verkehr)?
- Welche sensomotorischen Kanäle stehen der Bewegungskontrolle zur Verfügung (visuell, akustisch, kinästhetisch, gustatorisch)?
- Welche Komplexität beinhaltet die Bewegung (Seiltanz, Essen von Krustentieren und gleichzeitiges Sprechen oder isoliertes Bewegen der Zungenspitze)?
- Kann die Bewegung mental (in der Vorstellung) durchgeführt werden? Wie wach ist der Patient, und wie groß ist die Konzentrationsfähigkeit vor und während der Bewegung?
- Wie vollständig funktioniert die begleitende Motorik?

Diese Faktoren müssen für Bewegungslernen, für eine zielgerichtete Therapieplanung und zur Gestaltung der therapeutischen Abläufe beachtet werden.

Praxistipp

Es kann für den Patienten als Vorbereitung auf ein sicheres Essen wichtig werden, in der präoralen Phase, d. h. bevor das Essen in den Mund gelangt, das Essen erst einmal olfaktorisch, gustatorisch und visuell zu erkennen (Coombes 1996). So können mehrere für die folgende Bewegungskontrolle wichtige Hirnareale aktiviert werden, bevor die Nahrung in den Mund gelangt. Es kann dem Patienten helfen, sich das Essen der Speisen zuerst vorzustellen (muss eine Suppe gelöffelt oder Brot gekaut werden oder gilt es, einen Löffel Kartoffelbrei zu essen), um den Essablauf sicherer zu machen.

Interessanterweise regt allein die Vorstellung einer Handlung dieselben Hirnareale an wie die Handlung selbst (Doidge 2014; Naito et al. 2002; Yue und Cole 1992).

In der F.O.T.T. ist die präorale Phase therapeutisch von großer Bedeutung!

2.1 Grundlagen der motorischen Kontrolle und des motorischen Lernens

Motorisches Lernen

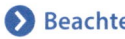 **Beachte**

Motorisches Lernen umfasst alle Lernprozesse, mit denen wir Bewegungen und die Koordination von Bewegungen, die Teil von Aktivitäten und Handlungen sind, erwerben, erhalten und verändern können.

In der Neurorehabilitation geht es um das Verändern, das Wiedererlernen von Bewegungen, die aufgrund einer Schädigung nicht mehr oder nicht mehr suffizient ausgeführt werden können, bzw. um motorische Adaptation, bei der bereits gekonnte Bewegungen/Fertigkeiten an veränderte Bedingungen angepasst werden.

Es gilt zu unterscheiden, ob eine Intervention zu einer besseren Ausführung der eingeübten Bewegung am Ende der Therapie führt *(changes in performance)*, oder ob der verbesserte Bewegungsablauf auch in den nächsten Tagen und unter anderen Voraussetzungen erhalten bleibt. Erst dann kann von motorischem Lernen gesprochen werden *(changes in learning)*.

Lernen ist eine Problemlösungssuche! Um einen Lerneffekt, *changes in learning*, und eventuell Einfluss auf die Neuroplastizität zu haben, müssen Aufgabenfolgen genügend oft, regelmäßig und mit einem für den Patienten möglichst hohen Schwierigkeitsgrad durchgeführt werden. Die Aufgabenfolgen sollten randomisiert wechseln, damit jedes Mal ein neuer Lösungsweg gesucht werden muss. Im ersten Moment resultieren bei randomisierten Übungsfolgen mehr Fehler, in Transfertests zeigen sich dabei aber bessere Resultate, und der auf andere Situationen übertragbare Lerneffekt ist höher (= Kontext-Interferenz-Effekt) (Stein und Bös 2014). Nach Wulf (2007) und Gentile (1995) kommt es erst dadurch zu einer Beeinflussung der zentralen Kontrolle und somit der Neuroplastizität.

Die seit vielen Jahren in der F. O. T. T. postulierte interprofessionelle 24-h-Betreuung der Patienten, bei der alle Teammitglieder die gleichen abgesprochenen Lernziele verfolgen, entspricht einer randomisierten Übungsfolge im Alltag!

Motorische Kontrolle

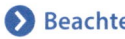 **Beachte**

Motorische Kontrolle ist die Fähigkeit, Bewegungen planen, durchführen und das Ergebnis kontrollieren zu können.

Zum besseren Verständnis der dabei stattfindenden komplexen neuralen Abläufe zur Bewegungsplanung und zum Bewegungslernen kann ein einfaches Schema (Abb. 2.1) helfen.

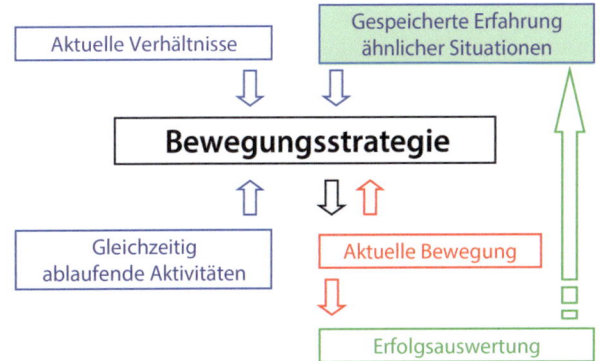

 Abb. 2.1 Schema der motorischen Kontrolle. Das Schema zeigt, wie Bewegung geplant und nach deren Ausführung abgespeichert wird und welche Komponenten zur Bewegungsplanung und fortlaufenden Bewegungssteuerung beitragen (© Gampp Lehmann)

2.1.1 Schematische Darstellung der motorischen Kontrolle

Das Nervensystem bildet eine Bewegungsstrategie, indem es in die Planung und Durchführung einer Bewegung frühere Erfahrungen aus ähnlicher Situation, ähnlichen Bewegungen und die aktuellen Verhältnisse miteinbezieht. Die Bewegung wird dann in ihrem Verlauf nachgeregelt und mit anderen, gleichzeitig ablaufenden Aktivitäten und Gegebenheiten der Umwelt abgeglichen. Am Ende der Bewegung wird deren Erfolg ausgewertet (Aufgabe erfüllt/Ziel erreicht?), als Erfahrung abgespeichert und für eine nächste, ähnlich geartete Bewegungsstrategie wieder zur Verfügung gestellt.

Das Nervensystem organisiert sich so, dass die Endpunkte des motorischen Verhaltens, d. h. das Erreichen der Zielvorgabe, ausgewertet werden und nicht die einzelnen Bewegungen, die zu dem Ziel führen (Horak 1991; Shumway-Cook und Woollacott 2022; Wulf 2007).

2.1.2 Feedback- und Feedforward-Mechanismen

Feedback

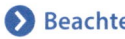 **Beachte**

Feedback ist eine Ergebniskontrolle. Diese überprüft das Erreichen der Aufgabe, also die Bewegung nach der Ausführung. Diese Erfahrung wird abgespeichert.

Feedback meint die Gesamtheit der sensorischen Informationen (Reafferenz, van Cranenburgh 2007), die durch die eigene Bewegung entstanden ist. Die Auswirkungen der Ergebniskontrolle können bei bereits erlernten Bewegungen erst in der nächsten Bewegung berücksichtigt und angepasst werden. Das Ergebnis der laufenden Bewegung bleibt davon unbeeinflusst.

2

Beim Erlernen neuer Bewegungen oder bei langsam ablaufenden, sehr exakten Bewegungen (Zielbewegungen, Balancieren, Essen von Fisch mit Gräten) wird der Feedback-Mechanismus auch in der laufenden Bewegung berücksichtigt. Feedback kann aus dem eigenen sensomotorischen System (auch unter Nutzung visueller oder akustischer Kompensationen) oder aus der Umwelt kommen (Schewe 1988; Shumway-Cook und Woollacott 2022; Umphred 2000).

Feedforward

> **Beachte**
>
> *Feedforward* ist die ständige Verlaufsplanung und Verlaufssteuerung, die vor (und während) der Ausführung einer Bewegung/Handlung abläuft. Das System ist vorbereitet, auf die laufende Bewegung einwirken zu können, d. h., diese zu verändern oder anzupassen.

Der Feedforward-Mechanismus ist ein Teil der Bewegungsstrategie. Er bewirkt, dass unser Körper schon vor der eigentlichen Bewegung Maßnahmen ergreift, die die Bewegung sicher und fließend ermöglichen. So werden vor dem Anheben eines Serviertabletts mit Gläsern die Rückenstrecker aktiviert und die Tonusverhältnisse im Rumpf entsprechend angepasst. Die Feedforward-Steuerung ist eine vorwegnehmende Korrektur, die schon regulierend eingreift, bevor ein potenzieller Fehler der laufenden Bewegung gemeldet werden kann (Schewe 2000; Umphred 2000). Die Feedforward-Mechanismen ermöglichen schnelle Bewegungen. Besonders visuelle Informationen und das Erkennen des Handlungsziels sind dabei wichtig.

2.1.3 Beeinflussung der motorischen Kontrolle

Jede Bewegungsstrategie wird von verschiedenen Komponenten beeinflusst (■ Abb. 2.2). Zur Verdeutlichung soll hier das *Schema aus der Gangmotorik* nach Horak (1991) dienen. Dieses Modell hilft bei der Beobachtung und Befundung unserer Patienten und beschreibt Potenziale und Schwächen bezüglich motorischen Lernens und motorischer Kontrolle. Es kann bei der Befundung nach ICF berücksichtigt werden (■ Abb. 2.2).

Beispiel: Komponenten der Schlucksequenz

■■ Muskuloskelettales System
Strukturelle Voraussetzungen, Tonus, Bewegungsfähigkeit der Muskeln, Bänder, Faszien, Gelenke:
- Sind Kopf- und Rumpfkontrolle gegeben?
- Sind Kiefer und Zunge frei beweglich?

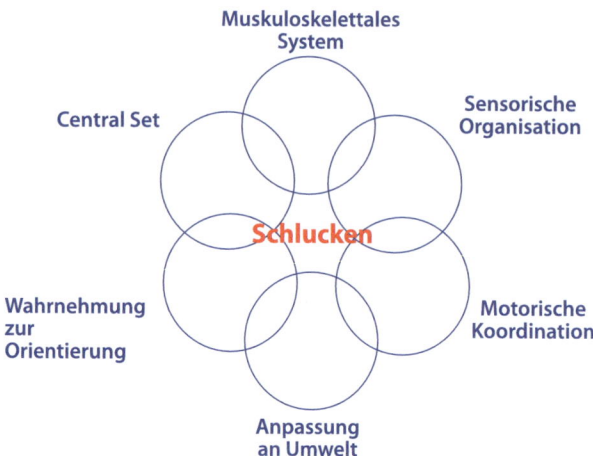

■ Abb. 2.2 Beeinflussung der motorischen Kontrolle des Schluckens. Die Grafik veranschaulicht, wie Bewegungsplanung und motorische Kontrolle des Schluckens fortwährend von zahlreichen Faktoren beeinflusst werden (© Gampp Lehmann)

- Bewegen sich Os hyoideum und Larynx regelrecht?
- Kann sich der Patient aufrecht halten, und hat er freie thorakale Beweglichkeit?
- Ist der Patient genügend ernährt?

■■ Sensorische Organisation
Geschmack, Temperatur, Konsistenz und Viskosität des Bolus, Wahrnehmung/Sensibilität präoral und oral:
- Erkennt der Patient Speisen am Geruch und am Geschmack?
- Nimmt der Patient wahr, was er wo im Mund hat?
- Hat er eine effiziente (ausreichende) Hustenreaktion?

■■ Motorische Koordination
Koordination der Funktionen des facio-oralen und pharyngo-ösophagealen Trakts im Zusammenspiel mit Haltung und Atmung:
- Nimmt der Patient eine zum Essen günstige Haltung ein?
- Stehen genügend Muskelkraft und Muskelvolumen zur Verfügung?
- Kann die Zunge den Bolus richtig sammeln und transportieren?
- Wechseln sich Atmung und Schlucken koordiniert ab?
- Erlaubt die motorische Koordination ein sicheres Funktionieren im Alltag?

■■ Anpassung an die Umwelt
Unter welchen Umständen erfolgt der Bewegungsablauf, und was passiert gleichzeitig in der direkten Umgebung:
- Ist der Patient durch seine Umgebung motiviert/angeregt, die entsprechende motorische Aktivität durchzuführen, oder ist er durch die Umgebung abgelenkt, überfordert oder behindert?

- Befindet sich der Patient allein in einem Therapie-raum, oder befindet er sich in einem Speisesaal, in dem gleichzeitig Gespräche stattfinden?
- Freut sich der Patient auf das Essen und die Gesell-schaft oder das Lösen einer Aufgabe?
- Würde er die Situation selbst auch so gestalten?

■■ Wahrnehmungen zur Orientierung

Örtliche, räumliche und zeitliche Orientierung:
Erkennt der Patient, in welchem Umfeld, in welcher Situation und in welcher Tageszeit er sich befindet?

central set

> **❯ Beachte**
> Das *central set* ist ein neural gespeichertes Abbild der Körperdynamik und der Dynamik unserer Umgebung (Horak 1991).

Das *central set* beschreibt die Fähigkeit des Körpers, das motorische System auf kommende sensorische Informationen und umgekehrt das sensorische System auf kommende Bewegungen vorzubereiten. Es er-möglicht die Feedforward-Mechanismen und kom-biniert motorische und dazugehörende sensorische Erfahrungen, die miteinander verkoppelt und als zen-trale Einheit gespeichert werden, dank derer dann zu-künftige Bewegungen fließender und sicherer geplant und durchgeführt werden können.

Man beißt z. B. auf eine ganz bestimmte Art in einen Apfel, da man aus Erfahrung weiß, dass sich dieser Apfel wahrscheinlich hart, sauer und saftig an-fühlen wird. Wenn es sich bestätigt, dass er sehr saf-tig ist, wird man den Saft sofort mit der schon vor-bereiteten Mundhaltung auffangen können.

Das *central set* ist der Bewegungsspeicher, und es entwickelt die Bewegungsstrategie. Es ist zuständig für

- die Spezifizierung, welche Muskeln an der Be-wegung teilnehmen,
- die Reihenfolge der Kontraktion,
- die zeitliche Abfolge der Muskelaktivität und
- die relative Kraft der Kontraktion (Keshner 1991).

Das *central set* benötigt ein gewisses Maß an ge-speicherter und abrufbarer Erfahrung und v. a. ein funktionierendes sensomotorisches System.

2.2 Therapeutische Konsequenzen zur Optimierung motorischen Lernens

> **❯** „Setting the scene!" (Mayston 2002)

> **Praxistipp**
>
> In der *Therapieplanung* müssen wir uns vergegen-wärtigen, bei welchen der beschriebenen Kompo-nenten der Patient Probleme hat und wie durch Auf-gabenstellung und Therapiesituation optimale Voraussetzungen geschaffen werden, um diese Aus-fälle auszugleichen.
> Eine therapeutische Situation soll geschaffen werden, in der sich das gewünschte Verhalten – quasi zwangs-läufig – entfalten kann. Das erfordert vom Therapeu-ten ebenfalls Feedforward-Leistungen!

Die in ◘ Abb. 2.2 dargestellten Komponenten zur Be-einflussung der Motorik können für die Überlegungen und Hypothesenerstellungen in der Therapieplanung genutzt werden.

2.2.1 Muskuloskelettaler Bereich

> **❯** „Im aufgabenorientierten Modell der motorischen Kontrolle ist das muskuloskelettale System ein wichtiges Kontrollelement der motorischen Koordination. Daher ist es von primärer Bedeutung, alle Einschränkungen zu identifizieren und zu korrigieren, die sich in irgendeiner Weise auf die Bewegung auswirken können." (Horak 1991)

Muskuloskelettale Einschränkungen können von außen positiv beeinflusst werden durch
- eine andere Ausgangsstellung,
- Unterstützung der Haltungsschwächen mittels La-gerungs- und Stabilisierungshilfen oder angepasste Stühle,
- zusätzliche Kopf- oder Kieferstabilisierung,
- veränderte Kostformen (andere Bolusbeschaffen-heit) oder
- spezielle Hilfsmittel (spezielle Löffel oder Becher).

Gleichzeitig muss definiert werden, welche Ein-schränkungen mit geeigneten therapeutischen Maßnah-men verändert werden können (z. B. Verbesserung der reziproken Innervation, Verlängerung anatomischer Strukturen oder Kraftaufbau).

> **❯ Beachte**
> Damit die Muskulatur optimal funktionieren kann, braucht sie genügend Nahrung! Gerade bei Patien-ten, die sich nicht mehr oder nur ungenügend selbst ernähren können, darf mit entsprechenden Maßnah-men zur Gewährleistung vollwertiger Nahrungszufuhr (inklusive Vitamine, Mineralien etc.) nicht gewartet

2

werden! Die am Schlucken und Atmen beteiligte Muskulatur ist aufgrund ihrer Muskelfasertypen sehr schnell vom Abbau durch Mangelernährung/Vitaminmangel betroffen (Veldee und Peth 1992).

2.2.2 Sensorische Organisation

» „Bewegungskomponenten, die unbewusst organisiert werden, sollten propriozeptiv fazilitiert werden, wohingegen Bewegungskomponenten, die bewusst ausgeführt werden, durch visuelle Stimulation oder durch die mentale Visualisierung dieser Bewegung fazilitiert werden sollten." (Horst 2005)

Unter der Lupe

Sensomotorisches System

Sensorische Informationen erhalten wir v. a. via Mechanorezeptoren (Druck, Berührung) und Propriozeptoren (Stellungsänderung, Bewegung, tiefer Druck) und entsprechend über Geschmacks- und Geruchsbahnen, optische Bahnen sowie Gehör- und Gleichgewichtsbahnen.

Das sensomotorische System, auch *sensomotorischer Regelkreis* genannt, brauchen wir beim Erlernen und Planen von Bewegung, für alle Anpassungen an die Umwelt, an veränderte Bewegungsvoraussetzungen und zum Erkennen und Korrigieren von Fehlern während der Bewegungen. Wir lernen dabei nicht nur, ob die Bewegung erfolgreich war, sondern auch, wie sich die Bewegung anfühlt (Montgomery 1991).

Zu jeder Bewegung gehört eine entsprechende *sensorische Struktur* (van Cranenburgh 2007). Allerdings dient das sensomotorische System selbst nicht zur Generierung motorischer Aktivitäten (Keshner 1991; Robbins et al. 2008).

❯ **Beachte**

Eine Handlung oder Bewegung reflektiert sozusagen die verarbeitete Summe aller auf- und absteigenden Inputs/Informationen (Keshner 1991; Shumway-Cook und Woollacott 2022).

Wir wissen, dass es bei Patienten mit erworbenen Hirnschädigungen, aber auch bei Patienten mit fortschreitenden neurologischen Erkrankungen sehr schnell zu Einschränkungen der Aufnahme oder Verarbeitung der sensorischen Inputs kommen kann, zu einer sensorischen Deprivation (van Cranenburgh 2007; Lipp und Schlaegel 1996).

Folgende Annahmen leiten das F.O.T.T.-Vorgehen:

- Bewegungen werden umso genauer und adäquater ausgeführt, je mehr Inputs/Informationen zu Bewegungsplanung und Nachregelung vorhanden sind.

- Fehlende sensorische Informationen können oft durch zusätzliche propriozeptive, visuelle oder taktile Informationen bzw. mittels Vorstellungshilfen kompensiert werden (Horst 2005).
- Zur Verbesserung der motorischen Kontrolle muss der Informationsfluss in den betroffenen Regelkreisen verstärkt werden (van Cranenburgh 2007).
- Zum Erlernen neuer motorischer Fertigkeiten wird v. a. die visuelle Kontrolle genutzt.
- Nach Automatisierung einer Fertigkeit wird die propriozeptive Kontrolle genutzt.
- Erwachsene mit neurologischen Schädigungen scheinen zu Beginn der Rehabilitation vermehrt von der visuellen Kontrolle abhängig zu sein. Wir vermuten, dass sie auch für ihre posturale (Haltungs-) Kontrolle am Anfang viel visuelle Hilfe (Wie steht der Körper im Raum?) brauchen.
- Erst mit dem Wiedererlangen motorischer Fertigkeiten und posturaler Kontrolle kann auch auf die sensomotorische Kontrolle zurückgegriffen werden (Shumway-Cook und Woollacott 2022).

Es ist wahrscheinlich, dass die Verbindung von funktionellem Erarbeiten der Schlucksequenz mit gleichzeitigem peripherem Input eine positive Wirkung auf die Neuroplastizität hat (Robbins et al. 2008).

Die Kontrolle einer Bewegung, auch die der facio-oralen Funktionen und des Schluckens, liegt auf vielen verschiedenen Ebenen des Nervensystems. Bezüglich Rolle und Wichtigkeit der einzelnen möglichen sensorischen Inputs/Informationen und der möglichen Stimuli zur besseren motorischen Kontrolle ist noch vieles ungeklärt (Hamdy 2003; Hamdy et al.1998, 1999; Power et al. 2004). So ist z. B. der Einfluss der Temperatur von Speisen auf die Schluckreaktion noch unklar, andererseits scheint die Verbindung therapeutischer Interventionen mit adäquaten basalen Stimuli, z. B. Geruch oder Geschmack, einen positiven Einfluss auf die motorische Kontrolle zu haben; ein reaktiv-spontanes Schlucken kann ausgelöst werden. Nach Logemann (1993) haben die verschiedenen Bolusgrößen und die Bolusviskosität einen Einfluss auf die motorische Kontrolle des Schluckens.

Kortikale Repräsentation

Jede Aktion des Mensch en aktiviert sein Gehirn. Merzenich et al. (1983) haben am Beispiel der Hand nachgewiesen, dass fehlende periphere Inputs die entsprechende kortikale somatosensorische Repräsentation vermindern. Das Ziel muss also sein, die betroffene Motorik mittels sensorischer Reize zu aktivieren und dabei für die größtmögliche Variation an Inputs zu sorgen. Im F.O.T.T-Vorgehen werden u. a. die folgenden Prinzipien der Neuroplastizität seit jeher berücksichtigt, die Robbins et al. (2008) im Hinblick auf die Dysphagietherapie untersucht haben.

- **Prinzipien der Neuroplastizität**
- **Use it or lose it**

❯ **Beachte**
Kortikale Repräsentation verändert sich analog zu den sie erreichenden Inputs!

Wir müssen eine einmal erlernte Fertigkeit kontinuierlich gebrauchen (*use it*), weil sie sonst verloren gehen kann (*lose it*). Dieses Prinzip aus der Motorik kann nicht 1:1 auf das Schlucken übertragen werden, da hierfür auch ein reflektorischer Anteil verantwortlich ist. Soweit in der Praxis zu beobachten, geht die Fähigkeit zu schlucken nicht verloren, aber durch

- Schwäche,
- Hirndruck,
- Einschränkungen der Vigilanz oder
- sensorische Deprivation

kann das Auftreten des Schluckens dramatisch abnehmen. Fehlen alltägliche sensorische Inputs im Mundraum durch

- Zungenbewegungen,
- Zähne putzen,
- Sprechen oder
- Essen,

kommt es zu einer Reduzierung der Schluckfrequenz, die u. a. eine Veränderung der Schleimhautflora mit weißem Belag auf der Zunge nach sich ziehen kann.

Mit der F.O.T.T.-Mundstimulation (▶ Abschn. 6.2.9) können die fehlenden oder eingeschränkten Reize im Mundraum ersetzt und so die motorischen Antworten, das Schlucken von Speichel, stimuliert werden. Regelmäßige Mundstimulationen bei/nach Intensivpflichtigkeit oder als Vorbereitung des facio-oralen Trakts sind das Mittel der Wahl, die facio-oralen Bewegungen und Funktionen wieder zu normalisieren.

Da unser Gehirn nicht zwischen physiologischen und pathologischen Inputs unterscheidet, ist es umso wichtiger, dass die Patienten möglichst fortlaufend physiologische Inputs über Haltung und Bewegung erhalten, damit zentral gespeicherte Bewegungs- und Haltungsmuster erhalten bleiben, bzw. neu erlernt werden können. Daher ist das Vorgehen nach dem therapeutischen 24-h-Konzept in der F.O.T.T. konsequent.

Robbins et al. (2008) diskutieren in Bezug auf Schlucken und Neuroplastizität kritisch den Einsatz unphysiologischer Inputs und hinterfragen dabei die Effektivität kompensatorischer Therapiemanöver auf die kortikale Repräsentation.

- **Use it and improve it**

Dies bedeutet in der F.O.T.T., das Schlucken hinsichtlich Genauigkeit und Sicherheit bzw. Effektivität und Effizienz zu schulen, indem regelmäßig und repetitiv der ganze Ablauf des Schluckens durchgeführt wird. Spezielle Aktivitäten der Zunge werden nach ihrem Einsatz in ein Schlucken überführt. Das könnte die diesbezügliche kortikale Repräsentation erhalten und verbessern.

Nachdem das Schlucken von Speichel sicher und automatisiert ist, kann das Anbahnen differenzierter Kau-, Transport- und Schluckbewegungen in zahlreichen verschiedenen Abläufen erarbeitet werden. Beim therapeutischen Essen werden dann zunehmend anspruchsvoller zu verarbeitende Konsistenzen angeboten. Dabei wird der Schluckvorgang variationsreich wiederholt und die Aufgaben gesteigert (*Shaping*).

2.2.3 Motorische Koordination: Erarbeiten physiologischer Abläufe

❯❯ „Schlucken lernt man durch Schlucken!" (Logemann 1993)

- **Übungen vs. alltagsorientiertes Arbeiten**

Damit der Patient im Alltag zurechtkommt, werden in der F.O.T.T. Bewegungserfahrungen vermittelt oder physiologische Bewegungsabläufe erarbeitet, die im Alltagskontext erfahrbar und gebraucht werden. Hier finden sich Übereinstimmungen mit den eingangs erwähnten Therapiezielen und der gegenwärtigen Forschung:

- Alltagshandlungen sind aufgaben- und zielorientiert.
- Die kortikalen Netzwerke, die im Alltag gebraucht werden, werden aktiv.
- Die Aufmerksamkeit wird dabei auf einen externen Fokus gelenkt und nicht auf die Durchführung der Bewegung.

Studien aus dem Sport, aber auch schon mit Patienten mit Morbus Parkinson (Wulf 2007) untermauern dieses Vorgehen: Richtet der Patient seine Aufmerksamkeit bei einem Bewegungsablauf auf das Erreichen der Aufgabe oder den Effekt der Bewegung (*externer Fokus*), so bewegt und lernt er in der Regel besser, als wenn er die Aufmerksamkeit auf die Bewegung selbst (*interner Fokus*) richtet. Ein Beispiel: „Sie haben noch Joghurtreste auf den Lippen, lecken Sie die ab!" (externer Fokus) anstatt „Strecken Sie die Zunge an die Unterlippe!" (interner Fokus).

Wulf (2007) diskutiert die Ergebnisse dahingehend, dass bei externem Fokus vermehrt auf automatische, zentral gesteuerte Kontrollprozesse zurückgegriffen wird und die Koordination daher automatischer abläuft.

2

■ **Kräftigung vs. Koordination**

Herkömmliche Kräftigungsübungen für die Zunge, wie vielerorts angewendet, können einen positiven Einfluss haben auf

- das Zungenvolumen,
- den Zungendruck,
- die intraorale Transitzeit und
- die pharyngeale Phase

und damit eine verbesserte Voraussetzung für das Schlucken bieten (Lazarus et al. 2003; Robbins et al. 2005, 2007). Nach heutigen Ansichten sind aber abstrakte monoton-motorische Übungsabfolgen, die auf die Kräftigung einzelner Muskeln abzielen, zu hinterfragen:

- Nützt eine kräftige Zunge, wenn die anderen mitarbeitenden Strukturen nicht gekräftigt sind?
- Muss wirklich die Zunge gekräftigt oder nicht vielmehr das koordinierte Zusammenspiel der Zunge mit den anderen Strukturen des Schlucktrakts wie Kiefer, Gaumen, Pharynx und Larynx wieder in Gang gebracht werden?

In jedem Fall gilt es, den Zweck einer Aufgabe genau zu definieren und sich dabei über die möglichen Ursachen einer scheinbaren Schwäche im Klaren zu sein. Es ist wenig sinnvoll, das Herausstrecken der Zunge kräftigend zu üben, wenn die Zunge durch eine veränderte Stellung des Os hyoideum oder durch eine ungünstige Kopf- und Unterkieferstellung zu weit dorsal gehalten wird (Gampp Lehmann et. al. 2020; Abschn. 3.2.6).

Es sollte immer beobachtet werden, ob durch Behandlung isolierter Teile des Schluckablaufs oder durch spezifisch entwickelte Schlucktechniken nicht sogar andere Komponenten des Schluckablaufs negativ beeinflusst oder sogar verunmöglicht werden (Huckabee und Doeltgen 2009, S. 131).

Einzelne Übungen bzw. sog. geblockte Übungsfolgen (z. B. zur Steigerung der Zungenfertigkeit) können zur Verbesserung einzelner Funktionen oder eventuell zur Verbesserung der neuralen Mechanismen dieser Funktionen führen, haben aber deshalb noch keine erwiesene direkte Wirkung auf die zentrale Planung, beispielsweise des Schluckens, und die entsprechende Neuroplastizität (Robbins et al. 2008). An der Verbesserung von Teilaspekten des Bewegungsablaufs Schlucksequenz muss schwerpunktmäßig auch gearbeitet werden. Die Bewegung sollte aber in den Bewegungsablauf „Schlucken" münden, wodurch gleichzeitig das Therapieziel „Schlucken" repetiert und die dabei stattfindende Atem-Schluck-Koordination erfolgen kann. Wird die Bewegung in eine sinnvolle Tätigkeit eingebunden, kann die Aufmerksamkeit auf einen externen Fokus gerichtet und der gesamte Ablauf in verschiedenen Varianten koordiniert erarbeitet werden. Dies entspräche etwa einer in die Praxis übertragenen randomisierten Übungsfolge.

Auch Atemsequenzen können alltagsnah gestaltet werden, wenn dabei beispielsweise ein Gegenstand angeblasen und bewegt bzw. gleichzeitig phoniert wird oder körperliche Bewegungen stattfinden (Sticher und Gampp Lehmann 2017; ◘ Abb. 8.8).

Für eine Bewegungsaktion braucht es neben kräftigen Muskeln eine normale Geschwindigkeit und Koordination. Damit wird wiederum deutlich, dass erst in der Kombination der verschiedenen Funktionen die Funktionalität erreicht wird. Die zentrale Planung des Schluckens scheint in erster Linie durch das Erarbeiten des Schluckens selbst beeinflusst zu werden (Logemann 1993).

❯ **Beachte**

In der F.O.T.T. gehen wir davon aus, dass Schlucken erst sicher und vollständig ist, wenn zwischen den facio-oralen Funktionen (und somit bezüglich ihrer neuralen Kontrolle) und den Funktionen Atmung, Phonation, Artikulation und Verdauung eine fein abgestimmte Koordination besteht.

Kompensatorische Abläufe vs. Erarbeiten physiologischer Abläufe

■ ■ **Körpereigene Kompensation**

Jede Bewegungsstrategie wird so angelegt, dass das Ziel/die Aufgabe möglichst effektiv und gleichzeitig mit größtmöglicher Effizienz und Sicherheit erreicht wird. Dazu können normalerweise unendlich viele Bewegungsvarianten kreiert werden.

Hat der Körper selbst nicht mehr alle motorischen oder sensorischen Möglichkeiten zur Verfügung, benutzt er häufig selbst kompensatorische Bewegungen oder kompensatorische Haltungen im Versuch, effektiv, effizient und sicher zu sein.

Kompensationen gehen (leider) meist auf Kosten der Dynamik und der Mannigfaltigkeit der Bewegungen. Der Patient hat nie mehr die ganze Bandbreite seiner Bewegungsvarianten zur Verfügung, es entstehen stereotype Bewegungsmuster (vgl. Gangbild bei Hemiplegikern).

Die wichtigste und schwierigste Aufgabe der Therapeuten ist es, herauszufinden, ob die aktuelle Haltungs- und Bewegungsstrategie des Patienten tatsächlich für diesen langfristig effektiv und effizient ist oder ob es eine kompensatorische Strategie ist, die langfristig eventuell einschränkend wirkt und das Erlernen des vollen Bewegungsablaufs behindert.

❯❯ „Die von den Patienten entwickelten kompensatorischen Strategien sind nicht immer optimal. Daher kann es ein Ziel der Therapie sein, die Effizienz der kompensatorischen Strategien zu verbessern, die zur Ausführung funktioneller Tätigkeiten gebraucht werden." (Shumway-Cook und Woollacott 2007)

Spastik, Hypertonie, Hyperreflexie sagen allerdings noch nichts über die funktionellen motorischen Fähigkeiten aus (Craik 1991) oder darüber, dass zwangsläufig Kompensationen zum Einsatz kommen werden. Das heißt, dass ein Patient auch mit diesen Voraussetzungen immer noch imstande sein kann, sicher zu essen und zu trinken. Die wirklich fixierenden und die Motorik langfristig behindernden Einschränkungen sind die durch die primäre Krankheit entstehenden sekundären strukturellen, dauerhaften Veränderungen (Verkürzungen, Gelenkeinschränkungen, Haltungsveränderungen etc.). Diese müssen in größtmöglichem Maß verhindert werden (Horak 1991; Gampp Lehmann et al. 2020).

In einer funktionell orientierten Therapie wie der F.O.T.T. geht es darum, keine vorliegenden Pathologien zu verstärken und den Weg für physiologische Abläufe freizuhalten, freizulegen. Was der gesunde Körper anstrebt, streben auch wir in der Therapie an!

▪▪ Kompensatorische Techniken

Kompensatorische Schlucktechniken werden häufig zur Sicherung der Atemwege ergänzend gebraucht. Sie ersetzen die physiologische Schlucksequenz aber nicht. Sie verändern die Umstände des Schluckens, sie beeinflussen aber den Ablauf des Schluckens und aller beteiligten Strukturen nicht unmittelbar. Nach Robbins et al. (2008) haben sie, soweit bisher bekannt, keinen direkten Einfluss auf die zentrale Neuroplastizität bezüglich des Schluckens. Kompensatorische Techniken können ein therapeutisches Hilfsmittel sein. Sie ersetzen jedoch nie den physiologischen Ablauf, wenn dieser letztendlich erlernt werden soll!

Wir erleben, dass Patienten Haltungsprobleme kompensieren oder Tumorpatienten von selbst merken, dass sie mit einer Kopfdrehung zu einer Seite besser schlucken können. Bei neurologischen Krankheitsbildern verwenden wir kompensatorische Techniken mit äußerster Zurückhaltung, da wir die Erfahrung gemacht haben, dass sie die Haltung und Atmung negativ beeinflussen und sekundär sogar ein Wiedererlernen des physiologischen Ablaufs erschweren können. Kompensatorische Techniken erfordern auch eine *Adhärenz,* die nur Patienten ohne kognitive Beeinträchtigungen aufbringen können.

❯ Beachte
Die F.O.T.T. versteht Rehabilitation als ein *„Zurück zur Physiologie".* Die Sicherung der Atemwege, die Stimmgebung und möglichst frühzeitiges Fördern von Schlucken und Atem-Schluck-Koordination sind primäre Anliegen, die die in diesem Buch beschriebenen Ansätze zu erreichen versuchen.

2.2.4 Anpassung an die Umwelt

In jedem Stadium der Therapie werden idealerweise die Umgebung und die Aufgabenstellung so gestaltet, dass der Patient die Situation erfassen kann und aktiv daran teilhaben möchte. Er soll aus der entsprechend gestalteten Situation heraus zum Lernen gebracht werden. Dies kann letztendlich die Partizipation des Patienten innerhalb seiner Umwelt verbessern!

Das kann im Frühstadium, wenn Wachheit, Aufmerksamkeit und Kognition (Voraussetzungen für motiviertes Mitarbeiten) noch stark eingeschränkt sind, eher durch eine sehr ruhige oder strukturierte Umgebung (Gewohnheiten aus dem früheren Alltag des Patienten nach Möglichkeit einbeziehen) und eine dem Tonus und der Haltung angepassten Ausgangsstellung beeinflusst werden. Vertraute Tätigkeiten (möglichst geführt mit den Händen des Patienten) können durchgeführt werden wie Gesicht waschen, Zähne putzen (ohne Zahncreme). Mit der Zeit werden die Situationen dann schrittweise in höheren Ausgangsstellungen komplexer gestaltet und in die Umwelt integriert.

❯ Beachte
Therapeutischer Idealfall wäre das Begleiten der Patienten durch ihren Alltag, sodass in Phasen optimaler Aufmerksamkeit, optimaler Motivation und in bekannter Umgebung direkt aus einer eingeschränkten Alltagssituation heraus Aufgaben entstehen und bewältigt werden könnten. Derart situationsbasiertes Lernen bietet die besten Voraussetzungen für motorisches Lernen!

▪ Lernen aus Fehlern
Unter Umständen mag es dem Patienten helfen, verschiedene Problemlösungsstrategien selbst zu suchen und auszuprobieren und dabei Fehler zu machen. Dabei wird therapeutisch nur dort eingegriffen, wo der Patient sich gefährden könnte. Der Patient sollte das Ziel der Aufgabe und die nötigen Kriterien für „richtig" und „falsch" genau kennen. Diese Methode eignet sich eventuell für Patienten mit guten kognitiven Leistungen. Bei Patienten mit Gedächtnisverlust oder verminderter Krankheitseinsicht birgt diese Methode große Gefahren, da Fehler dort zur Routine werden können und das effektive Lernen überlagern.

2.2.5 Wahrnehmungen zur Orientierung und Beeinflussung des *central set*

In der F.O.T.T. sollte sich der Patient an einem alltagsbezogenen Therapiesetting (z. B. essensbezogene Handlungen am Esstisch, Mundhygiene am Waschbecken zu passenden Tageszeiten) und alltagsrelevanten Aufgabenstellungen (z. B. Entfernen von Resten im Mundraum mit der Zunge, Reinigen des Rachens durch Hochräuspern, Ausspucken und Schlucken) orientieren können.

Eine sichere Sitzhaltung am Esstisch mit einem Teller appetitlich angerichteter Speisen, die visuelle und olfaktorische Wahrnehmung der Speisen, das geschmackliche Probieren und darüber Kommunizieren entspricht einer multimodalen Stimulation, Hilfe zur Orientierung und damit einer optimalen Unterstützung für motorische Kontrolle und motorisches Lernen.

2.3 Weitere Aspekte, die das Lernen fördern

Für das zentrale Planen und Lernen einer Bewegungsstrategie sind weitere Aspekte von Bedeutung. Eine Bewegung wird umso kontrollierter und effizienter ablaufen können, wenn der Patient z. B.

- Situation und Ziel im Voraus erfassen kann,
- sich die geplante Handlung vielleicht sogar vorstellen kann und
- dazu überhaupt motiviert ist (van Cranenburgh 2007; Shumway-Cook und Woollacott 2022).

Auszugsweise soll auf die Bedeutung der Motivation eingegangen werden.

2.3.1 Motivation

» „Lernen hängt stark von Faktoren wie Motivation (Lernbereitschaft), Aufmerksamkeit und Neugierde ab. [...] Fokussierte Aufmerksamkeit ist die entscheidende Voraussetzung für bewusstes Lernen. [...] Wie wir alle wissen, lernen wir dann am besten, wenn das Ziel für uns bedeutsam ist und uns emotional anspricht. [...] Notwendig ist die Bedeutsamkeit, Wichtigkeit der betreffenden Information für das Individuum. [...] Ist die neue Information zu fremd, existiert also kein bestehendes Vorwissen, an das sie anknüpfen kann, wird sie als irrelevant empfunden und ignoriert oder abgelehnt [...]." (Herschkowitz 2008, S. 64 ff.)

Ein sehr wichtiger Faktor der zentralen Steuerung ist die Motivation:

- Möchte der Patient eine motorische Aktion durchführen?
- Sieht er dazu überhaupt einen Grund?
- Ist die Umwelt/Umgebung anregend und gleichzeitig bekannt genug, ihn zu einer Tätigkeit zu motivieren?

Motivation hat einerseits damit zu tun, dass der Patient die Situation erfassen muss (Kognition), und dass wir und seine Umgebung jeweils seinem Potenzial entsprechend erfassbare und umsetzbare Ziele anbieten. Es ist z. B. interessanter, an einer schönen Blume oder Speise zu riechen als Atemübungen („Tief ein- und ausatmen!") zu machen. Es gibt keinen Grund, selbstständig essen zu lernen, wenn man sowieso gefüttert wird. Es ist motivierender, einem Freund einen Gruß zuzurufen als Stimme mit dem Laut „ho" zu üben.

❯ **Beachte**
Motivation steigert die Performance und die motorische Kontrolle! Das Lernen unter positiven Emotionen wird besser abgespeichert! Gedächtnis und Emotionen werden im limbischen System kombiniert (Kandel 2012).

Für die Behandlungen heißt das:
- Der Patient bestimmt idealerweise selbst die Ziele. Wir motivieren ihn dabei durch eine entsprechend strukturierte Umgebung/Situation.
- Das Ziel ist den Fähigkeiten des Patienten angepasst und dennoch herausfordernd.
- Der Patient kann ausprobieren, wie er zum Ziel kommt.

Kann der Patient das Ziel dann erreichen, die Bewegung sinnvoll ausführen, so erhält er eine intrinsische Verstärkung, das Erreichen eines nutzbringenden Handlungsziels, z. B.
- die Kaffeetasse allein zum Mund führen und einen Schluck genießen,
- klar genug sprechen, dass die Therapeutin einen Wunsch versteht oder ein Telefongruß verstanden wird,
- die Zahnbürste zum Mund bringen, um die Zähne zu putzen.

» „Intrinsische Verstärkung ist der wichtigste motivierende Faktor in der Neurorehabilitation." (van Cranenburgh 2007)

2.4 Vorgehen in der F.O.T.T.

Die F.O.T.T. begreift sich als problemorientierter Ansatz. Im Eingangsbefund erhalten wir Erkenntnisse bezüglich der vorliegenden Störungen und der Probleme, die dadurch im Alltag hervorgerufen werden, aber auch über das vorhandene Potenzial und die Stärken eines Patienten, die in der Therapie genutzt und ausgebaut werden können.

2.4.1 Beispiel: Schlucktherapie

- Die Therapiesituation wird durch den aktuellen Zustand des Patienten vorgegeben.
- Es wird eine dem Patientenalltag angepasste Therapiesituation und Ausgangsstellung gewählt. Die entsprechende Körperposition und Haltung dazu muss erarbeitet werden.
- Im facio-oralen Trakt werden strukturiert propriozeptive, visuelle, akustische, olfaktorische und gustatorische Alltagsreize gesetzt, um gewünschte motorische Antworten, z. B. Schlucken oder Stimme, auszulösen.
- Eine möglichst frühzeitige facio-orale Stimulation nach Eintritt der Schädigung scheint gerechtfertigt, wenn wir sehen, wie viele sensorische Inputs für eine koordinierte Schlucksequenz notwendig sind und wie viele Inputs ein gesunder Mensch diesbezüglich im Alltag erhält im Vergleich zu einem Patienten in der Akutphase eines Schlaganfalls.
- Die Stimulationen im Gesicht und intraoral mittels taktiler (Berührung, Ausstreichung), motorischer (Kauen) und geschmacklicher Informationen (verschiedene Tees, salzige Speisen) und mittels angepasster Mundhygiene (mit Finger oder Zahnbürste ohne Zahnpasta) werden sowohl in der Frühstimulation als auch bei der Therapie zur Erhaltung der physiologischen Schlucksequenz eingesetzt. Dies gilt ebenso für die intraorale Stimulation mit Eis.
- Zur Vorbereitung aktiver Zungenbewegungen werden der Mundraum und die Zunge taktil oder geschmacklich stimuliert und so bewusst gemacht. Anschließend können zielgerichtete Bewegungen oder Teilaspekte von Bewegungen (Lippen/Löffel ablecken, Wangentaschen mit der Zunge säubern, Eis lecken usw.) erarbeitet werden, die immer mit einem Schlucken beendet werden sollten. Kaubewegungen können mithilfe von in Gaze gewickelter und festgehaltener Apfel- oder Trockenfleischteile in systematischer Abfolge erarbeitet werden.
- Die Sicherung der Atemwege und Fertigkeiten zur Reinigung des oralen, pharyngo-laryngealen Trakts (Räuspern-Schlucken oder Hochhusten-Schlucken) werden in entsprechenden Sequenzen bei optimierter Ausgangsstellung erarbeitet.
- Im Rahmen einer therapeutisch-strukturierten Mundhygiene am Waschtisch können die Sequenzen Ausspucken und ggf. Husten und Schlucken erarbeitet werden.
- Auch therapeutisches Essen, assistierte und später supervidierte Nahrungsgaben bieten die Möglichkeit, Bewegungsabläufe variationsreich und mit Steigerung der Anforderungen zu repetieren (▶ Abschn. 4.5.2).

■ **Unter der Lupe**

Alltagskontext in der F.O.T.T.-Therapie
- Durch den Alltagskontext in der Therapie werden lernbegünstigende Faktoren wie das implizite Körperwissen, das Situationsverständnis und auch emotionale/motivationale Aspekt beim Patienten angesprochen, die Wachheit und Aufmerksamkeit fördern.
- Obwohl die optimale Frequenz und Intensität der Stimuli bisher unklar bleibt, gilt es als erwiesen, dass speziell Inputs über die Hirnnerven N. trigeminus (V), N. glossopharyngeus (IX) und N. vagus (X) Einfluss auf die entsprechende motorische Aktivierung der Großhirnrinde haben (Hamdy 2003). Dies mag bezüglich der sensorischen Organisation erklären, wieso in der praktischen Arbeit Vorbereitungen durch Mundstimulation, Kau- und Zungenbewegungen und Stimulation der Schlucksequenz häufig zu einer verbesserten motorischen Koordination beim anschließenden therapeutischen Essen führen.
- Es ist von Bedeutung, dass der Patient nach Möglichkeit mit seiner eigenen Hand (geführt) die Zähne putzen oder essen kann. Dadurch wird die Hand-Mund-Koordination eingebunden, die zusätzlich weitere periphere Inputs vermittelt und durch die Freilegung bekannter Bewegungsmuster (*central set*, implizites Wissen) wichtige synaptische Verbindungen zur motorischen Kontrolle anregen kann. Oft lösen gerade altbekannte Stimuli wie eine Zahnbürste in der Hand ein adäquates Mundöffnen und spontanes Schlucken aus.

2.4.2 Therapeutische Fertigkeiten

❯❯ „Mach es möglich, mach es notwendig, lass es geschehen!" (B. Bobath 1977)

Alle Menschen (auch Patienten und Therapeuten) lernen durch konkrete Erfahrung und durch das Beobachten anderer Menschen. Das Gehirn bildet seine eigenen Hypothesen zu einem Bewegungsvorgang und überprüft sie bei der Anwendung. So lernen wir auch im fortgeschrittenen Alter neuen Werkzeuggebrauch, z. B. den Umgang mit einer PC-Maus. Patienten müssen verloren gegangene Bewegungsabläufe wieder erlernen. Auch Therapeuten müssen praktische motorische Fertigkeiten erlernen, um ihren Patienten effizient weiterhelfen zu können.

■ **Feedforward-Leistungen**
In der F.O.T.T.-Ausbildung steht zu Beginn der zu vermittelnden Bewegung oder Aktivität immer zuerst eine praktische Selbsterfahrung dieser Aktivität bzw. Be-

2

wegung mit anschließender Reflexion. Dies erscheint oft als „unprofessionell". Es ist jedoch das Mittel der Wahl, ständig automatisiert durchgeführte Aktivitäten bewusst zu machen und dieses erfahrbare Wissen dann explizit in der Anleitung des Patienten einsetzen zu können.

Wenn die Therapeutin aus (Selbst-)Erfahrung weiß, welche Reaktionen auf bestimmte facio-orale Aktivitäten folgen, kann sie dieses Feedforward bei den einzelnen Aufgaben einsetzen, z. B. ein spontanes Schlucken abwarten oder schon vorab bereit sein, um ggf. Hilfen zum Mundschluss oder Schlucken anbieten zu können (▶ Abschn. 4.3.3).

◾ Feedback durch therapeutische Hilfen

In der F.O.T.T. werden *visuelle, taktile* und *verbale Hilfen* – auch in Kombination – eingesetzt.

» „Bewegungskomponenten, die unbewusst organisiert werden, sollten propriozeptiv fazilitiert werden, wohingegen Bewegungskomponenten, die bewusst ausgeführt werden, durch visuelle Stimulation oder durch die mentale Visualisierung dieser Bewegung fazilitiert werden sollten." (Horst 2005)

◾◾ Visuelle Hilfen

Die Therapeutin macht eine Bewegung vor, damit der Patient sie anschließend imitieren kann, oder sie macht die Bewegung gleichzeitig mit dem Patienten, z. B. Lippen befeuchten. Heute nimmt man an, dass ein System von Spiegelneuronen in der prämotorischen Rinde (Area 6) und im Broca-Zentrum (Area 44) beim Betrachten sinnvoller und bekannter Handlungen aktiviert wird. Kinder lernen so beispielsweise bestimmte Fertigkeiten der Eltern. Zwischen dem Betrachten einer entsprechenden Handlung und ihrer Durchführung existiert also zentral eine kurzgeschlossene Verbindung. Sofern das Handlungs-Imitations-System eines Patienten intakt ist, kann das beim Lernprozess sehr nützlich sein (van Cranenburgh 2007).

◾◾ Verbale Hilfen

Das alltagsorientierte F.O.T.T.-Vorgehen verändert die Sprache der Therapeutin, die verbalen Aufforderungen: „Schauen Sie zum Fenster raus, ich glaube, es wird bald regnen!" (externer Fokus) anstatt „Drehen Sie den Kopf nach links!" (interner Fokus).

Das alltagsorientierte Arbeiten verändert aber v. a. die Therapieinhalte bei zentralen Schluck- und Sprechstörungen ganz entscheidend.

Dass positive Rückmeldungen motivierend und leistungssteigernd sein können, wissen wir aus unserem eigenen Alltag. Neue Erkenntnisse gibt es zum Timing therapeutischer Rückmeldung nach erfolgter Tätigkeit/ Bewegungsablauf:
- Rückmeldungen, die gleichzeitig mit der Bewegung gegeben werden, sind ineffektiv.
- Die besten Lerneffekte werden durch Rückmeldungen erzielt, die der Patient sich selbst gibt. Ist dies noch nicht möglich, sollte nach Ende der Bewegung mit der Rückmeldung mindestens einige Sekunden gewartet werden, da dieses Intervall offensichtlich zu spontanem Nachdenken über den Erfolg anregt (Wulf 2007).

◾◾ Taktile Hilfen

Viele Diskussionen gibt es zu der Frage *hands on*- oder *hands off*-Strategien in der Therapie. Führt man sich das Spektrum der Patienten vor Augen, dann wird diese Diskussion überflüssig. Es gibt Patienten, die nach verbaler Aufforderung eine Bewegung/Aktivität (z. B. den Mund öffnen) nicht ausführen können. Ihre persönlichen Faktoren, ihr Allgemeinzustand macht es erforderlich, sie beim Bewegungslernen – mehr oder weniger – propriozeptiv zu unterstützen. Nach Coombes (2007) gehen wir allerdings davon aus, dass dem ZNS je nach Ausmaß der Unterstützung Feedbacks unterschiedlicher Stärke gemeldet werden (s. Übersicht).

◾ Übersicht   Feedback zum Erlernen der Bewegung

+	Passiv: (Aus-)Führen durch den Therapeuten
+ +	Selbst initiieren: Ausführung wird vom Therapeuten weitergeführt
+ + +	Aktiv: Der Patient führt die Bewegung/Handlung selbstständig aus
+ + + +	Wiederholen: Der Patient repetiert (optional mit Variation und ansteigendem Schweregrad)
(Kursunterlagen Coombes 2007)	

Im Akutstadium brauchen viele Patienten viel Unterstützung durch die Umgebung oder Lagerung, damit Haltung, Bewegung oder Aufrichtung überhaupt möglich werden. Kann der Patient selbst noch keine Bewegung halten oder initiieren, versuchen wir über passive Bewegung ein Bewegungsangebot zu machen, um ihm die Suche nach dieser Bewegung zu erleichtern. Der Therapeut kann durch seine Hände die Stabilität vermitteln, dank der sich der Patient dann aktiv bewegen kann. Mit der Zeit wird diese Unterstützung schrittweise abgebaut, und die Patienten übernehmen im Idealfall die Koordination von Haltung und gleichzeitiger Bewegung. *Hands on* beim Herstellen einer ausreichenden Stabilität für den Rumpf ist u. a. auch notwendig, damit sich die Atmung überhaupt wieder frei entfalten kann. Ein Kieferkontrollgriff zur Stabilisierung des Kiefers kann notwendig werden, damit sich die Zunge selektiv bewegen und die Rückwärtsbewegung einleiten kann. Damit der Patient eine Bewegung selbst ausprobieren kann, die Aufgabe aber nicht zu einem Misserfolg entgleitet, greifen wir eventuell führend oder unterstützend dort ein, wo der Patient die Aktivität nicht zu Ende bringen kann oder sich gefährden könnte. Wir überlassen ihm die Kontrolle sobald wie möglich wieder.

■ **Unter der Lupe**

Diskussion der *hands on*-Aspekte

Viele Autoren diskutieren die *hands on*-Aspekte ähnlich:

— Um die posturale Kontrolle für Alltagsfunktionen zu verbessern, braucht es propriozeptive Information während der gleichzeitigen Ausführung von willkürlichen, funktionellen Bewegungen (Horst 2005).

— Der Therapeut kann auch durch passives Bewegen eine Vorstellung für die Bewegung geben und zeigt das Alignment, in der die Bewegung/Funktion ausgeführt werden kann (Hüter-Becker und Dölken 2010).

— Die passive Bewegung vermittelt sensorische Informationen, die Innervation in die gewünschte Richtung lenken können (van Cranenburgh 2007).

Hofstetter (2008) transferiert das Bobath-Eingangszitat dieses Abschnitts in die heutige Terminologie:

» „Mach es möglich – hands on, lass es geschehen – hands off, mach es notwendig – hands off und on." (Hofstetter 2008, S. 89)

2.5 Schlussbemerkung

Das Arbeiten nach den Grundsätzen der motorischen Kontrolle und des motorischen Lernens mag kompliziert klingen. Es ist jedoch nicht facettenreicher als die Inputs, denen wir tagtäglich und permanent in unserem Leben ausgesetzt sind und die wir im Umgang mit anderen Menschen setzen. Wenn wir unseren Alltag, unsere Bewegungen, Funktionen und Aktivitäten kennenlernen und analysieren, können wir unsere Behandlungen darauf ausrichten. Die Arbeit für uns und unsere Patienten wird evidenzbasierter, sie ist mit Spaß und Abwechslung verbunden, und gleichzeitig verringert sich die Gefahr von Monotonie sowohl für den Patienten als auch für den Therapeuten. Hoffen wir, dass unsere eigenen kognitiven Funktionen uns dabei aus Fehlern lernen lassen!

Die Basis all unserer therapeutischen Interventionen bleibt dabei die genaue Beobachtung unserer Patienten und die Beobachtung, Interpretation und Evaluation der motorischen Reaktionen bis in die Zehenspitzen!

Ungeachtet aller Theorien werden wir dabei auch immer wieder unseren klaren Menschenverstand und unsere Empathie einbringen und uns die Frage stellen: Wie würde ich mich in dieser Situation fühlen, und was könnte mir dann weiterhelfen?

Literatur

Bobath B, Bobath K (1977) Die motorische Entwicklung bei Zerebralparesen. Thieme, Stuttgart

Coombes K (1996) Von der Ernährungssonde zum Essen am Tisch. In: Lipp B, Schlaegel W (Hrsg) Wege von Anfang an. Frührehabilitation schwerst hirngeschädigter Patienten. Neckar, Villingen-Schwenningen, S 137–143

Coombes K (2007) Kursunterlagen G/F.O.T.T. FOrmaTT GmbH, Strohgäuring 55, D-71254 Ditzingen

Craik LR (1991) Abnormalities of motor behavior. In: Lister M (Hrsg) Contemporary management of motor control problems: Proceedings of the II STEP conference. Foundation for Physical Therapy, Alexandria, VA, S. 155–164

Doidge N (2014) Neustart im Kopf. Wie sich unser Gehirn selbst repariert, 2. Aufl. Campus, Frankfurt a. M

Gampp Lehmann K, Wiest R, Seifert E (2020) Physiotherapy-related late onset clinical and grey matter plasticity changes in a patient with dysphagia due to long-standing pseudobulbar palsy – a longitudinal case study Synapse-ACPIN: March 2020: 4–11

Gentile AM (1995) Motor Learning. Kursunterlagen, Kurszentrum Hermitage, Bad Ragaz

Hamdy S (2003) The organisation and re-organisation of human swallowing motor cortex. Suppl Clin Neurophysiol 56:204–210

Hamdy S, Rothwell JC, Aziz Q, Singh KD, Thompson DG (1998) Long-term reorganisation of human motor cortex driven by short-term sensory stimulation. Nat Neurosci 1:64–68

Hamdy S, Mikulis DJ, Crawley A, Xue S, Lau H, Henry S, Diamant NE (1999) Cortical activation during human volitional swallowing: an event-related fMRI study. Am J Physiol 277(1 Pt 1):G219–G225

Herschkowitz N (2008) Was stimmt? Das Gehirn. Die wichtigsten Antworten, 4. Aufl. Herder, Freiburg

Hofstetter C (2008) Bobath-Therapie bei Erwachsenen. In: Viebrock H, Forst B (Hrsg) Therapiekonzepte in der Physiotherapie. Bobath. Thieme, Stuttgart, S 89–131

Horak F (1991) Assumptions underlaying motor control for neurologic rehabilitation. In: Lister M (Hrsg) Contemporary management of motor control problems: Proceedings of the II STEP conference. Foundation for Physical Therapy, Alexandria, VA, S. 11–27

Horst R (2005) Neuromuskuläre Untersuchungen, Therapie und Management. In: von Piekartz H (Hrsg) Kiefer, Gesichts- und Zervikalregion. Thieme, Stuttgart, S 269–282

Huckabee M-L, Doeltgen SH (2009) Die Entwicklung von Rahabilitationsansätzen für pharyngeale Bewegungsstörungen: Die Verknüpfung von Forschung und klinischer Arbeit. In: Hofmayer A, Stanschuss S (Hrsg) Evidenzentwicklung in der Dysphagiologie: Von der Untersuchung in die klinische Praxis, Dysphagieforum. Schulz-Kirchner, Idstein, S 121–138

Hüter-Becker A, Dölken M (2010) Physiotherapie in der Neurologie, 3. Aufl. Thieme, Stuttgart

Kandel EC, Schwartz JH, Jessel TM (Hrsg) (2012) Neurowissenschaften: Eine Einführung. Akademischer Verlag, Heidelberg

Keshner EA (1991) How theoretical framework biases evaluation and treatment. In: Lister M (Hrsg) Contemporary management of motor control problems: Proceedings of the II STEP conference. Foundation for Physical Therapy, Alexandria, VA, S. 37–48

Lipp B, Schlaegel W (1996) Wege von Anfang an. Frührehabilitation schwerst hirngeschädigter Patienten. Neckar, Villingen-Schwenningen

Lazarus C, Logemann JA, Huang CF, Rademaker AW (2003) Effects of two types of tongue strengthening exercises in young normals. Folia Phoniatr Logop 55(4):199–205

Logemann JA (1993) Intro to swallowing disorders. Kursunterlagen. Academisch Ziekenhuis, Utrecht

2

Mayston M (2002) Problem solving in neurological physiotherapy – setting the scene. In: Edwards S (Hsrg) Neurological physiotherapy: a problem-solving approach (2. Aufl., S 3–19). Churchill-Livingstone, Edinburgh

Merzenich MM, Kaas JH, Wall JT, Sur M, Nelson RJ, Felleman DJ (1983) Progression of change following median nerve section in the cortical representation of the hand in areas 3b and 1 in adult owl and squirrel monkeys. Neuroscience 10:639–665

Montgomery PC (1991) Perceptual issues in motor control. In: Lister M (Hrsg) Contemporary management of motor control problems: Proceedings of the II STEP conference. Foundation for Physical Therapy, Alexandria, VA, S. 175–184

Naito E, Kochiyama T, Kitada R, Nakamura S, Matsumura M, Yonekura Y, Sadato N (2002) Internally simulated movement sensations during motor imagery activate cortical motor areas and the cerebellum. J Neurosci 22(9):3683–3691

Power M, Fraser C, Hobson A, Rothwell JC, Mistry S, Nicholson DA, Thompson DG, Hamdy S (2004) Changes in pharyngeal corticobulbar excitability and swallowing behavior after oral stimulation. Am J Physiol Gastrointest Liver Physiol 286(1):G45–G50

Robbins J, Gangnon RE, Theis SM, Kays SA, Hewitt AL, Hind JA (2005) The effects of lingual exercise on swallowing in older adults. J Am Geriatr Soc 53(9):1483–1489

Robbins J, Kays SA, Gangnon RE, Hind JA, Hewitt AL, Gentry LR, Taylor AJ (2007) The effects of lingual exercise in stroke patients with dysphagia. Arch Phys Med Rehabil 88(2):150–158

Robbins J, Butler SG, Daniels SK, Diez Gross R, Langmore S, Lazarus CL, Martin-Harris B, McCabe D, Musson N, Rosenbek J (2008) Swallowing and dysphagia rehabilitation: translating principles of neural plasticity into clinically oriented evidence. J Speech Lang Hear Res 51(1):S276–S300

Schewe H (1988) Die Bewegung des Menschen. Thieme, Stuttgart

Schewe H (2000) Wege zum Verständnis von Bewegung und Bewegungslernen. In: Lipp B, Schlaegel W, Nielsen K, Streubelt M (Hrsg) Gefangen im eigenen Körper – Lösungswege – Neurorehabilitation. Neckar, Villingen-Schwenningen, S 73–84

Shumway-Cook A, Woollacott M (2022) Motor control: Translating research onto clinical practice. 6. Aufl. Walters Kluwer Health

Shumway-Cook A, Woollacott M (2007) Motor control. Theory and practical applications, 3rd ed. Lippincott Williams & Wilkins, Baltimore

Stein T, Bös K (2014) Überblick – Grundlagenwissen zum motorischen Lernen. Neuroreha 06(02):57–61

Sticher H, Gampp Lehmann K. (2017): Das Schlucken fördern. *physiopraxis* 3/17: 38–41. Thieme Stuttgart

Umphred DA (2000) Neurologische Rehabilitation, Bewegungskontrolle und Bewegungslernen in Theorie und Praxis. Rehabilitation und Prävention, Bd 52. Springer, Berlin

Van Cranenburgh B (2007) Neurorehabilitation. Elsevier, München

Veldee MS, Peth LD (1992) Can protein-calorie malnutrition cause dysphagia? Dysphagia 7(2):86–101

Wulf G (2007) Motorisches Lernen. Physiopraxis Refresher 1(07):3–10

Yue G, Cole KJ (1992) Strength increases from the motor program: comparison of training with maximal voluntary and imagined muscle contractions. J Neurophysiol 67(5):1114–1123

Haltung und Funktion: „Faszinierende Faszien und spannende Verbindungen. Was uns leichter schlucken ließe …"

Karin Gampp Lehmann und Heike Sticher

Inhaltsverzeichnis

© Der/die Autor(en), exklusiv lizenziert an Springer-Verlag GmbH, DE, ein Teil von Springer Nature 2023
R. Nusser-Müller-Busch (Hrsg.), *F.O.T.T.*,
https://doi.org/10.1007/978-3-662-67528-1_3

Die Aussage: „Wir schlucken mit dem Becken" mag provokant oder irritierend klingen, in der praktischen Arbeit der F.O.T.T. soll diese Aussage die Zusammenhänge zwischen Haltung und Motorik hervorheben. Ein Patient mit einem schweren Schädel-Hirn-Trauma nach einem Apoplex oder mit einer schweren neurologischen Erkrankung ist häufig nicht in der Lage, seine Position selbstständig in einer physiologischen, dynamischen und schmerzfreien Art und Weise zu verändern. Die Gründe dafür können sehr vielfältig sein: Neben fehlender Kraft sind es häufig auch mangelnde oder verzerrte sensorische und sensomotorische Informationen oder Schwierigkeiten bei der Verarbeitung der entsprechenden Informationen. Die Informationen können nicht adäquat eingeordnet und beantwortet werden. Der Patient wird sich bewegen, seine Position verändern – aber nur so, wie es ihm durch seine veränderte Sensomotorik und durch seine veränderten Strukturen möglich ist. Die Bewegungen werden z. B. stereotyp und können nicht variabel angepasst und koordiniert werden. Von einer Hirnschädigung ist der gesamte Mensch betroffen, nicht nur bestimmte Nerven- oder Muskelgruppen. So ist eine Schluckstörung häufig kein isoliertes Problem, sondern ein Teil eines *Gesamtproblems* (Gratz und Müller 2004). Für die Arbeit mit Patienten in der neurologischen Rehabilitation ist es wichtig, dass kein behandlungsbedürftiger Bereich isoliert betrachtet, sondern der Mensch immer individuell in seinen funktionellen Zusammenhängen gesehen wird.

Die alleinige Behandlung des facio-oralen Trakts ohne Einbeziehung des gesamten Körpers kann zu strukturellen sekundären Veränderungen und zu Ausgangsstellungen führen, die dem Patienten das Wiedererlernen möglichst effektiver und sicherer Bewegung u. U. verunmöglichen (Gampp Lehmann et al. 2020, Gampp 1994; Gampp und Gattlen 1991; Nusser-Müller-Busch 1997).

Wir wollen dem Patienten eine optimale Möglichkeit bieten, normale, d. h. schmerzfreie, variable und modifizierbare Bewegung im facio-oralen Trakt zu erfahren. Wir Therapeuten arbeiten deshalb vorbereitend und begleitend immer auch an der Grundlage, nämlich an physiologischer Haltung, Funktion und möglichst uneingeschränkter Bewegung.

Dazu brauchen wir die Fähigkeit, Spannungsunterschiede und Verkürzungen wahrzunehmen, zu analysieren und v. a. ihre Ursachen (meist sekundär, krankheitsbedingt und/oder haltungsbedingt) zu differenzieren.

Unabdingbar sind fundierte Kenntnisse der Anatomie, der Physiologie, der strukturellen und funktionellen Zusammenhänge sowie der Biomechanik und v. a. wache Augen und Hände, die gewohnt sind, Patienten zu berühren und feinste Spannungsunterschiede wahrzunehmen.

3.1 Grundlagen: Physiologie/Haltung

> **Beachte**
> Unser Körper ist darauf ausgerichtet, alle Bewegungen effektiv, sicher und ökonomisch durchzuführen.

Unsere Bewegungsmuster sind teilweise bereits vor der Geburt angelegt, teilweise werden sie erst nach der Geburt gelernt, danach ständig benutzt, weiter verfeinert und dadurch optimiert (automatisierte Bewegungen). Mit der Zeit werden sich Eigenheiten ausbilden: Gewisse individuelle Muster verfestigen sich, andere Bewegungsabläufe sind nicht mehr so fließend, es werden Umwege gemacht oder es muss – bei Fehlhaltungen – gar kompensiert werden. Das hat einerseits mit Gewohnheiten und andererseits auch mit „Abnutzung" zu tun.

3.1.1 Haltungshintergrund

> „Es muss betont werden, dass die Haltung die Basis jeder Bewegung ist und dass jede Bewegung aus der Haltung ihren Anfang nimmt und in ihr endet." (Wright 1954) „Jede Bewegung im Schultergürtel beginnt im Rumpf, im Becken und in den Beinen." (Rašev 2014)

In unserem Körper befinden sich auf kleinstem Raum viele verschiedene Strukturen (Knochen, Muskeln, Sehnen, Nerven, Blutgefäße, Bindegewebe …), die miteinander in Beziehung stehen, aufeinander aufbauen und gemeinsam funktionieren müssen. Da der Mensch eine unendliche Anzahl von Bewegungsmöglichkeiten hat, braucht er ein gut koordiniertes System von begleitender Haltung – Haltungshintergrund –, um zu jeder Zeit zu gewährleisten, dass er nicht aus dem Gleichgewicht gerät –, gleichzeitig aber einfache oder komplexere Funktionen effizient ausführen kann (Davies 1994; Edwards 2002; Umphred 2000).

Dieser flexible Haltungshintergrund wird von K. Bobath (1980) umschrieben mit „angehaltene Bewegung in jedem Augenblick eines Bewegungsablaufes", von Davies (1991) als „dynamische Stabilität" oder auch „stabile Dynamik" bezeichnet, von Vojta (2007) beschrieben mit „Jede Bewegung wird von einer ausgewogenen, automatisch gesteuerten Körperhaltung begleitet (posturale Aktivität)" und von van Cranenburgh (2007) mit „Je schwieriger die Fertigkeit, umso höhere Anforderungen werden an die Ausgangssituation gestellt". Der Haltungshintergrund kann niemals starr sein, da er Bewegung begleiten soll, sondern er muss stabil und dennoch jederzeit modifizierbar, änderbar sein (Shumway-Cook 2022).

3

Physiologische Sitzhaltung bei der Nahrungsaufnahme

Als Beispiel soll der Zusammenhang zwischen Becken, Lenden- (LWS), Brust- (BWS) und Halswirbelsäule (HWS) sowie dem Kopf in der Ausgangsstellung „normale Sitzhaltung" aufgezeigt werden (◘ Abb. 3.1). Beim freien Sitzen am Tisch, z. B. beim Essen, ist das Becken als Basis des Sitzens aufgerichtet bzw. nach vorn gekippt, die Belastung wird an den Sitzhöckern spürbar. Die Füße stehen auf dem Boden, Hüften und Knie sind flektiert (±90°). LWS, BWS und HWS sowie der Kopf richten sich entsprechend darüber aus; es entsteht eine S-Form der Wirbelsäule, wobei die Schwerkraftlinie zwischen die Sitzbeinhöcker fällt (◘ Abb. 3.1, 3.2).

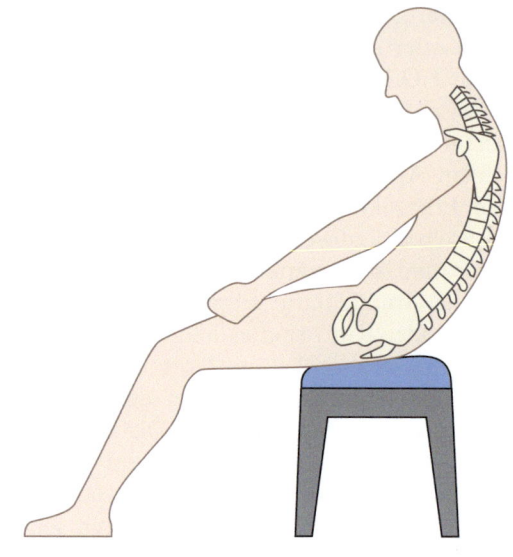

◘ **Abb. 3.3** Veränderte Sitzhaltung

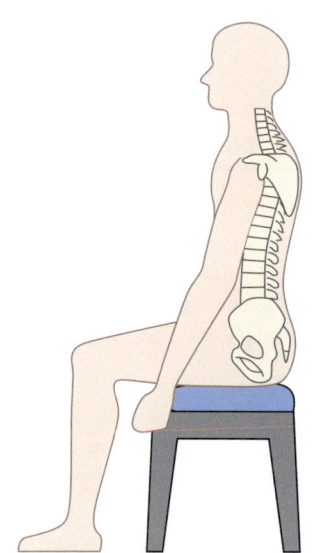

◘ **Abb. 3.1** Normale Sitzhaltung

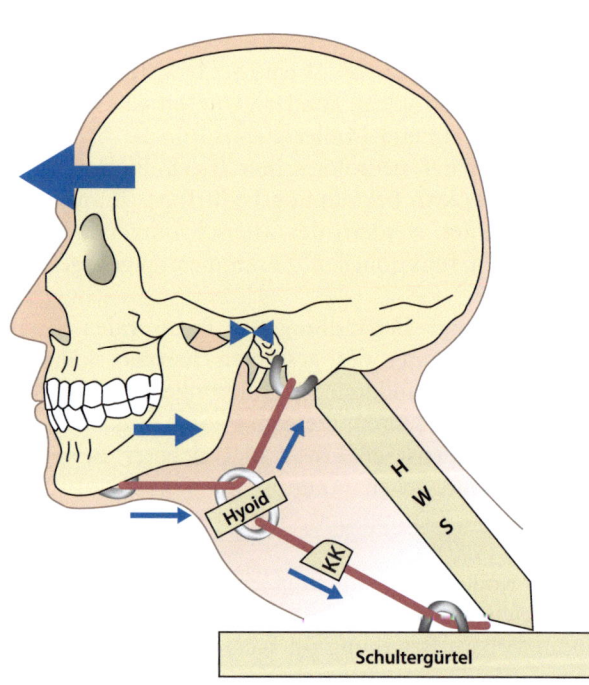

◘ **Abb. 3.4** Ungleichgewicht des Kopfes (HWS = Halswirbelsäule; KK = Kehlkopf)

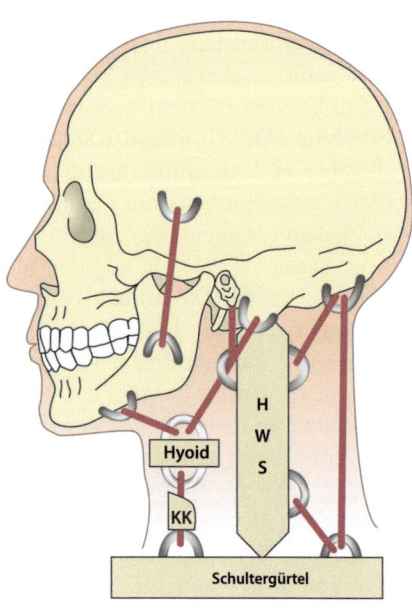

◘ **Abb. 3.2** Das funktionelle Gleichgewicht des Kopfes (HWS = Halswirbelsäule; KK = Kehlkopf)

Aus diesem optimalen Haltungshintergrund heraus ist es normalerweise möglich, den Kopf (◘ Abb. 3.2) in jede beliebige Richtung zu drehen oder zu neigen, mit seinem Nachbarn zu reden und die Hände frei zu benutzen, zu kauen und zu schlucken. Auch das Os hyoideum (Hyoid, Zungenbein) und der Larynx (Kehlkopf) sind dabei in alle Richtungen frei beweglich. Ebenso hat das thorakale Diaphragma (Zwerchfell) in dieser Stellung eine große Bewegungsfreiheit, was für eine uneingeschränkte Atmung und die Atem-Schluck-Koordination beim Essen wichtig ist.

Veränderte Sitzhaltung

Oft sehen wir bei Patienten, dass das Becken infolge einer Haltungsinsuffizienz nicht mehr aufgerichtet bzw. nach vorn gekippt ist, sondern nach hinten (◘ Abb. 3.3).

Die Folge davon ist, dass die Belastung jetzt nicht mehr an den Sitzbeinhöckern zu spüren ist, sondern dahinter. Es wird zu einer nach oben weiterlaufenden Flexion der LWS kommen und daraus resultierend zu vermehrter Kyphose der BWS, die dann zu einer Flexion der HWS führt. Da jeder Mensch aber das Bedürfnis hat, etwas von der Welt oder seinem Gegenüber zu sehen, wird die Augenlinie nicht zum Boden gerichtet bleiben, sondern sie wird sich wieder horizontal einstellen; dadurch kommt es zu einer kompensatorischen Hyperextension der oberen HWS, also zu einem sehr „kurzen Nacken". Häufig sind hierbei eine gleichzeitige Translation (Verschiebung) des Kopfes nach vorn und eine Rückverlagerung des Unterkiefers (ggf. auch Schmerz im Kiefergelenk) zu beobachten (◘ Abb. 3.4) (Engström 2001).

Verändert sich nur einer dieser eben genannten Faktoren, hat dies sofort Auswirkungen auf die anderen hier beschriebenen Strukturen (Engström 2001; Liem 2013; Orth und Block 1987; Schultheiss et al. 2015). Die vorher übereinander aufgerichteten Strukturen sind jetzt im Ungleichgewicht und können ihre Funktionen deshalb biomechanisch nicht mehr regelgerecht ausführen. Bei Gesunden kann dies mit Muskelkraft ausgeglichen werden, bei Patienten fehlen aufgrund der primären Schwächen meistens die spontanen Kompensationsmöglichkeiten.

Ergebnisse aus der Faszienforschung der Universität Ulm unter Robert Schleip (2012) belegen, dass die Thorakolumbalfaszie eine wichtige Funktion für Proprio- und Nozizeption und für die Kraftübertragung im Muskelsystem hat. Bei einer Neigung nach vorn um mehr als 20° mit rundem Rücken verliert der M. erector trunci zunehmend seine Kontrolle, und die Thorakolumbalfaszie übernimmt seine Funktion. Bei hoher anhaltender Belastung kann es in der Folge zu Rupturen der Faszie mit unspezifischen Rückenschmerzen und Entzündungszeichen kommen.

■ **Merke**

Schon kleine Verlagerungen des Beckens (Kippen) nach dorsal bewirken Veränderungen der oberen HWS in Richtung verstärkter Extension (30–40°).

Schon kleine Veränderungen der oberen HWS in Richtung Extension von 8° bewirken eine Veränderung der Unterkieferstellung nach dorsal von 1 mm (von Piekartz 2009).

■ **Unter der Lupe**

Zusammenhang: Kopfstellung und Schluckvorgang

Eine Untersuchung (Castell et al. 1993) zeigt interessante Zusammenhänge zwischen Veränderung der Kopfstellung und Ablauf des Schluckvorgangs. Im Pharynx und am oberen Ösophagussphinkter (oÖS) wurden während des Schluckens manometrische Messungen vorgenommen, und zwar jeweils bei einer Kopfflexion von 30°, 15°, 0°, und dann bei zunehmender Kopfextension von 15°, 30° und 45°. Die Ergebnisse zeigen, dass die Kopfflexion keine nennenswerten Effekte auf Pharynxkontraktion oder oÖS-Öffnung hatte. Mit zunehmender Kopfextension erhöhte sich die Grundspannung des oÖS jedoch markant, die oÖS-Öffnungszeiten verkürzten sich dabei ebenso ausgeprägt, und die Koordination zwischen Pharynxkontraktion und oÖS-Öffnung verschlechterte sich zunehmend bis zu dem Punkt, an dem sich der oÖS erst verspätet nach Beginn der Pharynxkontraktionen öffnete und verfrüht vor Ende der Pharynxkontraktion wieder verschloss.

Eine verstärkte Extension der HWS hat sofortigen und direkten Einfluss auf alle am Schluckvorgang beteiligten Strukturen wie Gelenke, Muskeln, Faszien, Ligamente, Nerven etc. (Liem 2013; Orth und Block 1987; Sasaki 2007; Schewe 1988).

Achtet man in ◘ Abb. 3.3 auf den Bereich unterhalb des Beckens, werden auch hier Auswirkungen sichtbar. Als Gegengewicht für die Verlagerung des Rumpfes nach hinten strecken sich die Beine in Knie- und Hüftgelenk (eventuell sogar auch noch die Arme), d. h. die Füße stehen nicht mehr auf dem Boden, sondern gleiten nach vorn über ihn hinweg, und der Kopf translatiert nach vorn. Die beschriebenen Reaktionen sind normal und bei allen Menschen in verschiedenen Alltagssituationen zu beobachten (Edwards 2002; Engström 2001), z. B. beim Sitzen in einem Liegestuhl oder Rollstuhl.

Zusammenfassung

Mit einem intakten sensomotorischen System und physiologischen strukturellen Verhältnissen kann die

3

Körperposition, der Haltungshintergrund modifiziert oder angepasst werden. Dies ist in einer großen Bandbreite möglich, wenn die Voraussetzungen zu normaler Bewegung gegeben sind (Panturin 2001; Shumway-Cook 2022; Umphred 2000).

Bei völlig intakter Sensomotorik ist Essen und Schlucken aus fast jeder Ausgangsstellung möglich, da der Körper dann unzählige Kompensationsmöglichkeiten hat. Sind die Sensomotorik und die flexiblen Kompensationsmöglichkeiten eingeschränkt, muss die Ausgangsstellung entsprechend physiologischer und biomechanischer Grundsätze optimiert werden.

3.1.2 Dynamische Stabilität

Um den unzähligen verschiedenen Funktionen gerecht werden zu können, muss unser Körper viele verschiedene, zeitlich und räumlich komplexe und hoch koordinierte Bewegungen ausführen.

Der Begriff Muskelzugrichtung wurde in der Vojta-Therapie (Vojta 2007) geprägt und beschreibt folgenden Vorgang: Muskeln haben jeweils einen Ansatz und einen Ursprung. Die Muskelzugrichtung und damit die Richtung der Bewegung ist normalerweise vom Ansatz hin zum Ursprung, da der Ursprung als Punctum stabile (der Ansatz als Punctum mobile) dient. Dies kann sich aber umkehren, wenn der Ansatz zum Punctum stabile wird und sich dann der Ursprung dem Ansatz nähert (▶ Abschn. 3.2).

> **Beachte**
> Ein und dieselbe Struktur kann je nach Bewegungsablauf unterschiedliche, oft gegensätzliche Aufgaben erfüllen. Sie kann einmal stabilisierend und das andere Mal agierend (mobil) tätig sein.

Dynamische Stabilität bedeutet, dass die Funktion bestimmt, wann eine Struktur als Punctum stabile oder Punctum mobile benutzt wird. Damit ist auch die Fähigkeit gegeben, schnell und adäquat zwischen Punctum stabile und Punctum mobile hin und her zu wechseln. Dies erfordert einen flexiblen Haltungshintergrund, d. h. die Fähigkeit, seine Haltung und Position verändern zu können.

Diese Fähigkeit des Wechsels zwischen Punctum stabile und Punctum mobile trägt viel zur Ökonomie und Effektivität von Bewegungen bei, setzt aber eine große Selektivität von Bewegungen voraus.

Durch den Wechsel einer Struktur in ihrer Funktion (als Punctum stabile oder Punctum mobile) ergibt sich eine breitere Funktionsfähigkeit. Durch den Wechsel von Punctum stabile und Punctum mobile kann es zur Änderung der Muskelzugrichtung kommen.

Um den funktionellen Zusammenhang zwischen der Haltung der Wirbelsäule und der an der Schluck-

sequenz beteiligten ossären (knöchernen) und faszialen Strukturen und der entsprechenden Muskulatur aufzuzeigen, folgen genauere anatomisch funktionelle Betrachtungen, mit denen unsere Thesen untermauert werden sollen. Daraus können Überlegungen zur jeweils physiologischen Ausgangsstellung für die Patienten abgeleitet werden.

3.2 Grundlagen: Anatomie/Physiologie des Schluckens

3.2.1 Os hyoideum

Das Os hyoideum (Zungenbein, Hyoid) ist ein hufeisenförmiger Knochen an der Knickstelle zwischen Mundboden und Hals auf Höhe des 3. Halswirbelkörpers. Als einziger Knochen im Körper hat es keine knöcherne Gelenkverbindungen, sondern ist nur über Muskeln, Ligamente und Faszien mit anderen Knochen verbunden (▢ Abb. 3.5a, b) (Liem 2013; Upledger und Vredevoogd 2003).

Diese nachfolgend erläuterten muskulären Verbindungen bestehen zur Mandibula (Unterkiefer), zum Os temporale (Schläfenbein), zum Sternum (Brustbein), zur Klavikula (Schlüsselbein), zur Skapula (Schulterblatt) und zur Wirbelsäule (▢ Abb. 3.14). Von Upledger und Vredevoogd (2003) wird das Os hyoideum als schwimmender Anker beschrieben, der einerseits über Muskeln, Bänder und Faszien mit den darunterliegenden Partien (Kehlkopf, Sternum etc.) verbunden ist und andererseits den Muskeln und Bindegewebsstrukturen des Schädels Fixationsmöglichkeiten bietet, u. a. auch der Muskulatur der Mandibula und der Zunge (▢ Abb. 3.5c).

Das Os hyoideum hat wechselnde Funktionen als Punctum stabile oder Punctum mobile bei allen Bewegungen der oralen und der pharyngealen Phase des Schluckens!

Punctum stabile bei Kieferöffnung
Stützpunkt und Stabilisierung für Bewegungen der Mandibula. Gleichzeitig wird dabei das Os hyoideum durch die infrahyoidale und retrohyoidale Muskulatur und durch den M. constrictor pharyngis medius stabilisiert (▢ Abb. 3.6a, b); (Liem 2013).

Punctum mobile bei Kieferschluss und beim Schlucken
Bei stabilisierter Mandibula kann sich das Os hyoideum kranial/ventral bewegen und zieht so aufgrund seiner Verbindungen den Larynx (Kehlkopf) und die sich anschließenden Strukturen bis zum oÖS mit (▢ Abb. 3.6c). (Ishida et al. 2002; Paik et al. 2008).

Durch die Umkehr von Punctum stabile (vorher: Os hyoideum, jetzt: Mandibula) und Punctum mobile

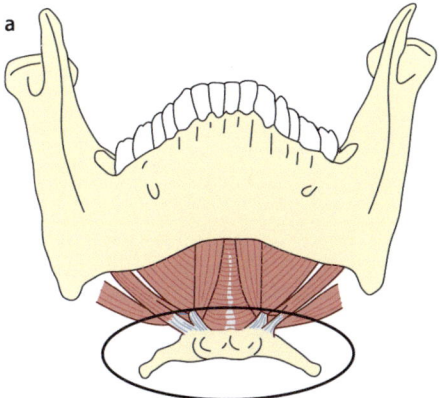

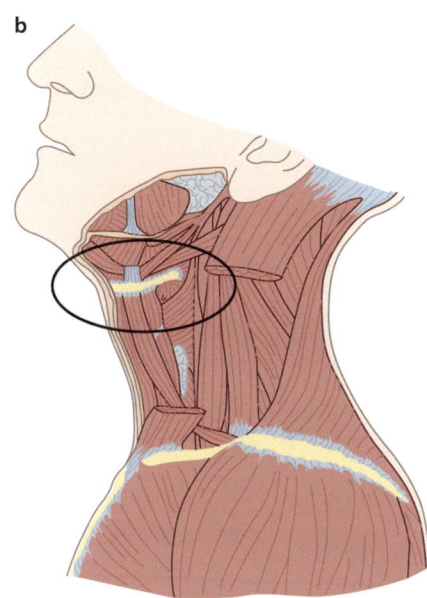

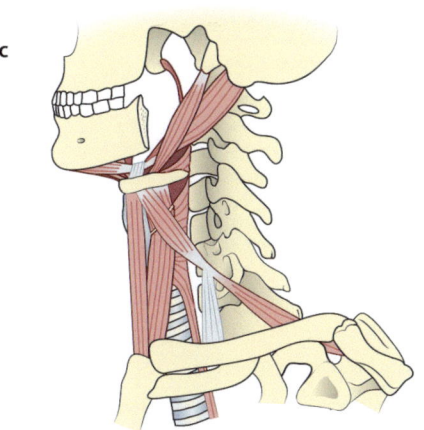

⊡ Abb. 3.5   a–c Das Zungenbein. **a, b** Lage des Os hyoideum (Zungenbein). **c** Das Os hyoideum in seiner Funktion als schwimmender Anker

(vorher: Mandibula, jetzt: Os hyoideum) kann eine Änderung der Muskelzugrichtung stattfinden, d. h. die Muskulatur, die vorher den Unterkiefer zum Beißen und Kauen geöffnet hat, ermöglicht jetzt die Hebung von Os hyoideum und Larynx beim Schlucken nach vorn/oben (⊡ Abb. 3.6d).

■ **Merke**
Ein koordiniertes Zusammenspiel der Muskulatur, die am Os hyoideum Ansatz oder Ursprung hat, ist für das muskuläre Gleichgewicht und die dynamische Stabilität im Kopf-Hals-Bereich wichtig!

Ist einer dieser Muskeln nicht mehr in der Lage, seine Funktion – anspannen oder loslassen – auszuführen, oder kommt es zu fixierenden Längenveränderungen der Muskeln und der bindegewebigen Strukturen/Faszien, kann es zu Funktionsstörungen aller entsprechenden umliegenden Strukturen kommen. Das Bild des schwimmenden Ankers zeigt eindrücklich, wie labil dieses funktionelle Gleichgewicht sein kann.

Das Os hyoideum kann somit als sensibler Marker dienen (Paik et al. 2008). Gleichzeitig ist aber festzuhalten, dass Schlucken ohne Os hyoideum möglich ist, z. B. bei Patienten mit nicht neurogenen Ätiologien, nach Hyoidektomie im Rahmen einer Laryngektomie, einer horizontalen Kehlkopfteilresektion oder einer Halszystenoperation.

3.2.2   Brustwirbelsäule – Halswirbelsäule – Skapula – Os hyoideum

Als Auswirkung einer bereits beschriebenen veränderten Beckenstellung (nach hinten gekippt, ⊡ Abb. 3.3) ergibt sich im Sitz eine verstärkte Kyphose der BWS und – zur Aufrechterhaltung des Blickkontakts – eine verstärkte Extension der HWS. Der Schultergürtel erfährt dabei eine erhöhte Spannung, die Schulterblätter werden hochgezogen (die Muskulatur hilft, das Gewicht von Kopf und HWS zu tragen). Die Schulterblattstellung beeinflusst und wird beeinflusst vom M. omohyoideus, der vom Hyoid zum Schulterblatt reicht ⊡ Abb. 3.5c, 3.7)

Da der M. omohyoideus durch seinen Verlauf indirekt beugend auf die Kopf- und Halsgelenke wirkt, wird er bei einer Hyperextension der oberen HWS in seinem kranialen Teil gedehnt und zieht dadurch das Os hyoideum nach kaudal, was wiederum eine ausgleichende Gegenspannung der suprahyoidalen Muskulatur zur Folge hat. Ist durch diese Hyperextension der Raum für den Austritt der Nerven (der M. omohyoideus wird von den ersten Zervikalnerven innerviert) zu eng, kann es dort zu Druckläsionen und dadurch zur Beeinträchtigung – z. B. Schwäche – der

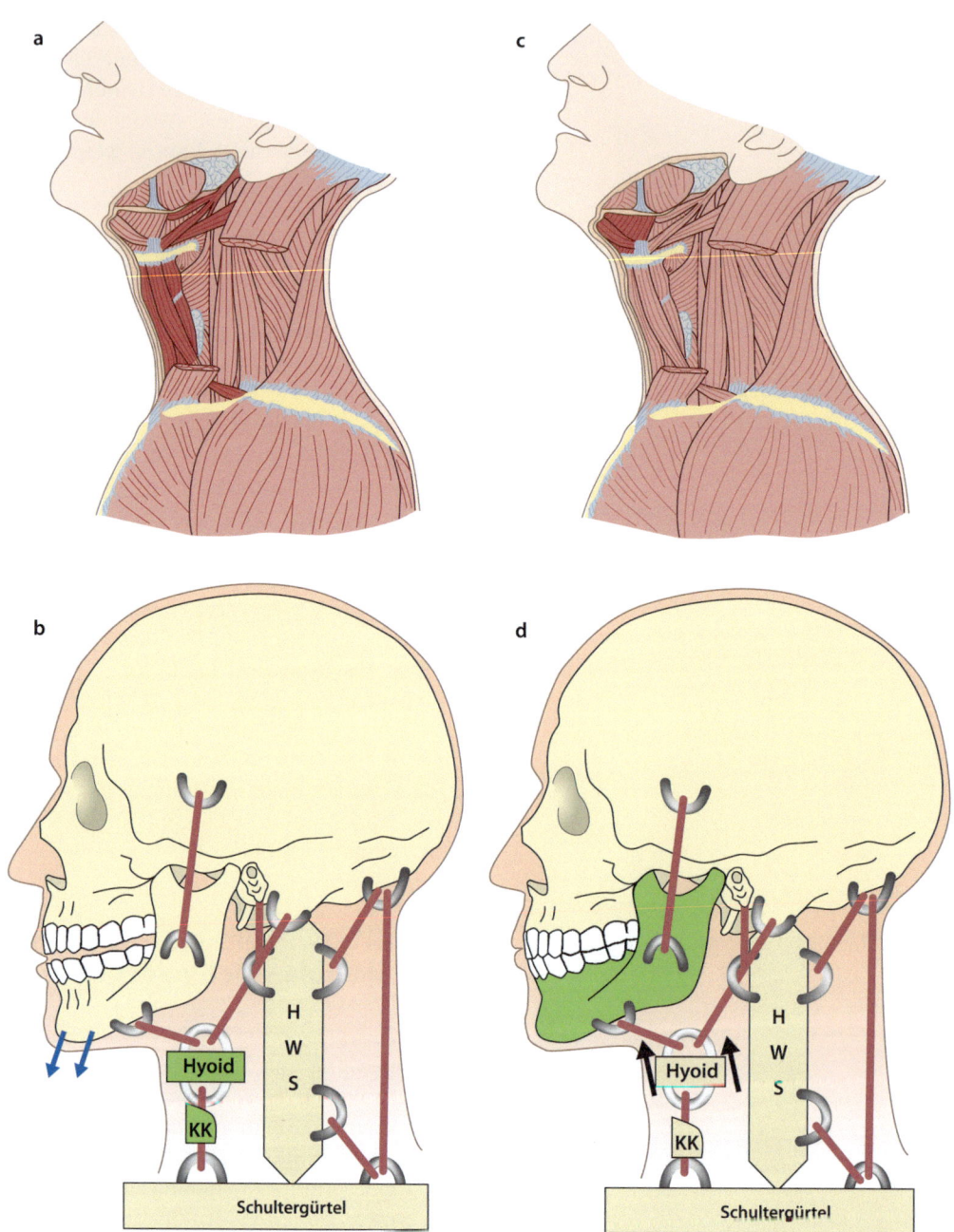

Abb. 3.6 **a–d** Das Os hyoideum. **a** Os hyoideum als Punctum stabile. **b** Funktion: Öffnen und Bewegen des Unterkiefers. **c** Os hyoideum als Punctum mobile. **d** Funktion: Hebung des Os hyoideum nach kranial/ventral beim Schluckvorgang gegen den stabilen Unterkiefer (HWS = Halswirbelsäule; KK = Kehlkopf)

„ungenügend" innervierten Muskulatur kommen (Liem 2013; Upledger und Vredevoogd 2003).

Der M. omohyoideus hat auch eine wichtige Rolle als Faszienspanner, insbesondere für die mittlere Schicht der tiefen Halsfaszie. Durch die Faszienspannung erweitert er die V. jugularis und die V. thyroidea bzw. hält sie offen (Stecco 2016).

■ **Merke**

Folgt man dieser Erklärung, dann macht es bei scheinbarer Schwäche keinen Sinn, die suprahyoidale Muskulatur oder die Zunge kräftigende Übungen ausführen zu lassen, ohne vorher genaue funktionelle und strukturelle Abklärungen durchzuführen! Es wird in die Pathologie hineingearbeitet.

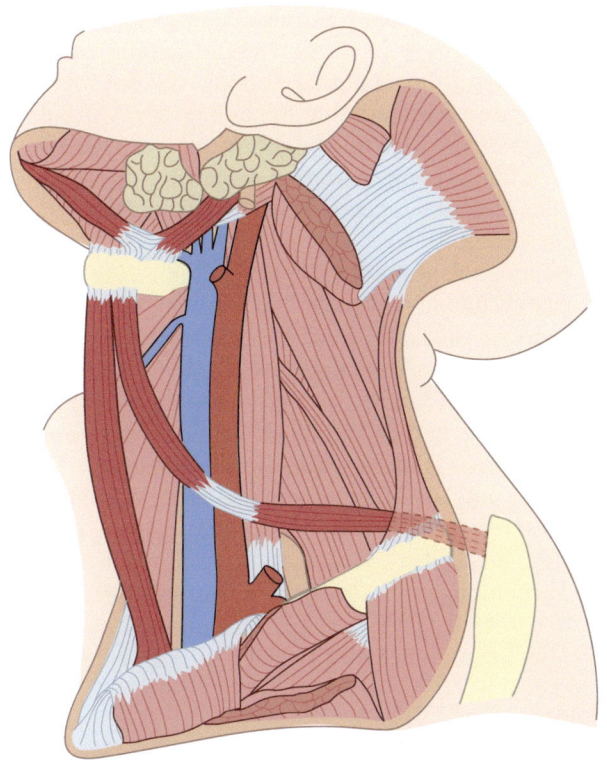

Abb. 3.7 Lage des M. omohyoideus

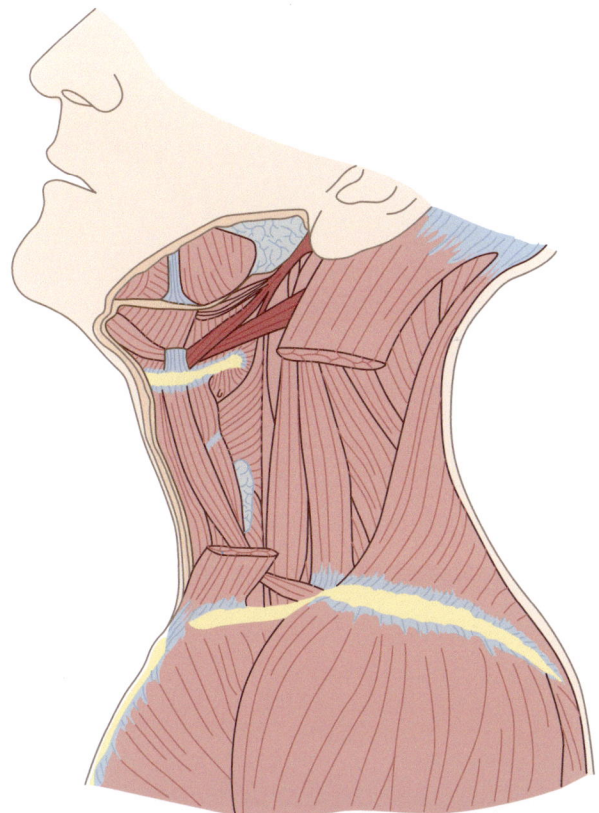

Abb. 3.8 Stabilisation des Os hyoideum nach dorsal-kranial

3.2.3 Halswirbelsäule – Os hyoideum

Eine Hyperextension der oberen HWS bewirkt
- eine Verengung der neuralen Austrittsstellen dorsal: Dies kann direkten Einfluss auf das Os hyoideum haben, da der M. geniohyoideus auch vom ersten Zervikalnerv sowie vom N. hypoglossus innerviert wird (Umphred 2000). Die ventrale infrahyoidale Muskulatur sowie der oben erwähnte M omohyoideus werden ebenfalls von den ersten zervikalen Nerven innerviert (Ansa cervicalis profunda);
- eine Verkürzung der Distanz zwischen Os temporale und Os hyoideum (**Abb. 3.8**). Dadurch kommt es zu einer Dehnung bzw. Spannung der ventralen Strukturen suprahyoidal und als Folge u. U. zu einer Gegenspannung der infrahyoidalen Strukturen: Der M. constrictor pharyngis medius verliert seine optimale Ausdehnung und kann als Folge in seiner Funktion – Peristaltik des Pharynx – eingeschränkt sein.

Der M. constrictor pharyngis medius setzt am Os hyoideum und an der Raphe pharyngis an. Diese wiederum ist an der Schädelbasis befestigt und über straffes Bindegewebe mit den Halswirbeln verbunden. Aufgrund dieser Verbindungen kann es über den M. constrictor pharyngis medius zu Wechselwirkungen zwischen HWS und Os hyoideum kommen (**Abb. 3.9**) (Liem 2013).

Auch die ventralen Halsfaszien (z. B. läuft die Lamina suprahyoidea vom oberen Rand des Os hyoideum zu beiden Seiten des Unterkiefers) haben einen starken Einfluss auf die Beweglichkeit des Os hyoideum (Liem 2013).

3.2.4 Os temporale – Os hyoideum

Der M. stylohyoideus und das gleichnamige Ligamentum bilden eine Verbindung vom Os hyoideum zum Os temporale: vom Corpus ossis hyoidei zum Processus styloideus (**Abb. 3.8**). Ebenso bildet der M. digastricus eine Verbindung vom Os hyoideum zum Os temporale, indem er mit dem M. digastricus venter posterior (hinterer Anteil des M. digastricus) am Proc. mastoideus ansetzt (**Abb. 3.8**) und mit seinem vorderen Anteil, dem M. digastricus venter anterior, an der Mandibula (Unterkiefer). Diese Muskeln bilden das Gleichgewicht nach dorso-kranial und stabilisieren beim Schlucken auch in diese Richtung (**Abb. 3.10**).

3

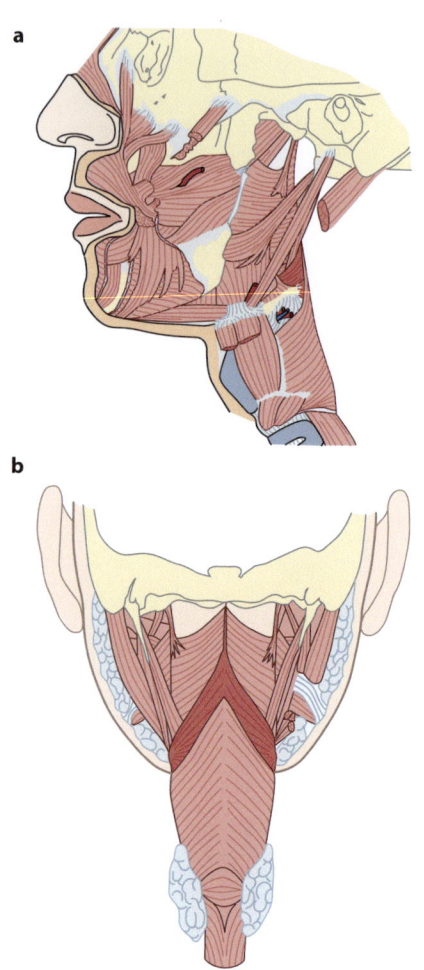

Abb. 3.9 a, b M. constrictor pharyngis medius: **a** von lateral links, **b** von dorsal

■ **Merke**

Der M. stylohyoideus und der Venter posterior des M. digastricus werden vom N. facialis innerviert. Der Venter anterior des M. digastricus wird vom N. trigeminus innerviert. Bei entsprechenden neuralen Läsionen ist an diese Innervationen zu denken!

Hält die Hyperextension der oberen HWS über längere Zeit an, kann es zu Kontrakturen (Verkürzungen) der Verbindungen zwischen Os temporale und Os hyoideum kommen. Als Folge dieser Verkürzungen ist es möglich, dass der Kopf nur noch mit vermehrtem Kraftaufwand in der Neutralstellung gehalten werden kann und dass es in dieser Neutralstellung zu einem Spannungsgefühl (Würgen) kommt, da das Os hyoideum – durch die erhöhte Spannung der Muskulatur (M. digastricus und M. stylohyoideus) – zu weit nach dorso-kranial gezogen wird. Langjährige Erfahrungen aus der physiotherapeutischen Praxis von Gampp Lehmann zeigen:

— Schon bei gesunden Personen kann eine arbeitsplatzbedingte, täglich mehrstündige unphysiologische Sitzhaltung (z. B. bei Bildschirmarbeit) zu Kontrakturen der bindegewebigen Strukturen der oberen HWS und der Verbindungen zwischen Os temporale und Os hyoideum führen und bei Flexion der oberen HWS ein Würgegefühl erzeugen!
— Viele unklare Globusgefühle (das Gefühl eines Fremdkörpers, der im Hals steckt) lassen sich mit der manuellen Verlängerung der Os-hyoideum-Verbindungen im Zusammenhang mit der Stellung der oberen HWS und der Stellung des thorakalen Diaphragmas beheben (▶ Abschn. 3.2.9)

Fazit

Aufgrund dieser Zusammenhänge ist es wahrscheinlich, dass das sekundär beeinträchtigte Spannungsgleichgewicht der hyoidalen Muskulatur und der entsprechenden bindegewebigen Strukturen (z. B. als Folge neurogener Schädigungen) für die oft eingeschränkte kranioventrale Bewegung von Os hyoideum und Larynx beim Schlucken verantwortlich ist.

Es ist durchaus denkbar, dass die häufig als erfolgreich beschriebene Kopf-Hebe-Übung (Shaker Exercise) nach Shaker (1997) ihre eigentliche Wirksamkeit aufgrund obiger Zusammenhänge erhält. Bei idealer Ausführung der Übung kommt es zu einer optimalen Flexion der oberen HWS und damit zu einem exzentrischen Nachlassen der verkürzten Hyoid-Verbindungen.

❯ **Beachte**
— Die Bewegungen des Os hyoideum nach kranial sind eng mit Geschehnissen in der Mundhöhle verknüpft,
— die Bewegung des Os hyoideum nach anterior hingegen ist eng mit der Öffnung des oberen oÖS verknüpft (Ishida et al. 2002; Paik et al. 2008).

> **Praxistipp**
>
> Die Arbeit an der Flexion der oberen HWS und freier
> Hyoid- und Larynxbeweglichkeit v. a. nach kaudal
> und lateral in Form sanfter Mobilisierung bei ver-
> tiefter Atmung in entspannter physiologischer Aus-
> gangsstellung der Patienten ist die wichtigste Grund-
> lage für das Erreichen der vollen Beweglichkeit aller
> hier beschriebenen Strukturen. Erst dann wird es den
> Patienten ermöglicht, sich ohne passiven Widerstand
> der Strukturen aktiv zu bewegen und zu schlucken
> (Gampp Lehmann et al. 2020).

Wir wissen oft nicht, welche Kräfte bei Schädel-
Hirn-Verletzungen auf die HWS eingewirkt haben.
Wir können aber aufgrund der Kopfverletzung häufig davon ausgehen, dass die HWS ein Distorsions-
trauma (Schleudertrauma) erlitten hat. Unter Berücksichtigung der biomechanischen Folgen solcher HWS-
-Verletzungen und der entstehenden Scherkräfte an
der A. vertebralis bei Kopfdrehung und Widerstand
müssen wir der physiologischen Haltung des Kopfes
entsprechende Beachtung schenken und Kopf-Hals-
Übungen gegen Widerstand unbedingt vermeiden!

3.2.5 Mandibula – Os hyoideum

Durch den M. digastricus (■ Abb. 3.10a), den M. geniohyoideus (■ Abb. 3.10b) und den M. mylohyoideus
(■ Abb. 3.10c–d) ist der Unterkiefer mit dem Os hyoideum muskulär verbunden. Diese Muskeln bilden den
Mundboden.

Ist das Os hyoideum zu sehr dorsal oder kaudal blockiert und verliert dadurch seine Funktion als Punctum mobile oder Punctum stabile, wird in der Folge
auch der M. geniohyoideus den Unterkiefer vermehrt
unten halten. Dies erschwert den Kieferschluss und die
Zungenfunktion beim Schlucken (Upledger und Vredevoogd 2003).

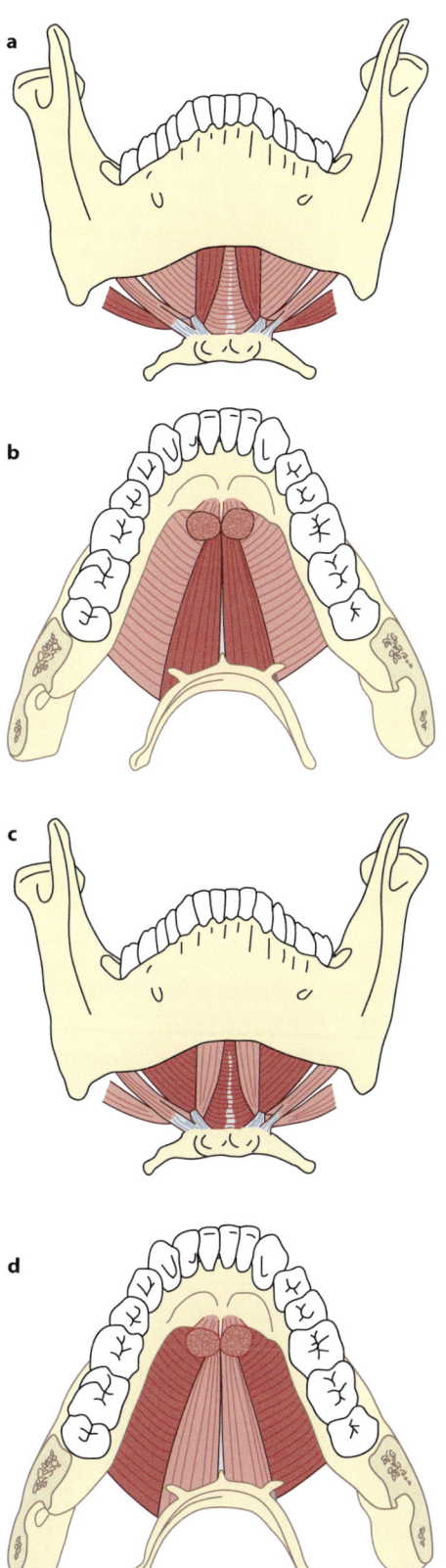

■ **Abb. 3.10 a–d** Muskuläre Verbindung zwischen Os hyoideum
und Mandibula. **a** M. digastricus. **b** M. geniohyoideus. **c** M. mylohyoideus von kaudal. **d** M. mylohyoideus von kranial

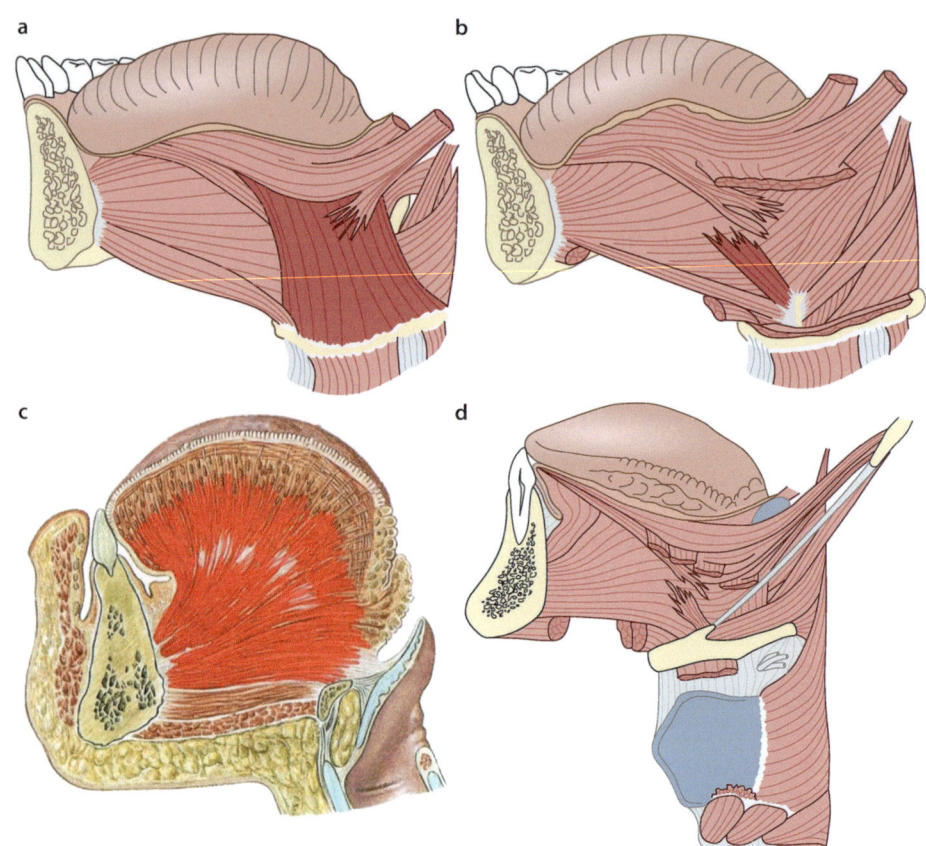

Abb. 3.11   a–c Muskuläre Verbindung zwischen Os hyoideum und Zunge. **a** M. hyoglossus. **b** M. chondroglossus. **c** M. genioglossus **d** Verankerung der Zunge zwischen Mandibula, Os hyoideum und Os temporale

3.2.6 Zunge – Os hyoideum

Eine vermehrte dorsale oder kaudale Fixation des Os hyoideum kann einen entsprechenden Zug auf den M. hyoglossus (■ Abb. 3.11a), den M. chondroglossus (■ Abb. 3.11b) und auf den M. genioglossus bewirken. Dadurch können wiederum sowohl die Zunge wie auch der Unterkiefer einen vermehrten Zug in dieselbe Richtung nach kaudal erfahren, was gerade die oft schon beeinträchtigte Hebung und Vorwärtsbewegung der Zunge weiter erschwert.

Aufgrund ihrer muskulären und bindegewebigen Verbindungen wird das Spannungsgleichgewicht der Zunge von Os hyoideum, Mandibula und Os temporale beeinflusst (■ Abb. 3.11c; Ishida et al. 2002; Liem 2010). Im Umkehrschluss wird so ersichtlich, wie sehr die Zungenfunktion von einer optimalen Kiefer- und Kopfhaltung – und damit von der Beckenstellung – abhängig ist.

> **Praxistipp**
>
> Der Kieferkontrollgriff wird in der F.O.T.T. primär als Stabilisierungshilfe für den Unterkiefer angeboten, um das Punctum stabile adäquat zu unterstützen, d. h. der Zunge einen stabilen Referenzpunkt zu geben, die Transportbewegung einzuleiten und somit den oralen Transport von Speichel und Nahrung zu fazilitieren. Der Kieferkontrollgriff ermöglicht dadurch eine Optimierung der Muskelfunktion und eine qualitativ verbesserte Ausführung der Bewegung (■ Abb. 3.6d). Die Strukturen können unter biomechanischen Gesichtspunkten regelgerecht arbeiten.

Stecco (2016) schreibt: „alle am Kauen und Schlucken beteiligten Muskeln sind durch Faszien miteinander verbunden. Durch die perfekte Spannung dieses Netzwerks wird die für Kauen und Schlucken wichtige Koordination sichergestellt. Durch die Mundöffnung ändert sich das normale Spannungsverhältnis in diesem Netzwerk und damit auch die Aktivität der mit den

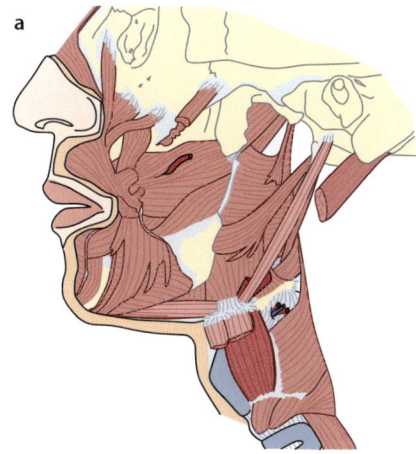

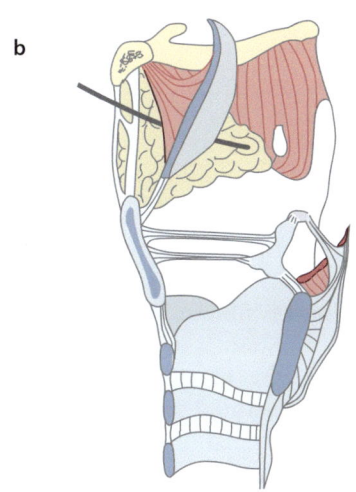

□ **Abb. 3.12   a, b** Larynx. **a** Lage des M. thyrohyoideus, der den Larynx an das Os hyoideum zieht. **b** Larynx (Kehlkopf), Sagittalschnitt

Kaumuskeln verbundenen Muskelspindeln. Dies erklärt, warum Schlucken mit offenem Mund fast unmöglich ist." Stecco (2016) beschreibt auch, dass der M. buccinator sowohl eine mimische wie auch eine Kaufunktion hat und durch seine Position die Bewegungen des Mundes und des Pharynx verbindet und beeinflusst. Die Fascia buccopharyngea inseriert laut Stecco (2016) einerseits in das Bindegewebe der Lippe, und auf der anderen Seite läuft sie nach dorsal über den M. constrictor pharyngis superior in die Tunica adventitia des Pharynx und des Ösophagus. Auch dies erklärt die funktionelle Wichtigkeit eines Mundschlusses beim Schlucken.

Castillo Morales beschreibt mit dem Buccinator-Mechanismus das permanente Zusammenspiel von M. orbicularis oris (vorne), M. buccinator (seitlich) und M. constrictor pharyngeus superior (hinten) auf beiden Seiten beim Saugen und Kauen. Beim infantilen Schlucken wird der Unterkiefer noch nicht durch die Unterkieferheber, sondern durch die Mm. oribcularis oris und die Buccinatoren stabilisiert (Castillo Morales 1998).

3.2.7 Larynx – Os hyoideum

Der M. thyrohyoideus (□ Abb. 3.12a) zieht den Larynx beim Schlucken an das Os hyoideum und folgt so dessen kranioventraler Bewegung. Dadurch wird u. a. die Stellung der Epiglottis (Kehldeckel) und der Cartilago arytaenoidea (Stellknorpel) beeinflusst (Beachte auch das Lig. hyoepiglotticum als Verbindung zwischen Os hyoideum und Epiglottis, □ Abb. 3.12b).

■ **Merke**

Eine veränderte Stellung des Os hyoideum und damit eine veränderte Spannung der infrahyoidalen Muskeln und Bindegewebsstrukturen kann Heiserkeit und Schluckstörungen zur Folge haben (Liem 2013).

3.2.8 M. cricopharyngeus – Os hyoideum

Über die Cartilago cricoidea (Cricoidknorpel, Ringknorpel) hat der Kehlkopf eine direkte Verbindung zum oberen oÖS (□ Abb. 3.13)

Die Verbindung verläuft über muskuläre und bindegewebige Strukturen vom Os hyoideum über den Larynx zur Cartilago cricoidea und schließlich zum M. cricopharyngeus als Teil des oÖS (□ Abb. 3.13). Der M. cricopharyngeus ist der kaudale Teil des M. constrictor pharyngis inferior und wird auch als Schlundschnürer bezeichnet.

Zur erleichterten Übersicht werden die muskulären Verbindungen des Os hyoideum in □ Abb. 3.14 dargestellt.

> **Praxistipp**
>
> Je freier das Os hyoideum und der Larynx in ihren Bewegungen sind und je weiter sie sich beim Schlucken nach ventral (und kranial) bewegen können, desto früher und schneller öffnet sich auch der oÖS (Garon et al. 2002; Ishida et al. 2002; Paik et al. 2008; Sasaki 2007). In der F.O.T.T. wird bei Öffnungsstörungen des oÖS besonderes Augenmerk auf die funktionelle Regulation der oberhalb des oÖS liegenden Strukturen gelegt. Die Therapie einer funktionellen Öffnungsstörung des oÖS beginnt aufgrund der funktionellen Zusammenhänge immer an der Beckenstellung, d. h. mit physiologischer Aufrichtung und Atmung als Voraussetzung für die Therapie.

3.2.9 Thorakoabdominale Verbindungen

Im Folgenden sollen Faszienverbindungen dargestellt werden, die – vom thorakalen Diaphragma ausgehend – Auswirkungen nach kranial bis zur Schädelbasis haben und damit direkt auf die schluckrelevanten Strukturen einwirken können.

a   b

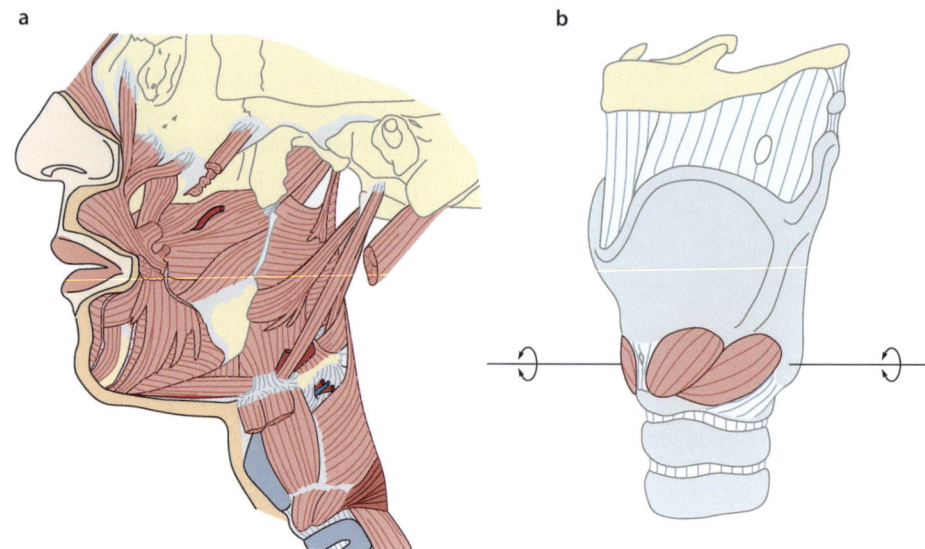

⬛ Abb. 3.13 Muskuläre Verbindung zwischen Larynx und Cartilago cricoidea (Ringknorpel). M. cricopharyngeus (kaudaler Teil des M. constrictor pharyngis inferior) als Teil des oÖS

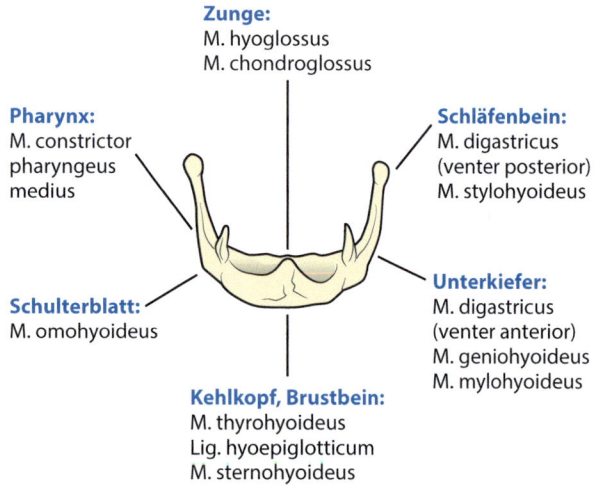

Zunge:
M. hyoglossus
M. chondroglossus

Pharynx:
M. constrictor
pharyngeus
medius

Schläfenbein:
M. digastricus
(venter posterior)
M. stylohyoideus

Unterkiefer:
M. digastricus
(venter anterior)
M. geniohyoideus
M. mylohyoideus

Schulterblatt:
M. omohyoideus

Kehlkopf, Brustbein:
M. thyrohyoideus
Lig. hyoepiglotticum
M. sternohyoideus

⬛ Abb. 3.14 Muskuläre Verbindungen des Os hyoideum (© Gampp Lehmann)

Faszien

Das Mesoderm als Grundstruktur aller Körpergewebe (außer Haut und Schleimhäute) bildet den Ausgangspunkt dessen, was wir heute als (funktionelle) Faszien bezeichnen. Dies ist weit mehr als die alten anatomischen Begriffe der Faszien, die sich auf flache, breite, weiße Bänder bezogen.

In der osteopathischen Literatur steht der Begriff Faszie synonym für Bindegewebe, obwohl es histologische Unterschiede gibt. Die begriffliche Gleichsetzung ist funktionell berechtigt, da das Bindegewebs-Faszien-System trotz zum Teil unterschiedlichem Aufbau eine gemeinsame Funktion hat: die Regulation des Form- und Bewegungssystems. Es gewährleistet sowohl Beweglichkeit als auch bindende Stabilität. Beim ersten

Fascia Research Congress 2007 wurde von Findley u. Schleip eine einheitliche Definition angeregt, die 2009 von Huijing und Langevin (2009) noch erweitert wurde. Faszien sind demnach fibröse, kollagene Gewebe, die einen Teil des körperweiten Spannungsübertragungssystems ausmachen. Die Haut als ein Derivat des Ektoderms sowie Knochen und Knorpel sind laut obiger Definition nicht Teil des faszialen Netzwerks.

Faszien bilden eine ununterbrochene Gewebeeinheit vom Kopf bis zu den Füßen und von außen nach innen. In der faszialen Kontinuität gibt es keine Unterbrechung. Auch die Ansatzpunkte der Faszien an knöchernen Strukturen sind Übergänge oder (biomechanisch gesehen) Umlenkrollen.

Guimberteau hat mit seinen Untersuchungen und Aufnahmen nachgewiesen, dass alle Zellen mit dem faszialen Bindegewebe verbunden sind. Er zeigte, dass es keine eigentlichen zweidimensionalen Bindegewebsschichten gibt, sondern alle Schichten dreidimensional, d. h. in allen räumlichen Ebenen, miteinander verbunden sind (Guimberteau 2005, 2013, 2015).

In ihrer Struktur können Faszien dicht (Sehnen, Bänder) und widerstandsfähig sein (Faszien des Haltungssystems) oder sehr locker (Drüsen, areoläres Gewebe). Faszien verstärken in dem Maße, in dem sie beansprucht werden, ihre Kollagenfasern und können damit umgehend auf Verletzungen und Überbeanspruchung reagieren.

Faszien sind damit das Übertragungssystem für die Kräfte, die Bewegung einleiten und koordinieren. Somit sind Faszien auf allen Ebenen des Körpers präsent: Sie umhüllen, stützen, unterteilen, verbinden (Paoletti 2011).

Schleip et al. (2012) haben in ihrem „Fascia Research Project" nachgewiesen, dass Faszien unser wichtigstes Sinnesorgan sind, indem sie unzählige myelinisierte sensorische Rezeptoren, aber auch eine endlose Anzahl feinster freier nicht-myelinisierter Nervenendigungen in großer Dichte besitzen, die eine wichtige Rolle bei der Proprio- und Nozizeption spielen (Schleip & Bartsch 2023).

> **Merke**
>
> Faszien können genau wie Muskeln kontrakt werden, wenn sie z. B. aufgrund von fixierter Haltung nicht mehr in ihrer ursprünglichen Ausdehnung gebraucht und bewegt werden oder wenn sie konstant überlastet werden. Narben können Fixierungen und Adhäsionen bilden, die sich sehr störend auf die freie Elastizität der Faszien auswirken können (Guimberteau 2012, 2015).

▪ Faszienverbindungen

Es gibt äußere und innere Faszienverbindungen, auch Faszienketten genannt, wobei die inneren Faszienketten im Zusammenhang mit der F.O.T.T. von besonderer Bedeutung sind.

Das thorakale Diaphragma (Zwerchfell, Atemmuskel) als Teil der inneren Faszienkette ist die Schnittstelle und gleichzeitig ein Stoßdämpfer zwischen Thorax und Abdomen (◘ Abb. 3.15).

▪ Fasziale Läsionsketten

Fasziale Läsionsketten sind Faszienketten, deren physiologische Funktion durch Trauma, Überlastung oder veränderte/eingeschränkte Längenverhältnisse gestört ist. Statt Bewegung zu übertragen und harmonisch zu verteilen, werden sie in diesem Fall zu Fixierungspunkten, von denen immer wieder Reizungen und Störungen der Beweglichkeit ausgehen. Funktionsstörungen können entlang einer Faszienkette weiterlaufen und eine Dysfunktion an (von der primären Läsion) weit entfernten Stellen auslösen (Paoletti 2011; Schleip et al. 2012; van den Berg 2008; Schleip & Bartsch 2023).

▪ Die wichtigsten Faszienverbindungen in der F.O.T.T.-Arbeit

In der Arbeit mit F.O.T.T. spielen v. a. die inneren Faszienverbindungen vom thorakalen Diaphragma nach kranial verlaufend eine Rolle.

Nach kranial laufen die faszialen Verbindungen vom Diaphragma über Perikard, Pleura, und Fascia endothoracica zu Schulter, HWS und Schädelbasis bzw. weiter in die oberen Extremitäten (◘ Abb. 3.15, ◘ Abb. 3.16). Das Diaphragma (Zwerchfell) hat folgende Aufhängung:

- Über das Perikard (Herzbeutel), welches direkt mit dem Zwerchfell verbunden ist, wird es mit Bändern von C4–Th4 und am Sternum fixiert (C6 = Höhe oÖS!) (Paoletti 2011; Souchard 1989).

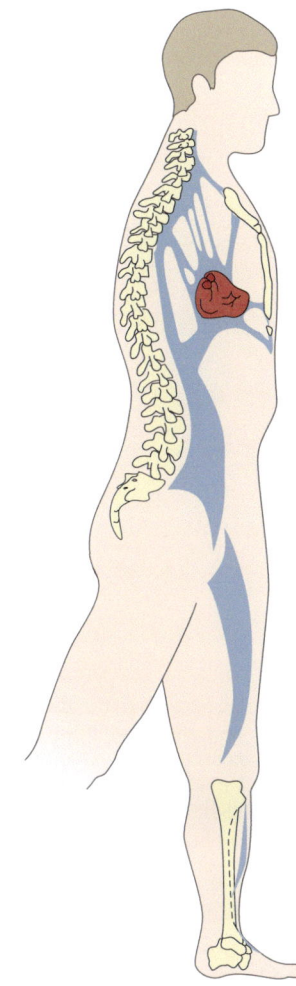

◘ **Abb. 3.15** Schematische Darstellung der haltungsbeeinflussenden Faszienverbindungen. (Nach kranial: von Zwerchfell über Herzbeutel zu Brustbein, BWS und HWS. Nach kaudal: über LWS, Bauchraum, Oberschenkel bis zu den Füßen. Die Faszienverläufe der oberen HWS und des Schädels sind hier nicht dargestellt)

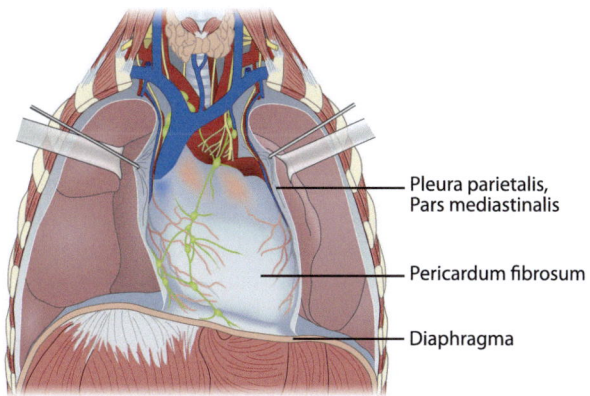

Pleura parietalis, Pars mediastinalis

Pericardum fibrosum

Diaphragma

◘ **Abb. 3.16** Thorakale Faszienverbindungen. Die anatomische Darstellung verdeutlicht die direkten faszialen Verbindungen zwischen Diaphragma (Zwerchfell), Perikard (Herzbeutel) und Pleura parietalis (Lungenfell)

3

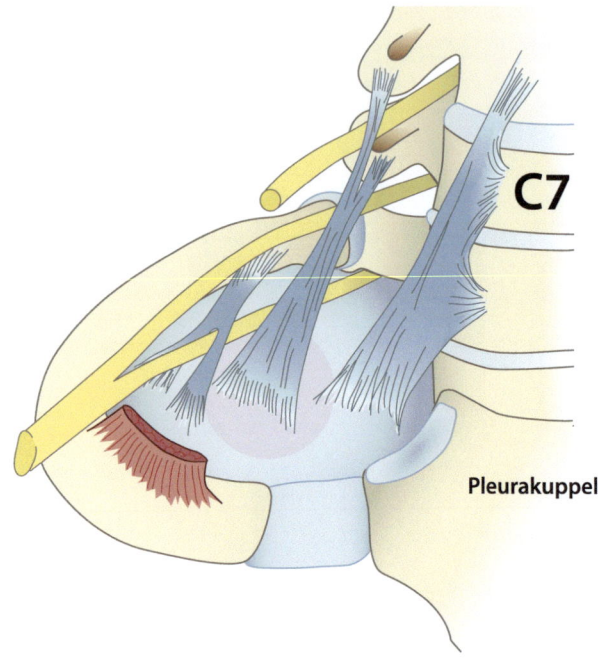

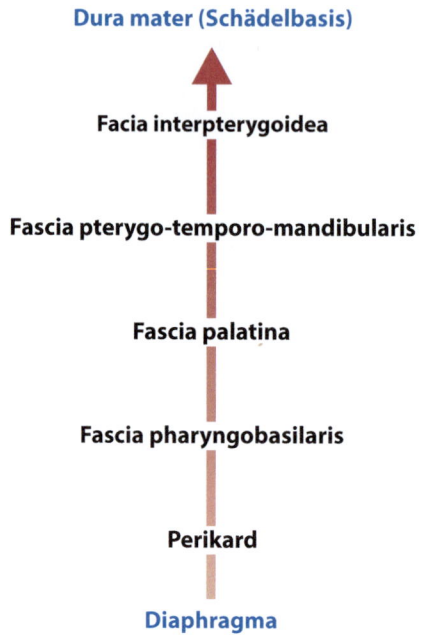

Abb. 3.18 Beschreibung der direkten inneren Faszienverbindungen vom Diaphragma zur Schädelbasis (© Gampp Lehmann)

Abb. 3.17 Faszienverbindungen von der Pleurakuppel zum Hals. An der Pleurakuppel, wo Lunge und Brustfell miteinander verbunden sind, wird das zervikothorakale Diaphragma gebildet. Von hier laufen die faszialen Verbindungen über die Pleurabänder weiter zu den Halsfaszien auf Höhe des oberen Ösophagussphinkters (oÖS)

— Die Pleura parietalis (Lungenfell) ist einerseits mit dem Diaphragma fest verwachsen, andererseits bedeckt sie die Organe des Mediastinums (entspricht einer inneren Schicht der Fascia endothoracica).

An der Pleurakuppel ist die Pleura parietalis fest mit der Fascia endothoracica (Brustfell, kleidet Innenseite des Brustkorbs aus) verbunden und bildet hier das zervikothorakale Diaphragma (■ Abb. 3.17). Mit starken Bändern ist sie an C6–Th1 aufgehängt (C6 = Höhe oÖS)!

Mikroskopische und molekulare Untersuchungen von Lennerz et al. (2013) zeigten kontraktile Elemente in der apikalen pleuralen Aufhängung. Nach seiner Definition gehören dazu alle Strukturen, die kranial der ersten Rippe in die apikale Pleura inserieren. Bei 93 % der Untersuchten wurde in diesen Strukturen ein Anteil von 66–87 % an kontraktilen Elementen gefunden.

Von den Pleurabändern laufen die Verbindungen weiter in die Halsfaszien, über Rachenfaszie, Gaumenfaszie, Flügelgrubenfaszie bis zur Aufhängung an der Schädelbasis (Paoletti 2011). In ► Abschn. 3.2.3 wird die Aufhängung der Raphe pharyngis erwähnt, die ebenfalls ein Teil der faszialen Verbindung ist.

> **Beachte**
> Es besteht eine bindegewebige Verbindung vom Diaphragma bis zur Schädelbasis (■ Abb. 3.18). Innerhalb dieser Verbindungen liegen alle für das Schlucken, Sprechen und Atmen relevanten Strukturen (■ Abb. 3.18)!

Folgende Faktoren können zu Spannungen/Verkürzungen der Faszienverbindungen führen:

— Täglich mehrstündige Sitzhaltung mit flektiertem Rumpf (ventrale Verkürzung).
— Fehlende oder ungenügende Tiefatmung entweder aufgrund von Haltungsinsuffizienz oder als Folge geschwächter Atem- und Atemhilfsmuskeln (v. a. Zwerchfell, Interkostalmuskulatur und Rückenstrecker). Das Zwerchfell senkt sich dann bei Inspiration nicht regelmäßig nach kaudal ab, es kommt zu einem Zwerchfellhochstand mit hoher Atemmittellage (Brustatmung statt Bauchatmung; ■ Abb. 7.5).
— In der Folge kann es bei thorakaler Aufrichtung oder versuchter Tiefatmung zu Spannung der eingeschränkten oder bereits kontrakten faszialen Strukturen und zu einem Zug vom Zwerchfell her auf die inneren Faszienverbindungen (■ Abb. 3.18) mit den entsprechenden Folgen für Schlucken und Sprechen kommen.
— Die Strukturen können aufgrund mangelnder Bewegung und mangelnder Ausdehnung ihre Elastizität einbüßen und so eine Dauerspannung verursachen.

Praxistipp

Da die nach kranial verlaufenden inneren Faszienverbindungen vom Diaphragma aus direkte Verbindungen zu den Halsfaszien haben, beeinflussen sie mit ihrer Spannung von kaudal her u. a. die freie Beweglichkeit von Larynx und Os hyoideum und können so zu einer Öffnungsstörung des oÖS führen oder zu Schluckbeschwerden, z. B. unklarem Globusgefühl. Diese Verkürzungsmuster finden sich häufig schon bei Personen mit täglicher mehrstündiger Arbeit vor einem Bildschirm, aber auch bei Patienten mit Rumpfinstabilität wie unter ▶ Abschn. 3.1.1 und ▶ Abschn. 3.2.4 beschrieben. Wie die Arbeit aus der Praxis von Gampp Lehmann empirisch zeigt, können die oben beschriebenen Störungsmuster sehr erfolgreich über die manuelle Verlängerung der betreffenden Strukturen und der inneren Faszienketten behandelt werden, was wiederum zur besonderen Beachtung einer physiologischen Sitzhaltung führen muss.

Bei Patienten mit neurologischen Defiziten treten muskuloskelettale Einschränkungen meist sekundär auf. Allerdings können muskuloskelettale Probleme eine bedeutende Einschränkung der normalen posturalen Funktionen bewirken (Horak 1990; Shumway-Cook 2022).

■ **Unter der Lupe**
Zusammenhang: Haltungshintergrund und Schluckfähigkeit

Eine retrospektive Untersuchung von Detoledo et al. (1994) an 36 Erwachsenen, die seit der Geburt behindert waren (Ursachen u. a. perinatale Hypoxie, Meningitis), zeigt ebenfalls den Zusammenhang zwischen Haltungshintergrund und der Fähigkeit zu schlucken auf. Obwohl die orale Ernährung in der 1. und eventuell 2. Dekade ihres Lebens möglich war, wurden die Schluckprobleme im Laufe der Zeit so massiv, dass eine orale Ernährung nicht mehr möglich war. Sie mussten mit einer Ernährungssonde versorgt werden. Die Untersucher konstatieren den sich verschlechternden Haltungshintergrund (häufig starke Kyphoskoliose, Kontrakturen an den Extremitäten …) als die Hauptursache für die Zunahme der Schluckprobleme dieser Patienten (Gampp Lehmann et al. 2020).

3.3 Therapie

Am Anfang der Therapie steht die Befunderhebung, die das Ausführen von Aktivitäten, das Potenzial des Patienten erfasst. Danach werden Hypothesen aufgestellt (häufig mehr als eine), die dann

in der Behandlung überprüft und ggf. verändert werden.

Wir gehen von der Annahme aus, dass jeder Patient das Potenzial hat zu lernen. Ob das Lernpotenzial genutzt werden kann, um alle oder nur einen Teil der funktionellen Bewegungen wieder physiologisch zu erlernen, kann zu Anfang noch nicht prognostiziert werden. Ob Therapeuten in der Lage sind, dem Patienten die entsprechende Lernumgebung und das entsprechende Angebot zur Weiterentwicklung oder Wiederentdeckung anzubieten, stellt sich erst mit der Zeit heraus.

3.3.1 Physiologische Bewegungen und Ausgangsstellungen

Ein Ziel ist es, dass der Patient wieder physiologische, sichere und ökonomische Bewegungen und Funktionen ausführen kann. Die Voraussetzung zum Erlernen neuer oder vollständiger Bewegungen ist ein möglichst uneingeschränkter Bewegungsapparat. Horak beschreibt dies folgendermaßen:

» „Im aufgaben-orientierten Modell der motorischen Kontrolle ist das muskulo-skeletale System ein wichtiges Kontrollelement der motorischen Koordination. Daher ist es von primärer Bedeutung, alle Einschränkungen zu identifizieren und zu korrigieren, die sich in irgendeiner Weise auf die Bewegung auswirken können." (Horak 1991)

Die als Folge der Krankheit entstehenden sekundären Einschränkungen können sich u. U. störender auf das Erlernen einer physiologischen Bewegung auswirken als die primär veränderte Sensomotorik! Wenn z. B. die Zungenhebung oder das Herausstrecken der Zunge eingeschränkt ist, liegt dies nicht unbedingt an der primär veränderten Sensomotorik oder einem vermeintlichen „Kraftproblem", sondern kann durch sekundär entstandene Verkürzungen der Muskeln, Bänder oder Faszien verursacht seinverursacht sein (▶ Abschn. 3.2.). D. h., bestimmte physiologische Bewegungen werden durch die Auflösung sekundärer Einschränkungen ermöglicht (Gampp Lehmann et al. 2020, Patientenbeispiele, ▶ Abschn. 3.3.2).

Deshalb ist in der F.O.T.T. das Einbeziehen des gesamten Haltungshintergrunds und der funktionell zusammenhängenden Strukturen von primärer Bedeutung

Die Lernsituation soll so gestaltet werden, dass primär möglichst ausschließlich physiologische Inputs zum Tragen kommen, um soweit als möglich sekundäre Einschränkungen und Kompensationen zu verhindern.

Der Patient soll die Möglichkeit erhalten, durch eine entsprechende Ausgangsstellung physiologische Aktivitäten – primär ohne Kompensation – zu er-

3

fahren. Dies kann gelingen, indem wir für eine gewisse Zeit seine ungenügende Stabilität durch Hilfestellungen „von außen" ersetzen. Der Begriff „entsprechende Ausgangsstellung" bezieht sich auf das Ziel der jeweiligen Therapieeinheit.

> ▶ **Beispiel**
> - Ist das Ziel der Therapieeinheit, wieder vermehrte Selektivität der Zunge zu erhalten, kann das für den Patienten die Ausgangsstellung Seitenlage (◘ Abb. 8.9) bedeuten, als Ausgangsstellung mit größerer Unterstützungsfläche und zusätzlicher Stabilisation des Unterkiefers durch den Kieferkontrollgriff.
> - Die Produktion einer kräftigeren Stimme erfordert eventuell – bei demselben Patienten – die Ausgangsstellung Stehen oder Gehen (◘ Abb. 8.8).
> - Wird bei der Phonationsanbahnung an einem koordinierten Einsatz von Atmung und Stimmgebung gearbeitet, wird die Ausgangsstellung vielleicht zu Anfang das Sitzen am Tisch mit nach vorn abgelegtem Oberkörper und gelagerten Armen sein (◘ Abb. 8.4). ◀

■ **Merke**
In der F.O.T.T. werden in der Regel zu Beginn keine kompensatorischen Hilfen oder Techniken angeboten, um primär alle möglichen Wege zum Erlernen von ökonomischen, physiologischen Bewegungen offenzuhalten. Das bedeutet, dass wir entsprechend dem Wissen über motorisches Lernen zuerst den ursprünglich automatisierten Ablauf wieder stimulieren möchten (▶ Kap. 2).

Wir können nicht beurteilen, wie weit sich die volle Motorik wieder rehabilitieren lässt, wenn wir von Anfang an Kompensationen schulen.

Um wirklich beurteilen zu können, ob es sich um einen geeigneten Haltungshintergrund für eine bestimmte Funktion handelt oder ob dadurch eine „fixierte" Position entsteht, sollte der Patient Bewegungsveränderungen in der Therapie erfahren. Ermöglichen wir dem Patienten die vorher beschriebenen physiologischen Ausgangsstellungen nicht, muss er kompensieren, d. h., er wird zu unphysiologischen/unökonomischen Bewegungen gezwungen. Es können dann sekundäre Probleme resultieren, z. B. häufigeres Verschlucken ohne sichere Schutzmechanismen oder eingeschränkte Zungenbeweglichkeit, hervorgerufen durch die zunehmend fixierte Hyperextension der oberen HWS und veränderte Hyoidstellung (▶ Abschn 3.2).

> **Praxistipp**
> - Ausgangsstellungen müssen während der Therapie immer wieder variiert werden, damit der Patient Bewegungsveränderungen erfährt, dadurch das

neu Erlernte auf andere Situationen übertragen kann und seine anatomischen Strukturen in den physiologischen Längen- und Kraftverhältnissen arbeiten lernen.
- Dabei soll nur so viel Hilfestellung angeboten werden, wie es die physiologische Bewegung erfordert.
- Je variabler und vielfältiger eingeübte Bewegungen und Handlungen sind, desto höher ist die Wahrscheinlichkeit der Generalisierung und desto besser ist der Patient auf das Alltagsleben vorbereitet, in dem Haltungen ständig verändert werden (Shumway-Cook 2022; van Cranenburgh 2007; ▶ Kap. 2).
- In der F.O.T.T. können keine einheitlichen Lösungen angeboten werden, sondern es wird gemeinsam mit dem Patienten an Lösungswegen/Lösungsstrategien gearbeitet. Wir müssen in Selbsterfahrung erspüren und nachvollziehen, in welcher Haltung oder Spannung sich Patienten befinden, denen Essen oder Trinken angereicht wird.

3.3.2 Patientenbeispiele

Die folgenden Fallbeispiele verdeutlichen die im Kapitel beschriebenen Zusammenhänge.

3.4 Herr A. B., 39 Jahre

3.4.1 Anamnese

- Multiple zerebrovaskuläre Ischämien im hinteren Stromgebiet 20.01.2004. Homocysteinämie. Differenzialdiagnose: Protein S-/C-Mangel, klinisch initial akutes tiefes Mittelhirnsyndrom bei initial GCS 7 (Glasgow Coma Scale) bis 24.03.2004. Passagere Trachealkanüle 26.01.–17.02.2004. PEG-Sonde ab 30.01.2004. Rechtsbetonte inkomplette Tetraspastik, neurogene Blasenstörung. Schwere neurogene Dysphagie. Schwere Dysarthrophonie.
- Erstrehabilitation bis 12.01.2005, danach Verlegung in ein Wohnheim für Behinderte und ambulante Physiotherapie 2-mal wöchentlich. Als Physiotherapeutin und F.O.T.T.-Therapeutin übernimmt Gampp Lehmann ab April 2005 auch die Behandlung des facio-oralen Trakts, mit dem Ziel der Verbesserung und Steigerung der Nahrungsaufnahme.

3.4.2 Hauptprobleme

Die Hauptprobleme werden benannt:

- **A** Zu Beginn der ambulanten Therapie bei Eintritt ins Wohnheim.
- **B** Stand nach 2 Jahren.

- **Rumpf**
- **A** Linke Seite deutlich verkürzt und hyperton, rechte Seite hypoton, Pusher-Symptomatik rechts. Sitzen im Lot zu Beginn nicht möglich, Wirbelsäule stark rechtskonvex. Becken nach hinten gekippt. Rumpfaufrichtung im Stehen wegen starker Flexionshaltung, Spitzfußstellung (beidseits 30–40°) und ungenügender Knie- und Hüftstreckung zu Beginn nicht möglich. Der Oberkörper wird in einem Winkel von 40° nach ventral flektiert. Gehen nicht möglich.
- **B** Spontane reduzierte Pusher-Tendenz nach rechts im Sitz und im Stand. Der Patient kann sich auf Aufforderung ins Lot bringen. Gehen mit einer Hilfsperson und aufgerichtetem Rumpf möglich, Treppensteigen ebenso mit Hilfe möglich.

- **Arme**
- **A** Rechter Arm hyperton mit starker Flexorenspannung, v. a. als assoziierte Reaktion.
- **B** Erhöhter Grundtonus der Flexoren, aber verbesserte Selektivität und Spontaneinsatz als Hilfshand.

- **Beine**
- **A** Beide Hüften stehen spontan in Innenrotation. Spitzfußstellung beidseits größer als 30°. Beide Hüften und Knie dementsprechend im Stehen stark flektiert. Im Liegen leichte Beugekontrakturen unter 10°. Spezialschuhe zum Ausgleich der Spitzfüße und Halt der Fußgelenke.
- **B** Spitzfußstellung noch rechts in 20°, links in 10°. Spezialschuhe.

- **Atmung**
- **A** Ausreichender unwillkürlicher Husten, aber nur minimale willkürliche Tiefatmung. Endinspiratorischer Halt nicht möglich, das Zwerchfell kann nur minimal willkürlich aktiviert werden.
- **B** Vollständige Tiefatmung, die Atmung kann in jeder Atemlage kurz angehalten werden.

- **Kopf**
- **A** Hyperextension der oberen HWS und entsprechende Rückneigung des Kopfes. Aktiv und passiv können Kopf und obere HWS nur bis zur Neutralstellung gebracht werden. Eine Flexion der oberen HWS ist nicht möglich. Muskelspannungen sind im gesamten Hals-/Gesichts-/Mundbereich zu tasten und zu sehen.
- **B** Flexion der oberen HWS aktiv in leichte Flexion möglich, passiv volle Flexion der oberen HWS.

- **Facio-oraler Bereich**
- **A** Der Unterkiefer ist meistens geöffnet und wird nach dorsal gezogen. Dabei fließt der Speichel andauernd aus dem Mund. Der Mundschluss kann nur kurz bei voller Konzentration gehalten werden. Zunge, Zungengrund und Os hyoideum werden nach dorsal gezogen. Willkürliche Zungenbewegungen können nur unvollständig ausgeführt werden. Die Zunge kann bis zur Unterlippe bewegt werden. Laterale Bewegungen nach rechts sind eingeschränkt. Die Augen sind meistens weit geöffnet.
- **B** Der Mund wird vermehrt geschlossen gehalten. Bei Müdigkeit ist der Mund spontan geöffnet, kann auf Aufforderung aber entspannt geschlossen gehalten werden. Zunge, Zungengrund und Os hyoideum in regelrechter Stellung, aber mit noch leicht erhöhter muskulärer Spannung nach dorsal. Volle selektive Zungenbeweglichkeit. Zungenbewegungen nach rechts brauchen noch mehr Konzentration. Das Gesicht ist entspannter, Augen normal geöffnet.

- **Schlucken**
- **A** Es finden sich willkürlich zum Teil unkoordinierte, ungenügende Bewegungen der Zunge in der oralen Phase. Larynx- und Hyoidbewegungen beim Schlucken eingeschränkt. Die obere HWS wird dabei jedes Mal leicht in Extension gebracht. Häufiges starkes Husten beim Kauen von Speisen in Gaze.
- **B** Je nach Speisebolus noch Mühe bei der Schluckeinleitung. Zunge und Mundboden zeigen dann einige Pumpbewegungen, bevor der Schluck ausgelöst werden kann. Hyoid- und Larynxbewegungen vollständig mit leichtem Hypertonus der entsprechenden dorsalen Muskulatur.

- **Essen**
- **A** Durch PEG-Sonde. Ab Mitte 2005 in Absprache mit Hausarzt und unter regelmäßiger pulmonaler Kontrolle zunehmender Kostaufbau in Koordination mit der Physiotherapie/F.O.T.T. Zuerst selektiv pürierte Kost, dann Übergang zu weich gekochter Kost.
- **B** Inzwischen vollständige orale Ernährung (weich gekochte Kost wie Gemüse, Teigwaren, Fleisch, Salat und weiche Früchte). Kauen ist möglich. Flüssigkeiten weiterhin per PEG-Sonde.

3.4.3 Arbeitshypothesen

- Neben den primär neurologisch bedingten Ausfällen entstanden viele der oben beschriebenen Schwierigkeiten aufgrund sekundärer Kontrakturen.
- Diese Kontrakturen verhindern die Aktivitäten der eigentlich vorhandenen Motorik und sind mit

3

der Behandlung der Strukturen, der Extremitäten, der Aufrichtung, der thorakoabdominalen Verbindungen, der Kopfstellung und der hyoidalen Verbindung zu beeinflussen. Das heißt, dass die sekundär entstandene Tonusdysbalance aufgelöst werden muss, um an die vorhandene Motorik anzuknüpfen und diese zu fördern. Das nach hinten gekippte Becken ist sowohl Folge der Beugekontrakturen der Hüfte, der mangelnden Rumpfaufrichtung, der Pusher-Symptomatik und der inneren thorakoabdominalen Verkürzungen.

— Das Gleiche gilt für die stark nach rechts verlagerte Sitzhaltung und die fixierte Taillenfalte links (◨ Abb. 3.19, 3.20), die ebenfalls eine Folge sekundärer innerer Verkürzung ist und deshalb vom Patienten nur mit Kraftaufwand ausgeglichen werden kann. Die verminderte Tiefatmung ist sekundär auf einen haltungsbedingten Hochstand des Zwerchfells zurückzuführen.

— Als Folge der Hyperextension der oberen HWS, der nach dorsal verkürzten hyoidalen Muskulatur und der verkürzten inneren kaudalen Verbindungen kann die Zunge nicht ausreichend nach ventral/vorne bewegen (◨ Abb. 3.21, 3.22).

— Das Gleiche gilt für die verminderten Larynx- und Hyoidbewegungen. Die Spannungen im ganzen Gesichtsbereich und die weit geöffneten Augen sind ebenfalls ein Zeichen der Tonusdysbalance im Bereich der oberen HWS und der fehlenden Rumpfaufrichtung.

3.4.4   Vorgehen in der Therapie

Der Patient bekommt ab April 2005 wöchentlich 2-mal für eine dreiviertel Stunde ambulante Therapie. Ergotherapie und Logopädie können aus organisatorischen Gründen erst ab Ende 2005 einsetzen. Die Therapie verläuft in enger Zusammenarbeit mit der Pflege des zuständigen Wohnheims, die viele fördernde Aktivitäten übernimmt. Die Behandlungen werden zu Beginn folgendermaßen aufgeteilt:

— Jeweils eine wöchentliche Behandlung gilt den Extremitäten, dem Rumpf und der allgemeinen Motorik. Dabei wird an der Dehnung der Beinkontrakturen, der inneren Faszienverbindungen, an der Aufrichtung, an der Atmung und am Stehen, später am Gehen und allgemein an der Anbahnung normaler Motorik gearbeitet. Der Patient steht zudem im Wohnheim regelmäßig im Stehtisch.

— Die zweite wöchentliche Behandlung gilt dem facio-oralen Bereich und dem kontrollierten Kostaufbau. Dabei werden in verschiedenen Ausgangsstellungen die obere HWS und die hyoidalen Verbindungen in ein funktionelles Gleichgewicht gebracht, und es wird an der Verbesserung der Gesichts-, Zungen- und Schluckmotorik gearbeitet. Kauübungen und später der Kost-

aufbau werden begonnen. Dieser wird vom Pflegedienst im Wohnheim in den Alltag übernommen.

Im weiteren Verlauf werden die Behandlungsschwerpunkte immer mehr verbunden und funktionell kombiniert. Da die Pflege des Wohnheims mit der Zeit den Kostaufbau und das regelmäßige Gehen übernehmen kann, wird die Therapiefrequenz – aus organisatorischen und finanziellen Gründen 2007 – nach zwei Jahren – auf 1-mal wöchentlich reduziert.

In der ab Ende 2005 wöchentlichen Logopädie und Ergotherapie wird v. a. an der Atmung und dem Sprechen bzw. am funktionellen Einsatz der Hände und dem Gebrauch von Kommunikationsmitteln gearbeitet. Das Sprechen bleibt vorerst verwaschen und schwer verständlich, verbessert sich allerdings weiterhin.

3.4.5   Exemplarischer Behandlungsaufbau: Herstellung physiologischer Längenverhältnisse und Freilegung vorhandener Motorik

— Das Ziel dieser Behandlung ist die Auflösung sekundärer Verkürzungen (▶ Abschn. 3.3.1). Die ohnehin geschwächte Motorik hat keine Kraft und keine Ausdauer, gegen diese Verkürzungen anzukommen, und wird dadurch endgültig verhindert!

— Die folgenden manuellen Verlängerungen und Entspannungen werden jeweils in Rückenlage ausgeführt, damit die entsprechenden Strukturen in eine symmetrische Lage gebracht werden können.

— Herr A. B. wird so gelagert, dass ein Nachlassen des Tonus möglich wird. Je nach Kontrakturen und Spasmen müssen die Extremitäten tonusregulierend vorbehandelt und unterlagert werden.

— Zur verstärkten Dehnung der linken kontrakten Hüftmuskulatur wird die Lagerung so modifiziert, dass sein linker Unterschenkel über die Bettkante hängt. Das Bein ist dabei nicht abduziert. Sein rechtes Bein wird mit Kissen so hoch unterlegt, dass sich die LWS in schonender Mittelstellung befindet und das Knie leicht gebeugt ist (◨ Abb. 3.23).

— Aus dieser Stellung kann sowohl die Tiefatmung in die verkürzte linke Seite gefördert werden (die Brustatmung wird dabei manuell durch sanften Druck auf das Sternum erschwert (◨ Abb. 3.24) als auch an der Dehnung der dorsalen oberen HWS in Flexion und an den hyoidalen Verbindungen gearbeitet werden (◨ Abb. 3.25).

— Die oben beschriebene Taillenfalte und die eingeschränkte Ventralbewegung der Zunge konnten so innerhalb jeweils einer Sitzung sichtbar beeinflusst und in etwa fünf weiteren Sitzungen definitiv gelöst werden. Das Erreichte musste dazu aber sofort im Alltag integriert und gebraucht werden (◨ Abb. 3.20, 3.21, 3.22)!

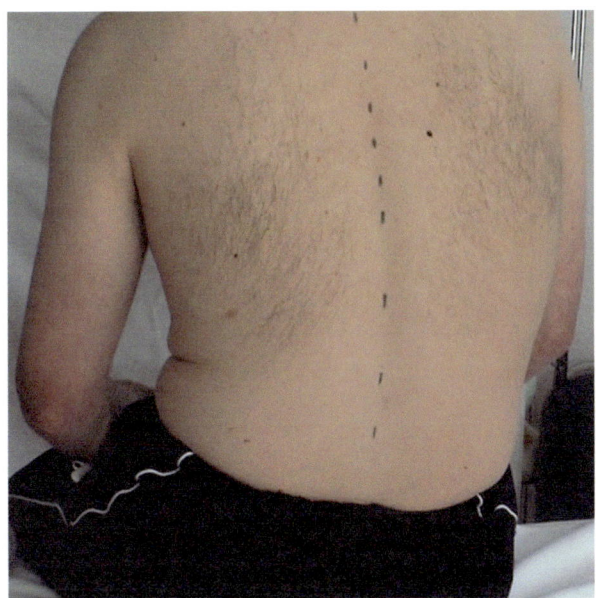

Abb. 3.19 Vor der Therapie: Fixierte Taillenfalte links, bedingt durch interne sekundäre Verkürzungen aufgrund der Haltungsinsuffizienz

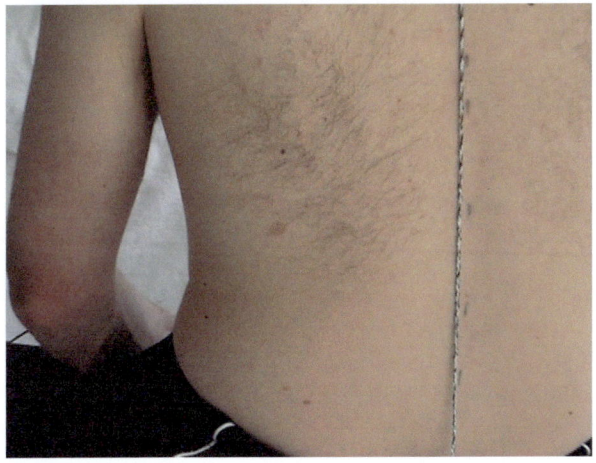

Abb. 3.20 Vor der Therapie: Eingeschränkte Zungenbeweglichkeit. Die Zunge kann aufgrund sekundärer Verkürzungen nicht weiter herausgestreckt oder selektiv nach rechts bewegt werden. Es kommt durch die Anstrengung zur Verstärkung der gesamten Haltungsasymmetrie

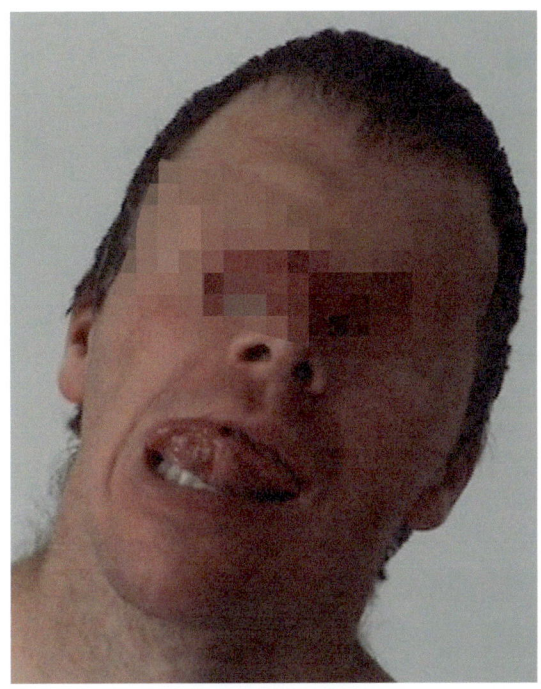

Abb. 3.21 Therapie: Individuell angepasste tonusregulierende Dehnlagerung. Die Verkürzungen der linken Thoraxseite und der Hüftbeuger sollen dehnend beeinflusst werden, und gleichzeitig wird die Wirbelsäule in einer neutralen Stellung gelagert. Durch diese Lagerung werden die faszialen Verbindungen in optimale Vordehnung gebracht

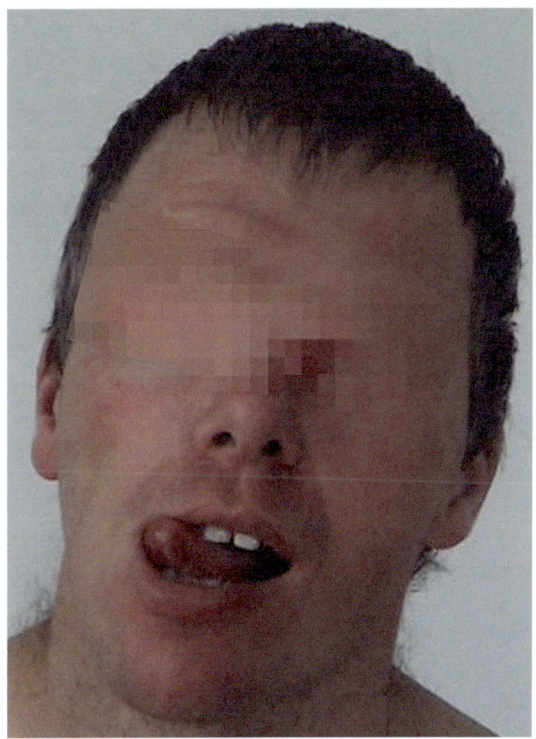

Abb. 3.22 Therapie: Förderung der Tiefatmung aus angepasster Dehnlage. Während die obere HWS sanft in Flexion gedehnt wird, wird die Atmung in den Brustkorb gebremst, um die Bauchatmung zu fördern. Dadurch werden die beschriebenen thorakalen Faszienverbindungen von Zwerchfell bis Schädelbasis gedehnt

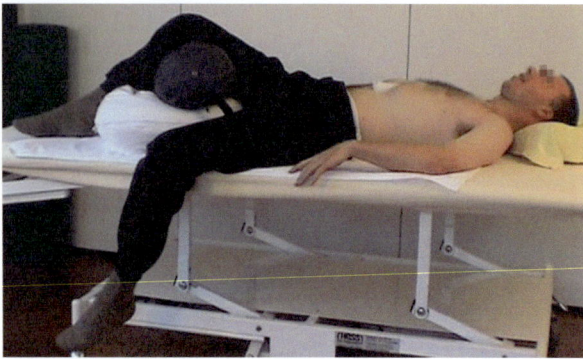

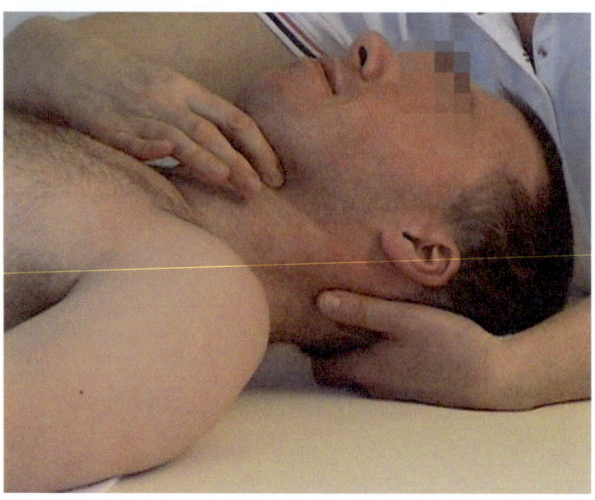

Abb. 3.23 Therapie: Dehnung der oberen HWS und der hyoidalen Verbindungen. Während die obere HWS sanft in Flexion gedehnt wird, werden die hyoidalen Verbindungen in ihren verschiedenen Richtungen vorsichtig gedehnt

Abb. 3.25 Nach einer Therapieeinheit: Erleichterte Zungenbeweglichkeit. Die vorhandene Zungenmotorik wird strukturell nicht mehr behindert und erlaubt der vorhandenen Motorik größtmögliche Aktivität (vgl. **Abb. 3.21)

- Mund und Unterkiefer können nun ohne Anstrengung geschlossen gehalten werden.
- Die hyoidale Muskulatur hat regelgerechte Längenverhältnisse, und die Zunge kann dadurch sofort deutlich weiter und zielgerichteter bewegt werden, obwohl in den beschriebenen Therapiesitzungen weder intraoral noch zungenspezifisch gearbeitet wurde (**Abb. 3.25).

Der Erfolg dieser Behandlung hängt allerdings davon ab, dass die neu erhaltene Beweglichkeit im Alltag sofort in der Haltung übernommen und motorisch weiter gefördert wird, z. B. beim Atmen, Essen, Trinken und Sprechen.

Ein Follow-up nach 10 Jahren zeigt: Der Patient geht selbstständig am Rollator, die Ernährung ist vollständig oral, die Sprache ist flüssig und verständlich. Er arbeitet in einem betreuten Atelier.

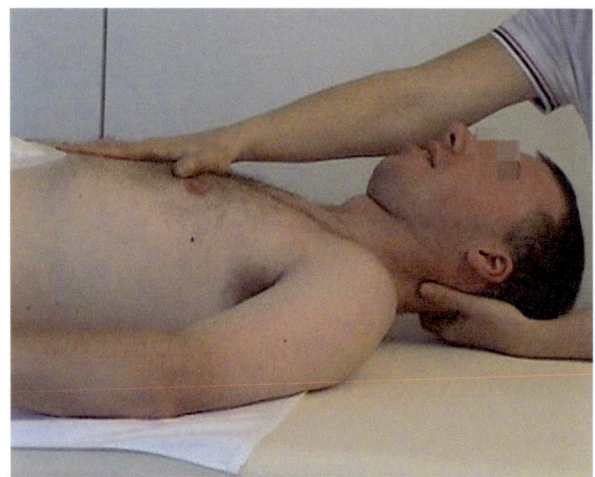

Abb. 3.24 Nach einer Therapieeinheit: Die Taillenfalte konnte nach einer Behandlung aufgelöst werden. Das Sitzen im Lot ist nicht mehr strukturell behindert (vgl. **Abb. 3.19)

3.4.6 Ergebnis

Durch den oben beschriebenen Behandlungsansatz wurde dem Patienten innerhalb kurzer Zeit Folgendes ermöglicht:
- Becken, Rumpf, HWS und Kopf können aktiv aufgerichtet und im Lot gehalten werden. Dadurch kostet die aufrechte Haltung den Patienten viel weniger (Muskel-)Energie, die er nun für selektive Aktivitäten und Partizipation im Alltag zur Verfügung hat. Die Sitzhaltung im Rollstuhl kann entsprechend angepasst werden, das Gehen wird gefördert, und die Nahrungsaufnahme läuft kontrollierter und sicherer ab.
- Die Tiefatmung ist sofort vergrößert und kann nun weiter verbessert werden.
- Die HWS kann in einer physiologischen Stellung gehalten werden.

3.5 Frau C. D., 60 Jahre

3.5.1 Diagnose

- Amyotrophe Lateralsklerose (ALS) April 2005. Vorwiegend bulbäre Form.
- Seit Oktober 2004 Schluckstörungen.

3.5.2 Krankheitsverlauf

- Frau C. D. kommt im April 2005 wegen Atemproblemen in die ambulante Physiotherapie. Nach kurzer Zeit werden aber die Schluckproblematik und die zunehmende Gangunsicherheit primäre

Therapieziele. Sie bleibt bis Herbst 2005 berufstätig als Büroangestellte.

– Die Spontansprache ist bereits im April 2005 schwer verständlich. Es bestehen eine zunehmende Dysarthrophonie und eine zunehmende Dysphagie. Eine Logopädin behandelt sie beratend über zwei Monate im Herbst 2005. Frau C. D. kommuniziert, solange es geht, handschriftlich. Die Gangunsicherheit nimmt stetig zu, deshalb benötigt sie ab Herbst 2005 einen Gehstock und bald darauf einen Rollator.

– Ab Ende 2005 hat sie 1- bis 2-mal wöchentlich Physiotherapie, wobei auch die Behandlung nach F.O.T.T. erfolgt. Zu Hause wird sie von Familienangehörigen, Freunden und der krankenhausexternen Pflege intensiv betreut.

– Etwa einmal jährlich geht sie zur intensiven Behandlung für 3 Wochen in eine Klinik.

– Ab Sommer 2006 ist die Patientin auf einen Rollstuhl angewiesen. Im Januar 2007 wird eine PEG-Sonde gelegt zur Gewährleistung ausreichender Flüssigkeitszufuhr. Ab März 2007 kommuniziert sie ausschließlich mittels Kommunikationsgerät. Bis Mai 2008 nimmt sie normale weiche Kost zu sich (Joghurt, Müsli, Fisch, geschnittenes weich gekochtes Geflügel, Teigwaren, Kartoffeln, Gemüse etc.), und die Sondenkost wird nur nach Bedarf gewichtsregulierend eingesetzt. Bis Ende 2008 kann sie sich teilweise oral ernähren, ergänzt durch Sondenkost per PEG.

– Ab Ende 2008 besteht das Ziel der F.O.T.T. v. a. darin, dass das Speichelschlucken spontan möglich und sicher bleibt.

– Im Frühjahr 2009, vier Jahre nach der Diagnosestellung, wird Frau C. D. von ihren Beschwerden erlöst.

3.5.3 Behandlungsschwerpunkte bezüglich F.O.T.T.

– Wegen der rasch fortschreitenden Krankheit wurde besonders auf Erhalt möglicher Aktivitäten und v. a. auf Verhinderung von tonusbedingten Verspannungen und sekundären, lähmungsbedingten Kontrakturen geachtet und damit der noch vorhandenen Motorik stets ein optimales Arbeiten ermöglicht. Da die Patientin ein sehr gutes Körpergefühl und eine große Motivation hatte, konnten die optimalen Behandlungsansätze mit ihr gemeinsam bestimmt werden, was auch für die behandelnden Therapeuten sehr bereichernd und lehrreich war. Eines der sehr schnell auftretenden Probleme war die zunehmend geschwächte und schließlich ab 2007 fehlende selbstständige Rumpf- und Kopfkontrolle und die damit verbundenen Schwierigkeiten der oralen Nahrungsaufnahme.

– Die Patientin litt schon sehr früh an einer retrahierten und zum Teil schmerzhaft verspannten Zunge. Es war ihr spontan oft nicht möglich, die Zunge aktiv zu den Lippen zu bewegen, was das Essen entsprechend erschwert hat.

– Das Sprechen war aufgrund der sehr geschwächten Atmung und der Zungenspannung zu einem sehr frühen Zeitpunkt nicht mehr verständlich und konnte leider auch nicht erhaltend beeinflusst werden.

– Neben dem Erhalt der zumindest passiv freien Rumpf- und Kopfbeweglichkeit und einer möglichst tiefen Atemmittellage war es Ziel jeder Therapiestunde, die Strukturen der HWS, der Zunge und des hyoidalen Komplexes so zu behandeln, dass die Zunge am Ende der Sitzung aktiv mindestens bis zu den Lippen bewegt und anschließend auch mehrere Schlucke ausgelöst werden konnten. Diese Lockerung der Strukturen und die damit verbesserte Zungen- und Hyoidbeweglichkeit hielten dann laut Patientin jeweils über 2–3 Tage an und ermöglichten ihr – langfristig – die orale Nahrungsaufnahme. Diesem Ziel konnte bis Ende 2008 entsprochen werden.

3.5.4 Vorgehen in der Therapie

Die Therapiesitzungen von 45 Minuten wurden jeweils so geplant, dass zuerst im Liegen (oder so lange wie möglich in aufgerichteter Haltung) auf die Extremitätenbeweglichkeit erhaltend – und nach Möglichkeit fördernd – eingegangen und v. a. tonusregulierend gearbeitet wurde. Danach wurde im Liegen an Rumpfaufrichtung und Atmung passiv (Dehnung der thorakoabdominalen und hyoidalen Verbindungen) und aktiv (Atemführung) gearbeitet. Die letzten 15 Minuten galten der Motorik des facio-oralen Trakts. Im Sitzen mit physiologisch gehaltenem Kopf wurde zuerst passiv an der Zungendehnung und anschließend an motorischen Abläufen wie Zungenbewegungen und Schlucken von wenig Flüssigkeit bzw. von Speichel gearbeitet.

Die Vorarbeit an Rumpf und Atmung war immer die grundlegende Voraussetzung für das anschließende Arbeiten am hyoidalen Komplex und weiteren facio-oralen Strukturen und Funktionen!

> **Praxistipp**
>
> – Dehnungen von HWS und hyoidalem Komplex und Dehnungen der thorakoabdominalen Verbindungen finden in entspannter Rückenlage statt.
> – Anschließend werden die erreichten – möglichst physiologischen – Verhältnisse in aufgerichteter Haltung (Sitz oder Stand, mit angepasster Unterstützung) mit der Ausführung entsprechender Aktivitäten, dem Schlucken und – wenn möglich – der atemangepassten Stimmgebung kombiniert.

> — Das Erreichte muss sofort in andere Therapien und v. a. in den Alltag transferiert werden. Nur so kann der Status quo erhalten bleiben oder in anderen Fällen eine motorische Verbesserung resultieren.

Dieses Vorgehen verpflichtet uns Therapeuten zu einer konstanten, ergänzenden Zusammenarbeit mit den Zugehörigen und Pflegenden. Diese Zusammenarbeit ist zeitintensiv, aber die einzige Chance, effektiv, effizient und langfristig kostendämpfend – und damit glaubwürdig – zu intervenieren!

Literatur

Bobath K (1980) Neurophysiology, part 1. Videofilm recorded at the Postgraduale Study Centre, Hermitage, Bad Ragaz

Castell JA, Castell DO, Schultz AR, Georgeson S (1993) Effect of head position on the dynamics of the upper esophageal sphincter and pharynx. Dysphagia 8(1):1–6

Castillo Morales R (1998) Die Orofaziale Regulationstherapie, 2. Aufl. Pflaum S 34

Davies P (1991) Im Mittelpunkt. Selektive Rumpfaktivität in der Behandlung der Hemiplegie (Rehabilitation und Prävention). Springer, Berlin

Davies P (1994) Wieder Aufstehen. Frühbehandlung und Rehabilitation bei Patienten mit schweren Hirnschädigungen. Springer, Berlin

Detoledo J, Icovinno J, Haddad H (1994) Swallowing difficulties and early CNS injuries: correlation with the presence of axial skeletal deformities. Brain Inj 8(7):607–611

Edwards S (2002) Neurological Physiotherapy, 2. Aufl. Churchill Livingstone, New York

Engström B (2001) Ergonomie – Sitzen im Rollstuhl. Posturalis Books, Hässelby

Gampp Lehmann K, Wiest R, Seifert E (2020) Physiotherapy-related late onset clinical and grey matter plasticity changes in a patient with dysphagia due to long-standing pseudobulbar palsy – a longitudinal case study Synapse-ACPIN: March 2020: 4–11

Gampp K (1994) Die Behandlung des orofacialen Traktes bei Patientinnen nach Schädel-Hirn-Trauma auf der Intensivstation. Forum Logopädie 4:13–16

Gampp K, Gattlen B (1991) Physiotherapie in der Frühphase nach Schädel-Hirn-Trauma. Schweiz Physiotherapie Zeitschrift 6:12–18

Garon BR, Huang Z, Hommeyer M, Eckmann D, Stern GA, Ormiston C (2002) Epiglottic dysfunction: abnormal epiglottic movement patterns. Dysphagia 17(1):57–68

Gratz C, Müller D (2004) Die Therapie des Facio-Oralen Traktes bei neurologischen Patienten – zwei Fallbeispiele, 3. Aufl. Schulz-Kirchner, Idstein

Guimberteau J-C (2005) Promenade sous la peau. DVD. Cerimes, France

Guimberteau J-C (2012) Skin, Scars and Stiffness. DVD. Endo Vivo France

Guimberteau J-C (2013) Internationales und interdisziplinäres Symposium Osteopathie, „Faszien und Osteopathie". Tagungsband und Skripte, Berlin

Guimbertau J-C (2015) The architecture of living fascia: the extracellular matrix and cells revealed through endoscopy. Handspring Publishing Limited, Pencaitland

Horak F (1991) Assumptions underlying motor control for neurologic rehabilitation. In: Lister M (Hrsg) Contemporary management of motor control problems: Proceedings of the II STEP Conference, American Physical Therapy Association, Alexandria, VA, S. 11–27

Huijing PD, Langevin HM (2009) Communicating about fascia: history, pitfalls and recommendations. Int J Ther Massage Bodywork 2(4):3–8

Ishida R, Palmer JB, Hiiemae KM (2002) Hyoid motion during swallowing: factors affecting forward and upward displacement. Dysphagia 17(4):262–272

Lennerz J et al. (2013) Contractility of visceral ligaments e.g. Lig. suspensorium pleura. Internationales Osteopathiesymposium „Faszien und Osteopathie", Berlin

Liem T (2013) Kraniosakrale Osteopathie, 6. Aufl. Hippokrates, Stuttgart

Liem T (2010) Praxis der Kraniosakralen Osteopathie, 3. Aufl. Haug, Stuttgart

Nusser-Müller-Busch R (1997) Therapieansätze bei Störungen der Nahrungsaufnahme – Eine Standortbestimmung. FORUM Logopädie. Schulz-Kirchner, Idstein

Orth H, Block R (1987) Die Beeinflussung orofazialer Funktionen durch die Wirbelsäulenhaltung. Kinderarzt 18(9):1073–1077

Paik NJ, Kim SJ, Lee HJ, Jeon JY, Lim JY, Han TR (2008) Movement of the hyoid bone and the epiglottis during swallowing in patients with dysphagia from different etiologies. J Electromyogr Kinesiol 18(2):329–335

Panturin E (2001) The importance of the trunk and neck: Therapeutic implications. In: Therapiezentrum Burgau (Hrsg) Jubiläumsschrift 10 Jahre Schulungszentrum am Therapiezentrum Burgau. Therapiezentrum Burgau, 89331 Burgau

Paoletti S (2011) Faszien, 2. Aufl. Urban & Fischer, München

Piekartz von H (2009) Handout zum FO.T.T. Experten-Kurs. Therapie Zentrum Burgau, 89331 Burgau

Rašev E (2014) Myofasziale Releasetechniken. Rheinfelder Konzept der posturalen Schmerztherapie. Skript, Rheinfeld

Sasaki CT (2007) Physiology for the Surgeon. Plural Publishing Inc, San Diego, CA

Schewe H (1988) Die Bewegung des Menschen. Thieme, Stuttgart

Schleip R, Bartsch K (2023) Faszien als sensorisches und emotionales Organ. Osteopathische Medizin 24 (1):4–10. Elsevier. ▶ https://doi.org/10.1016/S1615-9071(23)00009-6

Schleip R, Findley TW, Chaitow L, Huijing PA (Hrsg) (2012) Fascia: The tensional network of the human body: The science and clinical applications in manual and movement therapy. Churchill Livingstone/Elsevier, London

Schultheiss C, Wolter S, Schauer T, Nahrstaedt H, Seidl RO (2015) Einfluss der Körperposition auf die Atem-Schluck-Koordination. Springer, Berlin Heidelberg

Shaker R, Kern M, Bardan E, Taylor A, Stewart ET, Hoffmann RG, Arndorfer RC, Hofmann C, Bonnevier J (Jun 1997) Augmentation of deglutitive upper esophageal sphincter opening in the elderly by exercise. Am J Physiol 272(6 Pt 1):G1518–22. doi: ▶ https://doi.org/10.1152/ajpgi.1997.272.6.G1518. PMID: 9227480.

Shumway-Cook A, Woollacott M (2022) Motor Control: Translating Research into Clinical Practice. 6th ed. Walters Kluwer Health

Souchard Ph E (1989) La Respiration, 2nd ed. S.E.D. „Le Pousoe", Saint-Mont, France

Stecco C (2016) Atlas des menschlichen Fasziensystems. Elsevier, München

Umphred DA (2000) Neurologische Rehabilitation, Bewegungskontrolle und Bewegungslernen in Theorie und Praxis. Rehabilitation und Prävention, Bd 52. Springer, Berlin

Upledger JE, Vredevoogd JD (2003) Lehrbuch der CranioSacralen Therapie, 5. Aufl. Haug, Heidelberg

Van den Berg F (2008) Angewandte Physiologie. Thieme, Stuttgart

Van Cranenburgh B (2007) Neurorehabilitation. Elsevier, München

Vojta V (2007) Das Vojta-Prinzip, 3. Aufl. Springer, Berlin

Wright S (1954) Applied physiology. Oxford University Press, Oxford

(2023) Faszien als sensorisches und emotionales Organ Osteopathische Medizin 24(1) 4-10 10.1016/S1615-9071(23)00009-6

Nahrungsaufnahme – mehr als Schlucken

Doris Müller und Jürgen Meyer-Königsbüscher

Inhaltsverzeichnis

© Der/die Autor(en), exklusiv lizenziert an Springer-Verlag GmbH, DE, ein Teil von Springer Nature 2023
R. Nusser-Müller-Busch (Hrsg.), *F.O.T.T.*,
https://doi.org/10.1007/978-3-662-67528-1_4

Die Bewegungsabläufe bei der Nahrungsaufnahme im Alltag sind einerseits auf das sichere Essen und Trinken, andererseits auf Kommunikation und Interaktion ausgerichtet. Für Patienten, die nicht essen, trinken und schlucken können, steht die Wiedererlangung möglichst physiologischer Bewegungsabläufe im Vordergrund. Ihnen fehlen der Genuss und auch die gesellschaftliche Einbindung über die gemeinsame Mahlzeit (Partizipation).

In diesem Kapitel werden basierend auf dem F.O.T.T.-Konzept Wege zur sicheren oralen Nahrungsaufnahme aufgezeigt. Dazu werden zunächst verschiedene Aspekte bei der normalen Nahrungsaufnahme beleuchtet, aus denen sich eine erweiterte Betrachtung der Schlucksequenz ergibt. Es erfolgt die Betrachtung struktureller, funktioneller und aktivitätsbezogener Aspekte im alltagsbezogenen Kontext. Die Beschreibung der Arbeit mit Nahrung im Sinne der therapeutischen Nahrungsgabe und der assistierten Mahlzeit schließen sich an. Ferner werden Aspekte der Sicherheit in Bezug auf orale Ernährung diskutiert. Es wird verdeutlicht, warum das Essen in Gemeinschaft für viele Patienten ein sehr hohes Ziel ist.

4.1 Normale Nahrungsaufnahme

> **Beachte**
>
> Die Nahrungsaufnahme ist ein wichtiger Bestandteil des täglichen Lebens. Sie dient neben der Ernährung und dem Genuss der alltäglichen Begegnung mit unseren Mitmenschen und folglich der Nährung sozialer Kontakte.

Im Rahmen der F.O.T.T. lenken wir bei der Betrachtung einer Funktion unser Augenmerk zunächst auf deren physiologischen Ablauf. Erst danach beurteilen wir Abweichungen vom Normalen. Damit schaffen wir uns die Möglichkeit, Störungen der Funktion zu erkennen und zu beschreiben, über funktionell zugrunde liegende Ursachen Hypothesen zu bilden, den Behandlungsplan zu formulieren und die Behandlung zu beginnen.

Nahrungsaufnahme verläuft vielschichtig und komplex. Dennoch macht sich kein Gesunder Gedanken über den Ablauf. Essen und Trinken begleitet soziale Interaktion. Wenn wir mit anderen Menschen zusammentreffen, verbindet sich damit oft gemeinsames Essen. Die Nahrungsaufnahme ist dabei in einigen Situationen das zentrale Thema, in anderen erfolgt sie nebenbei. Die folgende Übersicht nennt die Kennzeichen der normalen Nahrungsaufnahme.

Übersicht   Kennzeichen der normalen Nahrungsaufnahme

Normale Nahrungsaufnahme ist

– komplex,

– sicher und automatisiert,

– zentral oder geschieht nebenbei,

– mit Genuss in den Alltag integriert.

▶ **Beispiel**

Stellen wir uns vor: Die Familie und die Verwandtschaft sitzen anlässlich der Hochzeit der Tochter um die große, festlich geschmückte und gedeckte Tafel. Der Ober hat bereits allen Gästen das Hauptgericht serviert und wünscht „guten Appetit". Jeder von uns kennt eine derartige Situation und weiß, dass die Anwesenden ihre Aufmerksamkeit dem Essen widmen. Sie sitzen auf den Stühlen, wenden sich zum Nachbarn und bitten um die Gewürze. Sie schneiden ein Stück Fleisch ab, führen es mit der Gabel zum Mund. Sie drehen den Kopf, um nach dem 4-jährigen Sohn zu schauen, zerkauen das Fleisch und korrigieren zeitgleich ihre Sitzposition. Sie richten sich auf, verändern die Stellung ihrer Beine und Füße und greifen nach dem Weinglas, um auf die Hochzeit anzustoßen.

In der Situation des festlichen Zusammenseins besitzt die Nahrungsaufnahme eine zentrale Bedeutung. Sie ist ein komplexer, vielschichtiger Vorgang und läuft automatisiert ab. ◀

Bei Betrachtung der ▫ Abb. 4.1 fällt auf, dass die Nahrungsaufnahme nicht im Mittelpunkt steht. Es geht am Tisch lebhaft und kommunikativ zu. Die

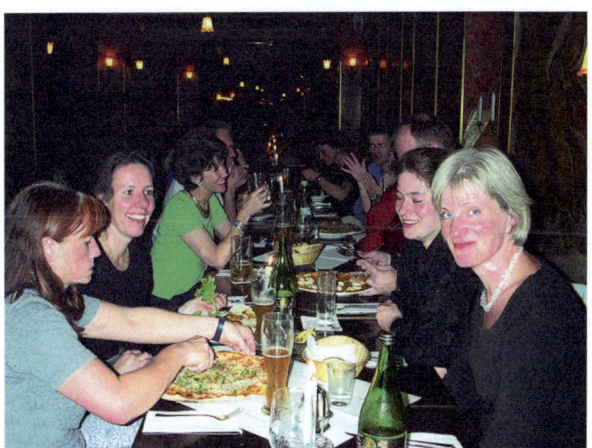

▫ **Abb. 4.1** Fröhliche Gesellschaft beim gemeinsamen Essen an einer langen Tafel

Nahrungsaufnahme ist in die Situation integriert. Ihre Komplexität zeigt sich besonders in den Variationen der präoralen Phase, dem Zerteilen der Pizza, dem Halten des Bestecks oder Glases, dem Nach-vorn-gerichtet-Sein des Oberkörpers. Die Personen nehmen in unterschiedlichem Maße an der Kommunikation, der Unterhaltung bei Tisch teil. Für einige ist das Essen in diesem Moment zentrales Thema, sie sind voll darauf konzentriert, für andere erfolgt es nebenbei. Das Bild macht darüber hinaus deutlich, dass der Gesunde in der Lage ist, seine Haltung der Situation anzupassen, asymmetrisch zu sitzen, Ablenkung zu tolerieren, dass die Hände ins Gespräch eingebunden werden können oder Kontakt zu Gesicht und Körper halten.

> **Beachte**
> Nahrungsaufnahme ist in manchen situativen Zusammenhängen nicht von zentraler Bedeutung, sondern erfolgt nebenbei.

Gesunde Menschen sind im gemeinsamen Kontakt mit anderen Personen in der Lage, im Alltagsgeschehen verschiedene Funktionen und Aktivitäten fast gleichzeitig zu bewältigen. Trotz der Komplexität der Situation erfolgt Essen und Trinken im Rahmen gemeinsamer Mahlzeiten automatisiert, unabhängig davon, ob die Nahrungsaufnahme in diesem Moment von zentraler Bedeutung ist oder ob sie nur nebenbei erfolgt. Gesunde bewegen sich angepasst an die Situation, nehmen an der sozialen Interaktion teil, essen und trinken, sprechen und lachen.

4.2 Nahrungsaufnahme bei neurologisch erkrankten Patienten

Bei neurologisch erkrankten Patienten finden wir die Grundvoraussetzungen für alltägliche Aktivitäten wie Nahrungsaufnahme verändert:
- Sie haben u. a. Probleme in der Wahrnehmung, Sensibilität und Koordination von Haltung und Bewegung.
- Sie sind oft nicht in der Lage, ihre Haltung ohne Aufwand und Anstrengung zu verändern.
- Sie haben Bewegungseinschränkungen, die es ihnen unmöglich machen, z. B. den Kopf zu drehen, den Rumpf zu bewegen, Beine und Füße in ihrer Stellung zu verändern, Gegenstände zu greifen und Nahrung zum Mund zu führen.

▶ **Beispiel**

Ein Patient kann durch eine Halbseitenlähmung in eine asymmetrische Sitzhaltung gezwungen sein, die er nicht auflösen kann. Er hat Koordinationsprobleme bei Be-

wegungen, die alltägliche Aktivitäten beeinflussen. Diese Probleme setzen sich im Gesicht und oralen Trakt fort und zeigen sich z. B. als gestörte Bewegungen und Bewegungsasymmetrien. ◀

Zur psychosozialen Bedeutung des Essens und Trinkens verweisen wir auf Elferich (2001). Die Autorin fokussiert die fachlichen und ethischen Aspekte der Dysphagie-Rehabilitation, die psychodynamischen Prozesse bei der normalen Nahrungsaufnahme und deren Veränderungen bei gestörter oraler Nahrungsaufnahme, sie beschreibt häufig beobachtbare Verhaltensmuster bei oraler Nahrungskarenz und während des oralen Kostaufbaus bei Patienten, Teammitgliedern und Zugehörigen, und sie formuliert Gedanken zur Arbeit mit Zugehörigen. Kjaersgaard (2013) fasst in einer quantitativen Fallstudienserie die Auswirkung einer Dysphagie aus Patientensicht zusammen. Sondenernährung, die Auswirkung von Schluckstörungen im sozialen Kontext von Mahlzeiten und der neurorehabilitative Therapieansatz werden dabei als Themen von besonderer Bedeutung hervorgehoben.

4.2.1 Typische Probleme beim Essen und Trinken

Beim Essen und Trinken treten typische Probleme auf, die in der Übersicht zusammengefasst sind.

> **Übersicht   Typische Probleme beim Essen und Trinken**
> - Komplexe Leistungen zerfallen.
> - Die Bewegungsqualität verändert sich.
> - Essen wird zu „Schwerstarbeit".
> - Essen und Trinken werden unsicher.
>
> Vielen Patienten mit einer neurogenen Schädigung ist es nicht mehr möglich, gleichzeitig zu sprechen und zu laufen; andere Patienten spüren beim Zuhören oder Aktivität ihren Speichel nicht, es kommt zu Speichelfluss. Komplexe Leistungen stellen für die Patienten sehr große Herausforderungen dar. Sie können oft nicht mehr während des Essens zuhören oder sprechen, indem sie die Nahrung in der Wange parken, um das Tischgespräch aufrechtzuerhalten.
> Die mangelnde Koordination von Haltung und Bewegung bei alltäglichen Aktivitäten kann dazu führen, dass komplexe Leistungen, bei denen man Mehreres gleichzeitig macht, zerfallen. Die Qualität der Bewegungen verändert sich u. U. dramatisch. Die Bewegungen werden unökonomisch, wirken ineffektiv und verlaufen nicht mehr harmonisch, sondern un-

physiologisch. Es kommt zu Tonuserhöhungen und Fixierungen in bestimmten Haltungen, die auch Schmerzen verursachen können. Jede Bewegung bedarf besonderer Anstrengung, das Essen wird zur „Schwerstarbeit".

4.2.2 Unsicherheit bei der Nahrungsaufnahme

Trotz dieser Probleme ernähren sich viele der Patienten oral oder werden oral ernährt. Die Patienten konzentrieren sich vollständig auf die Nahrungsaufnahme, ohne in der Situation Kapazität für eine Unterhaltung zu haben.

Manche Patienten beginnen während der Mahlzeit zu sprechen und können den Bolus dabei nicht ausreichend kontrollieren. Die Folgen sind vielfältig:
- Nahrung fällt aus dem Mund,
- Penetration/Aspiration von Nahrung in den Kehlkopf, auf die im günstigsten Fall mit einem kräftigen Husten mit Nachschluck „geantwortet" wird,
- bestimmte z. B. feste oder flüssige Konsistenzen können nicht mehr problemlos aufgenommen werden.

Das Nahrungsangebot wird deshalb modifiziert, z. B. passierte Kost angeboten. Viele Patienten benötigen Unterstützung oder Hilfe von außen, um die Essenssituation zu meistern. Die Teilnahme an sozialen Interaktionen, die eine Essenssituation darstellt, erfolgt nur noch selten.

❗ Merke
Werden die benötigten Leistungen bei der Nahrungsaufnahme für den Patienten zu komplex, wird die Nahrungsaufnahme unsicher. Der Schutz der unteren Atemwege ist nicht mehr gegeben. Dies ist ein Alarmsignal, da Aspiration lebensbedrohliche Komplikationen nach sich ziehen kann.

Die Rehabilitation von Störungen der Nahrungsaufnahme muss daher verschiedene Stufen anbieten:

Übersicht Behandlungsstufen bei Störungen der Nahrungsaufnahme
- Eine ausreichend sichere Schlucksequenz und sicheres Sekretmanagement (▶ Abschn. 4.6.2) erarbeiten.
- Fazilitierend arbeiten mit therapeutischer Nahrungsgabe, um die Ressourcen des Patienten, sein Wissen um den Umgang mit Nahrung zu nutzen. Spezifische Nahrungskonsistenzen werden ge-

nutzt, um gezielte alltagsrelevante Bewegungen „hervorzulocken" (▶ Abschn. 4.5.2).
- Einbeziehen aller Kontextfaktoren, um den richtigen Zeitpunkt für den Beginn und die optimale Art des Nahrungsangebots im Alltag des Patienten festzustellen.
- Oralen Kostaufbau beginnen.
- Nahrungsmenge und angebotene Konsistenzformen erweitern.
- Orale Nahrungsaufnahme im Sinne der assistierten Mahlzeit begleiten (▶ Abschn. 4.7).
- Nahrungsaufnahme (zunächst mit therapeutischer Begleitung) in den individuellen Alltagskontext integrieren. Zugehörige und Teammitglieder einbeziehen.

Die Körperfunktionen, die dadurch begrenzte Aktivität und der Wahrnehmungskontext sind in allen Stufen zu berücksichtigen.
Das Ziel ist es, langfristig eine sichere Nahrungsaufnahme mit Genuss (eventuell sogar in Gesellschaft) zu erreichen bzw. zu erhalten, Partizipation wieder zu ermöglichen.

4.3 Wann ist die Nahrungsaufnahme ausreichend sicher?

Es gilt, sich zunächst mit folgenden Fragen zu befassen:
- Welche Faktoren müssen gegeben sein, um die Nahrungsaufnahme sicher zu machen?
- Über welche Fähigkeiten müssen neurologisch erkrankte Patienten verfügen, um wieder zu sicherer oraler Ernährung geführt werden zu können?

4.3.1 Nahrungsaufnahme ist mehr als die pharyngeale Phase

Pharyngeale Phase – kritisch betrachtet
Physiologische Abläufe in der pharyngealen Phase werden in der Literatur detailliert und einheitlich beschrieben (Bartolome und Neumann 2010; Logemann 1999b etc.). Durch die Schubkraft der Zunge und v. a. des Zungengrunds wird der mit Speichel vermengte Bolus in den Rachen transportiert und mithilfe der peristaltischen Pharynxwelle durch den Rachen in Richtung Ösophagus befördert. Dabei ziehen das Zungenbein und der sich verschließende Kehlkopf nach oben/vorn, und der obere Ösophagussphinkter öffnet sich. Der Nasen-Rachen-Raum sowie die unteren Atemwege werden dabei verschlossen und somit vor eindringendem, fehlgeleitetem Material geschützt.

4

▪ Die pharyngeale Phase ist wichtig …

Das Wort Schlucken wird oft als Synonym für den Vorgang in der pharyngealen Phase genutzt.

Die Bedeutung dieser Phase ergibt sich daraus, dass sich im Rachen der Atem- und Nahrungsweg überschneiden. Kommt es nicht zum adäquaten Nahrungstransport und zum effektiven Schutz der Atemwege, so ist das Eindringen von Nahrung in den Kehlkopfbereich bis zu den Stimmlippen – Penetration – oder gar unterhalb der Stimmlippen – Aspiration – die gefürchtete Konsequenz. In der pharyngealen Phase entscheidet sich also, ob die Nahrung oder der Speichel „den richtigen Weg nimmt". Daher ist es wichtig, durch funktionell fokussierte klinische Diagnostik, die im günstigsten Falle mit bildgebender Diagnostik untermauert wird, Kompetenzen, Probleme und folglich die Sicherheit des Patienten zu beurteilen.

❶ Merke

Werden Nahrung und/oder Speichel aspiriert und gelangen in die Lunge, kann dies zu Komplikationen bis hin zu lebensbedrohlichen Aspirationspneumonien führen.

▪ … aber das ist nicht alles!

Die Fokussierung in der Therapie auf das Schlucken – auf die pharyngeale Phase – bringt aber auch Probleme mit sich:

- Die pharyngeale Phase ist nur ein Teil der Schlucksequenz.
- Ein direkter Zugriff auf diese Phase – seitens Patient und Therapeut – ist nicht möglich.
- Relevante therapeutische Mittel werden nicht ausgeschöpft.
- Das Therapiepotenzial wird unterschätzt.

▪▪ Indirekte Beeinflussung des Schluckvorgangs

Die Strukturen und Bewegungsabläufe in der pharyngealen Phase können therapeutisch nicht direkt taktil beeinflusst werden wie die der oralen Phase. Der orale Anteil der Zunge kann berührt und bewegt werden, um sensomotorischen Input zu geben.

> **Praxistipp**
>
> Der pharyngeale Anteil der Zunge kann **beeinflusst** werden durch
> - passives Bewegen der Zunge,
> - Fazilitieren des oralen Zungenanteils und/oder
> - Stimulation am Mundboden, Bewegen und Positionieren des Kopfes (▶ Abschn. 4.3.3).

▪▪ Unwillkürliches Schlucken

Weder Patient noch Therapeut können die reflektorischen Anteile der Schlucksequenz in der pharyngealen Phase willentlich beeinflussen. Der Begriff *Schluckreflex,* der auch häufig synonym für das pharyngeale Schlucken verwendet wird, versinnbildlicht die „Ohnmacht", die Therapeuten und Ärzte oft in Bezug auf die pharyngeale Phase bzw. auf das Schlucken empfinden.

Wenn ein Reiz – hier im Bereich der Pharynxschleimhaut – nicht mit dem adäquaten, unwillkürlich regelgerecht ablaufenden Vorgang – hier koordinierte Erregung der Schlund-, Kehlkopf- und Ösophagusmuskulatur – beantwortet wird, wie kann da eine sinnvolle therapeutische Intervention aussehen?

Diese Frage beantwortet sich, wenn wir die Nahrungsaufnahme/das Schlucken im erweiterten Blickwinkel betrachten, der über die pharyngeale Phase hinausgeht.

▪ Nahrungsaufnahme und Sichtweise des Bobath-Konzepts

> „Im Allgemeinen führen Menschen die Aktivitäten in der prinzipiell gleichen energiesparenden Weise aus. Kann ein Patient eine dieser Aktivitäten nicht auf diese Weise durchführen, muss die Therapeutin herausfinden, warum das nicht geht. Die Antwort darauf dient ihr später als Grundlage ihrer Behandlung. Sie wird versuchen, dem Patienten wieder ein normales ökonomisches Bewegen mit geringem Kraftaufwand zu ermöglichen." (Davies 2004)

Die Beobachtung und Auswertung normaler Abläufe bei der Nahrungsaufnahme und beim Speichelschlucken zeigen, dass sich das Schlucken durch vorhersagbare Abläufe und Bewegungsmuster auszeichnet. In der Übersicht sind die typischen Aspekte normaler Bewegung bei der Nahrungsaufnahme dargestellt.

> **Übersicht Einige typische Aspekte normaler Bewegung**
> - Sie ist ökonomisch, fließend und harmonisch koordiniert.
> - Sie ist auf ein Ziel ausgerichtet.
> - Der Ablauf wird den Erfordernissen angepasst.
> - Die Bewegungsabläufe, Bewegungsmuster sind bei verschiedenen Konsistenzen ähnlich, weisen aber relevante Unterschiede auf.
>   - Eine wachsende Anzahl von Studien weist darauf hin, dass das Schlucken, also die

> ► **Beispiel**
>
> pharyngeale Phase der Schlucksequenz (► Abschn. 4.3.2), durch Modulation des Ablaufs an die jeweilige Situation (z. B. Boluscharakteristika) adaptiert wird (Kahrilas et al. 1993; Leopold et al. 2010; Robbins 1996; Sawczuk u. Mosier 2001; Yao et al. 2002).
>
> – Die aktuelle Forschung untermauert, dass Schlucken nicht als stereotyper Reflex zu betrachten ist, sondern ähnlich wie andere sensomotorische Funktionen gesteuert wird (Gross et al. 2003; Leopold et al. 2010; Yao et al. 2002). In der F.O.T.T. benutzen wir den Terminus Reaktion, also z. B. Schluckreaktion, Hustenreaktion.

> ► **Beispiel**
>
> Wenn eine Person ein Stück Apfel isst bzw. einen Löffel Apfelmus zu sich nimmt, verläuft dies ähnlich, aber nicht genau gleich. Wir wissen, dass beim Essen von Apfelmus Beißen und Kauen nicht erforderlich sind. Mit bildgebenden Verfahren wie Endoskopie und Videofluoroskopie wird auch erkennbar, dass sich der Transport dieser beiden Nahrungskonsistenzen durch den Rachen nicht gleich darstellt. Dies spiegelt sich u. a. in einer unterschiedlichen pharyngealen Transit-Time des Bolus wider (Bisch et al. 1994). ◄

■ **F.O.T.T. nach Kay Coombes: Die erweiterte Sichtweise**

Der Ablauf des Schluckens ist also durchaus variabel – und auch beeinflussbar. Dabei spielen nicht nur verschiedene Nahrungsmittel oder -konsistenzen eine Rolle. Es ist wichtig, die Nahrungsaufnahme als Ganzes zu betrachten und nicht nur die kritischste, die pharyngeale Phase. Kay Coombes hat als Bobath-Tutorin mit ihrem Wissen um normale Bewegungsabläufe das Schlucken und die Nahrungsaufnahme analysiert und kommt zu folgendem Ergebnis:

> ❯ **Beachte**
>
> Für eine effektive pharyngeale Phase sind auch zeitlich vorgelagerte Abläufe wie Haltung und Bewegung des Körpers, das Einbeziehen der Sinne (spüren, sehen, riechen, schmecken …) und Bewegungen im Mund wesentlich.

Aus dem Alltag ist uns die Komplexität der Nahrungsaufnahme vertraut. Intuitiv nutzen wir für uns selbst unsere Erfahrung, wie wir z. B. das Trinken ausreichend sicher gestalten können.

> ► **Beispiel**
>
> Nur mit äußerster Vorsicht würden wir in Rückenlage aus einer Flasche oder gar einer Schnabeltasse trinken! Wenn Sie sich nicht sicher sind, ob diese Aussage stimmt, probieren Sie es aus! Sie werden sehr behutsam versuchen, nicht zu viel Flüssigkeit auf einmal in den Mund aufzunehmen, indem Sie über Hand- und Armbewegungen sowie Kopf-, Lippen- und Zungenposition die Flüssigkeit bremsen. Würden Sie sich auch gern seitlich drehen und abstützen oder gar aufsetzen?
>
> Sofort ist uns bewusst, dass die Rückenlage – mit ihrer typischen beschleunigenden Schwerkraftwirkung auf die Flüssigkeit – uns zum Husten bringen würde bzw. den Schluckvorgang unsicher macht.
>
> Überlegen Sie: Wie mag es einem neurologischen Patienten auf der Intensivstation gehen, der noch nicht ins Sitzen mobilisiert werden kann? Wie wird er – in unkorrigierter Position mit dem hochgestellten Kopfteil des Bettes „aufgerichtet" – eine Mahlzeit zu sich nehmen können?
>
> Schultheiss et al. (2015) haben gezeigt, dass die Körperposition bei Gesunden Einfluss auf die Atem-Schluck-Koordination und auf schluckspezifische Parameter hat. Sie empfehlen daher *mindestens* eine 45°-Lagerung bei Patienten, die ihre Nahrung im Bett aufnehmen müssen. ◄

Diese Sichtweise integriert auch weitere, die Nahrungsaufnahme beeinflussende Bereiche:

▬ posturale Kontrolle, funktionelles Alignment (Ausrichtung aller Körperteile zueinander),

▬ Atmung,

▬ Artikulationsbewegungen,

▬ mimische Bewegungen,

▬ Koordination dieser Bewegungen.

Einige Komponenten mimischer und artikulatorischer Bewegungen, z. B. der Lippen und der Zunge, werden auch bei der Nahrungsaufnahme genutzt. Durch Fazilitieren alltagsrelevanter Lippen- und Zungenbewegung unter gleichzeitiger Beeinflussung der für neurologische Patienten typischen abnormalen Bewegungskomponenten wie

▬ Überaktivität der weniger betroffenen Seite beim Halbseitengelähmten,

▬ Ausweichbewegungen,

▬ assoziierte Reaktionen oder nicht an die Situation angepasste Bewegungen

wird der Zugriff auf normale, ökonomische Bewegungsabläufe für den Patienten gebahnt und erleichtert.

4

Die folgende Übersicht zeigt das therapeutische Vorgehen.

Übersicht Therapeutisches Vorgehen
- Erarbeiten der sicheren Schlucksequenz..
- Erarbeiten von effizienten Schutzmechanismen.

Das Ziel ist, dass beide Funktionen automatisch und wenn notwendig erfolgen und dass dies in verschiedenen Ausgangsstellungen, bei allen alltäglichen Aktivitäten und im variablen Kontext geschieht. Währenddessen:
- Berücksichtigung beeinflussender Bereiche: Haltung/ Tonus, Atmung, Artikulation und mimische Bewegungen und deren Koordination.
- Erleichtern/ Fazilitieren physiologischer, alltagsrelevanter Bewegungen (z. B. für die Bolusformung).
- Hemmen/Inhibieren abnormer Bewegungskomponenten.
- Meiden von reinen „Übungen", die der funktionellen Kompetenz des Patienten nicht angepasst sind und die keine Variation und keine Alltagsanbindung beinhalten.

Dieser Behandlungsansatz hat sich für schwer betroffene neurologische Frührehabilitationspatienten bewährt. Auch bei leichter betroffenen Patienten mit umschriebenen Störungen, die das Schlucken und die Nahrungsaufnahme beeinträchtigen, sind eine genaue Analyse der vorhandenen Bewegungskomponenten sowie das *hands on*-Vorgehen zum Lenken der sensomotorischen Abläufe erforderlich. Damit wird der Grundstein für ein sicheres Schlucken gelegt.

> **Beachte**
> Die F.O.T.T. ist mehr als „Schlucktherapie" für neurologische Patienten Sie bezieht Aspekte und Vorbedingungen ein, die für die alltägliche Nahrungsaufnahme wesentlich sind, um normale Bewegungsabläufe auszubauen, sodass der Patient lernt, während des Essens und Trinkens – und später im Alltag – wieder Zugriff darauf zu erlangen.

4.3.2 Schlucksequenz

» „Schlucken ist eine Alltagsaktivität, die sich durch Schnelligkeit, höchste Koordination, Variabilität und Automatisierung auszeichnet. Ökonomische Bewegungsabläufe, die auf gespürter Information und

normalen Bewegungsmustern basieren, sind für ein effektives, unwillkürliches Schlucken unerlässlich." (Gratz u. Müller 2004)

Aus der erweiterten Betrachtungsweise des Schluckablaufs im Rahmen der F.O.T.T. ergibt sich ein Beobachtungsschema, das die Nahrungsaufnahme als einen aufeinander aufbauenden, sequenziellen Vorgang beschreibt.

■ **Schlucksequenz nach Coombes**
Die Schlucksequenz besteht aus vier Phasen.

Übersicht Phasen des Schluckvorgangs
Präorale Phase
- Haltungshintergrund: Aufgerichtetes Becken, entspannter, symmetrischer Schultergürtel, Kopf in Mittelposition, langer Nacken.
- Zielgerichtete Bewegungen unter Einziehen der Sinneskanäle und der Wahrnehmung:
  - „Hand" bereitet die Nahrung vor.
  - „Hand" bewegt Nahrung zum Mund.
  - Spüren der Bewegung und der Position.
  - Augen (Nase + Ohren) sammeln Information über die Vorbereitung der Nahrung.

Orale Phase
- **Bolusformung:** Zerkleinern der Nahrung und Durchmischen mit Speichel.
- **Bolustransport:** Horizontaler oraler Transport mit der Zunge durch die Mundhöhle.

Pharyngeale Phase
Vertikaler Bolustransport unter Verschluss der Atemwege.

Ösophageale Phase
Vertikaler Transport in den Magen

■■ **Unzureichend: eine isolierte Betrachtung …**
… der einzelnen Phasen oder Bewegungskomponenten! Das ist die logische Schlussfolgerung, wenn der Ablauf bei der Nahrungsaufnahme als Schlucksequenz betrachtet wird. Dies beinhaltet auch, dass nicht nur die Funktion einzelner Nerven, Muskeln oder Bewegungskomponenten in deren Effektivität bewertet werden, sondern dass koordinierte Bewegungsabläufe in funktionellen Zusammenhängen und die Koordination verschiedener Abläufe miteinander – wie Atmen und Schlucken – beurteilt und therapeutisch beeinflusst werden (► Kap. 3 und 8).

Praxistipp

Posturale Kontrolle und Alignment – und somit die präorale Phase – beeinflussen die Bewegungsmöglichkeiten in der oralen und der pharyngealen Phase und daher die Sicherheit. Zu beachten und zu nutzen ist, dass eine Phase die nächste Phase beeinflusst!

Bei einem wahrnehmungsgestörten Patienten ist es besonders wichtig, die präorale Phase auszubauen. Die gespürte Information über das Geschehnis, die Alltagsaktivität muss vermittelt werden (Affolter u. Bischofberger 1996; Hofer 2009). Nur so kann der Patient die Situation „begreifen" und adäquate Bewegungen in der oralen Phase ausführen. Ohne ausreichende Spürinformation kommt es z. B. zum Beißen ins Glas, aus dem der Patient trinken soll. Gratz (2008) führt in diesem Zusammenhang den Begriff erweiterte präorale Phase ein. Diese bezieht neben der Vor- und Zubereitung der Nahrung auch ggf. deren Zusammenstellung und das Einkaufen (Besorgen) gemeinsam mit dem Patienten mit ein.

Die Wirksamkeit aktivitätsbezogener und alltagsnaher Arbeit mit Patienten ist durch Forschung gut belegt. Motorisches Lernen erfolgt effektiv bei alltagsnah gestalteten Aktivitäten, insbesondere wenn diese die häusliche Situation des Patienten abbilden (Mulder et al. 2001). Neuronale Plastizität ist erfahrungsspezifisch (Kleim u. Jones 2008; Martin 2009; Robbins et al. 2008).

Praxistipp

Bei der Frage nach Sicherheit wird
- die präorale Phase oft unterschätzt,
- die orale Phase ebenfalls unterschätzt,
- die pharyngeale Phase zu isoliert betrachtet.

Therapeutische Konsequenzen

Die Betrachtung der Nahrungsaufnahme als Schlucksequenz gibt dem therapeutischen Team, den Patienten und den Zugehörigen eine Möglichkeit, den Ablauf des Schluckens, Essens und Trinkens zu verändern, ihn effektiver und somit sicherer zu machen. Auch die pharyngeale Phase kann positiv beeinflusst werden durch
- Einbeziehen der Hände,
- Unterstützen von Haltungshintergrund, Kopfposition, koordinierter Kiefer- und Zungenaktivität und
- „Vorbereitung des Mundes" durch Stimulation von Bewegung und vermehrten taktilen Input.

Praxistipp

Generelle Überlegungen
- Wir gestalten das *Davor und Danach der pharyngealen Phase*. Dazu nutzen wir die Überlegungen und Mittel der therapeutischen Nahrungsgabe, der assistierten Mahlzeit und der Mundhygiene unter Einbeziehung basaler Zusammenhänge wie Haltung und Atmung. So wird das Zähneputzen in einer hilfreichen Ausgangsstellung bei vielen Patienten vermehrtes Schlucken auslösen.
- Wir richten unsere Arbeit auf Erweiterung und Ausbau sensomotorischer Fähigkeiten zur Erreichung funktioneller Ziele aus: Die Gestaltung der Ausgangsposition und Berührung der Zunge verhelfen häufig zum Schlucken von Speichel.
- Wir kontrollieren, ob unser Vorgehen etwas verändert, z. B.: Ist die Stimme nicht mehr „nass" nach dem Schlucken? Dies bedeutet, dass der Patient Residuen im Bereich der Stimmlippen entfernen konnte und heruntergeschluckt hat.
- Wir achten bei der Ausführung von Bewegungen, z. B. der Zunge, auf die Bewegungsqualität und Funktionalität (▶ Abschn. 5.2) und beeinflussen sie, z. B. durch den Kieferkontrollgriff.
- Wir korrigieren die Kopfposition.
- Wir fördern die dynamische Stabilität des Unterkiefers durch einen an die Fähigkeiten des Patienten angepassten Kieferkontrollgriff. Dieser stabilisiert den Kiefer vom Beginn des oralen Bolustransports bis zum Ende der pharyngealen Phase.
- Wir geben Schluckhilfen am Mundboden, die
  - den Kiefer stabilisieren,
  - Transportbewegungen der Zunge initiieren oder unterstützen,
  - Residuen, z. B. im Vallecularraum, spürbar machen (◰ Abb. 4.2b, 4.4b, 4.8b).

▶ Beispiel

Erarbeiten einer ausreichend sicheren Schlucksequenz
Herr B., der sich normalerweise mit dem Rollstuhl fortbewegt, sitzt in korrigierter Haltung auf einem Stuhl am Tisch. Zwischen der Wand und dem rechten Bein wurde ein Pack (fester Schaumstoffblock) positioniert, über den der Patient die Wand als stabile Seite (stabile Umwelt) spüren kann. Nach dieser Vorbereitung des Haltungshintergrunds wird die Mundstimulation durchgeführt, auf diese Weise werden die oralen Strukturen und das Schlucken vorbereitet. Erzer Lüscher u. Sticher (2009) konnten in einer Pilotstudie nachweisen, dass die F.O.T.T.-Mundstimulation (▶ Abschn. 6.2.9) die Schluckfrequenz erhöht. Im Anschluss an die struktu-

4

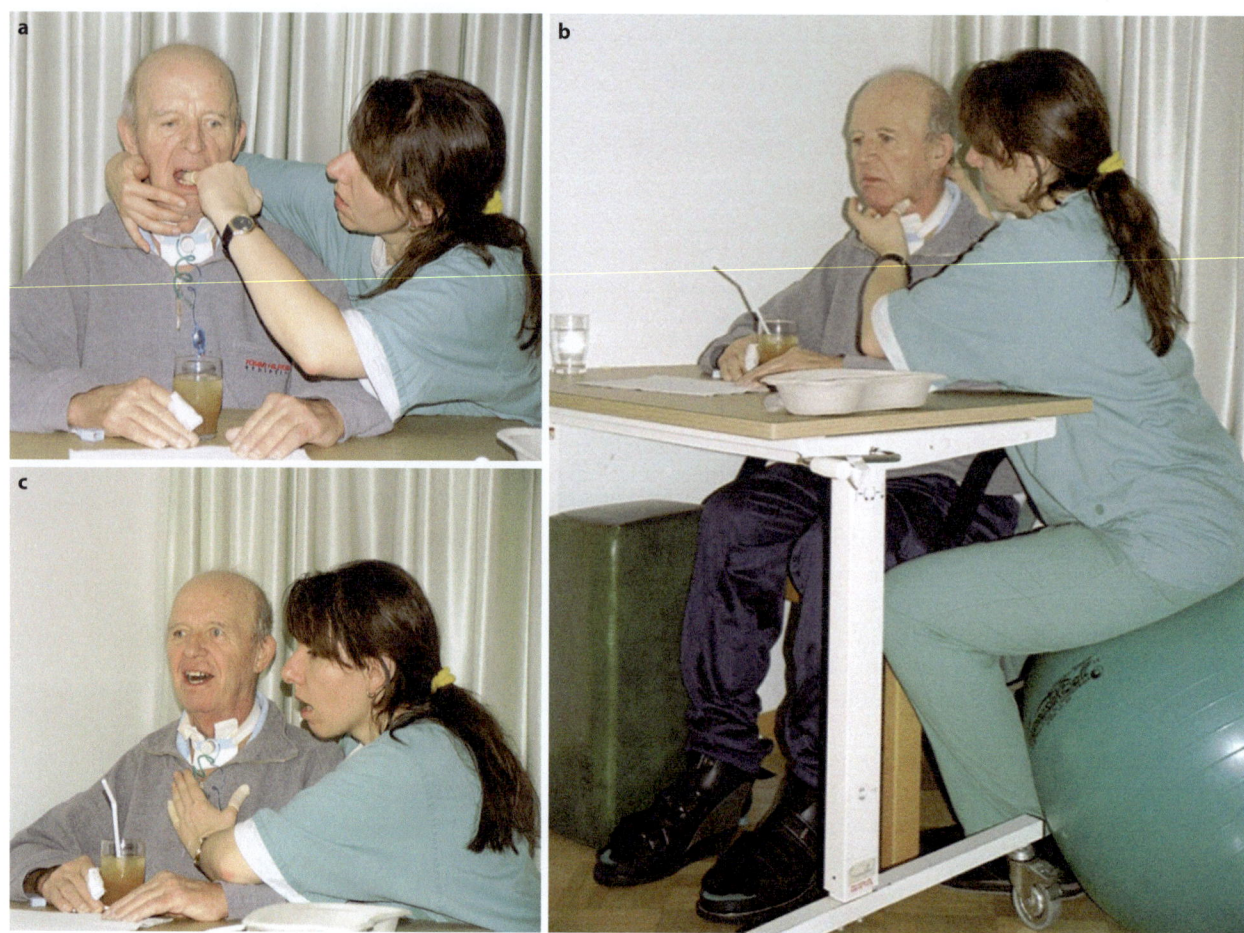

Abb. 4.2   Erarbeiten einer ausreichend sicheren Schlucksequenz. **a** Die Therapeutin berührt die Zunge von Herrn B. **b** Anschließend erfolgt die Stimulation des Schluckens, eine Schluckhilfe. **c** Stimmkontrolle: War das Schlucken effektiv?

rierte Stimulation der Mundhöhle erfolgt das Entblocken der Trachealkanüle. Da Herr B. ein punktiertes Tracheostoma hat, das sich innerhalb kurzer Zeit verkleinert, schrumpft, kann die Trachealkanüle nicht für die Therapie entfernt werden. Sie kann aber für einige Zeit mit einem Sprechventil „verschlossen" werden. Herr B. kann trotzdem ruhig und fließend – jetzt über Kehlkopf und Rachen – ausatmen (Informationen zur Trachealkanüle s. ► Kap. 10 und 11).

Herr B. hält ein Glas mit gekühltem Apfelsaft in der Hand (■ Abb. 4.2a). Er hat schon mit dem Finger gekostet und prompt geschluckt. Nun berührt die Therapeutin die Zunge des Patienten gezielt und mit etwas Druck. Ihr Finger ist mit etwas Apfelsaft angefeuchtet, um den Geschmacksstimulus zur Anregung vermehrter Bewegung und der Speichelproduktion zu nutzen. Der rechte Arm der Therapeutin unterstützt mit dem Kieferkontrollgriff von der Seite die Kopfposition des Patienten. Nach der Berührung der Zunge fazilitiert die Therapeutin das Schlucken (■ Abb. 4.2b). Ihre rechte Hand unterstützt am Okziput die Kopfposition „langer Nacken".

Daumen und Mittelfinger der linken Hand stabilisieren bilateral den Unterkiefer und heben über den Mundboden leicht den hinteren, oralen Zungenanteil an. Herr B. schluckt.

Nach dem Schlucken erfolgt die „Stimmkontrolle" (■ Abb. 4.2c). Die Therapeutin erspürt den Atemrhythmus von Herrn B. und unterstützt ihn bei der Ausatmung und beim koordinierten Einsatz der Stimme, indem sie zum rechten Zeitpunkt gemeinsam mit ihm ihre Stimme erklingen lässt (statt ihn dazu aufzufordern). Herr B. artikuliert, einsetzend mit der Ausatmung für 5 s ein kräftiges, klares „a". Die Stimme ist „frei", es hat sich kein Speichel auf die Stimmlippen gelegt, und im Bereich des Sternums ist kein Rasseln zu spüren. Dies sind klinische Zeichen für ein „erfolgreiches", sicheres Schlucken. ◄

Es gibt keine „Zaubergriffe", die bei allen Patienten wirken. Wir müssen uns mit der Komplexität von Alltagsleistungen wie der Nahrungsaufnahme vertraut machen. Wir müssen detektivische Arbeit leisten, um herauszufinden, was dem einzelnen Patienten hilft, normalere Alltagsbewegungen auszuführen. Dadurch ermöglichen wir dem Patienten, diese Abläufe später auch ohne externe Hilfe zur Verfügung zu haben.

> » „Give the patients their body back!" – Gebt den Patienten (die Kontrolle über) den eigenen Körper zurück! (Coombes 1992)

4.3.3 Schluckhilfen

> » „Effiziente Bewegung basiert auf der Fähigkeit, Bewegungen selektiv zu kombinieren und limitieren, sodass die erwünschte funktionelle Aktivität im variablen Kontext möglich wird." (Graham et al. 2009)

■ Grundgedanken zu Schluckhilfen in der F.O.T.T

Effektives und effizientes Schlucken von Speichel, Nahrung und Getränken ist ein Ziel in der Behandlung von Patienten mit neurogenen Schluckstörungen. Die Hauptstrategie in der F.O.T.T. zielt darauf ab, Patienten dazu zu verhelfen, dann zu schlucken, wenn es nötig ist. Daher wird der Patient sowohl dabei unterstützt, „den Grund für das Schlucken" (Speichel oder Nahrung) zu spüren, als auch fazilitiert, effizienter zu schlucken, z. B. mit weniger Pumpbewegungen, mit kompletter Kehlkopfhebung usw.

Darüber hinaus werden Schluckbewegungen durch taktile Hilfen initiiert bzw. der Schluckvorgang fazilitiert. *Hands on* wird dabei der Bewegungsablauf in möglichst normale, physiologische Bahnen gelenkt. Dabei werden sowohl dynamisch-stabile als auch mobile Anteile des Ablaufs erarbeitet. Dies erfordert seitens des Therapeuten eine gezielte Kontextgestaltung (z. B. Positionierung, Unterstützungsflächen) und bimanuelles Arbeiten (z. B. Stabilisierung des Kopfes und Kiefers und Mobilisierung der Zunge für ein effizientes Schlucken; ◨ Abb. 4.4b). Sobald wie möglich werden die externen taktilen Hilfen reduziert, und es wird zunehmend *hands off* gearbeitet. Die gewählte Intervention beim Patienten hängt von der klinischen Befunderhebung und der Hypothese zum Hauptproblem des Patienten ab:

Was hilft *diesem* Patienten in *dieser* Position und Situation zu schlucken?

Die im Folgenden aufgeführten Schluckhilfen sind die Interventionen, die sich im klinischen Alltag als hilfreich erwiesen haben. Sie stellen eine Aufzählung möglicher Interventionen dar, welche im Sinne des Clinical Reasonings auf die Möglichkeiten und Bedürfnisse des einzelnen Patienten abgestimmt werden müssen (▶ Kap. 5). Eine erste Pilotstudie zur Wirksamkeit der F.O.T.T.-Schluckhilfen liegt vor (Müller 2012).

Direkte und indirekte Schluckhilfen

In der F.O.T.T. unterscheiden wir direkte und indirekte Schluckhilfen:
— *Direkte Schluckhilfen* an Kiefer und Zunge unterstützen den Patienten, beim Schluckvorgang koordinierte Schluckbewegungen auszuführen.
— *Indirekte Schluckhilfen* unterstützen den Patienten dabei, Residuen zu spüren, die ein Schlucken erforderlich machen, d. h. sie können helfen, den Schluckvorgang zu initiieren.

■ Direkte Schluckhilfen

Mit direkten Schluckhilfen werden Bewegungsanteile der Schlucksequenz fazilitiert. Dazu gehören die dynamische Stabilität des Unterkiefers und selektive Zungenbewegungen in der oralen und pharyngealen Phase der Schlucksequenz auf der Basis eines optimierten Haltungshintergrunds (posturale Kontrolle).

■■ Stabilisierung des Unterkiefers

> » „Bei menschlichen Bewegungen wird selektive Bewegung einer jeden Struktur von Aktivitäten begleitet, die unerwünschte Bewegungen einer anderen Struktur ausgleichen." (Graham et al. 2009)

Im klinischen Alltag ist bei einer Vielzahl von Patienten mit neurogenen Schluckstörungen und Störungen der Nahrungsaufnahme zu beobachten, dass sie nicht in der Lage sind, ihren Unterkiefer mit Beginn des oralen Bolustransports zu stabilisieren. Sie setzen pumpende Unterkiefer- und zum Teil auch Mundwinkelbewegungen fort, obwohl der Unterkiefer in dieser Phase der Schlucksequenz das Punctum stabile für Zungen-, Hyoid- und Kehlkopfbewegung bilden sollte (▶ Kap. 3).

Als Maßnahme zur Stabilisierung des Unterkiefers sowie zur Unterstützung des Mundschlusses bieten wir den Kieferkontrollgriff an, der in seiner Ausführung von Patient zu Patient variieren kann. Zu diesem Zweck müssen wir sicherstellen, dass diese taktile Hilfe so ausgeführt wird, dass eine stabile Referenz gewährleistet ist. Der Therapeut muss sich dafür selbst in einer stabilen Position befinden, und der fazilitierende Griff muss für den Patienten spürbar sicher sein, d. h., der Griff muss wirkliche Stabilität vermitteln.

Praxistipp

Geeignete Maßnahmen, um Stabilität zu gewährleisten:
— Die Therapeutin schafft sich selbst eine stabile Referenz, indem sie das Gewicht ihres Arms auf einer Unterstützungsfläche abstützt (◨ Abb. 4.3).

4

— Die Therapeutin bietet einen flächigen, an die Unterkieferkonturen des Patienten angepassten Kieferkontrollgriff an.
— Die Therapeutin hat alle benötigten Utensilien (Zahnbürste, Becher mit Wasser, Tücher, Nahrung …) in greifbarer Nähe bereitgestellt, sodass der Griff zwischenzeitlich nicht aufgegeben werden muss.

Zeichen für eine erfolgreiche Stabilisierung des Unterkiefers sind:
— Die Intervention erweist sich als hilfreich, wenn der Patient die angebotene Unterstützung annehmen kann und sich eine Veränderung des motorischen Verhaltens einstellt; Beispiel: Der Patient gibt einen Teil des Kopfgewichts in die Kieferkontrollgriffhand ab, und der Nacken des Patienten „wird länger",

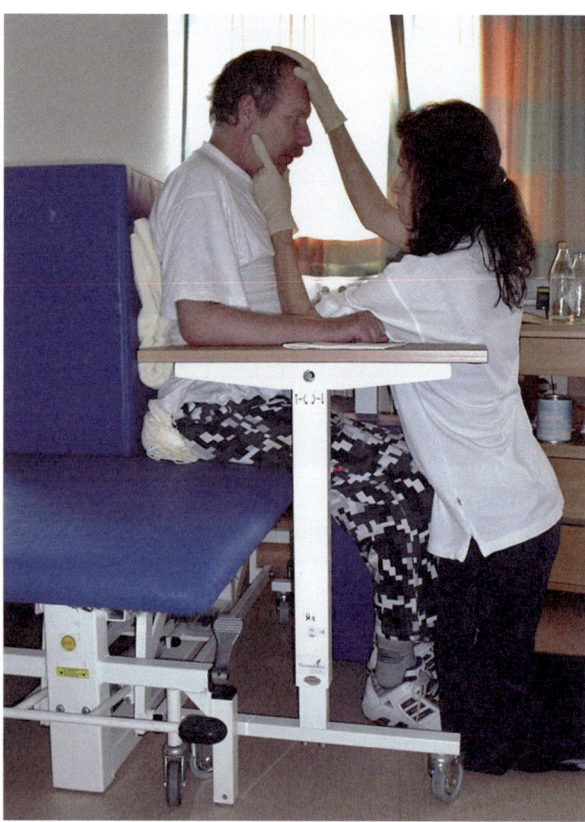

◘ **Abb. 4.3**   Kieferkontrollgriff von vorn. Die am Tisch abgestützte Hand der Therapeutin gibt stabile Referenz am Sternum des Patienten und stabilisiert den Kiefer. Damit der Patient die Unterstützungsfläche des Kieferkontrollgriffs annehmen kann, optimiert die 2. Hand an der Stirn die Kopfeinstellung Richtung „langer Nacken". Ziel: Der stabile Kiefer ermöglicht die selektive Bewegung der Zunge in der oralen und pharyngealen Phase (und somit eine Reduzierung der Pumpbewegungen des Unterkiefers) sowie ein prompteres Einsetzen der Kehlkopfbewegungen mit größerem Bewegungsausmaß

d. h., die Hyperextension der oberen Halswirbelsäule wird aufgelöst (Haltung, ▶ Kap. 3). Damit ist ein adäquateres Alignment zwischen Rumpf, Schultergürtel und Kopf für die Funktion Schlucken hergestellt.
— Die Schluckbewegung verändert sich
— *qualitativ,* z. B. wird die Pumpbewegung des Unterkiefers vor der Larynxelevation in Bewegungsausmaß oder/und Häufigkeit reduziert, das Ausmaß der Larnyxelevation in der pharyngealen Phase nimmt zu, dem Schlucken folgt kein Husten mehr oder die Stimme bleibt frei,
— *quantitativ,* z. B. schluckt der Patient häufiger.

■■ **Fazilitieren von Zungenbewegungen**
Hauptakteur des horizontalen Bolustransports in der oralen Phase ist die Zunge, die von ventral nach dorsal (wellenförmig) Kontakt zum (harten) Gaumen herstellt. Dadurch wird der Bolus in den Rachen transportiert. In der pharyngealen Phase wird der Bolus durch Kontraktion zwischen Rachenrückwand und Zunge (vom Zungenrücken bis zur Zungenbasis) in Richtung Ösophagus transportiert.

Es ist möglich, Anteile dieser Zungenbewegung zu fazilitieren!
In ◘ Abb. 4.4a wird die Wirkungsrichtung möglicher Fazilitationen anhand von Vektoren (a–c) in einem Sagittalschnitt schematisch verdeutlicht.
Folgende Ziele der Fazilitation lassen sich je nach funktionellem Status des Patienten erreichen:
— Der vordere Anteil der oralen Zunge kann in Kontakt mit dem harten Gaumen gebracht und damit die Transportbewegung initiiert oder koordiniert werden. Der Basisgriff für diese Fazilitation ist in der Regel ein klassischer Kieferkontrollgriff von vorn (◘ Abb. 4.3) oder von der Seite (◘ Abb. 4.6 und 6.4b, c). Mit dem Mittelfinger kann die Schluckhilfe mittig nach oben fazilitierend, hinter dem Kinn über den Mundboden, ausgeführt werden.
— Der Zungenrücken kann beim koordinierten Weitertransport des Bolus unterstützt werden (◘ Abb. 4.4b). Auch hier treten bei neurologischen Patienten wiederkehrende unkoordinierte und am Mundboden spürbare Bewegungen auf. Klinisch ist zu beobachten, dass nach Fazilitation des Kontakts zwischen Zungenrücken und hartem Gaumen häufig eine deutlichere Elevationsbewegung von Hyoid und Kehlkopf erfolgt.
— Der pharyngeale Zungenanteil kann nach dorsokranial bewegt werden. Dadurch werden einerseits Reste im Bereich der Valleculae mobilisiert und somit durch den entstehenden Kontrast spürbar gemacht. Andererseits wird die Zunge in die pharyngeale Transportbewegung hinein fazilitiert (◘ Abb. 4.2b, 4.8b).

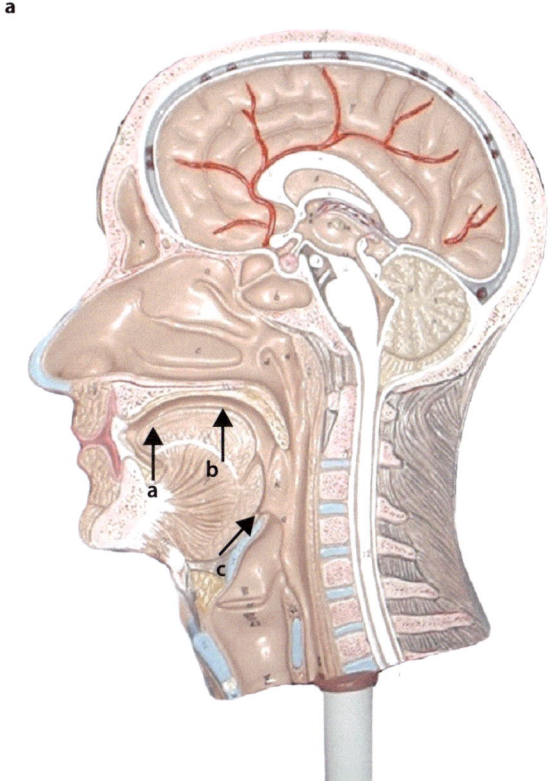

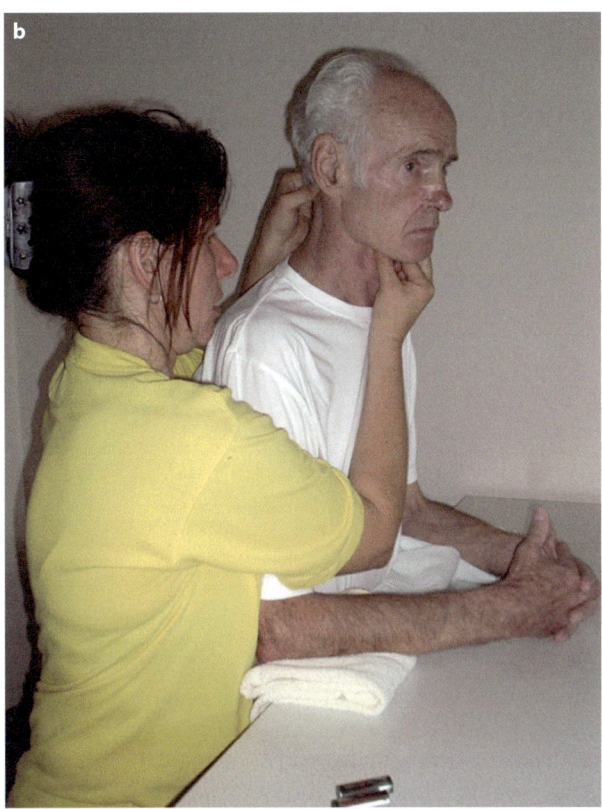

◨ **Abb. 4.4** Schluckhilfen im Sagittalmodell: **a** Die Vektoren a–c verdeutlichen die Bewegungsrichtungen, in die die Zunge fazilitiert werden kann. Bei den Schluckhilfen der Vektoren b und c ist eine bilaterale Fingerpositionierung erforderlich. Zu beachten: Bei Sagittalschnittmodellen ist die Wirbelsäule immer vertikalisiert – mit verkürztem Nacken – dargestellt. Die optimierte Ausgangsstellung für das Schlucken ist immer ein „langer Nacken". **b** Fazilitation des Anhebens des hinteren oralen Zungenanteils. Therapiesequenz im unterstützten Stand (Vektor b in ◨ Abb. 4.4a)

Die Kennzeichen dieser Schluckhilfen sind hier aufgelistet. Weitere Beispiele taktiler Schluckhilfen sind im ► Abschnitt 15.2.2 visualisiert.

Übersicht Kennzeichen direkter Schluckhilfen im Zungenbereich

- *Stabiler Unterkiefer*, ggf. durch Kieferkontrollgriff fazilitiert.
- *Gezieltes Begleiten* der Struktur Zunge in die funktionelle Position. Diese Schluckhilfen wirken durch einen an die Strukturen des Patienten angepassten Griff, der die Zunge nach und nach in die gewünschte Bewegung hineinführt. Der Therapeut muss dabei feinfühlig wahrnehmen, wie der Patient reagiert und ob Richtung und Input der Veränderung hilfreich für die gewünschte Funktion Schlucken ist.
- *Physiologisches und funktionelles Alignment* von Schulter-Nacken-Kopf, Unterkiefer, Lippen sowie eine physiologische Zungenlage. Anderenfalls ist die Spannung der Mundbodenmuskulatur in der Regel so verändert, z. B. so angespannt, dass die Zungenmuskulatur durch die taktilen Hilfen nicht erreicht wird.

Dem Patienten Zeit lassen, auf die Schluckhilfe zu reagieren. Meist muss das taktile Angebot über mehrere Sekunden beibehalten werden, bevor der Patient „antwortet".

❯ Beachte
Nicht hilfreich im Sinne der fazilitierenden Schluckhilfe sind:
- Oberflächliche, streichende Bewegungen über Mundboden und Hals. Diese sind nicht geeignet, die Strukturen in die Bewegung „Schlucken" hinein zu fazilitieren.
- Schnelle, „rührende" Bewegungen, da diese nach unserer Erfahrung nicht zur gewünschten strukturellen bzw. funktionellen Veränderung für das Schlucken führen. Sie tragen nicht zur räumlich-zeitlichen Organisation des Bewegungsablaufs bei.

Zusammenfassung und Einordnung: Die in der F.O.T.T. genutzten direkten Schluckhilfen werden meist in Alltagskontexten eingesetzt und sind im Sinne des motorischen Lernens als *„skill-based training"* zu verstehen. Das heißt, schluckspezifische Fähigkeiten und

4

Fertigkeiten werden im funktionellen Kontext, wenn etwas zu schlucken ist, fazilitiert. Direkte Schluckhilfen unterstützen die Bewegungsinitiierung und -auslenkung und die Koordination mehrerer Bewegungskomponenten, sodass es durch Wiederholungen und intrinsisches Feedback zu einer komplexen funktionellen Bewegung – hier: schlucken – kommen soll.

Auch im Rahmen der Dysphagietherapie wird mittlerweile diskutiert, dass traditionelle Therapieansätze mit dem Fokus der Kräftigung schluckrelevanter Muskulatur infrage zu stellen sind. Hingegen sollten spezifische Merkmale des Schluckens erarbeitet werden (Duchac et al. 2021; Huckabee 2018). Dies geschieht in der F.O.T.T., u. a. durch direkte Schluckhilfen.

■ Indirekte Schluckhilfen

» „Man kann nicht spüren, ohne zu bewegen." (Hofer 2009)

Indirekte Schluckhilfen dienen dem Erspüren von Speichel bzw. Nahrungsresiduen. Die normale Reaktion auf die Wahrnehmung von oralen und besonders pharyngealen Resten sind Sammel- und Transportbewegungen und in diesem Kontext das automatische Schlucken.

Um die Residuen leichter spürbar zu machen, nutzen wir Bewegungen oder Funktionen, die die Residuen mobilisieren, in Bewegung versetzen. Dadurch wird der Wahrnehmungskontrast verstärkt. Nachfolgend sind mögliche Angebote, um Residuen wahrnehmbar und somit „schluckbar" zu machen, beschrieben.

■■ Veränderung des gesamten Körpers oder von Körperabschnitten, z. B. Schultergürtel- und Kopfposition

Dies erfolgt im Schwerkraftfeld (z. B. beim Lagewechsel) oder durch Bewegen von Körperabschnitten (z. B. Korrektur der Kopfposition, Bewegungen von Schultergürtel und Kopf; (◘ Abb. 4.10j). Dadurch verändern sich Residuen von ihrer Lage im oropharyngealen Trakt und bieten mit der Veränderung einen Reiz, der leichter wahrnehmbar ist. Je nach Ausführung des Positionswechsels, der Qualität von Alignment und Tonusanpassung können die relevanten Strukturen koordinierter für ein effektives Schlucken bewegt werden.

■■ Mobilisation der Zunge

Im funktionellen Kontext (z. B. Sammel- und Reinigungsbewegungen (◘ Abb. 4.10f) oder durch Berühren und Bewegen der Zunge durch den Therapeuten (◘ Abb. 4.10e).

■■ Taktile Unterstützung der Ausatmung ggf. mit Stimmgebung

Zur Mobilisierung von Residuen: Spontan folgende Transportbewegungen im Sinne von Schlucken, Räuspern, Husten oder Ausspucken werden ggf. unterstützt, um dem Patienten zur effektiven und koordinierten Funktion zu verhelfen.

■ Zusammenfassung

Wir nutzen sensorischen Input (indirekte Schluckhilfen), um eine motorische Antwort zu elizitieren, hervorzurufen, und lenken diese durch Fazilitation (direkte Schluckhilfen). Art und Weise sowie Schwerpunkt der Intervention hängen vom zugrunde liegenden Problem des Patienten ab.

In der Praxis werden Kieferstabilität, Aktivierung und Lenkung der Zungenbewegungen und Schluckhilfen kombiniert. Wichtig ist hierbei, dass die Strukturen deutlich und gezielt in ihre Funktion hinein unterstützt werden, d. h., die Griffe müssen eine klare funktionelle Ausrichtung haben. Sie dürfen nicht diffus, oberflächlich und streichend angewandt werden.

Dieses Vorgehen setzt funktions- und aktivitätsorientierte Kenntnis der normalen Bewegungsmuster beim Schlucken sowie eine genaue Beobachtung des Patienten und Feedforward-Aktivitäten des Therapeuten voraus. Der Patient sollte dann unterstützt werden, wenn es nötig ist, zu schlucken, z. B. auch während des Transfers vom Bett in den Rollstuhl, nach dem Räuspern oder Husten, in der Pause während des Sprechens.

> **Praxistipp**
>
> Als günstig erweist es sich, wenn alle Teammitglieder und die Zugehörigen mit derjenigen Schluckhilfe vertraut sind, die den Patienten am erfolgreichsten unterstützt. Diese muss vorher geübt werden, um dann aufmerksam im Alltag angewendet zu werden.

Mit diesem Vorgehen werden die Erkenntnisse der Forschung zur neuronalen Plastizität in den Alltag umgesetzt, nach denen das Gehirn die besten Adaptions- und Lernveränderungen aufweist, wenn wiederholt, intensiv und in alltagsnahen Variationen eine Fähigkeit geübt oder besser gebahnt und (wieder-)erlernt wird (Martin 2009; Robbins et al. 2008). So wird gewährleistet, dass der Patient die größtmögliche Chance erhält, das sichere, ökonomische, automatische und somit alltagstaugliche Schlucken wieder zu erlernen.

» „Ohne Information (sensorischen Input) erfolgt keine Kontrolle, kein Lernen, keine Veränderung, keine Verbesserung. Afferente Information ist unerlässlich für genaue Feedforward-Bewegungskommandos" (Graham et al. 2009)

4.3.4 Funktionelle Zusammenhänge erkennen

■ **Normale Koordination von Atmung und Schlucken**

Normalerweise können wir beobachten, dass Atmung und Schlucken in einer vorhersagbaren Weise miteinander koordiniert wird. Wir wissen, dass mit der Ausatmung nach dem Schlucken Residuen aus dem unteren Pharynx oder gar Larynxeingang bewegt werden können. Damit werden sie leichter spürbar, die unteren Atemwege werden geschützt, und Reste können in den oberen Pharynx transportiert und dann geschluckt werden. Auch bei gesunden Personen wird teilweise nach dem Schlucken eine Ausatmung hörbar.

In der Regel wird vor der pharyngealen Phase der Schlucksequenz etwas ausgeatmet, dann erfolgt das Schlucken (die Atmung stoppt – Schluckapnoe), woraufhin erneut die Ausatmung einsetzt (▶ Abschn. 8.1.2, 8.4.1). Dieser Ablauf, also Ausatmen – Schlucken – Ausatmen, wurde auch mit verschiedenen Studien belegt. Die ermittelten Prozentsätze variierten jedoch.

Unter der Lupe

Studienergebnisse
Nach einer Studie von Klahn u. Perlman (1999) ging in 93 % der Fälle dem Schlucken eine Ausatmung voraus, und zu 100 % folgte Ausatmung. Bei dieser Untersuchung bekamen die Testpersonen die Nahrung angereicht.
Hiss et al. (2001) berichteten, dass bei 900 bezüglich Atem-Schluck-Koordination analysierten Schluckvorgängen die Ausatmung zu 75 % vor dem Schluck und zu 86 % nach dem Schluck erfolgte. Die Autoren kommen zu dem Ergebnis, dass normale Testpersonen dieses sichere Schluck-Atem-Muster nutzen, wenn sie aufgrund der Versuchsanordnung die Nahrung nicht selbst zum Mund führen können.
Aus den Studienergebnissen kann man schließen, dass eine Beeinträchtigung in der normalen präoralen Phase – das Anreichen von Nahrung – eine Umstellung auf mehr Kontrolle – mehr Sicherheit – in den funktionellen Zusammenhängen verlangt. Mehr Sicherheit bedeutet in diesem Fall Ausatmung vor und nach dem Schlucken. Damit werden Residuen entfernt, z. B. aus dem Kehlkopfeingangsbereich.

❯ **Beachte**
Menschen mit normaler Sensomotorik sichern sich über Umstellung der Atem-Schluck-Koordination annähernd maximale Sicherheitsfaktoren, wenn sie selbst nicht die Nahrung zum Mund führen können.

Schlucken und Schutzmechanismen basieren auf effizienter Atmung:
- Räuspern und Husten sind durch koordinierte, forcierte Ausatmung möglich.
- Die Atempause für das Schlucken ist nur möglich, wenn der Körper ausreichend mit Sauerstoff versorgt ist. Ansonsten ist die fortlaufende Atmung – ohne Pause – vorrangig.

Ein Patient, der erkennbar erschwerte Atemarbeit leistet, hat eine denkbar schlechte Voraussetzung für effektives Schlucken und ausreichende Schutzmechanismen.

Im Klinikalltag begegnen wir immer häufiger Patienten, die bei Beatmung oder nach Beatmungsentwöhnung an einer Dysphagie leiden (AWMF, S2e-Leitlinie Multimodale Therapiekonzepte bei Post-Intensive-Care-Syndrom, 2023). Critical-Illness-Polyneuropathie (CIP), Critical-Illness-Myopathie (CIM) und die Critical Illness Neuromyopathie (CINM) sind mittlerweile bei kritisch kranken Patienten auf Intensivstationen beschrieben. Dysphagie tritt in diesem Kontext vermehrt auf. In einem Review von 2020 werden folgende Zahlen für allgemeine Intensivstationen genannt: 40 % der Patienten entwickeln eine Muskelschwäche (im Sinne einer „intensive care unit-acquired weakness"), 1 von 6 akut beatmeten Patienten und 10,3 % aller von der Akutstation entlassenen Patienten hatten eine nachgewiesene Dysphagie. Die zugrunde liegende Pathomechanik, so schreiben die Forscher, wird noch nicht ganz verstanden. Sie stellen aber fest, dass die Dysphagie mit einer längeren Aufenthaltsdauer im Krankenhaus, langfristigem Behinderungsrisiko und deutlich erhöhtem Sterberisiko einhergeht (Schefold et al. 2020).

Vor dem Hintergrund, dass Schlucken und Atmung interagierende, eng miteinander koordinierte Funktionen sind (Gross et al. 2003), geht man in der F.O.T.T. davon aus, dass eine Beeinträchtigung der Atmung/Beatmung die Effizienz des Schluckens beeinflusst. Dies spricht einerseits für die Wichtigkeit effizienter und effektiver Atmung für das Schlucken, andererseits dafür, dass man die Funktionen Schlucken und Atmung nicht voneinander losgelöst therapieren sollte (▶ Kap. 11). Entsprechende funktionelle und alltagsbezogene Behandlungsstrategien sollten daher bereits auf den Intensivstationen zur Anwendung kommen (Nusser-Müller-Busch 2013). Im Verlauf der Rehabilitation sollte bei Patienten mit Dysphagie die Atem-Schluck-Koordination immer untersucht, alltagsnah evaluiert und in die Therapie einbezogen werden.

■ **Typische Probleme im Bezug auf Haltung, Atmung und Schlucken**

Beim Anreichen von Essen und Trinken in den Selbsterfahrungs-Workshops, die in den F.O.T.T.-Kursen durchgeführt werden, versuchen die Kursteilnehmer, mit den ihnen zur Verfügung stehenden (präoralen) Bewegungen und Schutzreaktionen die Situation zu kontrollieren. Es können dabei generell gültige Beobachtungen gemacht werden:

Wir kompensieren mit vermehrter Informationssuche über Augenbewegungen und neigen Kopf- und Oberkörper oder gar den ganzen Rumpf vor, wenn uns Nahrung angereicht wird. Ziel dieser kontrollierenden (Re-)Aktionen auf die veränderte Situation ist das Herstellen der Sicherheit in den einzelnen Phasen der Schlucksequenz. Neben dem Vermeiden von präoralen „Unfällen", z. B. Verschütten von Flüssigkeit aus dem Glas, das jemand anreicht, soll besonders auch ein sicherer oraler und pharyngealer Flüssigkeitstransport ermöglicht werden. Beim Übergang von der präoralen zur oralen Phase kontrollieren wir v. a. die Nahrungsmenge und kehren dann schnell in eine für das Schlucken günstige „Mittelposition mit langem Nacken" zurück, um v. a. die pharyngeale Phase sicher zu bewältigen.

Wird im Alltag Patienten Nahrung angereicht, so müssen wir berücksichtigen, dass sie damit die Kontrolle über den Ablauf verlieren können. Gerade schwerer betroffene Patienten können aufgrund ihrer koordinativen Beeinträchtigung die oben genannten Strategien zur Sicherung der Nahrungsaufnahme nicht oder nur eingeschränkt einsetzen. Sie sind damit einem erhöhten Risiko ausgesetzt.

▶ **Beispiel**

Die fixierte Rumpfposition oder Rumpfinstabilität der Patienten verhindert häufig die Möglichkeit, sich selbst in eine normale „Schluckposition" zu bringen und auch die Atmung ökonomisch den Erfordernissen anzupassen (▶ Kap. 2). Dies scheitert gerade dann, wenn die Anforderung komplexer wird und mit weiteren Funktionen kombiniert wird, hier Atmung und Schlucken, aber auch Atmung und Stimmgebung/Sprechen.

Neurologische Patienten haben in der Regel auch Mühe, ihre Haltung und Bewegung ökonomisch an die Situation anzupassen. Hier sind die Probleme vielschichtig:

Besonders den Rumpf selektiv aufzurichten und mit dem Oberkörper vorzukommen, fällt den Patienten schwer. Auf dieser Position und den Tonusverhältnissen des Rumpfes basierend ist der Kopf nicht frei beweglich (▶ Kap. 3). Der Körper kann der Nahrung nicht „entgegenkommen" und damit etwas Kontrolle übernehmen. Auch für die visuelle Kontrolle des Vorgangs wäre eine differenzierte Kopfeinstellung nötig. Die Probleme verstärken sich noch, wenn die Nahrung von der Seite angereicht wird. ◀

Unter der Lupe

Studie zum Pneumonierisiko
Untermauert werden diese Überlegungen durch eine Studie von Langmore et al. (1998), die übrigens selbst vom Ergebnis ihrer Recherchen überrascht waren. In der Arbeit werden Faktoren, die das Auftreten von Pneumonien wahrscheinlich machen, untersucht. Der wesentlichste Vorhersagefaktor für das Auftreten einer Pneumonie war, dass Patienten die Nahrung angereicht werden musste!

Als weitere relevante prognostische Faktoren erwiesen sich

- Bettlägerigkeit,
- Abhängigkeit bei der Mundpflege,
- Anzahl der schlechten Zähne,
- Sondenernährung,
- mehr als eine medizinische Diagnose und, dies sei der Vollständigkeit halber genannt, Rauchen.

■ **Eine Dysphagie, also eine Schluckstörung, war keiner der relevantesten Prognosefaktoren für eine Pneumonie!**

Die therapeutische Konsequenz dieser Studie liegt auf der Hand: Um Sicherheit zu schaffen – und hier schwebt dem Schlucktherapeuten v. a. die Vermeidung einer Aspiration und einer lebensbedrohlichen Pneumonie vor –, müssen Parameter betrachtet werden, die über die Beurteilung der pharyngealen Phase hinausgehen.

Des Weiteren bekräftigt das Ergebnis der Studie, dass es für eine effektive Behandlung mehr als die Fokussierung auf das Schlucken braucht. Besonders die Wichtigkeit einer adäquaten Mundhygiene, der Gesunderhaltung des oralen Milieus, wird betont. Auch in der aktuellen Version der AWMF-S1-Leitlinie Neurogene Dysphagien, die auf dem informellen Konsens einer Expertengruppe basiert, wird Mundhygiene zur Reduktion des Pneumonierisikos empfohlen (Dziewas et al. 2020). F.O.T.T.-Therapeuten arbeiten mit diesem Schwerpunkt während der Mundstimulation nach Coombes (▶ Abschn. 6.2.9) bei der Anbahnung von Zungen- und Schluckbewegungen und innerhalb der Durchführung einer strukturierten Mundhygiene. All dies ist eng mit dem Thema Sicherheit bzw. Vermeidung von Pneumonie verknüpft.

❯ Beachte

- Durch Arbeit in der präoralen und oralen Phase wird die pharyngeale Phase beeinflusst.
- Denken in funktionellen Zusammenhängen erleichtert die Analyse und Beeinflussung von Alltagsproblemen, z. B. sollte der Therapeut mit der Koordination von Atmen und Schlucken vertraut sein.
- Sichere Nahrungsaufnahme setzt voraus, dass der Patient seinen Alltag möglichst automatisiert bewältigen kann. Ist dies nicht möglich, ist eine therapeutische Begleitung des Patientenalltags erforderlich.

4.4 Sichere Nahrungsaufnahme: mehr als Schlucken!

» „Um Pneumonien zu verhindern, müssen wir mehr als einen Faktor, wie die Dysphagie, betrachten. Die Behandlung muss alle relevanten Faktoren umfassen." (Langmore et al. 1998)

Dies erfordert einen umfassenden interdisziplinären Ansatz in der Dysphagietherapie.

4.4.1 Sicherheitsrelevante Aspekte

In der täglichen Arbeit mit Patienten und auch in F.O.T.T.-Kursen beschäftigt Therapeuten, Pflegende und natürlich Patienten und Angehörige häufig die Frage, zu welchem Zeitpunkt mit dem Angebot von Nahrung begonnen werden kann. Zu dieser dringenden Frage gibt es keine einfache, allgemeingültige Antwort. Im Ansatz der F.O.T.T. werden bei der klinischen Untersuchung, häufig untermauert mit bildgebenden Verfahren, folgende Fragen beantwortet:
- Ist der Haltungshintergrund des Patienten in der sitzenden Position dynamisch-stabil bzw. durch den Therapeuten kontrollierbar?
- Wie ist die Schulter-/Nackenposition?

Praxistipp

- In der Regel sollte der Patient für die Nahrungsaufnahme aktiv sitzen!
- Schluckt der Patient seinen Speichel? Sind orale Transportbewegungen und pharyngeale Bewegungen vorhanden?
- Patienten, die aufgrund von Speichelaspiration eine geblockte Trachealkanüle haben, werden auch Nahrung aspirieren!
- Kann der Patient effektiv husten oder sich räuspern, wenn es nötig ist?
- Husten nach Aufforderung ist kein alltagsrelevantes Kriterium!

Der Patient muss husten, wenn er in Aspirationsgefahr ist, und über einen kompletten Schutzmechanismus verfügen, d. h. spontanes, kräftiges Husten gefolgt von Schlucken (oder Husten und anschließendes Ausspucken)!

❯ **Beachte**
Zu bedenken ist die besondere Situation von tracheotomierten Patienten!
Patienten, die eine Trachealkanüle haben, werden dadurch funktionell sowohl beim Husten als auch beim Schlucken beeinträchtigt.

Wenn der Patient diese Kriterien erfüllt, kann in einer kontrollierten Situation mit der im Folgenden beschriebenen therapeutischen Nahrungsgabe, dem therapeutischen Essen, begonnen werden. Erfüllt der Patient über längere Zeiträume diese Kriterien nicht, so sollte der Therapeut weitere Gesichtspunkte heranziehen, um abzuwägen, ob die therapeutische Nahrungsgabe zwar mutig, aber aussichtsreich, oder einfach leichtsinnig wäre.

Für die frühzeitige kontrollierte Nutzung von Nahrungs- und Geschmacksreizen sprechen die Chancen, die Geschmack und Nahrung mit sich bringen. Im Klinikalltag ist immer wieder zu beobachten, dass Patienten in einer angepassten Ausgangsposition nach oraler Vorbereitung und darauffolgender Geschmacks- oder Nahrungsgabe effektiver schlucken, als wenn nur Speichel zu schlucken ist. Dies bringen der gesteigerte sensorische Input, die Kontraste an Geschmacks- und Spürinformation (▸ Abschn. 5.2) der Nahrung sowie der Fokus auf die vertraute Aktivität mit sich.

❯ **Beachte**
Trotz der positiven, stimulierenden Aspekte des Nahrungsangebots ist von der „Trial-and-Error"-Methode (Versuch und Irrtum) dringend abzuraten. Der Patient muss bestmöglich auf die therapeutische Nahrungsgabe vorbereitet und optimal begleitet werden. Die Unterstützung und Bewertung aller Aspekte der Schlucksequenz und der Schutzfunktionen stehen im Mittelpunkt der therapeutischen Intervention.

4.4.2 Bewertung sicherheitsrelevanter Faktoren

Die Beurteilung der Situation des Patienten in Bezug auf eine ausreichend sichere Nahrungsaufnahme ist häufig Mittelpunkt der Diskussion zwischen Mitgliedern des Behandlungsteams, Patienten und Angehörigen. Essen ist eine der wichtigsten alltäglichen Aktivitäten, die eine vielschichtige Relevanz hat. Mit einem Festessen tun wir uns oder unseren Gästen etwas Gutes. Eine Zeit lang nicht essen oder trinken zu dürfen, z. B. vor und nach einer Operation, stört unser Wohlbefinden erheblich. Auch wenn die Zufuhr von Nährstoffen gesichert ist, ist besonders das Nicht-trinken-Dürfen für viele Patienten eine deutliche Beeinträchtigung. Der Mundinnenraum fühlt sich bei Nahrungs- und besonders Flüssigkeitskarenz unangenehm an. Und wie soll man ohne etwas „Richtiges zwischen den Zähnen und im Bauch" wieder zu Kräften kommen?

Es ist daher nicht verwunderlich, dass häufig Kontroversen um das Thema Nahrungsaufnahme entstehen und auch Gesichtspunkte der Lebensqualität einfließen, die sogar zu emotional aufgeladenen Debatten in den Behandlungsteams oder mit den Angehörigen führen können. Zur Entscheidungsfindung können gedankliche Modelle beitragen, die klare, aber nicht eindimensionale Kriterien beinhalten.

Sicherheits- und entscheidungsrelevante Kriterien

Ursprünglich wurde das Modell in ◘ Abb. 4.5 genutzt für die Entscheidungsfindung bei der Entwöhnung von der Trachealkanüle. Die dargestellten Faktoren bieten aber auch Entscheidungshilfen zur Erwägung einer ausreichend sicheren oralen Nahrungsaufnahme.

Es werden *Kernfaktoren* und *Zusatzfaktoren* unterschieden. Sind die Kernfaktoren *Schlucken und Schutzmechanismen* vorhanden, aber noch nicht sicher genug, so sollten die Zusatzfaktoren die Situation absichern.

❯ **Beachte**
Ausreichende Sicherheit: Für jeden Patienten setzt sich die Entscheidungsfindung individuell aus den unterschiedlichen Kern- und Zusatzfaktoren zusammen.

▪ Kernfaktoren

Effektives Schlucken und effektive Schutzmechanismen sind die wesentlichsten Gesichtspunkte in der Bewertung einer ausreichend sicheren Nahrungsaufnahme, daher Kernfaktoren genannt.

▪▪ Schlucken

Das normale sichere Schlucken (pharyngeale Phase) und die Schlucksequenz sollen die Grundlage für die Bewertung des Schluckens sein. Doch wann ist das Schlucken ausreichend sicher? Noch schwieriger wird die Entscheidung, wenn Studien belegen, dass auch Normalpersonen nicht „perfekt" schlucken, wie die Studie von Robbins et al. (1999) sehr anschaulich verdeutlicht.

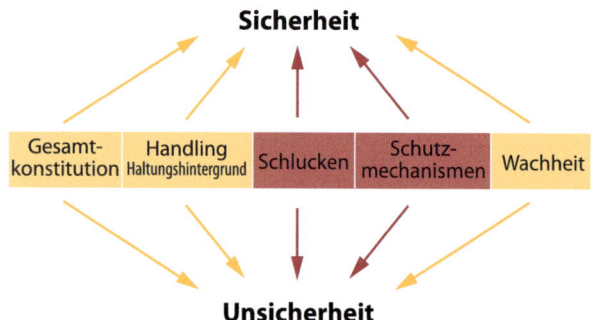

◘ **Abb. 4.5** Kernfaktoren (rot unterlegt): Schlucken und Schutzmechanismen; Zusatzfaktoren: Wachheit, Haltungshintergrund und Handling, Gesamtkonstitution (Modell: (© Lehmann u. Müller, Klinik Bavaria Kreischa))

❯❯ „Obwohl keine der normalen, gesunden Personen aspirierte, zeigte die Penetrations-Aspirations-Skala, dass bei Normalpersonen während des Schluckens Material in die Atemwege eindringt. Es verbleibt jedoch oberhalb der Stimmlippen, ein Phänomen, das wir als „hohe Penetration" bezeichnen, und wird meist (97% der Schlucke) vor Beendigung des Schlucks aus den Atemwegen befördert." (Robbins et al. 1999)

Zum gleichen Ergebnis kam Dr. Schlaegel bei der Endoskopie von nicht schluckgestörtem Personal. Eine Kollegin entsprach der erwarteten Norm so wenig, dass Schlaegel bei einem Patienten mit gleichem Befund erwogen hätte, eine Trachealkanüle einzusetzen. Hier schließt sich deshalb die Frage an: Verlangen wir den Patienten nicht einen hypernormalen, supersicheren Schluck ab?

Logemann zweifelt ebenfalls an den bisher üblichen Kriterien. Sie fragt:

❯❯ „Wissen wir, was normaler und was abnormaler Schutz der Atemwege ist?" (Logemann 1999a)

Diese Aussage unterstützt die Wichtigkeit der Evaluation normaler Funktionen, die eine wesentliche Grundlage der F.O.T.T darstellt. Normale Funktionen sind sowohl Grundlage als auch das primäre Ziel der Behandlung. Der Schutz der Atemwege wird nicht ausschließlich durch den effektiven Verschluss der Atemwege und den regelgerechten Nahrungstransport innerhalb der Schlucksequenz gewährleistet.

❯ **Beachte**
Material, das in den Kehlkopf eindringt, sich aber noch oberhalb der Stimmlippen befindet, wird durch eine kurze Ausatmung aus den Atemwegen befördert. Eine sichere Atem-Schluck-Koordination stellt somit einen wesentlichen Schutzaspekt dar.

Ein ausreichend sicheres Schlucken kann auch dann gegeben sein, wenn der Patient bei Penetration oder Aspiration einen effektiven Schutz zeigt. Kommt es zu Residuen im Rachen oder oberhalb der Stimmlippen, muss geprüft werden:

- Kann der Patient verbliebene Residuen z. B. während der therapeutischen Nahrungsgabe spüren, durch Hochräuspern oder Mundausspülen aus dem Larynxeingang oder Pharynxbereich entfernen und ausspucken oder herunterschlucken?
- Ob und inwieweit beeinträchtigen veränderbare Faktoren, z. B. eine Nasensonde, zusätzlich mechanisch das Schlucken?

Huggins et al. (1999) kommen in ihrer Studie zu folgenden Schlüssen:
- Eine nasogastrale Sonde verlangsamt das Schlucken bei jungen, gesunden Erwachsenen, die aber

ausreichend kompensieren können und auch mit Nasensonde sicher schlucken.

- Möglicherweise beeinträchtigt die Nasensonde die Erholung und Rehabilitation von Patienten mit Schluckstörungen.

In den letzten Jahren hat sich die Anlage von PEGs zunehmend durchgesetzt. Die rechtzeitige Anlage schafft oft erst die Voraussetzung für einen erfolgreichen Rehabilitationsprozess, da immer wieder zu beobachten ist, dass Patienten nach PEG-Anlage und Entfernung der Nasensonde ihren Speichel deutlich effektiver schlucken. In der Vorversion der DGN-Leitlinien Neurogene Dysphagien (2008) wird die Anlage einer PEG empfohlen, wenn sich abzeichnet, dass Sondenernährung längerfristig notwendig sein wird, z. B. bei Patienten mit akutem Schlaganfall frühestens 2 Wochen nach Ereignis.

> **Praxistipp**
>
> Endoskopisch lässt sich beobachten, dass Speichel entlang der Nasensonde nach unten läuft und an der hinteren Kommissur in den Larynx übertritt. Patienten, bei denen dies zu beobachten ist, aspirieren ihren Speichel permanent und brauchen oft eine geblockte Trachealkanüle.

Es empfiehlt sich – im Rahmen des turnusmäßigen Sondenwechsels – eine Therapieeinheit ohne Nasensonde durchzuführen. So kann evaluiert werden, ob die nasogastrale Sonde den individuellen Patienten funktionell oder verhaltensbezogen beeinträchtigt.

Da die Schlucksequenz auch bei gesunden Menschen mit zunehmendem Alter tendenziell langsamer wird (Schaupp 2000) und bei neurologischen Patienten die verzögerte Initiierung des pharyngealen Schluckens ein Leitsymptom ist (Bisch et al. 1994, die auch auf weitere Studien mit entsprechenden Ergebnissen verweisen), ist es nur zu verständlich, dass bei einigen Patienten die Nasensonde mit den oben beschriebenen Effekten sozusagen „das Fass zum Überlaufen" bringt und der entscheidende Faktor sein kann, der das Schlucken zu langsam und damit nicht ausreichend sicher macht.

■■ Schutzmechanismen

Effektive Schutzmechanismen zeichnen sich durch nachfolgende Kriterien aus:

- Effektive Schutzmechanismen setzen rechtzeitig und automatisch ein.

> **▶ Beispiel**
>
> Der Patient hustet oder räuspert sich, da er spürt, dass Material in die Atemwege eindringt. Dies müssen wir im Alltag beobachten. Effektive Schutzmechanismen sind nicht verlässlich dadurch zu prüfen, dass ein Patient auf Aufforderung husten kann. ◀

- Effektive Schutzmechanismen sind produktiv.

> **▶ Beispiel**
>
> Das in die Atemwege eingedrungene Material wird durch Husten oder Räuspern zurück in den pharyngealen oder oralen Bereich befördert. ◀

- Teil der effektiven Schutzmechanismen ist eine reinigende Aktivität.

> **▶ Beispiel**
>
> Nach oben – in den Pharynx – befördertes Material muss anschließend geschluckt oder ausgespuckt werden. Geschieht dies nicht, besteht die Gefahr, dass es wieder in die Atemwege eindringt. ◀

Funktionelle Voraussetzungen für effektives, präzise koordiniertes Husten sind:

- Adäquates Bewegungsmuster des gesamten Körpers: Husten geht mit einer Flexion v. a. des Rumpfes einher.
- Ausreichende Möglichkeiten zum Druckaufbau sind vorhanden: Bei forcierter Ausatmung, die auf einem koordinierten Zusammenspiel von Diaphragma, Bauchmuskulatur und Atemhilfsmuskulatur basiert, müssen die Stimmlippen zunächst fest geschlossen bleiben, um dann explosionsartig geöffnet zu werden.

❯ Beachte
Eine Trachealkanüle beeinträchtigt den effektiven Druckaufbau – beim Husten und Schlucken und beim Pressen, z. B. beim Stuhlgang (▶ Abschn. 10.3).

■■ Koordination der Kernfaktoren
Gerade bei Patienten, bei denen es zu pharyngealen Residuen, zur Penetration und/oder Aspiration kommt, ist es wichtig, zu beurteilen, was in diesen kritischen Momenten passiert. Ein wesentlicher Aspekt ist die Frage nach

- der individuellen Effektivität des Schluckens,
- den Schutzmechanismen und
- deren Koordination.

Hierbei kann neben der geschulten klinischen Beurteilung ein bildgebendes Verfahren (wie die Endoskopie) Aufschluss über erweiterte Fragestellungen geben (▶ Kap. 15).

> **Übersicht Fragen zur Beurteilung der Kernfaktoren**
> - Unter welchen Gegebenheiten schluckt dieser Patient effektiv und sicher? (z. B. präoral: Wie muss der Haltungshintergrund unterstützt werden?)
> - Schluckt der Patient nach, wenn er hustet?
> - Wie effektiv und spontan sind die Schutzmechanismen des Patienten?
> - Wie muss dieser Patient unterstützt werden, um effektiv schlucken und husten zu können?
> - Welche Vor- und Nachbereitung benötigt dieser Patient, um sicher etwas therapeutische Nahrungsgabe oder gar eine assistierte Mahlzeit zu erhalten?

■ **Zusatzfaktoren**

Überlegungen bezüglich der Kernfaktoren Schlucken und Husten müssen dahingehend gelenkt werden, ob sie gemeinsam oder unter Mitberücksichtigung der Zusatzfaktorenliste ausreichend sicher sind.

■■ **Wachheit**

Wache Patienten ohne erhebliche Einschränkung der Wahrnehmung bzw. der kognitiven Leistungen können selbst zur Sicherheit der Nahrungsaufnahme beitragen. Sie können zu Experten für ihre eigenen Fähigkeiten bei der Nahrungsaufnahme werden.

> ▶ **Beispiel**
>
> Die Patienten können selbst prüfen, ob die servierte Mahlzeit ausreichend passiert ist (laut IDDSI 2019: breiig/püriert, ▶ www.iddsi.org). Sie können die gut gemeinte, aber gefährliche, dekorative Petersilie beiseitelegen und nicht mitessen. ◄

Auch die Möglichkeit einer selbstständigen Mundpflege nach der Mahlzeit ist sicherheitsrelevant. Kognitiv nicht beeinträchtigte, nicht sprachgestörte Patienten können sich melden, wenn sie Probleme haben, Unterstützung oder Hilfe benötigen.

Alle diese positiven Aspekte schaffen Sicherheit, vorausgesetzt, der Patient ist sich der Tragweite der Problematik bewusst und nicht leichtsinnig. Dies hängt beides oft nicht nur von der neurologischen Störung, sondern auch von der Persönlichkeit des Patienten, seiner Adhärenz ab.

> ❯ **Beachte**
>
> Aus der Wachheit des Patienten und seinen kognitiven Fähigkeiten schließen Laien häufig, dass der Patient essen können müsste. Aufgrund ihres Leidensdrucks übersehen besonders Angehörige und Pflegende, dass der Patient seine Schluckprobleme in der Regel nicht kognitiv lösen kann.

■■ **Haltungshintergrund und Handling**

Patienten, die sich selbst in eine dynamisch-stabile Sitzposition für die Nahrungsaufnahme und das Schlucken bringen können, unterstützen damit die Sicherheit der Nahrungsaufnahme. Können Patienten selbst eine adäquate Veränderung des Rumpfes und Kopfes (selektive Verstärkung der flexorischen Komponenten), z. B. für das Husten, vornehmen, ist die Nahrungsaufnahme insgesamt sicherer als bei Patienten, die auf Hilfe durch das Personal oder Zugehörige angewiesen sind. Patienten, die sicherheitsrelevante Unterstützung benötigen, sind davon abhängig, wie geschult und aufmerksam der Zugehörige daheim oder die professionelle Hilfe, z. B. im Pflegeheim, ist oder auch wie viel Zeit die betreuende Person hat.

Wenn der Patient selbst seine Haltung nicht korrigieren kann und in kritischen Situationen Hilfe braucht, müssen wir uns fragen, ob dieser externe Faktor im Alltag des Patienten wirklich „abgesichert" werden kann.

> ❯ **Beachte**
>
> Anleitung der Zugehörigen und klare Informationen an Alltagsbetreuer sind genauso wichtig wie eine Reflexion der (oft ernüchternden) Möglichkeiten oder Grenzen der Betreuung in den individuellen Lebensumständen des Patienten.

■■ **Gesamtkonstitution**

Wenn Schlucken und Schutzmechanismen nicht als sicher eingestuft werden können,

- muss beurteilt werden, wie anfällig und vorgeschädigt die unteren Atemwege, die Lungen des Patienten sind;

> ▶ **Beispiel**
>
> *Pneumonien* seit dem Krankheitsbeginn oder eine zusätzliche Erkrankung mit Vorschädigung der Lungen wie chronisch obstruktive Lungenerkrankungen etc. sind ein Warnsignal. ◄

- müssen prognostische Faktoren miteinbezogen werden.

Bei einigen progredienten Erkrankungen, z. B. beim Krankheitsbild ALS, ist im Laufe der Zeit mit deutlichen Verschlechterungen bis hin zum völligen Funktionsausfall der Schluck- und Schutzmechanismen zu rechnen. Da ein Aufhalten des Prozesses bisher nicht möglich ist, hat die Frage nach Sicherheitsaspekten einen anderen Stellenwert.

Mit dem Patienten, den Zugehörigen und dem behandelnden Team sollte eine Klärung erfolgen, die neben der medizinischen Situation die Definition von Lebensqualität und Bedürfnissen des Betroffenen mit in den Mittelpunkt rückt. ◀

Typische Fragestellungen bei progredienten Erkrankungen:
- Würde eine frühzeitige PEG-Anlage den Druck von Familie und Patient nehmen, ständig auf die ausreichende Flüssigkeitszufuhr zu achten, wenn selbst angedickte Getränke nur langsam getrunken werden können? Bei ALS-Patienten sollte die PEG-Anlage erfolgen, wenn sie an Dysphagie leiden und 5–10 % ihres Normalgewichts verloren haben und bevor die forcierte Vitalkapazität geringer als 50 % ist (Greenwood 2013).
- Möchte der Patient weiterhin, auch wenn es zeitintensiv und unsicher ist, Nahrung zu sich nehmen? Definiert er darüber schwerpunktmäßig Lebensqualität? Ist er über die Risiken aufgeklärt?

Konflikte können verhindert werden, indem
- über medizinische Probleme aufgeklärt wird,
- Patienten und Angehörige ihre Bedürfnisse äußern und diese ernst genommen werden,
- eine gemeinsame Zielformulierung erfolgt und
- sich alle Beteiligten auf ein gemeinsames Prozedere einigen.

Auch hier muss sich der Therapeut oder das Team der Lebenssituation des Patienten stellen und Abstriche im Bereich Sicherheit abwägen.

▪▪ Anmerkungen zur Teamarbeit

Klare Regeln bezüglich oraler Nahrungskarenz bzw. diätetischer Einschränkungen beim oralen Kostaufbau müssen allen Teammitgliedern, den Zugehörigen und Besuchern bekannt sein. Dies betrifft besonders Patienten, die funktionelle Fortschritte machen, aber aus Sicherheitsgründen noch keine Nahrung zu sich nehmen dürfen.

Ein Patient mit Schädel-Hirn-Trauma „erwacht" langsam aus dem Koma. Er beginnt, seine nicht gelähmte Seite zu bewegen, Dinge zu ergreifen und wieder loszulassen. Allmählich versucht er, seinen Besuch anzuschauen. In dieser Situation kommt es wieder zu „normaleren" Krankenbesuchen. Es werden kleine Präsente mitgebracht, die zur Genesung beitragen oder Freude machen sollen, z. B. Obst oder das Lieblingskonfekt, das dem Patienten fürsorglich angeboten wird. ◀

Eine geschriebene Information am Bett des Patienten oder das Eingreifen des anwesenden Pflegepersonals kann gefährliche Situationen vermeiden.

Manchmal scheint es einfacher, sich mit heimlichen und „unheimlichen" Mahlzeitensituationen nicht auseinanderzusetzen – aber welchen Sinn hat dann die Therapie? Günstig ist, wenn es gelingt, den Wunsch, etwas Bestimmtes zu sich zu nehmen, in die Therapie zu integrieren. Ideal ist, wenn gemeinsam mit dem Patienten ein diesbezügliches SMARTes Therapieziel gesetzt werden kann (Bühler et al. 2005). Dieses wird anschließend mit strukturiertem Clinical Reasoning gemeinsam erarbeitet werden (▶ Kap. 17).

Die Ehefrau bringt Herrn B. einen Apfel aus dem eigenen Garten mit, der dann für die therapeutische Nahrungsaufnahme genutzt wird.

Wenn die Zugehörigen von Frau G. zu Besuch kommen, möchte sie gern auch etwas Kaffee, „nur ein paar Löffel", zu sich nehmen. Die sichere Aufnahme dieser Konsistenz wird in der Therapie erarbeitet. ◀

❯ **Beachte**

Nur über ein Team-Management lassen sich sicherheitsrelevante Faktoren effektiv beeinflussen:
- Lagerung und Handling,
- Hilfen beim Husten und Schlucken,
- adäquate Begleitung, Vor- und Nachbereitung der Nahrungsaufnahme,
- effektive und strukturierte Mundhygiene.

Um Sicherheit zu schaffen, bedarf es eines interdisziplinären 24-h-Behandlungsansatzes für den Patienten (ggf. unter Einbeziehung der Zugehörigen).

4

4.5 Voraussetzungen für orale Nahrungsaufnahme erarbeiten

» „Bedenke, dass die Mahlzeiten wahrscheinlich die schwierigsten Zeiten sind, um die Bewegungsabläufe des Essens zu üben." (Coombes 1992)

4.5.1 Frühzeitiger Beginn der F.O.T.T.

> **Beachte**
> Therapeuten und Pflegende dürfen nicht mit der Therapie warten, bis der Patient zu schlucken beginnt.

Intensive Therapie ist besonders bei Patienten nötig, die keine orale Nahrung zu sich nehmen können (und auch nicht sprechen können). Diese Patienten erleiden durch mangelnde Spürinformation und herabgesetzte Bewegungsmöglichkeiten sensorische Deprivation in einem Bereich, der normalerweise hoch sensibel und äußerst selektiv beweglich ist. *Use it or lose it* und *use it and improve it* sind anerkannte Prinzipien erfahrungsabhängiger neuronaler Plastizität (Kleim u. Jones 2008). An dieser Stelle sei nochmal besonders die Wichtigkeit der F.O.T.T.-Mundstimulation (der taktilen Stimulation von Zahnfleisch, Zunge und Gaumen) und der strukturierten Mundhygiene bei angepasster posturaler Kontrolle erwähnt. Die Hände des Patienten werden mit einbezogen.

Bevor dem Patienten Nahrung angeboten wird, müssen die benötigten Fähigkeiten, die Funktionen der präoralen, oralen und pharyngealen Phase, wieder angebahnt werden. Arbeit in diesen Bereichen bahnt nicht nur normale Bewegung und Verarbeitung von Spürinformation an, sondern verhindert auch Sekundärkomplikationen wie Beißen, allgemeine Tonuserhöhung bei der Berührung des Mundes, die von Nusser-Müller-Busch (1997) als Folgen sensorischer oraler Deprivation verstanden werden. Diese Arbeit geschieht, genau wie der Beginn der therapeutischen Nahrungsgabe, losgelöst von Mahlzeiten, da sie im günstigsten Fall eine Art Vorbereitungsstufe für den Beginn oraler Nahrungsaufnahme darstellt. F.O.T.T.-Behandlungsansätze werden beschrieben von Davies (1995, 2004), Gratz u. Müller (2004), Nusser-Müller-Busch (1997, 2013), Tittmann (2001) und Woite (1997).

Die nächste Übersicht fasst die Aspekte anbahnender Arbeit der F.O.T.T. zusammen.

Übersicht Wesentliche initiale F.O.T.T.-Aspekte
- Posturale – und Kopfkontrolle erarbeiten.
- Hand-Mund-Bezug fördern.
- Atmung und Schutzmechanismen/Sprechen/Trachealkanülenentwöhnung anbahnen.
- Mimische und orale Bewegungen fazilitieren, orale Stimulation.
- Mundhygiene (auch zur Vermeidung von Sekundärproblemen wie Bissstellen oder Pneumonien).

■ Kiefer- und Zungenbewegungen

Um normal essen zu können, sind selektive Zungenbewegungen notwendig. Die Fazilitation normaler Bewegungen dieses für die orale und pharyngeale Phase der Schlucksequenz wichtigen Organs „Zunge" wird als Beispiel der anbahnenden Arbeit im Rahmen der F.O.T.T. vorgestellt (▶ Abschn. 5.2).

Bei unseren Patienten kommt es vor, dass sie Reste unzureichend spüren oder keine adäquate Reinigungsbewegung ausführen können. Dadurch fällt es ihnen schwer, ein Stückchen Fleisch mit der Zunge zu entfernen. Beim Versuch, es mit dem Finger zu entfernen, beobachten wir meist ganzkörperliche Bewegungen. Es ist das Ziel, den Patienten dahin zu bringen, mit der Zunge die „Zähne zu putzen" und damit den kleinen Speiserest zu entfernen.

Praxistipp

Kiefer- und Zungenbewegungen müssen sehr koordiniert erfolgen.

Erst durch eine Selbsterfahrungsübung wird uns bewusst, wie viele koordinierte Bewegungen erfolgen, wann z. B. der Kiefer sich beim Abbeißen selektiv bewegt. Beim Kauen erspüren wir das koordinierte Ausweichen der Zunge vor dem sich schließenden Kiefer. Wäre diese Koordination nicht vorhanden, würden wir uns auf die Zunge beißen. Durch aktive oder passive Zungenbewegungen beeinflussen wir indirekt die pharyngeale Phase.

- Patienten, bei denen das Nachschlucken nicht automatisch erfolgt, können es häufig mittels gezielter Zungenbewegungen aktiv erlernen und automatisieren.
- Es gibt eine Reihe von Möglichkeiten, die im Rahmen der Arbeit mit Nahrung eingeschränkte laterale Zungenbeweglichkeit zu verbessern. Genannt seien einige Beispiele:
  - Der Patient soll etwas mit der Zunge am Mundwinkel ablecken (◨ Abb. 4.6).
  - Man platziert einen Gazeknoten zwischen Wange und Zähnen, den der Patient mittels koordinierter Wangen-, Kiefer- und Zungenaktivität aus der Mundhöhle heraus oder in die andere Wange befördern soll.
  - Kauen von Nahrung, die in Gaze eingehüllt ist.

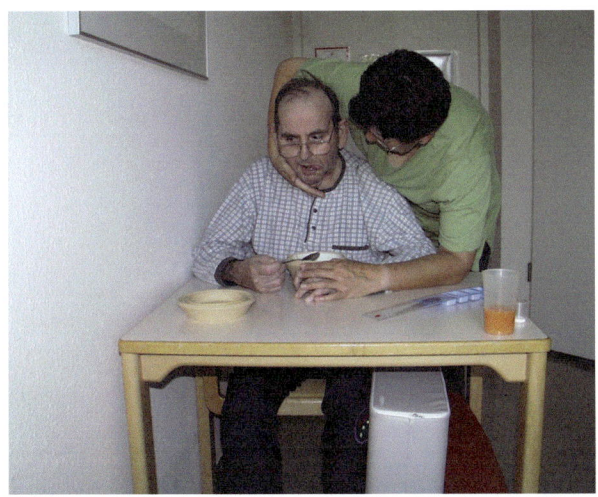

◘ **Abb. 4.6** Der Patient wird aufgefordert, einen Tropfen Flüssigkeit vom Mundwinkel abzulecken. Der Kieferkontrollgriff stabilisiert dabei den Unterkiefer, damit die Zunge die selektive, laterale Bewegung optimal ausführen kann. Der Kopf ist zentriert. Zur Verbesserung des Haltungshintergrunds wird mit seitlichen Packs am linken Bein ein stabiler Referenzpunkt gegeben

4.5.2 Therapeutisches Essen

Beim therapeutischen Essen, der therapeutischen Nahrungsgabe, werden dem Patienten kleine Mengen Nahrung angeboten, um einzelne Aspekte oder den Gesamtverlauf der Schlucksequenz zu einem Teil des automatischen Bewegungsrepertoires zu machen. Nahrung führt bei Patienten häufig zu effektiveren und ökonomischeren Bewegungen im Mund- und Rachenbereich, als beim Speichelschlucken zu beobachten sind. Dies ist auf den erhöhten sensorischen Input, das funktionelle Ziel und die Vertrautheit der Nahrung zurückzuführen.

Bei unzureichender Sicherheit der Schlucksequenz oder der Situation wird es eher zu Problemen kommen, die sich auch im veränderten Tonus und Bewegungsverhalten des Patienten widerspiegeln werden. Daher muss therapeutisches Essen gut vorbereitet sein, engmaschig und fazilitierend begleitet werden. Die therapeutische Nahrungsgabe wird häufig zunächst nur eine kleine Sequenz in einer Therapieeinheit darstellen.

▶ **Beispiel**

Herr B.
Zunächst erfolgt die Vorbereitung durch Erarbeiten eines adäquaten Haltungshintergrunds und die taktile Stimulation des Mundes. Anschließend wird der Patient dabei geführt, den Apfel zu schneiden (◘ Abb. 4.7a,b). Erst dann wird der in einer Lage feuchter Gaze gesicherte Apfel zum Mund geführt und seitlich angeboten (◘ Abb. 4.7c). Herr B. kaut mehrfach, schluckt den Saft, saugt kurz und

schluckt nach Fazilitation erneut. Das Apfelstück wird aus dem Mund genommen. Auf die Frage der Therapeutin, ob der Apfel schmeckt, antwortet Herr B. „Ja", mit klarer, deutlich hörbarer Stimme. Apfelsaft und Speichel haben die Stimmlippenebene nicht erreicht. Die Atmung ist ruhig, ohne spür- oder hörbares Rasseln. Dennoch können Saftreste im Rachen, im Vallecularraum liegen. Die Therapeutin unterstützt Herrn B. dabei, die Zunge wiederholt in die Wangentaschen zu bewegen. In den Pausen zwischen den Bewegungen unterstützt sie das Schlucken erneut. ◀

> **Übersicht Therapeutisches Essen**
> Vorteile und Ziele:
> — Nahrung wird genutzt, um die normale Bewegung zu erleichtern.
> — Therapeutische Nahrungsgabe ermöglicht eine hilfreiche Bewegungserfahrung in sicherer und kontrollierter Situation.
> — Therapeutische Nahrungsgabe erleichtert die Beobachtung für den Therapeuten. Die Situation ist weniger komplex als eine Mahlzeit.

▪ **Was geschieht, wenn diese Nahrung auf diesen Mund trifft?**

» „What happens when **that** food meets **that** mouth?" (Coombes 1992)

Die Anforderungen, die mit der therapeutischen Nahrungsgabe an den Patienten gestellt werden, sind nicht zu unterschätzen. Der Therapeut muss sich mit den selektiven Bewegungen und den koordinativen Leistungen innerhalb der Schlucksequenz vertraut machen, die verschiedene Nahrungsmittel erfordern, und muss die sensomotorischen Fähigkeiten des Patienten befunden und bewerten. Erst dann kann das Medium therapeutische Nahrungsgabe gezielt und individuell auf den Patienten abgestimmt eingesetzt werden.

◘ Tab. 4.1 gibt ein Beispiel für die Analyse der Anforderungen, die an den Patienten gestellt werden, und die Zielsetzungen bei der therapeutischen Nahrungsgabe.

▪ **Charakteristika von Nahrungskonsistenzen**
Eine solche Analyse kann auch für weitere Konsistenzen erstellt werden. Einige Charakteristika von bestimmten Nahrungskonsistenzen sind uns aus dem Alltag, der Arbeit mit Patienten und der Literatur vertraut:
— Dünne Flüssigkeit muss schnell geschluckt werden. Nach einer Studie von Robbins et al. (1999) penetrieren auch bei gesunden Personen 20 % der Schlucke dünner Flüssigkeiten in den Larynxeingang, ohne dass es zu Residuen kommt! Sie werden vorher „hochgeatmet".

4

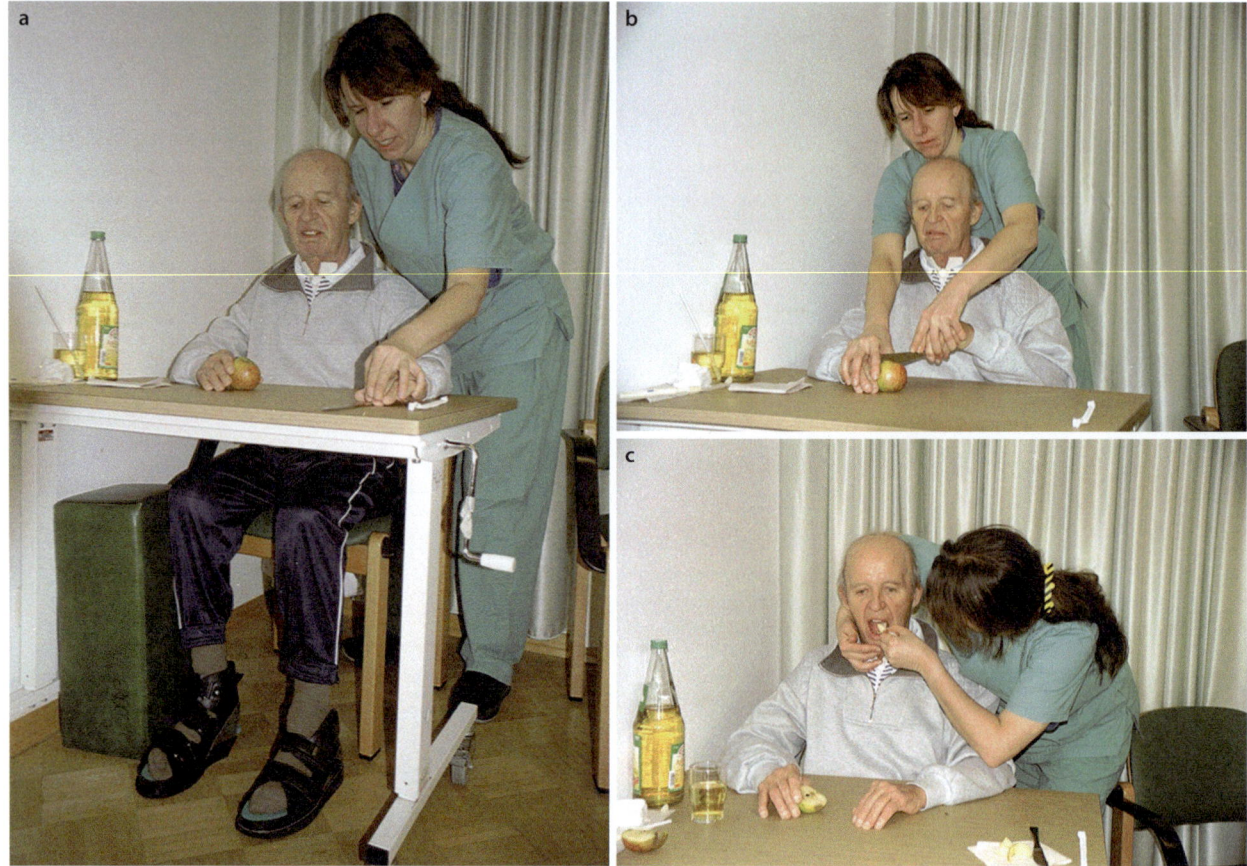

◨ **Abb. 4.7**   Herr B.: „Apfel kauen in Gaze". Therapieschwerpunkt: präorale, orale und pharyngeale Phase. **a** Geführte Sequenz: Messer ergreifen. **b** Den Apfel schneiden. **c** Apfel kauen: Der Apfel wird in einer Lage angefeuchteter Gaze gesichert und zwischen den Kauflächen platziert

– Breiige Konsistenz fließt langsamer, hat bereits annähernd Bolusform, erfordert also weniger orale Vorbereitungsarbeit und kann direkt mittig auf der Zunge platziert werden. Sie kann insgesamt von Patienten im oralen Bereich leichter kontrolliert werden als Flüssiges und erfordert weniger selektive Vorbereitungsarbeit der oralen Strukturen als feste Nahrung während der Bolusformung.

– Feste Nahrung muss gekaut werden. Die normale Kaubewegung erfordert das Zusammenspiel und höchste Selektivität von Kiefer, Zunge, Wangen und Lippen. Daher sind feste Konsistenzen gerade für Patienten mit Einschränkung der Koordination eine hohe Anforderung. Je nachdem, in welche Bestandteile die Nahrung beim Kauen zerkleinert wird, können weitere Anforderungen an die Koordination entstehen, z. B. das „Zwischenschlucken" der Flüssigkeit beim Apfel, das Entfernen von Fleischfasern mit der Zunge.

> **Beachte**
> Bei Patienten mit deutlich verzögertem Schlucken führt das Trinken von Flüssigkeit in der Regel zu Penetration oder Aspiration.
> Breiresiduen sind häufig schwerer zu entfernen als flüssige Residuen, die durch Bewegung des Körpers (Zunge, Kopf, Veränderung der Ausgangsposition, Husten) wieder in Bewegung versetzt werden können.

Praxistipp

Die Aktivitäten Kauen und Beißen eignen sich sehr gut
– zum Ausbau selektiver lateraler Bewegungen von Zunge und Kiefer,
– zum Tonusaufbau der Wangen und Kaumuskulatur (z. B. bei fehlendem Mundschluss) und
– zur Vorbereitung einer koordinierteren und sicheren pharyngealen Phase.

◘ **Tab. 4.1** Kauen in Gaze: Eine beispielhafte Analyse der Anforderungen an den Patienten und der Zielsetzungen bei der therapeutischen Nahrungsgabe (© Müller)

Phase	Anforderung	Therapeutisches Ziel
Präoral		
Wahrnehmung (Begriffe aus dem Affolter-Modell; Affolter u. Bischofberger; Affolter et al. 2009; Hofer 2009)	Person ↔ Umwelt: in Berührung sein, Bewegen, Spannung anpassen Geschehnis: verstehen→mitmachen→übernehmen – Durch modalitätsspezifische Leistungen (spüren, sehen, riechen, hören, schmecken) – Durch intermodale Leistungen: !Umweg/unvertraut: Gaze	Quellenwechsel in der Interaktion zwischen Person und Umwelt im Alltagsgeschehnis „Apfel essen" Vom Verständnis zur Produktion
Haltungshintergrund	Rumpf dynamisch stabil Langer Nacken	Basis schaffen für koordinierte Dynamik der oropharyngealen Strukturen
Oral		
Bolusformung	Gut koordiniert: – Wangentonus und geschlossene Lippen – Unterkieferrotation – Laterale Zungenbewegungen	Dosierter Tonus ↑ Wangen, Kaumuskulatur, Zunge Laterale Aktivität: ↑ – Seite spüren→seitlich bewegen – Beißen→Kauen – Saugen hemmen Speichelproduktion ↑ Kontrast (schmecken, spüren) ↑ Bewegung ↑
Bolustransport	Dynamisch stabiler Unterkiefer Geschlossene Lippen Zungenrinne hält Bolus „Wellenförmiger" Abdruck der Zunge gegen harten Gaumen	Räumlich und zeitlich koordinierte Bewegung ↑
Pharyngeal		
	Koordinierter aktiver Bolustransport: – Zunge (pharyngealer Anteil) – Pharynx Schutz der Atemwege: – Weicher Gaumen hebt sich ↑ – Kehlkopfanhebung ↑ – Verschluss Stimmlippen und Taschenfalten→ ← – Kehldeckel senkt sich ↓ – Oberer Ösophagussphinkter öffnet sich ← →	Effektiver Nahrungstransport Schluck und Nachschluck Effektiver Schutz durch Koordination, Atmung und Schlucken: – Atempause→Schlucken – Einatmung→Schlucken→ Ausatmung – !Spüren ↑ – Räuspern/Husten→Schlucken
Ösophageal		
	Aktiver Transport	Reflux und Erbrechen vermeiden→aufrechte, sitzende Position

▪▪ **Verwendung von Kältereizen**

In Literatur und therapeutischer Praxis wird die Arbeit mit Eis und anderen Kältestimuli als wesentlich(st)er Auslöser des Schluckens erachtet. Nach Bisch et al. (1994) beeinflussen Viskosität und Menge des Bolus jedoch das Schlucken mehr als Kälte, die „in aller Munde" ist.

Nur bei kleinen Mengen Flüssigkeit war für eine signifikante Anzahl von neurologisch leichter betroffenen Patienten Kälte von Vorteil. Der genutzte 1-ml-Bolus entspricht in etwa der Menge von Speichel, die kontinuierlich geschluckt werden muss. Bei dieser Konsistenz hatten leicht schluckgestörte Patienten die

4

größten Probleme. Bei diesen wie auch bei Patienten, bei denen es unter Nutzung von Kältereizen zu qualitativ besseren und effektiveren Bewegungen (z. B. Schlucken) kommt, scheint das Mittel Kälte angebracht.

> **Beachte**
>
> *Kälte* darf nicht als Allheilmittel oder als das einzige Mittel zur Auslösung der Schluckreaktion missverstanden werden!
>
> Es gibt keine Patentrezepte für die richtige Konsistenz beim Beginn der therapeutischen Nahrungsgabe bzw. beim oralen Kostaufbau. Eine gezielte Analyse der Fähigkeiten des Patienten ist notwendig.
>
> Für jeden Patienten muss die Bolusmenge, -beschaffenheit und -temperatur genau geprüft werden, um den optimalen Bolustyp zu ermitteln.

■ **Auswahl von Situationen und Konsistenzen: Beispiele**

■■ **Schwer wahrnehmungsgestörte Patienten**

Bei schwer wahrnehmungsgestörten Patienten steht meist die Arbeit in der präoralen Phase im Vordergrund. Einige wesentliche Aspekte zur Gestaltung der Situation der therapeutischen Nahrungsgabe unter Einbeziehung von Prinzipien des Affolter-Konzepts sind folgende (Affolter et al. 2009; Gratz 1996; Hofer 2009; Schütz 2000):

- Durch das Nutzen vertrauter Nahrung und einer vertrauten Situation, z. B. der gemeinsamen Mahlzeit im Speiseraum, kann das Geschehnis Essen verständlich werden.
- Durch Nahrung, bei deren Vorbereitung der Patient geführt werden kann, entsteht ein taktiler Bezug zum Geschehnis. Der Patient beginnt zu verstehen, er begreift, was geschieht. Diesbezüglich ist auch die Verwendung von Gegenständen zu empfehlen, die klare Widerstände bieten und damit leichter spürbar sind.

> ▶ **Beispiel**
>
> Kleine Medizin- oder Plastikbecherchen werden von Patienten schwer über den taktilen Sinneskanal wahrgenommen und leicht zerdrückt! Stattdessen kann ein festes Glas oder eine stabile Tasse günstiger sein. Durch den klaren taktilen Input ist der Gegenstand leichter zu erkennen, und diese Erkenntnis bietet die Chance, dass der Patient das Geschehnis begreift und in der Therapie adäquater mitmachen kann. ◀

Durch das Schaffen einer spürbaren, stabilen Umwelt können viele Patienten ihre Kapazität besser auf das Geschehnis „Essen" ausrichten.

> ▶ **Beispiel**
>
> Platzwahl und -gestaltung:
> - Patienten sollte man eher an eine Wand setzen, statt in den freien Raum. (Auch in Restaurants sind die Nischenplätze beliebter als die Mitte in einem bahnhofshallenartigen Raum!)
> - Eventuell sollte man Packs (feste Schaumstoffblöcke) nutzen, um spürbare Widerstände zu schaffen (◘ Abb. 4.6, ◘ Abb. 4.7a, ◘ Abb. 4.12). ◀

Nicht zwingende Handlungssequenzen (= nicht unbedingt notwendige Handlungsbestandteile) wie Essen mit Besteck sind häufig schwierig für Patienten. Essen mit den Fingern ist der direkte Weg, der zunächst sinnvoller für wahrnehmungsgestörte Patienten sein kann.

Generell sollte der Therapeut die Situation gut planen, den Therapieplatz und die Gegenstände vorbereiten, bevor er beginnt, mit dem Patienten zu arbeiten. Unterbrechungen, weil z. B. noch das Glas fehlt, sind schwierige Situationen, bei denen die Handlungsstruktur, die sog. Schirmstruktur (Peschke 1996), leicht zerfällt – es sei denn, es gelingt, das Problem gemeinsam mit dem Patienten in einer geführten Situation zu lösen, z. B. das Glas gemeinsam mit dem Patienten zu holen.

4.6 Pharyngeale Schluckstörungen

In der Version 2008 der Leitlinien Neurogene Dysphagien der DGN (2008) wurde hervorgehoben, dass F.O.T.T. auch bei nicht kooperativen bzw. bewusstseinsgestörten Patienten angewendet werden kann. Neben dieser Stärke der F.O.T.T. kommt im klinischen Alltag zum Tragen, dass sie auf einer genauen klinischen Analyse der strukturellen, koordinativen, funktions- und alltagsbezogenen Symptome des Patienten beruht. Darauf basiert auch die gezielte Behandlung scheinbar „umschriebener" neurogener Probleme des facio-oralen Trakts, so auch die Therapie von Patienten mit schwerpunktmäßig pharyngealen Schluckstörungen, die im Folgenden skizziert wird.

■ **F.O.T.T. – ein systemischer Ansatz bei pharyngealen Schluckstörungen**

Die Kernhypothesen der Arbeit sind:

Innerhalb der Schlucksequenz beeinflusst eine Phase die nächste!

Daher muss folgenden Punkten Aufmerksamkeit gewidmet werden:

- Haltungshintergrund:
  - Optimieren

- Bewegen/verändern
- Residuen spürbar machen
- Bolusformung und -sammlung, Stimulation als Vorbereitung für den Bolustransport
- Im Moment des Schluckens:
  - Dynamisch stabiler Unterkiefer, geschlossene Lippen
  - Selektiv und koordiniert bewegende Zunge
- Koordination von Atmung, Schlucken und Schutzmechanismen

4.6.1 Strukturspezifisches Angebot – Freiheit für das Hyoid

Haltungshintergrund und Bewegung sind auch bei Patienten, die gesamtkörperlich über „gute" Bewegungsmöglichkeiten verfügen, ein schluckrelevantes Thema. Im Bereich der Neurologie treffen wir immer wieder auf Patienten, die weitestgehend mobil und selbstständig in ihren Alltagshandlungen sind und dennoch unter zum Teil schwersten Schluckstörungen leiden.

Betrachtet man jedoch die hoch komplexe und blitzschnelle muskuloskelettale Koordination, die sicheres Schlucken erfordert, so ist es unerlässlich, dem Patienten durch optimiertes Alignment der Körperabschnitte die besten Möglichkeiten für Schlucken und Atmung zu bieten. Dies ist besonders relevant, da die Kopf- und Halseinstellung sozusagen als „schwere Krone" (wertvoll, die Sinne beherbergend und auf der [Wirbel-]Säule ausbalanciert) des Körpers absolut abhängig von den darunter gegen und mit der Schwerkraft arbeitenden Strukturen (Becken, Wirbelsäule, Beine) und der angebotenen Unterstützungsfläche ist.

Der anatomische Aufbau und das Zusammenspiel der facio-oralen Strukturen sind darüber hinaus sehr bemerkenswert. Man bedenke, dass nur eine der bei der Nahrungsaufnahme beteiligten oropharyngealen Strukturen über eine gelenkige Verbindung zum Schädel weitestgehend in ihrer Position gehalten wird. Diese Struktur ist der Unterkiefer. Alle anderen Strukturen sind in ihrer Position und folglich in ihrer Funktionsfähigkeit vom umgebenden Gewebe, von Muskelspannung und Muskelzügen abhängig. Bemerkenswert ist in diesem Zusammenhang, dass das Hyoid der einzige Knochen im menschlichen Körper ist, der keine gelenkige Verbindung zu einem anderen Knochen hat (vgl. ▶ Abschn. 3.2).

Therapeutische Konsequenz dieses Wissens ist, dass es nicht ausreicht, den Patienten „möglichst aufrecht hinzusetzen". Die Strukturen müssen im Rahmen des Möglichen mobilisiert werden:
- Es muss eine Ausgangsstellung mit angepasster Unterstützungsfläche aufgebaut werden, die dem Patienten optimale Bewegungsmöglichkeiten im fa-

cio-oralen Trakt bietet. Dabei ist es funktions- und aktivitätsabhängig, ob eine Ausgangsstellung gewählt wird, in der dem Patienten die Arbeit gegen die Schwerkraft weitestgehend abgenommen wird, oder ob der Patient seine Position gegen die Schwerkraft halten muss (Sitzen, Stehen, Gehen). Eine höhere Position – wie das Sitzen – darf nicht zu statisch werden, da die aktive Aufrichtung sonst nach einer Weile verloren geht. Es müssen immer wieder kleine Veränderungen geschaffen oder ein Lagewechsel vollzogen werden, um das optimale Alignment für ein funktionelles Arbeiten wiederherzustellen.
- Zur Mobilisierung der schluckrelevanten Strukturen bieten sich ferner spezifische neurodynamische Techniken an, z. B. die Mobilisation neuraler Strukturen nach dem Prinzip der Neurodynamik (Rolf 2007) oder aber die Mobilisation von Muskeln, Gelenken und/oder Bindegewebe (von Piekartz 2005).

4.6.2 Funktionsspezifisches Angebot – vom Spucken zum Schlucken

■ **Speichelmanagement**
Für einen Großteil der Patienten mit schweren pharyngealen Störungen ist es eine Herausforderung, ihren Speichel sicher zu transportieren. Es muss zunächst ein funktioneller, alltagsbezogener Status erhoben werden, wie der Patient seinen Speichel „managt". Dies beinhaltet immer den Schutz der Atemwege und Schlucken oder notfalls Ausspucken.

■ **Schutz der Atemwege**
Bezüglich des Schutzes der Atemwege ist es wesentlich, klinisch zu evaluieren, ob, wann und wie der Patient spontan auf drohendes Eindringen von Speichel in die unteren Atemwege reagiert. Wenn er sich z. B. immer spontan räuspert, sobald die Stimme belegt klingt, prompt nachschluckt und die Stimme danach frei klingt, so kann er die Atemwege wahrscheinlich ausreichend schützen. Diese Hypothese sollte mittels FEES (fiberoptische endoskopische Evaluation des Schluckens) gesichert werden.

❯ **Beachte**
Es ist sehr wichtig, *Timing* und *Effizienz* spontaner Schutzmechanismen als Reaktion auf Material, z. B. Speichel, zu beschreiben und in ihrer Alltagsrelevanz zu bewerten. Bei der Nutzung bildgebender Verfahren müssen diese koordinativ-funktionellen Aspekte einbezogen werden. Die Nutzung der Penetrations-Aspirations-Skala nach Rosenbek et al. (1996) kann hier sehr hilfreich sein, auch wenn darin lediglich das Timing und die Effizienz des Herausbeförderns von Ma-

4

terial aus den Atemwegen geprüft werden. Es ist unerlässlich, weitergehend zu evaluieren, was dann mit dem herausbeförderten Material geschieht:

- Wird es geschluckt?
- Wird es ausgespuckt?
- Bleibt es zunächst liegen und gelangt dann mit der Schwerkraft oder dem Atemstrom wieder in die unteren Atemwege?

▪▪ Vom Spucken zum Schlucken

Bei vielen Patienten mit pharyngealen Problemen ist ein erster Schritt zur eigenständigen Sicherung der Atemwege das kraftvolle und effektive Reinigen von Rachen und Mund durch Ausspucken. Viele kognitiv nicht beeinträchtigte Patienten beginnen spontan, sich derart zu schützen. Es ist wichtig, sie darin zu bestärken, auszuspucken, auch wenn dies im sozialen Kontext nicht akzeptabel erscheint. Und natürlich ist es zwingend, sie mit den nötigen Materialien (Becher, Nierenschale, Tücher) zu versorgen. Aspekte des Ausspuckens (Druckaufbau über die Atmung, Rachenreinigung, Einstellung der oralen Strukturen, Einnehmen einer flektierten Körperposition, Halten des Tuches …) müssen in der Therapie erarbeitet werden. Darüber hinaus muss ein adäquates Mundpflegeprozedere für eine aspirationsfreie Routinereinigung und ggf. für zwischenzeitliches Entfernen von Residuen erarbeitet werden. Natürlich sind Patienten mit schwersten Schluckstörungen u. U. auch auf einen „passiven Schutz" der Lunge vor Aspirat angewiesen. Sie sind mit einer geblockten Trachealkanüle versorgt und/oder müssen so gelagert werden, dass Speichel mit der Schwerkraft aus dem Mund fließt und Sekrete leicht abgehustet werden können.

Kritisch zu reflektieren ist der Einsatz von speichelhemmender bzw. speichelreduzierender Medikation oder der Anwendung von Botulinumtoxin. Diese kompensatorischen Maßnahmen können hilfreich sein, um die Menge an Speichel zu reduzieren, die der Patient managen muss. Sie wirkt aber lediglich auf das Symptom (erhöhte Speichelmenge) und nicht auf die Ursache (unzureichendes Schlucken) beim neurologisch beeinträchtigten Patienten (Steffen et al. 2018). Es muss engmaschig evaluiert werden, ob die Medikation im Patientenkontext hilfreich ist, besonders, ob zähflüssigere Sekrete, Speichel und Lungensekret ausreichend transportiert werden können.

> **Beachte**
> Das primäre Ziel der Therapie ist es, mit dem Patienten zunehmend häufiges ökonomisches und effektives Speichelschlucken zu erarbeiten. Ein Wendepunkt vom Spucken zum Schlucken kann sein, die für den Patienten geeignete Schluckhilfe (▶ Abschn. 4.3.3) ausfindig zu machen und

in Therapie und Alltag variabel zur Anwendung zu bringen, bis der Patient automatisch und effektiv schluckt, wann immer es notwendig ist.

Schematisch kann das Prozedere wie folgt dargestellt werden.

Funktion als Schutz vor Aspiration – vom Spucken zum Schlucken:

0	Aspiration (ohne effektive Reaktion)
+	Ausspucken von Speichel
++	Schlucken, notfalls Ausspucken und Nachschlucken
+++	Automatisches Schlucken
Qualität: Timing + Effizienz = Sicherheit	

4.6.3 Aktivität und Teilhabe: Beginn der Nahrungsaufnahme und Ziel „Mahlzeit"

Bei Patienten, bei denen v. a. die pharyngeale Phase beeinträchtigt ist, muss genau analysiert werden, wo ihr funktionelles Hauptproblem liegt. Die Therapeutin muss die initiale Konsistenz ermitteln, die der Patient mit Vorbereitung und Fazilitation am sichersten schlucken kann. Bei vielen Patienten ist die Arbeit mit dieser einen Konsistenz im Sinne der therapeutischen Nahrungsgabe der Schlüssel zur automatisch(er)en, physiologisch(er)en Schlucksequenz. Diese Automatisierung ist der erste Schritt zum effektiven Schlucken. Danach kann an der Variation von Konsistenzen und dem Ausbau der aufgenommenen Nahrungsmenge gearbeitet werden (Nusser-Müller-Busch 2006).

Soweit möglich, kann auch ein Wiederholen der normalen Abläufe über ein selbstständiges oder von Zugehörigen begleitetes Heim- oder Eigenprogramm zur Automatisierung der Schlucksequenz beitragen. Auf den Tag verteilte, variabel gestaltete, supervidierte, kurze Übungssequenzen sind in der F.O.T.T. beim Wiedererlernen der Schlucksequenz wichtig. Auch aus diesem Grund sieht sich die F.O.T.T. als 24-h-Konzept.

> **Beachte**
> Die Therapeutin muss jedoch sicherstellen, dass das Eigenprogramm ausreichend sicher ist und in physiologischen Bewegungsbahnen verläuft.

▶ **Beispiel**

Frau G.

Ist im Klinikalltag selbstständig. Sie geht im Haus langsam, aber ohne Hilfsmittel. Sie kann nicht essen und trinken.

Initial: Speichelschlucken sehr erschwert. Es kommt immer wieder zum Pooling (Ansammlung von Speichel bis in den Stimmlippenbereich mit belegter Stimme). Das Sekret wird dann ausgespuckt.

Erste Therapiephase: Ausbau sensomotorischer Fähigkeiten, mit dem Ziel, sicher den Speichel zu schlucken.

Herangehensweise: 4 Wochen F.O.T.T. ohne Nahrung mit minimalen Geschmacksreizen. Mundstimulation in Seitenlage, da im Sitzen eine Tendenz zu hochgezogenen Schultern und Bewegung des Kopfes in den kurzen Nacken besteht, während sie versucht zu schlucken. Frau G. spuckt nach diesem Therapiezeitraum nur noch sehr selten ihren Speichel aus und schluckt auch, wenn sie auf etwas anderes konzentriert ist, z. B. beim Treppensteigen in der Physiotherapie. Das Schlucken von Speichel verläuft automatisch.

Zweite Therapiephase: Ziel ist die normale Schlucksequenz beim sicheren Schlucken kleiner Nahrungsmengen.

Herangehensweise: Vorbereitung in Seitenlage wie in Phase 1; anschließend therapeutische Nahrungsgabe in sitzender, mit Packs unterstützter Ausgangsposition auf der Therapieliege. Als erste genutzte „Nahrungs"-Konsistenz wird kaltes Wasser gewählt (◘ Abb. 4.8a, b), da sich als Hauptproblem ein Pooling im Vallecularbereich herausgestellt hat. Es verbleiben Reste im Bereich zwischen Zunge und Epiglottis. Dünnflüssige Reste kann Frau G. durch Zungenbewegungen wieder aus dem Vallecularraum entfernen, sozusagen herausmobilisieren, und dann schlucken. Zähflüssige oder breiige Retentionen verbleiben in der Struktur, führen mit erneuter Nahrungsgabe zum Überlaufen ohne rechtzeitiges Schlucken und zum Husten.

- Die Patientin hat gute orale Kontrolle (die Patientin kann bei der Mundpflege aspirationsfrei gurgeln).
- Bei kaltem Wasser ist mittlerweile die Schluckeinleitung nicht mehr verzögert (keine Pumpbewegungen des Unterkiefers oder der Zunge, keine assoziierten Bewegungen im Schultergürtel).
- Es ist eine gute Atem-Schluck-Koordination zu beobachten (nach dem Schlucken und meist auch davor Ausatmung).
- Effektive Schutzmechanismen sind vorhanden (produktives Räuspern und Husten, rechtzeitig mit Nachschluck).

Alle anderen Nahrungsmittel setzen sich schwerpunktmäßig im Rachen fest und müssen dann wieder ausgespuckt werden. Nach einigen Tagen aspirationsfreien Trinkens von 3–4 Schlucken Wasser wird die Möglichkeit des Eigenprogramms erprobt: das

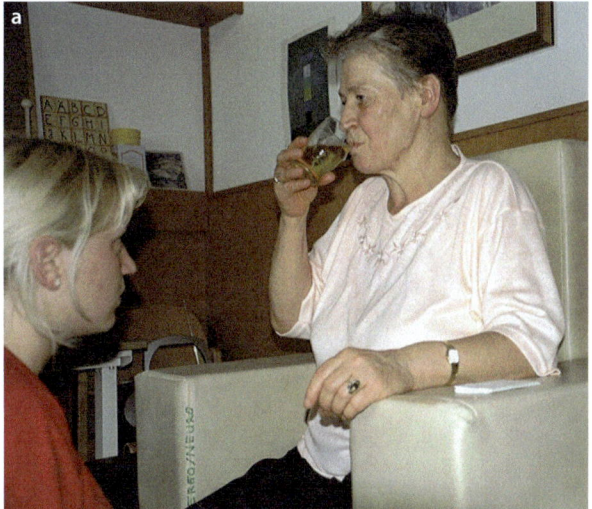
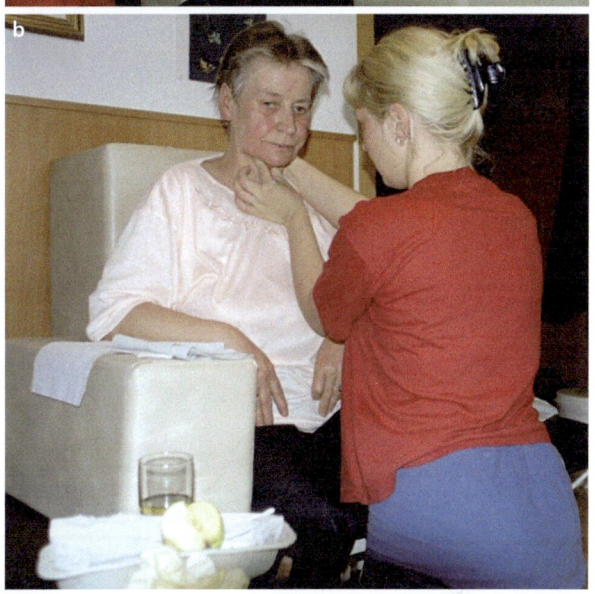

◘ **Abb. 4.8** Frau G.: Therapeutische Nahrungsgabe. **a** Die Patientin führt selbstständig das Glas zum Mund und nimmt einen Schluck. **b** Das erste Schlucken erfolgt prompt und automatisch, beim Nachschluck wird Frau G. taktil unterstützt

selbstständige, gut vorbereitete Trinken auf ihrem Zimmer (◘ Abb. 4.9a, b).

Frau G. trinkt selbstständig 2-mal täglich einige Schlucke Wasser, nachdem sie den Mund ausgespült und noch vorhandene schaumige Speichelresiduen ausgespuckt hat. Nach ähnlich aufgebauter Arbeit mit Götterspeise (Joghurt und Apfelmus führten wieder stärker zum Pooling – im Gegensatz zur Götterspeise, die sich in der oralen Phase verflüssigt) erfolgt nun die therapeutische Nahrungsgabe mit Kauen von Apfel in Gaze und teils ohne Gaze.

Nach weiteren 3 Wochen nimmt Frau G. kleine Mahlzeiten breiiger Konsistenz bzw. sehr weicher Konsistenz, die sie zu einem sehr homogenen Bolus formen kann, auf. Es beginnt die Phase der assistierten Mahlzeiten. ◄

4

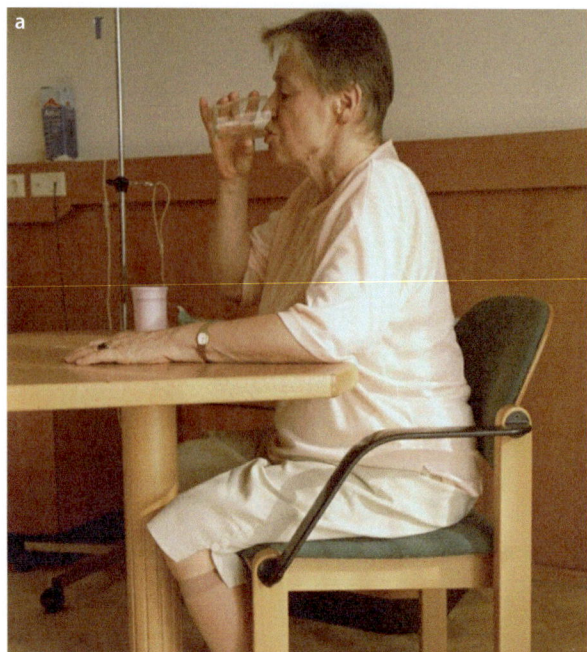

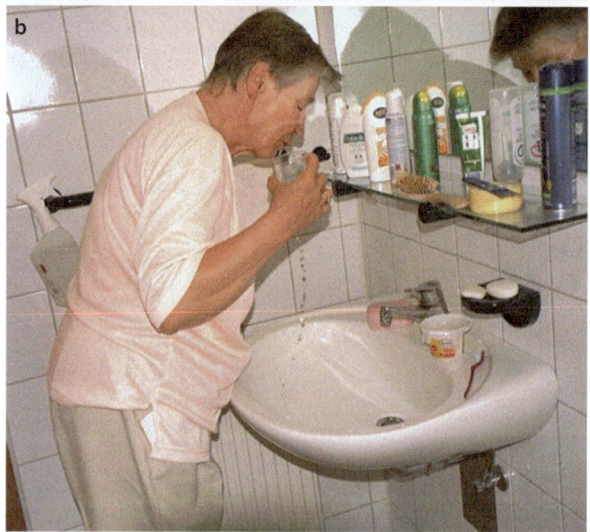

■ **Abb. 4.9** Eigenprogramm (selbstständiges supervidiertes Üben). **a** ist die Frau am Waschbecken, **b** ist die trinkende Frau am Tisch.

Mit der Verkürzung der Verweildauer in neurologischen Rehabilitationseinrichtungen und der steigenden Anzahl schwer betroffener Patienten nimmt die Anzahl von Patienten, die **über Sonde** ernährt werden, im ambulanten Setting zu. Eine im stationären Umfeld begonnene Therapie muss heutzutage häufig durch ambulante Kollegen fortgeführt werden. Noch in den Fallstudien von Gratz u. Müller (2004) wurden beide Patienten Mitte der 1990er-Jahre jeweils länger als 1 Jahr stationär rehabilitiert. Diese stationäre Behandlungsdauer ist 15 Jahre später undenkbar.

In folgenden Patientenbeispiel wird die ambulante F.O.T.T.-Therapie anhand von Therapiefotos skizziert (■ Abb. 4.10).

► **Beispiel**

Frau F.

Frau F. hat eine schwere pharyngeal betonte Schluckstörung. Sie ist 68 Jahre alt und erlitt am 01.02.2008 einen Medulla-oblongata-Infarkt links. Vom 25.02.–25.08.2008 erfolgte eine stationäre Rehabilitation. Anschließend wird Frau F. im Hausbesuch behandelt. Sie wohnt in einer kleinen Wohnung mit Küche ohne Sitzgelegenheit, besitzt keinen Stuhl und hat immer auf dem Sofa sitzend am Wohnzimmertisch gegessen. Innerhalb des stationären Rehabilitationsaufenthalts hat sie gelernt, ihren Speichel sicher zu schlucken. Sie muss ihn nicht mehr ausspucken. Die Ernährung erfolgt vollständig über PEG (■ Abb. 4.10). ◄

■ **Grundprinzipien des Vorgehens bei pharyngealen Schluckstörungen in der F.O.T.T**

Know-how und Fähigkeiten zur gesamtkörperlichen und lokal fokussierten taktilen Beeinflussung im Sinne der ICF-Ebenen (Frommelt u. Grötzbach 2005) – Struktur, Funktion, Aktivität – sind für den „Schlucktherapeuten" auch bei pharyngealen Schluckstörungen unerlässlich. Auf dieser Basis bahnen wir Schlucken, Atmung und deren Koordination an und beurteilen, wann der Patient so weit ist, die Funktionen *hands off* und im komplexen Alltagskontext qualitativ ausreichend auszuführen (► Abschn. 4.5.2 und 4.7; ■ Abb. 4.10h–f). Abhängig von den kognitiven Fähigkeiten und Persönlichkeitsfaktoren wägen wir ab, ob eine „physiologienahe Kompensation" notwendig, sinnvoll und praktikabel ist, z. B. vom Patienten selbst initiierte Reinigungsbewegungen der Zunge (■ Abb. 4.10f), um erforderliches Nachschlucken auszulösen.

4.7 Assistierte Mahlzeiten

In der Phase der assistierten Mahlzeiten erhält der Patient, der nicht selbstständig essen kann, Hilfe und Unterstützung vor, während und/oder nach der Einnahme von Mahlzeiten.

❯ **Beachte**

Assistiertes Essen umfasst eine volle Mahlzeit und dient der Ernährung, aber es ist unselbstständiges Essen!

In der Übersicht sind die Voraussetzungen für assistiertes Essen zusammengestellt.

Übersicht   Voraussetzungen für assistierte Mahlzeiten
– Angemessener Haltungshintergrund
– Auge-Hand-Mund-Koordination

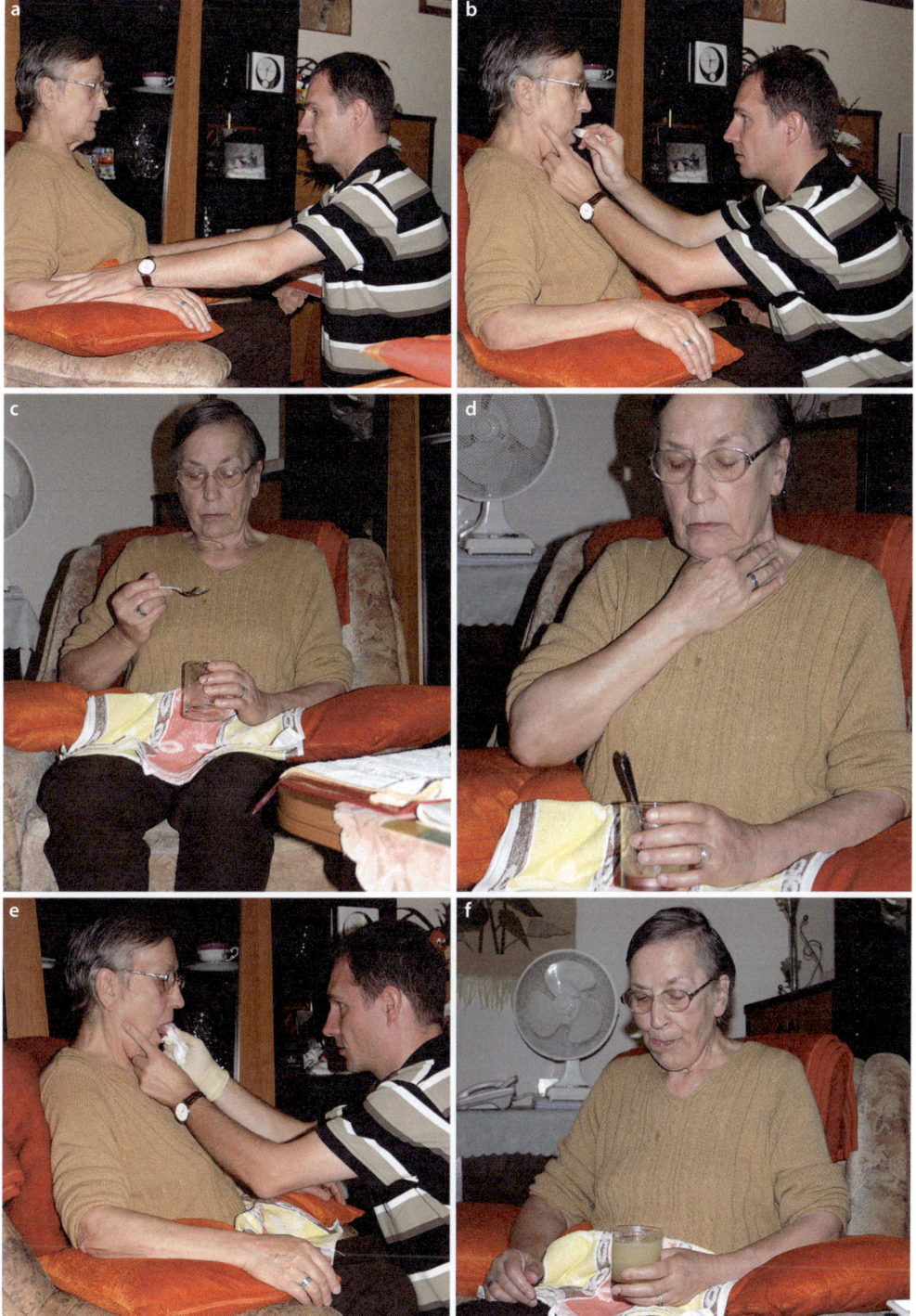

Abb. 4.10a–l F.O.T.T. im ambulanten Setting Sequenz a–g: Präorale und orale Vorbereitung (August 2008). **a** Im individuellen Alltagskontext optimierte Positionierung im Sessel mit Decke und Kissen. **b** Mundstimulation mit Eis. **c** Therapeutische Nahrungsgabe, soweit möglich *hands off*: Frau F. führt einen Löffel gefrostetes Apfelmus zum Mund. **d** Nach zwei spontanen Schluckbewegungen nutzt sie eine direkte Schluckhilfe, um weitere reinigende Schlucke zu fazilitieren. **e** *Hands on*-Sequenz mit passiver Zungendehnung (indirekte Schluckhilfe) zum Abschluss der Arbeit mit Apfelmus. Frau F. kann mit dieser Unterstützung letzte verbleibende Residuen herunterschlucken. **f** Trinken von angedicktem kaltem Saft. Frau F. bewegt die Zunge im Mund, um zum Nachschlucken zu kommen. **g** Einbeziehen von Variationen: Trinken mit dem Strohhalm im unterstützten Stand.
Sequenz h–j: (November 2008): Mahlzeit in angepasster Konsistenzen im für Frau F. normalen Alltagskontext am Couchtisch. *Hands off*-Sequenz. **h** Frau F. achtet darauf, dass der Mund von Brotresten geleert ist, und trinkt dann etwas. Sie kann die verschiedenen Konsistenzen nun schon im Wechsel zu sich nehmen. **i** Wenn sie zu hastig vorgeht, muss sie gelegentlich husten. **j** Das Husten erfolgt rechtzeitig und kräftig. Frau F. nutzt im Anschluss an das Husten noch Strategien wie das Drehen des Kopfes zur Seite im Sinne einer indirekten Schluckhilfe. Damit mobilisiert sie Residuen, spürt diese und kommt zum reinigenden Nachschluck.
Sequenz k+l (Januar 2009): Mittagessen (Normalkost), Status nach Abschluss der F.O.T.T. **k** Obwohl Frau F. sich für das Aufnehmen der Nahrung in den Mund in eine Position mit stark verkürztem Nacken begibt, kann sie die Nahrung sicher zum Bolus formen, herunterschlucken und gleichzeitig den nächsten Bissen vorbereiten (**l**). Essen und Trinken sind in allen Variationen sicher und laufen automatisch ab

4

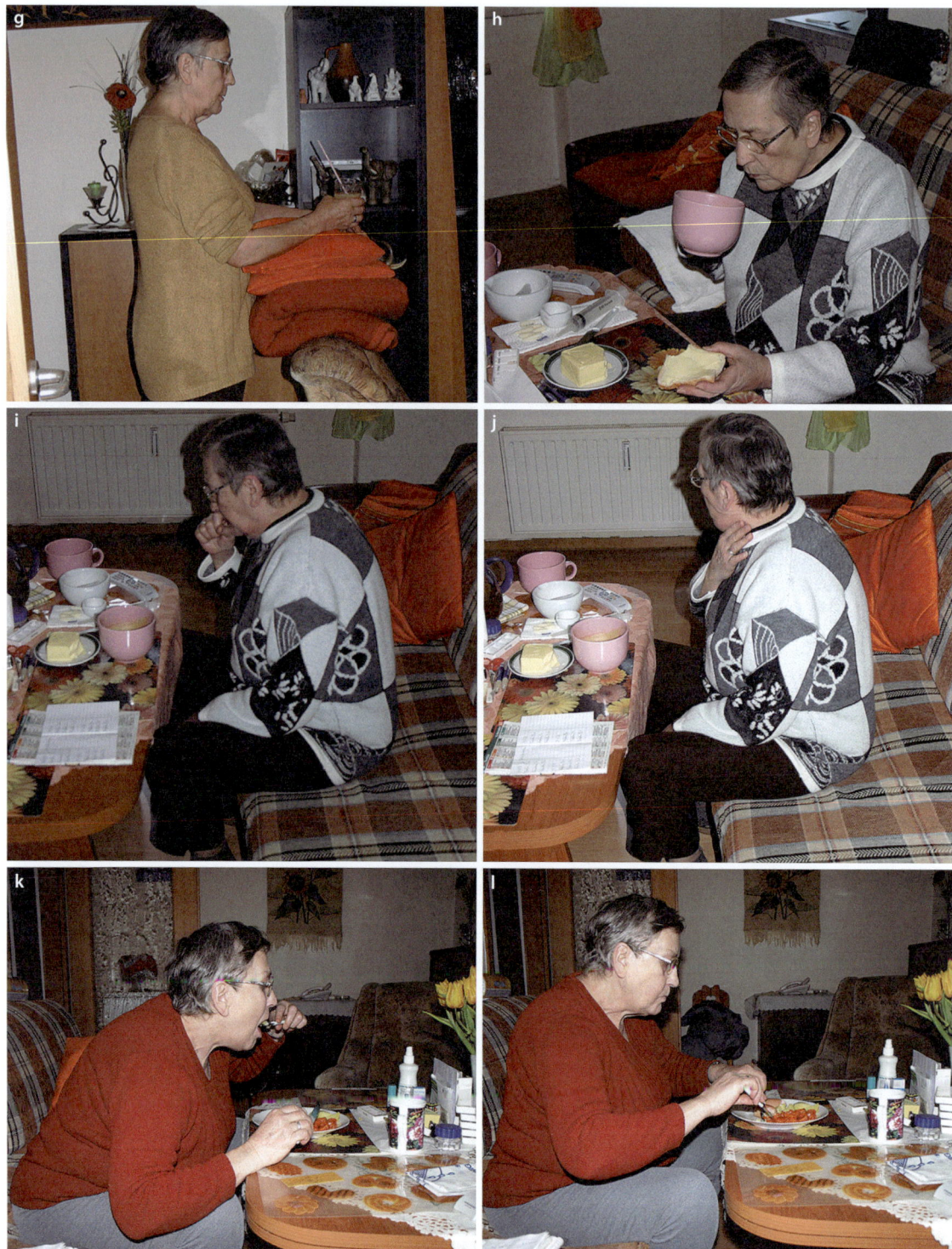

■ **Abb. 4.10**   (Fortsetzung)

— Bei fester Kost: Kieferbeweglichkeit, um beißen und kauen zu können
— Ausreichende Zungenbeweglichkeit, um das Essen zum Bolus zu formen und den Bolus transportieren zu können

— Ausreichender Wangentonus, um das Essen mitzubewegen
— Ausreichende Transportbewegungen, um den Bolus in den Rachen zu bewegen, um schlucken zu können
— Ausreichende Schutzmechanismen

Die in der Übersicht aufgeführten Fertigkeiten werden zunächst in der Therapie angebahnt. Im Rahmen der therapeutischen Nahrungsgabe werden sie weiter gefestigt und automatisiert. Während der Mahlzeit werden sensomotorische Abläufe der einzelnen Phasen der Schlucksequenz unterstützt.

> **Beachte**
>
> Genaue Beobachtung und eine genaue Evaluation der Fähigkeiten des Patienten sind nötig, um die Begleitung so zu gestalten, dass der Patient Hilfe erhält, wann immer er sie braucht.

4.7.1 Überlegungen zur Gestaltung der Situation

In Alltagssituationen, in denen wenig Personal viel Arbeit zu erledigen hat, ist es oft schwierig, die Patienten in einer ruhigen Umgebung und ohne Stress bei der Nahrungsaufnahme zu unterstützen. Sobald z. B. ein Telefon klingelt oder eine Kollegin ins Zimmer kommt und etwas fragt, wird es für den Patienten schwierig, sich auf das Wesentliche, auf die Nahrungsaufnahme, zu konzentrieren.

Praxistipp

Wird die Mahlzeit von Pflegenden begleitet, so ist mehr Zeit und Ruhe gegeben, wenn dies außerhalb der pflegerischen Rushhour stattfindet.

Eine ruhige und stressfreie Umgebung ist Voraussetzung, solange das Automatisierungsniveau der Abläufe noch zu gering ist, um normale Bewegungssequenzen (Physiologie) wieder erlernen zu können oder im Rahmen der Essensbegleitung zu festigen.

Patienten lernen durch aktives Tun und neue Erfahrungen. Sie können sich besser auf eine sichere Nahrungsaufnahme konzentrieren, wenn die Umgebung ruhig und ablenkungsarm gestaltet wird.

▶ Beispiel

Herr N.
Herr N. benötigt noch intensive Vorbereitung und Begleitung bei der Mahlzeit mit taktilen Hilfen. Sein Haltungshintergrund muss immer wieder verändert bzw. korrigiert werden (■ Abb. 4.11). Aufgrund des bestehenden Neglects ist die Exploration des Tisches eingeschränkt. Herr N. nimmt eine Seite nicht wahr. Um den Löffel zum Mund zu bringen, müssen seine Hände geführt werden. Weil er nicht nachschluckt, benötigt Herr

N. Schluckhilfe (■ Abb. 4.12). Es verbleiben Speisereste im Mund. Beim Ausspülen des Mundes, bei der anschließenden Mundhygiene benötigt er Hilfe, um das Wasser auszuspucken.

Bei diesem Patienten wäre das Essen in Gesellschaft oder Gruppe noch eine zu hohe Anforderung, aber er kann mit Unterstützung sicher seine Mahlzeit in ruhiger Umgebung einnehmen. ◀

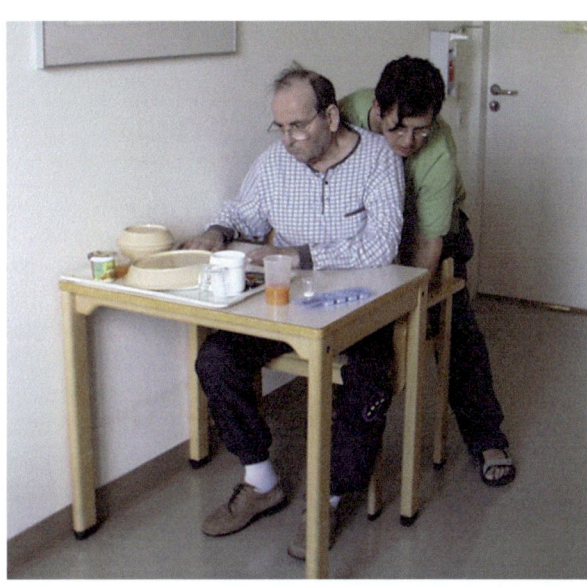

■ **Abb. 4.11** Vor der Mahlzeit: Die Beckenaufrichtung wird fazilitiert. Die Arme sind bereits auf dem Tisch gelagert

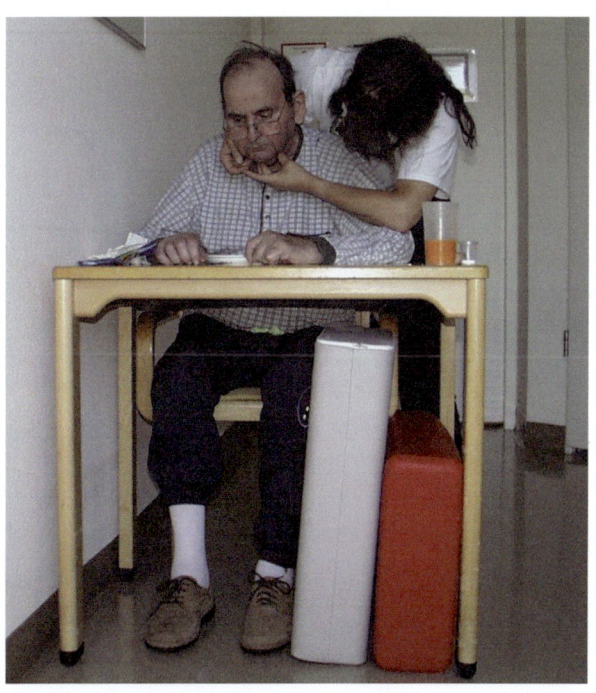

■ **Abb. 4.12** Die angebotene Schluckhilfe ermöglicht dem Patienten, effektiv zu schlucken

4

4.7.2 Vorbereitung der assistierten Mahlzeit

Vorbereitung des Haltungshintergrunds

Für die Handlungssequenz benötigt der Patient einen adäquaten Haltungshintergrund. Zu Beginn wird die **Sitzposition** optimiert (◘ Abb. 4.11). Packs bieten Unterstützungsfläche und dienen als stabile Referenzpunkte (◘ Abb. 4.6, ◘ Abb. 4.7a, ◘ Abb. 4.12). Während der Mahlzeit muss die Sitzposition immer wieder kontrolliert und ggf. korrigiert werden.

Vorbereitung des Mundes und der oropharyngealen Bewegungsabläufe

■■ **Taktile Mundstimulation**

Zu Beginn führen wir häufig die taktile Mundstimulation (► Abschn. 6.2.9) durch. Ziel ist es, die intraorale Wahrnehmung zu verbessern und die oralen Bewegungen und das anschließende Schlucken zu fördern, sozusagen „in Gang zu bringen", bevor die Nahrungsaufnahme beginnt (Erzer Lüscher und Sticher 2009). Es können verschiedene Flüssigkeiten benutzt werden wie z. B. Apfelsaft, Orangensaft, Kaffee. Vorlieben und Abneigungen des Patienten werden berücksichtigt. Durch den intensiven Geschmack erhält der Patient spezifischen gustatorischen Input, den er oft besser als Wasser spüren kann.

■■ **Förderung der lateralen Zungenbeweglichkeit**

Wie die laterale Zungenbeweglichkeit verbessert werden kann, wurde in ► Abschn. 4.5.2 dargestellt.

Zeigt der Patient eine ausreichende oropharyngeale Bewegungssequenz, kann mit der Mahlzeit begonnen werden.

4.7.3 Therapeutische Hilfen bei der Mahlzeit

Die Speise steht vor dem Patienten auf dem Tisch. Wenn es dem Patienten nicht möglich ist, aktiv mitzuhelfen, erhält er angemessene Unterstützung.

Möglichkeiten der Unterstützung

Führen bei der Vorbereitung

► **Beispiel**

Die Therapeutin führt den Patienten beim Heranholen des Suppentellers. Sie entfernen zusammen den Warmhaltedeckel. Der Löffel wird in die Hand genommen. ◄

■■ **Die Nahrung geführt zum Mund bringen**

Auch mit sehr viel Unterstützung können manche Patienten noch nicht mit Messer und Gabel essen. Die Be-

einflussung der oralen Phase durch die präorale Phase wird bei diesen Patienten besonders deutlich. Hier kann eventuell ein angepasstes Besteck helfen, den Löffel selbst zum Mund zu bringen. Dieser verringert die Verletzungsgefahr, z. B. wenn der Patient zusätzlich eine Ataxie hat. Gelingt dies nicht, muss die Therapeutin die Mahlzeit anreichen.

► **Beispiel**

Der Patient holt sich den Suppenteller heran. Er ist noch nicht in der Lage, ausreichend koordiniert den Löffel selbst in die Hand zu nehmen. Die Therapeutin führt die Aktion „Löffel in die Hand nehmen". Unterstützend führt sie den Patienten auf dem Weg mit dem Löffel zum Mund und platziert den Löffel auf der Zunge. Wenn notwendig, hilft sie dem Patienten beim Mundschluss und dem Transport des Bolus durch die Mundhöhle. ◄

■■ **Trinken**

Patienten verschütten manchmal den Inhalt des Bechers bei dem Versuch zu trinken. Für sie ist es eine schwierige Aufgabe, sich aufrecht stabil zu halten und gleichzeitig noch etwas anderes zu tun (trinken).

❯ **Beachte**

Das Trinken ist für viele Patienten problematischer als das Essen. Ursächlich hierfür ist die dünnflüssige Konsistenz, die schneller die Mundhöhle passiert. Es kommt zum Leaking (frühzeitiges Übertreten in den Pharynx) und bei verzögerter Schluckreaktion nicht selten zu Penetration oder gar Aspiration.

► **Beispiel**

Unterstützung durch Führen des Arms gibt dem Patienten die Möglichkeit, den Becher zum Mund zu führen und dann trinken zu können. Eine weitere Hilfe könnte der von Coombes entwickelte Trinkbecher sein (◘ Abb. 4.13). ◄

Praxistipp

− Bei verzögertem Schlucken oder reduzierter oraler Kontrolle empfiehlt es sich, die Getränke anzudicken, um einen vorzeitigen Übertritt der Flüssigkeit zu vermeiden. Durch Andicken der Getränke wird die Konsistenz an die jeweiligen Fähigkeiten des Patienten angepasst.
− Einige Andickungspräparate lösen sich nicht gut auf; es kommt zu Klumpenbildung, oder sie benötigen mehr Zeit, um die gewünschte Konsistenz zu erreichen. Bei anderen Mitteln setzt sich nach einer Standzeit der Getränke Dickflüssiges unten ab, während die obere Flüssigkeit dünnflüssig wird.

Die Alltagstauglichkeit und das Handling der Präparate sollte also geprüft und angepasst werden.

— Auf die Inhaltsstoffe des Andickmittels ist zu achten. Sehr oft sind Vitamine beigemischt, die die Patienten bereits verabreicht bekommen. Ein Übermaß an Vitaminen ist nicht notwendig.

— Die IDDSI (International Dysphagia Diet Standardisation Initiative) hat eine einheitliche Terminologie und Definition für Flüssigkeitsstufen (und texturadaptierte Lebensmittel) entwickelt (IDDSI 2019)

▪▪ Schluckhilfe

Erfolgt das Schlucken nicht spontan oder versiegen die oralen Aktivitäten, fazilitiert die Therapeutin das Schlucken mittels Schluckhilfe (▶ Abschn. 4.3.3) bei guter Kopfposition (langer Nacken) und ggf. mit dem Kieferkontrollgriff (◘ Abb. 4.12).

Kommt es zum Verschlucken und Husten, beeinflusst die Therapeutin die Effektivität des Hustens durch Unterstützung einer kontrollierten Rumpfflexion und taktile Unterstützung der Ausatembewegung, z. B. am seitlichen Brustkorb. Sie achtet darauf, dass unmittelbar nach dem Husten ein Schlucken erfolgt. Sofern dies nicht geschieht, fazilitiert sie das Schlucken.

Hilfsmittel

▪▪ Cheyne Spoon

Der Löffel aus stabilem Plastik ist für Patienten mit Beißtendenz besser geeignet als ein Metalllöffel. Metall verstärkt durch seine „Kälte" das Beißen. Die Aufnahme von Nahrung in die Mundhöhle ist durch die abgeflachte und verbreiterte Löffelfläche therapeutisch gut zu fazilitieren. Die Lippen können die Nahrung leichter abnehmen, und die Nahrung kann mit deutlichem Input auf der Zunge platziert werden (◘ Abb. 4.13).

▪▪ Becheraufsatz

Der Becher und der Aufsatz sind aus Plastik. Der von Coombes entwickelte Becheraufsatz hat kleine Öffnungen, damit eine bestimmte anzureichende Menge in dem Aufsatz gehalten und dann angereicht werden kann. Um den verbreiterten Rand kann der Patient seine Lippen gut anlegen und umschließen. Die Sicherheit beim Schlucken wird durch die Beibehaltung eines „erwachsenen" Abnehmens der Flüssigkeit (veränderte orale Transportphase im Gegensatz zum „Ansaugen") erhöht (◘ Abb. 4.13).

▪▪ Trinkhalme

Der Pat Saunders-Strohhalm hat am unteren Ende ein „Ventil", das ein Rückfließen der angesaugten Flüssigkeit weitestgehend verhindert. Die bereits angesaugte

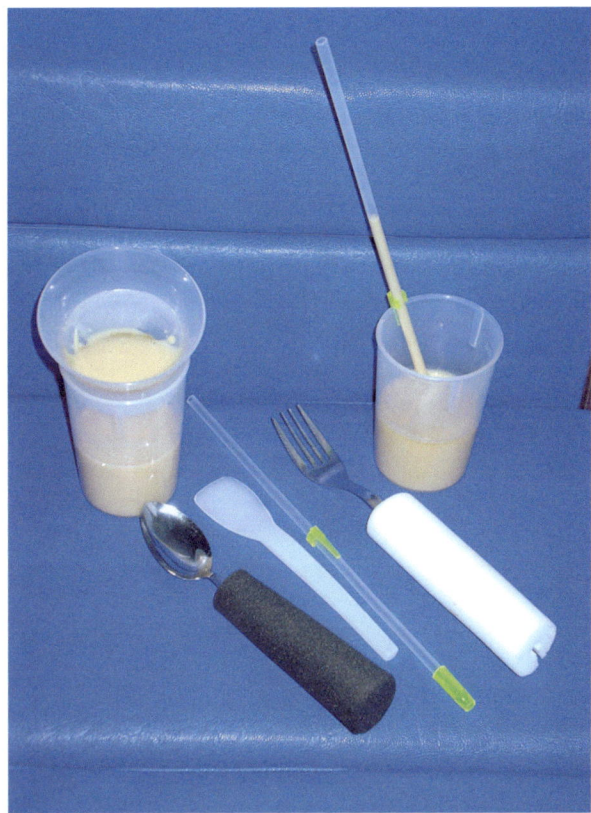

◘ **Abb. 4.13** Hilfsmittel: Vorn: Besteck mit Griffverdickungen, Cheyne Spoon. Hinten: Trinkbecher mit und ohne Aufsatz, Pat Saunders-Strohhalm

Flüssigkeit bleibt dadurch im Trinkhalm stehen, wenn der Patient sein Ansaugen unterbricht. Beim erneuten Ansetzen muss der Patient dann weniger Arbeit leisten, um Flüssigkeit anzusaugen (◘ Abb. 4.13). Der Trinkhalm wurde für Patienten entwickelt, die über gut koordinierte orale und pharyngeale Bewegungen verfügen, aber Probleme haben, die Nahrung sicher zum Mund zu führen.

> ❯ **Beachte**
> In der Europäischen Union sind bestimmte Einweg-Kunststoffartikel seit Juli 2021 verboten. Alternative Materialien sollten sorgfältig auf ihre Eignung geprüft werden. So sollten Trinkhalme aus Papier in der Regel nicht verwendet werden, da sie sich bei langer Liegezeit in Flüssigkeit auflösen können.

▪▪ Besteck

Griffverdickungen an Löffeln, Messern und Gabeln erleichtern es dem Patienten, das Besteck selbstständig zu greifen und zum Mund zu führen. Durch individuell gebogenes Besteck können Bewegungseinschränkungen des Patienten ausgeglichen werden (◘ Abb. 4.13).

4

Verbale Aufforderung?

Oft wird die Ansicht vertreten, dass Patienten besonders durch verbale Aufforderung veranlasst werden könnten zu schlucken. Aber was passiert, wenn kein Therapeut oder Pflegender neben dem Patienten steht und ihn zum Schlucken auffordert?

» „Wir schlucken, weil wir den Speichel oder Nahrung spüren, und nicht, weil wir einen ‚kleinen Mann im Ohr' haben, der uns ein- bis zweimal pro Minute sagt, dass wir schlucken sollen!" (Nusser-Müller-Busch, persönliche Mitteilung)

❯ **Beachte**
Da verbale Aufforderungen, jetzt zu schlucken, bereits bei Normalpersonen zu assoziierten Bewegungen, funktionsbehinderndem Bewegungsverhalten und Schluckanstrengung führen können, achten wir bei den Patienten darauf, dies zu vermeiden. Stattdessen geben wir taktile Hilfen zur Unterstützung des sensomotorischen Zyklus und zum Wiedererlernen der Funktion.

4.7.4 Nachbereitung der Mahlzeit

Wenn Patienten unmittelbar nach dem Essen hingelegt werden, besteht – insbesondere in Rückenlage – die Gefahr einer Aspiration durch im Schlucktrakt verbliebene Residuen. Um auszuschließen, dass sich noch Reste in der Mundhöhle befinden, fordern wir den Patienten auf, mit der Zunge die „Zähne zu putzen", und unterstützen danach das Schlucken. Gegebenenfalls untersuchen wir bei der anschließenden Durchführung der Mundhygiene die Mundhöhle auf das Vorhandensein von Speiseresten.

Praxistipp

Jeder Patient mit Neigung zu pharyngealen Residuen sollte nach dem Essen in aufrechter oder vorgeneigter Haltung für ca. 20–45 min therapeutisch gelagert werden.

Diese Position ermöglicht das Schlucken von Residuen und reduziert das schwerkraftbedingte Risiko von Leaking, Penetration und Aspiration.

Hierzu wird der Patient in Vorlage, z. B. am Tisch, Bauch in Richtung Tisch, Kopf seitlich gedreht und leicht flektiert gelagert. Durch Kissen oder Packs vor dem Oberkörper kann die Aufrichtung des Rumpfes und Oberkörpers gehalten werden. Die Arme sind als breite Unterstützungsfläche seitlich der Packs auf dem Tisch gelagert. Die Füße haben Kontakt zum Boden.

Die Möglichkeiten der Unterstützung vor, während und nach der Mahlzeit sind in der Übersicht zusammengefasst.

Übersicht Assistierte Mahlzeit (= unselbstständiges Essen; Coombes 1992)

Vorbereitung
- Ausgangsposition schaffen
- Taktile Mundstimulation
- Anbahnung spezifischer oraler und pharyngealer Bewegungsabläufe

Unterstützung während der Mahlzeit
- Führen (der Arme)
- Kieferkontrollgriff
- Schluckhilfen
- Hilfsmittel
- Konsistenzadaptierte Kost und Getränke – Möglichkeit der Klassifikation anhand der IDDSI-Grundstruktur (2019)

Nachbereitung
- Lagerung/Sitzposition
- Mundhygiene

4.7.5 Assistierte Mahlzeiten und enterale Ernährung

Bei der assistierten Mahlzeit bieten wir dem Patienten eine mehr oder weniger vollständige Mahlzeit an. Damit kann der Anteil der Sondenernährung an der Kalorienbilanz verringert werden. Hierbei arbeiten nach Möglichkeit Ernährungsberater und Diätassistenten mit Ärzten und Pflegenden zusammen, um die Kalorien-, Nährstoff- und Flüssigkeitsbilanz sicherzustellen.

Solange die Flüssigkeitszufuhr oral nicht 100 % gewährleistet werden kann, muss darauf geachtet werden, dass der Patient ausreichend Flüssigkeit über die Sonde zugeführt bekommt. Dies gilt v. a. für Patienten in Pflegeheimen und in häuslicher Betreuung. Da für viele Patienten die Aufnahme von 2 l Flüssigkeit/Tag sehr anstrengend ist, stellt die Flüssigkeitszufuhr über die PEG–Sonde unter Umständen eine große Erleichterung dar.

Die PEG-Sonde sollte nicht zu früh entfernt werden. Durch Verschlechterungen des Allgemeinzustands ist bei manchen Patienten das sichere Schlucken nicht immer gewährleistet. In solchen Phasen kann man unmittelbar wieder auf die Sonde zurückgreifen. In der Übersicht sind Kriterien für die Fortsetzung der PEG-Sondierung zusammengefasst.

Übersicht Kriterien zum Belassen der PEG-Sonde

- Orale Flüssigkeitsaufnahme beträgt weniger als 1,5 l pro Tag.
- Gefahr der Dehydration (Martino 2002).
- Ansteigen der Entzündungsparameter (CRP-Wert).
- Medikamente werden nicht immer sicher geschluckt oder müssen noch gemörsert werden.
- Temperaturschwankungen (subfebril morgens und abends).
- Die quantitativ erforderliche Menge ist nicht gewährleistet (½ Portionen), Proteinmangel!
- Die Nahrungsmenge (Kilokalorien, Kcal) ist noch ungenügend, dem Patienten müssen zusätzliche Kilokalorien angeboten werden.
- Schwankender Allgemeinzustand (z. B. epileptische Anfälle, regelmäßige Infekte).
- Progredienter Erkrankungsverlauf (ALS, Morbus Parkinson, multiple Sklerose u. a.).

> **Beachte**
> Die Kombination von oraler und Sondenernährung kann ein reelles Ziel bei schwer betroffenen Patienten sein.

4.7.6 Zusammenfassung

Die Art und Intensität der Hilfen während der Mahlzeit wird den Bedürfnissen des Patienten angepasst und je nach Patient unterschiedlich sein. Die Begleitung ermöglicht einerseits eine sichere und weniger anstrengende Nahrungsaufnahme. Damit kann der Patient in einem gewissen Rahmen das Essen und Trinken genießen. Andererseits wird der Abbau von Hilfen angestrebt, sobald Bewegungsabläufe und -qualität ausreichend sind.

Der Weg zur Selbstständigkeit von der assistierten Mahlzeit zum normalen Essen beinhaltet folgende Aspekte:

- Sicherheit in der alltäglichen Ess- und Trinksituation
- Sicheres Schlucken aller Konsistenzen
- Möglichkeit des Essens in Gesellschaft

Patienten müssen sich das Erreichen dieser Ziele oft über Monate erkämpfen! Mit zunehmenden Verbesserungen der oralen Nahrungsaufnahme können sie dann wieder gemeinsam mit anderen Menschen die Mahlzeit einnehmen – ein weiterer Schritt zur Selbstständigkeit und zur Teilhabe.

Literatur

Affolter F, Bischofberger W (1996) Gespürte Interaktion im Alltag. In: Lipp B, Schlaegel W (Hrsg) Wege von Anfang an. Neckar, Villingen-Schwenningen, S 77–99

Affolter F, Bischofberger W, Fischer L, Hoffmann W, Linzmeier S, Ott-Schindele R, Peschke V, Stöhr S, Strathoff S, Trares M (2009) Erfassung der Wirksamkeit gespürter Interaktionstherapie bei der Behandlung von Patienten mit erworbener Hirnschädigung. Neurol Rehabil 15(1):12–17

Affolter F, Bischofberger W (Hrsg) (2022) Interaktion im Alltag – wie erfassbar? Teil II der Serie: Von den Wurzeln zu den Ästen. Neckar, Villingen-Schwenningen

AWMF. S2e-Leitlinie Multimodale Therapiekonzepte für das Post-Intensive-Care-Syndrom (PICS) ▶ https://register.awmf.org/de/leitlinien/detail/080-007 Zugegriffen: 1. Mar 2023

Bartolome G, Neumann S (2010) Physiologie des Schluckvorganges. In: Bartolome G, Schröter-Morasch H (Hrsg) Schluckstörungen. Diagnostik und Rehabilitation, 4. Aufl. Urban & Fischer, München, S 15–36

Bisch E, Logemann J, Rademaker A, Kahrilas P, Lazarus C (1994) Pharyngeal effects of bolus volume, viscosity, and temperature in patients with dysphagia resulting from neurologic impairment and in normal subjects. J Speech Hear Res 37(5):1041–1059

Bühler S, Grötzbach H, Frommelt P (2005) ICF-basierte Zieldefinition in der Neurorehabilitation. Neurologie & Rehabilitation 11(4):204–211

Davies PM (1995) Wieder Aufstehen. Frühbehandlung und Rehabilitation für Patienten mit schweren Hirnschädigungen. Springer, Berlin

Davies PM (2004) Hemiplegie. Ein umfassendes Behandlungskonzept für Patienten nach Schlaganfall und anderen Hirnschädigungen, 2. Aufl. Springer, Berlin

DGN – Deutsche Gesellschaft für Neurologie (2008) Leitlinien Neurogene Dysphagien. ▶ http://www.dgn.org/leitlinien/archiv-leitlinien-2008. Zugegriffen: 26. März 2015

Duchac S, Frank U, Huckabee ML (2021) Rehabilitation von Schluckstörungen – Zeit für ein Umdenken? Neuroreha 13:125–130

Dziewas R, Pflug C et al (2020) Neurogene Dysphagie, S1-Leitlinie, 2020, in: Deutsche Gesellschaft für Neurologie (Hrsg), Leitlinien für Diagnostik und Therapie in der Neurologie. Online: ▶ www.dgn.org/leitlinien Zugegriffen: 24. Jan 2023

Elferich B (2001) Rehabilitation von Dysphagiepatienten. In: Therapiezentrum Burgau (Hrsg) Jubiläumsschrift 10 Jahre Schulungszentrum am Therapiezentrum Burgau. Therapiezentrum Burgau, 89331 Burgau

Erzer Lüscher F, Sticher H (2009) Der Einfluss der Mundstimulation nach F.O.T.T. auf die Schluckfrequenz bei Patienten mit einer Trachealkanüle und erworbenen zentralneurologischen Störungen. www.formatt.org/de/konzept/literatur. Zugegriffen: 12. Apr 2023

Frommelt P, Grötzbach H (2005) Einführung der ICF in der Neurorehabilitation. Neurol Rehabil 11(4):171–178

Gratz C (1996) Essen und Trinken als geführtes Alltagsgeschehnis. In: Lipp B, Schlaegel W (Hrsg) Wege von Anfang an. Neckar, Villingen-Schwenningen, S 167–170

Gratz C (2008) F.O.T.T.-Therapie des fazio-oralen Trakts. In: Habermann C, Kolster F (Hrsg) Ergotherapie im Arbeitsfeld Neurologie, 2. Aufl. Thieme, Stuttgart, S 783–799

Gratz C, Müller D (2004) Die Therapie des Facio-Oralen Traktes bei neurologischen Patienten – zwei Fallbeispiele, 3. Aufl. Schulz-Kirchner, Idstein

Graham JV, Eustace C, Brock K, Swain E, Irwin-Carruthers S (2009) The Bobath concept in contemporary clinical practice. Top Stroke Rehabil 16(1):57–68

Greenwood DI (2013) Nutrition management of amyotrophic lateral sclerosis. Nutr Clin Pract 28(3):392–399

Gross RD, Atwood CW, Grayhack JP, Shaiman S (2003) Lung volume effects on pharyngeal swallowing physiology. J Appl Physiol 95(6):2211–2217

4

Hiss SG, Treole K, Stuart A (2001) Effects of age, gender, bolus volume, and trial on swallowing apnea duration and swallow/respiratory phase relationships of normal adults. Dysphagia 16(2):128–135

Hofer A (2009) Das Affolter-Modell. Entwicklungsmodell und gespürte Interaktionstherapie. Pflaum, München

Huckabee ML, Lamvik-Gozdzikowska K (2018) Reconsidering rehabilitation for neurogenic dysphagia: Strengthening skill in swallowing. Curr Phys Med Rehabil Rep 6(3):186–191

Huggins PS, Tuomi SK, Young C (1999) Effects of nasogastric tubes on the young, normal swallowing mechanism. Dysphagia 14(3):157–161

IDDSI – International Dysphagia Diet Standardisation Initiative (2019) ▶ https://iddsi.org/framework. Licensed under the CreativeCommons Attribution Sharealike 4.0 License.. Online: ▶ https://iddsi.org/Translations/Available-Translations Zugegriffen: 26. Jan 2023

Kahrilas PJ, Lin S, Logemann JA, Ergun GA, Facchini F (1993) Deglutitive tongue action: volume accommodation and bolus propulsion. Gastroenterology 104(1):152–162

Kjaersgaard A (2013) PhD thesis. Difficulties in swallowing and eating following acquired brain injury – From a professional and a patient perspective. The Institute of Public Health and Hammel Neurorehabilitation and Research Centre. Faculty of Health Sciences. University of Southern Denmark, 2013 PhD thesis: free download: ▶ https://annettekjaersgaard.dk/publikationer/

Klahn M, Perlman A (1999) Temporal and durational patterns associating respiration and swallowing. Dysphagia 14(3):131–138

Kleim JA, Jones TA (2008) Principles of experience-dependent neural plasticity: implications for rehabilitation after brain damage. J Speech Lang Hear Res 51(1):S225–S239

Langmore S, Terpenning M, Schork A, Chen Y, Murray J, Lopatin D, Loesche W (1998) Predictors of aspiration pneumonia: how important is dysphagia? Dysphagia 13(2):69–81

Leopold NA, Daniels SK (2010) Supranuclear control of swallowing. Dysphagia 25(3):250–257

Logemann JA (1999a) Do we know what is normal and abnormal airway protection? Dysphagia 14(4):233–234

Logemann JA (1999b) Evaluation and treatment of swallowing disorders, 2. Aufl. College Hill Press, San Diego, CA

Martino R (2002) When to PEG? Dysphagia 17(3):233–234

Martin RE (2009) Neuroplasticity and swallowing. Dysphagia 24(2):218–229

Müller D (2012) Haben F.O.T.T.-Schluckhilfen einen Einfluss auf die Häufigkeit, Effektivität und Effizienz des Schluckens bei Patienten mit Dysphagie nach Schlaganfall? Unveröffentlicht. Masterthese Neurorehabilitation Donau-Universität, Krems ▶ www.formatt.org/de/konzept/literatur. Zugegriffen: 12. Apr 2023

Mulder T, Hochstenbach J (2001) Adaptability and flexibility of the human motor system: implications for neurological rehabilitation. Neural Plast 8(1–2):131–140

Nusser-Müller-Busch R (1997) Therapie des Facio-Oralen Traktes (FOTT) zur Behandlung facio-oraler Störungen und Störungen der Nahrungsaufnahme. Forum Logopädie 2:1–4

Nusser-Müller-Busch R (2006) Diätetik bei Schluckstörungen im Erwachsenen- und Kindesalter. In: Böhme G (Hrsg) Sprach-, Sprech-, Stimm- und Schluckstörungen. Bd 2: Therapie, 3. Aufl. Urban & Fischer, München, S 392–401

Nusser-Müller-Busch R (2013) Schluckstörungen auf der Intensivstation: Atmen und Schlucken – eine vitale Beziehung. DIVI 4:2–14. ▶ https://doi.org/10.3238/DIVI.2013.0007-0014

Peschke V (1996) Von der Frührehabilitation zur weiterführenden Rehabilitation – erweiterte Alltagsgeschehnisse in der neuropsychologischen Milieutherapie. In: Lipp B, Schlaegel W (Hrsg) Wege von Anfang an. Neckar, Villingen-Schwenningen, S 283–316

Piekartz von H (2005) Kiefer, Gesichts- und Zervikalregion. Neuromuskuloskeletale Untersuchung, Therapie und Managment. Thieme, Stuttgart

Robbins JA (1996) Normal swallowing and aging. Semin Neurol 16(4):309–317

Robbins JA, Coyle J, Rosenbek J, Roecker E, Wood J (1999) Differentiation of normal and abnormal airway protection during swallowing using the penetration-aspiration scale. Dysphagia 14(4):228–232

Robbins JA, Butler SG, Daniels SK, Gross RD, Langmore S, Lazarus CL, Martin-Harris B, Mc Cabe D, Musson N, Rosenbek JC (2008) Swallowing and dysphagia rehabilitation: translating principles of neural plasticity into clinically oriented evidence. J Speech Lang Hear Res 51(1):276–300

Rolf G (2007) Schmerzpuzzle – Verlust der Beweglichkeit, Ausweichbewegungen und Selbstmanagement. Manuelle Therapie 11(1):10–16

Rosenbek J, Robbins J, Roecker E, Coyle J, Woods J (1996) A Penetration-Aspiration Scale. Dysphagia 11(2):93–96

Sawczuk A, Mosier KM (2001) Neural control of tongue movement with respect to respiration and swallowing. Crit Rev Oral Biol Med 12(1):18–37

Schaupp U (2000) Dysphagie im Alter. In: Kolb (Hrsg) Dysphagie. Kompendium für Ärzte und Sprachtherapeuten in Klinik, Rehabilitation und Geriatrie. Urban & Vogel, München, S 25–46

Schefold JC, Wollersheim T, Grunow JJ, Luedi MM, Graggen WJZ, Weber-Carstens S (2020) Muscular weakness and muscle waisting in the critically ill. Journal of Cachexia, Sacopenia and Muscle 11:1399–1412

Schow T, Jakobsen D, Steen Langhorn B, Falkengaard M (2019) Algorithmus für Facial Oral Tract Therapy. F.O.T.T. Online: ▶ www.formatt.org/de/konzept/literatur Zugegriffen: 12. Febr 2023

Schütz M (2000) Die Bedeutung der präoralen Phase im Rahmen des oralen Kostaufbaus. In: Lipp B, Schlaegel W, Nielsen K, Streubelt M (Hrsg) Gefangen im eigenen Körper – Lösungswege – Neurorehabilitation. Neckar, Villingen-Schwenningen, S 121–124

Schultheiss C, Wolter S, Schauer T, Nahrstaedt H, Seidl RO (2015) Einfluss der Körperposition auf die Atem-Schluck-Koordination. HNO 63:439–446

Steffen A et al (2018) „Hypersalivation" S2k-Leitlinie, Online: ▶ www.register.awmf.org/de/leitlinien/detail/017-075 Zugegriffen: 26. Jan 2023

Tittmann D (2001) F.O.T.T. – ein interdisziplinäres Konzept. Not 2001/2

Woite D (1997) Therapie des Facio-Oralen Traktes nach Coombes. Praxis Ergotherapie 10(5):350–352

Yao D, Yamamura K, Narita N, Martin RE, Murray GM, Sessle BJ (2002) Neuronal activity patterns in primate primary motor cortex related to trained and semiautomatic jaw and tongue movements. J Neurophysiol 87:2531–2541

Clinical Reasoning: Zwei Fallvorstellungen

Barbara Augustin und Doris Müller

Inhaltsverzeichnis

5

Clinical Reasoning (CR) bezeichnet die klinischen Denk- und Entscheidungsprozesse im Therapiegesamtverlauf oder in einer Behandlung. Befund, Zielstellung, die Überlegungen zum Behandlungsplan und die Interventionen werden in zwei Falldarstellungen überprüft und ggf. angepasst; Interventionen auf Wirksamkeit und Effektivität überprüft. Der Behandlungspfad soll zeigen, was F.O.T.T. ausmacht: „continue to do something that works" (frei nach Kay Coombes und Berta Bobath). Es ist zu evaluieren, was dem individuellen Patienten dabei hilft, Alltagsrelevantes zu lernen.

5.1 Clinical Reasoning am Beispiel Schlucken

Barbara Augustin

Dieser Beitrag basiert auf dem gleichnamigen Vortrag von Brit Steen Langhorn und Barbara Augustin beim 4. Internationalen F.O.T.T.-Symposiums (SIG F.O.T.T. International 2022).

5.1.1 Normales Schlucken und zugrunde liegende Fähigkeiten

Schlucken ist die Körperfunktion, die für die orale Nahrungsaufnahme und für eine bedarfsdeckende Ernährung des Körpers Voraussetzung ist. Unter ICF-Gesichtspunkten geht dies mit Aktivität (Durchführung einer Handlung/Aufgabe) und Partizipation (Teilhabe, also Einbezug der betreffenden Person in eine Lebenssituation) einher und ermöglicht Genuss, Lebensfreude und Lebensqualität.

Im Wachzustand in Ruhe schluckt ein gesunder Mensch etwa einmal pro Minute, hauptsächlich seinen Speichel, also etwa 60-mal pro Stunde und – werden die täglichen Mahlzeiten eingerechnet – insgesamt bis zu 2000-mal pro Tag. Schlucken gehört zu den häufigsten Bewegungsvorgängen im Körper (Jenkins und Tortora 2018).

Bei gesunden Körperfunktionen sind *Sensibilität* und *Bewegungsfähigkeit* essenziell. Diese beiden physiologischen Fähigkeiten (sensomotorischer Kreislauf) sind miteinander verbunden und wechselseitig voneinander abhängig. Sie sind auch für ein erfolgreiches und effizientes Schlucken notwendig. Mittels Sensibilität werden Speichel- und Speisereste oder andere Residuen, die sich im facio-oralen Trakt angesammelt haben, wahrgenommen und gespürt. Adäquate Bewegungsfähigkeit wird dann nötig, um diese erspürten Residuen unmittelbar und erfolgreich zu entfernen (◘ Abb. 5.1). Oftmals deckt die Untersuchung auf, dass von einer Dysphagie Betroffene Beein-

trächtigungen in einer dieser beiden elementaren Fähigkeiten oder in beiden aufweisen.

Prävalenz von Dysphagien
Dysphagie ist ein Symptom, das Menschen jedes Alters und jeder Nationalität betreffen kann. Die Prävalenzraten variieren je nach Herkunftsland bzw. Region und Alter der Betroffenen. Statistisch betrachtet wird einer von 17 Menschen im Laufe seines Lebens eine Form von Dysphagie entwickeln. Das entspricht einer Prävalenzrate von 11 % in der Weltbevölkerung. Dysphagie tritt in allen Altersgruppen auf, die Prävalenz steigt mit zunehmendem Alter. Von Dysphagie betroffen sind bis zu 13 % der Erwachsenen ≥65 Jahre und mehr als 51 % der institutionalisierten älteren Menschen. Neurologische Erkrankungen zählen zur häufigsten Ursache. So sind 40–70 % der Menschen betroffen, die einen Schlaganfall erlitten haben, und 60–80 % der an neurodegenerativen Erkrankungen leidenden Personen. Dysphagien können als Symptom einer Demenz auftreten, betreffen etwa 80 % aller Alzheimer-Erkrankten und treten ebenfalls häufig bei Morbus Parkinson auf. 60–75 % der Betroffenen mit Kopf-Hals-Tumoren leiden während oder nach Chemotherapien an Problemen beim Schlucken (WGO 2014).

5.1.2 Komponenten im therapeutischen Prozess

Im therapeutischen Prozess sind Komponenten wie Kausalität, Zielformulierungen und Clinical Reasoning wichtig, da sie bei der Erstellung eines individuell zugeschnittenen Behandlungsplans und auch bei der Umsetzung hilfreich sein können.

5.1.2.1 Kausalität

Bereits Voltaire erkannte den kausalen Zusammenhang, denn eines seiner Zitate lautet „Es gibt keine Wirkung ohne Ursache" (Voltaire 1733). In einem ständigen Zusammenspiel sind Ursache und Wirkung konzeptionell miteinander verbunden, die Kausalität. Auch in der Medizin hat eine Ursache eine bestimmte Wirkung, oder eine Kombination von Ursachen führt zu bestimmten Symptomen.

Die Behandelnden einer Dysphagie müssen manchmal ähnlich wie Detektive vorgehen, um funktionelle Ursachen oder eine damit im Zusammenhang stehende Funktionsstörung ausfindig zu machen und im weiteren Verlauf möglichst die optimale Behandlung zum richtigen Zeitpunkt anzubieten.

Beispiel: Bewegliche Strukturen sind für effiziente motorische Funktionen erforderlich, deshalb kann es wichtig sein, das größtmögliche Bewegungsausmaß zu erhalten und ggf. durch manuelle Mobilisation zu erweitern. Beispielsweise kann eine funktionelle Einschränkung oder Verkürzung des M. sternocleidomastoideus Schmerzen im Nacken, Schulterbereich sowie am Kopf, auch zu Schwindel und Gleichgewichtsproblemen oder einer eingeschränkten Fähigkeit, den Kopf und die Halswirbelsäule zu bewegen, führen. Letztendlich kann dies auch die Schluckfunktion beeinträchtigen.

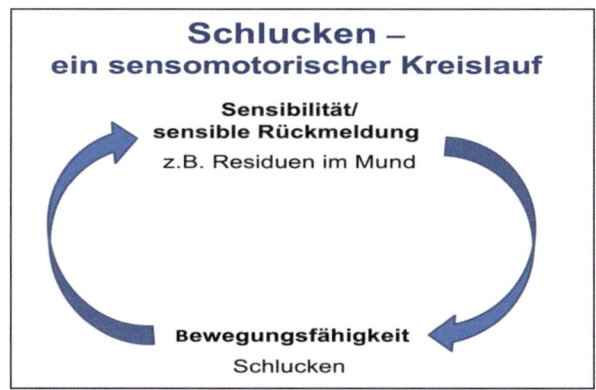

◻ Abb. 5.1 Sensomotorischer Kreislauf: Beispiel Schlucken (© Augustin u. Steen Langhorn)

5.1.2.2 Zielsetzungen

Zielsetzungen sind in der Versorgung und Behandlung von Betroffenen ein wichtiger Baustein. Als Vereinbarung zwischen dem Patienten und der Behandelnden zielen sie darauf ab, den therapeutischen Prozess effizient zu gestalten. Die getroffene Vereinbarung verpflichtet zur Umsetzung, bis sie abgeändert wird oder das Ziel erreicht ist. Ergänzend tragen Ziele dazu bei, dass die Vorgehensweise überlegt, strukturiert und fokussiert ist. Bestenfalls findet ein Informationsaustausch zwischen allen Beteiligten im interprofessionellen Team mit dem Patienten und evtl. Zugehörigen statt. So werden z. B. SMART-Ziele (Bühler et al. 2015) und Zielformulierungen nach ICF gemeinsam formuliert und Strategien festgelegt, sie zu realisieren. Ziele und therapeutische Interventionen sollten im Einklang mit den individuellen Bedürfnissen des Patienten stehen, realistisch und messbar sein. Sie werden an die auftretenden Reaktionen und Verhaltensweisen sowie an jede Situation neu adaptiert.

5.1.2.3 Clinical Reasoning

Clinical Reasoning (CR) ist eine Fähigkeit seitens der Behandelnden und des Teams und bezieht sich auf den komplexen mentalen Prozess, der von jedem Einzelnen oder im Team vor/während/nach einer therapeutischen Intervention stattfindet. Dabei werden relevante Informationen aus verschiedenen Quellen rund um den Patienten gesammelt, analysiert und kritisch bewertet. Unterschiedliche Hypothesen werden gebildet, priorisiert, ggf. verworfen und Schlussfolgerungen für den klinischen Befund und den individuellen Behandlungsplan gezogen. Auch ein Wiederbefund mit nachfolgender Bewertung ist Teil des fortlaufenden kognitiven Prozesses des CR. So können Qualität und Effektivität einer Intervention und/oder Behandlung verbessert und die Behandlung patientenzentriert maßgeschneidert werden.

Die Methode CR basiert auf Erfahrung und klinischer Kompetenz der Anwendenden, was als interne

Evidenz der evidenzbasierten Medizin gilt. Dabei sind kritisches Denken, Problemlösung und Entscheidungsfindung von großer Bedeutung, um Muster und Zusammenhänge zwischen Symptomen und zugrunde liegenden funktionellen Problemen zu erkennen. Flexibilität ist ebenfalls unerlässlich, um schnell auf die Bedürfnisse oder nicht-hilfreiche Reaktionen des Patienten zu reagieren und den Behandlungsplan entsprechend anzupassen. Abgesehen von theoretischem Wissen und praktischen Fähigkeiten erfordert CR auch ein Verständnis und die Kenntnis der Pathophysiologie und ihrer möglichen Auswirkungen.

Clinical Reasoning kann Anwendenden der F.O.T.T. helfen, effizienter zu behandeln. Um zu fundierten Handlungsentscheidungen zu kommen, bedarf es einer genauen Analyse der Situation und der korrekten Identifizierung und Bewertung der Ursache-Wirkung-Beziehung. Im günstigsten Fall kann damit insgesamt die Behandlung voranschreiten und sich das Outcome des Patienten verbessern. Bestehendes Potenzial des Patienten soll genutzt und nicht-hilfreiche Reaktionen reduziert werden. Nach dem F.O.T.T.-Prinzip *Zurück zur Physiologie* ist es Ziel, die Funktionen in physiologische Bahnen zu lenken. Die Schlucksequenz soll automatisiert sowie schneller und effektiver werden und die neuronale Plastizität des Patienten gefördert werden.

5.1.3 Clinical Reasoning am Beispiel Schlucken – ein Fallbeispiel

> **Beachte**
> In der F.O.T.T. wird Schlucken nicht nur in der Behandlung trainiert, sondern auf verschiedene Arten und Weisen in unterschiedlichen Alltagssituationen fazilitiert. Das kann ein Moment des Spürens, eine erfolgreiche Bewegungserfahrung sein, oder wenn der Patient Hilfe braucht, den Bewegungsablauf zu komplementieren.

Betroffenen mit sensorisch-perzeptiven Beeinträchtigungen wird primär *hands on* taktiler Input geboten.

Die Hypothese und der Behandlungsplan basieren auf fundierten Überlegungen. Die praktische Anwendung wird unmittelbar überprüft und bewertet, ggf. werden die Intervention oder das Handling an neue Erfordernisse kontextabhängiger Faktoren wie Situation, Aufgabe, Umwelt angepasst. Jeder Schluck, auch jeder fazilitierte Schluck, ist ein Erfolg, der dem Patienten direkt zugutekommt. Er kann alle Beteiligten erheblich motivieren.

Auch während alltäglicher pflegetherapeutischer Interventionen wird immer auf das Schlucken geachtet, z. B.:

- beim Positionieren, Lagern,
- beim assistierten oder pflegerischen Waschen des Gesichts,

- bei der F.O.T.T.-Mundstimulation,
- bei der Arbeit in den Bereichen Stimme, Sprechen und beim Zähneputzen.

Wiederholtes und variantenreiches Durchführen von Bewegungen in verschiedenen Situationen und Kontexten ist ein wesentlicher Aspekt des motorischen Lernens (▶ Kap. 16 und 17). Alle Handlungen der Anwenderin haben eine Auswirkung auf den Patienten, beeinflussen dessen Fertigkeiten, ggf. auch die Schluckfunktion, auf hilfreiche oder nicht-hilfreiche Weise, absichtlich oder unabsichtlich.

Beispiele, die Schlucken ungünstig beeinflussen können:

- Die Position und Interaktion zwischen der Behandelnden und dem Patienten ruft ein Malalignment, d. h. eine nicht-hilfreiche Körperausrichtung hervor. Muss der Patient zur Therapeutin hochschauen, entsteht ein kurzer Nacken. Der Patient kann dadurch nicht effizient schlucken. Die Schluckfrequenz kann sinken.
- Hochgradig aspirationsgefährdete Betroffene werden in Rückenlage oder nach hinten gelehnt gelagert. In diesem Fall gelangen Residuen infolge der Schwerkrafteinwirkung schneller in den hinteren Bereich der Mundhöhle. Das Aspirationsrisiko steigt durch die ungünstige biomechanische Veränderung und ggf. durch stark verzögertes Schlucken.
- Der Patient wird nicht ausreichend oder gar nicht in die präorale Phase einbezogen. Beispielsweise, wenn beim assistierten Essen die Hände des Patienten nicht mit den entsprechenden Gegenständen in Kontakt gebracht oder nicht zum Mund geführt werden. Die notwendige Bereitschaft und Vorbereitung zum Essen und Trinken wird nicht aufgebaut.

Clinical Reasoning kann kleinschrittig während der Behandlung eingesetzt werden. Es ist eine mentale Methode im Sinne eines therapeutischen Werkzeugs.

5.1.3.1 Clinical Reasoning während der Behandlung: Herr K.S.

■ Anamnese und Befund
Herr K.S., 62 Jahre, erlitt Anfang Februar 2022 einen Hirninfarkt. Die Behandlung erfolgte 4 Wochen später in einer weiterführenden Rehabilitationsklinik. Vor dem Ereignis war er gesund, sehr aktiv, hatte einen Vollzeitjob und Hobbys. Er lebt mit seiner fürsorglichen Ehefrau und seinen zwei Söhnen im Teenager-Alter in einem Einfamilienhaus.

Mit dem linksseitigen Hirninfarkt wurde klinisch-neurologisch eine Dysphagie diagnostiziert und eine rechtsseitige Hemiparese festgestellt.

Posturale Kontrolle: Herr K.S. sitzt mit einem nach hinten gekippten Becken (Lendenwirbelsäule in Flexion, vermehrte Kyphose der Brustwirbelsäule). Der Nacken ist kompensatorisch „kurz", da sich die untere Halswirbelsäule (HWS) in Flexion befindet und die obere HWS hyperextendiert ist.

In der rechten unteren Extremität zeigen sich beginnende Funktionen gegen die Schwerkraft, wobei die Hüfte abduziert und außenrotiert ist. Die rechte obere Extremität wird in Ellenbogen, Hand und Fingern in leichter Flexionsstellung gehalten, der Tonus ist leicht erhöht, und es sind keine Willkürbewegungen ersichtlich.

Herr K.S. tut sein Möglichstes, um trotz seiner Hemiparese so aktiv und selbstständig wie möglich zu sein. Er ist auf einen Aktivrollstuhl angewiesen, den er selbstständig trippelnd mit dem linken Bein/Fuß bei allen Strecken im Indoor-Bereich antreibt. In Kurven und beim Rangieren unterstützt er dies mit der linken Hand.

Seine verbale Kommunikationsfähigkeit und kognitiven Leistungen sind unauffällig. Er ist freundlich, zugewandt und sehr motiviert. Es besteht eine leichte mundastbetonte Fazialisparese rechts.

Das Schlucken wird leicht verspätet ausgelöst, z. T. treten intraorale Speichelresiduen (Pooling) auf; seine intraorale Sensibilität ist leicht vermindert, er schluckt spontan etwa einmal alle 5 Minuten.

Die Zungenfunktion, insbesondere zur rechten Seite, ist eingeschränkt. Im Rahmen des Tests und der klinischen Untersuchung bewegt Herr K.S. die Zungenspitze bis in Höhe des unteren vorderen Prämolars rechts in die Wangentasche, jedoch nicht weiter nach hinten zu den Molaren.

Herr K.S. selbst gibt an, dass es besonders die Zungenbewegungen nach rechts seien, die ihn beim Essen einschränken. Er erzählt, dass sich Nahrungsreste während jeder Mahlzeit in der Wangentasche ansammeln, die er nur unzureichend mit der Zunge entfernen kann. Aus diesem Grund beseitigt er sie 4- bis 5-mal während jeder Mahlzeit mithilfe seines linken Zeigefingers. Diese Strategie ist zwar zielführend, doch sie stört, belastet und beschämt ihn.

Zum Behandlungszeitpunkt ist er auf eine angepasste Kostform, nämlich weiche Kost (3-mal täglich) und leicht dickflüssige/sirupartige Getränke (1–1,5 l pro Tag) angewiesen.

■ Behandlung
Die Haupthypothese war, dass eine verbesserte posturale Kontrolle, d. h. eine bessere Haltung und Körperausrichtung dazu beitragen kann, das Bewegungsausmaß der Zunge und das Schlucken zu verbessern.

Zu Beginn sitzt Herr K.S. im Aktivrollstuhl; die veränderte Sitzhaltung ist erkennbar. (◻ Abb. 5.2) Den Transfers aus dem Aktivrollstuhl auf die Therapiebank führt er selbstständig und sicher durch. Er trans-

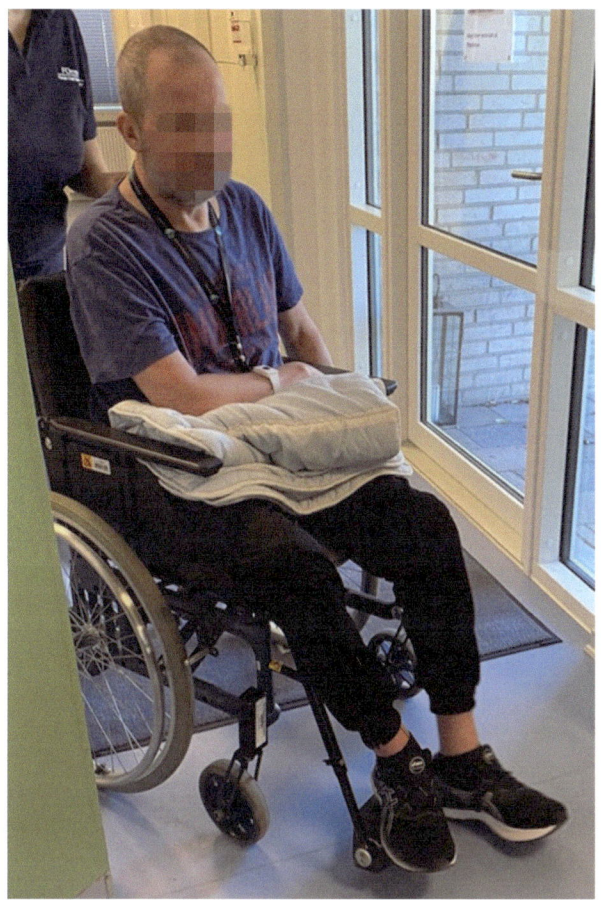

feriert sich selbstständig über seine rechte, mehr betroffene Seite. In seinen Ausführungen ist er dabei eher schnell, wenig selektiv und vernachlässigt seine rechte Körperhälfte. Er nutzt die beginnenden Funktionen seiner unteren rechten Extremität nicht, sondern zeigt kompensatorische Bewegungsstrategien. Zum Entfernen der rechtsseitigen Fußstütze hebt er seine rechte untere Extremität an und drückt gleichzeitig mit seinem Thorax ziemlich nach hinten. Mittels Fazilitation wird therapeutisch interveniert, damit diese Aktivität physiologischer abläuft. Konkret wird sein Becken und Thorax aufgerichtet und zunächst in dieser Position stabilisiert. Nun hebt Herr K.S. sein linkes Bein in einem ähnlichen Bewegungsausmaß wie zuvor an und von der Fußstütze herunter, doch auf selektivere Weise, und platziert den rechten Fuß auf den Boden.

Das Umsetzen gestaltet er spontan mit zwei Zwischenstopps. Den ersten Zwischenstopp macht er, nachdem er die rechte Fußstütze sowie die rechte Armlehne abmontiert/weggelegt hat und sich insgesamt weiter vorn im Rollstuhl platziert hat. Dadurch, dass er im Rollstuhl nach vorn gerutscht ist, müssen für den bevorstehenden Transfer seine Füße korrigiert werden,

weil sie zu weit hinten stehen. Ein zweiter Zwischenstopp für seine eher schnellen, wenig selektiven Ausführungsleistungen bei gleichzeitiger Vernachlässigung vorhandener Funktionen der rechten Körperhälfte und das Nutzen kompensatorischer Bewegungsstrategien ist, dass er mit seinem linken Fuß hinter das Sprunggelenks seines rechten Fußes hakt, um ihn so nach vorne zu beheben/schieben. Diese kompensatorische Strategie wird im Verlauf noch öfter zu sehen sein. Nun setzt er sich mittels tiefen Transfers adäquat um, sodass er im Winkel von ca. 45° auf der Therapiebank zum Sitzen kommt. Dort angekommen, richtet er sich auf und möchte erneut dem rechten Fuß mit dem linken helfen. Therapeutisch wird interveniert. Sein linker Fuß wird mittels eines taktilen Inputs durch leichten Druck oberhalb des Knies am Oberschenkel „ausgebremst". Parallel erhält er eine verbale Anweisung dazu. Dann fazilitiert die Therapeutin das Becken und den Thorax in die Aufrichtung. Nun kann Herr K.S. seine Funktionen im rechten Bein/Fuß ansteuern und nutzen: Er stellt seinen rechten Fuß auf aktive Art um.

Hintergrundinformation

Test und Re-Test: Teil des fortlaufenden kognitiven Prozesses des CR ist ein Test am Anfang der Behandlungseinheit und ein Re-Test am Ende der Behandlungseinheit.

Wichtig dabei sind:

- Auswahl eines geeigneten Tests (bedeutsame Bewegung/Alltagshandlung für den Patienten und realistisch)
- Standardisierung der Testbedingungen (gleiche Aufgabe über einen längeren Zeitraum, selbe Position…)
- Dokumentation der Ergebnisse (um Verlauf mehrerer Behandlungen zu verfolgen)
- Individuelle Besonderheiten:
- Regelmäßigkeit der Durchführung

Dieser Test/Re-Test wird vor und nach der Behandlung durchgeführt. Die Wirksamkeit der Behandlung und Fortschritte des Patienten können bewertet werden. Wichtig ist, dass Test/Re-Test erfolgen, bevor weitere therapeutische Interventionen durchgeführt werden, weil dies u. U. bereits einen Einfluss auf den Patienten und seine Funktionen nimmt. Gegebenenfalls werden die Therapieziele und der Behandlungsplan angepasst (Fancher und Pagliarulo 2014).

▪▪ Test und funktionelle Zielsetzung für die Behandlung

In dieser Startposition (freier Sitz auf der Therapiebank) erfolgt der Test einer Bewegung oder Alltagshandlung. Bei Herrn K.S. dient die Bewegung der Zunge in die rechte Wangentasche als Test-Bewegung. Spontan bewegt er die Zungenspitze intraoral bis in Höhe des vorderen unteren Prämolars in die rechte innenseitige Wangentasche.

Der spontane Ersteindruck, erste therapeutische Interventionen taktiler *hands on*-Techniken, z. B. assistierter Transfer vom Aktivrollstuhl auf die Therapiebank, Finden/Einnehmen einer günstigen Startposition, erster Fazilitationen zur Becken- und Thoraxaufrichtung und die zuvor erfolgte Testung erlauben eine Einschätzung. Daraus ergibt sich die funktionelle Zielsetzung für die Behandlungseinheit:

- Die verschiedenen Fazilitationen zur Becken- und Thoraxaufrichtung sowie mobilisierende Maßnahmen dienen insgesamt der Erarbeitung einer besseren posturalen Kontrolle. Herr K.S. soll im Anschluss an die Behandlung aufrechter und dynamischer sitzen.
- Außerdem soll Herr K.S. prompter und häufiger schlucken. Das Bewegungsausmaß der Zunge nach rechts soll sich vergrößern, d. h. er soll mit seiner Zungenspitze weiter in die rechte innenseitige Wangentasche gelangen.

■■ Weitere Behandlung

Eine Festigkeit im Becken, im gesamten Thorax und Nacken mit einer reduzierten Fähigkeit zum aktiven Nachlassen dieser Spannungsverhältnisse und eine verminderte Aktivität zur Aufrichtung ist nun festzustellen.

Der kognitive Prozess des Clinical Reasoning (CR) seitens der Therapeutinnen ist in vollem Gang und lenkt das therapeutische Vorgehen und beeinflusst die Auswahl der Interventionen. Fragen beschäftigen sie, wie beispielsweise „Können wir das beeinflussen? Können wir ihm helfen, es zu verändern? Wie?" (◘ Abb. 5.3).

Hintergrundinformation

Das Malalignment von Becken und Thorax sowie die geringe Dynamik provozieren den kompensatorisch „kurzen Nacken", also eine verstärkte Extension der oberen HWS, und wirken sich ungünstig auf das Schlucken aus (Benito García und Jiménez Jiménez 2020; Liem 2018; Sasaki 2016; Schewe 2000; Orth und Block 1987).

Mittels Fazilitation wird die Beckenaufrichtung erarbeitet und die rechte obere Extremität in eine physiologischere Stellung fazilitiert. Die Interventionen führen zu einer aufrechteren Haltung des Beckens und begünstigt das ganzkörperliche Alignment. Die Sitzposition ist besser.

Herrn K.S. kann seine Beckenstellung mit Hilfe leichter aufrichten. Aufgerichtet und stabil dient das Becken als Punctum stabile für Bewegungen im oberen Thorax (Punctum mobile). Mittels fazilitierter proximaler Bewegungsangebote (hier im Bild: Bewegungen

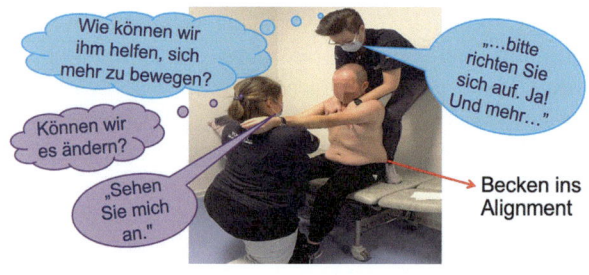

◘ **Abb. 5.3** Behandlungsbeginn: Ziel ist die Optimierung der Beckenstellung und des Alignments durch Fazilitation in eine aufrechtere Position. Darstellung der mentalen Prozesse der Therapeutinnen (© Augustin u. Steen Langhorn)

des Thorax nach anterior und posterior) soll ein dynamisch-stabiler Thorax erarbeitet werden, der eine bessere Kopfstellung ermöglicht.

Der ursprünglich feste Thorax wird weicher, d. h. der Tonus normalisiert sich. Die Körperwahrnehmung und -kontrolle von Herrn K.S. scheint sich zu verbessern.

Hintergrundinformation

Stehen Strukturen in einem günstigeren Alignment zueinander, können sie eine besser posturale Kontrolle bewirken (Blanche et al. 2016).

Um eine aufrechte Haltung zu erhalten und die Kräfte, die durch Bewegungen des oberen Thorax entstehen, zu übertragen, ist eine stabile Basis des Beckens wichtig (Gibbons 2017).

Um motorisches Lernen zu fördern, ist sensomotorisches Feedback ans Gehirn ein wichtiger Bestandteil. Das Erarbeiten von Halteaktivität bei Bewegungen ist eines von mehreren wichtigen Elementen (Schmidt und Lee 2014).

Nun wird Herrn K.S. rechte obere Extremität ins bestmögliche Alignment fazilitiert. Dies geschieht von proximal nach distal und mit Fokus auf die funktionelle Arm-Handfunktion. Zunächst wird die Schulter mobilisiert, anschließend in die Neutralstellung fazilitiert. Dann wird das Anheben des Arms nach vorn (Anteversion) und anschließend die Außenrotation angebahnt. Nach der Schulter wird der Ellenbogen als nächstes distale Gelenk einbezogen (Erarbeitung der Ellenbogenextension). Im Anschluss erfolgt die Anbahnung der Bewegungen im Handgelenk, wobei hier ein Augenmerk auf der Dorsalextension liegt. Zuletzt wird die Mobilität der Finger in Richtung Dorsalextension angebahnt. Dem gesamten rechten Arm wird in allen Gelenken aus dem nicht-hilfreichen Bewegungsmuster geholfen. Dem Kiefer wird mithilfe des Kieferkontrollgriffs Stabilität angeboten. Die Nackenstellung verbessert sich. Herr K.S. schluckt 2- bis 3-mal prompt, jeweils nach den Bewegungsangeboten am Thorax, als dieser wieder aufgerichtet und senkrecht ist (◘ Abb. 5.4).

■■ Bewertung

Die Korrektur in die optimierte Körperausrichtung ist nur *hands on* mit viel taktiler Unterstützung zweier Personen möglich. Herr K.S. schluckte prompt und mehrfach im Anschluss. Die Durchführung erforderte Kraft von allen Beteiligten und ist anstrengend. Allerdings kann der Patient *hands off*, d. h. ohne taktile Hilfe der Therapeuten, die optimierte Position nicht halten, auch nicht kurzfristig.

■■ Nächste Hypothese: Mehr Dynamik – weniger anstrengend?

Es stellte sich die Frage, ob sich eine ähnlich gute Aufrichtung bei Herrn K.S. einstellen würde, wenn die Situation aktiver und dynamischer gestaltet wird. Vielleicht könnte ein Gymnastikball im Rücken ihm dynamische-

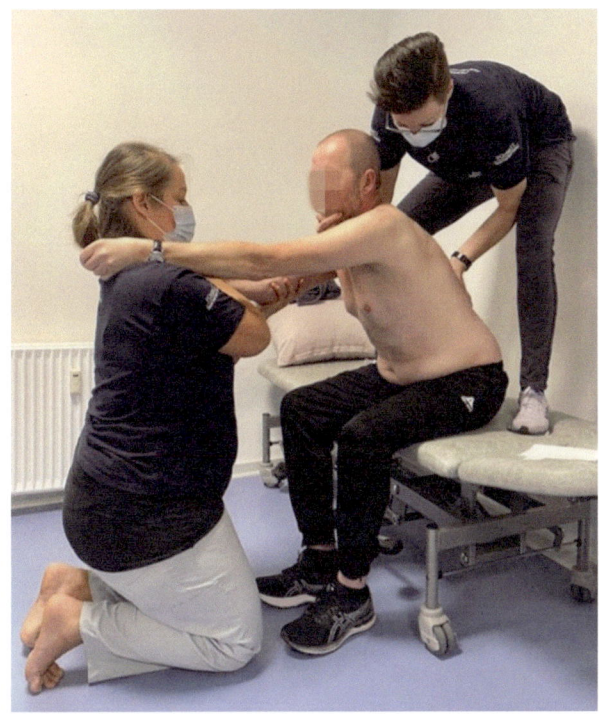

◼ Abb. 5.4 Fazilitation eines dynamisch-stabilen Thorax und des rechten Arms in ein optimiertes Alignment. Der Kieferkontrollgriff soll dem Kiefer Stabilität geben, damit sich Kopf und Nacken ausrichten können (© Augustin u. Steen Langhorn)

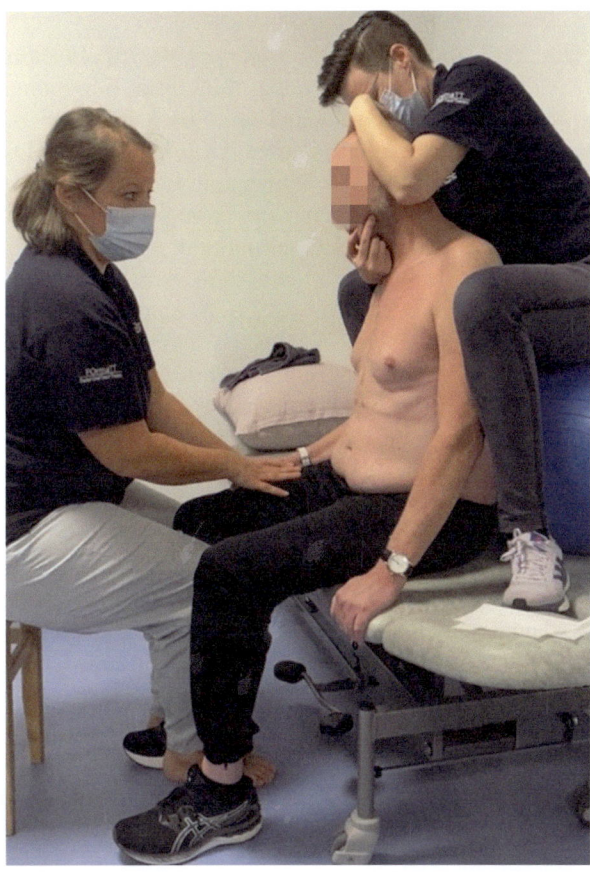

◼ Abb. 5.5 Herr K.S. sitzt mit Gymnastikball im Rücken. Arm und Bein auf der rechten Seite werden von der vorn arbeitenden Therapeutin stabilisiert. Bei stabilisiertem Kiefer wird eine Seitneigung des Kopfes fazilitiert. Er reagiert danach mit zuverlässigem, promptem Schlucken nach jeder Bewegung (© Augustin u. Steen Langhorn)

ren taktilen Input für die gewünschte Becken-Rumpf-Aufrichtung bieten? Würde sein Thorax dadurch mehr funktionelle Halteaktivität übernehmen? Wäre anschließend weniger *hands on*-Arbeit nötig? Ginge dies mit geringerem Kraftaufwand für alle Beteiligten einher?

Wirkt sich der geringere Kraftaufwand positiv auf das Schlucken aus? Die am Schluckvorgang beteiligte Muskulatur befände sich eventuell in einer günstigeren Stellung zueinander, sodass die gesamte Schlucksequenz schneller und effizienter ablaufen könnte.

Hintergrundinformation
Die Körperhaltung und die Ausrichtung des Thorax sowie der HWS können sich auf die Schluckfunktion auswirken (Özdemir und Yücel 2020).

Im weiteren Behandlungsverlauf werden diese Überlegungen überprüft: Ein Gymnastikball unterstützt nun die Aufrichtung im Lendenwirbelsäulenbereich. Die auf dem Gymnastikball sitzende Therapeutin offeriert dem Thorax unterschiedliche Bewegungsimpulse, z. B. anteriore/posteriore, laterale Bewegungsimpulse oder Rotation und/oder hilft Herrn K.S. in eine aufrechtere Körperhaltung. Gleichzeitig wird von vorn das rechte Bein im Bereich des Knies stabilisiert. Diese Maßnahmen ermöglichen eine dynamische Stabilität von Becken und Thorax des Patienten. Alle Beteiligten müssen weniger Kraft aufwenden. Es ist weniger anstrengend (◼ Abb. 5.5).

Die Therapeutinnen bemerken, dass selektive Lateralflexion des Kopfes das Schlucken anregt. Nach jeder Kopfneigung, sowohl nach rechts wie nach links, reagiert Herr K.S. mit promptem, effizientem Schlucken. Jedes Mal und mehrfach. Alle Beteiligten sind überrascht, am meisten Herr K.S. selbst, weil es wie bei der Betätigung eines Lichtschalters ganz zuverlässig funktioniert. Alle sind motiviert.

Hintergrundinformation
Die Motivation eines Patienten kann dazu beitragen, dass Lernen effektiver stattfindet und Fortschritte schneller erzielt werden, sodass seitens des Patienten u. U. eine insgesamt höhere Zufriedenheit mit der Behandlung besteht.

Dieses Angebot verbessert einerseits seine motorischen Fertigkeiten und verhilft ihm zu besserer Sensibilität andererseits. Auch Herr K.S. bemerkt die Verbesserung. Der Zusammenhang zwischen Bewegung und Spüren ist offensichtlich (◼ Abb. 5.1). Die Therapeutinnen vermuten, dass es geholfen hat, dass der Thorax und der Unterkiefer dynamisch-stabil unterstützt wurden und die selektive Lateralflexion fazilitiert wurde.

5

▪▪ Weitere Hypothese und Behandlung

Beim Versuch, die *taktilen Hilfen zu reduzieren,* kommen die ursprünglichen, wenig selektiven Bewegungsstrategien wieder zum Vorschein. Die Strukturen des Nackens von Herrn K.S. werden immobil und fest. Das Bewegungsausmaß in der Seitneigung ist eingeschränkt. Herr K.S. neigt dann den Kopf kompensatorisch mit Ausweichbewegungen. Schlucken findet nicht statt.

Wieder setzt Hypothesenbildung ein: Braucht es eine Veränderung der Umwelt, z. B. eine weitere oder größere Unterstützungsfläche? Ist eine Mobilisation fester Strukturen ratsam? Oder beides?

Die Therapeutinnen entscheiden sich für beides und verändern zunächst die Sitzposition von Herrn K.S. Er sitzt nun insgesamt weiter vorn an der Kante der Therapiebank. Dies geschieht aus zwei wichtigen Gründen. Erstens, um mittels kleinerer, häufigerer Positionsveränderungen eine natürliche Dynamik zu schaffen. Zweitens, weil ein Sitz weiter vorn auf einer Sitzfläche das Becken leichter nach vorn aufrichtet. Er stützt seinen rechten Arm im Handstütz auf seinen rechten Oberschenkel. Ein Kissen unterstützt den rechten Ellenbogen. Seine linke Handfläche berührt flächig seine Gesichtshälfte. Der linke Ellenbogen liegt dabei auf einem seitlich platzierten Therapietisch auf. Der Thorax wird weiterhin mit dem Gymnastikball von hinten korrigiert, was bei Herrn K.S. Schlucken wiederholbar auslöst (◻ Abb. 5.6). Diese Position hilft ihm, einen Teil der Spannungen im Nackenbereich aktiv nachzulassen.

Die Therapeutin streicht nun die feste Muskulatur am Nacken aus. Diese Interventionen zusammen mit der vorherrschenden Ruhe in diesem eher passiven Behandlungsmoment bewirken eine partielle Reduktion der Muskelanspannung im Nacken, jedoch keine vollständige. Danach wird von vorn dem Unterkiefer Stabilität angeboten, er schluckt zweimal.

Hintergrundinformation

Am hochkoordinativen Bewegungsablauf des Schluckens sind verschiedene Strukturen beteiligt, darunter Muskeln, Nerven und Gewebe. Sie alle müssen harmonisch zusammenarbeiten, um ein physiologisches und leichtes Schlucken zu gewährleisten. Wenn diese Strukturen nicht spontan, unzureichend oder gar nicht angesteuert werden können, kann dies Verklebungen, Verkürzungen von Geweben oder auch massive Bewegungseinschränkungen zur Folge haben. Daher ist es wichtig, dass Bewegungsausmaß beteiligter Strukturen zu erhalten und ggf. durch Mobilisation zu erweitern (Kern 2022; Carvalho et al. 2019).

Die Umwelt wird an die neuen Erfordernisse (z. B. Tisch, Hand, Handkontakt an der Schulter der Therapeutin) angepasst, was in ◻ Abb. 5.7 ersichtlich ist. Möglichkeiten zur Umweltgestaltung finden sich im F.O.T.T.-Algorithmus (▶ Kap. 17).

Bei stabiler Referenz für den Unterkiefer (Kieferkontrollgriff) wird die *F.O.T.T.-Mundstimulation* auf der stärker betroffenen rechten Seite begonnen. Dies

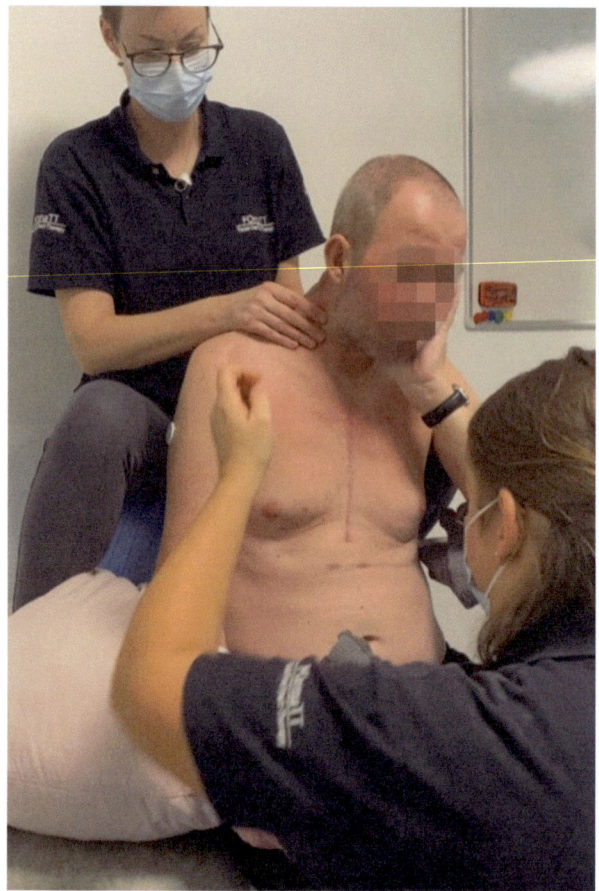

◻ **Abb. 5.6** Mobilisation des festen Nackens. Schluckunterstütztes Alignment im Sitz auf der Therapiebank mit Gymnastikball im Rücken. Die rechte Hand des Patienten stützt auf dem Oberschenkel. Die linke Gesichtshälfte stützt er in die linke Hand, wobei der Ellenbogen auf einem seitlichen Therapietisch aufliegt. Die hintere Therapeutin mobilisiert den festen Nacken (© Augustin u. Steen Langhorn)

geschieht mit dem Ziel, die intraorale Sensibilität zu verbessern, laterale Zungenaktivität nach rechts zu fördern und die Schluckfrequenz zu erhöhen. Herr K.S. wird verbal, taktil und visuell (durch Vormachen) aufgefordert, mit seiner Zunge eventuelle Reste in der Wangentasche einzusammeln. Herr K.S. will die Bewegungen ausführen, doch er kommt wieder nur bis zum rechten vorderen Prämolar.

Hintergrundinformation

Clinical Reasoning beinhaltet eine aufmerksame genaue Beobachtung des Patienten über verschiedene Sinneskanäle.

In der Folge zeigt der Patient eine wenig hilfreiche Kompensationsstrategie, als er versucht, der Anweisung Folge zu leisten. Er neigt seine HWS leicht nach hinten und bewegt den Unterkiefer nach vorn. Es zeigen sich leicht überaktive Bewegungen des Unterkiefers beim Versuch selektive Zungenbewegungen durchzuführen. Beide Therapeutinnen stehen mit ihren

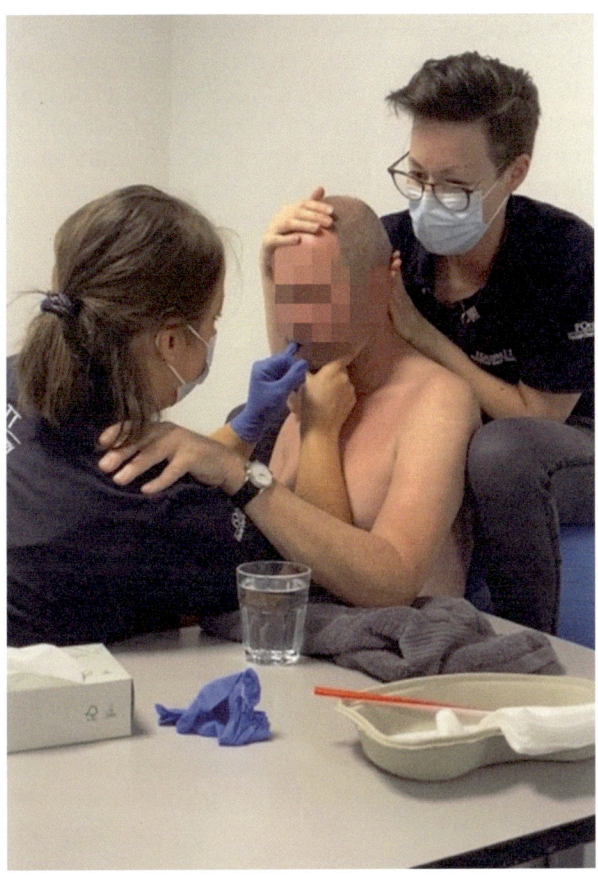

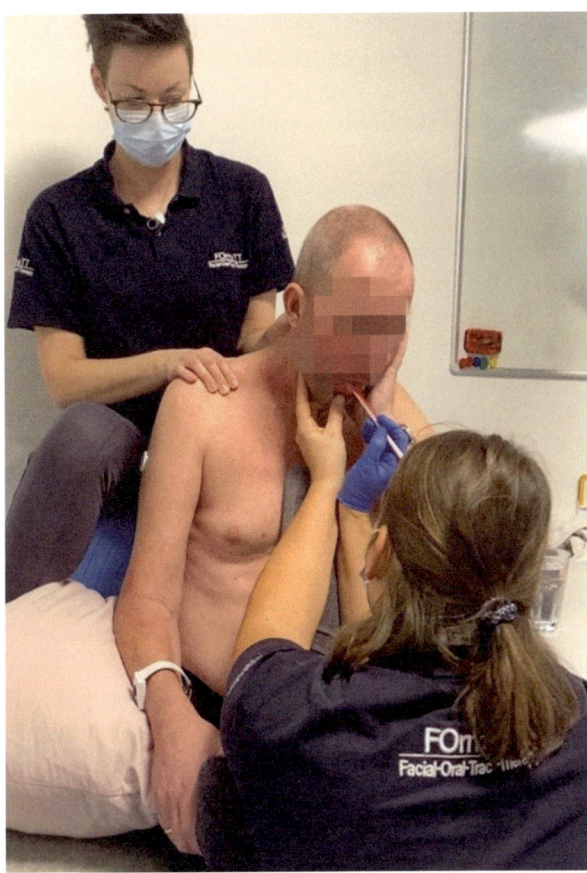

Abb. 5.7 Umfeldgestaltung und Anwendung der F.O.T.T.-Mundstimulation. Im Anschluss an jeden Stimulus in einem der Quadranten soll Herr K.S. mit seiner Zunge verbliebene Reste in der Wange einsammeln (© Augustin u. Steen Langhorn)

Abb. 5.8 Variation: Die Therapeutin positioniert sich unterhalb der Augenhöhe des Patienten und bietet dem Kiefer Stabilität, während verschiedene Zungenbewegungen fazilitiert werden. Nach jedem intraoralen Angebot schluckt der Patient prompt. (© Augustin u. Steen Langhorn)

Hilfen schnell parat. Die Kopfposition wird zurück in die Mitte korrigiert und die Nackenstellung ins Alignment, nämlich in den langen Nacken fazilitiert. Zusammen mit dem stabilisierenden Kieferkontrollgriff mündet das in einer Schluckreaktion.

Nun folgt die taktile Stimulation am unteren Quadranten der rechten Seite. Erneut wird Herr K.S. im Anschluss verbal, taktil und visuell aufgefordert, verbliebene Reste mit seiner Zunge einzusammeln.

Das therapeutische Setting wird leicht adaptiert, v. a. passt sich die Therapeutin in ihrer Position an (Abb. 5.8). Sie und alle erforderlichen Materialien, z. B. Glas, Trinkhalm, befinden sich im Blickfeld, aber nun deutlich unterhalb der Augenhöhe von Herrn K.S. Wieder wird dynamische Stabilität unter Verwendung des Gymnastikballs erarbeitet. Auffallend ist hierbei, dass die zu Beginn gezeigte Festigkeit im Becken und Thorax nicht mehr vorherrscht. Herr K.S. braucht nun deutlich weniger taktile Unterstützung. Die Körperaufrichtung stellt sich in gleicher Qualität ein. Zunehmend kann er seine aufrechte Position halten. Lediglich für die Kopfstellung ist der Kieferkontrollgriff notwendig, um Korrekturen zu ermöglichen. Es bedarf kaum noch

der Unterstützung von hinten durch die zweite Therapeutin. Herr K.S. stützt ein weiteres Mal seine linke Gesichtshälfte in seine eigene linke Hand, wobei der Ellenbogen wieder auf dem Tisch ruht. Als Variante umfasst seine betroffene rechte Hand ein Handtuch und der Ellenbogen befindet sich mehr in Flexion.

In dieser Position wird die F.O.T.T.-Mundstimulation in den Quadranten der linken Gesichtshälfte durchgeführt. Bei der Ausführung selektiver Zungenbewegungen nach lateral, um verblieben Reste von Wasser und Speichel einzusammeln, bleiben dieses Mal die unerwünschten kompensatorischen Bewegungen von Kopf und Kiefer ins Malalignment aus.

Wieder tauchen im Prozess des CR Fragen auf: „War das Zufall? Tritt es beim nächsten Mal wieder auf? Oder liegt es an der Positionierung der Therapeutin unterhalb der Augenhöhe?"

Um hierzu eine Aussage treffen zu können, wird die F.O.T.T.-Mundstimulation in ihrem Ablauf bis zum Ende durchgeführt. Nach jeder Stimulation wird Herr K.S. aufgefordert, mögliche intraorale Residuen einzusammeln. Die unerwünschten kompensatorischen

5

Bewegungen ins Malalignment bleiben aus. Vermutlich scheint die Position der Therapeutin unterhalb der Augenhöhe dafür zu sorgen, dass Herr K.S. nun häufiger, prompt und effizienter schluckt (■ Abb. 5.8).

■■ **Befundung Zungenbewegungen.**
Nun wird die Zungenaktivität qualitativ, quantitativ und in ihrem Bewegungsausmaß befundet. Dabei werden die Transporteigenschaften sowie die Sammel- und Reinigungsbewegungen der Zunge mit/ohne Alltagskontext untersucht (▶ Kap. 13). ■ Abb. 5.8 zeigt, wie extraorale Bewegungen der Zunge mithilfe eines Trinkhalms erarbeitet werden. Auch in diesem Fall erfolgt die therapeutische Vorgehensweise nach dem Prinzip, dass die Befundung unmittelbar in die Behandlung übergeht. So wird die Zunge von Herrn K.S. umfangreich untersucht, um deren gesamte Bewegungsmöglichkeiten festzustellen. Verschiedene Zungenaktivitäten werden mit unterschiedlichen Medien (z. B. Finger, Watteträger) und vielfältigen taktilen Reizen in diversen Ausgangsstellungen des Patienten untersucht. Es fällt auf, dass Herr K.S. am besten auf einen Finger als therapeutisches Medium reagiert. Das Bewegungsausmaß der Zunge ist dabei am größten. Nach jedem taktilen intraoralen Angebot schluckt er inzwischen prompt und effizient. Zudem muss weniger Stabilität mittels Kieferkontrollgriff gegeben werden, damit die geforderten Zungenaktivitäten selektiv sind.

Weitere Ausführungen zum Thema Zungenbewegung finden sich in ▶ Abschn. 5.2

■■ **Re-Test und alltagsrelevantes Ziel für die Zeit nach der Behandlung**
Am Ende der Behandlungseinheit sitzt Herr K.S. in gleicher Position wie zu Beginn der Behandlung: im freien Sitz auf der Therapiebank. Nun erfolgt der Re-Test derselben Bewegung wie zu Beginn der Behandlungseinheit, die Bewegung der Zunge in die rechte Wangentasche. Spontan bewegt er jetzt die Zungenspitze intraoral bis zum vordersten rechten Molar unten in der Wangentasche.

Im Verlauf der Behandlung ergeben sich alltagsrelevante Zielsetzungen für Herrn K.S.: Er soll im Anschluss an die Behandlung (z. B. beim Abendessen) mit aufrechterem Alignment des Körperstamms sitzen und seine Zunge nach rechts zum Sammeln und Reinigen der Wangentasche nutzen können. Um Letzteres messbar zu machen, wird vereinbart, dass er bei den Nahrungsaufnahmen auf einem richtigen Stuhl sitzt und verbleibende Nahrungsreste mit der Zunge aus der rechten Wangentasche zu entfernen versucht. Nur noch zweimal soll seine Fingerstrategie erforderlich sein.

■ **Bewertung der Behandlungseinheit**
Das insgesamt positive Outcome und Ergebnis dieser ersten Behandlung ist sicher auch auf die gute

Kognition und die Motivation von Herrn K.S. zurückzuführen. Er möchte aktiv an der Behandlung beteiligt sein. Absprachen mit ihm sind problemlos möglich und werden eingehalten. Die verbale/nonverbale Kommunikation und Interaktion mit dem Patienten und auch der Therapeutinnen untereinander funktionierte gut.

Außerdem war es sicher hilfreich, dass zwei Therapeutinnen in Co-Therapie arbeiten konnten. Jede hat ihre eigenen Fähigkeiten und Erfahrungen eingebracht, sodass der Patient von einer breiteren Palette profitiert hat. Und nicht zuletzt können dadurch viel mehr taktil-propriozeptive Hilfen, besonders für die gestörte posturale Kontrolle, angeboten werden.

Verschiedene Interventionen wurden angewandt, um die posturale Kontrolle und die facio-oralen Funktionen Schlucken und laterale Zungenbeweglichkeit zu verbessern.
Hierzu gehörten
- unterschiedliche Fazilitationstechniken in verschiedenen Varianten offeriert,
- das Fokussieren auf möglichst physiologische selektive Bewegen bei gleichzeitigem Vermeiden kompensatorischer Bewegungsstrategien,
- sowohl motorische als auch sensorische Stimulationen, z. B. am Körperstamm, intraoral und an der Zunge,
- Kieferstabilität bei der Schlucksequenz, um Schlucken zu elizitieren/fazilitieren.

Die optimierte posturale Kontrolle von Herrn K.S. wirkte sich positiv auf seine Schluckfunktion aus. Nachdem hilfreiche Interventionen seitens der Therapeutinnen entdeckt worden waren, war Schlucken zuverlässig prompt und effizient zu fazilitieren. Die Zielsetzung zur Zungenfunktion wurde erreicht. Die Zungenfunktion von Herrn K.S. zeigt ein größeres Bewegungsausmaß nach lateral (rechts), nämlich bis zum vordersten unteren Molar.

Auch das formulierte alltagsrelevante Ziel scheint erreicht worden zu sein.
- Laut Aussagen der Pflege hielt die erarbeitete posturale Kontrolle im Aktivrollstuhl bis zu 45 min nach der Behandlung an. Ob die zeitlichen Angaben tatsächlich der Richtigkeit entsprechen, ließ sich im Nachhinein nicht mehr genau feststellen. Auch zeitlich kürzer hätte bereits ein erster Übertrag der erarbeiteten Funktionen in den Alltag von Herrn K.S. stattgefunden.
- Nach Herrn K.S.' eigenen Angaben konnte er mehrfach beim Abendessen desselben Tages, das zeitnah nach der Behandlung erfolgte, mit seiner Zunge Nahrungsreste aus der rechten Wangentasche entfernen. Er habe wie vereinbart auf einem festen Stuhl am Tisch gesessen und verbliebene Residuen gespürt und sie besser mit der Zunge erreichen können. Nur zweimal insgesamt habe er seinen Finger eingesetzt. Dies freute ihn und motivierte ihn sehr.

■ **Planung der nächsten Behandlung**

Herr K.S. soll einen Gazeknoten und/oder ein in Gaze eingepacktes Stück Apfel mit seiner Zunge aus dem mittleren bis hinterem Bereich (in Höhe der hinteren unteren Molare) der rechten Wangentasche mit seiner Zunge entfernen. Als Ausgangsstellung wird eine höhere Position in Erwägung gezogen: entweder ein asymmetrischen Sitz oder ein erhöhter Sitz an der Therapiebank. Voraussetzung ist eine gleichbleibende Tagesform und dass eine Co-Therapie wieder möglich ist.

5.1.3.2 Fazit

Die zugrunde liegende Ursache-Wirkung-Beziehung wurde in diesem Beispiel adäquat bewertet.

In der Behandlung von Herrn K.S. wurden die Aufgaben auf unterschiedliche Art und Weise an ihn gestellt und unterschiedliche Hilfen (z. B. verbal, taktil, visuell) und therapeutische Interventionen durch die Therapeuten in verschiedenen Varianten geboten. Zu Behandlungsbeginn wurde eher abstrakt gearbeitet und im weiteren Behandlungsverlauf zunehmend mit Alltagsbezug. Verschiedene Fazilitationen, insbesondere der posturalen Kontrolle und des Schluckens wurden offeriert, bis eine Hilfe gefunden war, die Schlucken wiederholt auslösen konnte. Die Therapeuten haben sich immer wieder an die Bedürfnisse und situativen Erfordernisse der Situation angepasst und unter diesem Aspekt auch die unterschiedlichen Ausgangspositionen für den Patienten und sich selbst verändert.

Entscheidend für das schnelle und positive Outcome in der ersten Stunde war die Möglichkeit der Co-Therapie. In einer Einzeltherapie muss wahrscheinlich in einer tieferen Ausgangsstellung mit viel Unterstützungsfläche zum Ablegen des Körpers, z. B. die Seitenlage, begonnen werden.

Dies erfordert eine adäquate Vorplanung der Behandlung und v. a. eine vorrausschauende Arbeitsplatzgestaltung, damit z. B. alle erforderlichen Materialien in erreichbarer Nähe sind.

Studien zum Vergleich des Outcomes bei Einzeltherapie vs. Co-Therapie wären sinnvoll.

5.2 Clinical Reasoning mit dem F.O.T.T.- Algorithmus: Zungenbewegungen für Aktivität und Partizipation

Doris Müller

» „Das Normale kennen und das Normale können" (Coombes – Jakobsen, persönliche Konversation, 2019)

Am Beispiel der Zungenbewegungen und -funktionen für Aktivität (und Partizipation) wird aufgezeigt, wie die Therapieplanung unter Zuhilfenahme des F.O.T.T.- Algorithmus ablaufen kann.

■ **Das Normale kennen**

Die Zunge ist normalerweise, für uns Gesunde, ein komplexes Organ für

- Nahrungsaufnahme und Schlucken,
- Mundhygiene,
- Sprechen und andere Kulturtechniken,
- Freihalten und Schutz der Atemwege,
- Abwehr von Krankheitserregern,
- Biosensorik/Aufnahme von Stimuli (Dürrschmid 2020).

Im Alltag sind schnelle, selektive Bewegungen und funktionelle Wechsel typisch für die Zunge. Ein therapeutischer Fokus auf die Kräftigung der Zunge reicht nicht aus. In der F.O.T.T. werden nach einer strukturierten Vorbereitung die Fertigkeiten („skills") der Zunge seit jeher meist in kontextbezogenen Alltagsaktivitäten erarbeitet.

■■ **Zungenaktivitäten**

Funktionelle Eckpunkte in Bezug auf Mundhygiene, Schlucken und Nahrungsaufnahme sind

1. Reinigen und strukturiertes Vorbereiten
2. Funktionelle Ausgangssituation und -position schaffen
3. Koordinierte sensomotorische Abläufe im sinnvollen Kontext gestalten

Die Zunge befindet sich normalerweise in einem „aufgeräumten", sauberen, durch Speichel leicht angefeuchteten Milieu. Dieses Umfeld ermöglicht ihr, sich schnell und gezielt zu bewegen und im Rahmen ihrer Funktion als Biosensor zu explorieren. Wir dürfen uns die Mundhöhle bildlich als „Zuhause" oder „Spielfeld" der Zunge vorstellen.

Wenn die Zunge nicht aktiv ist, sollte sie sich in ihrer Ruhelage befinden. Dabei liegen die Zungenränder am Zahnfleisch, und der vordere Teil der Zunge schmiegt sich – als eine Möglichkeit – flächig an den Gaumen hinter den Zähnen an (Kittel et al. 2022). Dies ist die Ausgangsposition, in der die Zunge startklar ist für die Aufnahme von Stimuli oder die Bewältigung funktioneller Aufgaben. Hier steht oder liegt die Zunge „parat für alles, was da in ihr Zuhause oder aufs Spielfeld kommt".

Bildlich gesprochen, bewältigt die Zunge ihre Aufgaben nicht allein, sondern ist als Teamplayer unterwegs. Aus Sicht der Zungenfunktionalität sind die wichtigsten direkten Mannschaftsmitspieler Kiefer und Zähne, Gaumen, Lippen, Wangen, Zungenbein und der Rachen. Nur in Interaktion mit diesen kann sie Stimuli erhalten und sich bewegen. Bildlich gesprochen: „Die Zunge ist am Ball mit der Mannschaft."

■ **Das Normale können**

Neurologische Patienten benötigen nicht selten gezielte Therapie für das (Wieder-)Erlernen, Erweitern oder den Erhalt der eben beschriebenen funktionellen Grundvoraussetzungen und Möglichkeiten von Zungenaktivität.

> **Übersicht   Strukturierte Vorbereitung**
> 1. Therapeutische Mundpflege für „ein aufgeräumtes Zuhause/Spielfeld" (▶ Abschn. 6.2.9)
> 2. Gezielter taktiler Input zur Erarbeitung der „einsatzbereiten" Zungenruhelage
> 3. Erarbeiten koordinierter, alltagsrelevanter Bewegungssequenzen des „Teams Zunge"
>
> Der F.O.T.T.-Algorithmus bietet eine Übersicht therapeutischer Interventionen, mit denen Zungenbewegungen auf verschiedenen Schwierigkeitsgraden und Leveln fazilitiert werden können. In der Betrachtung der Zunge als Teamplayer bleibend, liegt damit ein Handbuch vor, das mögliche therapeutische Übungssettings und Spielzüge zusammenfasst (▶ Kap. 17). So kann auch die therapeutische Arbeit mit der Zunge abgebildet werden (◻ Abb. 5.9). Für die zielgerichtete Nutzung des Algorithmus-Handbuchs kommt Clinical Reasoning (◻ Abb. 5.10) als Prozess zur Anwendung.

Die praktische Umsetzung von Therapieplanung, -gestaltung und -evaluation soll anhand eines Fallbeispiels erläutert werden.

Frau U. hat einen Hirnstamminfarkt erlitten. Klinisch-neurologisch werden unter anderem eine rechtsbetonte Tetraparese und eine Dysphagie beschrieben. Laut Patientenverfügung ist eine PEG-Anlage nicht gewünscht.

Der erste Eindruck: Frau U.s Augen sind geschlossen, der Mund ist geöffnet. Frau U. trägt kein Gebiss. Sie atmet über den Mund. Möglicherweise trägt dazu die Verlegung der rechten Nase durch die nasogastrale Sonde bei. Die Mundhöhle ist trocken und

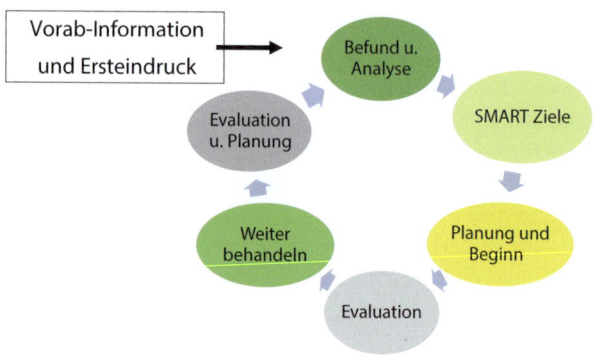

◻ **Abb. 5.10**   Clinical Reasoning Kreislauf (modifiziert nach Schow et al. 2019)

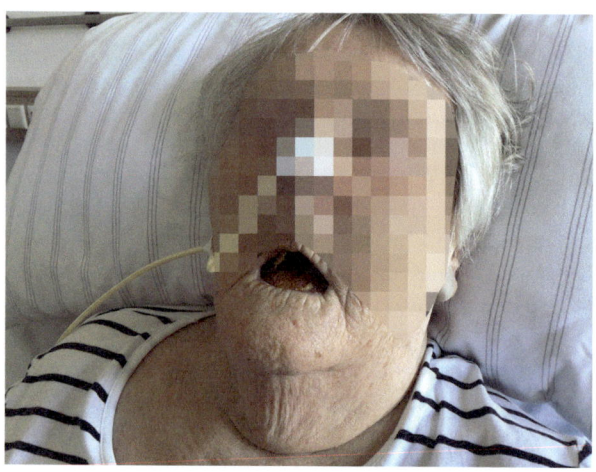

◻ **Abb. 5.11**   Ersteindruck: Mundtrockenheit. Borkige Beläge auf Lippen und Zunge

borkig belegt. In ◻ Abb. 5.11 ist dies an Zunge und Lippen erkennbar.

Das Ziel der ersten Therapiesequenz: Frau U. kann den gereinigten Mund für einige Minuten geschlossen halten, um z. B. Speichel zu schlucken oder durch die Nase zu atmen.

Im Rahmen einer therapeutischen Mundpflege wird der Mund strukturiert auf Aktivität vorbereitet. Dies

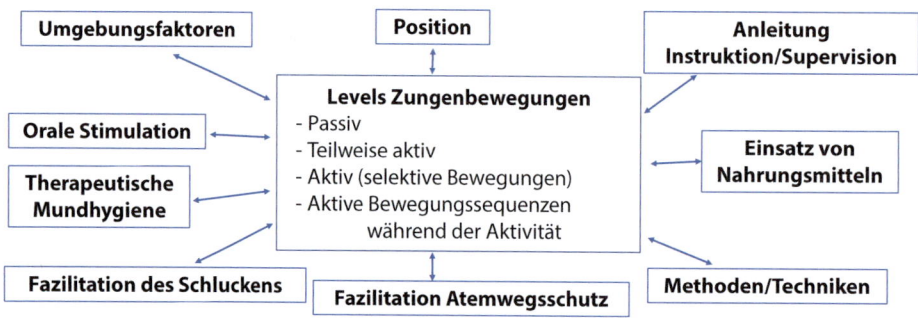

◻ **Abb. 5.9**   Therapeutische Interventionen mit Fokus Zunge im F.O.T.T.-Algorithmus (© Müller)

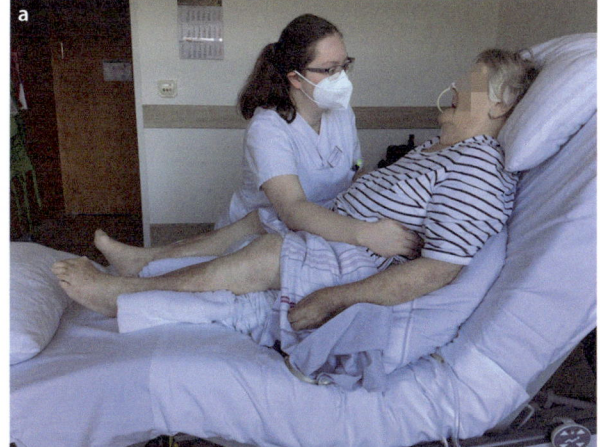
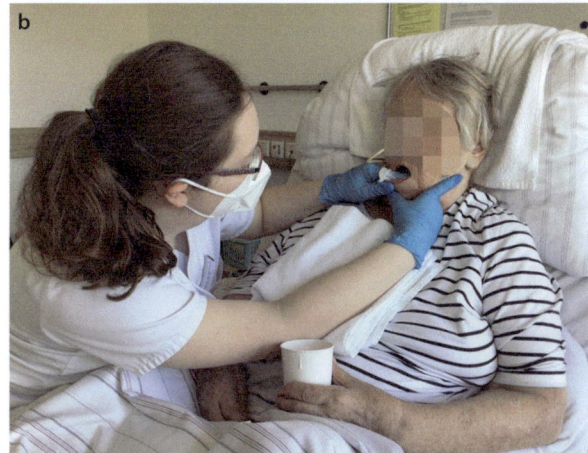
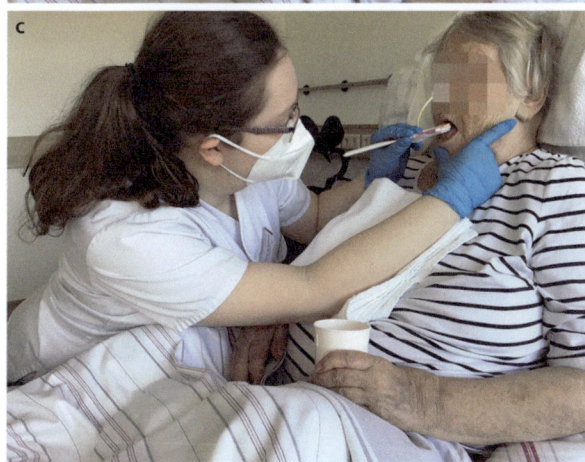

Zunge dazu zu bringen, ihre Rolle als Biosensor zu übernehmen. Auf Input soll sie perspektivisch mit Bewegung und gezielte Explorationsbereitschaft reagieren können.

Die Mundpflege wird therapeutisch gestaltet. Als Position und Umgebung wird mit Frau U. der angelehnte Sitz im Bett im atem- und schluckerleichternden Alignment erarbeitet.

Die Atmung wird an Thorax und Bauch taktil unterstützt, um costo-abdominale Atmung über die Nase zu erarbeiten (Abb. 5.12a). Die Reinigung des Mundes erfolgt durch die Therapeutin, z. B. mit angefeuchteter Gaze und Zungenreiniger (Abb. 5.12b, c).

Als Nächstes erfolgt im Clinical Reasoning die Evaluation funktioneller Reaktionen: Frau U. öffnet die Augen, und bei taktiler Unterstützung der Atmung hustet sie, zeigt also eine Schutzreaktion. Mithilfe des Kieferkontrollgriffs kann ein Schluck fazilitiert werden. Sie zeigt also die in ▶ Abschn. 4.4.2 besprochenen sicherheitsrelevanten Kernfaktoren und managt Sekrete mit der beschriebenen Unterstützung sicher (Abb. 5.13).

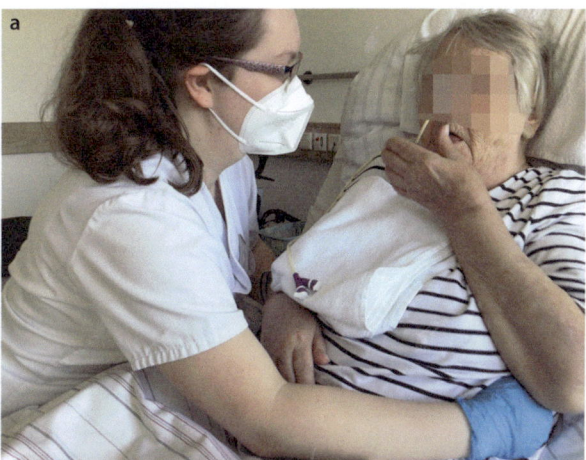
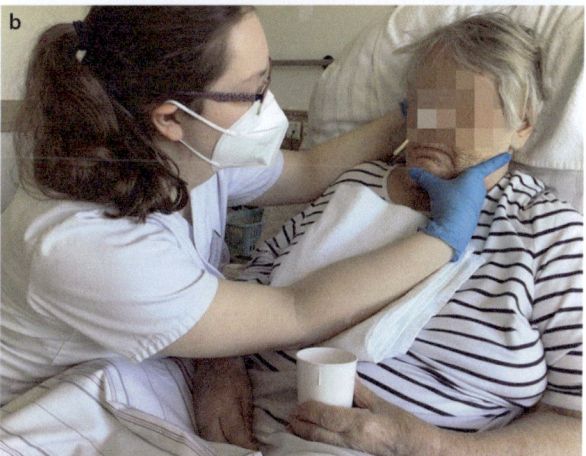

 Abb. 5.12a–c Therapeutische Mundpflege **a** Erarbeitung der Position im Bett, mit Unterstützung der Atmung am Thorax bei Bedarf **b** Reinigung des Mundes durch die Therapeutin mit angefeuchteter Gaze und **c** Zungenreiniger.

geht über die Entfernung der borkigen Beläge und die behutsame Anfeuchtung der Mundhöhle hinaus. Frau U.s Zunge soll in einem feuchten Milieu Bewegungsfreiheit und Kontakt zu umgebenden Strukturen erlangen. Neben der Aspirationsprävention und Pneumonieprophylaxe (Nusser-Müller-Busch 2013; Izumi 2021) gilt es, die

 Abb. 5.13a, b Funktionelle Reaktionen. **a** Fazilitierte Schutzreaktion Husten **b** Fazilitiertes Schlucken

5

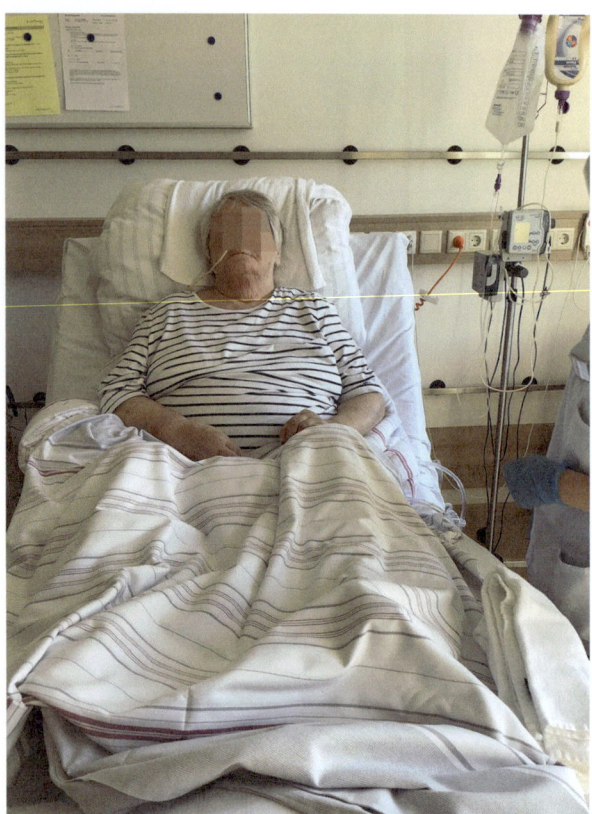

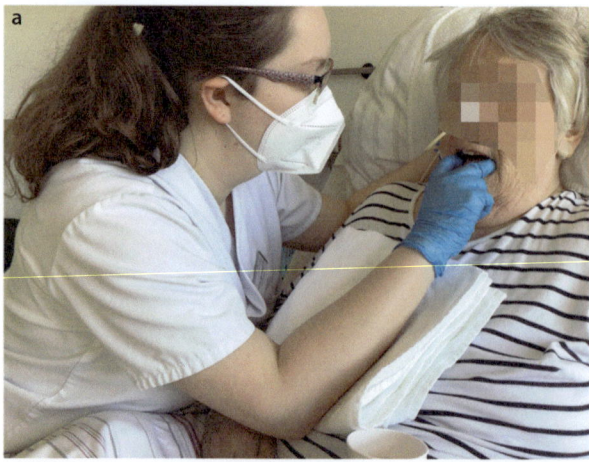

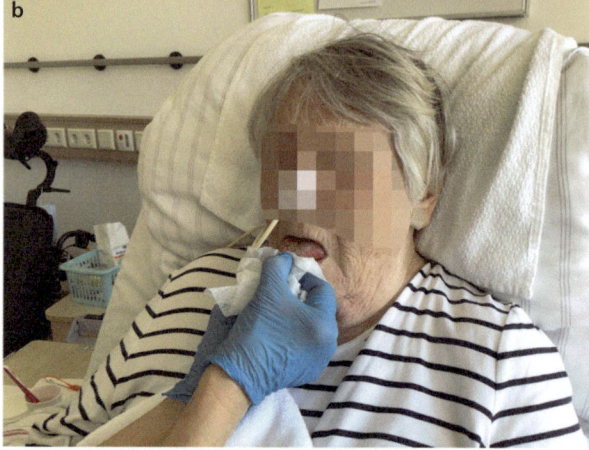

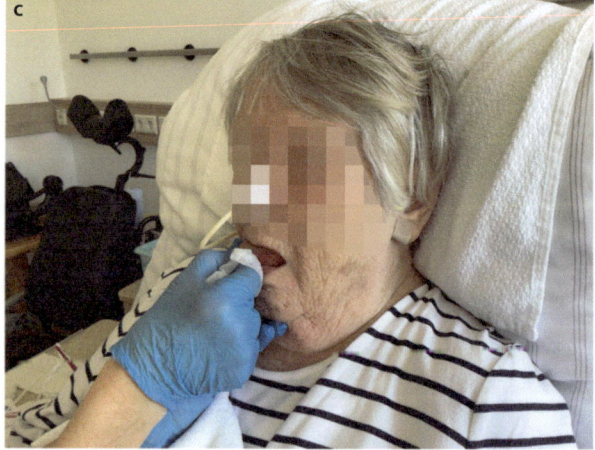

◘ **Abb. 5.14** Frau U.s Mund ist sauber, und sie kann ihn geschlossen halten

◘ **Abb. 5.15a–c** **a** Einsetzen der Zahnprothese **b** Passives Bewegen der Zunge **c** Aktivierung der Zunge – die Zunge soll mit Unterstützung im Mundwinkel bleiben

Bei Abschluss der Mundpflege ist Frau U.s Mund sauber, und die Patientin kann ihn – kurzfristig – auch ohne taktile Hilfe geschlossen halten. Das Ziel der ersten Therapiesequenz wurde erreicht (◘ Abb. 5.14). Nach der therapeutischen Mundpflege befindet sich die Zunge somit in einem feuchten, sauberen Milieu – einem „aufgeräumten Zuhause oder Spielfeld", wie in der Übersicht strukturierte Vorbereitung beschrieben.

Es wird weiter behandelt (siehe Clinical Reasoning-Kreislauf, ◘ Abb. 5.10). Die funktionelle Ausgangssituation und -position der Zunge werden optimiert. Frau U.s Zahnprothese wird eingesetzt (◘ Abb. 5.15a). Die Zähne sind eine wichtige taktile Referenz, eine Orientierung für die Zunge in der Mundhöhle, in Ruhe und Aktivität. Anschließend wird ein neues Level für Zungenbewegungen erarbeitet (◘ Abb. 5.9). Frau U.s Zunge wird behutsam mit angefeuchteter Gaze passiv zur Lippe bewegt und dort teilweise aktiv, also mit etwas Unterstützung, von Frau U. im Mundwinkel gehalten (◘ Abb. 5.15b,c).

Durch den strukturierten taktilen Input sind Frau U. und ihre Zunge nun einsatzbereit für sensomotorische Abläufe, alltägliche Bewegungen und Aktivitäten. Das Level der Zungenbewegungen kann gesteigert werden. Frau U. bewegt die Zunge aktiv und selektiv zur Lippe, um etwas Fruchtmus abzulecken (◘ Abb. 5.16c).

Diese Aktivität wird durch folgende Interventionen ermöglicht:

– Einbeziehen beider Hände der Patientin. Sie hält den Becher mit einer Hand. Ein Finger ihrer anderen Hand wird mit etwas Fruchtmus zum Mund geführt (präorale Phase, ◘ Abb. 5.16a).

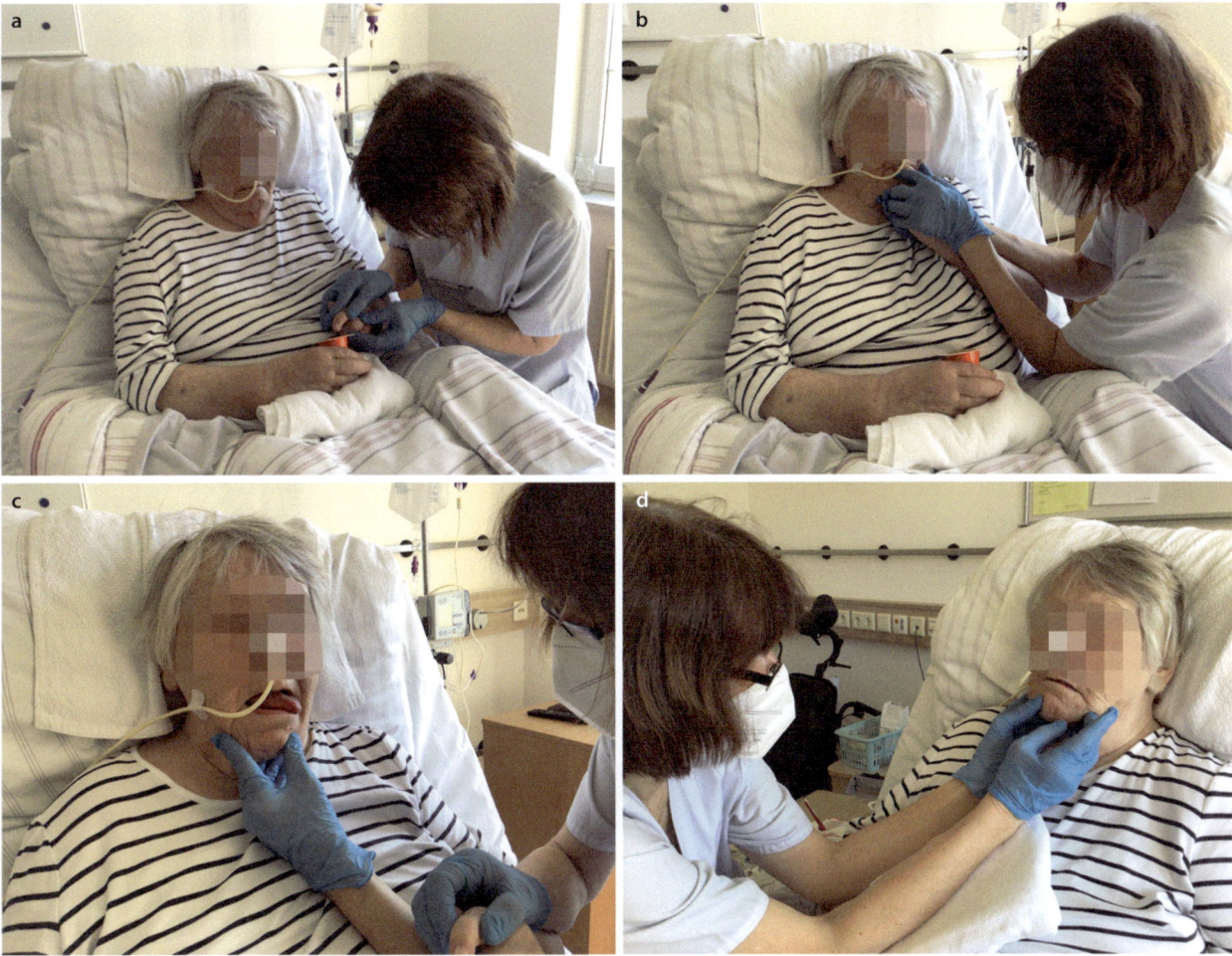

■ **Abb. 5.16a–d** 5.16a-d Therapeutische Arbeit mit Nahrungsinput. **a** Geführt nimmt Frau U. etwas Fruchtmus an den Finger. Sie schaut auf ihre Hände. **b** Intraoraler Stimulus Finger mit Fruchtmus. Lippen und Zunge nehmen den kleinen Bolus ab. **c** Sie leckt etwas Fruchtmus von der Lippe. **d** Unterstütztes Nachschlucken.

- Orale Stimulation mit dem Finger der Patientin, an dem sich etwas Fruchtmus – ein Nahrungsmittel – befindet (■ Abb. 5.16b).
- Taktile Fazilitation des Schluckens (■ Abb. 5.16d).

■ **Evaluation und Planung (Clinical Reasoning-Kreislauf, ■ Abb. 5.10)**

Das Ablecken des linken Mundwinkels führt Frau U.s Zunge mit „ihrem Team" koordiniert aus. Der Kiefer öffnet sich ausreichend weit, und Lippen und Wangen passen sich an.

Der Therapieaufbau hat sich bewährt. Mundpflege und die Unterstützung/Behandlung der Atmung sollten als interprofessionelle Themen im Team abgestimmt werden. Nach entsprechender Vorbereitung kann mit therapeutischer Nahrungsgabe gearbeitet werden. Eine sitzende Ausgangsstellung am Tisch sollte dafür evaluiert werden.

■■ **Planung und Zielsetzung der nächsten Therapie**

Frau U. soll am Tisch sitzend nach erfolgter Mundreinigung und Mundstimulation im Rahmen des thera-

peutischen Essens zwei Löffel Fruchtmus sicher essen können, mit therapeutischer Unterstützung zum Schlucken und Nachschlucken.

■ **Fazit**

Der F.O.T.T.-Algorithmus ist ein umfassendes Handbuch für die individuelle Auswahl und Evaluation geeigneter Therapieinterventionen. Er unterstützt die Anwender im Clinical- Reasoning-Prozess. In diesem Rahmen lenkt der F.O.T.T.-Algorithmus den Fokus auf das Abwägen von Ursache, Wirkung und Schritte zur Zielerreichung, z. B. bei der Arbeit mit der Zunge auf dem Weg zu sicherem Schlucken von Speichel oder sicherer Nahrungsaufnahme.

Literatur

Benito García M, Jiménez Jiménez S (2020) Entrenamiento del control postural de la marcha. In: Molino Rueda F, Carratalá Tejada M (Hrsg) La marcha humana. Biomecánica, evaluación y patología. Madrid. Panamericana 87–188

Blanche EI, Reinoso G, Chang MC, Bodison SC (2016) The importance of tactile input for motor control in neurotypical adults and implications for rehabilitation approaches: a scoping review. *Journal of neurologic physical therapy* JNPT 40(2):95–102

Bühler C, Schlieter H, Haller A, Meyer F (2015) The SMARTER framework for integrating big data in healthcare. Journal of Health Monitoring 1(1):42–56

Carvalho FF, Dach F, Bigaton DR (2019) Effectiveness of osteopathic treatment in dysphagia: a systematic review. International archives of otorhinolaryngology 23(4):393–402

Coombes K (1992) Kursnotizen und Skript zum Grundkurs F.O.T.T. Therapiezentrum Burgau, Dr. Friedl Str. 1, 89331 Burgau

Dürrschmid K (2020) Zungenbekenntnisse: Warum der Wein im Urlaub besser schmeckt und andere Fakten und Wunder aus der Welt der Sinne. Brandstätter Verlag, Wien

Fancher PC, Pagliarulo MA (2014) Clinical reasoning and treatment planning: An integral approach. Pearson Education, London

Gibbons J (2017) Functional Anatomy of the Pelvis and the Sacroiliac Joint: A Practical Guide. Elsevier B.V, Amsterdam

Izumi M, Akifusa S (2021) Tongue cleaning in the elderly and its role in the respiratory and swallowing functions: Benefits and medical perspectives. J Oral Rahabil. 48:1395–1403

Jenkins GW, Tortora GJ (2018) Anatomy and Physiology, 15. Aufl. Wiley, Hoboken

Kern N (2022) Handout zum INN-Kurs: Integration der Neurodynamik in die Neurorehabilitation. Therapiezentrum Burgau, 89331 Burgau

Kittel AM, Oster NT (2022) Myofunktionelle Störungen. Ein Ratgeber für Eltern und erwachsene Betroffene. 5. Aufl. Schulz-Kirchner, Idstein

Liem T (2018) Kraniosakrale Osteopathie, 7. Aufl. Thieme, Stuttgart

Magill RA (2011) Motor learning and control: Concepts and applications, 9. Aufl. McGraw-Hill Publishing, New York

Nusser-Müller-Busch R (2013) Schluckstörungen auf der Intensivstation: Atmen und Schlucken – eine vitale Beziehung. DIVI 4:2–14. ▶ https://doi.org/10.3238/DIVI.2013.0007-0014

Orth H, Block R (1987) Die Beeinflussung orofazialer Funktionen durch die Wirbelsäulenhaltung. Kinderarzt 18(9):1073–1077

Özdemir A, Yücel Ö (2020) Effects of cervical spine mobility exercises on swallowing function in stroke patients: A randomized controlled trial. Lournal of Bodywork and Movement Therapies. 24(2) 29–35, Amsterdam

Sasaki C (2016) Laryngeal Physiology for the Surgeon and Clinicia, 2. Aufl. Plural Publishing Inc, San Diego

Schewe H (2000) Biomechanik, wie geht das? Thieme, Stuttgart

Schmidt RA & Lee TD (2014) Motor control and learning: A behavioral emphasis. Human Kinetics, Champaign

Schow T, Jakobsen D, Steen Langhorn B, Falkengaard M (2019) Algorithmus Facial Oral Tract Therapy. F.O.T.T. Online: ▶ www.formatt.org/de/konzept/literatur Abruf 12.02.2023 Schmidt RA & Lee TD (2014) Motor control and learning: A behavioral emphasis. Human Kinetics

Voltaire FA (1733) Letters concerning the English Nation, London

WGO – World Gastroenterology Organisation (2014) Global Guidelines Dsyphagia ▶ https://www.worldgastroenterology.org/guidelines/dsyphagia/dsyphagia-english. Zugegriffen: 21. Apr. 2023

WHO – World Health Organization (2021) International Classification of Functioning, Disability and Health (ICF) ▶ http://www.who.int/classification/icf/en/. Deutsche Fassung der ICF, Version 2.0 Deutsches Institut für medizinische Dokumentation und Information (2021) ▶ https://www.dimdi.de/dynamic/de/klassifikationen/icf/index.html. Zugegriffen: 21. Apr. 2023

Mundhygiene: ein interprofessionelles Anliegen

Daniela Jakobsen

Inhaltsverzeichnis

© Der/die Autor(en), exklusiv lizenziert an Springer-Verlag GmbH, DE, ein Teil von Springer Nature 2023
R. Nusser-Müller-Busch (Hrsg.), *F.O.T.T.*,
https://doi.org/10.1007/978-3-662-67528-1_6

Dieses Kapitel behandelt die Grundsätze, Methoden und Techniken aus dem F.O.T.T.-Bereich Mundhygiene. Es befasst sich mit den Auswirkungen der Mundhygiene auf die allgemeine Gesundheit und mit der Mundhygiene als täglicher Alltagsaktivität, die einen Beitrag zum Schlucken von Speichel, zur Reinigung der Mundhöhle und zum Schutz der unteren Atemwege leistet. Der Schwerpunkt liegt bei Patienten mit schwerer Hirnschädigung, u. a. nach Schlaganfall oder erworbener Hirnverletzung in der akuten und subakuten Phase, und Patienten mit neurodegenerativen Störungen oder geriatrischen Erkrankungen sowie bei Kindern und Jugendlichen mit Zerebralparese. Es werden häufige Probleme beschrieben, einschließlich konkreter Ansätze zur Problemlösung. Die Lösungen sind abhängig vom Alter und der Erkrankung des Patienten, von der spezifischen Umgebung und den Bedingungen für die Pflege und Behandlung. Die Mundhygiene ist in einem interprofessionellen Kontext angesiedelt, in dem die verschiedenen Berufsgruppen wie Pflegepersonal, Helfer, Therapeuten und Ärzte gemeinsam auf die Ziele des Patienten hinarbeiten und zu denen sie mit ihren jeweiligen Kernkompetenzen beitragen.

6.1 Bedeutung der Mundhygiene

6.1.1 Bedeutung für die orale Nahrungsaufnahme und soziale Interaktion

Eine gesunde Mundhöhle ist eine wichtige Voraussetzung für die Funktionen des facio-oralen Trakts einschließlich der Nahrungsaufnahme. Der natürliche Selbstreinigungsmechanismus wird in Gang gesetzt, wenn Essensreste im Mund verbleiben. Kauen und gezielte Bewegungen der Lippen, der Zunge und des Kiefers werden eingeleitet, die zusammen mit Speichel zur Reinigung der Mundhöhle beitragen. Darüber hinaus sind Zähneputzen und die Verwendung von Zahnseide oder sogar Kaugummi gängige Mittel, um die Mundhöhle sauber zu halten. Ein gut gepflegter Mund spielt auch eine wichtige Rolle bei der sozialen Interaktion. De Jongh et al. (2014) stellten fest, dass Mundgeruch und Körpergeruch die unangenehmsten Faktoren bei der Interaktion mit anderen sind. Mundgeruch führt häufig zu einer sozialen Barriere; die Betroffenen bemühen sich, bei zwischenmenschlichen Beziehungen zu Kollegen und Gleichaltrigen auf Distanz zu gehen (De Jongh et al. 2013, 2014, McKeown 2003).

6.1.2 Zusammenhänge zwischen Zahnstatus, Mundhygiene und anderen Erkrankungen

In den letzten Jahrzehnten wurden in Forschungsprojekten verschiedene Zusammenhänge zwischen Mundhygiene und allgemeiner Gesundheit untersucht, was zu Kontroversen und Debatten geführt hat.

■ **Zahngesundheit und Herz-Kreislauf-Erkrankungen**
Der Zusammenhang zwischen Parodontitis und Herz-Kreislauf-Erkrankungen wird seit Langem diskutiert. Die Erklärungsmodelle für die Kausalität sind sehr unterschiedlich und reichen von genetisch bedingten Faktoren bis hin zur Fähigkeit bakterieller Infektionen, über den Blutkreislauf Entzündungen in größeren Gefäßen zu verursachen (Schaefer et al. 2009). Gewitz et al. (2012) kamen zu dem Schluss, dass die vorliegenden Erkenntnisse nicht ausreichen, um einen Kausalzusammenhang herzustellen. Beide Krankheiten haben ähnliche Risikofaktoren, darunter Rauchen, Übergewicht und Diabetes. Es gibt Hinweise darauf, dass die Behandlung von Parodontalerkrankungen zu einem Rückgang der Entzündungsparameter führt. Craig und Kramer (2016) beschreiben die Parodontitis als eine „polymikrobielle, komplexe Erkrankung, die mehrere Merkmale mit anderen komplexen Erkrankungen wie Atherosklerose, Diabetes mellitus und Alzheimer teilt." Es wird angenommen, dass auch genetische Faktoren eine wichtige Rolle spielen.

■ **Zahngesundheit und Diabetes mellitus**
Es wurde eine Reihe von Zusammenhängen zwischen Diabetes und Mundgesundheit, Xerostomie (Mundtrockenheit), erhöhter Anfälligkeit für (Pilz-)Infektionen, Veränderungen der Konsistenz und Qualität des Speichels, Zahnkaries, Parodontitis und langsam heilenden Wunden nachgewiesen (Mohamed et al. 2014). Ein Cochrane-Review (Simpson et al. 2010) ergab, dass die Behandlung von Parodontalerkrankungen bei Personen mit Typ-2-Diabetes einen positiven Effekt auf die Stabilisierung des Blutzuckerspiegels hat. Zu den Interventionen gehörten die Behandlung der Erkrankung und die Beratung durch Dentalhygieniker. Diese Ergebnisse sind nicht nur für Zahnärzte und Diabetologen von Bedeutung. Sie gelten auch für andere Berufsgruppen, die mit Menschen arbeiten, die sowohl an einer Hirnschädigung als auch an Diabetes leiden und bei der Durchführung der Mundhygiene von fremder Hilfe abhängig sind. Es scheint Korrelationen zwischen Parodontalerkrankungen und anderen systemischen Erkrankungen zu geben, die noch nicht vollständig erforscht sind (Shangase et al. 2013).

6

■ **Zahngesundheit, Mundhygiene und Pneumonien**

Eine Lungenentzündung ist eine multifaktorielle Komplikation, die Patienten, z. B. nach Stroke, in verschiedenen Umgebungen, mit unterschiedlichen Diagnosen und funktionellen Einschränkungen betrifft (Hannawi et al. 2013). Scannapieco (2021) zeigt in einem Review mögliche Zusammenhänge zwischen mangelnder Mundpflege und Aspirationspneumonie in einer geriatrischen Population auf und gibt konkrete Hinweise zu systematischer Mundpflege. Es ist jedoch nach wie vor unklar, in welchem Ausmaß mangelnde Mundhygiene ein Risikofaktor für das Entstehen von Pneumonie nach erworbener Hirnschädigung ist und welche anderen Präventionsmaßnahmen ergriffen werden sollten. Langmore et al. (1998) ermittelten eine Reihe bedeutender Risikofaktoren für Lungenentzündung bei Patienten in stationären und ambulanten Einrichtungen sowie in Pflegeheimen. Überraschenderweise gehörte die Abhängigkeit von der Hilfe anderer bei der Nahrungsaufnahme und der Mundhygiene sowie die Anzahl der Zähne mit Karies zu den wichtigsten Risikofaktoren.

„Aspirierte Bakterien, als Bestandteil der normalen Flora der Mundhöhle, die bei anfälligen Patienten als opportunistische Krankheitserreger fungieren, oder exogene Krankheitserreger, die die Mundhöhle vorübergehend besiedeln, können Lungeninfektionen verursachen. Darüber hinaus werden Zytokine und hydrolytische Enzyme, die vom Zahnhalteapparat infolge parodontaler Entzündungen freigesetzt werden, aspiriert und können Entzündungen stimulieren und die Anfälligkeit für Infektionen erhöhen" (Scannapieco et al. 2016, 2021).

Die Ergebnisse zeigen, dass ein mehrstufiger und interprofessioneller Ansatz für die Prävention von Lungenentzündungen wesentlich sein könnte. Dai et al. (2015) zeigten, dass Patienten nach einem Schlaganfall einen größeren Zahnverlust, mehr Karies und einen schlechteren parodontalen Gesundheitsstatus haben als gesunde Kontrollpersonen. Kothari et al. (2017) stellen in ihrer Übersichtsarbeit zum oralen Gesundheitsstatus bei Patienten mit Hirnverletzungen fest, dass Patienten mit Dysphagie nach Schlaganfall eine höhere Besiedlung mit Candida albicans im Speichel aufweisen als Patienten ohne Dysphagie. Eine Metaanalyse von Banda et al. (2022) weist nach, dass Patienten in der akuten Phase nach Schlaganfall mit bestehender Dysphagie ein 4-mal so hohes Risiko haben, an Pneumonie zu erkranken, im Vergleich zu Patienten ohne Dysphagie. Im Allgemeinen wurde der Status der Mundgesundheit von Patienten mit Hirnverletzung als schlecht bezeichnet. Es gibt Hinweise darauf, dass sie sich deutlich verbessert, wenn in Rehabilitationseinrichtungen Maßnahmen zur systematischen Mund-

pflege ergriffen werden. Die 2021 verfasste Guideline der European Stroke Organisation and European Society for Swallowing Disorders empfiehlt die Einführung von Interventionen zur Mundpflege, um Pneumonien vorzubeugen (Dziewas et al. 2021).

Doch was ist eine ausreichende Mundpflege? Es gibt derzeit noch wenig evidenzbasiertes Wissen über die optimale Häufigkeit, Dauer und Vorgehensweise sowie die Anwendung bakterizider oder fungizider Medikamente, um eine konkrete Aussage darüber treffen zu können.

Neben dem sozioökonomischen Umfeld des Patienten sind auch die Erfahrungen und das Fachwissen der einzelnen Ärzte und des Teams entscheidend. Diese Faktoren prägen die in der klinischen Praxis getroffenen Entscheidungen. Sackett et al. (1996) haben die Art dieses Prozesses beschrieben:

» „Externe klinische Evidenz kann das individuelle klinische Fachwissen informieren, aber niemals ersetzen, und es ist dieses Fachwissen, das entscheidet, ob die externe Evidenz überhaupt auf den einzelnen Patienten zutrifft und, wenn ja, wie sie in eine klinische Entscheidung integriert werden sollte. In ähnlicher Weise muss jede externe Leitlinie mit dem individuellen klinischen Fachwissen integriert werden, um zu entscheiden, ob und wie sie mit dem klinischen Zustand, der Situation und den Präferenzen des Patienten übereinstimmt, und ob sie daher angewendet werden sollte" (Sackett et al. 1996).

6.1.3 Veränderungen der Speichelfunktion und deren Folgen

Der Speichel spielt eine wichtige Rolle für die Gesundheit der oralen Strukturen. Er hat mehrere wichtige Funktionen:

- Er schützt als Säurepuffer die Zahnhartsubstanz und den Zahnschmelz.
- Er befeuchtet und spült orale Strukturen und hilft damit beim Transport von Nahrung, Speichel und Mikroorgansimen. Speichel ist wichtig für die Bakterienabwehr, indem er einen Schutzfilm über die Schleimhäute legt (Dawes 2015) und hat eine heilende, antivirale und antifungale Wirkung.

Die natürliche Reinigungs- und Schutzfunktion des Speichels ist beeinträchtigt oder fehlt, wenn die Patienten keine ausreichenden oralen Sammel- und Transportbewegungen zum Schlucken des Speichels ausführen und/oder nicht ausreichend durch die Nase atmen oder den Mund schließen können. Mundatmung, offener Mund und mangelnder Speichelfluss sind prädisponierende Faktoren für Zahnfleischerkrankungen (Gingivitis), insbesondere im Bereich der Frontzähne. Eine geringe Speichelproduktion kann auch bei der Einnahme von Psychopharmaka, beim Sjögren-Syndrom oder nach einer Strahlentherapie beobachtet werden (Dawes 2015).

Die klinische Erfahrung zeigt, dass große Speichelmengen bei Patienten nach einer erworbenen Hirnverletzung selten durch eine echte Überproduktion (Hypersalivation) verursacht werden. Die häufigsten Ursachen sind eine verminderte Schluckfrequenz und/oder ein verändertes, abnormales Schluckmuster mit ineffizientem Transport des Speichels.

6.2 F.O.T.T.-Mundhygiene: Routine

» „Ich bin davon überzeugt, dass es nicht die Läsion allein ist, die das Endresultat diktiert, sondern auch die Behandlung, die der Patient in der Frühphase bekommt. [...] Was ist die ‚richtige' Behandlung? Diejenige, die vermeidbare sekundäre Komplikationen verhindert und die ein Wiederkehren funktioneller Aktivität fördert und verbessert." (Davies 2001)

In der F.O.T.T. zielt die Mundhygiene nicht nur auf das Putzen der Zähne ab. Sie dient auch der Analyse und Behandlung von Problemen im facio-oralen Trakt. Normale funktionelle Aktivitäten, z. B. Schlucken von Speichel, Zungenbewegungen zum Reinigen, Spülen und Ausspucken mit anschließendem Schlucken, können entwickelt und Komplikationen vermieden werden. Eine strukturierte, therapeutische Mundhygiene muss häufig fehlende oder eingeschränkte Mundbewegungen ersetzen, die der Patient nicht ausführen kann. Dazu gehören z. B. die Zungenbewegungen, mit denen die Nahrung aus den Wangentaschen entfernt wird. Die spezifischen Maßnahmen werden im Rahmen des 24-h-Managements durchgeführt. Sie werden dann idealerweise während des gesamten Rehabilitationsprozesses interprofessionell umgesetzt.

Übersicht über die Grundsätze der Mundhygiene nach F.O.T.T.

- Klientenzentrierte Arbeit im Alltagskontext unter Verwendung der besten verfügbaren Evidenz und Erfahrung des Therapeuten.
- Handlungsorientiert, problemlösend.
- Interprofessionelle Behandlung, Einbeziehen des sozialen Umfelds.
- Individueller Einsatz von Hilfsmitteln.
- Untersuchung und Behandlung stehen in Wechselwirkung.

6.2.1 Prozess der Diagnose und Behandlung

Das Clinical Reasoning wird in einem Zyklus von Untersuchung, Behandlung und Bewertung eingesetzt, um Probleme bei der Mundhygiene festzustellen und zu behandeln. Diese Probleme können das Ergebnis von Wahrnehmungs-, kognitiven, sensomotorischen oder strukturellen Einschränkungen sein. Bei der klinischen Untersuchung werden die Hauptprobleme des Patienten in Bezug auf die posturale Kontrolle und auf den facio-oralen Trakt ermittelt (▶ Kap. 13, 17). Gleichzeitig werden die Reaktionen des Patienten auf die Interventionen erfasst:

- Was kann der Patient selbstständig tun, und wie ist die Qualität der Bewegungen oder der Aktivität?
- Was verhindert funktionelle Bewegungen?
- Welche therapeutischen Maßnahmen können dem Patienten helfen, seine Bewegung/Funktion zu verbessern?
- Anschließend werden erreichbare, evaluierbare Ziele formuliert, wenn möglich gemeinsam mit dem Patienten und/oder den Zugehörigen. Ein Behandlungsplan wird erstellt und vom interprofessionellen Team des Patienten umgesetzt (Patientenbeispiel Herr K., s. unten).

> **Beachte**
> Die Mundhygiene mittels F.O.T.T. bietet einen Ansatz für die Problemanalyse, die Formulierung relevanter Ziele, einen Behandlungsplan und die Evaluierung der Reaktion des Patienten.
> Eine kontinuierliche Evaluation der während der Therapie erzielten Ergebnisse ist für den Prozess der Problemanalyse und der Behandlung unerlässlich (◨ Abb. 6.1, 6.2):
> - Wurde das Ziel erreicht? Ein funktionelles und evaluierbares Ziel könnte sein: Wenn der Patient in Seitenlage positioniert ist, kann der Therapeut die Innen- und Kauflächen der Zähne des Patienten reinigen, ohne dass es zu Beißreaktionen kommt.
> - Was ist das nächste Ziel?
> - Wie und wann soll es erreicht werden?

Herr K., 21 Jahre, Zustand nach Schädel-Hirn-Trauma und Hypoxie
Problemanalyse beim Zähneputzen
Herr K. hat eine unzureichende Haltungs- und Kopfkontrolle. Seine Arme zeigen Flexionsmuster im Sitzen, seine Beine Streckmuster. Er zuckt und stöhnt, wenn seine Hände, sein Gesicht oder sein Mund berührt werden, und beißt die Zähne fest zusammen.

F.O.T.T.®-Algorithmus: Beurteilung, Behandlung und Bewertung

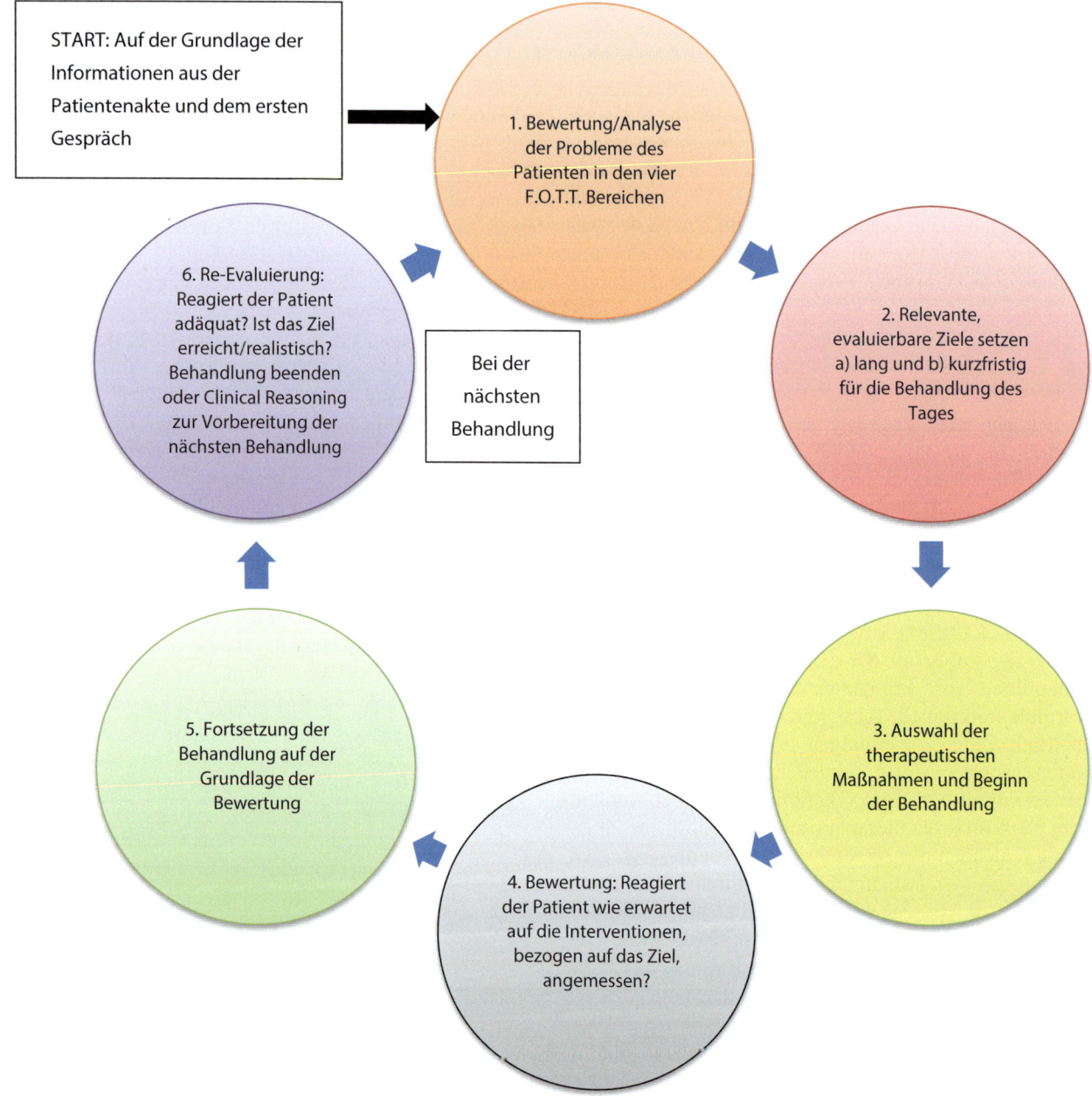

□ Abb. 6.1   F.O.T.T.: Beurteilung und Behandlung des facio-oralen Trakts. (© Jakobsen 2019. Alle Rechte vorbehalten)

Er ist nicht in der Lage, eine Zahnbürste selbst zu halten oder sie zum Mund zu führen. Er öffnet den Mund nicht, wenn sich die Zahnbürste in Richtung seiner Lippen bewegt, und er reagiert auf Berührungen und Bewegungen der Zahnbürste in seinem Mund mit zunehmender Körperspannung. Es ist unmöglich, die Kauflächen der Zähne zu reinigen. Die Mundhygiene wäre mindestens 3-mal am Tag notwendig, da sich in der Mundhöhle viele Speichelreste befinden, die Herr K. nicht sicher ausspucken oder schlucken kann. Die

Mundhygiene dauert etwa 60 min, einschließlich der Positionierung. Die F.O.T.T.-Mundstimulation und die Reinigung der Außenflächen der Zähne müssen sehr langsam durchgeführt werden.

6.2.2 Zielsetzung

Beispiele für funktionelle Ziele (erreichbar innerhalb von 1–2 Wochen) zeigt die folgende Auflistung

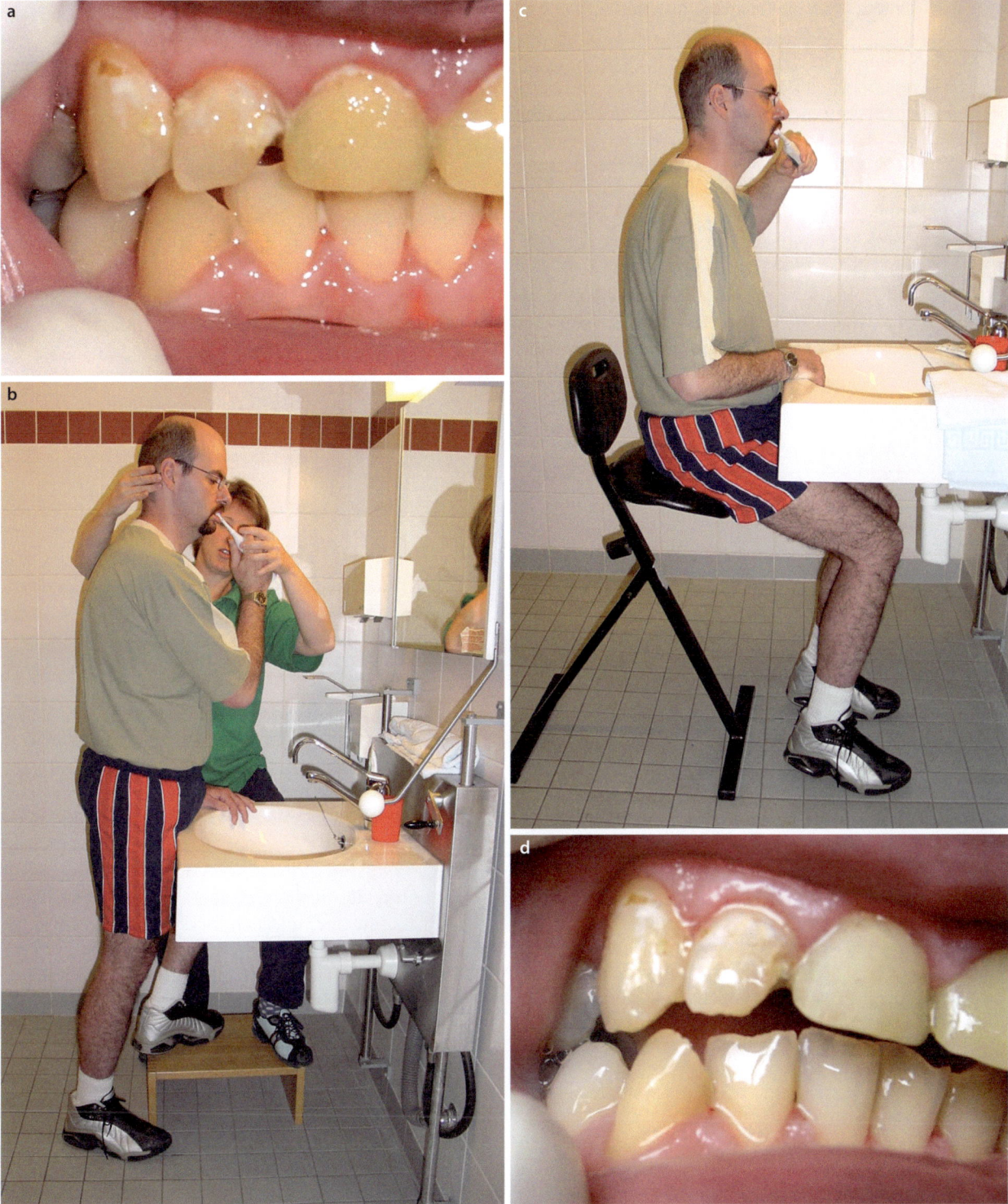

🔲 **Abb. 6.2** a-d Bewertungsprozess bei der Mundhygiene (© Jakobsen und Elferich 2019. Alle Rechte vorbehalten). **a** Die seitlichen Schneide- und Eckzähne wurden beim selbstständigen Putzen vernachlässigt. Dies führte zu Plaquebildung und Rötungen zwischen den Zähnen und dem Zahnfleisch. Der Patient führt horizontale schrubbende Bewegungen aus. **b** Die Therapeutin leitet den Patienten an. Ihre Hand unterstützt den „langen Nacken". Der Holzklotz unter dem linken Fuß erleichtert die Kontrolle über die Hüfte des rechten Standbeins. Dabei wird die untere, ventrale Rumpfmuskulatur aktiviert. **c** Die erhöhte Sitzhilfe unterstützt die Rumpfstabilisierung des Patienten. Um die eingeschränkten Finger- und Handbewegungen zu kompensieren, kann eine elektrische Zahnbürste eingesetzt werden. Dies ermöglicht dem Patienten ein effizientes und selbstständiges Putzen der Zähne. **d** Nachdem dem Patienten gezeigt wurde, wie er mit der elektrischen Zahnbürste putzen kann, wurden große Teile des Zahnbelags entfernt

Funktionelle Ziele (erreichbar innerhalb von 1–2 Wochen)

- Herr K. kann die Berührung der Zahnbürste im Mundinneren ohne Beißreaktionen tolerieren, wenn er in Seitenlage positioniert ist. Langsames Putzen der Zahnaußenflächen ist möglich, ohne dass es zu extremen Spannungserhöhungen im ganzen Körper kommt.
- Das Schlucken kann zuverlässig nach der Reinigung jedes einzelnen Quadranten am Mundboden fazilitiert werden.
- In Seitenlage kann er mithilfe des Therapeuten einige Putzbewegungen an den Außenflächen der Zähne durchführen, ohne dass sich der Gesamttonus erhöht.

6.2.3 Prävention/Prophylaxe

Vorbeugen von:
- Aspirationspneumonie, verursacht durch die Aspiration von kontaminiertem Speichel (Kwang-Hwa Chang et al. 2013),
- Gingivitis,
- Schäden an Zähnen und Lippen durch Beißreaktionen,
- Bewegungseinschränkungen bei der Mundöffnung,
- Beeinträchtigung der Hand-Augen-Mund-Koordination,
- Überempfindlichkeitsreaktionen an Händen, im Gesicht und Mund durch fehlenden Input.

6.2.4 Behandlungsplan

Das Pflegepersonal führt die Mundhygiene mindestens 2-mal am Tag durch, bei Bedarf häufiger und in Absprache mit den Therapeuten. Die Mutter des Patienten wurde ebenfalls zur Mundpflege angeleitet. Für die Reinigung der Kauflächen wird eine Kinderzahnbürste und als Hilfsmittel ein gepolsterter Spatel verwendet (❑ Abb. 6.13).

6.2.5 Beginn der Behandlung (Behandlungsablauf)

- Der Patient wird in Seitenlage gelagert. Kissen und Decken unterstützen die optimale Ausrichtung der einzelnen Körperabschnitte zueinander, damit Schlucken, Atmen und z. B: die Mundöffnung erleichtert werden. Die stabile Umgebung (Wand, Tisch, Stuhl) gibt ihm Referenzpunkte für seine Ausgangsposition.

- Herr K. wird mit den für die Mundhygiene erforderlichen Utensilien in Kontakt gebracht, um die Hand-Mund-Augen-Koordination zu fördern, z. B. Waschen und Abtrocknen des Gesichts, gelegentliches Aufstützen des Kopfes auf die Hände im Sitzen, Abtupfen des Mundes mit einem weichen Tuch. Diffuse Wischbewegungen im Gesicht werden vermieden. Wenn der Patient versucht zu schlucken, unterstützt ihn der Therapeut dabei.
- Es wird vorbereitend eine F.O.T.T.-Mundstimulation durchgeführt (▶ Abschn. 6.2.9). Die Berührung des Gaumens und der Zunge sollen helfen, die Sensibilität in der Mundhöhle zu regulieren und Überempfindlichkeitsreaktionen abzubauen.
- Um alle Zahnflächen reinigen zu können, wird ein mit Gaze gepolsterter Spatel zwischen die Backenzähne auf einer Seite platziert. Der Spatel soll den Kiefer offen halten und den Unterkiefer stabilisieren, um Beißreaktionen zu vermeiden. Nach der Reinigung jedes Quadranten wird der Spatel entfernt, damit der Mund geschlossen und geschluckt werden kann.
- Das Schlucken von Speichel wird immer dann fazilitiert, wenn Herr K. versucht, dies über Bewegungen des Kiefers oder der Zunge zu initiieren.

6.2.6 Bewertung der Reaktionen

- Die Reaktionen des Patienten werden schnell deutlich. Sein Tonus und seine Atemfrequenz steigen an, wenn der Waschlappen leicht über seine Hand bewegt wird. Die Körperspannung steigt, wenn seine linke Wange berührt wird. Als der Waschlappen in Richtung der rechten Wange bewegt wird, dreht Herr K. seinen Kopf leicht in diese Richtung. Kopf- und Handbewegungen werden in dieser kurzen Sequenz koordiniert. Die Therapeutin beobachtet pumpenden Kiefer- und Zungenbewegungen und fazilitiert Herrn K. mit einer Schluckhilfe am Mundboden (▶ Abschn. 4.3.3) zum Schlucken. Sein Tonus und die Atemfrequenz sinken, und er öffnet die Augen. Für einen kurzen Moment haben Herr K. und sein Therapeut Blickkontakt.
- Die Extension der Halswirbelsäule geht mit einer Retraktion des Kiefers einher (▶ Kap. 3; ❑ Abb. 3.4). Die Kieferöffnung ist zwar möglich, aber die Spannung im Körper nimmt zu, wenn der Spatel eingesetzt wird. Dies erschwert die Kieferöffnung. Dieses Problem deutet auf Hypersensibilität in der Mundhöhle hin und erfordert eine weitere therapeutische Intervention zur Regulierung der Reaktion auf Berührung im Mund. Der Prozess der Analyse beginnt von Neuem.

> **Beachte**
>
> Der Untersuchungs- und Behandlungszyklus hilft, die Probleme des Patienten zu analysieren. Anschließend können konkrete, realistische und funktionelle Ziele festgelegt werden. Es ist wichtig, dass Therapeuten und Pflegepersonal die Reaktion des Patienten in der Folge weiter analysieren und bewerten, um Arbeitshypothesen aufzustellen oder zu verwerfen.

6.2.7 Anwendung der ICF bei der Mundhygiene in der F.O.T.T.

Das biopsychosoziale Modell ICF (WHO 2018) wird in der F.O.T.T. zur Problemanalyse genutzt und bietet einen mehrstufigen konzeptionellen Rahmen für die Definition und Klassifikation von Gesundheit und Behinderung. Der gemeinsame Bezugsrahmen hat viele Vorteile. Er ermöglicht, eine individualisierte Problemanalyse, Zielsetzung und Behandlungspläne zu entwickeln und an die spezifischen Bedürfnisse des Patienten anzupassen. Die verschiedenen Ebenen der ICF, die sich gegenseitig beeinflussen, werden bewertet. Die Begrifflichkeiten erleichtern die Zusammenarbeit im interprofessionellen Team.

Die ICF wird immer häufiger im klinischen und Forschungskontext verwendet. Gesundheitssysteme in vielen Ländern fordern die Verwendung dieses Rahmens in der Rehabilitation (BfArM – ICF 2022).

■ **Wechselwirkungen der Komponenten der ICF**

Ein auf die Mundhygiene modifiziertes ICF-Modell (WHO 2018) enthält Arbeitshypothesen für die zugrunde liegenden Ursachen der Probleme auf der Aktivitäts- und Partizipationsebene (◘ Abb. 6.3). Es ist wichtig zu bedenken, dass dieses Beispiel möglicherweise nicht alle Aspekte abdeckt.

■ **Körperfunktionen und -strukturen**

sind die physiologischen Funktionen von Körpersystemen, z. B. Speichelproduktion, Schlucken, einschließlich psychologischer Funktionen. Körperstrukturen sind anatomische Teile des Körpers wie Organe, Gliedmaßen und ihre Bestandteile, z. B. Zunge, Kiefer, Lippen.

■ **Aktivität**

Dies bezieht sich auf die Fähigkeit einer Person, eine Aufgabe oder Handlung auszuführen. Aktivitätsbeeinträchtigungen sind Schwierigkeiten, die eine Person bei der Teilnahme an einer Aktivität oder bei der Ausführung einer Aktivität haben kann, z. B. bei der Mundhygiene oder der Einnahme einer Mahlzeit. Das ICF-Modell enthält eine Liste von Komponenten innerhalb des Bereichs der Aktivitäten und der Teilhabe für die Zwecke der Klassifizierung.

■ **Teilhabe**

Mit der Komponente Teilhabe (Partizipation) wird das Ausmaß der Beteiligung an Lebenssituationen bewertet. Zu den kontextuellen Faktoren gehören die gesamte Lebenserfahrung und der Hintergrund des Einzelnen. Sie können auch die Mundhygiene beeinträchtigen und müssen berücksichtigt werden. Die kontextuellen Faktoren werden in zwei Komponenten unterteilt:

— Umweltfaktoren,
— persönliche Faktoren.

Umweltfaktoren umfassen die physische, soziale und individuelle Umgebung, in der Menschen leben und ihr Leben gestalten, z. B. hat der Patient eine sehr unterstützende Familie. Er wohnt in einer Region mit guter Infrastruktur.

Persönliche Faktoren Zu persönlichen Faktoren zählen u. a. Geschlecht, Alter, Rasse, Lebensstil, Gewohnheiten, Ausbildung und Beruf. Sie stellen Einflüsse auf die Funktionsweise dar, die dem Individuum eigen sind und die nicht an anderer Stelle in der ICF dargestellt werden, z. B. ob ein Patient großen Wert auf Körper- und Mundhygiene legt.

▶ **Beispiel**

Robert, 45 Jahre alt, verheiratet, Vater von zwei Kindern im Alter von 9 und 11 Jahren. Er befindet sich in der subakuten Phase nach einem Schlaganfall.

Die Ziele und Maßnahmen zur Zielerreichung wurden im interprofessionellen Team des Patienten zusammen mit seiner Frau vereinbart. ◀

■ **Ziele (sollten realistisch sein und innerhalb von 2 Wochen erreicht werden)**

— Robert ist in der Lage, die Mundhygiene ausreichend durchzuführen (keine Essensreste im Mund nach dem Zähneputzen) und seine Zähne mindestens 2 min lang vertikal zu putzen (Rot-Weiß-Methode, ▶ Abschn. 6.2.6), während er vor dem Waschbecken sitzt. Alle Hilfsmittel für das Zähneputzen befinden sich in seinem Gesichtsfeld.
— Robert kann seinen Mund ausreichend ausspülen.

Interventionen zur Erreichung des Ziels
— *Handhabung/Strategien:*
  Strukturierung von Roberts Tag. Das Personal leitet die Mundhygiene nach jeder Mahlzeit und vor dem Schlafengehen ein.
— Roberts Frau wird gebeten, seine elektrische Zahnbürste von zu Hause mitzubringen.
— Es wird beurteilt, ob er die elektrische Zahnbürste nach der Einweisung selbstständig benutzen kann.
— Robert wird unterstützt, jeden Tag Zahnseide in einem Zahnseidenhalter zu benutzen.

ICF-Modell: Anwendung auf Probleme der Mundhygiene

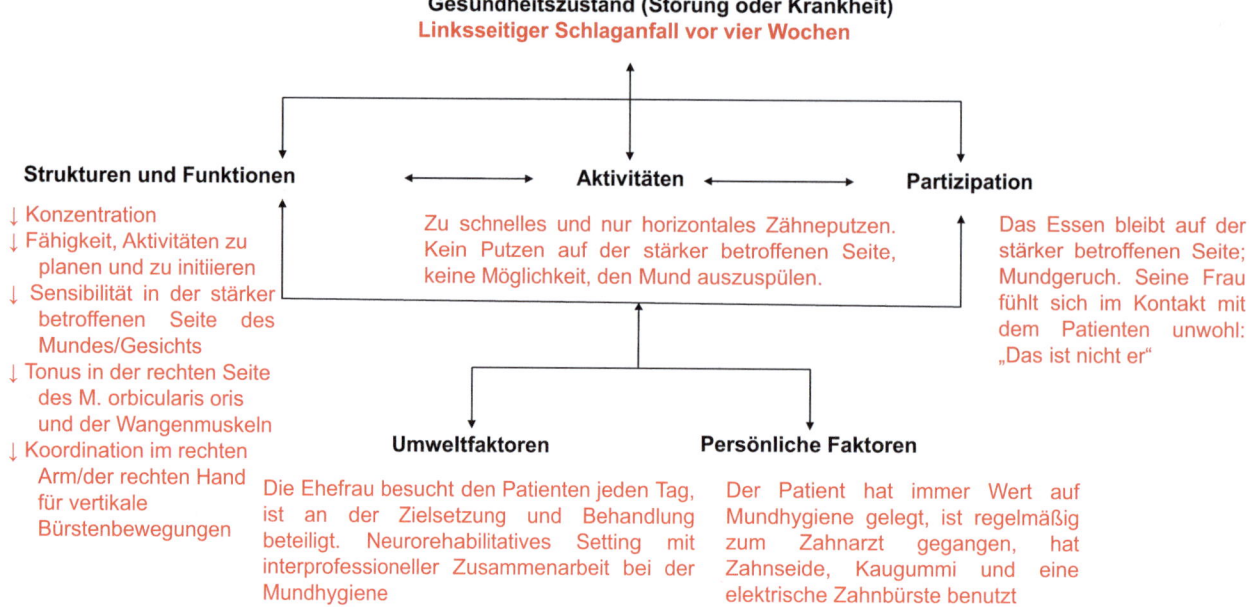

Abb. 6.3 ICF-Modell angewendet auf Probleme bei der Mundhygiene. (© Jakobsen 2019. Alle Rechte vorbehalten)

— Der Therapeut leitet Robert an, vertikale Zahnputzbewegungen auszuführen (Rot-Weiß-Methode).

— Das Ausspülen des Mundes wird fazilitiert.

In der Behandlung

— Fazilitation aktiver, symmetrischer Lippen- und Wangenbewegungen.

— F.O.T.T.-Mundstimulation (▶ Abschn. 6.2.9) und (Kauen in Gaze ▶ Abschn. 4.5.2) zur Regulierung von Tonus und Sensibilität im Mund.

— Arbeit an gezielten Arm- und Handbewegungen (der eher betroffenen Seite) für koordinierte Putzbewegungen und Handhabung der elektrischen Zahnbürste.

— Arbeit an der Initiierung, Planung und Durchführung von Aktivitäten des täglichen Lebens (ADL).

6.2.8 Verfahren der therapeutischen Mundhygiene

» „Input ist eine unabdingbare Voraussetzung für Veränderung und Lernen." (Mulder und Hochstenbach (2001)

Die Wahl der therapeutischen Interventionen wird durch die Untersuchung, Behandlung und Evaluation der Reaktion des Patienten darauf bestimmt. Mundhygiene ist Therapie – wenn sie strukturiert durchgeführt wird und an den Problemen des Patienten ge-

arbeitet wird! Funktionelle Bewegungen werden erleichtert. Der Patient erhält die Möglichkeit, seine oralen Strukturen wahrzunehmen und sie im täglichen Leben zu gebrauchen.

Praxistipp

Um gezielt helfen zu können, werden im Rahmen der Untersuchung und Behandlung die Art der vom Patienten benötigten Interventionen ermittelt. Der F.O.T.T.-Algorithmus kann helfen, die Umgebung zu strukturieren und unterschiedliche Formen von Feedback, den Einsatz von Hilfsmitteln oder Fazilitation zu ermitteln (▶ Kap. 17; Schow et al.2019).

Die Vorbereitung auf die Mundhygiene kann auf verschiedene Weise an den Patienten angepasst werden:

— Die Gestaltung einer realistischen Umgebung in einem alltäglichen Kontext fördert das Verständnis für die Situation

— die Wahl geeigneter Positionen, mit der Unterstützung durch Lagerungsmaterial,

— Einbeziehen des Patienten entsprechend seinen Fähigkeiten und Problemen,

— Fazilitation von Haltungskontrolle und selektiven Bewegungen,

— F.O.T.T.-Mundstimulation als Vorbereitung (▶ Abschn. 6.2.9).

■ Vorbereitung

Je mehr das Situationsverständnis des Patienten oder die Sensomotorik, z. B. die Hand-Augen-Mund-Koordination, beeinträchtigt sind, desto wichtiger ist die Vorbereitung, d. h. auch in der Mundhygiene kann man von einer präoralen Phase sprechen, mit den Komponenten: posturale Kontrolle, Situationsverständnis, die Koordination der Hände, Hand-Auge, Auge-Mund und Mundöffnung. Der Patient wird bei der Vorbereitung zur Mundhygiene eingebunden (◨ Abb. 6.4). Die Erfahrung hat gezeigt, dass die Prinzipien des Affolter-Modells® (▶ https://www.apwschweiz.ch) gut mit der F.O.T.T. kombiniert werden können.

Die tägliche Mundhygiene wird bewusst in einem Kontext strukturiert, der dem Patienten genügend Informationen bietet, um ein Verständnis für die Aktivität zu entwickeln.

Der Patient wird in einer optimierten Ausrichtung (= Alignment) von Becken, Rumpf, Schultergürtel, Nacken und Unterkiefer positioniert. Durch das Einbeziehen des Patienten wird eine Art „sensorisches Feedforward" für den folgenden intraoralen Input und die Reinigung des Mundes geschaffen. Es kann für den Patienten einfacher sein, dem Ablauf zu folgen, wenn die Situation klar strukturiert ist. Vertraute und eindeutige Situationen bieten oft eine Grundlage für die ersten funktionellen Bewegungen: Die Verwendung vertrauter Gegenstände kann die koordinierten Bewegungen der Augen, der Hände und des Mundes verbessern und funktionelle Bewegungsmuster ermöglichen.

Bei der Vorbereitung und Aktivierung können verschiedene Aspekte dem Patienten helfen, die Situation zu erkennen, z. B. kann der Therapeut dem Patienten helfen, den Becher zu halten. Das Einbeziehen der Hände trägt nicht nur zum Verständnis bei, sondern kann auch ein wesentlicher Schritt zum Abbau von Überempfindlichkeitsreaktionen sein, z. B. Abwenden des Kopfes, Beißen und Grimassieren.

Patienten mit einer erworbenen Überempfindlichkeit können zunächst mit der im nächsten Abschnitt beschriebenen taktilen oralen Stimulation behandelt werden.

6.2.9 F.O.T.T.-Mundstimulation: Untersuchung und Routine

Die F.O.T.T.-Mundstimulation kann zur Untersuchung und Behandlung von Problemen mit Tonus, Reaktion auf Berührung und Bewegung im Gesicht und im Mundraum sowie mit dem Schlucken von Speichel eingesetzt werden. Diese Stimulationsroutine kann als tägliche Routine zur Vorbereitung auf therapeutisches Essen oder zur Mundhygiene eingesetzt werden.

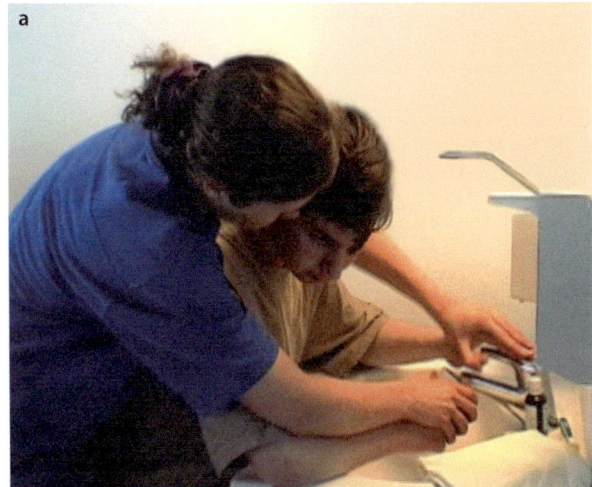

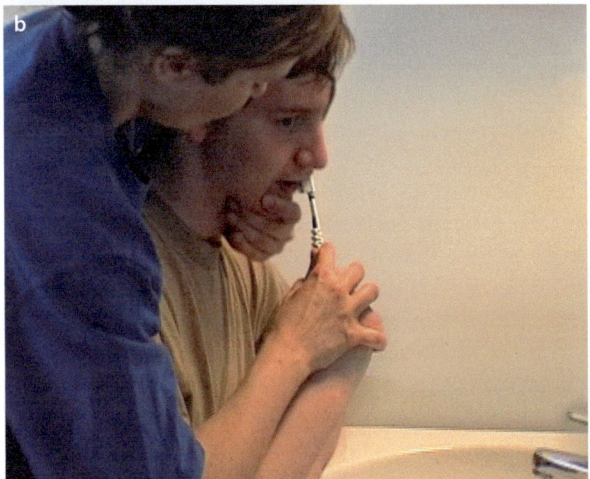

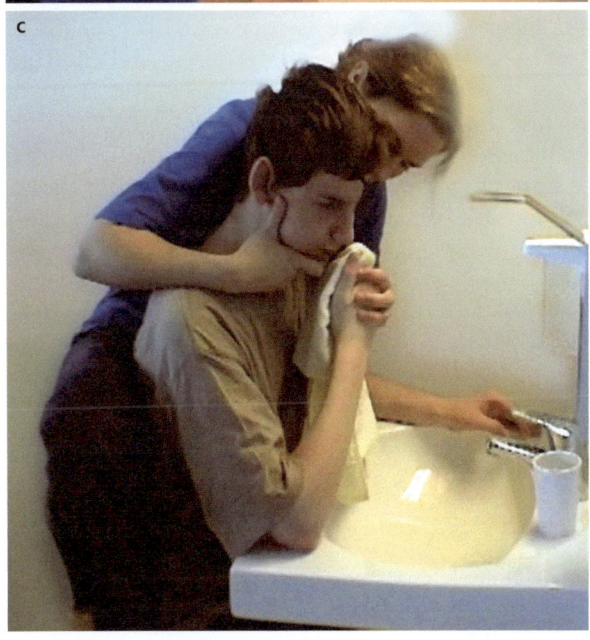

◨ **Abb. 6.4** a–c Der Patient wird in die Vorbereitung der Mundhygiene einbezogen (© Jakobsen und Elferich 2019. Alle Rechte vorbehalten). **a** Aufdrehen des Wasserhahns, um den Becher zu füllen. **b** Der Patient versteht die Situation und öffnet aktiv seinen Mund, um die Zahnbürste hineinzulassen. Die Position des Kopfes und die Öffnung des Mundes werden durch den Kieferkontrollgriff erleichtert. **c** Das Abtupfen des Mundes mit dem Handtuch wird geführt

> **Beachte**
> Das Gesicht und vor allem der Mund – mit einer hohen Dichte an Rezeptoren – gehören zu den intimsten Bereichen des menschlichen Körpers. Wir haben daher eine noch größere Verantwortung, diesen Bereich mit Respekt und Sorgfalt zu untersuchen und zu behandeln, egal, ob der Patient schwer oder nur leicht betroffen ist.

■ **Vorgehensweise**

Der Patient befindet sich in einer für die F.O.T.T.-Mundstimulation geeigneten Position, z. B. im Sitzen oder in Seitenlage. Während der gesamten Sequenz unterstützt die Therapeutin den Patienten, indem sie ihn bei Bedarf bewegt, die Position anpasst und den Kopf und den Kiefer stabilisiert.

Das sogenannte *taktile Hallo* bereitet den Patienten auf den anschließenden Kontakt im Mund vor. Die Hände des Patienten werden von der Therapeutin strukturiert und in einem angemessenen Tempo zu seinem Gesicht und Mund geführt. Dann berührt sie mit ihren Händen strukturiert und eindeutig die Hände und das Gesicht des Patienten. Dabei wertet sie die Reaktionen des Patienten auf die Berührung sorgfältig aus. Dieses Verfahren gewährleistet, dass die Intimsphäre der betroffenen Person respektiert wird.

Der Mund wird gedanklich in 4 Abschnitte, Quadranten, unterteilt (◨ Abb. 6.5).

Die Stimulation beginnt auf der mehr oder der weniger betroffenen Seite, je nachdem, welche Probleme der Patient hat. Die Therapeutin berührt den Mund von außen (Ober- und Unterlippe) und beobachtet die Reaktion. Die Berührung erfolgt gezielt und eindeutig, wobei Wischbewegungen vermieden werden. Dann befeuchtet die Therapeutin ihren Finger mit Wasser und berührt das Zahnfleisch unter der Oberlippe. Sie wartet kurz ab, um einzuschätzen, ob der Patient die Berührung toleriert. Der Finger der Therapeutin bewegt sich dann entlang des oberen Zahnfleischs von vorn nach hinten in jedem Quadranten vor und zurück (in der Regel 3-mal). Anschließend fährt der Finger an der Innenseite der Wange entlang, sodass der Tonus gespürt

und beeinflusst werden kann. Nach jedem Quadranten gibt es eine Pause, in der die Therapeutin den Finger entfernt und dem Patienten hilft, den Mund zu schließen. Normalerweise würde man zu diesem Zeitpunkt eine Schluckreaktion erwarten, wenn die Reaktionsfähigkeit und die Speichelproduktion intakt sind.

Die Therapeutin kann das Schlucken fazilitieren, wenn es nicht spontan erfolgt (▶ Abschn. 4.3.3).

Dieses Vorgehen wird am unteren Zahnfleisch auf derselben Seite des Mundes und dann an den gegenüberliegenden Quadranten (oben und unten) wiederholt. Während der gesamten Sequenz werden die Reaktionen des Patienten sorgfältig analysiert, und die Therapeutin kann ihr Vorgehen den Reaktionen des Patienten anpassen.

Wenn Beißreaktionen ausgeschlossen werden können, berührt der Finger der Therapeutin das vordere Drittel der Zunge. Der Finger wird in 3 Schritten von ventral nach dorsal bewegt (von der Zungenspitze zur Zungenmitte) und danach aus dem Mund genommen, sodass der Patient seinen Mund schließen kann oder ihm beim Mundschluss geholfen werden kann.

Wenn das Risiko für Beißreaktionen besteht, kann ein mit Gaze umwickelter, angefeuchteter Spatel verwendet werden, um die Zunge zu berühren.

Der harte Gaumen wird einmal hinter den oberen Schneidezähnen mit dem Finger der Therapeutin oder einem mit Gaze umwickelten feuchten Spatel berührt. Die Reaktion des Patienten kann darin bestehen, dass er die Zunge spontan oder auf Aufforderung in Richtung Gaumen bewegt. Dann bekommt der Patient die Möglichkeit, den Mund zu schließen. Jedes Mal, wenn der Mund geschlossen wird, beobachtet die Therapeutin, ob es zu spontanen Zungenbewegungen (z. B. zum Sammeln von Speichel) oder zu spontanem Schlucken kommt. Falls erforderlich, wird das Schlucken fazilitiert. Die Position des Patienten wird während der taktilen oralen Stimulation beobachtet und bei Bedarf verändert.

> **Praxistipp**
>
> Die Verwendung des Fingers des Patienten zur Stimulation kann therapeutische Vorteile haben, aber Vorsicht: Beißreaktionen können vom Patienten oft nicht kontrolliert werden, egal ob es der eigene Finger oder der der Therapeutin ist!
> Untersuchung, Analyse und Behandlung stehen beim F.O.T.T.-Ansatz in enger Wechselwirkung. Die F.O.T.T.-Mundstimulation kann eingesetzt werden, um den Schwerpunkt auf die taktile Untersuchung des Mundes zu legen. Das Tempo, die Art der Berührung und die Einbeziehung der Hände werden an die spezifischen Probleme und Reaktionen des Patienten angepasst. Die Ziele der Stimulation sind in der nächsten Übersicht zusammengefasst.

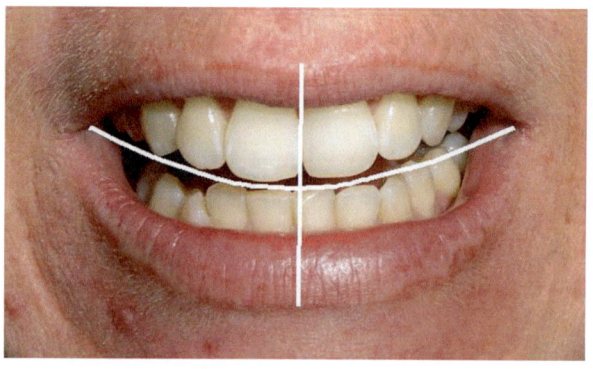

◨ **Abb. 6.5** Gedankliche Einteilung des Mundes in 4 Quadranten

Übersicht F.O.T.T.-Mundstimulation nach Coombes

Ziele:

- Taktile Vorbereitung vor der Mundhygiene oder dem therapeutischen Essen, mit strukturiertem Input für Hände, Gesicht und Mund
- Anregung der Durchblutung des Zahnfleischs
- Anregung der Speichelproduktion
- Aktivierung oraler Strukturen durch strukturierten Input, Zungenbewegungen oder Schlucken von Speichel
- Steigerung der Wachheit bei Patienten mit Bewusstseinsstörungen
- Input durch strukturierte Berührung im Gesicht und Mund als „Kompensation" für noch fehlendes Sprechen, Schlucken, Essen

6.2.10 Reinigung der Mundhöhle

Es ist wichtig, die Mundhöhle zu reinigen, auch wenn der Patient noch keine Nahrung zu sich nehmen kann (nihil per os). Zahnmediziner sind sich einig, dass sich die vorbeugenden Maßnahmen zur Karies- und Parodontalprophylaxe nicht auf eine optimale Mundhygiene beschränken. Eine regelmäßige Fluoridierung der Zähne (insbesondere bei Kindern und Jugendlichen) und eine ausgewogene Ernährung spielen eine wichtige Rolle. Trotz des Fehlens aussagekräftiger und qualitativ hochwertiger Daten wird davon ausgegangen, dass unregelmäßiges Zähneputzen ein Risikofaktor für Parodontitis ist (Zimmermann et al. 2014).

Eine Reihe von Aufgaben warten: Neben Speiseresten müssen auch Beläge oder Sekrete aus der Mundhöhle entfernt werden, wenn der Patient seinen Mund nicht mit der Zunge reinigen, ausspülen kann und die Schluckfunktion oder der Schutz der Atemwege beeinträchtigt sind. Kognitive oder sensomotorische Probleme (Beißreaktionen), das Aspirationsrisiko, die Qualität der oralen Ernährung und Probleme im Zusammenhang mit der Sondenernährung müssen ebenso berücksichtigt werden.

Bei gesunden Menschen wird der sensorische Input für die Mundhöhle in der Regel durch Schlucken von Speichel, Essen, Trinken, Atmen und Sprechen erzeugt. Patienten, denen dieser Input fehlt, brauchen Alternativen, wie z. B. die F.O.T.T.-Mundstimulation, um der Entstehung von Überempfindlichkeit vorzubeugen. Dies ist besonders problematisch für Patienten mit geblockter Trachealkanüle. Das Fehlen der Stimulation durch die ein- und ausströmende Atemluft kann zu einem erlernten Nichtgebrauch (*learned non-use*) führen und hat weitere funktionelle Nachteile (▸ Abschn. 11.2.3).

Praxistipp

Unzureichende Zungenbewegungen, fehlender Mundschluss oder die Unfähigkeit zu essen oder zu trinken können einen grau-weißen Belag auf der Zunge verursachen. Dieser bildet einen Nährboden für Pilze und Bakterien und sollte regelmäßig entfernt werden (◘ Abb. 6.6).

Ein multidimensionaler Ansatz für die Mundhygiene ist in der Regel erfolgreich:

- Regelmäßige mechanische Entfernung der Beläge, ggf. mit antibakteriellen Lösungen.
- Fazilitation des Mundschlusses zur Vermeidung von Mundtrockenheit.
- Fazilitation von Zungen- und Kieferbewegungen, die die mechanische Reinigung der Mundhöhle und die natürliche Befeuchtung der Schleimhäute, das Sprechen und Schlucken stimulieren.
- Therapeutisches Essen, wenn der Patient die Voraussetzungen dafür hat (▸ Abschn. 4.5.2).

Das Entfernen von Zungenbelägen kann eine Würgereaktion auslösen. Langsames Arbeiten und das Einbeziehen der Hände des Patienten sowie die Fazilitation des langen Nackens können dies verhindern. Der Spatel oder die Gaze sollten feucht sein, bevor sie in die Mundhöhle eingeführt werden.

6.2.11 Die Zahnreinigung

Die Empfehlungen der Zahnärzte für eine effektive und effiziente Zahnputzreinigung für Erwachsene und Kinder variieren. Die optimale Häufigkeit, Methode

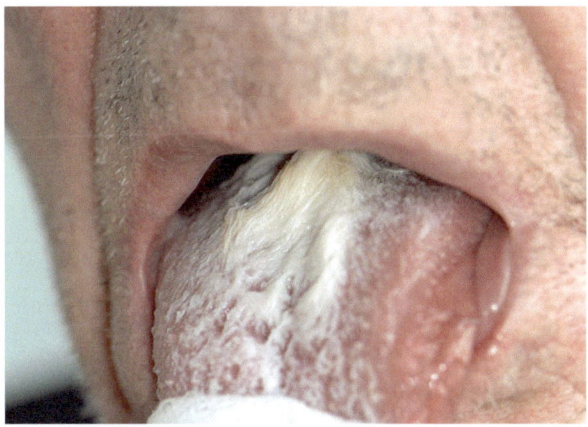

◘ **Abb. 6.6** Nach therapeutischer Kieferöffnung kommt wochenlang wuchernder Zungenbelag zum Vorschein. (© Nusser-Müller-Busch)

und Dauer des Zähneputzens sind immer noch unklar (Wainwright und Sheiham 2014).

Die primäre Reinigungsmethode in der F.O.T.T. (◘ Abb. 6.7a–k) ist die *Rot-Weiß-Methode* bei der die Zahnbürste vertikal vom Zahnfleisch zum Zahn geführt wird. Kombiniert mit einem strukturierten Ansatz und einer geführten Bewegung der Zahnbürste ermöglicht sie eine individuelle Anpassung des Reinigungsprozesses.

Die folgenden Grundsätze müssen beachtet werden:

- Die Einteilung der Mundhöhle in vier Quadranten (◘ Abb. 6.5) ermöglicht ein strukturiertes Vorgehen, sodass die Reaktionen des Patienten leicht beobachtet werden können. Je nach individueller Zielsetzung beginnt das Putzen im oberen Quadranten auf der mehr oder weniger betroffenen Seite, gefolgt vom Putzen des unteren Quadranten auf derselben Seite. Danach folgen die Quadranten der gegenüberliegende Seite.
- **Von Rot nach Weiß** (◘ Abb. 6.7b, c): Die Zahnbürste wird vom Zahnfleischsaum zum Zahn geführt, bevor sie am nächsten Zahn wieder neu angesetzt wird. Damit soll verhindert werden, dass Speichel, Sekret oder Speisereste verteilt werden.
- **Von hinten nach vorn** (◘ Abb. 6.7d, e): Die Bürste wird auf den Zahnoberflächen von dorsal (den Molaren) nach ventral (den Schneidezähnen) bewegt. So kann verhindert werden, dass Nahrungs- oder Speichelreste im hinteren Teil der Mundhöhle verteilt werden. Dies ist besonders wichtig für Patienten, die nicht in der Lage sind, ihren Mund auszuspülen.
- Zuerst werden die **Außenflächen** gereinigt. Nach jedem Quadranten wird eine Pause eingelegt, damit der Patient den Mund schließen kann. Dies ermöglicht dem Patienten das Schlucken und vermeidet das unangenehme Gefühl, wenn der Mund zu lange geöffnet ist.
- Dann werden die **Innenflächen** und schließlich die **Kauflächen** aller 4 Quadranten gereinigt.
- Das Ausspucken von Speichel kann ein Teil der Mundpflege sein. Es ist aber nicht unbedingt notwendig, wenn etwas Zahnpasta im Zahnputzwasser aufgelöst wird, um Schaumbildung zu vermeiden. Bei gesunden Menschen folgt auf das Ausspucken oft eine Schluckreaktion. Dieses Wissen sollte auf den Patienten übertragen werden.
- Die Zahnbürste wird nach dem Putzen jedes Quadranten im ersten Becher ausgespült. Im zweiten Becher mit sauberen Wasser wird die Zahnbürste neu befeuchtet. Bei Patienten mit hohem Aspirationsrisiko wird überschüssiges Wasser von der Zahnbürste entfernt, indem sie auf ein sauberes Tuch getupft wird.

6.3 Umgang mit Zahnprothesen

Ein passgenauer Zahnersatz spielt eine wichtige Rolle in der Funktionseinheit von Zunge, Wange, Gaumen und Kiefer. Er beeinflusst die Qualität der nonverbalen Kommunikation, der Artikulation und des oralen Transports von Speichel, Nahrung und Flüssigkeiten.

Ein veränderter Tonus der Wangen und Lippen, z. B. bei Gesichtslähmung und eingeschränkter Zungenbeweglichkeit, kann zu Instabilität führen und dadurch den Sitz eines Zahnersatzes beeinträchtigen (Klobucar et al. 2012). Veränderungen des parodontalen Alveolarkamms können schnell auftreten, wenn der Patient durch medizinische Eingriffe (z. B. Beatmung, Operation) über einen längeren Zeitraum keinen Zahnersatz trägt. Eine Atrophie der Pars alveolaris des Unterkiefers kann bei der Neuanpassung des Zahnersatzes zusätzliche Schwierigkeiten verursachen.

Der ungenaue Sitz einer Vollprothese führt zu einer Atrophie des Alveolarkamms und begünstigt die Entwicklung von Stomatitis. Dies kann die Mundhygiene erschweren.

> **Praxistipp**
>
> Der Zahnersatz sollte jeden Tag so lange wie möglich getragen werden.
> Die Prothese sollte nach jeder Mahlzeit mit einer speziellen Prothesenbürste und ohne Zahnpasta gereinigt werden (Faigenblum 2015). Bei oraler Nahrungskarenz erfolgt die Reinigung morgens und abends. Die Prothese sollte über Nacht in einem speziellen Behälter trocken gelagert und vor dem morgendlichen Einsetzen abgespült werden (Manfredi et al. 2013).
> Auch der Gaumen und der Kieferkamm müssen mit einer weichen Zahnbürste gereinigt werden.
> Patienten, die ihren Zahnersatz selbstständig reinigen, sollten sorgfältig beaufsichtigt werden, da Sehbehinderungen und feinmotorische Störungen häufig zu mangelhafter Reinigung führen können.
> Die F.O.T.T.-Mundstimulation wird zunächst ohne Prothese durchgeführt (um Wunden zu identifizieren, klare sensorische Informationen zu liefern und den Tonus der Wangen zu beurteilen). Anschließend kann sie mit eingesetzter Prothese durchgeführt werden. Die Zähne bieten der Zunge eine natürliche Begrenzung und dem Unterkiefer Stabilität. Beides ist wichtig für das Schlucken und das Sprechen!
> Wenn die Prothese nicht mehr gut passt, kann der Zahnarzt sie unterfüttern. Manchmal reicht jedoch auch Haftcreme.

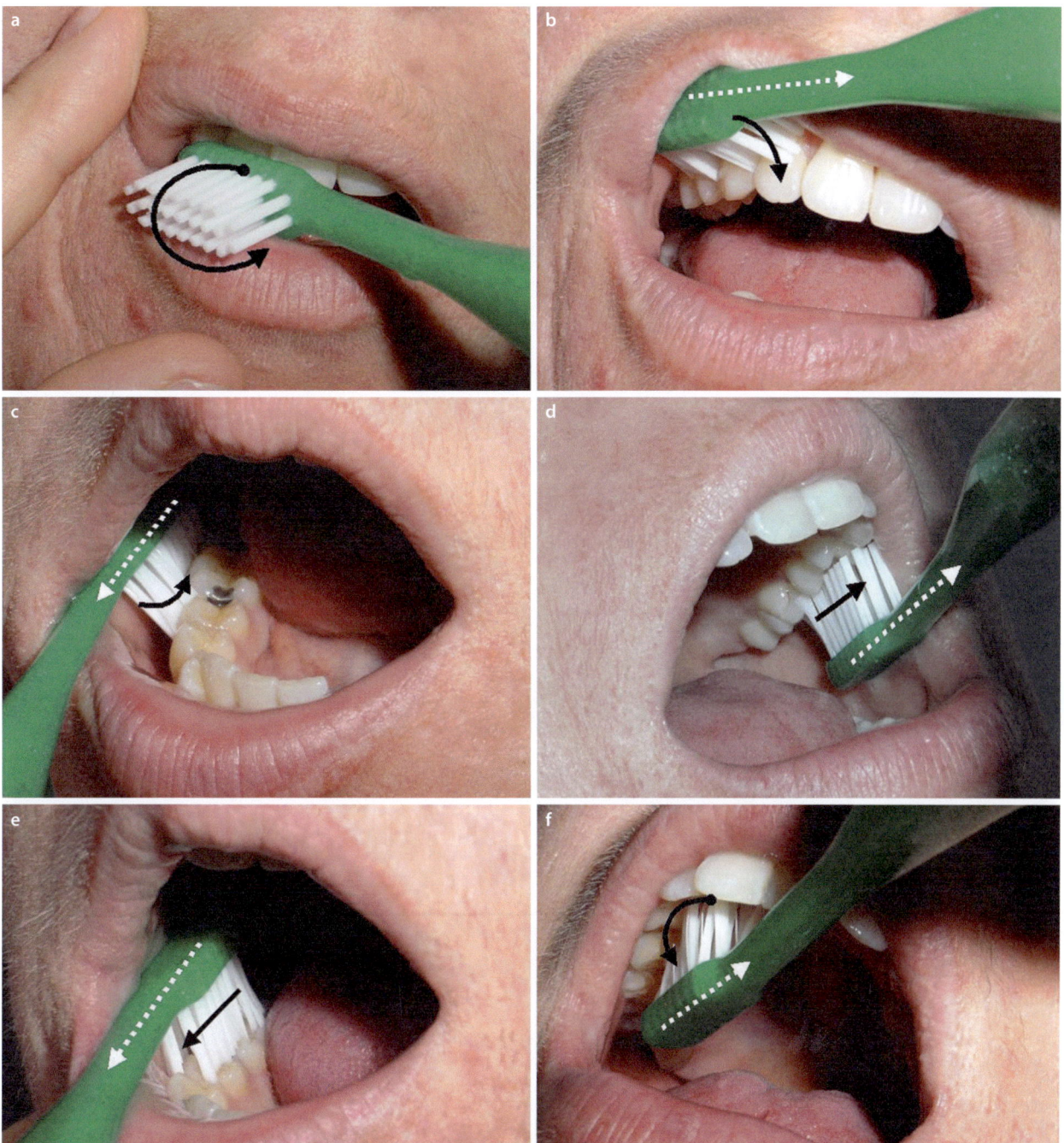

◘ **Abb. 6.7** a–k Zahnreinigung (© Jakobsen und Elferich 2019. Alle Rechte vorbehalten) **a** Einführen der Zahnbürste: Die Oberlippe wird leicht angehoben und abgehalten. Die glatte Seite des Bürstenkopfes wird an den Zahn angelegt. Sobald sich die Bürste in der Wange befindet, wird sie zum Zahn hingedreht. Dadurch werden diffuse Reinigungsbewegungen der Borsten an der Innenseite der Wange vermieden. **b, c** Oberer und unterer Quadrant: Die Außenfläche wird gereinigt – vom Zahnfleisch zum Zahn („rot zu weiß") und vom Backenzahn zum Schneidezahn (von „hinten nach vorn"). **d** Oberer Quadrant: Die Kauflächen werden gereinigt (von hinten nach vorn). **e** Unterer Quadrant: Die Kauflächen werden gereinigt (von hinten nach vorn). **f, g** Oberer und unterer Quadrant: Die Innenflächen werden gereinigt (von rot nach weiß – von hinten nach vorn). **h, i** Oberer und unterer Quadrant: Die Innenfläche an der Vorderseite wird gereinigt (vom Zahnfleisch zum Zahn). **j** Die Borsten reinigen auch die Zahnzwischenräume. **k** Zusätzliche Interdentalpflege mit Zahnseide im Halter

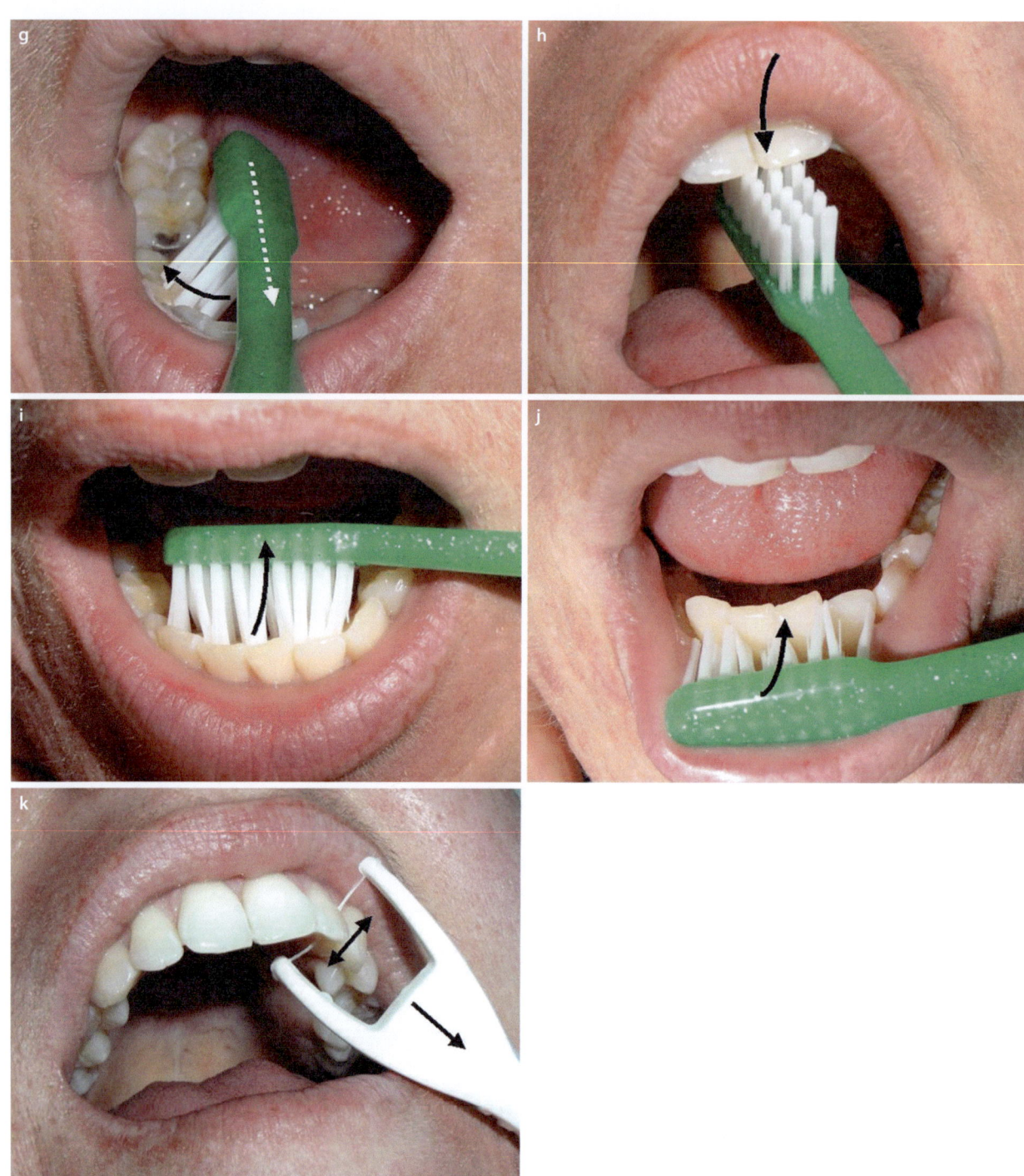

■ **Abb. 6.7**   (Fortsetzung)

Prothesenkleber erfordern eine korrekte Anwendungsweise. Sie helfen nicht bei einer schlechtsitzende Zahnprothese. Bei Patienten mit neuromuskulären Störungen unterstützen sie bei richtiger Anwendung den Komfort und die Stabilität der Prothese (Kumar et al. 2015).

Reste des Klebers müssen immer von der Prothese und der Mundhöhle entfernt werden!

6.4   Hilfsmittel für die Mundhygiene

Die Verwendung von Hilfsmitteln bei der Mundhygiene ist individuell. Wann immer möglich, sollten vertraute Gegenstände aus dem Alltag verwendet werden, um das Situationsverständnis zu fördern und dem Patienten Sicherheit zu vermitteln. Sie sollten die funktionelle Bewegung unterstützen und hilfreiche Anregungen geben.

Zu den erforderlichen Utensilien der Mundhygiene gehören:

- 2 Zahnputzbecher (möglichst stabil, für besseres Umfassen und Halten),
- 1 (Kinder-)Zahnbürste,
- Gaze,
- Spatel,
- Handschuhe,
- Zahnseide (bei Bedarf),
- eine Lampe, am besten mit einem Spatelhalter, für die visuelle Untersuchung des Mundes (◻ Abb. 6.9),
- Zahnpasta (in Wasser aufzulösen, wenn der Patient seinen Mund noch nicht ausspülen kann),
- weiche Tücher zum Abtupfen des Mundes,
- Tuch oder Zellstoff zum Abtupfen überschüssigen Wassers von der Zahnbürste.

Es werden 2 Zahnbecher benötigt. Einer wird verwendet, um die Zahnbürste nach dem Putzen jedes Quadranten zu reinigen, der andere, um die Zahnbürste in frisches Wasser zu tauchen oder den Mund zu spülen, wenn möglich. Der kurze, schmale Bürstenkopf einer Kinderzahnbürste eignet sich gut für die Reinigung der Kauflächen und Innenflächen der Zähne bei Patienten mit eingeschränkter Kieferöffnung. In der Regel reicht es aus, die Zähne mit einer weichen Zahnbürste zu reinigen. Das sorgt für eine schonende Reinigung, verhindert Zahnschmelzverluste und Schäden am Zahnfleisch. Ein dickerer, individuell angepasster Griff kann die Handhabung der Zahnbürste erleichtern und die Qualität der Putzbewegungen erhöhen. Eine kleine Zahnbürste erleichtert es dem Therapeuten außerdem, sie im Mund des Patienten zu bewegen.

Der Spatel wird zur Untersuchung der Mundhöhle verwendet und mit einem Spatelhalter an der Unter-

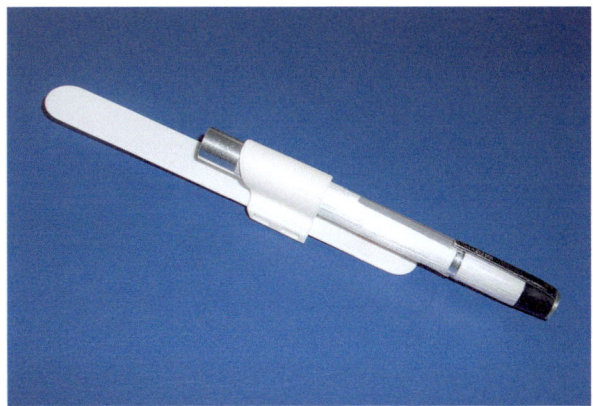

◻ **Abb. 6.9** Untersuchungslampe mit Spatel und Halter. (© Jakobsen und Elferich 2019. Alle Rechte vorbehalten)

suchungslampe befestigt (◻ Abb. 6.9). Der Spatel kann auch mit Gaze umwickelt werden, um die Zunge bei Beißreaktionen zu reinigen. Die Reinigung des Mundes vor dem Zähneputzen mit Gaze hilft, den Speichel strukturiert zu entfernen. Die Therapeutin wickelt Gaze um den behandschuhten Zeige- oder kleinen Finger (◻ Abb. 6.10). Sie reinigt strukturiert alle 4 Quadranten (◻ Abb. 6.5). Auch hier wird nach jedem Quadranten eine Pause für Mundschluss und Schlucken eingelegt.

Anschließend folgt das Zähneputzen. Auf diese Weise können Rückstände aus der Mundhöhle entfernt und gegebenenfalls Salben oder antibakterielle Gele aufgetragen werden.

> **Beachte**
> Nur passgenaue Handschuhe liefern klare taktile Informationen, sowohl für den Patienten als auch für den Therapeuten.
> Die Reinigung der Zahnzwischenräume mit Zahnseide ist ein wesentlicher Bestandteil der vollständigen Mundhygiene. Die Verwendung von Zahnseide wird empfohlen, um Gingivitis, einen Risikofaktor für Parodontalerkrankungen, zu vermeiden (Sambunjak et al. 2012).
> Wenn der Kiefer weit und sicher genug geöffnet werden kann, können die Interdentalräume mit Zahnseide in einem Halter gereinigt werden (◻ Abb. 6.7k). Diese Art von Halter ist für Patienten gut geeignet, die selbstständig bei der Mundpflege sind, aber vielleicht nur eine Hand gezielt bewegen können. Er ist auch nützlich, wenn man dem Patienten bei der Mundpflege hilft, da der Therapeut dann eine Hand frei hat, um die Mundöffnung zu erleichtern. Für größere Interdentalräume wird eine Interdentalbürste empfohlen (◻ Abb. 6.11).
> Eine elektrische Zahnbürste kann eine Alternative für Personen sein, die aufgrund von sensomotorischen Problemen Schwierigkeiten haben, präzise Putzbewegungen

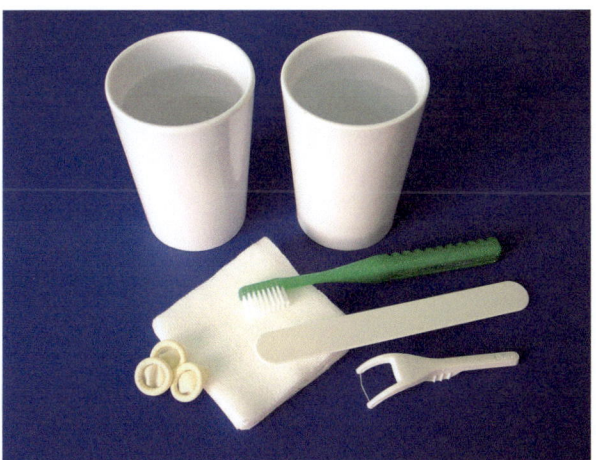

◻ **Abb. 6.8** Standardausrüstung für die F.O.T.T.-Mundhygiene 2 Zahnbecher, 1 Kinderzahnbürste, Gaze, Spatel, Zahnseidenhalter, Handschuhe. (© Jakobsen und Elferich 2019. Alle Rechte vorbehalten)

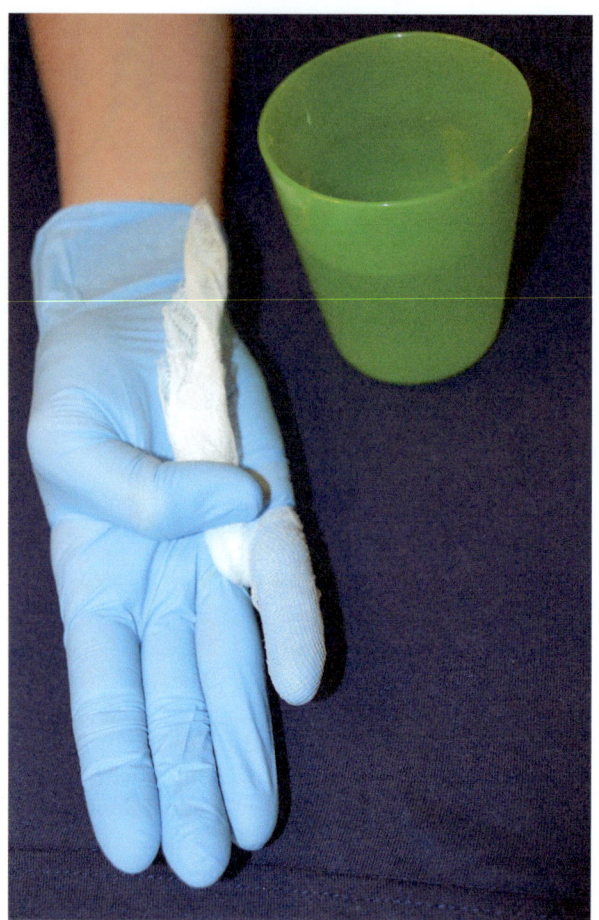

Abb. 6.10 Ein mit Gaze umwickelter Finger kann zur Reinigung der Mundhöhle verwendet werden. (© Jakobsen 2021

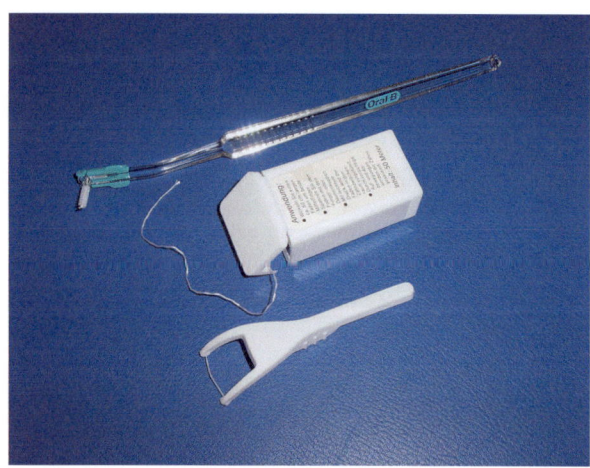

Abb. 6.11 Interdentalpflege, von oben nach unten: 1 Interdentalbürste, 2 Zahnseide, 3 Zahnseide mit Halter

auszuführen, da die meisten der feinen Dreh- und Vibrationsbewegungen automatisch ausgeführt werden. Der dickere Griff erleichtert auch das Umfassen der Zahnbürste mit der Hand (Abb. 6.12). Eine elektri-

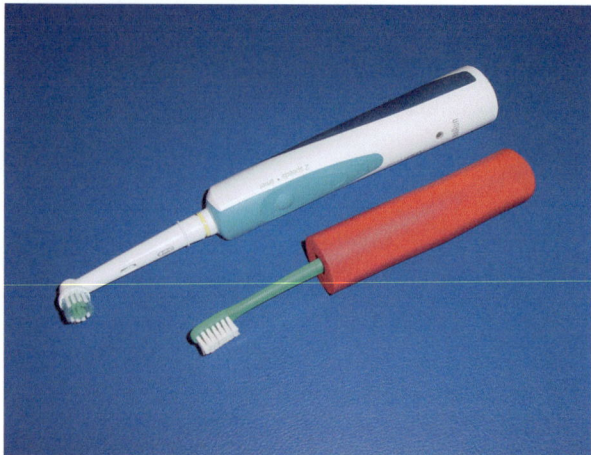

Abb. 6.12 Elektrische Zahnbürste und Handzahnbürste mit Griffverdickung. (© Jakobsen und Elferich)

sche Zahnbürste kann bei überempfindlichen Patienten mit phasischen Beißmustern oder starken Pump- und Schmatzbewegungen als Reaktion auf Berührungen im Mund kontraindiziert sein. Die Vibrationen und Geräusche des Motors können die Probleme verstärken. Der austauschbare Bürstenkopf kann sich in der Mundhöhle lösen. Wenn die elektrische Zahnbürste bei schwer betroffenen Patienten eingesetzt werden soll, sollte sie zunächst an der Hand des Patienten getestet werden, um zu sehen, wie der Patient reagiert. Wenn die Vibration der Zahnbürste toleriert werden kann, kann die Zahnbürste dann in den Mund eingeführt werden. Die Bürste wird erst eingeschaltet, wenn sie mit den Zähnen in Kontakt ist. Vor dem Herausnehmen der Bürste sollte sie wieder ausgeschaltet werden, um diffuse Vibrationen an Wangen und Lippen zu vermeiden.

■ **Verwendung eines gepolsterten Spatels zur Stabilisation des Unterkiefers während der Reinigung der Kauflächen und Innenseiten**

Sowohl der gepolsterte Mundspatel als auch der gepolsterte Griff eines Cheyne-Löffels haben sich bei Patienten mit Beißreaktionen zur Stabilisierung des Kiefers anstelle von Beißkeilen oder reduzierter Kieferöffnung bewährt (Abb. 6.13). Nach der Arbeit an der allmählichen Öffnung des Kiefers wird der gepolsterte Spatel von der Seite her eingeführt und zwischen den Molaren platziert. Die Kauflächen und Innenflächen der gegenüberliegenden Zahnreihe können dann gereinigt werden. Danach kann der Spatel vorsichtig entfernt werden, um dem Patienten eine Pause zu ermöglichen und den Mund zu schließen. Falls erforderlich, wird das Schlucken fazilitiert. Nach behutsamer Kieferöffnung wird dann der gepolsterte Spatel auf der gegenüberliegenden Seite zwischen den Molaren platziert, und die Reinigung wird auf der anderen Seite fortgesetzt. Der gepolsterte Spatel wird

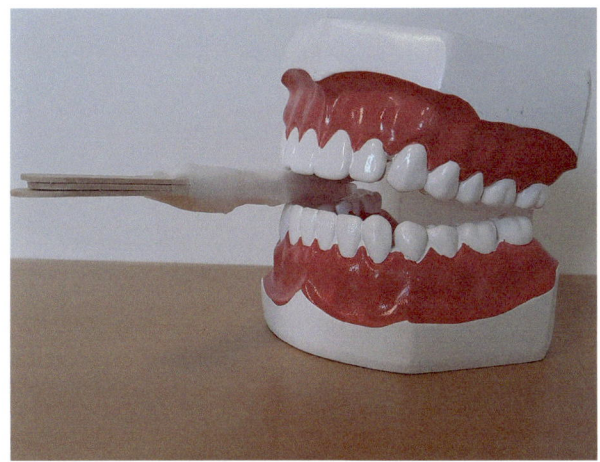

Abb. 6.13 Zur Stabilisierung und Offenhalten des Unterkiefers bei Beißreaktionen: Spatel, gepolstert mit Gaze und Tape. (© Jakobsen 2023)

nicht zum „Aufhebeln des Kiefers" verwendet. Durch den gleichzeitigen Einsatz des Kieferkontrollgriffs dient der Spatel zur Stabilisierung des Unterkiefers und zur Verhinderung von Beißreaktionen.

■ **Noppenputzstäbe**

Eine kleine Trainingszahnbürste für Babys mit Gumminoppen ist ideal, um die Durchblutung des Zahnfleisches zu fördern und Zungenbelag zu entfernen (■ Abb. 6.14).

6.4.1 Kontraindizierte Mundpflegeutensilien

> **Beachte**
> Metallgegenstände, Zahnspiegel und andere zerbrechliche Mundhygieneartikel, z. B. Zahnseidenhalter, sol-

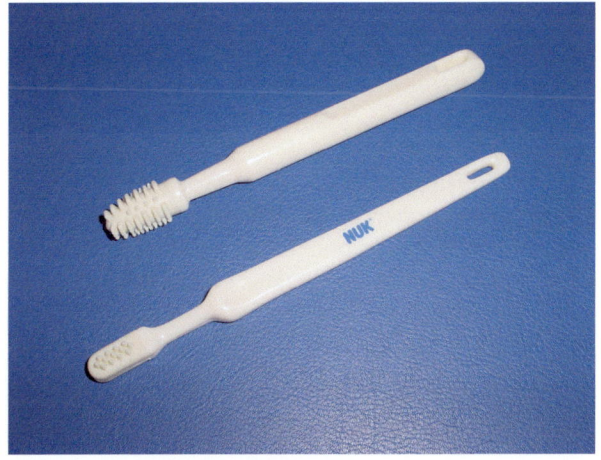

Abb. 6.14 Noppenputzstäbe. (© Jakobsen und Elferich)

len bei Patienten mit Beißreaktionen nicht verwendet werden (■ Abb. 6.15).

Einwegzahnbürsten

Einwegzahnbürsten (z. B. mit bereits aufgetragener, getrockneter Zahnpasta) sind für die regelmäßige Mundpflege von Menschen mit neurogenen Erkrankungen aus verschiedenen Gründen kontraindiziert (■ Abb. 6.15). Wenn die Zahnpasta beim Putzen zerbröckelt, kann sie aspiriert werden. Die Borsten der Bürste in der Abbildung sind nicht abgerundet, sondern sehr hart. Dies kann selbst bei gesundem Zahnfleisch Verletzungen oder Blutungen verursachen.

Watteträger

Die glatte Oberflächenstruktur von Wattestäbchen macht sie zu einer ungeeigneten Alternative zur Zahnbürste. Sie eignen sich zwar zum Abwischen von Speichel in der Mundhöhle, haben aber keine massierende Wirkung auf das Zahnfleisch und können Beläge oder Plaque nicht wirksam entfernen. Die schnellen, leichten Wischbewegungen können eine unerwünschte Tonuserhöhung hervorrufen. Wenn Beißreaktionen auftreten, kann der Kopf des Wattestäbchens abgebissen werden.

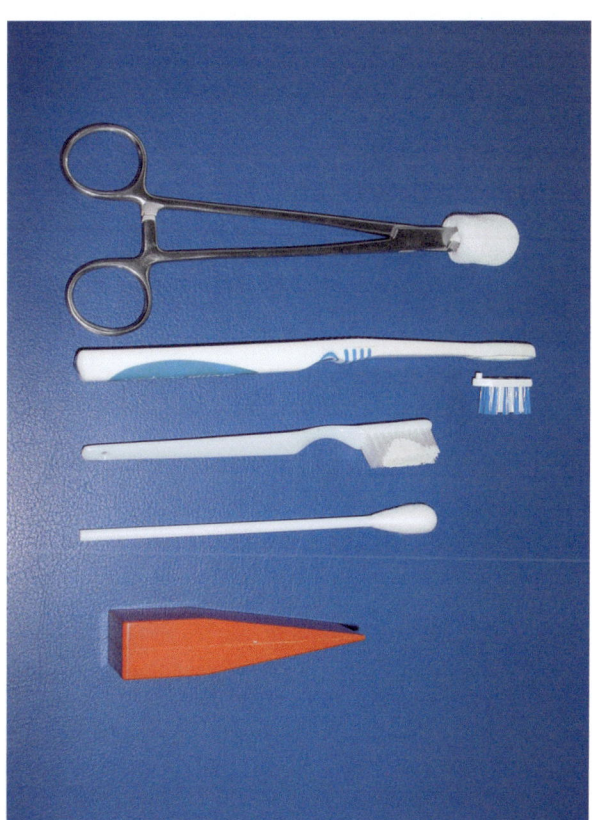

Abb. 6.15 Kontraindizierte Mundhygieneprodukte, von links nach rechts: Klammer mit Kompresse, Zahnbürste mit abnehmbarem Kopf, Einwegzahnbürste mit getrockneter Zahnpasta, Wattestäbchen, Beißblock. (© Jakobsen und Elferich)

Auch die Verwendung von Fetten oder Ölen ist nicht zu empfehlen.

Auch *Wattestäbchen mit zugesetztem Zitronen-aroma (Zitronenglyzerin, Lemon Sticks)* sind zum Entfernen von Belägen ungeeignet. Die Zitronensäure in den Tupfern greift den Zahnschmelz an (Meurman et al. 1996) und kann geschädigte Schleimhäute reizen (Warner 1986). Der saure Geschmack regt außerdem die Speichelproduktion an. Dies kann das Risiko einer Aspiration erhöhen. Glyzerin steht im Verdacht, die Schleimhaut auszutrocknen und einen Film auf der Schleimhaut zu bilden, unter dem sich Keime weiter vermehren können. Bei Patienten mit unzureichendem Mundschluss oder oraler Intubation kann dieser Film austrocknen und Krusten in der Mundhöhle bilden, die schwer zu entfernen sind und aspiriert werden können.

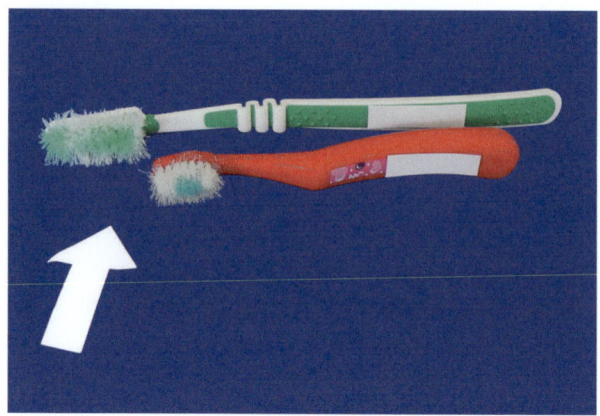

◘ **Abb. 6.16**   Abgenutzte Zahnbürste mit verbogenen Borsten

Tupfer an Metallklemmen

Tupfer und Klemmen gehören nicht zu den alltäglichen Mundhygieneartikeln, mit denen die Patienten ihre Zähne gereinigt haben, bevor sie eine Hirnschädigung erlitten. Daher erkennen die Patienten sie möglicherweise nicht als Teil der Mundhygiene. Die meisten Menschen assoziieren Metallklammern mit unangenehmen Erfahrungen. Daher halten sie ihren Mund eher geschlossen, wenn sie nicht wissen, was sie erwartet. Die Verwendung von Tupfern auf Klammern (◘ Abb. 6.15) zur Zahnreinigung beinhaltet in vielerlei Hinsicht diffuse taktile Informationen in der Mundhöhle. Sie ist keine effektive Methode zur Entfernung von Plaque. Es besteht ein Verletzungsrisiko für den Patienten im Falle einer plötzlichen Beißreaktion, die zum Abbrechen von Zähnen oder der Verletzung von Schleimhaut führen kann, besonders wenn das Metall nicht vollständig vom Tupfer bedeckt ist. Eine Zahnbürste oder der in Gaze eingewickelte Finger des Therapeuten können hilfreicher sein, um Sekrete vom Gaumen zu entfernen. Durch die Positionierung des Patienten nach vorn, entweder in Seitenlage oder im Sitzen, kann die Schwerkraft genutzt werden, um Sekret aus dem Rachenraum zu entfernen. Ein Yankauer Absaugkatheter kann verwendet werden, um große Mengen Speichel abzusaugen, die in den Wangen verbleiben.

▪ Zahnbürsten regelmäßig austauschen

Der hygienische Zustand und die Funktionsfähigkeit der Zahnbürste des Patienten sind regelmäßig zu überprüfen (◘ Abb. 6.16). Verbogene Borsten können Beläge nicht ausreichend zu entfernen, insbesondere aus den Zahnzwischenräumen und vom Zahnfleischrand. Es ist hilfreich, die Zahnbürste regelmäßig zu wechseln, insbesondere bei Patienten mit oralen Infektionen oder Beißreaktionen.

▪ Zahnpasta

Die Wirkstoffe wie Tenside (Schaumbildner) und Fluoride in Zahnpasta sollen die Reinigungswirkung erhöhen. Aus zahnmedizinischer Sicht sind es jedoch die Putzkörper, die für die Entfernung von Belägen von Bedeutung sind. Dies wurde durch vergleichende klinische und experimentelle Studien über die Wirkung von 7 Zahnpasten auf die Zahnhartsubstanz und das Zahnfleisch bestätigt (Albers et al. 1982).

Der Wunsch nach einem frischen Geschmack im Mund ist ein motivierender Faktor für die Wahl der Zahnpasta. Bei der Verwendung von Zahnpasta bei Patienten mit neurogenen Störungen ist jedoch aufgrund erhöhter Aspirationsgefahr Vorsicht geboten. In vielen Fällen ist es für die Patienten schwierig oder unmöglich, schäumendes Material auszuspucken. Klinischen Erfahrungen zufolge ist die Reinigung der Zähne mit Wasser, in dem ein wenig Zahnpasta aufgelöst wurde, ebenfalls wirksam. Die Wirksamkeit verschiedener Kräutertees zur Entfernung von Plaque oder ihre entzündungshemmende Wirkung ist derzeit nicht ausreichend belegt. Auch individuelle Vorlieben spielen eine Rolle. In einer taiwanesischen Studie auf einer Intensivstation erwies sich abgekochtes Wasser bei der Bekämpfung von Plaque und bei der Wirkung auf die Menge und Konsistenz des Speichels besser als grüner Tee (Hsu et al. 2011). Die Ergebnisse sind jedoch aus methodischen Gründen mit Vorsicht zu betrachten.

Zur Wirkungen von antibakteriellen Mundspüllösungen allein oder in Kombination gibt es Studien mit verschiedenen Populationen, aber keine sichere Evidenz. Ein Cochrane Review über Mundpflege bei intensivmedizinischen Patienten findet schwache Evidenz für den Einsatz von Chlorhexidin und Zähneputzen zur Verringerung des Pneumonierisikos bei Patienten (Zhao et al. 2020).

> **Praxistipp**
>
> Die Verwendung von sterilem Wasser oder stillem Mineralwasser wird häufig für die Mundpflege von Patienten mit Immunschwäche empfohlen.
> Bei Betroffenen, die auf Berührung im Gesicht und Mund mit Beißen reagieren, dürfen keine Gegenstände aus Metall, Mundspiegel, Holzspatel oder zerbrechliche Mundhygieneartikel (z. B. Zahnseidehalter) benutzt werden.

6.5 Typische Probleme und Lösungsvorschläge in der Frührehabilitation

Der Begriff *Probleme* bezieht sich auf Funktionsstörungen oder Einschränkungen, die eine direkte Folge der Hirnschädigung sind. Patienten mit schwerer erworbener Hirnschädigung können unter vitalen, perzeptiven, kognitiven, emotionalen und sensomotorischen Problemen leiden, die eine ausreichende Mundhygiene erschweren (Zasler et al. 1993). Als Komplikationen können Aspirationspneumonie, Überempfindlichkeit auf Berührungen oder Bewegungen im Gesicht und im Mund sowie Zahnfleischerkrankungen auftreten. Die Mundhygiene ist möglicherweise beeinträchtigt, wenn diese Probleme nicht angegangen und gelöst werden. Auch die normalen Empfindungen und Bewegungen können beeinträchtigt sein, z. B. beim Kauen, Schlucken oder Sprechen.

Ein vielfältiges und komplexes Spektrum von Problemen kann die tägliche Mundpflege erschweren und zeitaufwendiger machen. Der Umgang mit den sensomotorischen, perzeptiven und kognitiven Beeinträchtigungen des Patienten erfordert spezielle Kenntnisse und Handling. Infektionen in der Mundhöhle oder strukturelle Veränderungen wie Gesichts- und Kieferfrakturen müssen ebenfalls berücksichtigt werden.

6.5.1 Wahrnehmungs- und kognitive Beeinträchtigungen

▪ **Probleme bei der Planung, Initiierung und Durchführung von Aktivitäten des täglichen Lebens**
Der Patient ist desorientiert, wandert auf dem Gang auf und ab. Trotz mehrfacher verbaler Aufforderung kann er nicht dazu bewegt werden, mit auf sein Zimmer zu kommen, um die Zähne zu putzen. Erklärungen oder Gesten versteht er nicht.

▪ **Vorgeschlagene Lösung**
Der Patient wird dabei unterstützt, die Aktivität der Mundhygiene zu initiieren. Dabei wird das Führen nach dem Affolter-Modell® angewendet (Affolter und Bischofberger 2000). Durch das Führen der Hände und des Körpers des Patienten zielt der Therapeut darauf ab, dem Patienten relevante gespürte Informationen über die Aktivität und seine Position in der Umwelt zu vermitteln. Es wird angenommen, dass dadurch Wahrnehmungs- und kognitive Prozesse reorganisiert werden. In diesem Beispiel bekommt der Patient, der auf dem Flur umherwandert, die Utensilien zum Zähneputzen in die Hand. Dann kann der Therapeut ihm ins Badezimmer folgen. Hier wird mit dem Patienten zusammen, also geführt, Wasser in das Glas gefüllt und Zahnpasta auf die Zahnbürste aufgetragen (Affolter 1991). Indem er gespürte Informationen über die Umgebung und die Aktivität erhält, beginnt der Patient, die Aktivität zu verstehen, und übernimmt das Zähneputzen. Bei einem Patienten mit dieser Art von Symptomen sollte die Mundhygiene gemeinsam mit dem Patienten durchgeführt werden, wobei der nonverbale Ansatz des Führens genutzt und die Mundhygiene in den Tagesablauf integriert werden sollte, z. B. im Zusammenhang mit dem morgendlichen Waschen und Anziehen oder nach den Mahlzeiten, um mittels eines passenden Kontexts das Verständnis der Aktivität zu erleichtern.

Im Allgemeinen sollten bei Patienten persönliche Gegenstände und vertraute Utensilien verwendet werden, und zwar in einer Umgebung, die so realistisch wie möglich ist und – in diesem Beispiel – dort, wo die Mundhygiene normalerweise stattfinden sollte (in einem Badezimmer, am Waschbecken). Dies könnte die Chance erhöhen, dass der Patient die Aktivität versteht. Eine normale Zahnbürste und ein stabiler Zahnputzbecher sind weichen Einweg-Plastikbechern, Papierhandtüchern, Nierenschalen oder Schaumstofftupfern zur Mundreinigung vorzuziehen. Außerdem gibt es Hinweise darauf, dass Zahnbürsten bei der Entfernung von Zahnbelag effektiver sind als Schaumstofftupfer (Kelly 2010).

Problem: Schwierigkeiten mit dem Gedächtnis
Ein Patient, der nach einem Schädel-Hirn-Trauma (SHT) verwirrt ist, vergisst die tägliche Routine der Mundhygiene und ist nicht in der Lage, sein Zimmer oder die notwendigen Utensilien zum Zähneputzen zu finden.

▪ **Vorgeschlagene Lösung**
Die Mundhygiene wird als regelmäßiger Bestandteil der täglichen Routine des Patienten etabliert, z. B. in

6

Kombination mit der Körperpflege oder unmittelbar nach den Mahlzeiten. Der Patient wird dabei unterstützt, das Zähneputzen unter Anleitung zu initiieren (Affolter und Bischofberger 2000) und in einem Erinnerungsbuch aufzuschreiben und sich zu orientieren, was er im Laufe des Tages getan hat und welche Aktivitäten geplant sind. Das Personal sorgt für Regelmäßigkeit, indem es festhält, wann die Mundhygiene stattgefunden hat. Generell können bei Patienten mit Gedächtnisproblemen auch Zugehörige dem Patienten helfen, sofern dies für die Beteiligten realistisch und sinnvoll ist.

6.5.2 Sensomotorische Probleme

Problem: Posturale Kontrolle

Aufgrund einer schweren intrazerebralen Blutung hat ein Patient eine unzureichende posturale Kontrolle und herabgesetzte Gleichgewichtsreaktionen. Beim Sitzen muss er sich mit beiden Armen am Waschbecken abstützen, um nicht auf die Seite zu fallen. Dadurch ist er nicht in der Lage, seinen Arm zum Zähneputzen anzuheben. Oder der Patient nimmt die Zahnbürste in den Mund und bewegt seinen Kopf hin und her. Dies ist nicht hilfreich, weil es sich für den Patienten unsicher anfühlt und die Art der Putzbewegungen den Zahnbelag nicht ausreichend entfernt. Eine Studie über horizontale vs. vertikale Putztechniken bei jungen Erwachsenen ergab, dass die vertikale Putzmethode effektiver ist und mehr Plaque aus den Zahnzwischenräumen entfernt (Mastroberardino et al. 2014).

- **Vorgeschlagene Lösung**

Es ist wichtig zu beurteilen, ob die Sitzposition am Waschbecken hilfreich ist. Im Sitzen müssen nicht nur Arm und Hand des Patienten beim Putzen gestützt, sondern auch der Rumpf stabilisiert werden. Alternative Positionen, die eine größere Stützbasis bieten, sind der angelehnte Halbsitz oder die Seitenlage auf einer Behandlungsbank oder im Bett. Das Bewegen der Zahnbürste entlang der Zahnreihen erfordert ein hohes Maß an Koordination. Ist diese Koordination nicht gegeben, kann der Therapeut die Zähne des Patienten sanft, aber gründlich putzen. Dennoch sollte der Patient in die Aktivität einbezogen werden, z. B. indem er den Zahnputzbecher mit Wasser füllt. Generell sollte der Therapeut daran arbeiten, dass der Patient seine Körperhaltung im Sitzen wieder kontrollieren kann, um die Arme bei Aktivitäten zielgerichtet einsetzen zu können.

Problem: Beeinträchtigte Hand-Hand-Augen-Koordination

Ein Patient mit linksseitiger Halbseitenlähmung ist nicht in der Lage, die für die Mundhygiene erforderlichen Utensilien zu handhaben, da ihm die gezielten Fingerbewegungen und die Stabilität von Schulter und Ellenbogen fehlen.

- **Vorgeschlagene Lösung**

Bei einem koordinierten Zusammenspiel sollten beide Hände beteiligt sein.

Kurze Sequenzen der Tätigkeit können geführt werden, z. B. das Befüllen des Zahnbechers mit Wasser. Dabei wird die weniger beeinträchtigte rechte Hand als *manipulierende Hand* geführt (Aufdrehen des Wasserhahns), die stärker beeinträchtigte linke Hand wird zum Halten des Zahnputzbechers geführt *(Haltehand)*. Durch diese Integration wird der taktile Input trotz der Beeinträchtigung der mehr betroffenen Seite sichergestellt. Der Therapeut wird sorgfältig darauf achten, welche Art von Sequenzen für den Patienten sinnvoll und angenehm zu führen sind, und, wann immer möglich, die koordinierte Arm- und Handfunktion fazilitieren, sowohl während der Aktivität als auch in Behandlungssequenzen außerhalb der Aktivität.

Problem: Beeinträchtigte Hand-Augen-Mund-Koordination

Eine Patientin, die eine Hirnblutung erlitten hat, putzt die Außenseite ihrer Wange mit der Zahnbürste statt die Zähne. Sie bemerkt den Unterschied nicht, da sie nicht spürt, wo die Zahnbürste ist. Sie bemerkt es nicht einmal, wenn sie während des Zähneputzens die visuelle Information über den Spiegel bekommt.

- **Vorgeschlagene Lösung**

Der Patientin muss geholfen werden, ihren Mund und ihr Gesicht wieder wahrzunehmen. F.O.T.T.-Mundstimulation wird als hilfreich für diesen Zweck angenommen und kann als Vorbereitung auf das Zähneputzen dienen (▶ Abschn. 6.2.9). Der Therapeut bezieht die Hände des Patienten ein und bringt sie in einem sinnvollen Zusammenhang mit Gesicht und Mund in Kontakt, um sensorische Informationen zu vermitteln. Durch das Führen der Hand der Patientin stellt der Therapeut sicher, dass die Zahnbürste im Mund platziert wird. Der Kieferkontrollgriff wird zur Stabilisierung des Unterkiefers eingesetzt. Generell sollte die Therapie einen ausreichenden und sinnvollen sensorischen Input für das Gesicht und den Mund bieten, z. B. für funktionelle Zungenbewegungen, therapeutisches Essen und therapeutische Mundhygiene.

Problem: Fehlende angepasste Mundöffnung

Ein Patient mit einer hypoxischen Hirnschädigung öffnet seinen Mund nicht, wenn sich die Zahnbürste nähert, obwohl seine Augen offen sind. Er ist nicht in der Lage, verbale Anweisungen zu befolgen.

■ **Vorgeschlagene Lösung**

Die vom Therapeuten gewählte Ausgangsposition ist die Seitenlage, die eine große Unterstützungsfläche bietet. Decken und Kissen stützen den gesamten Körper und sorgen für ein optimiertes Alignment der einzelnen Körperabschnitte zueinander (Pickenbrock et al. 2015). Anschließend wird die Position des Unterkiefers beurteilt. Der Therapeut stellt fest, dass der Unterkiefer zurückgezogen ist, und verwendet daher eine angepasste Version des Kieferkontrollgriffs, um den Kiefer optimal zu positionieren. Dies ist eine Voraussetzung für eine ausreichende Mundöffnung. Anschließend gibt der Therapeut dem Patienten die Zahnbürste in die Hand. Gemeinsam tauchen sie die Bürste in den Becher, den der Therapeut dem Patienten in der anderen Hand zu halten hilft. Der Patient wird dann beim Putzen der Außenflächen der Zähne geführt. Dies kann ihm helfen, die Situation zu verstehen. Die klinische Erfahrung zeigt, dass die Patienten ihren Mund eher öffnen, wenn sie die Zahnbürste selbst in der Hand halten, als wenn sie vom Therapeuten im Mund platziert wird. Das Zähneputzen umfasst wie bei der Nahrungsaufnahme eine Art *präorale Phase,* in der alle Vorbereitungen getroffen werden, bevor die Zahnbürste in den Mund eingeführt wird. Dazu gehört neben der Wachheit und dem Situationsverständnis und dem koordinierten Zusammenspiel der Hände, der Augen und der Mundöffnung auch die Anpassung des Haltungshintergrundes (s. präorale Phase, ▶ Abschn. 4.3.2). Der Therapeut sorgt für die Stabilität des Kiefers des Patienten. Indem er den Kieferkontrollgriff modifiziert und mit dem Daumen die Unterlippe sanft von der Oberlippe trennt, fazilitiert der Therapeut auch die Mundöffnung.

Problem: Phasische Beißreaktionen

Nach einer schweren erworbenen Hirnschädigung zeigt ein Patient Beißreaktionen. Sie treten u. a. auf, sobald die Zahnbürste auf die Lippen oder Zähne trifft. Ein gesunder Erwachsener würde auf die Reinigung der Kauflächen nicht mit phasischem Beißen reagieren. Als phasisches Beißen bezeichnet man die stereotypen, wiederholten Auf- und Ab-Bewegungen des Unterkiefers. Diese Reaktion ist in der frühen Kindheit normal, verschwindet aber im Alter von 9–12 Monaten (▶ Kap. 9). Das phasische Beißen behindert die adäquate Reinigung der Kauflächen. Der Patient beißt häufig und mit Kraft auf die Zahnbürste, wodurch sich der Tonus des gesamten Körpers erhöht. Außerdem können die Beißreaktionen eine angemessene sensorische Rückmeldung und selektive Zungen- und Kieferbewegungen zum Putzen und/oder Schlucken verhindern.

■ **Vorgeschlagene Lösung**

Die Behandlung findet in Seitenlage statt, die viel Unterstützungsfläche bietet. Das Einbeziehen der Hände des Patienten fördert das Verständnis für die Aktivität und bietet eine ideale taktile Vorbereitung auf den bevorstehenden oralen Input. Die Beißreaktion wird gehemmt, indem ein gepolsterter Spatel zwischen die leicht auseinander stehenden Backenzähne geschoben wird, sodass die Kauflächen auf der gegenüberliegenden Seite gereinigt werden können. Gleichzeitig hilft der Kieferkontrollgriff, den Unterkiefer zu stabilisieren. Obwohl dieses Verfahren zeitaufwendig ist und möglicherweise die Hilfe einer weiteren Person erfordert, bietet es zwei Vorteile: Erstens wird die Reinigung der Kauflächen und der Innenflächen der Zähne und der Zunge sichergestellt. Zweitens kann der Patient mit der Zeit lernen, nicht mehr mit Beißreaktionen auf die Mundhygiene zu reagieren.

Problem: Orale Überempfindlichkeit

Ein Patient, der sich nach einem schweren SHT in einem Zustand minimalen Bewusstseins befindet, reagiert mit einer Drehung des Kopfes zur Seite, wenn sein Gesicht oder sein Mund berührt wird, und der Tonus in seinem ganzen Körper steigt.

■ **Vorgeschlagene Lösung**

Ziel ist es, die Toleranz für Berührung im Gesicht und im Mund zu verbessern. Dies kann erreicht werden, indem die therapeutische Mundhygiene regelmäßig und in angemessenem, eher langsamem Tempo mit strukturiertem Input durchgeführt wird. Es muss ein realistischer Behandlungskontext geschaffen werden. Die Seitenlage im Bett oder auf einer Behandlungsbank bietet eine große Unterstützungsfläche. Das Wasser, das zum Zähneputzen verwendet wird, ist weder zu kalt noch zu heiß. Handlungen, die der Patient als „Angriffe" empfinden könnte, werden vermieden, z. B. das gewaltsame Öffnen des Mundes oder schnelles Bürsten der Zähne. Die Hände des Patienten werden einbezogen und sind in Kontakt mit dem Gesicht und dem Mund, aber auch mit den Utensilien zum Zähneputzen. Zur Vorbereitung wird eine F.O.T.T.-Mundstimulation durchgeführt. Auch die neurale Mobilisierung des Trigeminus- und Fazialisnervs kann eingesetzt werden, um deren Funktion zu verbessern (▶ Abschn. 7.3.2).

Generell ist es für überempfindliche Patienten wichtig, sich an Berührungen zu gewöhnen und ihr Gesicht und ihren Mund mit den eigenen Händen wiederzuentdecken. Das Vorgehen muss jedoch individuell an-

6

gepasst werden. Patienten, die an einer Hyperästhesie leiden, können Berührungen im Gesicht oder im Mund nur dann tolerieren, wenn die Dauer der Berührung in einem sinnvollen Kontext steht und vorhersehbar ist, unabhängig davon, ob die Berührung von der Hand des Therapeuten oder von der eigenen Hand ausgeht. Es kann hilfreich sein, den Kontakt anzukündigen, z. B. „Ich werde jetzt Ihre Wange berühren". Der Kontakt wird für einen langsamen Countdown von 3 gehalten, dann wird die Hand entfernt, und es folgt eine Pause. Das Zählen gibt dem Patienten einen Rhythmus und eine Vorhersehbarkeit, was ihm helfen kann, die Berührung besser zu tolerieren. Es ist wichtig, den Kontakt aufrechtzuerhalten, wenn die Anspannung des Patienten trotz der langsamen Annäherung zunimmt, und die Hand nicht vorschnell zu entfernen. Dies gibt dem Patienten die Möglichkeit, sich an die Berührung zu gewöhnen. Bei konsequenter Anwendung kann dieser Ansatz dazu beitragen, Abwehrreaktionen auf Berührungen zu verringern oder sogar zu vermeiden (Desensibilisierung).

▶ **Beispiel**

Ein Patient im Zustand minimalen Bewusstseins reagiert mit massiven Abwehrreaktionen auf das Zähneputzen. Seine Stimmlage erhöht sich dramatisch, und er dreht seinen Kopf von der Zahnbürste weg. Gleichzeitig stöhnt er und zieht Grimassen. Er greift nach der Hand der Therapeutin und schubst sie mit der linken Hand weg. Die Therapeutin erarbeitet eine Strategie für das Zähneputzen, um diese Abwehrreaktionen zu reduzieren oder gar zu vermeiden. Sie bezieht den Patienten strukturiert in die Vorbereitung des Zähneputzens ein. Zur Vorbereitung nutzt sie die F.O.T.T.-Mundstimulation: Sie hilft dem Patienten, ein Glas Wasser zu halten. Sie taucht seinen Finger hinein und führt ihn langsam über das obere Zahnfleisch. Bei der anschließenden Mundstimulation berührt die Therapeutin zunächst einige Sekunden lang das Zahnfleisch des Patienten mit ihrem Finger, ohne ihn sofort zu bewegen. Dann beginnt sie langsam, ihren Finger entlang des Zahnfleisches zu bewegen. Dabei zählt sie bis 3, sodass der Patient die Dauer der Berührung erahnen kann. Nach jedem Quadranten folgt eine Pause, um das Schlucken zu fazilitieren. Die Therapeutin leitet den Patienten dann an, eine Zahnbürste aus seinem Kulturbeutel zu nehmen, und leitet ihn an, den ersten Quadranten der Zähne selbst zu putzen. Dann übernimmt sie und putzt die Zähne strukturiert und sorgfältig. ◀

Unter der Lupe

Hyperreaktivität und Beißreaktionen
Klinisch äußert sich die Überempfindlichkeit durch eine erhöhte Anspannung des gesamten Körpers und Abwehrreaktionen auf Berührungen im Gesicht oder im Mund (auch bei der Mundhygiene). Das Personal und die Zugehörigen interpretieren diese Reaktionen oft fälschlicherweise als mangelnde Kooperation, Desinteresse oder negative Emotionen. Viele Patienten mit diesen Problemen haben auch eine eingeschränkte Fähigkeit oder sind nicht in der Lage, verbal zu kommunizieren. Achtsamkeit und Objektivität sind daher in der Arbeit mit dem Patienten unerlässlich.

Die Überempfindlichkeit kann auf ein gestörtes sensomotorisches Feedback zurückzuführen sein, das entweder durch die Hirnverletzung oder sekundär durch einen Mangel an sensorischer Stimulation im facio-oralen Trakt verursacht wird. Die Reizschwelle des Patienten für Berührungen und Bewegungen im Mund- und Gesichtsbereich ist niedriger geworden (Achilles et al. 1990). Berührungen an den Händen, im Gesicht oder im Mund können sich schmerzhaft oder unangenehm anfühlen. Dies kann durch fehlende oder unzureichende Bewegungen beim Sprechen, Schlucken von Speichel, Essen und Trinken oder durch den fehlenden Atemluftstrom in den oberen Atemwegen bei Patienten mit einer geblockten Trachealkanüle verursacht werden. Eine Abnahme des Inputs könnte zu einer Unterrepräsentation von Gesicht und Mund im sensomotorischen Kortex führen.

Beißreaktionen (tonisches oder phasisches Beißen) verunsichern oft das Personal, das sich an frühere schlechte Erfahrungen erinnert fühlt, z. B. an Schwierigkeiten beim Entfernen von Gegenständen aus dem Mund von Patienten, die zugebissen haben, oder an Verletzungen, die sie in der Vergangenheit erlitten haben könnten. Solche Erfahrungen können dazu führen, dass das Personal zögert oder unangemessen reagiert. Dies kann auch dazu führen, dass die Mundhygiene erheblich vernachlässigt wird.

Mulder und Hochstenbach (2001) weisen darauf hin, dass Input im Allgemeinen für die Aufrechterhaltung einer normalen somatotopen kortikalen Organisation notwendig ist. Die sensomotorische kortikale Repräsentation von Gesicht, Mund und Händen ist im Vergleich zu der des Rumpfes relativ groß (McNaught und Callander 1983). Avivi-Arber et al. (2011) fanden Hinweise darauf, dass der sogenannte sensomotorische Kortex des Gesichts durch Stimulation, Training und Erlernen von motorischen Fähigkeiten neuroplastische Veränderungen erfahren kann. Für die klinische Arbeit mit Patienten unterstreicht dieses Wissen die Bedeutung eines hilfreichen, strukturierten und funktionellen Inputs für die Hände, das Gesicht und den Mund des Patienten, um die kortikale Darstellung dieses Bereichs neu zu erfassen.

> **Beachte**

Es ist wichtig:

- sich der Phänomene der Überempfindlichkeit und der Beißreaktionen (oft in Kombination) bewusst zu sein,
- mit diesem Reaktionsmuster sowie mit Notsituationen umgehen zu können, z. B. wenn sich ein Patient auf die Unterlippe, auf eine Zahnbürste oder auf den Finger eines Helfers beißt. Sensorische Deprivation im facio-oralen Bereich und Beißreaktionen müssen bereits in der frühen Phase der Rehabilitation verhindert werden (Davies 2004). Ein adäquater und strukturierter sensomotorischer Input ist unabdingbar, wenn eine individualisierte Mundpflegeroutine für den Patienten langfristig aufrechterhalten werden soll. Wenn eine Überempfindlichkeit auftritt, muss sie im Rahmen des Rehabilitationsprozesses thematisiert werden. Ein langfristiger Ansatz kann hier erforderlich sein.

Problem: Ein veränderter Tonus der Gesichtsmuskeln beeinträchtigt Funktion und Aktivität

Ein Patient hat aufgrund eines Schlaganfalls eine rechtsseitige zentrale Gesichtslähmung. Die linke (weniger betroffene) Seite neigt zu einer (leichten bis mäßigen) Überaktivität mit nach oben und nach hinten gezogenem Mundwinkel. Die Gesichtsmuskeln, die für die funktionelle Bewegung bei der Mundhygiene erforderlich sind, sind hypoton und hypoaktiv. Sowohl die Schwäche im linken M. buccinator und perioral als auch die Überaktivität in der rechten Wange und Lippe verursachen Schwierigkeiten beim Anheben der Ober- und Unterlippe beim Einführen der Zahnbürste oder beim Schließen der Lippen zum Spülen des Mundes. Das anschließende aktive Ausspucken ist nicht möglich, das Wasser läuft einfach aus dem Mund heraus.

■ Vorgeschlagene Lösung

Die therapeutischen Interventionen während der Mundhygiene zielen darauf ab, den Tonus der Gesichtsmuskeln zu regulieren und die Überaktivität auf der linken Gesichtshälfte zu beeinflussen, zu hemmen. Anschließend werden symmetrische Gesichtsbewegungen erleichtert, z. B. das Schließen des Mundes. Beim anschließenden Zähneputzen werden spezielle Techniken eingesetzt, um das Ausspülen des Mundes und das Ausspucken mit anschließendem Schlucken zu erleichtern (■ Abb. 6.18). Bei diesem Patienten wird die stehende Position verändert und unterstützt, um einen realistischen Kontext zu schaffen und die Arbeit an der Haltungskontrolle mit der bilateralen Aktivität der Arme zu verbinden (■ Abb. 6.17).

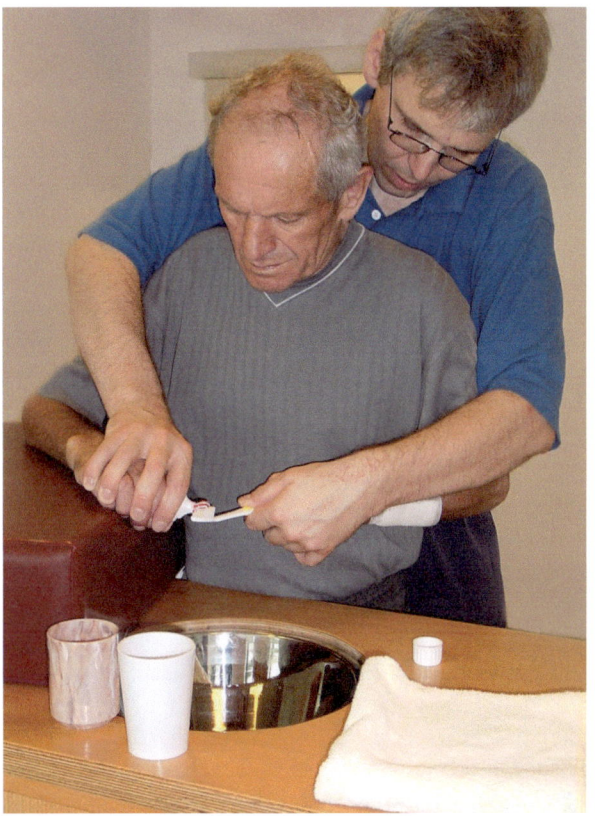

■ **Abb. 6.17** Die Mundhygiene wird im Stehen an einem Waschbecken durchgeführt. Der Therapeut führt die paretische Hand des Patienten beim Auftragen der Zahnpasta auf die Bürste. (© Jakobsen und Elferich)

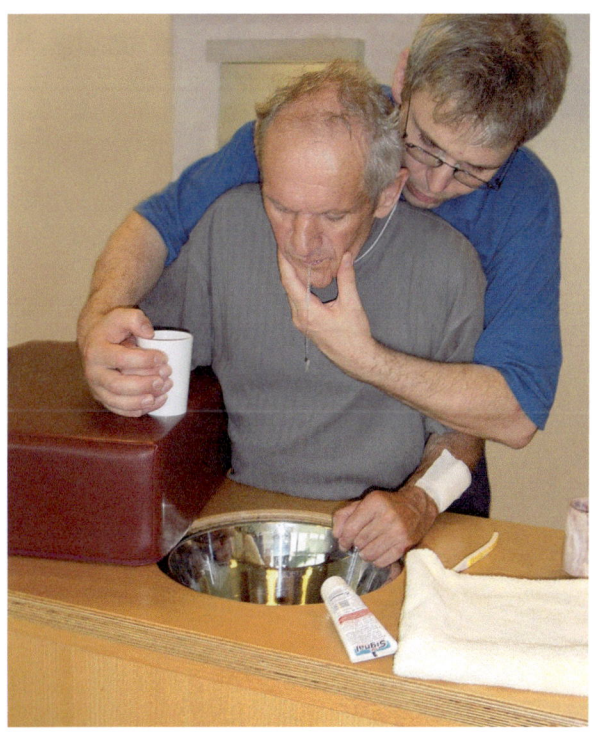

■ **Abb. 6.18** Nach dem Zähneputzen fazilitiert der Therapeut das symmetrische Schürzen der Lippen, um das Ausspucken zu ermöglichen. (© Jakobsen und Elferich)

Problem: Aspiration von Speichel bei der Mundhygiene

■ Vorgeschlagene Lösung

Die Mundhygiene erfolgt in Seitenlage oder im Sitzen und eher nach vorn gebeugt. Diese Positionen verhindern, dass der Speichel aufgrund der Schwerkraft den Rachenraum hinunter in Richtung der unteren Atemwege fließt. Unabhängig davon, in welcher dieser beiden Positionen sich der Patient befindet, wird besonders auf die optimale Ausrichtung von Becken, Rumpf, Schultergürtel, Hals und Kiefer geachtet. Als Vorbereitung für die Mundhygiene wird mit Gaze Speichel aus der Mundhöhle entfernt. Das Schlucken wird so oft wie möglich fazilitiert, um pumpende Kieferbewegungen zu vermeiden und den Rachenraum vor dem Zähneputzen von Speichelresten zu reinigen (▶ Kap. 4).

Problem: Bruxismus

Die Ätiologie des Bruxismus (griechisch: „brygmos", beißen oder mit den Zähnen knirschen) umfasst sowohl psychologische (Stress) als auch somatische Erklärungsmodelle (Behr et al. 2012). Bruxismus ist definiert als Zusammenpressen oder Zähneknirschen und/oder Anspannen oder Vorschieben des Unterkiefers (Lobbezoo et al. 2013). Es wird zwischen Wach-Bruxismus und Schlaf-Bruxismus (SB) unterschieden. SB steht im Zusammenhang mit Schlafstörungen. Schlafstudien an gesunden Personen zeigen, dass Bruxismus beim Übergang vom Tiefschlaf in den leichten Schlaf auftritt und durch Geräusche, Berührung oder Licht ausgelöst werden kann (Satoh und Haradaya 1971). Bruxismus wird bei psychiatrischen und neurodegenerativen Störungen und genetischen Syndromen wie dem Down-Syndrom beschrieben (Jankovic 2017), aber auch bei Patienten mit schweren erworbenen Hirnverletzungen (Behr et al. 2012; El Maaytah et al. 2006; Kesikburun et al. 2014; Tan et al. 2004).

Die klinische Erfahrung legt die Vermutung nahe, dass Bruxismus ein Ausdruck der Suche nach sensorischen Informationen sein könnte, z. B. wenn eine Person ihr Gesicht oder ihren Mund nach einer Verletzung nicht mehr oder ganz anders wahrnehmen kann. Die Maximierung des Drucks auf die Zahnreihen kann ein Versuch sein, das Gefühl, einen Mund oder ein Gesicht zu haben, wiederherzustellen. Die klinische Erfahrung zeigt, dass das Zähneknirschen bei Patienten nach einer subjektiv als unangenehm empfundenen Erfahrung, z. B. einer notwendigen Blutentnahme, häufig auftritt. Es ist erwähnenswert, dass das Knirschen oft aufhört, wenn der Mund und/oder die Hände eine alternative Quelle für den Input erhalten, z. B. bei der F.O.T.T.-Mundstimulation oder therapeutischem Essen. Anhaltendes Zähneknirschen verhindert die Reinigung der Kauflächen und Innenflächen der Zähne. Dies kann zu weiteren Komplikationen führen:

- Schädigung des Kiefergelenks,
- Gesichtsschmerzen,
- Lockerung und Verlust von Zähnen,
- Abrasionsfacetten an den Kauflächen,
- Hypertrophie der Kaumuskeln.

■ Vorgeschlagene Lösung

Der Therapeut hat Faktoren wie Schmerzen und Infektionen ausgeschlossen und geht davon aus, dass die Hauptursache eine gestörte Überempfindlichkeit in der Mundhöhle auf Berührung oder der Versuch ist, die Kiefermuskelaktivität zu nutzen, um aufgrund der fehlenden Haltungskontrolle Stabilität zu erlangen. Daher wird der Patient zur Behandlung auf die Seite gelagert. Es wird ein strukturierter Input für die Hände, das Gesicht und den Mund durch F.O.T.T.-Mundstimulation gegeben. Die Mobilisierung der Trigeminus- und Gesichtsnerven zielt auf eine Verbesserung des neuralen Impulstransports (▶ Abschn. 7.3.2). Da der Patient die Voraussetzungen für therapeutische Nahrungsgabe hat, wird diese genutzt, um einen alternativen sensomotorischen Input anzubieten (▶ Abschn. 4.5.2). Ein in feuchte Gaze eingewickeltes Stück Trockenobst wird zwischen die Backenzähne gelegt und nach einigen Kaubewegungen wieder entfernt. Dann wird das Schlucken fazilitiert (▶ Abschn. 4.3.3). Auf das therapeutische Essen folgt die Mundhygiene, bei der Kopf und Kiefer stabilisiert werden und die Hände des Patienten mit einbezogen werden. Der Therapeut beobachtet, welche Interventionen am erfolgreichsten sind, um Häufigkeit und Intensität des Zähneknirschens zu reduzieren. Diese werden genutzt, um dem Patienten optimierte Unterstützung und Input zu geben.

> **Unter der Lupe**
>
> Bislang beruhen die Erkenntnisse über die Wirkung von Botulinumtoxin, vor allem bei der Behandlung von Bruxismus im Schlaf, auf Fallberichten, Fallserien und kleineren randomisierten Studien (Jankovic 2017, De la Torre Canales 2017). Long et al. (2012) stellten fest, dass die Auswirkungen der Behandlung mit dem Toxin ähnlich waren wie die Auswirkungen der Behandlung mit einer Zahnschiene. Die Evidenz für die Botulinumtoxin-Behandlung von Bruxismus bei Patienten mit erworbener Hirnverletzung besteht hauptsächlich aus Fallstudien (El Maaytah et al. 2006; Kesikburun et al. 2014; Tan et al. 2004). Botulinumtoxin-Injektionen in die Masseter- und Temporalismuskeln sollten nur als letzter Aus-

weg oder bei erheblichen Verletzungen oder Einschränkungen der Mundpflege eingesetzt werden. Es ist wichtig, die Ursachen des Knirschens herauszufinden und sie konsequent zu behandeln. Nach der Injektion erleichtern die nun hypotonen Kieferschließer für mehrere Wochen den „Zugang" zum Mundinneren. Der Patient sollte in dieser Zeit in der Therapie an die tägliche Mundhygiene und das aktive Öffnen und Schließen des Mundes gewöhnt werden. Die Wirkung des Botulinumtoxins lässt nach 2–3 Monaten nach. Bestenfalls kommt es zu einer Regulation des Tonus und der Reaktionsfähigkeit, was weitere Injektionen unnötig macht.

Eine Injektion kann in Betracht gezogen werden, wenn:

- es nicht möglich ist, die Innenflächen der Zähne zu reinigen, und die Gefahr einer Infektion besteht,
- die Möglichkeit besteht, nach der Injektion therapeutisch einzugreifen, um die Öffnung des Mundes zu erreichen und beizubehalten, sobald die Wirkung des Botulinumtoxins nachlässt,
- anhaltendes Zähneknirschen vorliegt, das mit Schmerzen, dem Risiko erheblicher Zahnschäden und möglichem Zahnverlust verbunden ist.

6.5.3 Weitere Probleme und Lösungsansätze

Komplikationen sind Spätfolgen der durch die erworbene Hirnschädigung verursachten primären Probleme. Sie können entstehen, weil nicht hilfreiche Kompensationsstrategien abnormale, nicht funktionelle Bewegungsmuster, z. B. das Beißen, verschlimmern können. Patienten neigen dazu, Komplikationen zu entwickeln, wenn therapeutische Eingriffe nicht in einer ausreichend frühen Phase erfolgen. Dies kann passieren, wenn Probleme nicht rechtzeitig erkannt oder vom interprofessionellen Team fehlinterpretiert werden. Der fehlende oder unzureichende taktile Input im facio-oralen Trakt verhindert ein normales sensomotorisches Feedback. Dies wirkt dem motorischen Lernen, der physiologischen Bewegung und der Sensibilität entgegen.

Problem: Infektionen in der Mundhöhle

Ein Patient mit Gesichtslähmung und Sensibilitätsstörungen in der rechten Seite der Mundhöhle putzt seine Zähne selbstständig, vernachlässigt aber die stärker betroffene Seite. Dies führt zur Bildung von Plaque und einer Zahnfleischentzündung auf der rechten Seite (◘ Abb. 6.19). Infektionen werden durch Zahnbelag oder eine bakterielle Besiedlung der Schleimhaut verursacht.

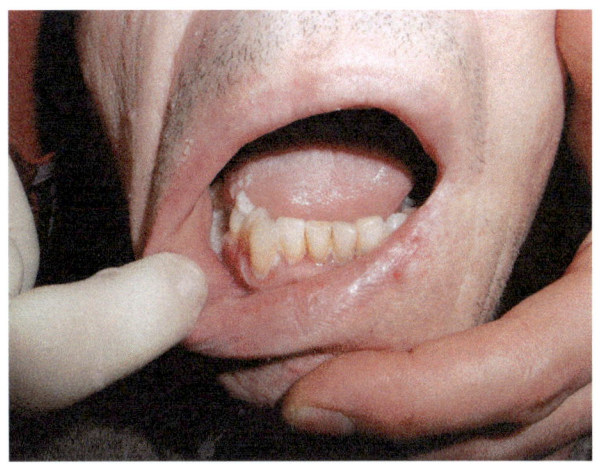

◘ **Abb. 6.19**   Patient mit Gesichtslähmung auf der rechten Seite und Zahnfleischentzündung. (© Jakobsen und Elferich)

> **Beachte**
>
> Eine Pilzinfektion im Mund wird häufig durch eine Schwächung der Schleimhautbarriere verursacht, z. B. durch Austrocknung (◘ Abb. 6.6). Zu diesen Pilzinfektionen gehört Soor, der eine weißliche, schwer zu entfernende Schicht bildet (Hebecker et al. 2014). Soor wird hauptsächlich durch Candida albicans verursacht, einen häufigen Kommensalen der Mundschleimhaut, der zur Gruppe der Hefepilze gehört. Er kann die gesamte Mundhöhle überwuchern, wenn das Gleichgewicht zwischen Wirt, normaler Candida-Besiedlung und der oralen Mikrobiota gestört ist (Roulet et al. 2012). Er kann schwere Entzündungen der Mundschleimhaut verursachen, und eine Aspiration kann zu einer Candida-Pneumonie führen (Langmore et al. 1998).

- **Vorgeschlagene Lösung**

Die regelmäßige therapeutische Mundhygiene wird durch die Verwendung eines speziell ausgewählten entzündungshemmenden Gels ergänzt. Eine zahnärztliche Konsultation kann angezeigt sein. Wenn der Patient essen und trinken kann, empfehlen Zahnärzte, nach den Mahlzeiten etwa 30 min zu warten, bevor die Zähne geputzt werden. Dadurch wird verhindert, dass die Säure den Zahnschmelz angreift. Es ist wichtig, dass der Patient bei der Mundhygiene angeleitet und unterstützt wird. So kann er sich beispielsweise unter Anleitung selbst die Zähne putzen, und die Pflegekraft oder der Therapeut kann dann bei Bedarf eine abschließende Reinigung der Zähne vornehmen. Die Mundhöhle wird mindestens einmal pro Woche inspiziert (visuelle Untersuchung des Mundes). So lassen sich Veränderungen der Mundschleimhaut und des Zahnstatus frühzeitig erkennen und behandeln.

Problem: Gastraler Reflux

Infektionen der Mundhöhle und Erosionen des Zahnschmelzes können auch durch Regurgitation des gastroösophagealen Refluxes verursacht werden. Dies ist bei neurologischen Patienten aufgrund von Motilitätsstörungen des Ösophagussphinkters und des Verdauungstrakts häufig der Fall.

- Vorgeschlagene Lösung

Der Reflux kann auf verschiedene Weise behandelt werden: medikamentös, durch Änderung der Geschwindigkeit und Menge der enteralen Ernährung, durch Anpassung des Winkels des Patientenbettes auf 30° während und nach der enteralen Ernährung oder durch Einsetzen einer gastrojejunalen Ernährungssonde. Die Mundhygiene sollte regelmäßig und so oft wie nötig durchgeführt werden, um sicherzustellen, dass die Atemwege vor Erbrochenem geschützt sind. Entzündungshemmende und zahnhärtende Medikamente können ebenfalls eingesetzt werden.

Die Seitenlage links ist der rechten Seite vorzuziehen (▶ Abschn. 12.2.4).

Problem: Infektion der Atemwege

Eine Lungenentzündung kann durch Aspiration verursacht werden (Banda et al. 2022, Dziewas et al. 2017, 2021, Morgan & Mackay. 1999). Ein ständig geöffneter Mund und eine unregelmäßige Mundhygiene können zu einer bakteriellen Besiedlung des Speichels führen. Veränderungen der Konsistenz des Speichels (z. B. zäh, schaumig) kann das Schlucken erschweren, Speichelreste können im Rachen verbleiben und von dort in den Kehlkopf gelangen. Schlucken und Atmen werden erschwert, was zu einer Lungenentzündung führen kann. Chao et al. (2008) zeigten, dass bei Patienten auf der Intensivstation die Inzidenz der beatmungsassoziierten Pneumonie (VAP) verringert werden konnte, wenn der Speichel aus der Mundhöhle entfernt wurde, bevor der Patient bewegt wurde.

- Vorgeschlagene Lösungen

Zur Unterstützung des Sekrets sollte die Rückenlage konsequent vermieden werden, um das Risiko einer Aspiration durch in Richtung Rachen und Kehlkopf fließenden Speichel zu minimieren.

Bagging mit einem Beatmungsbeutel in der Atemtherapie kann helfen, Sekret aus den Atemwegen zu entfernen (Frank und Frank 2011).

Schlucken, Räuspern und Husten sollten bei Bedarf fazilitiert werden.

Die Mundhygiene muss so oft wie nötig durchgeführt werden und sollte die Reinigung der Zunge und des Gaumens umfassen.

Bei Patienten mit einer geblockten Trachealkanüle wird eine sorgfältige Entfernung des Speichels in Mund, Rachen und Kehlkopf vor dem Entblocken empfohlen (▶ Kap. 10).

Problem: Deformitäten des harten Gaumens und des Kiefers

Die mit zerebralen Bewegungsstörungen verbundenen Tonusveränderungen führen häufig zu einer Hyperextension der oberen Halswirbelsäule, begleitet von einer Retraktion des Unterkiefers und Hypertonus der Kiefer- und Mundbodenmuskulatur (▶ Kap. 3). Ein veränderter Tonus der Wangenmuskulatur und eine Vorverlagerung der Zunge, z. B. ein Zungenstoß, können zu einer Zahnverschiebung in Richtung eines offenen Bisses führen (◻ Abb. 6.20a). Ein übermäßiger Tonus des M. orbicularis oris und eine Inversion der Unterlippe können die Zähne nach dorsal, zur Zunge hin, verschieben (◻ Abb. 6.20b,c). Weitere Komplikationen können eine Verformung des oberen Gaumens sein. Diese Komplikationen treten erst nach Monaten auf.

- Vorgeschlagene Lösungen

Regelmäßige Behandlung mit Schwerpunkt auf der Regulierung des Gesamttonus durch Lagerung, gezielte Mobilisierung und Arbeit in der Mundhöhle. Ziel ist es, ein funktionelles Alignment zu erhalten oder zu erreichen und das Bewegungspotenzial des Patienten sinnvoll und funktionell auszunutzen.

Problem: Dentinabschürfungen und Zahnfleischdefekte

Grobe, horizontale schrubbende Bewegungen und zu viel Druck beim Zähneputzen, bedingt durch eine gestörte Hand-Mund-Koordination, führen zu keilförmigen Defekten im Zahnfleisch und Dentin (Zahngewebe; Wiegand et al. 2013).

- Vorgeschlagene Lösung

Der Patient wird angeleitet, die Rot-Weiß-Putzmethode anzuwenden (Roulet et al. 2012). Übermäßiger Druck wird vermieden. Falls erforderlich, können die Zähne anschließend vom Therapeuten oder der Pflegekraft „nachgeputzt" werden.

Problem: Geschwüre durch eine schlecht sitzende Prothese

Viele Patienten in der akuten oder subakuten Phase nach einer Hirnverletzung stellen fest, dass ihre Prothese schon nach wenigen Tagen nicht mehr richtig sitzt. Ursache dafür ist eine rasche Atrophie der Alveolarkämme, bedingt durch Funktionsverlust an

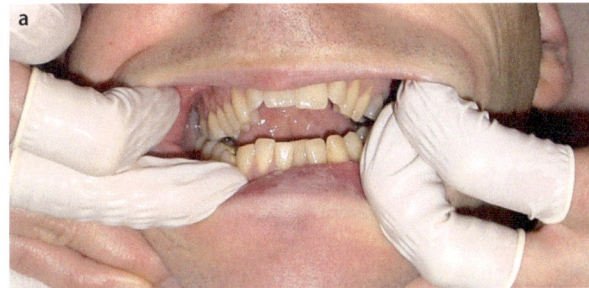
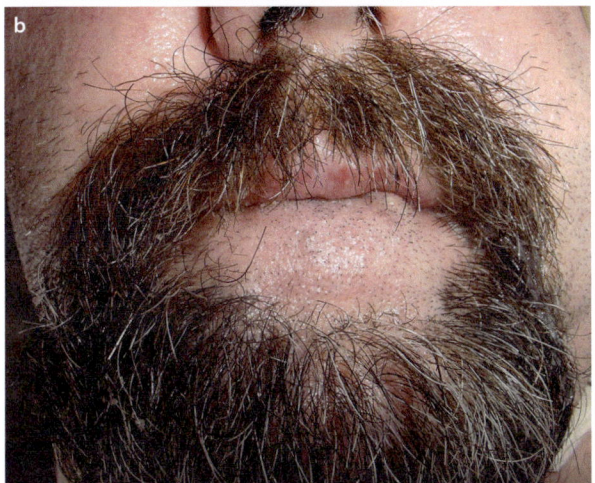
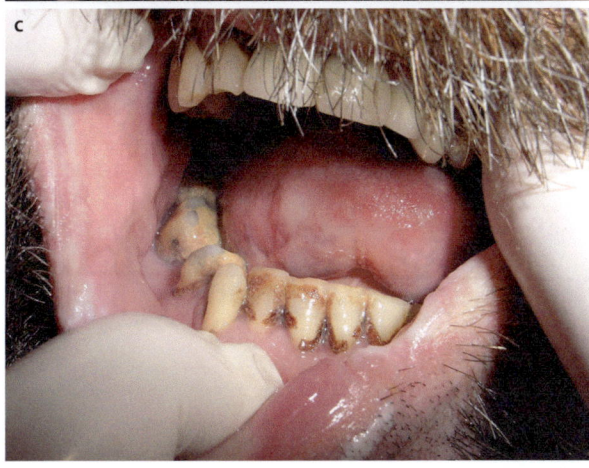

■ **Abb. 6.20**   a–c Kiefer-/Zahnstellungsdeformität. **a** Offener Biss, **b** invertierte Unterlippe, **c** dorsal gekippte untere Schneidezähne. (© Jakobsen und Elferich)

Wangen, Kiefer, Lippen und Zunge. Auch die Mundschleimhaut kann empfindlich reagieren, wenn die Prothese zum ersten Mal wieder getragen wird. Dies kann zu Rötungen, Druckstellen und im schlimmsten Fall zu Geschwüren führen.

■   **Vorgeschlagene Lösung**
Die Prothese sollte so bald wie möglich wieder eingesetzt und auf ihre Passgenauigkeit überprüft werden. Sie kann mit Prothesenklebern stabilisiert werden. Der

Gaumen und die Alveolarkämme müssen nach jedem Tragen gründlich von Klebematerial gereinigt und auf Rötungen untersucht werden. Das tägliche Herausnehmen der Prothese zur Reinigung ist wichtig, auch wenn der Patient oral keine Nahrung zu sich nimmt. Es kann notwendig sein, dass ein Zahnarzt die Prothese unterfüttert (Kelly 2010). Eine passgenaue Prothese lässt Rötungen und sogar Geschwüre schnell abheilen, aber Prothesen sollten vermieden werden, wenn bereits Druckstellen oder Geschwüre vorhanden sind (Lindenmüller und Lambrecht 2011).

Problem: Bisswunden
Plötzliche, heftige Beißreaktionen äußern sich in einem festen und langanhaltenden Verschluss des Kiefers, der sich nur schwer wieder lösen lässt. Bei Patienten mit schwerem SHT kommt es häufig zu einem starken Mangel an Haltungskontrolle, begleitet von einer Hyperextension im Nacken und einer Retraktion des Unterkiefers. Beim Gähnen, bei Geräuschen, beim Husten oder bei unangenehmen Erlebnissen, z. B. beim Absaugen in den unteren Atemwegen, schließt sich der Unterkiefer dann schnell, was zu Verletzungen der Unterlippe, der Zunge oder der Innenseite der Wangen führen kann (■ Abb. 6.20a–c). Die Mundhygiene ist aufgrund der Schmerzen, Schwellungen und Narbenbildung oft stark eingeschränkt (Millwood und Fiske 2001). Dies kann für den Patienten zu einem Teufelskreis führen, insbesondere wenn bei der Mundpflege Gewalt oder kontraindizierte Hilfsmittel verwendet werden (■ Abb. 6.15, und 6.16). Die Überempfindlichkeit und der Tonus der Kiefermuskulatur nehmen zu und verhindern eine aktive Mundöffnung. Um den Kreislauf zu durchbrechen, ist eine sorgfältige therapeutische Intervention erforderlich.

■   **Vorgeschlagene Lösung**
Um eine Überstreckung des Nackens zu vermeiden, werden die Patienten in Seitenlage oder sitzend nach vorn abgelegt gelagert. Da die Patienten oft keine Rumpf- oder Kopfkontrolle haben, wird ausreichend Lagerungsmaterial verwendet, um ein optimiertes Alignment im gesamten Körper zu erreichen.

Die Behandlung zielt darauf ab, die Haltungskontrolle und selektive Kieferbewegungen in unterstützten Positionen zu erleichtern. Außerdem sollen Reaktionen abgebaut werden, die auf Überempfindlichkeit hindeuten. Vorhandene Bisswunden können mit einer entzündungshemmenden Salbe behandelt werden. Die Mundhygiene wird langsam und behutsam durchgeführt, um eine ungünstige Erhöhung der Körperspannung und weiteres Beißen zu vermeiden. Alle relevanten Teammitglieder sollten in dieser speziellen Handhabung unterwiesen werden.

> **Beachte**
> Schmerz und Angst führen dazu, dass der Gesamt-
> tonus des Patienten ansteigt, was die sensomotorische
> Dysfunktion verstärkt (Davies 2004).

6.6 Mundhygiene – ein interprofessionelles Thema

Patienten mit schweren Hirnverletzungen erhalten nur
einen minimalen sensorischen Input, wenn die mit dem
Essen, Trinken, Schlucken oder Sprechen verbundenen
Bewegungen fehlen. Diese massive Beeinträchtigung
des sensorischen Feedbacks könnte die Repräsentation der facio-oralen Strukturen im Gehirn und die Zusammensetzung des Speichels und der oralen Flora beeinflussen. Dieser Prozess ist noch nicht vollständig geklärt, aber die Folgen der sensorischen Deprivation
sind in der klinischen Praxis täglich zu beobachten.
Die Mundhygiene spielt eine wichtige Rolle bei der Bewältigung dieses Problems und bei der Erhaltung der
Gesundheit der Mundhöhle des Patienten. Ziel ist es,
die facio-oralen Aktivitäten wiederherzustellen, zu optimieren und die Teilhabe durch einen systematischen
und kontinuierlichen Ansatz zu verbessern.

Wichtige Aufgaben sind die gemeinsame Analyse bestehender Probleme im Team, die Beratung mit
Fachleuten und die Durchführung spezifischer Maßnahmen zur Mundhygiene.

In Krankenhäusern und Pflegeheimen ist die Durchführung der Mundhygiene in erster Linie eine pflegerische Tätigkeit. Eine Reihe von Studien hat sich mit dem
Verhalten und den Einstellungen des Pflegepersonals
sowie mit der Umsetzung der Mundhygiene in verschiedenen Settings beschäftigt. Pace und McCullough
(2010) weisen darauf hin, dass die Mundpflege eine interdisziplinäre Aufgabe ist, die das Fachwissen von
Pflegekräften, Dentalhygienikern und Zahnärzten umfasst. Es wurde festgestellt, dass das Pflegepersonal oft
nicht ausreichend in der Mundhygiene geschult wird.
Die Zeit und die Ressourcen, die für die Durchführung
der Mundpflege zur Verfügung stehen, sind oft begrenzt.

Forsell und Sjögren (2011) untersuchten die Einstellungen und das Verhalten von Pflegekräften in
Bezug auf die Mundhygiene von Menschen mit Demenz in einem Pflegeheim. Während die meisten Be-
fragten angaben, dass sie genügend Zeit für die Mundpflege hatten, war jedoch weniger als ein Drittel mit
dem Ergebnis zufrieden. Über 80 % empfanden die
Durchführung der Mundhygiene bei den Bewohnern
als unangenehm, zum Teil weil diese die Mundpflege
verweigerten oder aufgrund kognitiver Probleme nicht
kooperieren konnten. Auch die Angst, Zähne oder Prothesen zu beschädigen, spielte eine Rolle.

Die Bedeutung der Mundhygiene wird auch durch
eine japanische Studie an neurologischen Patienten
unterstrichen. Zusätzlich zur täglichen Mundhygiene
wurde die Mundhöhle 3 Wochen lang 2-mal pro Woche
professionell gereinigt. Der Zustand der Mundhöhle
verbesserte sich in Bezug auf Plaque, Zahnfleischbluten
und Parodontalerkrankungen. Auch die Zahl der Patienten, die mit multiresistenten Bakterien (MRSA) be-
siedelt waren, war geringer als in der Kontrollgruppe.
Interessant ist, dass die Interventionsgruppe am Ende
des Testzeitraums auch einen höheren Anteil an Patienten aufwies, die Nahrung zu sich nahmen (Mori et al.
2012). Die Autoren interpretieren dies als einen Effekt
der erhöhten Stimulation in der Mundhöhle infolge der
professionellen Mundpflege.

Treloar und Stechmiller (1995) schreiben, dass Mund-
hygiene sogar lebensrettend sein könnte. Sie stellten
bei einer Gruppe von 16 beatmeten Patienten auf der
Intensivstation 26 Fälle von oropharyngealen Läsionen
fest. Viele dieser Patienten litten auch an nosokomialer
Pneumonie. Eine Erklärung dafür könnte sein, dass die
Läsionen Eintrittspforten für Bakterien darstellen. Diese
Ergebnisse sprechen für eine regelmäßige und gründliche
Mundhygiene.

In einem Cochrane-Review von Brady et al. (2006)
zeigt sich, dass bereits eine einstündige Schulung das
Wissen des Gesundheitspersonals über und seine Einstellung zur Mundpflege verändern und die Zahngesundheit, gemessen an der Sauberkeit des Gebisses
von Patienten nach Schlaganfall, verbessern kann. Die
Forscher schlugen vor, der Mundhygiene bei der Behandlung von Patienten nach Schlaganfall einen höheren Stellenwert einzuräumen und der Mundpflege als
rehabilitativem und multidisziplinärem Thema mehr
Bedeutung beizumessen.

Für neurologische Patienten sollten auch während Rehabilitationsaufenthalten zahnärztliche Untersuchungen und Behandlungen möglich sein, um Probleme frühzeitig erkennen und behandeln zu können.

In vielen Ländern ist die Mundhygiene nicht ausschließlich Sache des Pflegepersonals. In Reha-Kli-
niken in Deutschland, Dänemark und der Schweiz
sind Physio-, Ergo- und Sprachtherapeuten und andere Berufsgruppen an der Mundhygiene beteiligt.
Dies stellt Anforderungen an die Kooperations- und
Kommunikationsfähigkeit des Teams, z. B. bei der
Zuweisung von Verantwortlichkeiten und Aufgaben.
Es fordert auch die Fähigkeit der einzelnen Teammitglieder heraus, voneinander und miteinander zu lernen. Brown Bonwell et al. (2014) konnten zeigen, dass
viele Teilnehmer von interprofessionellen Kursen zur
Mundhygiene älterer Menschen ihre bisherigen Methoden geändert und Wissen und Kompetenzen erworben
haben. ☐ Abb. 6.25 zeigt Beispiele für die Integra-

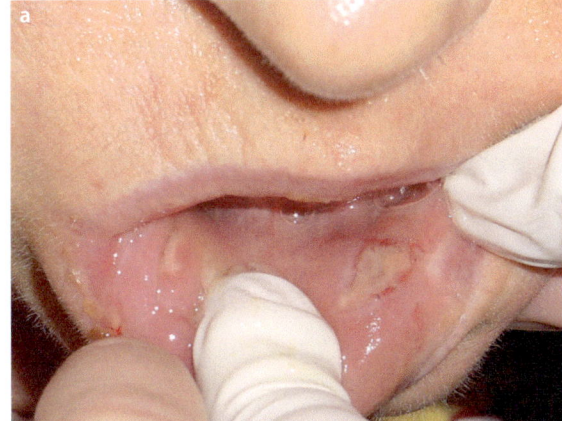

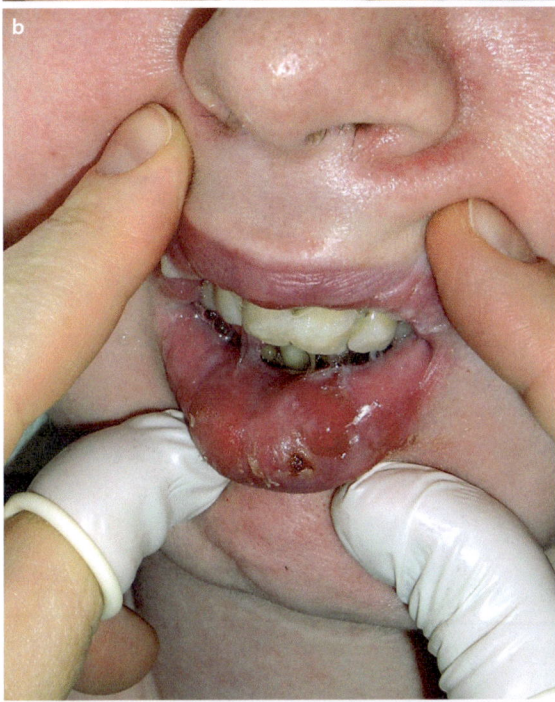

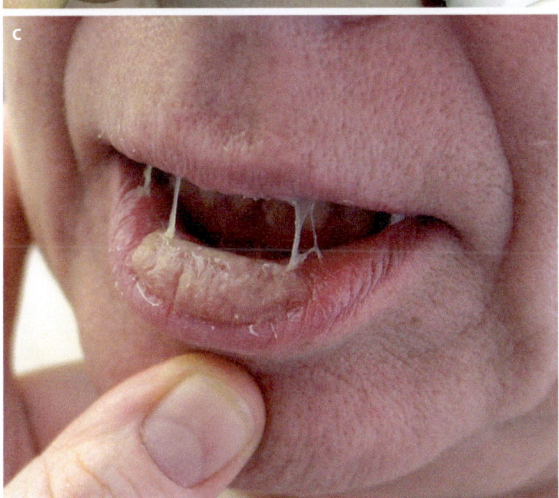

☐ Abb. 6.21   a–c Beispiel für eine Bisswunde an der Unterlippe. (©
Jakobsen und Elferich)

tion verschiedener Interventionen innerhalb des interprofessionellen Teams.

Die folgenden Abbildungen (☐ Abb. 6.22, 6.23, und
6.24) zeigen praktische Beispiele für interprofessionelle
Teamarbeit in der Mundhygiene aus dem Therapiezentrum Burgau, Deutschland.

6.6.1 Sicherstellen der Kontinuität nach
der Entlassung

Die Aufrechterhaltung einer eingeübten Praxis der
Mundhygiene nach der Entlassung des Patienten ist
ein wichtiges Anliegen. Ab der subakuten Phase der
Rehabilitation stellt sich die Frage, wie wichtige Beobachtungen und Informationen über den Umgang
mit dem Patienten am besten dokumentiert und über-
mittelt werden können. Dies ist umso schwieriger, als
die wirtschaftlichen und personellen Ressourcen im
Gesundheitswesen ständig unter Druck stehen. Infolgedessen sinkt die durchschnittliche Aufenthaltsdauer in Krankenhäusern. In der Akutversorgung steht
nur wenig Zeit für die Behandlung schwer betroffener
Patienten zur Verfügung, die oft ein Leben lang mit
den Folgen ihrer Erkrankung zu kämpfen haben werden. Die Sicherstellung der Kontinuität der Versorgung
beim Übergang von der Rehabilitationseinrichtung
in die ambulante Versorgung, in Pflegeheime, Sonder-
schulen oder Kindertagesstätten wird daher immer
wichtiger.

Im Rahmen eines professionellen Entlassungs-
managements müssen wichtige Inhalte zur Mundpflege
vermittelt werden, unter anderem:

- Mobilität des Patienten für Transfers und die Aus-
führung alltäglicher Aktivitäten wie Köperpflege,
- hilfreiche Positionen für die Mundhygiene und das
Essen,
- Hilfsmittel und Techniken, die eine gründliche
Mundhygiene gewährleisten und funktionelle Be-
wegungen und Bewegungsabläufe entsprechend den
Aktivitäten des täglichen Lebens fördern.

Das interprofessionelle Team muss die für die Weiterbehandlung   verantwortlichen   Berufsgruppen   einbeziehen, um Komplikationen oder gar Wiederein-
weisungen zu vermeiden. Die Weitergabe von Informationen, Wissen und Fähigkeiten muss gewährleistet
sein, um dem Patienten einen reibungslosen Übergang
in kommunale Einrichtungen oder eine Behandlung zu
Hause zu ermöglichen. Als Teil des F.O.T.T.-Ansatzes
kann auch das soziale Umfeld geschult werden, sofern
dies möglich und sinnvoll ist. Die verfügbaren Ressourcen jedes Patienten sollten voll ausgeschöpft werden, um
eine maximale Aktivität und Teilhabe zu ermöglichen.

6

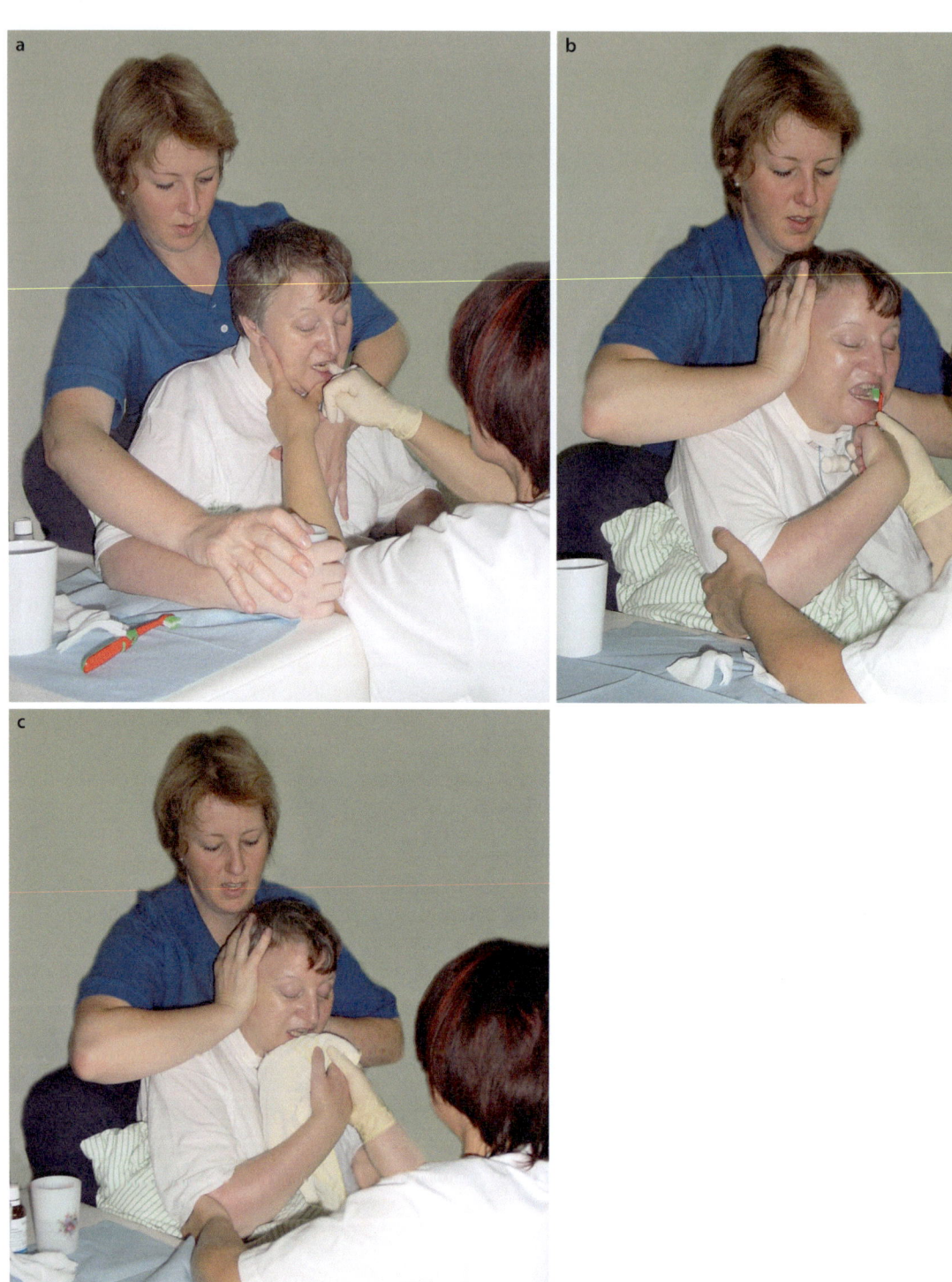

■ **Abb. 6.22**   a–c Maximale therapeutische Hilfestellungen. **a** Die Pflegekraft stabilisiert den Kiefer mit dem Kieferkontrollgriff während der F.O.T.T.- Mundstimulation. Die Ergotherapeutin stabilisiert den Rumpf und hilft der paretischen Hand der Patientin, den Zahnputzbecher zu halten. **b** Die Pflegekraft führt die paretische Hand mit der Zahnbürste, um der Patientin zu helfen, die Kauflächen zu putzen. Die Ergotherapeutin stabilisiert dabei die Nackenextension. **c** Die Pflegekraft führt die Patientin, sich den Mund abzutupfen. (© Jakobsen und Elferich)

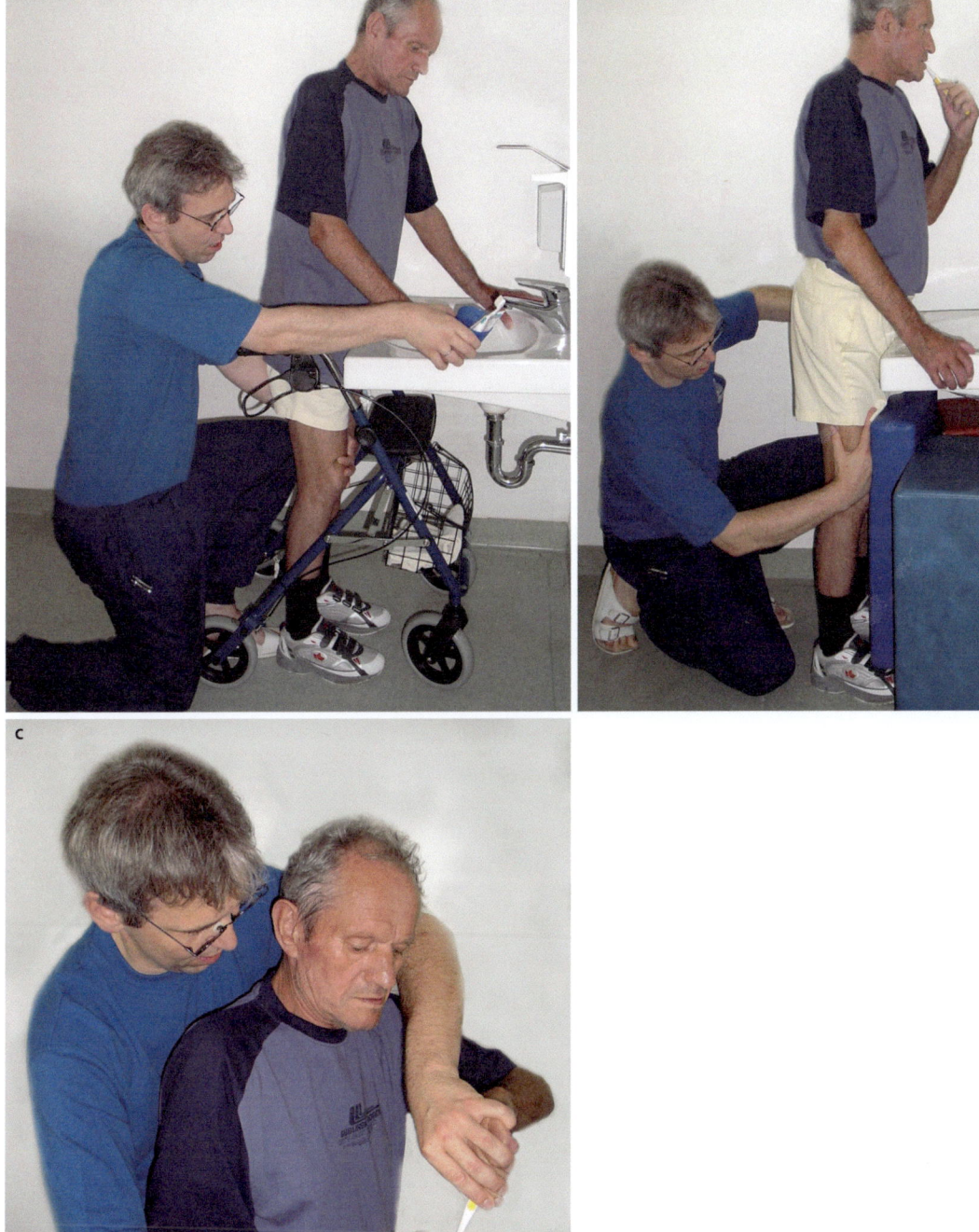

■ **Abb. 6.23** a–c Unterstützung bei der Mundhygiene. **a** Mit dem Rollator beim Waschbecken angekommen: Der Physiotherapeut fazilitiert die Gewichtsübernahme auf das paretische Bein des Patienten und hilft ihm, den Zahnputzbecher auf das Waschbecken zu stellen. **b** Der Patient putzt seine Zähne, während der Physiotherapeut die Hüft- und Kniestreckung mithilfe von unterstützenden Positionierungselementen erleichtert. Die paretische Hand wird zur Stabilisierung auf den Rand des Waschbeckens gelegt. **c** Das Greifen und Halten des Zahnbechers mit der paretischen Hand wird fazilitiert. (© Jakobsen und Elferich)

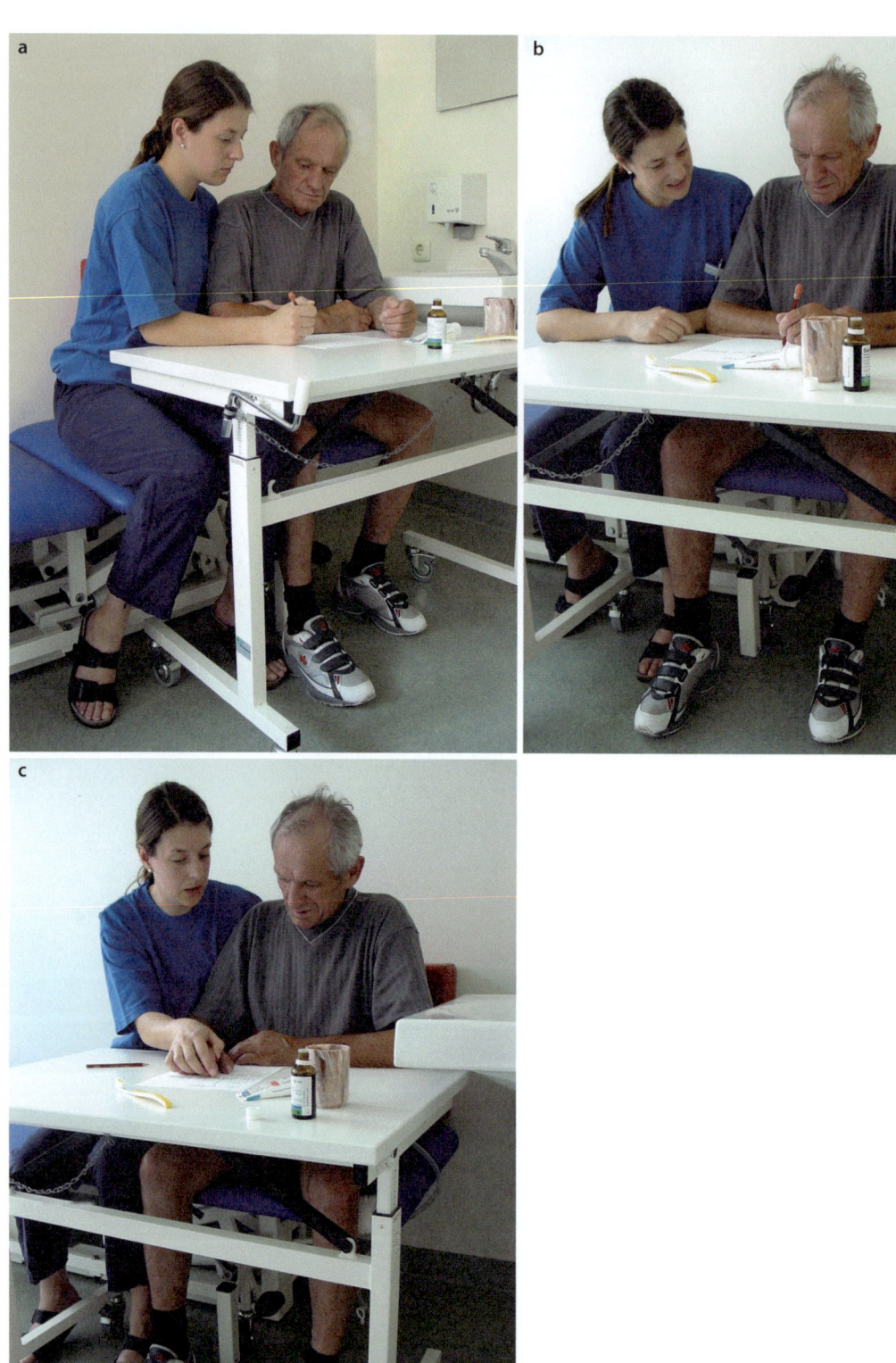

◘ **Abb. 6.24**   a–c Vorgehensweise der Logopädin: Nach dem Zähneputzen. **a, b** Die Logopädin benennt mit dem aphasischen Patienten die Mundpflege-Utensilien. **c** Beim Lesen der Sätze kann die paretische Hand geführt eingesetzt werden. (© Jakobsen und Elferich)

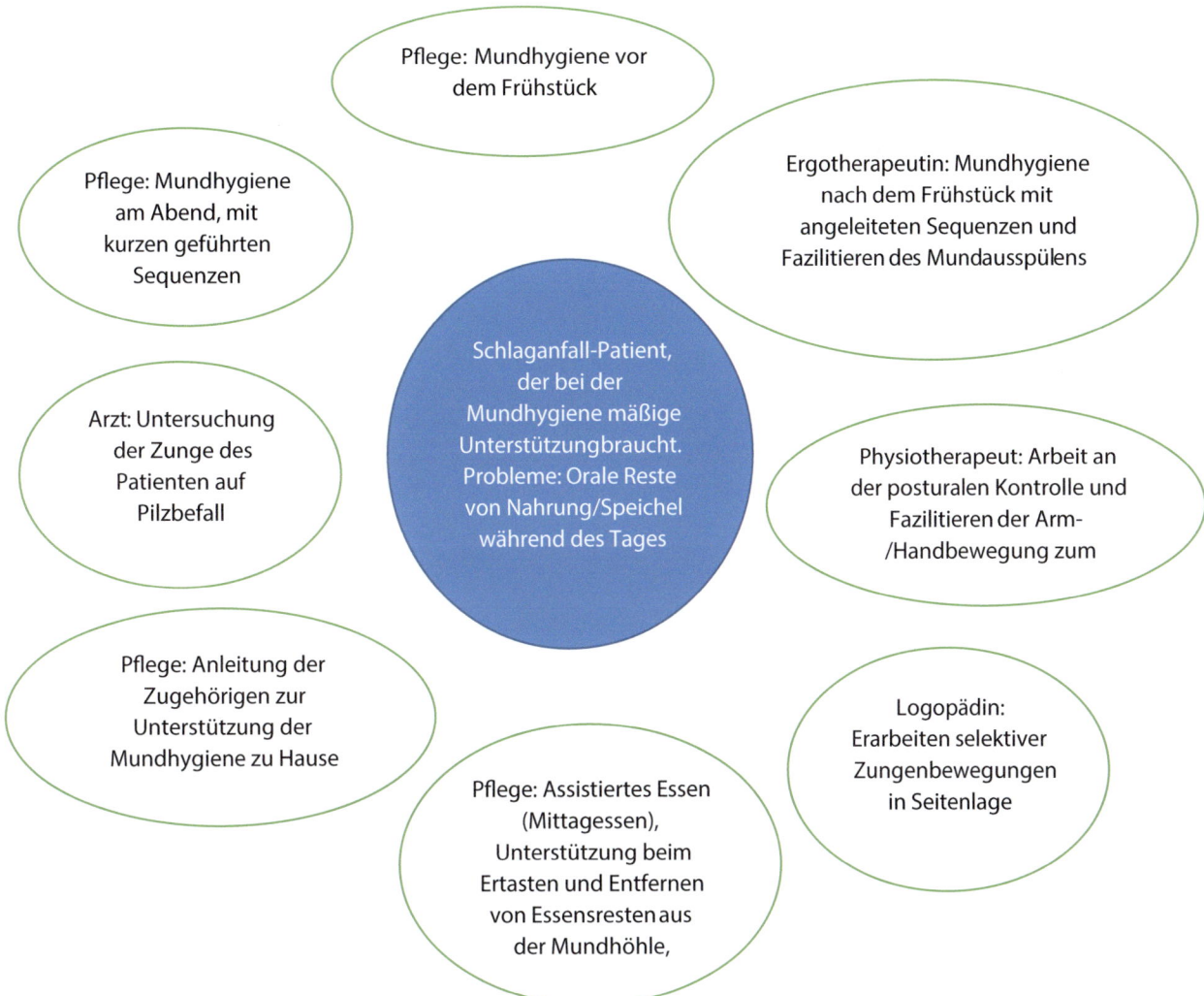

○ **Abb. 6.25** Interventionen der verschiedenen Berufsgruppen während des Tages (© Jakobsen)

6.6.2 Einbeziehen des sozialen Umfelds

Nicht selten begleiten Zugehörige die Patienten auf ihrem Weg durch die Rehabilitation vom Akutkrankenhaus zur häuslichen Pflege. Ihre Anleitung oder die von Helfern eröffnet eine Reihe von Möglichkeiten und Chancen, birgt aber auch Risiken. Zugehörige sind grundlegend betroffen. Ihre Reaktionen auf die Krise können denen eines Trauerfalls ähneln. Während dieses Bewältigungsprozesses benötigen sie möglicherweise auch psychosoziale Unterstützung durch Mitglieder des Rehabilitationsteams (Norup et al. 2013). Das Potenzial und die Grenzen des sozialen Umfeldes müssen vom Team sorgfältig bewertet werden. Die Schulung sollte auf einem personenzentrierten, strukturierten Ansatz beruhen (▶ Kap. 12), der sie in die Lage versetzt, Eigenverantwortung für definierte Aufgaben und Behandlungsziele zu übernehmen. Diese co-therapeutischen Kompetenzen können in Vorbereitung auf eine eigenständige Übernahme bestimmter Maß-

nahmen entwickelt werden, wenn dies erforderlich und gewünscht ist. In der nächsten Übersicht werden einige Aspekte der Prozessbegleitung von Zugehörigen im Rahmen des F.O.T.T.-Konzepts skizziert.

Die Prozessbegleitung wird idealerweise während der laufenden ambulanten Behandlung fortgesetzt. Aufgabe des Rehabilitationsteams ist es auch, Kontakte zu ambulanten Therapeuten, psychosozialen Diensten oder Selbsthilfegruppen zu vermitteln.

Übersicht Anleitung der Zugehörigen und Pflege

1. **Anwesenheit:** Die Anwesenheit während der Behandlung ermöglicht es, sowohl die Fortschritte als auch die Einschränkungen des Patienten zu erfahren. Die Beobachtung, wie Fachleute die Mundhygiene handhaben, bietet eine gute Grundlage für die nächsten Schritte.
2. **Information:** Das Verständnis der Behandlungsziele und der damit verbundenen Interventionen kann

6

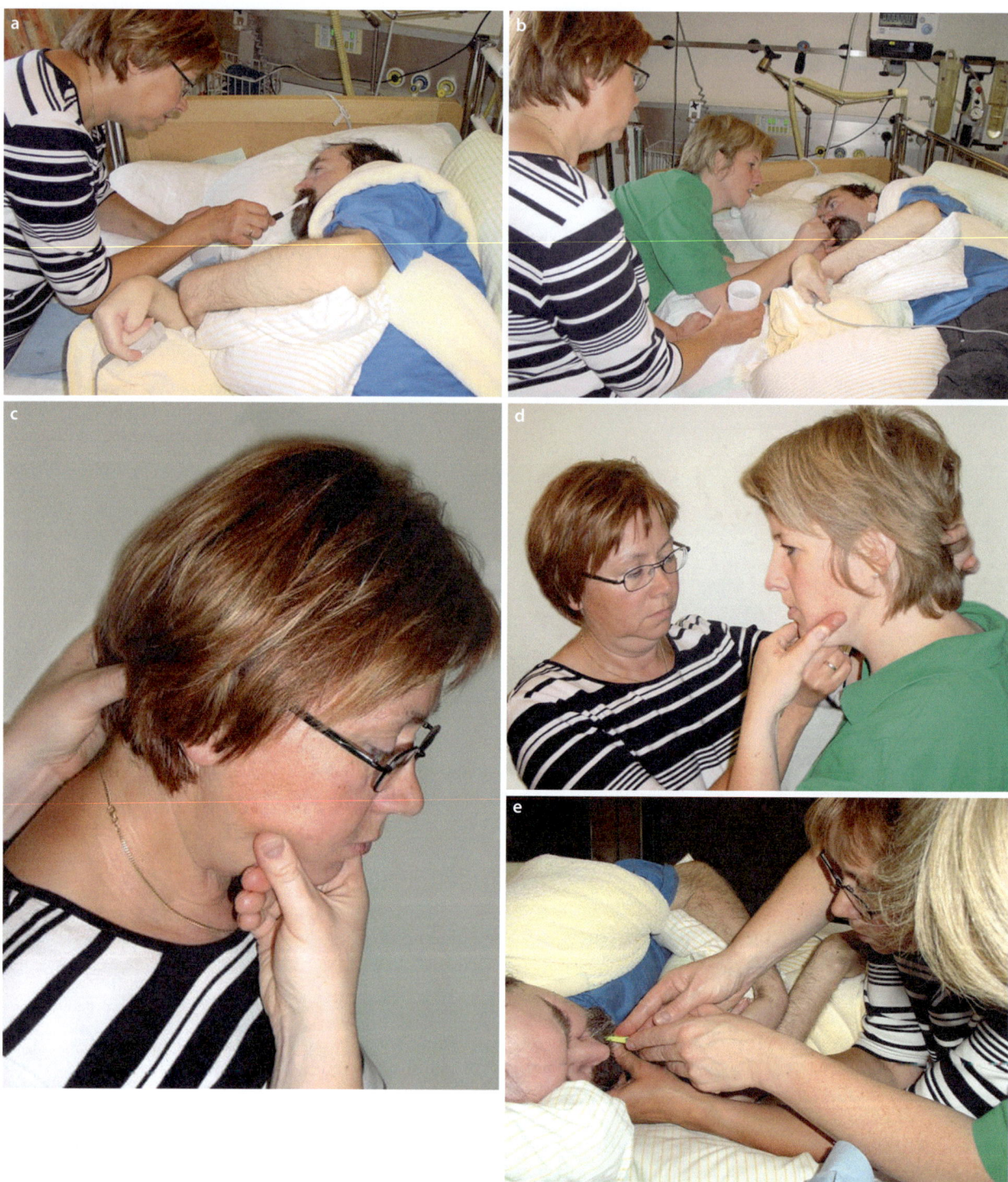

■ **Abb. 6.26** a–g Anleitung von Zugehörigen. **a** Die Ehefrau des Patienten zeigt, wie sie die Mundhygiene mit ihrem Mann zu Hause durchführt. Der Kopf bleibt in einer für die facio-oralen Bewegungen ungünstigen Position und wird nicht korrigiert. **b** Die Ergotherapeutin demonstriert den Vorgang und zeigt das Fazilitieren der Mundöffnung. **c** Lernen durch Selbsterfahrung: Die Ehefrau des Patienten spürt den Kieferkontrollgriff und die Korrektur der Nacken- und Kopfstellung durch die Therapeutin. **d** Das Üben an der Therapeutin bietet dann die Möglichkeit, ein hilfreiches Feedback zu den neu erlernten Fähigkeiten zu erhalten. **e** Das Gelernte wird bei der nächsten Zahnreinigung angewendet. Die Therapeutin gibt weiterhin Hilfestellung. **f** Die neu erlernten Fertigkeiten werden unter Aufsicht der Therapeutin (nicht im Bild) angewendet. Kopf und Nacken sind nun optimal positioniert. **g** Die Ehefrau des Patienten putzte bisher mit einer Wechselkopfzahnbürste. Es wird auf die Gefahren dieses Zahnbürstentyps hingewiesen. (© Jakobsen und Elferich)

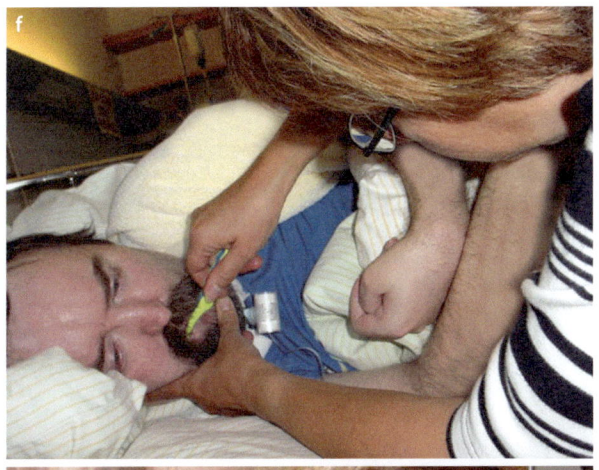

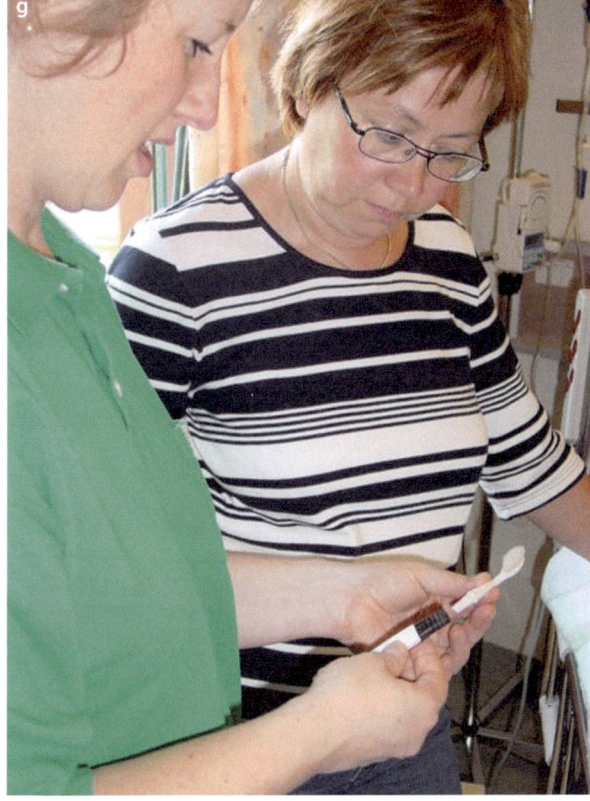

▣ **Abb. 6.26**   (Fortsetzung)

durch Diskussionen mit den Fachleuten, z. B. in Teamsitzungen, erleichtert werden. Zusätzliche Medien können individuell eingesetzt werden, um das Verständnis zu erleichtern, z. B. Bilder, Modelle und Videos.

3. **Selbsterfahrung:** Selbsterfahrung ist ein wichtiger Teil des Lernprozesses, der den Zugehörigen bei der Handhabung und den rehabilitativen Maßnahmen hilft.
4. **Praktische Anleitung:** Nach der Selbsterfahrung werden die neu erworbenen Fertigkeiten am Therapeuten geübt, bevor sie unter Aufsicht am Patienten durchgeführt werden.

5. **Umgang mit Notfallsituationen:** Alle müssen in die Lage versetzt werden, mit Notfallsituationen umzugehen, z. B. vor dem ersten Wochenendaufenthalt des Patienten zu Hause. Dazu gehört das Erkennen und Verstehen der Art möglicher Notfälle (z. B. Aspiration, Erbrechen, Beißen). Die entsprechenden Hilfsmaßnahmen sollten vorher geübt werden!
6. **Erarbeitung eines Programms für zu Hause:** Die Stärken, Ressourcen und Herausforderungen beider Seiten – des Patienten, seines sozialen Umfeldes und der Pflegekräfte – müssen bei der Ausarbeitung eines Heimprogramms berücksichtigt werden. Bilder, Fotos und kurze, präzise Beschreibungen unterstützender Handgriffe, von Lagerungen und von der Mundhygiene sind hilfreich. Das Heimprogramm sollte regelmäßig und bei Bedarf aktualisiert werden. Regelmäßige Supervision sind sinnvoll, um Fehler und wenig hilfreiche Handgriffe zu vermeiden.

Können die Zugehörigen das Wissen im Umgang mit dem Patienten weitgehend umsetzen, ist die Anleitung abgeschlossen. Die Prozessbegleitung kann im Idealfall bis in die ambulante Weiterbehandlung weitergeführt werden. Die Vermittlung von Kontakten zu weiterführenden ambulanten Therapeuten, zu anderen Zugehörigen oder Selbsthilfegruppen ist eine weitere Aufgabenstellung für das Rehabilitationsteam.

Die Anleitung der Ehefrau eines Patienten während eines Krankenhausbesuchs wird in der folgenden Bilderserie beispielhaft veranschaulicht (▣ Abb. 6.26a–g).

Weitere Materialien finden sich auf der Lernplattform ▶ https://mund-pflege.net/ ▶ https://mund-pflege. net/ Abruf 04.02,2024

Literatur

Achilles P, Janz P, Schrenk D, von Weizsäcker CF (1990) Viktor von Weizsäcker – Wahrnehmung und Bewegen. Gesammelte Schriften 3. Die Tätigkeit des Nervensystems. Hyperästhesie. Suhrkamp, Berlin

Affolter F (1991) Wahrnehmung, Interaktion und Sprache. Springer-Verlag, Berlin 166–180

APW Arbeitsgemeinschaft pro Wahrnehmung. ▶ https://www. apwschweiz.ch/index.php/de/affolter-modell. Zugegriffen: 15. Jan 2023 pro Wahrnehmung

Affolter F, Bischofberger W (2000) nonverbale Wahrnehmungs- und kognitive Prozesse bei Kindern mit Sprachstörungen. Lawrence Erlbaum Associates Verlag, Mahwah, S 147–150

Albers HK, Berthold I, Nass D, Rausch M (1982) Vergleichende klinische und experimentelle Untersuchungen über die Wirkung von sieben verschiedenen Zahnpasten auf die Zahnhartsubstanz und auf die Gingiva. Quintessenz 33(3):559–571

Avivi-Arber L, Martin R, Lee JC, Sessle BJ (2011) Face sensorimotor cortex and its neuroplasticity related to orofacial sensorimotor functions. Arch Oral Biol 56:1440–1465

Banda KJ, Chu H, Kang XL, Liu D, Pien LC, Jen HJ, Hsiao SS, Chou KR (May 13 2022) Prevalence of dysphagia and risk of pneumonia and mortality in acute stroke patients: a meta-analysis. BMC Geriatr 22(1):420. ► https://doi.org/10.1186/s12877-022-02960-5. PMID: 35562660; PMCID: PMC9103417

Behr M, Hahnel S, Faltermeier A, Bürgers R, Kolbeck C, Handel G, Proff P (2012 Mar 20) The two main theories on dental bruxism. Ann Anat 194(2):216–219. ► https://doi.org/10.1016/j.aanat.2011.09.002. Epub 2011 Oct 5. PMID: 22035706

BfArM (2022) ICF. ► https://www.bfarm.de/DE/Kodiersysteme/Klassifikationen/ICF/_node.html6 Zugegriffen: 15. Jan 2023

Brady MC, Furlanetto D, Hunter R, Lewis SC, Milne V (2006) Staff-led interventions for improving oral hygiene in patients following stroke. Cochrane Database of Systematic Reviews 4:CD003864

Brown Bonwell P, Parsons LP, Best AM, Hise S (2014) An interprofessional educational approach to oral health care in the geriatric population. Gerontol Geriatr Educ 35(2):182–199

Chang K-H, Liou T-H, Chen C-I, Wu C-H, Hsu W-Y, Ou T-Y (2013) Pathogen colonization in patients with acute cerebral stroke. Disabil Rehabil 35(8):662–667

Chao CYF, Chen YY, Wang K, Lee RP, Tsai H (2008) Die Entfernung von oralem Sekret vor einem Positionswechsel kann die Inzidenz von beatmungsassoziierter Pneumonie bei erwachsenen Intensivpatienten verringern: eine klinisch kontrollierte Studie. J Clin Nurs 18(1):22–28

Craig R., Kamer A. (eds) (2016) A clinician's guide to systemic effects of periodontal diseases. Springer, Berlin ► https://doi.org/10.1007/978-3-662-49699-2_1. Zugegriffen: 14. Apr2023

Dai R, Lam LTO, Lo ECM, Li Leonard SW, Wen Y, Mc grath C (2015) A systematic review and metaanalysis of clinical, microbiological, and behavioural aspects of oral health among patients with stroke. Zeitschrift für Zahnmedizin 43 (2015) 171–180

Davies PM (2001) Intensive und qualifizierte Therapie von Anfang an: ein Schlüssel zu erfolgreicher Rehabilitation nach schwerer Hirnschädigung (In: Jubiläumsschrift.10 Jahre Schulungszentrum). Therapiezentrum Burgau, Burgau

Davies PM (2004)Hemiplegie: Ein umfassendes Behandlungskonzept für Patienten nach Schlaganfall und anderen Hirnschädigungen (Rehabilitation und Prävention), 2. Aufl. Springer, Berlin

Dawes C (2015) The functions of human saliva: a review sponsored by the World Workshop on Oral Medicine VI Arch Oral Biol 60(6):863–874

De Jongh A, van Wijk A, Horstmann M, de Baat C (2014) Attitudes towards individuals with halitosis: an online cross survey of the Dutch general population. Br Dent J 216(4):E8

De la Torre Canales G, Câmara-Souza M, Fraga do Amaral, Renata C, Rodrigues Garcia M, Manfredini M (2017) Is there enough evidence to use botulinum toxin injections for bruxism management? A systematic literature review. Clin Oral Investig 21(3):727–734

Dziewas R, Beck AM, Clave P, Hamdy S, Heppner HJ, Langmore SE, Leischker A, Martino R, Pluschinski P, Roesler A, Shaker R, Warnecke T, Sieber CC, Volkert D, Wirth R (2017) Die Bedeutung der Dysphagie erkennen: Stolpersteine und Trittsteine im einundzwanzigsten Jahrhundert. Dysphagia (2017) 32:78–82 ► https://doi.org/10.1007/s00455-016-9746-2

Dziewas R, Michou E, Trapl-Grundschober M, Lal A, Arsava EM, Bath PM, Clavé P, Glahn J, Hamdy S, Pownall S, Schindler A, Walshe M, Wirth R, Wright D, Verin E (2021) European Stroke Organisation and European Society for Swallowing Disorders guideline for the diagnosis and treatment of post-stroke dysphagia. Eur Stroke J 6(3):LXXXIX–CXV. ► https://doi.org/10.1177/23969873211039721

El Maaytah M, Jerjes W, Upile T, Swinson B, Hopper C, Ayliffe P (2006) Bruxismus als Folge einer Hirnverletzung, behandelt mit Botulinumtoxin-A: ein Fallbericht. Head Face Med 2:41

Faigenblum MJ (2015) Die Prothesenbox. Ein Hilfsmittel für die Prothesenhygiene. Br Dent J 218(1):9–12

Forsell M, Sjögren P, Kullberg E, Johansson O, Wedel P, Herbst B, Hoogstraate J (2011 Aug) Attitudes and perceptions towards oral hygiene tasks among geriatric nursing home staff. Int J Dent Hyg 9(3):199–203. ► https://doi.org/10.1111/j.1601-5037.2010.00477.x. Epub 2010 Aug 2. PMID: 21356019

Frank K, Frank U (2011) Atemtherapie (Bagging, Air Stacking) für Patienten in der frühen Neurorehabilitation. Pneumologie 65(5):314–319

Gewitz MH, Walter R. Wilson, Smith CS (2012) AHA scientific statement. Periodontal disease and atherosclerotic vascular disease: does the evidence support an independent association? ► http://circ.ahajournals.org/content/early/2012/04/18/CIR.0b013e31825719f3 Zugegriffen: 14. Apr 2023

Hannawi Y, Hannawi B, Rao CP, Suarez JI, Bershad EM (2013) Stroke-associated pneumonia: major advances and obstacles. Cerebrovasc Dis 35(5):430-43. ► https://doi.org/10.1159/000350199. Epub 2013 May 31. PMID: 23735757

Hebecker B, Naglik JR, Hube B, Jacobsen ID (2014) Pathogenitätsmechanismen und Wirtsantwort bei oralen Candida albicans-Infektionen. Expert review of anti-infective therapy 12(7):867–879

Hsu SP, Liao CS, Li CY, Chiou AF (2010) The effects of different oral care protocols on mucosal change in orally intubated patients from an intensive care unit. J Clin Nurs 20(7–8):1044–1053

Jankovic J (2017) Ein Update zu neuen und einzigartigen Anwendungen von Botulinumtoxin bei Bewegungsstörungen. Toxicon

Jongh et al (2013) De Jongh A, de Baat C, Horstman M, van Wijk AJ (2013) Self-perceived oral odour and social interaction. Ned Tijdschr Tandheelkd 120(4):194–198

Long H, Liao Z, Wang Y, Liao L, Lai W (2012) Efficacy of botulinum toxins on bruxism: an evidence-based review. Int Dent J 62(1):1–5

Kelly T (2010) Review of the evidence to support oral hygiene in stroke patients. Nurs Stand 24(37):35–38

Kesikburun S, Aaca R, Aras B et al. (2014) Botulinumtoxin-Injektion bei Bruxismus im Zusammenhang mit einer Hirnverletzung: Fallbericht. J Rehabil Res Dev 51(4):661–664

Klobucar R, Kingsmill V, Venables V, Bisase B, Nduka C (2012) A dental perspective of facial. Fac Dent J 3(4):202–207 ► https://doi.org/10.1308/204268512X13466824724634 ► https://www.researchgate.net/publication/233834902_A_dental_perspective_of_facial_palsy Zugegriffen:: 14.04.2023

Kothari M, Pillai RS, Kothari SF, Spin-Neto R, Kumar A, Feldbæk JN (2017) Mundgesundheitsstatus bei Patienten mit erworbener Hirnschädigung: eine systematische Überprüfung. Oral Surg Oral Med Oral Pathol Radiol 123:205–219

Kumar PR, Shajahan PA; Mathew J, Koruthu A, Aravind P, Ahammed MF (2015) Denture adhesives in prosthodontics: an overview. J Int Oral Health 7(1):93–95

Langmore SE, Terpenning MS, Schork A, Chen Y, Murray JT, Lopatin D, Loesche WJ (1998 Spring) Predictors of aspiration pneumonia: how important is dysphagia? Dysphagia 13(2):69-81. ► https://doi.org/10.1007/PL00009559. PMID: 9513300

Lindenmüller and Lambrecht, 2011Lindenmüller IH, Lambrecht TJ (2011) Mundpflege. In: Surber C, Elsner P, Farage MA (Hrsg) Topische Anwendungen und die Schleimhaut. Karger, Basel, S 107–115

Lobbezoo F, Ahleberg J, Glaros AG, Svenson P, Winocur E (2013) Bruxism defined and graded: an international consensus. J Oral Rehabil 40(1):2–4

Manfredi M, Polonelli L, Aguirre-Urizar J M, Carrozzo M, McCullough MJ (2013) Urban legends series: oral candidosis. Oral Dis 19:245–261

Mastroberardino S, Cagetti MG, Cocco F, Campus G, Pizzocri J, Strohmenger L (2014) Vertical brushing versus horicontal brushing: A randomized split-mouth clinical trial. Quintessenz Int 45(8):653–661

McKeown L (2003) Social relations and breath odor. Int J Dent Hyg 1(4):213–217

McNaught AB, Callander R (1983) Illustrated Physiology, Sensory and Motor Cortex, 4th ed. Churchill Livingstone, Edinburgh London New York

Meurman JH, Sorvari R, Pelttari A, Rytömaa I, Franssila S, Kroon L (1996) Mundreinigungsmittel im Krankenhaus können Zahnerosion verursachen. Spec Care Dentist 16(6):247–250

Millwood J, Fiske J (2001) Lippenbeißen bei Patienten mit schwerwiegenden neurologischen Behinderungen. Dent Update 28(2):105–108

Mohamed K, Yates J, Roberts A (2014) Diabetes mellitus: Überlegungen für den Zahnmediziner. Dent Update 41:144–154

Morgan AS, Mackay LE (1999) Causes and complications associated with swallowing disorders in traumatic brain injury. J Head Trauma Rehabil 14(5):454–461

Mori C, Hakuta C, Endo K, Nariai T, Ueno M, Shinada K, Kawaguchi Y (2012) The effect of professional oral health care on patients in the subacute stage of emergent neurosurgical disorders. Spec Care Dentist 32 (6):259–264

Mulder T, Hochstenbach J (2001) Anpassungsfähigkeit und Flexibilität des menschlichen motorischen Systems: Auswirkungen auf die neurologische Rehabilitation. Neuronale Plastizität 8:1–2

Norup A, Kristensen KS, Poulsen I, Nielsen CL, Mortensen EL (2013) Klinisch signifikante Veränderungen des emotionalen Zustands von Angehörigen von Patienten mit schweren traumatischen Hirnverletzungen während der subakuten Rehabilitation. J Rehabil Med 45(8):820–645

Pace CC, McCullough GH (2010) Der Zusammenhang zwischen oralen Mikroorganismen und Aspirationspneumonie bei institutionalisierten älteren Menschen: Überprüfung und Empfehlungen. Dysphagia 25(4):307–322

Pickenbrock H, Ludwig VU, Zapf A, Dressler D (2015) Konventionelle versus neutrale Lagerung bei zentralen neurologischen Erkrankungen: eine multizentrische randomisierte kontrollierte Studie. Deutsches Arzteblatt International 112(3):35-42

Roulet JF, Fath S, Zimmer S (Hrsg) (2012) Lehrbuch Prophylaxeassistentin (4. Aufl.). Urban & Fischer, München Jena

Sackett DL, Rosenberg WMC, Gray JAM, Haynes RB, Richardson WS (1996) Evidence based medicine: what it is and what it isn't. BMJ 312(7023):71–72

Sambunjak D, Nickerson JW, Poklepovic T, Johnson TM, Imai P, Tugwell P, Worthington HV. (2012) Flossing for the managametn of periodontal diseases and dental caries in adults (Cochrane review). https://www.cochranelibrary.com/cdsr/doi/► https://doi.org/10.1002/14651858.CD008829.pub2/full?highlightAbstract=flossing%7Cfloss. Zugegriffen: 14. Apr 2023

Satoh T, Haradaya Y (1971) Zähneknirschen im Schlaf als Erregungsreaktion. Experientia 27(7):785–786

Scannapieco FA (2021) Poor oral health in the etiology and prevention of aspiration pneumonia. Dent Clin North Am 65(2):307–321. ► https://doi.org/10.1016/j.cden.2020.11.006

Scannapieco FA, Harris KW (2016) Oral health and pneumonia. In: Craig R., Kamer A. (eds) A clinician's guide to systemic effects of periodontal diseases. Springer, Berlin

Schaefer AS, Richter GM, Groessner-Schreiber B, Noack B, Nothnagel M, El Mokhtari NE, Loos BG, Jepsen S, Schreiber S (2009) Identification of a shared genetic susceptibility locus for coronary heart disease and periodontitis. PLoS Genet 5(2):e1000378

Schow T, Jakobsen D, Steen Langhorn B, Falkengaard M (2019) Algorithmus für Facial Oral Tract Therapy. F.O.T.T. ► www.formatt.org/de/konzept/literatur Zugegriffen: 12. Apr 2023

Shangase SE, Mohang GU, Hassam-Essa S, Wood NH (2013) The association between periodontitis and systemic health: an overview. SADJ 68(1):8, 10–12

Simpson TC, Needleman I, Wild SH, Moles DR, Mills EJ (2010) Treatment of periodontal disease for glycaemic control in people with diabetes. Cochrane Database Syst Rev 5: CD004714

Slaughter A, Katz RV, Grasso JE (1999) Professionelle Einstellungen zu Prothesenadhäsiven: Eine Delphi-Umfrage unter akademischen Prothodontikern. J Prosthet Dent 82(1):80–89

Tan EK, Chan LL, Chang HM (2004). Schwerer Bruxismus nach Basalganglieninfarkten, Einblicke in die Pathophysiologie. J Neurol Sci 217(2):229–232

Treloar DM, Stechmiller JK (1995) Use of a clinical assessment tool for orally intubated patients. Am J Critic Care 4(5):355–360

Wainwright J, Sheiham A (2014) An analysis of methods of toothbrushing recommended by dental associations, toothpaste and toothbrush companies and in dental texts. Brit Dent J 217:E5

Warner LA (1986) Zitronen-Glycerin-Tupfer sollten nicht für die routinemäßige Mundpflege verwendet werden. Crit Care Nurs 6(6):82–83

Wiegand A, Burkhard JP, Eggmann F, Attin T (2013) Brushing force of manual and sonic tootbrushes affects dental hard tissue abrasion. Clin Oral Investig 17(3):815–822

WHO – World Health Organization (2018) International Classification of Functioning, Disability and Health (ICF) ► http://www.who.int/classifications/drafticfpracticalmanual2.pdf?ua=1 Zugegriffen: 02.10.2020

Zasler ND, Devany CW, Jarman AL, Friedman R, Dinius A (1993) Mundhygiene nach traumatischen Hirnverletzungen: ein Programm zur Förderung der Zahngesundheit. Brain Inj 7(4):339–345

Zhao T, Wu X, Zhang Q, Li C, Worthington HV, Hua F. (2020) Oral hygiene care for critically ill patients to prevent ventilator-associated pneumonia. Cochrane Database of Systematic Reviews 2020, Issue 12. Art. No.: CD008367. HTTPS://DOI.ORG/► https://doi.org/10.1002/14651858.CD008367.pub4. ► www.cochranelibrary.com

Zimmermann H., Zimmermann N, Hagenfeld D, Veile A, Kim T-S, Becher H. (2014) Is frequency of tooth brushing a risk factor for periodontitis? A systematic review and meta-analysis. Community Dent Oral Epidemiol 43:116–127

Behandlung des Gesichts – mehr als mimische Übungen

Daniela Jakobsen und Heike Sticher

Inhaltsverzeichnis

© Der/die Autor(en), exklusiv lizenziert an Springer-Verlag GmbH, DE, ein Teil von Springer Nature 2023
R. Nusser-Müller-Busch (Hrsg.), *F.O.T.T.*,
https://doi.org/10.1007/978-3-662-67528-1_7

7

In der Neurorehabilitation wird die Behandlung des Gesichts oft zugunsten der Schluckproblematik vernachlässigt oder auf ein Minimum in Form eines Heimübungsprogramms vor dem Spiegel reduziert. Zu Unrecht, denn das Gesicht – ein Teil unseres Körpers, den wir nicht verstecken können – „verrät" oft den Patienten mit neurogener Schädigung. Auch unser kommunikatives Verhalten und unsere sozialen Interaktionen werden – ob wir wollen oder nicht – durch fehlende, überschießende oder allgemein von der Normalität abweichende Gesichtsbewegungen unseres Gegenübers beeinflusst.

7.1 Normale Gesichtsbewegungen

Unsere Gesichtsbewegungen, egal ob wir sie zum Sprechen, für die Nahrungsaufnahme oder zur nonverbalen Kommunikation gebrauchen, müssen schnell, teilweise automatisch und oft nur für kurze Zeitdauer erfolgen, und die dafür genutzte Muskulatur muss genauso schnell wieder entspannen können.

7.1.1 Steuerung der Gesichtsbewegungen

Willkürliche und *emotionale* Gesichtsbewegungen werden von unterschiedlichen Hirnarealen gesteuert. Willentlich die Stirn hochziehen, z. B. auf Aufforderung, wird von den motorischen Arealen in der Großhirnrinde gesteuert, das Hochziehen der Stirn, z. B. beim Erschrecken oder Erstaunen – also unwillentlich, geschieht über präfrontale, limbische Strukturen und subkortikale Kerne. Das motorische System für die Steuerung der Gesichtsbewegungen besteht aus multiplen parallelen Systemen, die für willkürliche oder affektive Bewegungen zuständig sind (Birbaumer und Schmidt 2010; Cattaneo und Pavesi 2014).

Die Stirnmuskulatur (M. occipitofrontalis) bzw. deren Repräsentation im Hirnstamm wird von beiden Hirnhemisphären versorgt (oberes Kerngebiet des N. facialis); die weiteren Äste, zuständig für die Augen- und Mundversorgung (unteres Kerngebiet), werden lediglich von der kontralateralen Präzentralregion versorgt. Dementsprechend kommt es bei einem Infarkt supranukleär bei Beschädigung einer Hemisphäre bzw. der zuständigen kortikobulbären Bahnen zu einer *Fazialisparese vom zentralen Typ* mit Aussparung und damit funktionstüchtigem Stirnast. Stirnrunzeln und Augenschluss sind damit auf der betroffenen Seite möglich. Kommt es aber zu einer nukleären oder peripheren Läsion, entwickelt sich dementsprechend eine komplette Fazialisparese ipsilateral zum Läsionsort (Mazhar 2008).

Interessant ist die Tatsache, dass die motorischen Fazialiskerne nicht nur von der Präzentralregion, sondern auch vom Diencephalon (Zwischenhirn) mit innerviert werden, v. a. bei emotionaler Regung. Dieser Umstand führt dazu, dass ein Unterschied zwischen Willkürmotorik und emotionaler Motorik bestehen kann. So kann im Neurostatus zwar ein fokal motorisches Defizit mit Einschränkung des Mundastes bestehen, gleichzeitig aber beim spontanen Lachen die zentrale Fazialisparese für den Betrachter „verschwinden". Dies ist v. a. bei Läsionen des Frontalhirns bzw. des dortigen Centrum semiovale oder der Basalganglien kontralateral zur klinischen Manifestation der Fall (Mazhar 2008).

Im Verlauf des N. facialis vom Pons bis zu den verschiedenen Endorganen kommt es zur Bildung von Anastomosen mit anderen Hirnnerven. Bischoff (1977) zeigte auf, dass es sowohl Verbindungen zwischen

- N. trigeminus,
- N. facialis,
- N. intermedius,
- N. vestibularis,
- N. glossopharyngeus,
- N. vagus,
- N. accessorius,
- N. hypoglossus und den
- oberen zervikalen Nerven

als auch zwischen den sympathischen und parasympathischen Nerven gibt.

Die Anastomosen des N. facialis mit anderen Hirnnerven bedeutet, dass die Läsion eines Nervs nicht nur diesen betrifft, sondern Auswirkungen auf andere Nerven und deren Innervationsgebiet haben kann (Baumel 1974; Bischoff 1977; Cattaneo und Pavesi 2014; Lacombe 2009; Tohma et al. 2004).

7.1.2 Anatomie und Physiologie

Für die Untersuchung und Behandlung des Gesichts ist es bedeutsam, die anatomischen und funktionellen Besonderheiten der Gesichtsmuskulatur zu kennen. Erst das Wissen um das normale Bewegungsverhalten im Gesicht, gepaart mit der Analyse der Probleme sowie der Ressourcen des Patienten, geben uns Aufschluss über die zugrunde liegenden Ursachen der Probleme und Ideen zum Behandlungsansatz.

Verschiedene Kriterien werden zur Beurteilung der Gesichtsbewegungen herangezogen, z. B.
- in welcher Art die Bewegungen in den einzelnen Funktionen und Aktivitäten ausgeführt werden, z. B. schnell, langsam, selektiv etc.,
- wann die Gesichtsbewegungen anstrengend werden,

- ob das Ziel der Bewegung erreicht wird, z. B. kompletter Lidschluss oder reaktives Blinzeln bei plötzlich einfallendem Licht,
- wann sie hyperaktiv sind/werden und
- wie oft Bewegungen in welcher Qualität wiederholt werden können.

Um das tatsächliche Problem des Patienten herauszufinden, bedarf es sowohl der Untersuchung des Gesichts in Ruhe, bei spontanen Bewegungen (z. B. im sozialen Kontext) und bei Bewegungen nach Aufforderung als auch ihrer Beobachtung in funktionellen Alltagsaktivitäten, z. B. dem Zähneputzen, unter folgenden Aspekten:

- Welche Strukturen bewegen sich zu viel oder zu wenig, zuungunsten anderer?
- Sind kompensatorische Bewegungen hilfreich, d. h. ermöglichen sie eine Funktion, die so normal wie möglich ist, oder begünstigen sie Dysfunktionen?

Der Vergleich von normalem Bewegungsverhalten gesunder Menschen mit dem des Patienten führt dann zum Erstellen von individuellen Zielen und einem individuellen Behandlungsplan.

7.1.2.1 Aufbau

Die Gesichtsmuskeln gehören zur Skelettmuskulatur und bestehen aus quergestreifter Muskulatur, die willkürliche Bewegungen ermöglicht. In diesem Kapitel verzichten wir auf eine bildliche Darstellung der Muskeln im Gesicht und verweisen auf die entsprechende anatomische Literatur. Die Muskeln setzen sich jeweils aus *Typ-I-* und *Typ-II (a + b)-Fasern* zusammen, die für die Muskelkontraktionen zuständig sind:

- Typ-I-Fasern reagieren langsamer und sind ausdauernd.
- Typ-II-Fasern reagieren schnell und ermüden rasch.

Das Verhältnis der Fasertypen, d. h. ob es in einem Muskel mehrheitlich Typ-I- oder Typ-II-Fasern gibt, ist abhängig von der jeweiligen Funktion – besser gesagt dem Gebrauch – des Muskels (Burkhead et al. 2007; Cattaneo und Pavesi 2014; Freilinger et al. 1990; Kent 2004; Lieber und Fridén 2000, 2001; Stål 1994).

> ▶ **Beispiel**
>
> - Der *M. buccinator* muss sich, um seiner Funktion beim Saugen, Pusten, Kauen und Schlucken gerecht werden zu können, ausdauernd und kräftig kontrahieren können. Hier sind eher tonische Fasern (Typ-I-Fasern) vonnöten. Deshalb findet man in diesem Muskel überwiegend (zu 67 %) Fasern vom Typ I.
> - Der *M. orbicularis oculi*, der für den Lidschlag verantwortlich ist, muss sich kurz und schnell kontra-

hieren können. (Pro Minute schließen wir unser Auge ca. 12- bis 13-mal, d. h. 750-mal pro Stunde!). Deshalb finden sich hier hauptsächlich Fasern vom Typ II und nur 15 % Fasern vom Typ I. ◀

Generell weisen die Funde in der Literatur darauf hin, dass die Gesichtsmuskulatur mit mehrheitlich schnell zuckenden, also phasischen Fasern ausgestattet ist. Diese Faserverteilung adaptiert sich bei veränderter Funktion, z. B. kommt es aufgrund konstanter Anspannung nachfolgend zu einem Umbau der Fasern. Am ehesten werden phasische Fasern zu tonischen umgebaut (Pette 2002; Pette und Staron 2001). Dieser Umbau beeinträchtigt die eigentliche Funktionsweise des Muskels, und deshalb gilt es, diesem durch Vermeidung von Überaktivität vorzubeugen. Ein Dauergrinsen, z. B. in einem amüsanten Film, wird auf Dauer unangenehm und schmerzhaft. Ähnlich muss es Patienten ergehen, die stundenlang mit ein und demselben Gesichtsausdruck verharren müssen, weil sie entweder keine sensible Rückmeldung oder/und nicht die motorischen Möglichkeiten haben, ihren Gesichtsausdruck zu verändern.

> **Praxistipp**
>
> Für die Arbeit mit Betroffenen bedeutet das, dass die normale Funktionsweise der Muskulatur uns leiten sollte, die entsprechenden Aufgaben auszuwählen und sie mit entsprechend vielen bzw. wenigen Wiederholungen und/oder Widerstand durchzuführen.

7.1.2.2 Anordnung, Ursprung und Ansatz der Gesichtsmuskeln

Die 23 paarig angelegten Gesichtsmuskeln und der unpaarige M. orbicularis oris liegen in Schichten (Freilinger et al. 1987) übereinander:

- Teilweise wirken sie „erweiternd" wie z. B. der M. risorius und die Mm. zygomaticus major et minor, die den Mund breitziehen bzw. die Mundwinkel heben.
- Sie können jedoch auch „verengend" wirken wie der M. orbicularis oris, der für den Mundschluss und das Spitzen des Mundes verantwortlich ist.

Die Muskulatur ist eng mit- und ineinander verflochten und daher nicht klar abgrenzbar. Sie setzt teilweise aneinander an. Hier gibt es deutliche individuelle Unterschiede (Cattaneo und Pavesi 2014).

Die Aufgabe der Gesichtsmuskeln ist es, Haut und nicht Gelenke zu bewegen. Deshalb entspringen sie von Knochen oder Faszien des Schädels und inserieren in die Gesichtshaut bzw. in andere Muskeln.

7

▶ **Beispiel**

- Der *M. zygomaticus major* setzt am Muskelknoten des Mundwinkels an (Pélissier et al. 2000).
- Der *M. levator labii superioris* hat seinen Ansatz an der Haut der Oberlippe und am M. orbicularis oris.
- Der Ansatz des *M. buccinato*r befindet sich ebenfalls am M. orbicularis oris. ◀

Innerhalb der Schlucksequenz ist das Hyoid – während des Kauens – das Punctum stabile für den mobilen Unterkiefer. Im Moment der pharyngealen Phase – des Schluckens – kehrt sich die Muskelzugrichtung um, der Unterkiefer wird zum Punctum stabile für das mobile – sich nach vorn, oben anhebende – Hyoid (▶ Kap. 3).

Eine Umkehrung der *Muskelzugrichtung*, wie sie bei anderen Skelettmuskeln möglich ist, um dynamische Stabilität zu gewährleisten, ist in dieser Form nicht möglich. Im Gesicht wird dynamische Stabilität erreicht, indem sich Muskeln exzentrisch verlängern, anstatt sich konzentrisch in die Gegenrichtung zu bewegen: Der M. zygomaticus (Ursprung: Arcus zygomaticus, Ansatz: Mundwinkel) hebt die Mundwinkel beim Lachen (konzentrische Aktivität) an. Wird der Mund gespitzt (also bei Aktivität des M. orbicularis oris), muss er sich exzentrisch verlängern können und in dieser Verlängerung bleiben, damit der M. orbicularis oris sein gesamtes Bewegungsrepertoire nutzen kann.

7.1.2.3 Innervation

Bei der Innervation der Gesichtsmuskeln fällt auf, dass diese wie ein Baum aufgebaut ist, dessen Stamm sich in zwei Hauptäste aufspaltet. Diese verzweigen sich in eine variable Anzahl von Ästen, die untereinander „kommunizieren". Diese Art der Innervation wird als *polyneural* bezeichnet und ist bei jedem Menschen individuell, es gibt jedoch einige typische Verteilungsmuster (◘ Abb. 7.1).

Es wird vermutet, dass diese Art der Innervation im Falle einer *isolierten Läsion* weiterhin eine Versorgung des Muskels gewährleistet, da noch Impulse von anderen Nervenästen gegeben werden.

▶ **Beispiel**

Der *M. depressor anguli oris* (Funktion: Senken der Mundwinkel) wird sowohl aus den Rami buccalis als auch dem Ramus marginalis mandibulae des N. facialis inner-viert (◘ Abb. 7.2). ◀

Ein weiterer interessanter Aspekt der Innervation der Gesichtsmuskulatur liegt in der Anzahl und Anordnung der motorischen Endplatten. Die 7000 myelinisierten motorischen Axone aus dem pontinen Fazialiskern innervieren jeweils nur 25 Muskelfasern (May und Schaitkin 2000); zum Vergleich: Im M. gracilis, Adduktorenmuskel am Oberschenkel, werden 1500–2000 Muskel-

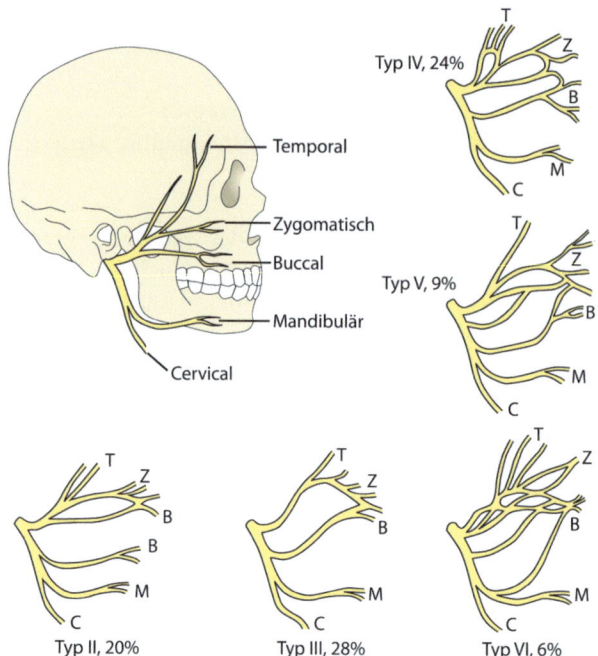

◘ **Abb. 7.1**   Typische Verteilungsmuster des N. facialis

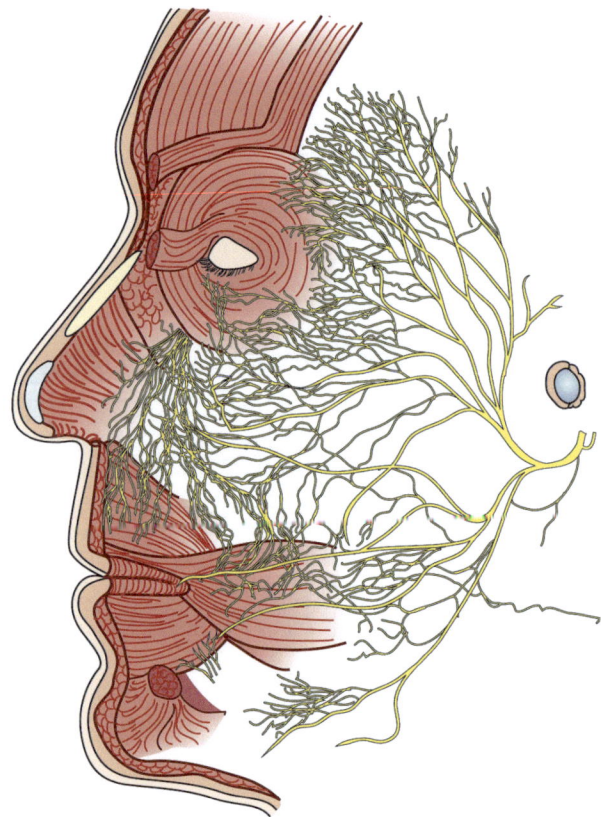

◘ **Abb. 7.2**   N. facialis

fasern von einem motorischen Axon innerviert. In einer Muskelfaser eines Gesichtsmuskels können bis zu 5 motorische Endplatten angesiedelt sein, die traubenförmig angeordnet sind. Diese Art der Innervation bezeichnet man als *multifokal.* Happak et al. (1997) zeigen auf, dass die *polyneuralen und multifokalen* Innervationen der Grund sind für unsere individuellen Gesichtsbewegungen mit all ihren feinen Nuancen (Monti et al. 2001). Gleichzeitig ist eine solch komplexe neurale Versorgung sehr störanfällig, und vielleicht liegt hier der Grund, warum nach einer Läsion des N. facialis oft keine vollständige Regeneration, zumindest des spontanen Gesichtsausdrucks, möglich ist oder es sogar zu unerwünschten Mitbewegungen kommt. Es bedarf der intakten neuralen Innervation als Basis für die fein abgestimmte muskuläre Koordination, damit das Gesicht „seine" normale Mimik zeigt.

Gesichtsmuskeln haben keine Muskelspindeln (Goodmurphy und Ovalle 1999; May und Schaitkin 2000; Stål et al. 1987, 1990), jedoch spindelähnliche Strukturen, deren Funktion nicht eindeutig geklärt ist. Verschiedene Autoren sind der Ansicht (Dubner et al. 1978), dass Mechanorezeptoren in der Gesichtshaut die durch Kontraktionen hervorgerufenen Hautbewegungen registrieren. Diese sensorischen Impulse werden dann über den N. trigeminus zum Hirnstamm übertragen. Die Erklärung für die „fehlenden" Muskelspindeln wird in der Literatur kontrovers geführt (Cattaneo und Pavesi 2014). Eine Erklärung oder Arbeitshypothese ist, dass die Gesichtsmuskulatur keine Dehnungsrezeptoren braucht, da im Bereich des Gesichts – im Gegensatz zur restlichen Skelettmuskulatur – keine Gefahr der plötzlichen Überdehnung besteht. Im Gesicht werden durch die Kontraktion der Gesichtsmuskeln keine Gelenke, sondern Haut und Gewebe bewegt.

> **Beachte**
> Was können wir im Gesicht selektiv bewegen, was nicht? Da die Gesichtsmuskulatur teilweise aneinander ansetzt, gibt es bei den meisten Menschen

gezwungenermaßen Mitbewegungen, die physiologisch sind:
- Normal ist es, wenn beim Rümpfen der Nase eine Falte an der Nasenwurzel, zwischen den Augenbrauen, entsteht oder die Oberlippe mit hochgezogen wird.
- Nicht normal ist es jedoch, wenn beim verbalen Auftrag: „Ziehen Sie die Stirn hoch", gleichzeitig die Nase gerümpft oder beim Mundspitzen das Auge geschlossen wird.

7.1.3 Funktionen der Gesichtsmuskulatur

Im Vergleich zum oft verwendeten Begriff *mimische Muskulatur* ist es sicher eher korrekt, über die Gesichtsmuskulatur zu sprechen, da sie ja auch noch andere Aufgaben erfüllt, als unserem Gesicht nur einen bestimmten Ausdruck zu verleihen. Mimik bedeutet ja nichts anderes als Gesichtsausdruck, und dieser hat in der Regel mit Emotionen oder Kommunikation zu tun. In ◻ Tab. 7.1 werden die verschiedenen Funktionen der Gesichtsmuskulatur in Alltagsbeispielen beleuchtet, um ein Verständnis für die mannigfaltigen Zusammenhänge zu schaffen, in denen wir diese aktivieren.

7.2 Zentral bedingte Einschränkungen der Gesichtsbewegungen

7.2.1 Zentrale Fazialisparese und ihr klinisches Erscheinungsbild

Aufgrund der kontralateralen Innervation erhält der Stirnast des N. facialis bei einer *zentralen Fazialisparese* immer noch Informationen, d. h. Bewegungen wie Stirn hochziehen, Augenbrauen zusammenziehen und

◻ **Tab. 7.1** Aufgaben der Gesichtsmuskulatur mit funktionellen Beispielen aus dem Alltag (© Jakobsen und Sticher)

Funktion	Beispiele
Nonverbale Kommunikation	Stirnrunzeln, Lächeln, Augenzwinkern
Schutz	Reflektorisches Zukneifen eines Auges (z. B. bei einer plötzlich herannahenden Mücke beim Fahrradfahren) Blinzeln, wenn ein Fremdkörper ins Auge eingedrungen ist
Mundhygiene	Heben der Oberlippe beim Einführen der Zahnbürste Spannung der Wangen beim Ausspülen des Mundes
Artikulation	Vorwärtsbewegung der Lippen beim Formen von Vokalen wie „o" oder „u"
Nahrungs- und Flüssigkeitsaufnahme	Abnehmen der Nahrung vom Löffel Lippenspitzen zum Ansaugen von Flüssigkeit Halten des Bolus beim Kauen zwischen den Molaren durch Spannung der Wange
Allgemeine Körperpflege	Anspannung des Platysma beim Rasieren, Eincremen

Augenschließen sind symmetrisch möglich, es sei denn, es handelt sich um eine nukleäre Läsion im Hirnstamm, die sich klinisch wie eine periphere Lähmung zeigt.

Neue Forschungsergebnisse legen nahe, dass nicht nur die Stirn kontralateral innerviert ist (Fischer et al. 2005), sondern auch Anteile des Mittel- und unteren Gesichts (◘ Abb. 7.3); für weiteres Studium wird May und Schaitkin (2000) empfohlen.

7.2.2 Diffuse, zentral bedingte Störungen der Gesichtsbewegungen und ihr klinisches Erscheinungsbild

Betroffene Patienten, z. B. nach
- Schädel-Hirn-Trauma,
- Hirnblutung oder
- Hypoxie

leiden nicht an einer klassischen Fazialisparese. Ihre Gesichtsbewegungen sind jedoch aufgrund der Hirnschädigung in Qualität und/oder Quantität ein-

geschränkt. Oft entsteht der Eindruck, dass beide Seiten betroffen sind; bei genauerer Betrachtung können dennoch Unterschiede zwischen rechter und linker Gesichtsseite bestehen. Es finden sich eher generelle Einschränkungen des Bewegungsausmaßes, der Selektivität der Bewegungen, und es liegen veränderte Tonusverhältnisse vor – von schlaff über hypoton bis hin zu hyperton. Teilweise kann man beobachten, dass die Stirn des Patienten konstant hochgezogen ist, was
- entweder als Teil eines Extensionsmusters im gesamten Körper
- oder als Versuch (Kompensation), sich gegen die Schwerkraft aufzurichten,

interpretiert werden kann.

Zeigt sich dieses Verhalten, ist nicht sicher, ob es sich um die Aktivität des M. frontalis oder die Auswirkung des Extensionsmusters handelt. In beiden Fällen ist es für den Patienten schwierig, seine Stirn zu entspannen oder eine Bewegung in die Gegenrichtung auszuführen, z. B. die Augenbrauen zusammenzuziehen.

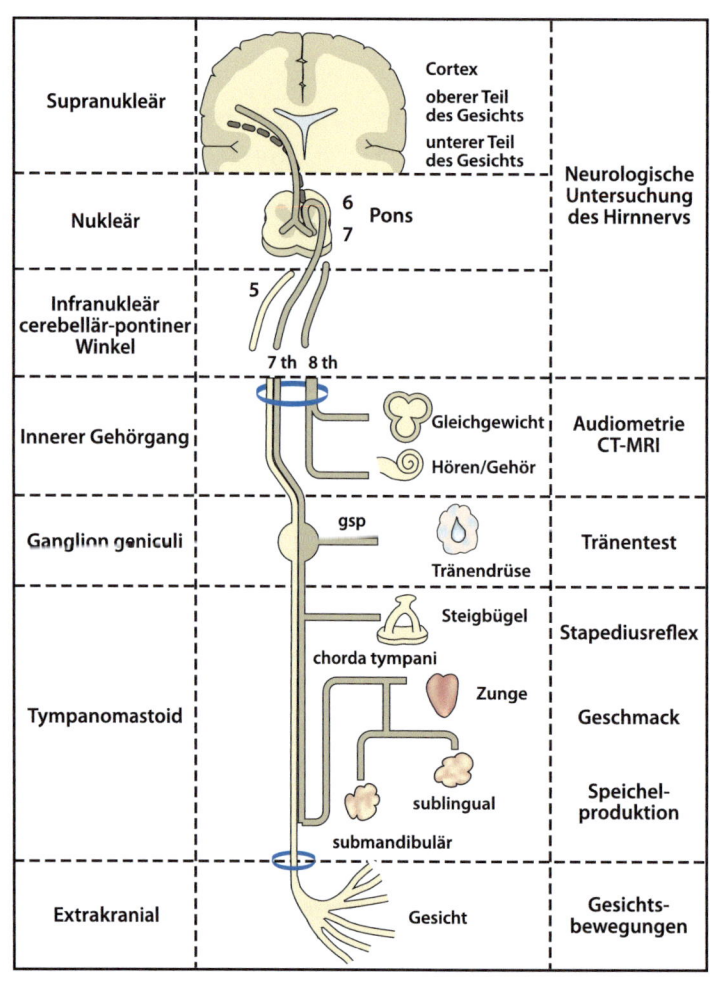

◘ **Abb. 7.3** Diagramm der Anatomie des VII. Hirnnervs modifiziert nach May und Schaitkin (2000)

Bei der *klinischen Untersuchung* zeigt sich oft eindrücklich, dass neben verändertem Tonus auch stark veränderte Sensibilität, Allodynie, Hyper- oder Hypoästhesie auftreten können, die dazu führen, dass Patienten
- entweder deutlich (bei Allodynie, Dysästhesie und Hyperästhesie) oder
- überhaupt nicht (Hypästhesie) auf Berührung im Gesicht reagieren.

Beide Extreme verhindern normales sensorisches Feedback und damit eine „normale" motorische Antwort. Wie mit diesen klinischen Symptomen umgegangen und die Behandlung spezifisch darauf ausrichtet werden kann, wird in ▶ Abschn. 7.3.2 besprochen.

Im klinischen Alltag werden viele Patienten, die extrem auf Berührung und/oder Bewegung im facio-oralen Trakt reagieren, als *hypersensibel* bezeichnet. Dieser Ausdruck bezeichnet jedoch ein psychologisches Phänomen, deshalb sollte man die korrekte Terminologie wählen.

7.3 Grundlegende Prinzipien von Untersuchung und Behandlung

7.3.1 Untersuchung des Gesichts

Ziel der Untersuchung ist es, sich ein Bild über das sensorische Feedback und die Bewegungsmöglichkeiten des Patienten sowohl im sozialen Kontext (spontan) als auch bei verbaler Aufforderung zu machen. Außerdem gilt es herauszufinden, mit welcher Art von Hilfen, z. B. taktiler, visueller oder auditiver oder einer Kombination daraus, der Patient Bewegungen funktioneller, selektiver, häufiger oder zielgerichteter ausführen kann. Mit eingeschlossen sind hier auch das Angebot von Unterstützungsfläche in verschiedenen Positionen und die Fazilitation von Haltungskontrolle. Diese Informationen sind überaus wichtig, um Hypothesen über die zugrunde liegenden Ursachen für die Probleme zu bilden, evaluierbare Ziele zu formulieren und einen Behandlungsplan mit dem oder für den Patienten zu erstellen.

7.3.2 Erarbeiten normaler Sensibilität und Bewegung in funktionellem Kontext

Um selektive Bewegungen im Rahmen einer Aufgabe, z. B. Lippenpomade auftragen, ausführen zu können, braucht man *Rumpfstabilität (core stability)* als Bestandteile posturaler Kontrolle. Bei Patienten mit

neurologischer Schädigung ist diese Fähigkeit oft unzureichend und muss deshalb angebahnt bzw. ausgebaut werden. Dies geschieht
- einerseits durch Positionierung oder Lagerung in einem für die Aktivität günstigen Alignment,
- andererseits durch die Aktivierung des posturalen Systems durch Mobilisation, Führen von Bewegungen oder Fazilitation.

> **Beachte**
> **Posturale Kontrolle** ist die Fähigkeit, bei jeder Aktivität die Körperposition gegen die Schwerkraft zu kontrollieren. Nahezu jede Bewegung, die ein Individuum ausübt, entsteht durch zwei Komponenten:
> - die eine, die den Körper stabilisiert, und
> - die andere als treibende Kraft, die mit einem bestimmten Bewegungsziel zusammenhängt (Massion 1994; Woollacott 2004).

Als *Rumpfstabilität* bezeichnet man die reziproke Co-Aktivierung der tiefen posturalen Muskeln (Extensoren und Flexoren im unteren Rumpf), um die Kontrolle gegen die Schwerkraft und für bevorstehende Bewegungen der Extremitäten aufzubauen. Sie stellt ein stabiles Alignment, eine der Position und Aktivität angepasste Ausrichtung in den einzelnen Körpersegmenten, her und minimiert dadurch das Bewegungsausmaß im unteren Rumpf, sodass sich die Körperteile (oberer Rumpf, Kopf und Extremitäten) selektiv bewegen können (Hodges und Richardson 1997).

7.3.2.1 Ausgangsstellung
Die Wahl der *Ausgangsstellung* spielt eine wichtige Rolle:
- In einer Position, die dem Patienten zu viel Unterstützungsfläche anbietet, wird er diese wahrscheinlich annehmen und darauf reagierend eher passiv sein.
- In einer Position mit zu wenig Unterstützung wird bei unzureichender posturaler Kontrolle die Qualität und/oder Quantität der Bewegung in der Aktivität leiden.

Hier gilt das Prinzip der Evaluation der „Antwort" des Patienten: Reagiert der Patient so, wie man es erwartet oder beabsichtigt hat? Wenn das nicht der Fall ist, gilt es, entweder die Umwelt, die Aufgabe oder die therapeutische Intervention zu verändern – qualitativ oder quantitativ.

> ▶ **Beispiel**
>
> Ein typisches Dilemma aus der Praxis: Der Patient wurde aufgrund mangelnder posturaler Kontrolle für die Behandlung auf der Seite gelagert – und schläft ein. Da dies keine hilfreiche Voraussetzung für das Wiedererlernen

7

normaler Gesichtsbewegungen ist, entschließt sich der Therapeut, den Patienten an die Bettkante zu mobilisieren, um über die Veränderung der Körperposition und die Aktivierung des posturalen Systems die Vigilanz zu steigern. Dies gelingt ihm auch. Der Patient öffnet die Augen, als er aufgesetzt wird, hält seinen Kopf und stützt sich mit der rechten Hand ab. Nun besteht die Herausforderung darin, den Sitz auf der eher unstabilen Bettkante mit vergleichsweise wenig Umwelt so zu modifizieren, dass der Patient aktiv und sicher sitzt und nicht all seine Kapazität darauf verwenden muss, sich gegen die Schwerkraft aufrecht zu halten, denn das wird ihm die Chance nehmen, selektive Gesichtsbewegungen hervorzubringen. Der Therapeut muss nun geeignete Maßnahmen ergreifen, beispielsweise

- Unterstützung des Patienten im Rücken durch Packs und/oder Kissen,
- Angebot einer stabilen Unterstützung von vorn durch einen Tisch,
- Kieferkontrollgriff etc., oder
- er muss den Patienten auf einen Stuhl transferieren und die stabile Umwelt durch eine seitliche Wand und einen Tisch von vorn vermitteln;
- muss die liegende Position beibehalten werden, wird der Patient immer wieder bewegt und seine Hände werden involviert, um Aufmerksamkeit und Wachheit zu stimulieren. ◀

Manch ein gesunder Mensch erkennt sich vielleicht in Ansätzen wieder: Sitzen oder liegen wir über längere Zeit, ohne uns zu verändern, werden wir müde. Automatisch beginnen wir dann oft, uns zu strecken, oder wir stehen auf und gehen – wenn das möglich ist – ein wenig umher.

Mit Patienten befinden wir uns oft in dem Dilemma, dass sie einerseits nicht lange in einer sogenannten niedrigen Position mit viel Unterstützungsfläche, wie es bei der Seitenlage der Fall ist, bleiben können, ohne einzuschlafen, andererseits ist ihre posturale Kontrolle in höheren Ausgangsstellungen, z. B. dem Sitz, so unzureichend, dass das Sitzen nur im Malalignment, einer ungünstigen Anordnung der einzelnen Körperteile zueinander, möglich ist und eher passiven Charakter hat (▶ Kap. 12).

Zwei Dinge gilt es zu verinnerlichen:
- *Haltung* ist angehaltene Bewegung, und wir müssen den Patienten zwischendurch immer wieder bewegen, um höhere Ausgangspositionen dynamischstabil und somit aktiv zu gestalten.
- Besonders in sogenannten *höheren Ausgangsstellungen* wie Sitz oder Stand müssen wir dafür sorgen, dass der Patient genug Unterstützung hat – entweder durch Lagerungsmaterial, die natürliche Umwelt (Tisch, Wand etc., ▢ Abb. 4.7a und 12.2) und/oder unsere Hände!

7.3.2.2 Erhalten/Wiederherstellen von Symmetrie

Bei einer Fazialisparese neigt die nicht betroffene Seite zu *Hypertonie* und *Überaktivität*. Das kann dazu führen, dass aus einer nicht betroffenen Seite eine *weniger betroffene* Seite wird. Die damit entstehende zusätzliche Verstärkung der Asymmetrie ist ein Hindernis für jegliche normale Bewegung. Daher ist es wichtig, als Ausgangspunkt oder Basis eine Art „Ruhe" im Gesicht zu schaffen, durch

- Wahl einer geeigneten Ausgangsposition,
- Unterstützung für Kopf und Kiefer oder
- flächigen Kontakt durch die Hände des Therapeuten oder des Patienten selbst auf der überaktiven Muskulatur.

Gelingt es nicht, die Überaktivität zu reduzieren und diese „Ruhe" zu schaffen, kann es sein, dass man die in ihrer Beweglichkeit und Gleitfähigkeit eingeschränkten Gesichts- und Zervikalnerven und/oder bereits verkürzten Muskeln mobilisieren muss (▢ Abb. 7.4).

7.3.2.3 Mobilisation neuraler Strukturen und Muskeln

❯❯ „Ein Muskel ist nur so gut wie der Nerv, der ihn versorgt!" (Rolf 2007)

Die Mobilisation des Nervensystems (Butler 2004; Elvey 1997) ist ein ursprünglich aus der *Manualtherapie* verbreiteter Ansatz zur Befundaufnahme und Behandlung neuraler Gewebe. Vielen Physiotherapeuten ist bewusst, dass sie das Nervengewebe nach einer Läsion *direkt* (durch die Anwendung neurodynamischer Tests, Palpationstechniken am Nerv selbst) oder *in-*

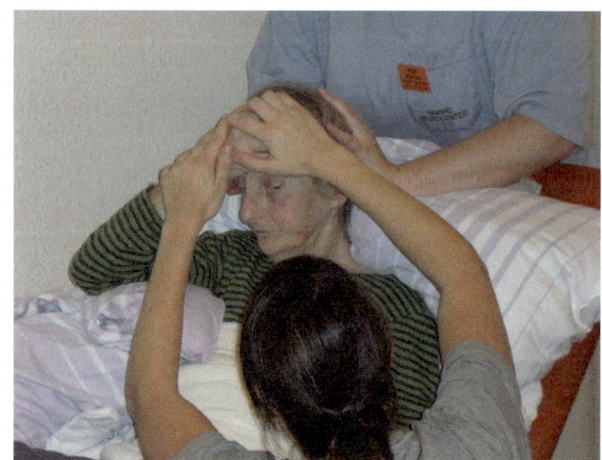

▢ **Abb. 7.4** Eine Kurssituation: Die Patientin sitzt im angelehnten Langsitz mit Unterstützung durch Kissen auf der Behandlungsbank. Kursteilnehmer fazilitieren die Patientin, die Überaktivität in der Stirn (M. occipitofrontalis) mit ihrer eigenen Hand zu reduzieren. Aufgrund der vorherrschenden Extension ist der Nacken in Flexion gebracht

direkt (durch Mobilisation, Aktivierung von Muskulatur oder Positionskorrekturen) beeinflussen können. Da das Nervensystem alle Muskeln, das Bindegewebe, alle Organe, Bandscheiben, Knochen und Gelenke und letztlich auch das nerveneigene Bindegewebe (kurz Zielgewebe genannt) innerviert, erscheint es offensichtlich, dass erhöhte Spannung und verminderte Mobilität im Nervensystem nach einer Läsion (pathoneurobiomechanische und -physiologische Veränderungen) fatale Folgen für Tonus, sensible Rückmeldung und selektive Bewegung haben.

Die F.O.T.T. als neurophysiologisches Konzept, das aus der empirischen Arbeit mit Patienten entstanden ist und sich ständig weiterentwickelt, ist offen für neue Einflüsse und damit auch offen für andere Ansätze, die den Menschen ganzheitlich betrachten und behandeln. Seit einiger Zeit wird in der F.O.T.T. dem Aspekt der *Neurodynamik, der Mobilisation des Nervensystems* (Rolf 2007), für selektive Bewegung und normale Funktion im facio-oralen Trakt große Aufmerksamkeit zuteil, die aus der Untersuchung und Behandlung der Patienten nicht mehr wegzudenken ist. Die Neurodynamik stellt eine Bereicherung dar, weil sie eine Möglichkeit bietet, die neuralen Strukturen zu beeinflussen. Die Mobilisation des Nervensystems kann in der Therapie sowohl im Bereich der Körperfunktions- als auch der Aktivitäts- und Partizipationsebene stattfinden.

Für normale Bewegungen und normales Spüren im Gesicht spielen der *N. facialis* und *N. trigeminus,* aber auch der *Plexus cervicalis* eine wichtige Rolle. Nach unserer klinischen Erfahrung können wir durch *Palpationstechniken,* wie transversales Verschieben oder Rollen der Nerven in ihrem Nervenbett bzw. Mobilisation der Nerven in ihrem Umgebungsgewebe, den Tonus, aktive Bewegungen, Sensibilität, Reagibilität und sogar Speichelsekretion beeinflussen, da der N. facialis u. a. auch die Speicheldrüsen innerviert (Monkhouse 1990).

Ein anderer neuer Aspekt der Mobilisation des Nervensystems ist der der *Kranioneurodynamik*. Sie ist topografisch für die Kopf-, Nacken- und Gesichtsregion reserviert (von Piekartz und Aufdemkampe 2001). Durch Veränderungen des den Nerv umgebenden Gewebes (neuraler Container, *mechanical interface*), z. B. durch Ödem, Narbenbildung, Hypertonus von Muskulatur, kann das Nervengewebe mechanischer Belastung ausgesetzt sein, die zu neuronaler Degeneration und Fibrotisierung führt (von Piekartz 2005). Hier kann es sich lohnen, das Umgebungsgewebe des Nervs, in unserem Fall das *Gewebe des N. facialis, zu mobilisieren* (Umgebungsstruktur des N. facialis ist das Os temporale, Os petrosum und die mimische Muskulatur) oder das Umgebungsgewebe der Mm. occipitofrontalis, die Galea aponeurotica, die Sehnenplatte am Schädeldach.

Die *Mobilisation einzelner Muskeln* oder Muskelgruppen im Gesicht, z. B. der Wangenmuskulatur, kann durchaus sinnvoll sein, wenn Muskeln aufgrund von Hyperaktivität chronisch verkürzt oder bereits kontrakt sind (neuropathische Kontraktur). Kontrakturen bedeuten Bewegungseinschränkungen, die normale Bewegung verhindern/erschweren und u. U. zu einem funktionellen Fehl- oder Übergebrauch (*overuse*) von Muskeln führen können.

> **Beachte**
>
> Idealerweise führen neurale und/oder muskuläre Mobilisation zu *verbesserter Qualität von Bewegungen* im Sinne von
> - erhöhtem Bewegungsausmaß,
> - aktiver, selektiver Bewegung und/oder
> - erhöhter Wiederholbarkeit von Bewegungen
>
> aufgrund verbesserter sensibler Rückmeldung und/oder Veränderungen bezüglich Alignment, Länge und Elastizität von Muskeln. Diese Qualitätsverbesserungen – im Anfangsstadium der Behandlung oft nur kurzfristig anhaltende Veränderungen – gilt es nun funktionell zu nutzen, um den Übertrag (*carryover*) in den Alltag zu erleichtern und motorisches Lernen zu ermöglichen.

Dieses Vorgehen führt zu der Frage, wie man funktionelle Bewegungen im Alltag erleichtern und hervorrufen kann.

7.3.2.4 Fazilitieren/Elizitieren normaler Bewegung in funktionellem Kontext

In der F.O.T.T. werden funktionelle Bewegungen in Aktivitäten des täglichen Lebens fazilitiert oder elizitiert. Dies geschieht u. a., um nicht hilfreiche, kompensatorische Bewegungen zu vermeiden, Bewegungen zu bahnen oder Bewegungsansätze zu unterstützen, aber auch, um Patienten die Frustration zu ersparen, eine Aufgabe nicht meistern zu können.

> **Beachte**
>
> Bekommt ein Patient mit einer Fazialisparese nur ein Blatt mit Aufgaben oder verbale Anweisungen, um Bewegungen vor dem Spiegel auszuführen, wird er in Stress geraten, wenn er keine Fortschritte sieht. Außerdem steigt das Risiko einer Überaktivität auf der weniger betroffenen Gesichtsseite oder sogar einer Synkinesie auf der betroffenen Seite, die die selektive Aktivität auf der stärker betroffenen Seite verhindern oder behindern könnte.
>
> Ausgehend von der Annahme, dass menschliches motorisches Verhalten abhängig ist von kontinuierlicher Interaktion zwischen dem Menschen, seiner Umgebung und der Aufgabe (Shumway-Cook und Woollacott 1995), ist der Behandelnde aufgefordert, die

Umwelt, die Aufgabe und die Unterstützung für den Patienten konstant so zu gestalten, dass normale Bewegung erleichtert und das Ziel erreicht wird. Dazu bedient man sich bei der Behandlung des Gesichts des Hemmens unerwünschter Bewegungen oder des Fazilitierens und Elizitierens von Bewegungen.

> **Beachte**
> *Fazilitation*, die Bahnung, Erleichterung (neuro-)muskulärer Bewegungen, erfolgt taktil durch *manuelle Unterstützung* des Patienten. Sei es, dass
> — der Patient stabilisiert wird, um bestimmte Bewegungen ausführen zu können, oder
> — durch spezifisches Handling Muskeln oder Muskelgruppen aktiviert werden, die der Patient ohne fremde Hilfe nicht selbst aktivieren könnte.

Das Beeinflussen (Hemmen) unerwünschter Muskelaktivität oder Bewegungen kann das Fazilitieren hilfreicher Bewegungen erleichtern. *Hemmung* kann durch Kontakt der Hände des Therapeuten oder der Hände des Patienten auf den betreffenden Muskelgruppen geschehen oder aber durch das Arbeiten in Positionen mit viel Unterstützungsfläche (z. B. Seitenlage) entstehen (▪ Abb. 7.7). Hemmen bedeutet nicht, dass der Bewegung ein Widerstand während des Bewegens entgegengesetzt wird, sondern dass die Muskulatur „eingeladen" oder ihr ermöglicht wird, loszulassen und zur Ruhe zukommen (▪ Abb. 7.7).
Elizitation (engl. to elicite; entlocken, hervorlocken) von Bewegungen bedeutet, dem Patienten zu einer Bewegung zu verhelfen, z. B. durch
— das Anpassen der Aufgabe, der Umwelt oder
— spezifische Hilfen, die taktil, verbal oder visuell sein können.

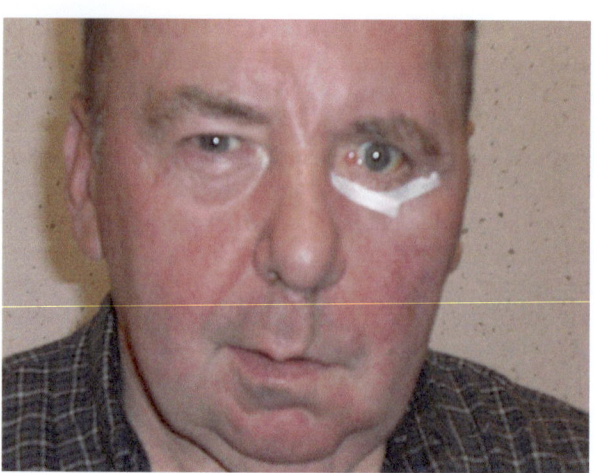

▪ **Abb. 7.6** Zwei Steristrips, über Kreuz geklebt, können als Alternative zum Uhrglasverband in individuell angepasster Zeitdauer benutzt werden, um das Augenlid an seine Normalposition anzunähern und damit zu schützen

Wir erleben immer wieder, dass *verbale Kommandos* im Umgang und in der Arbeit mit hirngeschädigten Patienten dazu führen, dass keine motorische Antwort möglich ist oder dass eine „falsche" Antwort kommt. Coombes (2008, persönliche Mittteilung) erklärt dies damit, dass der Patient nur die abnormen Bewegungen oder Bewegungsmuster, die ihm zur Verfügung stehen, abrufen kann.

> **Praxistipp**
>
> Im klinischen Alltag sehen wir, dass es vielen Patienten leichter fällt, funktionelle Bewegungen oder Bewegungsmuster auszuführen, wenn diese fazilitiert, elizitiert werden bzw. wenn beide Methoden kombiniert angewendet werden oder der Aufgaben- bzw. Alltagsbezug hergestellt wird.
> Auch der *carry-over*, also der Übertrag des Erlernten in den Alltag, ist oft eher möglich, wenn das Lernen bereits im Alltagskontext stattgefunden hat!

> ▶ **Beispiel**
> Die verbale Aufforderung: „Bringen Sie die Lippen aufeinander" führt zu nicht erfolgreichen Suchbewegungen. Wird der Patient dagegen geführt, die Lippenpomade zu öffnen und aufzutragen, führt er oft spontan und symmetrisch die geforderte Bewegung aus. Wird also statt der verbalen Aufforderung: „Bringen Sie die Lippen aufeinander" (interner Fokus) die Aufmerksamkeit mit den Worten: „Cremen Sie sich die Lippen ein" auf die Aufgabe gelenkt (externer Fokus), bringt der Patient im Rahmen des Tuns die Lippen von selbst aufeinander (▶ Abschn. 2.2.3). Die Aufgabenstellung elizitiert die gewünschte motorische Antwort. ◀

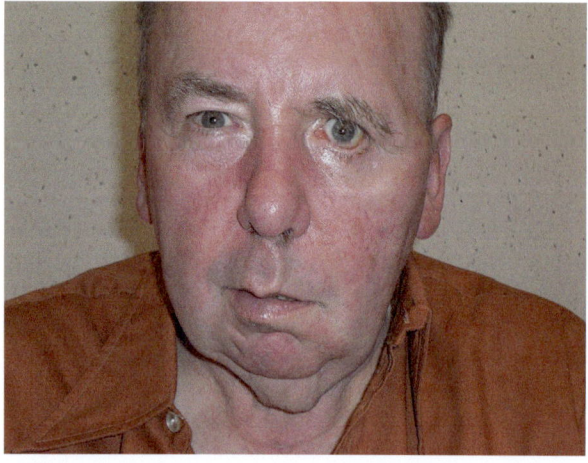

▪ **Abb. 7.5** Patient mit peripherer Fazialisparese, links sitzend. Das untere Augenlid hängt und wird durch das Gewicht der hypotonen Wange zusätzlich noch nach unten gezogen. Es besteht Infektionsgefahr für das Auge. Die Funktion des Augenschlusses wird zusätzlich erschwert

◘ Tab. 7.2 Mögliche Komplikationen bei Fazialisparese und Lösungsvorschläge zu deren Minimierung oder Vermeidung (© Jakobsen und Sticher)

Komplikation	Lösungsvorschläge
Überaktivität der weniger betroffenen Seite	– Neurale Mobilisation des N. facialis, Mundstimulation mit Mobilisation der über-aktiven Wangenmuskulatur – Fazilitation der Bewegungen in Gegenrichtung zur Überaktivität
Kontrakturen in der Muskulatur der über-aktiven, weniger betroffenen Seite	– Mobilisation der überaktiven Muskulatur, Verhindern/Begrenzen der Überaktivität durch Optimieren der Ausgangsstellung – Einsatz der Hände von Patient oder Therapeut zur Hemmung der Überaktivität und zum Vermitteln taktilen Inputs (Kontakt) – Anstelle unkritischen Übens von Bewegungen in unkorrigierter Stellung Tonus-regulierung und Fazilitation auf der stärker betroffenen Seite – Generelles Vermeiden von Bewegungen/Aktivitäten am sensomotorischen Limit des Patienten ohne ausreichende Unterstützung, z. B. Treppensteigen, Stehen, Körperpflege im freien Raum
Bei peripheren oder nukleären zentralen Pare-sen mit Beteiligung des Augenlids: Infektionen und Austrocknung des Auges	– Unterstützung der Patienten in der Therapie/Pflege bei täglichen Verrichtungen, das Auge regelmäßig zu schließen (◘ Abb. 7.7) – Augentropfen/-salbe – Sonnenbrille, Schutz vor Zugluft und Fremdkörpern, z. B. Staub – Nachts den vollständigen Augenschluss unterstützen/herbeiführen
Bisswunden in der Wangentasche bei fehlender oder zu hoher Spannung in der Wange (M. buccinator)	– Tonusregulierung/Aktivierung der stärker betroffenen Seite – Taktiler Input, z. B. durch Mundstimulation
Entzündungen, Aphthen aufgrund liegen-gebliebener Nahrungsreste durch fehlende Aktivität/Sensibilität in der Wange	– Regelmäßige Mundhygiene nach jedem Essen – Patienten auf Reste in der Wange aufmerksam machen – Mundstimulation, therapeutisches Essen
Kontraktur der Muskulatur	– Erhalt der Beweglichkeit der Strukturen und Erweiterung des bereits ein-geschränkten Bewegungsausmaßes

7.3.3 Prophylaxe von Komplikationen

Bei zentraler Fazialisparese können Komplikationen auftreten, die einer Regeneration im Weg stehen und deshalb möglichst zu vermeiden sind. ◘ Tab. 7.2 zeigt mögliche Komplikationen und Lösungsvorschläge auf.

7.3.4 Einsatz verschiedener Techniken

Immer wieder wird über den Einsatz von *thermischer Stimulation* (Kälte) und *Vibration* (z. B. mittels elektrischer Zahnbürste) diskutiert.

Allgemein steigert die *thermische Stimulation mit Kälte* – bei kurzer Anwendungsdauer – den Tonus, allerdings nur, solange eine Differenz besteht zwischen der Temperatur des Reizes und der Temperatur des Gewebes. Diese Wirkung hält nicht länger an als die Anwendung selbst (Miglietta 1973). Es kommt also darauf an, diese *kurzzeitige Tonuserhöhung* für das Erreichen einer verbesserten Funktion zu nutzen und dem Patienten somit die Möglichkeit für ein stärkeres sensomotorisches Feedback zu geben. Um diese allgemeingültige Wirkung auf die Behandlung des Gesichts zu übertragen, wird der Patient nach der Stimulation der Lippen und Wangen mit Kälte direkt

anschließend in einer Bewegung/funktionellen Aktivität unterstützt, z. B.
– Ansaugen von Flüssigkeit aus einem Strohhalm,
– Trillern auf einer Trillerpfeife,
– Halten eines Spatels zwischen den Lippen oder
– Lippenspitzen.

Spezielle Untersuchungen über die Anwendung von Eis im Gesicht finden sich unseres Wissens nicht.

In der Literatur gibt es keinen einheitlichen Konsens über die *Wirksamkeit von Vibration*, dieses Thema ist außer im Bereich Training für Hochleistungssportler relativ unerforscht. Um Muskeln optimal zu aktivieren, sollte eine Frequenz zwischen 30 und 50 Hz benutzt werden (Luo et al. 2005). Die häufig verwendeten elektrischen Zahnbürsten haben Frequenzen von 80–250 Hz. Aus klinischer Erfahrung lässt sich sagen, dass Menschen unterschiedlich auf Vibration reagieren und darum individuell entschieden werden muss, ob diese Technik sinnvoll eingesetzt werden kann.

Auch zum Thema *Elektrotherapie* und *Akupunktur* gibt es unterschiedliche und zu wenige aussagekräftige Angaben in der Literatur (He et al. 2007; Gittins et al. 1999; Targan et al. 2000; Teixeira et al. 2008; Zhou et al. 2009; Wang et al. 2009).

7

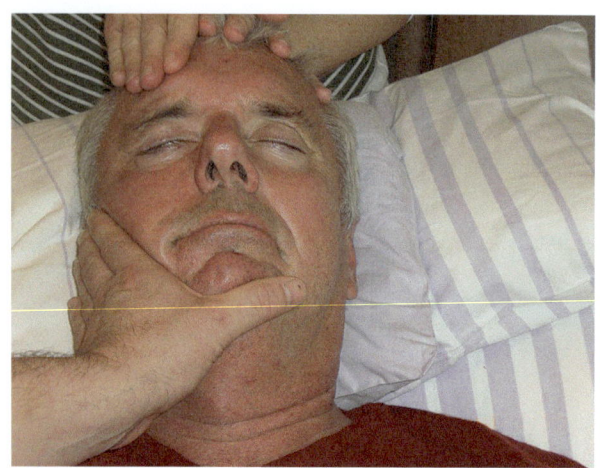

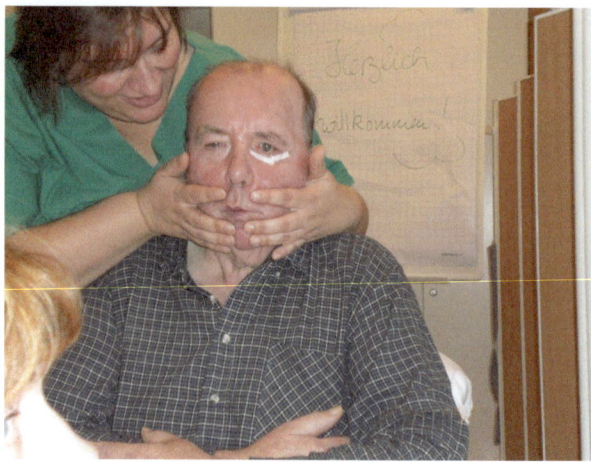

Abb. 7.7   Patient mit peripherer Fazialisparese rechts in Rückenlage (Kursteilnehmerin eines F.O.T.T.-Aufbaukurses arbeiten mit dem Patienten): Das Gesicht wird mit den Händen der Therapeutin in einer geeigneten Ausgangsposition so unterstützt, dass das Auge rechts aktiv nahezu geschlossen werden kann. Die Hand der Kollegin an Kiefer und Wange hilft, Gesichtsmuskeln und Gewebe in die normale Position zu bringen. Die Position des Nackens des Patienten wurde so weit als möglich mit Kissen unterstützt

Abb. 7.8   Patient mit peripherer Fazialisparese links sitzend (Kurssituation): Die Therapeutin hemmt die überaktive rechte Seite und fazilitiert die linke Seite, um ein symmetrisches Spitzen der Lippen zu erarbeiten

7.3.5   Hilfen für den Alltag

Im Sinne des Patienten und des 24-h-Managements müssen wir in Zeiten immer knapper werdender ökonomischer und personeller Ressourcen darüber nachdenken, wie wir

- den Patienten oder seine Zugehörigen/Betreuer anleiten können, sich selbst im Gesicht zu mobilisieren und/oder zu entspannen;
- den Patienten, *während* er spricht, isst, Zähne putzt und seinen Speichel schluckt, dabei unterstützen, Überaktivität und Asymmetrie im Gesicht vermeiden zu können, um ihm somit zu normalerem sensiblem Feedback zu verhelfen;
- den Patienten in Zeiten, in denen er ruht, fernsieht oder sich anderweitig beschäftigt, positionieren/lagern;
- uns während der Kommunikation mit dem Patienten bewusst so platzieren, dass wir uns etwas unterhalb seiner Augenhöhe befinden, um eine unerwünschte Rotation oder Extension im Nacken des Patienten zu vermeiden, die eine nicht hilfreiche Überaktivität im Gesicht auslösen könnte, wenn er Blickkontakt zu uns aufnimmt;
- wichtige Maßnahmen wie Eigenprogramme, Augentropfen, Verbände und Beobachtungen des Personals oder betreuender Personen im Team für alle zugänglich machen und dokumentieren können.

Beispiele zeigen Abb. 7.8 und 7.9.

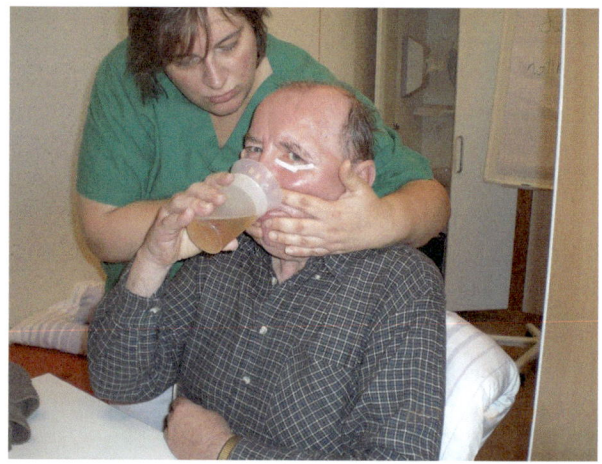

Abb. 7.9   Der Patient sitzt beim Trinken unterstützt durch Kissen im Lendenbereich zur Aufrichtung des Beckens und mit Kontakt nach vorn zum Tisch. Die Therapeutin fazilitiert das Ansaugen der Flüssigkeit beim Trinken aus dem von Kay Coombes mitentwickelten Becher: Um zu verhindern, dass Flüssigkeit wieder aus dem Mund herausläuft, muss die Unterlippe an der linken Seite stabilisiert werden, um eine symmetrische Bewegung zu erhalten. Der Becher mit Aufsatz gibt der stärker betroffenen linken Seite außerdem sensorischen Input

7.3.6   Eigenprogramme: Wann? Mit wem? Wie?

7.3.6.1   Wann kommt ein Eigenprogramm infrage?

Ein Heim- oder Eigenprogramm sollte bereits erstellt werden, wenn der Patient *noch stationär* behandelt wird, um die Intensität der Behandlung zu steigern. Ein Heimprogramm für die Zeit nach der Entlassung muss rechtzeitig erarbeitet werden, um sicherzustellen, dass der Patient korrekt nach der Anleitung vorgeht. Die korrekte Ausführung bedingt, dass der Patient ausreichend spürt und bewegt, um das Programm umzusetzen. Es liegt in der Verantwortung des Therapeuten, die individuell geeigneten Positionen und Maßnahmen zu finden und den Patienten ausreichend anzuleiten und zu supervidieren, bevor er das Heimprogramm eigenverantwortlich (selbstständig) ausführt. Geeignet sind Bilder oder Fotos, die mit kurzen, prägnanten Beschreibungen versehen werden, oder eine mit dem Smartphone des Patienten aufgenommene Anleitung. Ein generalisiertes, vorgefertigtes *Übungsblatt* kann nicht das individuelle Heimprogramm ersetzen und wird häufig der Problematik des Patienten nicht gerecht.

Wenn der Patient aufgrund seiner Schädigung nicht in der Lage ist, ein Heimprogramm selbstständig auszuführen, kann dieses auch mit Menschen des sozialen Umfelds erarbeitet werden.

7.3.6.2 Wer soll ein Eigenprogramm erhalten?

Ein Heimprogramm ist indiziert, wenn der Patient über die perzeptiven, sensomotorischen und kognitiven Fähigkeiten verfügt, die unter Anleitung erlernten Positionen einzunehmen sowie Bewegungen und Aktivitäten durchzuführen, ohne dass assoziierte Reaktionen und Hyperaktivität auf der weniger betroffenen Seite auftreten.

Patienten mit zentralen Läsionen haben oft Störungen des Gedächtnisses, der räumlich-konstruktiven Leistungen, des Sehvermögens und generell veränderten Tonus und Sensibilität. Diese Faktoren können verhindern, dass ein Heimprogramm korrekt ausgeführt wird. In diesem Fall müssen die Umweltfaktoren oder Ressourcen des Patienten geprüft werden, z. B., ob es Zugehörige oder andere betreuende Personen gibt, die ihn anleiten können.

7.3.6.3 Wie kann ein Eigenprogramm aussehen?

Ein Heimprogramm könnte folgende Elemente enthalten:

— Hilfreiche Ausgangsposition: Der Patient sitzt auf einem Stuhl am Tisch mit aufgerichtetem Becken. Er stützt mit der weniger betroffenen Hand seinen Kopf an der rechten Wange, um die bestehende Überaktivität zu hemmen und eine symmetrische Ausgangsposition zu gewährleisten. Der Ellenbogen ruht dabei auf dem Tisch.

— Der Patient führt an sich selbst die F.O.T.T.-Mundstimulation (▶ Abschn. 6.2.9) durch und entspannt mit zwei – in der Therapie erarbeiteten – spezifischen Handgriffen die überaktive Wangenmuskulatur der weniger betroffenen Seite. Die Innenseite der mehr betroffenen Wange wird eben-

falls spezifisch mobilisiert und stimuliert. Danach führt der Patient verschiedene Lippen- und Wangenbewegungen aus, die er maximal 5-mal hintereinander wiederholt. Bei überaktiver Wangen- und Lippenmuskulatur der weniger betroffenen Seite empfiehlt es sich, Bewegungen auszuführen, die in die Gegenrichtung der Überaktivität gehen, z. B. das Schließen und Spitzen des Mundes, das Schieben der Oberlippe über die Unterlippe und umgekehrt (▶ Abschn. 7.3.2).

7.4 Periphere Fazialisparese

7.4.1 Typisches klinisches Erscheinungsbild

Bei einer peripheren oder infranukleären Läsion ist die *gesamte kontralaterale Seite des Gesichts* gelähmt (◉ Abb. 7.5, ◉ Abb. 7.6). Im Gegensatz zur supranukleären Läsion kann der Patient weder die Stirn runzeln noch das Auge schließen. Das Auge ist potenziell gefährdet, da weder das Blinzeln noch der vollständige Augenschluss möglich sind. Die ständige Befeuchtung und Reinigung des Auges durch den Lidschlag fehlt, es trocknet aus, und dadurch kann die Hornhaut in Mitleidenschaft gezogen werden. Auch gegen Wind, Staub, andere Fremdkörper oder grelles Licht kann sich das Auge nicht schützen. Es ist häufig gerötet oder sogar entzündet. Das Unterlid hängt, und die Tränenflüssigkeit rinnt heraus, die zusätzlich die Haut unter dem Auge reizen kann. Dies hat auch Auswirkung auf die Körperhaltung, um dem Auge mehr Schutz zu bieten: Der Kopf wird schräg gehalten und der Körper leicht verdreht. Ständig wird die Hand zum Auge gebracht, um dieses zu schließen oder die Tränen wegzuwischen. Essen, Trinken und Mundpflege sind deutlich erschwert. Der Betroffene zieht sich deshalb oft aus seinem sozialen Umfeld zurück.

7.4.2 Behandlungsunterschiede zur zentralen Lähmung

7.4.2.1 Ursachenforschung

In der klinischen Untersuchung wird die Art der Fazialislähmung festgestellt. Ist es eine periphere Läsion, muss nach der Ursache geforscht werden.

Ursachen einer peripheren Fazialislähmung können sein:

— virale und bakterielle Infektion (z. B. Herpes simplex, Herpes zoster, Borrelien, Lues, HIV),
— Tumor,
— Nervenentzündung,
— Fraktur (z. B. Felsenbeinfraktur) oder
— chirurgische Eingriffe (z. B. Operation eines Akustikusneurinoms).

Bei 50 % der Fälle bleibt die Ursache jedoch ungeklärt, dann wird von einer *idiopathischen Fazialisparese* gesprochen.

7.4.2.2 Befundung

Im Verlauf der Erkrankung können zusätzliche Diagnoseverfahren wie

- Schichtaufnahmen des Kopfes (Magnetic Resonance Imaging, MRI/Magnetresonanztomografie, MRT) oder
- Überprüfung des Nervs (Elektroneurografie)

notwendig sein, um eine prognostische Aussage machen zu können. Eine traumatische Läsion sollte nach Verletzung klassifiziert werden (Tab. 7.3). Ebenso sollte ein Assessment genutzt werden, um den Verlauf zu dokumentieren. Je nach Verletzung bzw. Behandlungsart können verschiedene Assessments gewählt werden (z. B. House-Brackmann-Scale, May, Peitersen, Adour und Swanson, Ross etc.; Coulson et al. 2005; de Ru 2006). In einer systematischen Übersichtsarbeit verglichen Fattah et al. (2015) verschiedene Einstufungssysteme hinsichtlich

- Anwendbarkeit in der klinischen Praxis,
- Bewertung relevanter Bereiche des Gesichts,
- Beurteilung in Ruhe und bei Bewegung,
- Bewertung von Sekundäreffekten wie Synkinesien,
- Interobserver- und Intraobserver-Variabilität,
- Empfindlichkeit gegenüber Veränderungen im Zeitverlauf.

Nur das Sunnybrook Facial Grading System (Fattah et al. 2015) erfüllt alle oben genannten Kriterien und sollte daher für therapeutische Zwecke verwendet werden, auch wenn Ärzte die House-Brackman-Skala bevorzugen.

Über die medikamentöse Behandlung in der akuten Phase wird in der Literatur unterschiedlich geurteilt (Allen und Dunn 2009). Wird eine Operation durchgeführt, sollte die nachfolgende notwendige Erholung ebenfalls erfasst und im Verlauf dokumentiert werden (Tab. 7.3).

7.4.2.3 Therapeutisches Vorgehen

Zu Beginn erfolgt die *Aufklärung des Patienten.* Die Informationen müssen sowohl mündlich als auch schriftlich gegeben werden. Der Patient muss wissen, wie lang es dauern kann, bis eventuell wieder Bewegungen möglich sind. Der Nerv wächst pro Tag 1 mm. Abhängig vom Ort der Läsion bzw. der Genese können sowohl das Ergebnis der Restitution als auch der Zeitrahmen variieren. Nach der Befundung wird festgelegt, wie das Auge tagsüber und bei Nacht geschützt werden muss. Hier ist die Zusammenarbeit mit einem Augenarzt von Vorteil.

Praxistipp

Es geht nicht ausschließlich darum, das Auge möglichst gut zu schützen, sondern auch darum, die Funktion des Auges wiederherzustellen. Ein Uhrglasverband schafft zwar eine „feuchte Kammer", verhindert aber gleichzeitig, dass der Augenschluss mit der Hand unterstützt werden kann.

Hilfen zur Unterstützung des Essens und Trinkens werden besprochen:

- Welche Hilfsmittel sind hilfreich?
- Wo und wie kann sich der Patient selbst unterstützen, damit es nicht zu einer Überaktivität der nicht betroffenen Seite kommt (Abb. 7.4)?

Ein *spezielles Übungsprogramm* wird erstellt, das die Hirn-Nerv-Muskel-Verbindung aufrechterhalten soll:

- Solange noch keine aktiven Bewegungen möglich sind, wird der Therapeut durch *Mobilisation relevanter Gewebe im Gesicht* diese passiv beweglich erhalten. Die einzelnen Haut- und Gewebeschichten müssen gegeneinander verschiebbar bleiben, um später, wenn aktive Bewegungen wieder möglich sind, normale Bewegung zu ermöglichen (Vanswearingen 2008).
- Darüber hinaus wird mit *mentalem Vorstellen* von Bewegungen gearbeitet. Dabei wird nur an die Bewegung gedacht, ohne sie motorisch durchzuführen. Die Bewegungsvorstellung, z. B. wie sich die Lippen bewegen/verhalten müssen, um den korrekten Ansatz für das Spielen einer Querflöte zu bieten, ist als eigenes Bewegungsmuster vielfältiger abgespeichert als die Vorstellung des Mundspitzens (▶ Kap. 2).
- Kehren aktive Bewegungen zurück, wird das Übungsprogramm modifiziert. Die *Übungssequenzen* sollten jedoch nur von kurzer Dauer sein (etwa 10 min), um eine *Überanstrengung* der noch schwachen Muskulatur zu vermeiden und ungewollte Mitbewegungen (Overflow) zu verhindern (▶ http://www.bellspalsy.ws/). Ziel sind feine, fließende Bewegungen und keine Massenbewegungen. Dafür sollte der Patient jedoch mindestens 2- bis 3-mal täglich üben.
- Ein Teil der Behandlungszeit wird immer darauf verwendet, das Gewebe (Muskeln, Haut, Bindegewebe) beweglich zu erhalten und die Nerven zu mobilisieren. Die *neurale Mobilisation* sollte sowohl auf der betroffenen als auch auf der nicht betroffenen Seite ausgeführt werden und sich – dem Verlauf aller Äste des N. facialis folgend – auf die Hals- und Schädelregion erstrecken.
- Werden die ersten Re-Innervationen sichtbar oder spürbar, muss das Übungsprogramm entsprechend angepasst werden. Die *Erarbeitung der Symmetrie*

Tab. 7.3 Klassifikation von Verletzung und Erholung bei Fazialisparese. EFEMG = Einzelfaser-Elektromyografie (Überprüfung eines Muskels auf Aktivität) (modifiziert nach May und Schaitkan 2000)

Schädigungsgrad	Pathologie	EFEMG-Antwort in % des Normalen	Neurale Erholung	Klinische Erholungszeichen	Spontane Erholung 1 Jahr nach Verletzung
1	Kompression, Verletzung des Axonplasmas, keine morphologischen Veränderungen (Neurapraxia).	100	Keine morphologischen Veränderungen sichtbar.	1–3 Wochen	**Gruppe I:** Komplette Erholung (kein Auftreten von Fehlinnervation)
2	Kompression persistiert. Erhöhter intraneuraler Druck. Verlust von Axonen, aber endoneurale Hülle bleibt (Axonotmesis).	25	Axone wachsen in die intakte endoneurale Hülle mit einer Wachstumsrate von 1 mm/Tag; dies ist der Grund für die verlängerte Erholungszeit von Verletzungsgrad 2 im Vergleich zu Grad 1. Bei Verletzungsgrad 3 ist eine inkomplette Erholung einiger Fasern möglich.	3 Wochen bis 2 Monate	**Gruppe II:** Gute Erholung (einige Unterschiede sind bemerkbar bei willkürlichen oder spontanen Bewegungen, minimales Auftreten von Fehlinnervation)
3	Anstieg des intraneuraler Drucks, Verlust der endoneuralen Hülle (Neurotmesis).	0–10	Durch den Verlust der endoneuralen Hülle haben die Axone die Möglichkeit, sich zu vermengen und aufzuspalten, was zu Mundbewegungen mit Augenschluss (als Synkinesie bezeichnet) und Massenbewegungen führt.	2–4 Monate	**Gruppe III–IV:** Befriedigende bis wenig Erholung (offensichtlich inkomplette Erholung mit lähmenden Deformitäten und deutlichen Synkinesien, Spasmen, Massenbewegungen)
4	Wie oben plus Zerreißung des Perineurum (teilweise Durchtrennung).	0	Zusätzlich zu den Problemen von Schädigungsgrad 2 und 3 werden die Axone nun durch Narben blockiert und die Erholung behindert.	4–18 Monate	**Gruppe V:** Schwerwiegende Schwäche (Synkinesien und Massenbewegungen selten/kaum sichtbar oder nicht vorhanden)
5	Wie oben plus Zerreißung des Epineuriums (komplette Durchtrennung).	0	Die komplette Zerreißung mit narbengefüllter Lücke bildet eine unüberwindbare Barriere für das Nachwachsen und die Innervation der Muskeln.	Keine	**Gruppe VI:** Keine Erholung (Tonusverlust, hängendes/schlaffes Gesicht)

VI modifiziert nach House

in Ruhe ist das Mittel der Wahl, um symmetrische Bewegungen zu erarbeiten.

Das *Üben vor dem Spiegel* – um die Mitte wiederzufinden – muss zuerst in der Therapie ausprobiert werden. Es kann auch kontraproduktiv sein, da nicht alle Menschen damit zurechtkommen, dass sie die Bewegungen spiegelverkehrt machen müssen.

- Sind Ansätze von Synkinesien sichtbar, sollte das Gewicht darauf gelegt werden, verstärkt selektive Bewegungen zu elizitieren. Dies geht am besten mit dem Vorstellen einer funktionellen Bewegung – ohne diese auszuführen (Husseman und Mehta 2008).
- Wahlweise lässt man den Patienten Bewegungen ausführen, die nicht alltäglich und routinemäßig ablaufen können, z. B. die Oberlippe nach vorn bringen und gleichzeitig von den Zähnen abheben. Dabei muss im Bewegungsspeicher/-repertoire „gesucht" werden, um diese neue Bewegung durchführen zu können. Dadurch kommt es zum optimalen sensorischen Feedback, da die Bewegung selbst initiiert und auf verschiedene Art versuchsweise durchgeführt wird.
- Weitere Therapieansätze, z. B. EMG-Biofeedback, Botulinumtoxin, Akupunktur (Zheng et al. 2009) etc. können die Normalisierung der Gesichtsbewegungen unterstützen und werden derzeit diskutiert. Welche Ansätze zum Einsatz kommen, ist abhängig von den Symptomen und davon, wie der Patient auf diese Interventionen reagiert.

> **Beachte**
> Die Qualität der Bewegung ist wichtiger als die Quantität! Patienten müssen aufgeklärt werden, dass angestrengtes und übermäßiges Üben kontraindiziert ist. Dies ist häufig zu Beginn für die Patienten schwer einzusehen.

7.4.2.4 Operative Möglichkeiten

Ist der Nerv definitiv nicht mehr funktionsfähig (◻ Tab. 7.3), z. B. nach Entfernung eines Akustikusneurinoms, bei dem der Nerv über eine längere Strecke entfernt werden musste, kann ein operatives Vorgehen gewählt werden. Verschiedene operative Eingriffe stehen zur Verfügung, von denen hier einige Beispiele genannt werden:

- mikrovaskuläre Nervendekompression,
- selektive Myotomie,
- Nervenanastomosen,
- Muskelverpflanzungen des M. temporalis, M. masseter oder M. digastricus.

Beim *Cross-facial-Nerve-Graft(ing)* wird eine Substitution des nicht mehr funktionsfähigen Nervs, z. B. durch den Nerv der kontralateralen Seite oder durch den N. hypoglossus, vorgenommen. Zur Unterstützung des Augenschlusses am Oberlid können z. B. Gold- bzw. Titanimplantate zum Einsatz kommen. Für genauere Darstellungen und Erläuterungen sei dem Leser das Buch *The facial nerve* von May und Schaitkin (2000) empfohlen.

7.5 Ausblick

Die Rehabilitation des Gesichts verlangt von Ärzten, Therapeuten und Pflegenden neben Empathie für den Patienten sowie Weitblick für die mannigfaltigen Probleme und Lösungsansätze auch die genaue Kenntnis der Anatomie und Physiologie, Erfassung der Symptome und deren Bedeutung für den Patienten sowie die Fähigkeit und den Willen, über die eigenen Fachgrenzen hinaus offen zu sein für Einflüsse aus anderen Fachgebieten. Sadiq et al. (2011) evaluieren das Konzept einer interprofessionellen Praxis für Menschen mit Fazialisparese, in der Augenspezialisten, Psychologen, Physiotherapeuten, plastische Chirurgen und HNO-Ärzte zusammenarbeiten. Neben ökonomischer, umweltschonender Vorteile und der direkten Kommunikation der Fachgruppen benennen die Autoren positive Aspekte für die Patienten: minimierte Wartezeiten zwischen den einzelnen Konsultationen bei den verschiedenen Spezialisten, die Patienten fühlten sich involviert, konnten an einer Teamsitzung teilnehmen und Fragen stellen.

Dieses Kapitel soll ermutigen, sich mit dem Thema Gesichtsbehandlung auseinanderzusetzen. Unser Anliegen ist es, dem Leser zu verdeutlichen, dass der Gesichtsnerv nicht losgelöst von dem ihn umgebenden Gewebe betrachtet werden kann und dass es wichtig ist, den Patienten und seine Symptome zu sehen und ihn als Individuum zu behandeln, anstatt die Diagnose Fazialisparese zu therapieren (Lindsay et al. 2010).

In der Behandlung des Gesichts bei Patienten nach Schädel-Hirn-Trauma oder Schlaganfall fehlen Studien und Daten (Pereira et al. 2011). Dennoch müssen wir das Gesicht der Betroffenen untersuchen, behandeln und darüber reflektieren. Es geht um einen Teil des Körpers, den wir nicht verstecken können und der Funktion, Aktivität und Teilhabe ermöglicht, die ausschlaggebend sind für die Lebensqualität.

Literatur

Allen D, Dunn L (2009) WITHDRAWN: Aciclovir or valaciclovir for Bell's palsy (idiopathic facial paralysis). Cochrane Database Syst Rev (2):CD001869

Baumel JJ (1974) Trigeminal-facial nerve communications. Their function in facial muscle innervation and reinnervation. Arch Otolaryngol 99 (1):34–44

Birbaumer N, Schmidt RF (2010) Biologische Psychologie, 7. Aufl. Springer, Heidelberg

Bischoff EPE (1977) Microscopic analysis of the anastomosis between the cranial nerves. University Press of New England, Hannover New Hampshire

Burkhead LM, Sapienza CM, Rosenbek JC (2007) Strength-training exercise in dysphagia rehabilitation: principles, procedures, and directions for future research. Dysphagia 22(3):251–265

Butler DS (2004) Mobilisation des Nervensystems, Bd. 29. Rehabilitation und Prävention. Springer, Heidelberg

Cattaneo L, Pavesi G (2014) The facial motor system. Neurosci Biobehav Rev 38:135–159

Coulson SE, Croxson GR, Adams RD, O'Dwyer NJ (2005) Reliability of the „Sydney," „Sunnybrook," and „House Brackmann" facial grading systems to assess voluntary movement and synkinesis after facial nerve paralysis. Otolaryngol Head Neck Surg 132(4):543–549

De Ru JA, Braunius WW, van Benthem PP, Busschers WB, Hordijk GJ (2006) Grading facial nerve function: why a new grading system, the MoReSS, should be proposed. Otol Neurotol 27(7):1030–1036

Dubner R, Sessle BJ, Storey AT (1978) The neural basis of oral and facial function. Plenum Press, New York

Elvey RL (1997) Physical evaluation of the peripheral nervous system in disorders of pain and dysfunction. J Hand Ther 10(2):122–129

Fattah AY, Gurusinghe ADR, Gavilan J, Hadlock TA, Marcus JR, Marres H, Nduka CC, Slattery WH, Snyder-Warwick AK (Feb 2015) Sir Charles Bell Society. Facial nerve grading instruments: systematic review of the literature and suggestion for uniformity. Plast Reconstr Surg 135(2):569–579. ▶ https://doi.org/10.1097/PRS.0000000000000905. PMID: 25357164

Fischer U, Hess CW, Rösler KM (2005) Uncrossed cortico-muscular projections in humans are abundant to facial muscles of the upper and lower face, but may differ between sexes. J Neurol 252(1):21–26

Freilinger G, Gruber H, Happak W, Pechmann U (1987) Surgical anatomy of the mimic muscle system and the facial nerve: importance for reconstructive and aesthetic surgery. Plast Reconstr Surg 80(5):686–690

Freilinger G, Happak W, Burggasser G, Gruber H (1990) Histochemical mapping and fiber size analysis of mimic muscles. Plast Reconstr Surg 86(3):422–428

Gittins J, Martin K, Sheldrick J, Reddy A, Thean L (1999) Electrical stimulation as a therapeutic option to improve eyelid function in chronic facial nerve disorders. Invest Ophthalmol Vis Sci 40(3):547–554

Goodmurphy CW, Ovalle WK (1999) Morphological study of two human facial muscles: orbicularis oculi and corrugator supercilii. Clin Anat 12(1):1–11

Happak W, Liu J, Burggasser G, Flowers A, Gruber H, Freilinger G (1997) Human facial muscles: dimensions, motor endplate distribution, and presence of muscle fibers with multiple motor endplates. Anat Rec 249(2):276–284

He L, Zhou MK, Zhou D, Wu B, Li N, Kong SY, Zhang DP, Li QF, Yang J, Zhang X (2007) Acupuncture for Bell's palsy. Cochrane Database Syst Rev (4):CD002914

Hodges WP, Richardson CA (1997) Contraction of the abdominal muscles associated with movement of the lower limb. Phys Ther 77(2):132–142; discussion 142–144

Husseman J, Mehta RP (2008) Management of synkinesis. Facial Plast Surg 24(2):242–249

Kent RD (2004) The uniqueness of speech among motor systems. Clin Linguist Phon 18(6–8):495–505

Lacombe H (2009) Functional anatomy of the facial nerve. Article in French. Neurochirurgie 55(2):113–119

Lieber RL, Fridén J (2000) Functional and clinical significance of skeletal muscle architecture. Muscle Nerve 23(11):1647–1666

Lieber RL, Fridén J (2001) Clinical significance of skeletal muscle architecture. Clin Orthop Relat Res 383:140–151

Lindsay RW, Robinson M, Hadlock TA (2010) Comprehensive facial rehabilitation improves function in people with facial paralysis: a 5-year experience at the Massachusetts Eye and Ear Infirmary. Phys Ther 90(3):391–397

Luo J, McNamara B, Moran K (2005) The use of vibration training to enhance muscle strength and power. Sports Med 35(1):23–41

Massion J (1994) Postural control system. Curr Opin Neurobiol 4(6):877–887

May M, Schaitkin BM (2000) The facial nerve, May's, 2. Aufl. Thieme, New York

Mazhar S (2008) Facialisparese – peripher oder zentral? Ärzte Woche 39. ▶ http://www.springermedizin.at/artikel/9658-facialisparese-peripher-oder-zentral. Zugegriffen: 12. Apr. 2015

Miglietta O (1973) Action of cold on spasticity. Am J Phys Med 52(4):198–205

Monkhouse WS (1990) The anatomy of the facial nerve. Ear Nose Throat J 69(10):677–683, 686–687

Monti RJ, Roy RR, Edgerton VR (2001) Role of motor unit structure in defining function. Muscle Nerve 24(7):848–866

Pélissier P, Pistre V, Bustamante K, Martin D, Baudet J (2000) [The modiolus. Comparative anatomy, embryological and physiological review, surgical importance]. Article in French. Ann Chir Plast Esthet 45(1):41–47

Pereira LM, Obara K, Dias JM, Menacho MO, Lavado EL, Cardoso JR (2011) Facial exercise therapy for facial palsy: systematic review and meta-analysis. Clin Rehabil 25(7):649–658

Pette D (2002) The adaptive potential of skeletal muscle fibers. Can J Appl Physiol 27(4):423–448

Pette D, Staron RS (2001) Transitions of muscle fiber phenotypic profiles. Histochem Cell Biol 115(5):359–372

Piekartz von HJM (2005) Kiefer, Gesichts- und Zervikalregion: Neuromuskuloskeletale Untersuchung. Thieme, Stuttgart

von Piekartz HJM, Aufdemkampe G (2001) Kraniofaziale Dysfunktionen und Schmerzen: Untersuchung – Beurteilung – Management. Thieme, Stuttgart

Rolf G (2007) Schmerzpuzzle – Verlust der Beweglichkeit, Ausweichbewegungen und Selbstmanagement. Manuelle Therapie 11:10–16

Sadiq SA, Usmani HA, Saeed SR (2011) Effectiveness of a multidisciplinary facial function clinic. Eye (Lond) 25(10):1360–1364

Shumway-Cook A, Woollacott M (1995) Motor control – Theory and practical applications. William & Wilkins, Baltimore

Stål P (1994) Characterization of human oro-facial and masticatory muscles with respect to fibre types, myosins and capillaries. Morphological, enzyme-histochemical, immuno-histochemical and biochemical investigations. Swed Dent J Suppl 98:1–55

Stål P, Eriksson PO, Eriksson A, Thornell LE (1987) Enzyme-histochemical differences in fibre-type between the human major and minor zygomatic and the first dorsal interosseus muscles. Arch Oral Biol 32(11):833–841

Stål P, Eriksson PO, Eriksson A, Thornell LE (1990) Enzyme-histochemical and morphological characteristics of muscle fibre types in the human buccinator and orbicularis oris. Arch Oral Biol 35(6):449–458

Targan RS, Alon G, Kay SL (2000) Effect of long-term electrical stimulation on motor recovery and improvement of clinical residuals in patients with unresolved facial nerve palsy. Otolaryngol Head Neck Surg 122(2):246–252

Teixeira LJ, Soares BG, Vieira VP, Prado GF (2008) Physical therapy for Bell s palsy (idiopathic facial paralysis). Cochrane Database Syst Rev (3):CD006283

Tohma A, Mine K, Tamatsu Y, Shimada K (2004) Communication between the buccal nerve (V) and facial nerve (VII) in the human face. Ann Anat 186(2):173–178

Vanswearingen J (2008) Facial rehabilitation: a neuromuscular reeducation, patient-centered approach. Facial Plast Surg 24(2):250–259

Wang WJ, Zhu H, Li F, Wan LD, Li HC, Ding WL (2009) Electrical stimulation promotes motor nerve regeneration selectivity regardless of end-organ connection. J Neurotrauma 26(4): 641–649

Woollacott MH (2004) Posture and equilibrium. In: Bronstein AM, Brandt T, Woollacott MH (eds) Clinical disorders of balance, posture and gait, 2. Aufl. Edward Arnold, London, S 1–19

Zhou M, He L, Zhou D, Wu B, Li N, Kong S, Zhang D, Li Q, Yang J, Zhang X (2009) Acupuncture for Bell's palsy. J Altern Complement Med 15(7):759–764

Zheng H, Li Y, Chen M (2009) Evidence based acupuncture practice recommendations for peripheral facial paralysis. Am J Chin Med 37(1):35–43

7

Atmung und Stimme: wieder sprechen …

Margaret Walker

Inhaltsverzeichnis

Sprechen erscheint einfach. Die Kommunikation erfolgt durch den Einsatz von Körpersprache, Gesichtsausdruck, Atmung, Stimme, Artikulation und Kognition. Wir sind in der Lage, Wünsche, Bedürfnisse und Ängste mitzuteilen, Gedanken auszudrücken und Ideen zu verschiedenen Themen auszutauschen.

8.1   Atmung, Stimme und Sprechen

8.1.1   Atmung

Die Lunge eines Babys entfaltet sich nach der Geburt. Der erste Atemzug und der erste Schrei erfolgen, wenn die Haut des Kindes mit der Luft in Berührung kommt und der Atemmechanismus ausgelöst wird.

> **Übersicht Aufgaben der Atmung**
> - Lebensnotwendiger Gasaustausch
> - Schutz der unteren Atemwege
> - Stimmgebung

Die Koordination von Atmung und Stimmerzeugung ist im Säuglingsalter noch nicht voll entwickelt. Säuglinge erzeugen Laute – Schreie –, die teilweise beim Einatmen entstehen. Sie sind nicht in der Lage, ihren Atem aus eigenem Willen anzuhalten. Die typische *Schreiatmung* ist durch eine kurze, tiefe Einatmung durch den Mund und eine anhaltende Ausatmungsphase gekennzeichnet (Wendler et al. 2014). Die Kontrolle über Atmung und Stimme sowie die Fähigkeit, Bedürfnisse auszudrücken und zu kommunizieren, entwickeln sich mit zunehmender Reife und der Entwicklung selektiver Bewegungen. Der persönliche Atemrhythmus und die Atmungsunterstützung, die für das Sprechen und Singen erforderlich sind, verändern und entwickeln sich parallel zur physiologischen Entwicklung von Sprache und Sprechen. Das Lungenvolumen (Atmungskapazität) nimmt mit dem Wachstum zu, ebenso die Dauer der Ein- und Ausatmungsphasen. Die Lungenkapazität von Frauen ist im Allgemeinen kleiner als die von Männern.

8.1.1.1   Zentrale Steuerung der Atmung

Die Atmung wird durch das Atemzentrum in der Pons und Medulla oblongata gesteuert. Dehnungsrezeptoren leiten Informationen aus der Lunge an das Gehirn weiter, während Mechanorezeptoren Informationen aus den Atemmuskeln weiterleiten. Chemorezeptoren registrieren den pH-Wert, das Kohlendioxid und den Sauerstoffpartialdruck im Blut. Das Atemzentrum verarbeitet die verschiedenen afferenten Reize, die es vom Organismus erhält, und leitet efferente Impulse an alle

an der Atmung beteiligten Muskeln weiter, um deren Bewegungen zu koordinieren (Siemon und Ehrenberg 1996). Während der Inspiration übertragen die inspiratorischen Neuronen Impulse, während die exspiratorischen Neuronen gehemmt sind (reziproke Innervation). Exspiratorische Neuronen innervieren die Ausatmungsmuskeln nur während der erzwungenen (aktiven) Ausatmung (Husten, Sprechen usw.).

Der autonome Grundrhythmus kann durch eine Reihe von Faktoren verändert werden, darunter auch durch Einflüsse des limbischen Systems und vegetativer Reaktionen, z. B. durch Angst, Trauer und eine ungewohnte Sprechsituation. Dies geschieht unbewusst. Die Atmung verändert sich, wenn man emotional erregt ist oder bei körperlicher Belastung (z. B. beim Treppensteigen). Die Atmung verändert sich, um den erhöhten Sauerstoffbedarf zu decken. Das Atmungssystem reagiert automatisch auf die emotionalen und körperlichen Anforderungen an den Menschen.

> **Beachte**
> Die Atmung ist ein *automatischer Prozess,* der unbewusst abläuft. Sie kann jedoch willkürlich beeinflusst und verändert werden.

8.1.1.2   Anatomische und physiologische Faktoren

Beim Einatmen gelangt die Luft durch die Nase oder den Mund in den Rachen, durch den Kehlkopf in die Luftröhre, die Bronchien und in die Lungenbläschen der Lunge. In den Alveolen findet der Gasaustausch statt, wobei Sauerstoff in den Blutkreislauf gelangt und Kohlendioxid (CO_2) aus dem Blut in die Luft übergeht, die dann ausgeatmet wird.

Die *Ruheatmung* (Ein- und Ausatmung durch die Nase, ohne Phonation) besteht aus 3 Phasen:
- Einatmen,
- Ausatmen,
- Atmungspause.

Das Verhältnis von Einatmung zu Ausatmung ist ungefähr 1:1. Auf die Ausatmung folgt eine Atempause, eine kurze Unterbrechung der Atembewegung, bevor der Impuls zur Einatmung wiederholt wird (gesteuert durch die CO_2-Konzentration im Blut).

Die Atemfrequenz eines Neugeborenen beträgt etwa 50 Atemzüge pro Minute. Die Atemfrequenz nimmt mit dem Wachstum des Kindes langsam ab: Die Atemfrequenz von Jugendlichen und Erwachsenen liegt bei etwa 15 Atemzügen pro Minute. Jeder Mensch hat sein eigenes charakteristisches Atemmuster.

Es lassen sich verschiedene Arten der Atmung unterscheiden:
- *Brustatmung* (Thorakal- oder Kostalatmung) Der Brustraum vergrößert sich in erster Linie durch die Veränderung der Rippen (die Flankenatmung ist ein Teil dieses Atemtyps).

- *Zwerchfellatmung* (Bauch- oder Abdominal-atmung): Das Volumen der Brusthöhle wird vor allem durch das Absenken des Zwerchfells vergrößert.
- *Mischatmung* (kostoabdominale Atmung): Eine Kombination aus Brust- und Zwerchfellatmung ist physiologisch am vorteilhaftesten.

Beim Sprechen strömt der größte Teil der ausgeatmeten Luft durch den Mund und ein kleinerer Teil durch die Nase bei der Bildung von Nasallauten. Der Luftstrom beim Ausatmen wird kontrolliert und moduliert abgegeben. Kontrolle bedeutet, dass die Atmung willkürlich unterbrochen werden kann und danach wieder einsetzt. Beim Sprechen beträgt das Verhältnis von Einatmung zu Ausatmung etwa 1:10 oder mehr.

Bei einem gesunden Erwachsenen beträgt die *Tonhaltedauer* etwa 15–20 s.

Beim Sprechen, aber besonders beim Singen ist das kontrollierte Ablassen, die *Atemstütze,* von Bedeutung. Bei diesem längeren und langsameren Ausströmen der Luft werden kurzzeitig noch die inspiratorischen Muskeln aktiviert. Dadurch bleibt die Brusthöhle beim Ausatmen zunächst erweitert, sodass die Luft langsamer ausströmen kann (Fiukowski 2010). Der wichtigste Einatmungsmuskel ist das Zwerchfell (◘ Abb. 8.1).

- **Funktionen des Diaphragmas**
- Trennt die Bauchhöhle von der Brusthöhle
- Atmung
- Mobilisierung des Thoraxbereichs
- Druckgradient, wichtigste venöse und lymphatische Pumpe
- Interaktion mit dem N. vagus und N. phrenicus
- Unterstützt den Prozess des Hustens und Erbrechens

Die zweikuppelige Muskel-Sehnen-Platte des Zwerchfells (rechts höher als links) spannt sich von den unteren Rippen zum Brustbein (Pars sternalis) und zu L1–L4. Über fasziale Verbindungen (Perikard, Pleura parietalis) hat es Verbindungen zur oberen Wirbelsäule (C6–T1, Höhe Ösophagus; ◘ Abb. 3.17).

Stellung und Form verändern sich während der Atmung. Bei der Ausatmung reicht es auf der rechten Seite bis zur 4. Rippe hoch. Bei der Einatmung senkt es sich bis zur 6./7. Rippe ab, und die Kuppeln flachen ab. In Rückenlage steht das Diaphragma schwerkraftbedingt und aufgrund des Drucks der Bauchorgane höher als im Stehen. In der Bauchlage fällt dieser Druck weg, die Ausdehnung des hinteren Thorax wird gefördert.

Das Diaphragma trennt Thorax und Abdomen. Durch einige Durchtrittsstellen verlaufen u. a. der Ösophagus, der Vagus- und der Phrenicus-Nerv, die V. cava inferior, die Aorta descendens sowie der Ductus thoracicus.

Die Stellung der Rippen, der Muskeltonus der Rumpfmuskulatur, aber auch *die Position im Raum* spielen eine wichtige Rolle für die Funktion des Zwerchfells (▶ Abschn. 8.4).

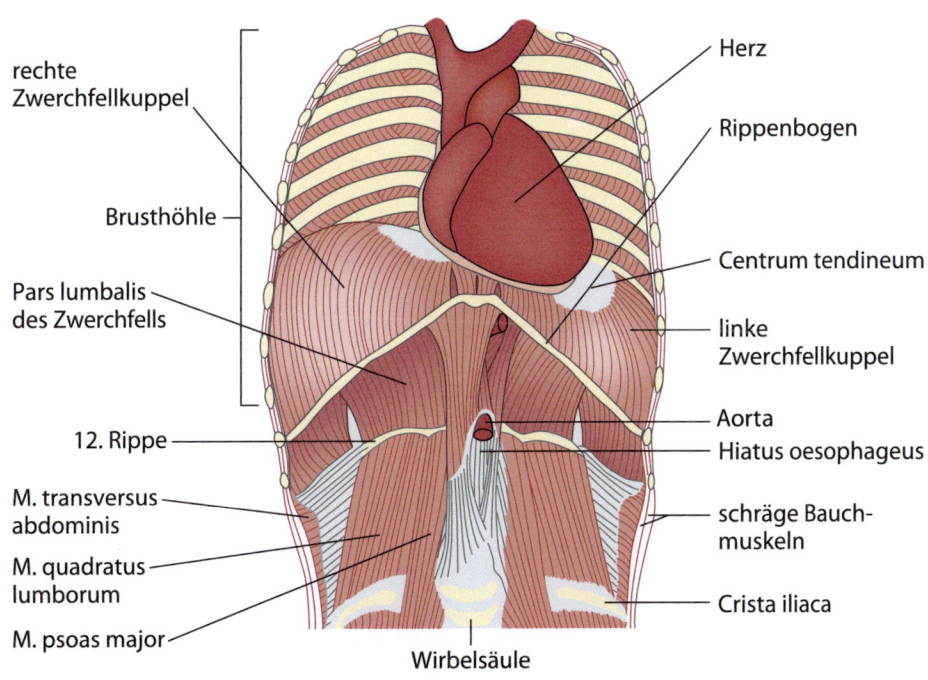

◘ **Abb. 8.1**   Zwerchfell

Je nach Position im Raum (Stehen, Rücken- oder Bauchlage etc.) verändern sich die physikalischen und Schwerkraftbedingungen, z. B. der Druck und das Gewicht des Brustkorbs auf das Diaphragma!

Die Ösophagusmotilität, die Funktionen des Vagus, Phrenicus u. a. können bei Dysfunktion beeinträchtig sein.

Bei der *Zwerchfellatmung,* dem kostoabdominalen Atemtyp, können folgende physiologische Bewegungen beobachtet werden:

Nach der Ausatmung entspannt sich das Zwerchfell. Zu Beginn der nächsten Einatmung zieht es sich zusammen und senkt sich. Das Volumen der Brusthöhle vergrößert sich nach unten, wodurch ein Unterdruck in der Lunge entsteht, durch den Luft einströmen kann. Die Bauchdecke wölbt sich leicht, da das Zwerchfell die Position der Bauchorgane absenkt.

Die Bedeutung der *externen interkostalen Muskulatur* für die Atmung wird in der Literatur diskutiert. Die Lunge folgt der Bewegung der Thoraxwand und vergrößert dabei sowohl den Querdurchmesser als auch das Thoraxvolumen (Ehrenberg 1997; Spiecker-Henke 2014). Andere Autoren sind der Ansicht, dass diese Muskeln nicht an der Ruheinspiration beteiligt sind (Dayme 2009).

Unter bestimmten Umständen (Sauerstoffmangel und bei körperlicher Anstrengung) wird die *Atemhilfsmuskulatur* (◨ Abb. 8.2) eingesetzt. Dazu gehören z. B. die Muskeln Pectoralis major und minor, Sternocleidomastoideus, Serratus und Scaleni. Diese Muskeln bewirken das Anheben des Brustkorbs, den vertikalen Durchmesser der Brusthöhle (Schultz-Coulon 2000).

Bei der *Ausatmung in Ruhe* entspannt sich das Zwerchfell und hebt sich an. Der elastische Rückstoß der Lunge und der Rippen zusammen mit dem Eigengewicht des Brustkorbs erhöhen den Druck in der Lunge. Die verbrauchte Luft wird ausgeatmet, und das Volumen der Brusthöhle wird verringert (Ehrenberg 1997).

Die Ausatmung in Ruhe ist ein passiver Vorgang; keine Muskeln sind *konzentrisch* aktiv, d. h. es findet keine aktive Verkürzung der Muskeln gegen die Schwerkraft statt. Die Einatmungsmuskeln müssen sich jedoch *exzentrisch* entspannen und sich aktiv gegen die Schwerkraft verlängern.

Die inneren Interkostalmuskeln werden für die forcierte *Ausatmung beim Sprechen* (ein aktiver Prozess) und bei intensiver körperlicher Anstrengung aktiviert (dies ist in der Literatur ebenfalls umstritten, siehe Dayme 2009). Sie verringern den Durchmesser der Brusthöhle durch Absenken der Rippen und des Brustbeins.

Zu den *Ausatmungshilfsmuskeln* zählen die äußeren und inneren sowie die geraden Bauchmuskeln (M. rectus abdominis). Wenn sich diese Muskeln zusammenziehen, werden die Bauchorgane nach hinten gedrückt, und das Zwerchfell wird nach oben verschoben (Schultz-Coulon 2000). Dadurch wird die Brusthöhle kleiner.

❯ **Beachte**
Zu den besonderen Formen der forcierten Ausatmung gehören Husten, Niesen, Räuspern, Lachen, Weinen, Schreien und Seufzen. Danach folgt meist ein Schlucken mit Atemstopp, damit sich anschließend die Atmung wieder rhythmisieren kann.

Die Bauchmuskeln sind besonders wichtig beim Husten (Entfernen von Sekret oder Reizstoffen aus den Atemwegen) und erfordern ein synchronisiertes Zusammenspiel bei der *Bauchpresse,* die auch während des Geburtsvorgangs oder des Stuhlgangs – dann Richtung kaudal – erforderlich ist.

8.1.2 Koordination von Atmung und Schlucken

Der Schluckvorgang unterbricht den Atemrhythmus. Zu Beginn der pharyngealen Phase des Schluckens werden das Zungenbein und die Kehlkopfstrukturen nach oben und nach vorn unter den Mundboden gezogen. Gleichzeitig bewegen sich die Stimm- und Taschenfalten aufeinander zu, können die Glottis verschließen (kein Muss!), und der Kehldeckel kippt über den Kehlkopfeingang. Die Atmung setzt aus, und die unteren Atemwege werden geschützt. Der Zungengrund und die Pharynxperistaltik befördern den Brei in Richtung Speiseröhre.

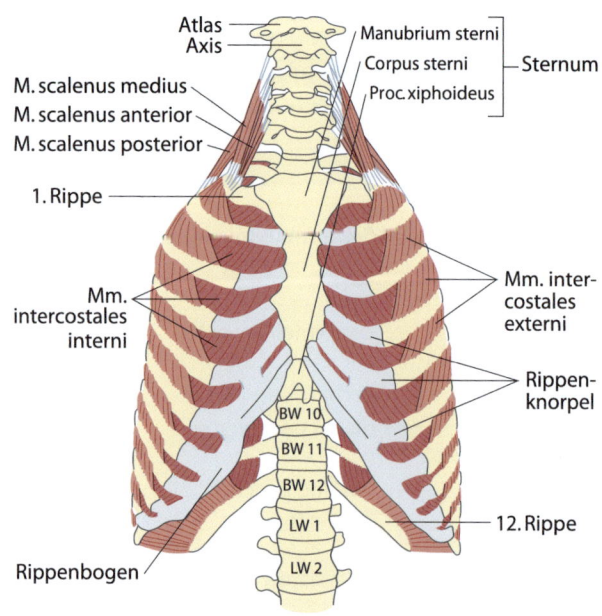

◨ **Abb. 8.2**   Atem- und Atemhilfsmuskulatur

Mehrere Autoren haben das Koordinationsmuster zwischen Atmung und Schlucken beschrieben (Selley et al. 1989; Smith et al. 1989). Die Studien unterscheiden sich jedoch in ihrer Beschreibung der Phase, die der Atempause vorausgeht. Bei einigen Versuchspersonen wurde ein physiologischer Rhythmus von Einatmen – Atempause/Schlucken – Ausatmen beobachtet (Selley et al. 1989). Andere Studien (Klahn und Perlman 1999; Martin et al. 1994) stellten jedoch fest, dass bei den meisten Versuchspersonen die Ausatmungsphase bereits vor der Atempause begonnen hatte und die Ausatmung nach dem Schlucken wieder aufgenommen wurde. Martin et al. (1994) stellten fest, dass die Atempause vor dem Anheben des Kehlkopfes erfolgt.

Die Ausatmung nach dem Schlucken wird als Teil eines wirksamen Schutzes der Atemwege angesehen.

Wenn Speichel oder Nahrung penetriert (oberhalb der Stimmlippen) oder aspiriert wird (Glottisebene und unterhalb der Stimmlippen), werden die Atemwege durch Räuspern oder Husten (beim Ausatmen) von Residuen befreit. Das folgende physiologische (Nach-)Schlucken oder Ausspucken verhindert, dass das verdrängte Material wieder in die Luftröhre gelangt.

Die Atempause ist bei älteren Erwachsenen etwas länger als bei jüngeren Menschen (Selley et al. 1989). Hiss et al. (2001) stellten fest, dass Frauen eine längere Atempause haben als Männer. Die Bolusgröße hat einen Einfluss auf die Dauer der Atempause, d. h. je größer das Bolusvolumen, desto länger die Atempause.

8.1.3 Stimme

Mit dem ersten Schrei des Babys nach der Geburt beginnt die Entwicklung der Stimme. In der Literatur wird angegeben, dass dieser Schrei bei etwa 440 Hz liegt (Kammerton a, Schultz-Coulon 2000).

Im Laufe der Entwicklung des Säuglings lassen sich verschiedene *Schreiperioden* unterscheiden. Die erste Schreiphase (in der ersten Beugephase) ist gekennzeichnet durch unspezifische Schreie mit tiefen Tönen und weichen Stimmeinsätzen. Durch den Gebrauch nimmt der Stimmumfang zu.

In der zweiten Schreiphase können Lustschreie (Gurren, weicher Stimmeinsatz) von Unlustschreien (harter Stimmeinsatz, Nawka und Wirth 2007) unterschieden werden. Diese Schreie drücken durch Veränderungen im Klang der Stimme Wünsche oder Reaktionen auf Hunger, Durst, Alleinsein, Kälte usw. aus. Analog dazu und in ähnlicher Weise entwickeln sich die anfänglichen spontanen Gesichtsausdrücke (ohne ursächlichen Grund) zu reaktionsfähigen Gesichtsausdrücken (Herzka 1979). Dies eröffnet erste Möglichkeiten, nonverbal mit der Umwelt zu interagieren oder den stimmlichen Ausdruck von Bedürf-

nissen zu unterstützen. Die Sprechorgane (Artikulatoren) entwickeln sich während der ersten motorischen Streckphase mit zunehmender HWS-Streckung weiter (▶ Abschn. 9.5.1). Es folgt die Lallphase, in der die Sprechorgane zum ersten Mal eingesetzt werden (Vorstufe zum Sprechen). Es werden Vokale, Konsonanten und sogar Phonationsfolgen produziert, die auch als Lallmonologe bezeichnet werden. Alle Kinder produzieren zunächst unspezifische Laute. Mit voranschreitender Entwicklung ahmen Kinder nur noch Laute und klangliche, sprachliche Elemente ihrer Umgebung nach. Die Stimme wird melodischer und rhythmischer (Wendler et al. 2014).

Im Laufe der Entwicklung wächst der Mensch und somit auch der Kehlkopf und die dazugehörigen Strukturen. Der Kehlkopf senkt sich, die Stimmlippen werden länger und kräftiger. Die Sprechstimmlage senkt sich weiter ab, und die Stimmumfänge werden größer.

Eine besondere Form der Wandlung von der kindlichen zur erwachsenen Stimme stellt die *Mutation* dar, die mit dem Beginn der Geschlechtsreife stattfindet. Der Stimmbruch beginnt etwa im Alter von 11–12 Jahren und ist bei Jungen viel stärker ausgeprägt als bei Mädchen. Sie ist das Ergebnis von Veränderungen im Hormonhaushalt, die dazu führen, dass der Kehlkopf wächst und sich die Stimmlippen verändern (verbreitern, verlängern und an Masse zunehmen). Der Kehlkopf senkt sich, und die Stimmlage sinkt um etwa eine Oktave. Der Stimmumfang beträgt bei Erwachsenen etwas weniger als zwei Oktaven (Biesalski und Frank 1994).

Sängerinnen und Sänger haben den größten (antrainierten) Stimmumfang. Stimmhygiene ist besonders wichtig für Menschen, die in Sprech- oder Gesangsberufen arbeiten. Eine spezielle Stimmbildung für den physiologischen Gebrauch der Stimme (Beachtung der Körperhaltung und Einsatz der Atemstütze usw.) ist zu empfehlen.

Jeder Mensch hat seinen eigenen, individuellen *Stimmklang,* der Teil seiner persönlichen Identität ist. Mit Atmung und Stimme kann man den Tonfall von Worten verändern und Aussagen einen ruhigen oder bedrohlichen Charakter verleihen. Prosodische Elemente wie Tonhöhe, Lautstärke und Betonung werden durch Atmung und Stimme gesteuert und spielen eine wichtige Rolle in der Beurteilung der Sprechenden.

Abbauprozesse und hormonelle Veränderungen im Alter verändern die Elastizität der Strukturen und des Körpergewebes. Dies wirkt sich auch auf den Kehlkopf und das Timbre der Stimme aus (Wendler et al. 2014). Es kann zu einer Veränderungen der Schleimhaut, zunehmenden Verknöcherung des Kehlkopfs und Verlust der Gelenkelastizität kommen. Die Elastizität der Muskeln erschlafft, der Kehlkopf senkt sich ab, und die Gelenkzwischenräume werden größer. Diese Umbauprozesse beginnen im Alter von etwa 15 Jahren und können bei Frauen zu einer tieferen Stimme, verändertem Stimmklang und geringerem Stimmumfang führen. Die Stimme kann beim Sprechen schneller ermüden (Wendler et al. 2014). Altersbedingte physiologische Veränderungen können den Schluckablauf beeinflussen.

8.1.3.1 Zentrale Steuerung der Stimme

Die gesamte Kehlkopfmuskulatur wird durch den 10. Hirnnerv, den N. vagus, innerviert. Die motorische Innervation der intrinsischen (inneren) Kehlkopfmuskulatur erfolgt durch den N. laryngeus inferior (der vom N. laryngeus recurrens abzweigt). Der N. laryngeus superior sorgt für die sensorische Innervation der oberen Kehlkopfschleimhaut, die bis zu den Stimmlippen reicht, und für die motorische Innervation des M. cricothyreoideus. Der N. laryngeus inferior sorgt für die sensorische Innervation der Schleimhaut in der subglottalen Region (Nawka und Wirth 2007).

8.1.3.2 Aspekte aus Anatomie und Physiologie

Der Kehlkopf befindet sich am oberen Ende der Luftröhre (◻ Abb. 8.3). Die Grundstruktur besteht aus Schild- und Ring- sowie den Ary(tenoid)-Stellknorpeln, die durch Bänder, Muskeln und Membranen miteinander verbunden sind. Ring- und Schildknorpel können mithilfe des M. cricothyreoideus gegeneinander gekippt werden, der die beiden Knorpel miteinander verbindet. Auf der Ringknorpelplatte gegenüber dem Schildknorpel sitzen – wie kleine Pyramiden geformt und gelenkig – die beiden Aryknorpel (Nawka und Wirth 2007).

Die für die Phonation verantwortlichen Stimmlippen setzen hinten an den Aryknorpeln (Processus vocalis) und vorn an der Mitte des gegenüberliegenden Schildknorpels an. Die Stimmlippen setzen sich aus dem inneren Teil des M. vocalis (M. thyroarytaenoideus) und dem Stimmband (Lig. vocale) zusammen. Der Stimmlippenspalt wird als Glottis (Rima glottidis) bezeichnet.

Diese paarig angeordneten Muskeln müssen koordiniert und in einem angepassten Muskeltonus zusammenarbeiten, um eine effiziente Atmung, Phonation und Schlucken zu ermöglichen.

8.1.3.3 Stimmgebung

Die *Stimmgebung* wird durch die Vibration der Stimmlippen erzeugt, die durch myoelastische und aerodynamische Kräfte hervorgerufen wird. Um die Stimmlippen zum Schwingen zu bringen, muss bei geschlossener Stimmritze ein *subglottischer Druck* aufgebaut werden.

Die *Spannung der Stimmlippen* ist bei der Phonation entscheidend dafür, wann die ausgestoßene Luft die Stimmlippen nach oben und außen drückt und die Stimmritze öffnet, damit die Luft entweichen kann (Spiecker-Henke 2014). Dadurch sinkt der subglottische Druck, und die Stimmlippen schließen sich (Schwingung). Der Druck baut sich dann wieder auf, und der Vorgang wiederholt sich. So kann bei der Phonation die Ausatemluft reguliert und kontrolliert abgegeben werden. Das Stimmband (Schleimhaut) ist nur lose mit der Muskulatur der Stimmlippen verbunden und hat während des Schwingungsvorgangs eine Eigenbewegung, die als *Randkantenverschiebung* bezeichnet wird (Spiecker-Henke 2014). Die *Tonhöhe* wird durch die Spannung der Stimmlippen erzeugt.

Schwingen die Stimmlippen entspannt und in ihrer vollen Länge, wird ein tiefer Ton erzeugt. Je mehr Spannung die Stimmlippen haben, desto höher ist der erzeugte Ton.

Zu den verschiedenen Mechanismen, die dafür erforderlich sind, gehört die Kippung des Schildknorpels, die zu einer Verlängerung und passiven Spannung der Stimmlippen führt. Die isometrische Kontraktion des M. vocalis bewirkt eine Verschmälerung der Stimmlippen (Abnahme der Masse). Die Anzahl der Schwingungen nimmt mit steigender Tonhöhe zu (Nawka und Wirth 2007). Bei einem sehr hohen Ton vibriert nur die Schleimhaut (Ligamentum vocale).

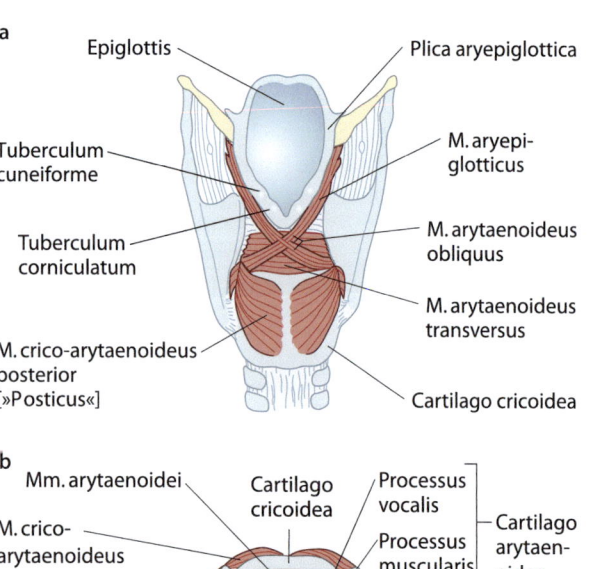

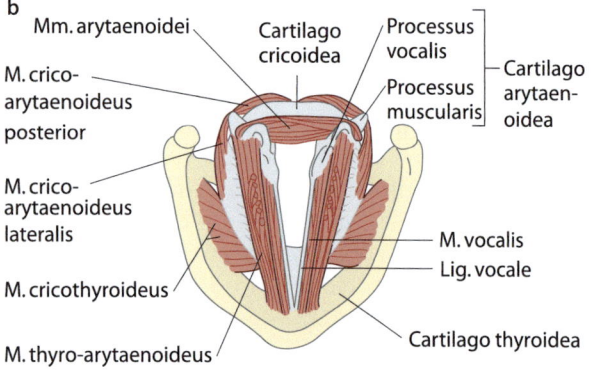

◻ **Abb. 8.3a, b** Ansicht des Kehlkopfes **a** von dorsal, **b** von kranial

Jeder Mensch hat seine eigene *physiologische Sprech-stimmlage* (Indifferenzlage). Dies ist der Bereich des Stimmumfanges, der mit dem geringsten Kraftaufwand für die gesamte Kehlkopfmuskulatur und mit dem geringsten Atemdruck erzeugt werden kann. Diese individuelle Stimmlage befindet sich in den unteren zwei Dritteln des Stimmumfangs der Person (Fiukowski 2010).

Die *Lautstärke* wird durch die Höhe des subglottalen Anblasedrucks bestimmt. Die Lautstärke des Tons hängt von der Amplitude der Stimmlippenschwingung ab. Je größer der subglottische Druck ist, desto größer ist die Schwingungsamplitude und damit die Lautstärke.

Die unterschiedlichen Formen der Glottis haben Auswirkungen auf den Stimmeinsatz. Es werden *3 physiologische Stimmeinsätze* unterschieden:

» *Gehauchter Stimmeinsatz:* Die Stimmlippen sind angenähert, berühren sich aber nicht. Die Ausatemluft strömt bereits, wenn die Stimmlippen zu vibrieren beginnen (Wörter, die mit „h" beginnen).
Weicher Stimmeinsatz: Die Stimmlippen liegen locker aneinander und beginnen zu vibrieren.
Harter Stimmeinsatz: Leichte Spannung der Stimmlippen, die aneinander anliegen und bei Beginn der Phonation gesprengt werden (bei Anfangsvokalen).
Beim *Sprechen* ist eine atemrhythmisch angepasste Phonation wünschenswert. Der Atem-/Sprechrhythmus wird durch Sinneinheiten des Gesprochenen beeinflusst und die Phrasenlänge dem individuellem Atemrhythmus angepasst (Breath Timed Phonation, BTP; Coblenzer und Muhar 2006).

Die primär durch die Stimmlippen erzeugte Phonation wird durch die artikulatorischen Aktivitäten im Rachen-, Mund- und Nasenraum verändert. Auch die Qualität der Stimme ist davon betroffen, zum Beispiel:

— Bei einer Engstellung der Resonanzräume klingen die Töne gepresst.
— Bei einer Weitung dieser Räume entsteht ein klarer Stimmklang.
— Ein nasaler Laut wird erzeugt, wenn das Gaumensegel abgesenkt ist und etwas Luft durch die Nase entweicht, wie bei *m, n, ng.* Wenn das Gaumensegel angespannt ist, entweicht die Luft durch den Mund, z. B. *ah.* Verschiedene Sprachen haben unterschiedliche Grade der Nasalität.

8.1.3.4 Einfluss von Körperhaltung und Muskeltonus

Neben Mimik und Gestik sind auch Haltung (Körpersprache) und die Stimme entscheidend für den ersten Eindruck, den wir von einem Menschen haben. Ist die Körperhaltung beispielsweise gebeugt und die Stimme leise und schwach, kann dies den Eindruck erwecken, dass jemand müde und/oder krank ist. Eine aufrechte Körperhaltung und eine feste Stimme können auf eine starke Persönlichkeit hindeuten.

» „Sprich, damit ich sehe, wer du bist!" (Sokrates)

Körperhaltung und *Muskeltonus* sind besonders wichtige Faktoren für eine effiziente Atmung und Stimmgebung. Für gut entfaltete Atemräume sind eine aufgerichtete Körperhaltung und ein angepasster Muskeltonus unerlässlich. Alle Körperabschnitte müssen physiologisch über dem aufgerichteten Becken ausgerichtet sein.

Während des Atmens sorgt eine fein abgestimmte reziproke Innervation für eine *fließende Umkehrbewegung,* einen mühelosen Übergang vom Einatmen zum Ausatmen.

> **Beachte**
> Die Einatmung geht immer mit dem Bewegungsmuster der Extension (Streckung/Verlängerung) und die Ausatmung mit dem Bewegungsmuster der Flexion (Beugung) einher.

Erst das koordinierte Zusammenwirken von physiologischer Haltung, Bewegung und angepasstem Muskeltonus ermöglicht die effiziente und ökonomische Durchführung aller Aktivitäten, auch des Schluckens und des Sprechens.

Der Halte- und Muskeltonus des Körpers sollte weder zu hoch (hyperton) noch zu niedrig (hypoton) sein. So wird die Stabilität des Brustkorbs durch die wechselseitige Anspannung der Bauchmuskeln im Zusammenspiel mit der autochthonen Rückenmuskulatur (Wirbelsäulenstrecker) gegen die Schwerkraft verankert und ausgerichtet. Ändert sich die Haltung, werden Punctum mobile und Punctum stabile sofort verändert. Dieses Prinzip wird *dynamische Stabilität* genannt (▶ Abschn. 3.1.2).

8.2 Grundsätzliche Überlegungen und Behandlungsprinzipien in der F.O.T.T.

Die Bedeutung der Körperhaltung und ihre Auswirkung auf Atmung und Stimme ist seit Langem in der Ausbildung von professionellen Sängern anerkannt (Dayme 2009) und wird zunehmend auch für die Therapie funktioneller Stimmstörungen genutzt (Saatweber 2007; Spiecker-Henke 2014). Leider wurde dieses Wissen um Bewegungsvorgänge bisher nicht routinemäßig in die Behandlung von Patienten mit Hirnschädigungen einbezogen. Die ganzheitliche Sicht auf die komplexe Funktion von Atmung, Schlucken und Stimme bleibt bisher begrenzt.

Sprechen und die Nahrungsaufnahme sind Aktivitäten, in denen geplante Bewegungen organisiert und umgesetzt werden.

> ▶ **Beispiel**
>
> Wird Stimme mit zu viel Anstrengung produziert, kann das zu einem erhöhten Muskeltonus und damit verbunden zu nicht hilfreichen Körperreaktionen führen. Die Anstrengung stört die effiziente Nutzung des für die Phonation erforderlichen Luftstroms oder macht sie unmöglich. ◀

Die Behandlung erfordert Wissen über die gesamtkörperlichen Einflüsse auf die beteiligten Strukturen, die miteinander koordiniert werden müssen und sich gegenseitig beeinflussen.

Auf der Grundlage des Verständnisses und der Kenntnis der normalen Haltung, Bewegung und Funktion und ihrer Schädigungen wird die F.O.T.T.-Therapeutin Abweichungen von der Norm analysieren, eine Hypothese über die Ursache aufstellen, einen Behandlungsplan entwickeln und diesen umsetzen. Die Reaktion des Patienten auf die Interventionen muss bewertet werden und das Vorgehen gegebenenfalls verändert oder angepasst werden.

Wenn die Stimme (oder ihr Fehlen, d. h. die Aphonie) isoliert behandelt wird, ohne die abnorme Körperhaltung, die eingeschränkte Mobilität oder das gestörte Gleichgewicht zu berücksichtigen, werden Verbesserungen nur von kurzer Dauer sein oder gar nicht eintreten. Werden die zugrunde liegenden Probleme nicht angegangen, kann dies langfristig zu *sekundären Problemen* führen, die den Zustand des Patienten mit der Zeit verschlechtern.

Die Probleme, mit denen Patienten mit einer erworbenen Hirnschädigung konfrontiert sind, können ein Leben lang andauern. Die Prävention dieser Komplikationen ist von entscheidender Bedeutung. Es ist wichtig, sekundäre Probleme zu erkennen, die sich von primären Symptomen unterscheiden (Horak 1991).

Eine gestörte Koordination von Atmung und Schlucken (ein primäres Problem nach einer Hirnschädigung) kann dazu führen, dass Speichel und/oder Nahrung aspiriert werden, was eine Aspirationspneumonie (sekundäres Problem) verursachen kann.

Die Komplexität der Schädigungen erfordert es, Erkenntnisse aus allen Teilen der Medizin, Therapie- und Sportwissenschaften zu einem Ganzen zusammenzusetzen und therapeutisch anzuwenden, damit sich der Gesamtzustand des Patienten in der Folge verbessert.

Der *Hands on-Ansatz* (Coombes 1991) ist ein entscheidender Aspekt im F.O.T.T.-Konzept. So werden neben der Beobachtung die Hände zur Untersuchung von Bewegungsfreiheit und Tonusverhältnissen sowie zur Behandlung eingesetzt. Dabei erfährt der Patient durch gezielte taktile Fazilitation deutliche sensorische

Stimulation und möglichst physiologische Bewegungen, die er ohne diese therapeutische Hilfe, z. B. aufgrund von Wahrnehmungsstörungen oder Sensibilitätsausfällen nicht ausführen könnte. Coombes (2001a) betont mit dem Terminus *Self-Stimulation*, welche Bedeutung der Einsatz des Körpers des Patienten hinsichtlich eines normalen oder verbesserten Spürens hat.

> **Praxistipp**
>
> - Die *Selbststimulation* (= das Spüren der eigenen aktiven Bewegung) ist das stärkste Feedback für das sensomotorische Lernen. Dies wird durch taktile Hilfe/Unterstützung fazilitiert.
> - *Hands on* ist ein wichtiges Prinzip des F.O.T.T.-Ansatzes. Die Ausgangsposition wird so gewählt, dass die wichtigsten körperlichen Schlüsselregionen beeinflusst werden und das Therapieziel erreicht wird.
> - *Verbale Aufforderungen werden auf ein Minimum beschränkt.* Sie sollten kurz und prägnant sein und sich auf die jeweilige Situation beziehen.

Motorisches Lernen erfolgt im Alltag. Geeignete funktionelle Aktivitäten für die Atmung können das Ausblasen von Kerzen, das Spielen einer Mundharmonika oder das Pusten von Seifenblasen sein. Alltagsaktivitäten haben den Vorteil, dass sich die Patienten eventuell an diese Aktivitäten erinnern können, die Ergebnisse direkt fühlen, sehen oder hören können und ein konkretes Feedback erhalten, ohne dass ein Verständnis der auditiven verbalen (gesprochenen) Sprache erforderlich ist. Die Wahl einer geeigneten Ausgangsposition und angepasster Unterstützungsfläche (◘ Abb. 8.4) kann den Erfolg der Aktivität beeinflussen.

Auch die Zeit, in der keine Therapie stattfindet, wird berücksichtigt. Dabei kommt den Pflegenden und Angehörigen eine bedeutende Rolle zu, z. B. bei der Lagerung tagsüber bzw. in der Nacht. Die konsequente Umsetzung der F.O.T.T.-Prinzipien über 24 h kann sekundäre Komplikationen vermindern bzw. beugt diesen vor und hilft damit auch, die Folgekosten für diese aufgetretenen Komplikationen zu reduzieren.

Einige allgemeine *Grundsätze der F.O.T.T.* sind hier zusammengefasst:
- *Know the normal* – Kenntnis und Verständnis der normalen Körperhaltung, Bewegung und Funktion.
- Unterscheiden zwischen primären und sekundären Problemen.
- In der Therapie und im Umgang mit dem Patienten: Fazilitieren und Unterstützen möglichst normaler Funktionen, d. h. Nutzen von taktilen und propriozeptiven Informationen – verbale Anweisungen werden auf ein Minimum beschränkt.
- Realistische und zielgerichtete *Alltagsaktivitäten als Mittel* nutzen.

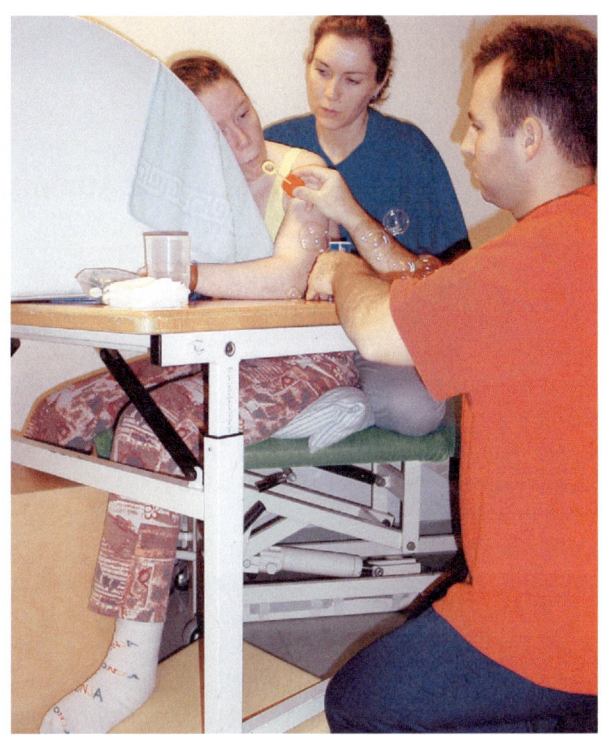

◻ **Abb. 8.4** Mit Unterstützung von vorn durch ein (halbmond-förmiges) Pack gelingt es der Patientin, selektiv den Mund zu spitzen, um Seifenblasen zu produzieren

8.3 Typische Probleme von Patienten mit Hirnschädigung und einige Lösungsansätze

Dieser Abschnitt befasst sich mit einer Reihe von Problemen, die typischerweise bei Patienten mit erworbenen Hirnschäden auftreten und die Atmung, das Schlucken, die Stimme und die Koordination betreffen.

8.3.1 Zentrale Störungen der Atmung

Zu den *pathologischen Atemtypen,* die mit einer zentralen Schädigung des Atemzentrums einhergehen, gehören:
- die Cheyne-Stokes-Atmung,
- die Biot-Atmung und
- die Schnappatmung mit kurzen, schnappenden, unregelmäßig einsetzenden Atemzügen (Kasper und Kraut 2000).

Es kommt zu Veränderungen im Rhythmus und in der Tiefe der Ein- und Ausatmung sowie zu verlängerten Atempausen. Auch die Atemgeräusche können verändert sein.

Die Instabilität des Brustkorbs infolge von Hirn- und Rückenmarkverletzungen kann bei Patienten mit Tetraplegie und Paresen eine paradoxe Atmung verursachen. Die Bewegungen der physiologischen Atmung kehren sich um. Dadurch verändern sich Phonation und Sprechen.

In einer Studie von Hadjikoutis et al. (2000) wurden folgende abnorme Atem-Schluck-Muster festgestellt: Einatmen nach dem Schlucken bei 91 % (20 von 22 Fällen) der Patienten mit zentralen, spinalen oder peripheren Läsionen und bei 44 % (14 von 32 Fällen) der Patienten mit Motoneuronerkrankung. In der Kontrollgruppe der Gesunden betrug die Abweichung von der Norm nur 9 % (2 von 22 Personen).

8.3.2 Probleme mit Haltung und Bewegung

Atemprobleme sind häufig mit Schwierigkeiten bei der Rumpfkontrolle verbunden, daher spielen posturale Kontrolle und Bewegung eine zentrale Rolle bei der Behandlung (Broich 1992; Davies 2013; Paeth Rohlfs 2010). Die dynamische Stabilisierung des Brustkorbs ist abhängig von der Rumpfmuskulatur (einschließlich der vertikalen, horizontalen, inneren und äußeren schrägen Bauchmuskeln). Nach einer erworbenen Hirnschädigung sind diese Muskeln oft nicht mehr in der Lage, ihre Funktion adäquat zu erfüllen.

8.3.2.1 Bauchmuskulatur

❯ **Beachte**
Die *stabilisierende Funktion der Bauchmuskeln* ist nach einer Hirnverletzung oft herabgesetzt.

Die Patienten haben Schwierigkeiten, eine aufrechte Position zu halten und gleichzeitig andere Funktionen wie Schlucken und/oder Sprechen auf physiologisch normale Weise auszuführen. Eine unzureichende aktive und passive Spannung des Brustkorbs aufgrund einer Schwäche der Bauchmuskeln führt zu einer eingeschränkten Beweglichkeit des Brustkorbs, insbesondere in Richtung der Ausatmung. Dadurch ist die Atmung flach, und die Ausatemphase ist verkürzt. Dies beeinflusst den Stimmklang, der dann aphon (tonlos), verhaucht, flüsternd oder aufgrund einer kompensatorischen Erhöhung des Muskeltonus fest und gepresst klingen kann. Die Tonhaltedauer kann verkürzt sein. Körperliche Aktivitäten führen bei diesen Patienten schnell zu Kurzatmigkeit und Ermüdungserscheinungen (Davies 2013; Panturin 2001).

8.3.2.2 Rumpfmuskulatur

> **Beachte**
> Insuffiziente Rumpfmuskeln begrenzen die Bewegungen und den funktionellen Einsatz der oberen Extremitäten.

Der Schultergürtel ist in erster Linie durch Muskeln mit dem Brustkorb verbunden. Die dynamische Stabilität hängt von der intakten Funktion der Rumpfmuskulatur ab. Wenn die Rumpfmuskulatur hypoton ist, werden häufig *distale Muskelgruppen* (d. h. Muskeln der Arme und Hände) intuitiv/kompensatorisch eingesetzt, den Körper gegen die Schwerkraft zu stabilisieren und aufrecht zu halten. Dies führt zu einem erhöhten Muskeltonus distal (Davies 2013; Panturin 2001).

8.3.2.3 Hals- und Nackenmuskulatur

> **Beachte**
> Das Kompensationsprinzip trifft u. a. auch auf Kopf und Nacken zu, die mit dem Brustkorb in Verbindung stehen.

Ohne die *antagonistische Wirkung* der Bauchmuskeln auf den Brustkorb zieht der erhöhte Muskeltonus in den Nacken- und Schultermuskeln die Rippen nach oben. Dies führt zu flachen Atembewegungen und schränkt die Bewegung von Kopf und Hals ein.

Die dynamische Stabilität des Zungenbeins hängt von seinen muskulären Verbindungen zu Unterkiefer, Zunge, Schulterblättern, Brustbein und Schlüsselbeinen ab. Infolgedessen kann es bei Patienten mit mangelnder Rumpfkontrolle zu Störungen der Kiefer-, Zungen- und Schluckmotorik kommen (▶ Abschn. 3.2.6, Panturin 2001).

8.3.2.4 Rumpfrotation

Patienten mit den oben beschriebenen Schwierigkeiten haben oft eine verminderte Rumpfrotation. Es ist unmöglich, die Muskeln einer Körperseite effektiv einzusetzen, ohne dass die Rumpfmuskeln der gegenüberliegenden Seite für Stabilität sorgen (Davies 2013). Es ist schwierig, sich zu bewegen, wenn die Rippen in einer Position fixiert sind, da sie die Bewegungen des Rumpfes blockieren.

> **Beachte**
> Die *rotatorische Bewegungsfreiheit* des Rumpfes verringert sich vor allem in der thorakalen Region.
> Wenn der Muskeltonus der Mm. pectoralis major und minor zu hoch ist, werden die Schultern in Flexion fixiert, wobei das Punctum stabile proximal (am Brustkorb) liegt. Dadurch wird die Ausdehnung der Atem-

räume erschwert (Paeth-Rohlfs 2010). ◻ Abb. 8.5 zeigt den Rippenhochstand bei einem Patienten mit hypotonem Rumpf.

8.3.3 Zusätzliche Faktoren, die die Atmung beeinflussen

8.3.3.1 Ungünstige Lagerungen, die den Gesamttonus des Patienten erhöhen

Gerade bei schwer betroffenen Patienten finden wir oft das Problem, dass sie schon nach kurzer Zeit die Lagerung, in die sie gebracht wurden, nicht mehr tolerieren. Sie schwitzen stark und zeigen eine erhöhte Atemfrequenz. In dieser Phase ist das gesamte Rehabilitationsteam gefordert, denn hier gilt es, Lagerungen für den Patienten zu finden, in denen er entspannen kann, und die helfen, seinen Gesamttonus zu regulieren. Ein häufiges Umlagern des Patienten ist erforderlich.

8.3.3.2 Stridor

Stridor bezeichnet ein pfeifendes Atemgeräusch bei Ein- und/oder Ausatmung.

Inspiratorischer Stridor

Inspiratorischer Stridor tritt u. a. in folgenden Situationen auf:
- Sekrete, die die oberen Atemwege verlegen, oder bei Verspannungen der Rachen- und Zungenmuskulatur; dies kann auch durch eine Kippung des Kehldeckels nach hinten (z. B. in Rückenlage) verursacht werden,
- Granulationen bei Trachealkanülenträgern (▶ Abschn. 10.4.4),
- Verengung auf Kehlkopfebene, z. B. bei beidseitiger Stimmbandlähmung,
- subglottale Verengung, z. B. Trachealstenose.

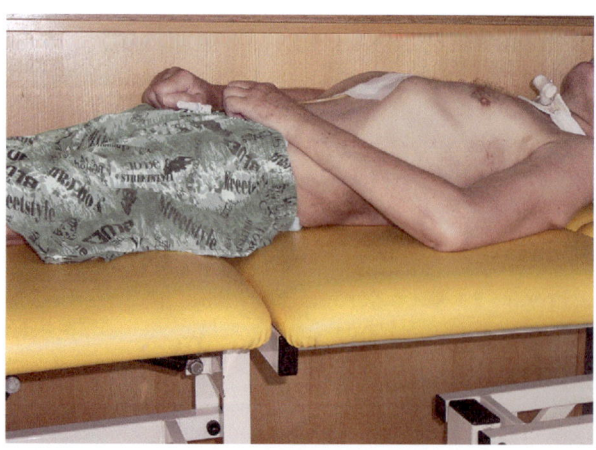

◻ **Abb. 8.5** Patient mit Rippenhochstand

Praxistipp

- Sekret aus den oberen Atemwegen entfernen durch *Mobilisieren* und *Lagerung* (z. B. Bauchlage) des Patienten, Unterstützen des Hustens und ggf. medikamentöse Sekretolyse.
- Mobilisieren und Normalisieren des Muskeltonus im Schultergürtel und Nacken.
- Die Rückenlage sollte vermieden werden, da sich die Schwerkraft negativ auf den Muskeltonus des Patienten auswirkt und die Position des Brustkorbs aufgrund der fehlenden stabilisierenden Bauchmuskulatur die Atmung erschwert.
- Ein Luftröhrenschnitt und eine Trachealkanüle können erforderlich sein, wenn eine Apnoe oder Dyspnoe aufgrund einer Verengung des Kehlkopfes und/oder der Luftröhre besteht.

Exspiratorischer Stridor

Exspiratorischer Stridor tritt bei obstruktiven Erkrankungen der Atemwege auf, z. B. bei Bronchitis, Asthma oder chronisch obstruktiver Lungenerkrankung (COPD). Es ist wichtig, die Grunderkrankung zu behandeln und vorbeugende Maßnahmen zu nutzen, wie Lagerung und Mobilisierung im Sitzen und Stehen.

8.3.3.3 Auswirkungen von Trachealkanülen auf die Atmung, das Schlucken und die Stimmgebung

Geblockte Trachealkanüle

Bei einer TK mit luftgefülltem Cuff streicht die Ausatemluft nicht mehr über den Kehlkopf, Rachen, Nase und Mund.

Daraus ergeben sich Veränderungen für Atmung, Stimme und Schlucken:

- Die Atmung durch die Nase oder den Mund sind nicht möglich.
- Der gesamte Atemwiderstand von Naso-, Oro- und Hypopharynx ist weg. Die Atmung wird flacher und schneller.
- Die Sensibilität und damit die Kontrolle über den Bereich ist reduziert. Sekrete in diesen Bereichen können nicht mehr mithilfe des Ausatmungsluftstroms bewegt werden und sind nicht mehr ausreichend spürbar.
- Räuspern oder Husten werden nicht mehr oder seltener und mit verminderter Effektivität ausgelöst. Infolgedessen werden Sekrete seltener oder gar nicht mehr geschluckt (◘ Abb. 11.10).
- Es ist nicht möglich, Stimme zu produzieren.
- Die Fähigkeit zu riechen und zu schmecken ist eingeschränkt.

Erst nach dem Entblocken der Trachealkanüle ermöglicht die durch die oberen Atemwege strömende Luft eine physiologische Sensibilität im Oro-Naso-Hypopharynx.

Ungeblockte Trachealkanüle

Eine nicht geblockte Trachealkanüle mit einem Sprechventil ermöglicht das Einatmen von Luft über die Kanüle und das Ausatmen über den Kehlkopf, die Stimmlippen, den Rachen, den Mund oder die Nase.

Die Ergebnisse sind:

- Die Sensibilität und damit die Kontrolle über diesen Bereich wird verbessert.
- Patienten mit einer ausreichenden Koordination von Atmung und Phonation sind in der Lage, Stimme zu bilden.

8.3.3.4 Eingeschränkte Kieferöffnung

Bei Patienten, die Schwierigkeiten haben, ihren Kiefer zu öffnen, kann es zu einer veränderten sensorischen Rückmeldung im facio-oralen Trakt kommen. Der Kiefer ist oft in einer abnormalen Position fixiert, und der Patient kann dieses Muster nicht ändern, um seine Zunge zu bewegen, das Schlucken einzuleiten oder durch den Mund zu atmen.

> ▶ **Beispiel**
>
> Es ist wichtig, die Position, den Haltungshintergrund des Patienten zu verändern, aber auch die Hände des Patienten in das Geschehen miteinzubeziehen. ◀

Bei diesen Patienten kann nach F.O.T.T.-Mundstimulation häufig ein spontanes Gähnen, manchmal mit folgendem Schlucken, beobachtet werden. Der Luftstrom durch den Mund ermöglicht eine Reizzufuhr und verändert die sensorische Rückmeldung. Als Reaktion können facio-orale Bewegungen oder sogar Schlucken ausgelöst werden.

8.3.3.5 Fehlender Mundschluss

Manche Patienten haben Schwierigkeiten, den Mund zu schließen. Die Nasenatmung ist bei geöffnetem Mund weitgehend ausgeschlossen. Geruchs- und Geschmacksreize können nur sehr eingeschränkt wahrgenommen werden. Die Mundschleimhaut trocknet aus, und der Speichel wird zähflüssig. Ein fehlender Kieferschluss verändert die Position des Unterkiefers, der Zunge und des weichen Gaumens sowie die Atmung und das Schlucken. Die offene Mundstellung bietet der Zunge keine stabile Basis (kein Punctum stabile), um selektive orale Bewegungen zur Bolusbildung und zum Transport in Richtung Pharynx einzuleiten.

Dies führt zu einem erhöhten Kraftaufwand und häufig zu *pumpenden Kieferbewegungen,* wenn versucht wird, den Bolus durch die Mundhöhle zu transportieren. Der Transport des Speichels ist verlangsamt und führt entweder zu einer Verlängerung des Atemstopps beim Schlucken oder zur sogenannten Zwischenatmung, d. h. der Patient muss während des Schluckvorgangs einatmen.

Das charakteristische „Pumpen" des Unterkiefers wird sichtbar, bis die Patienten schließlich in der Lage sind zu schlucken. Die pharyngealen Bewegungen sind ineffizient und unzureichend, um den Speichel in die Speiseröhre zu befördern. In vielen Fällen ist der Schluckvorgang unvollständig. Es besteht ein erhöhtes Risiko, dass Speichel und Nahrung aspiriert werden (Selley et al. 1989; Smith et al. 1989).

> **Beachte**
> Zunächst muss eine geeignete Position für die Therapie gefunden werden. Der Kieferkontrollgriff hilft, den Unterkiefer zu stabilisieren und anschließend den Mundschluss zu erleichtern, um orale Reaktionen oder das Schlucken zu erleichtern. Je weniger Pumpbewegungen ausgeführt werden, umso geringer ist das Risiko von Zwischenatmung und ggf. einer Aspiration.

8.3.3.6 Atem-Schluck-Koordination beim Essen

Das Schlucken unterbricht den Atemvorgang. Wie bereits erwähnt, deuten Studien an gesunden Personen darauf hin, dass die meisten Personen nach dem Schlucken ausatmen, unabhängig vom Vorhandensein eines Bolus (Hiss et al. 2001; Preiksaitis et al. 1992; Smith et al. 1989). Die Koordination von Atmung und Schluckmuster ändert sich sowohl bei gesunden Personen als auch bei neurologischen Patienten, wenn Nahrung angeboten wird (Selley et al. 1989). Bei gesunden Menschen änderte sich die Ruheatmung beim Anreichen von Nahrung. Sie atmeten jedoch fast immer nach dem Schlucken aus. Im Gegensatz dazu atmeten viele neurologische Patienten direkt nach dem Schlucken ein, anstatt auszuatmen.

Das Ausatmen nach dem Schlucken ist eine *Schutzfunktion*. Verbliebene Residuen können gespürt und gegebenenfalls durch Husten aus den Atemwegen entfernt werden und danach geschluckt oder ausgespuckt werden.

Erhöhtes Aspirationsrisiko

Wird sofort nach dem Schlucken eingeatmet, besteht die Gefahr der Aspiration von Speichel und Residuen!

Das Risiko einer Aspiration steigt:

- wenn die Apnoephasen zu kurz sind und/oder
- nach dem Schlucken nicht reflektorisch ausgeatmet wird;
- wenn der Schluckvorgang aufgrund der verlängerten Transitzeit des Bolus durch Mundhöhle und Rachen zu lange dauert, muss der Patient während des Bolustransports einatmen, und Material im Rachen kann in die unteren Atemwege gelangen.

Praxistipp

F.O.T.T. legt besonderen Wert auf die präorale Phase, auch bei der Assistenz von Mahlzeiten. Der Patient wird so weit wie möglich in die Vorbereitung einbezogen.

Hier setzt die Therapie an: Durch Gestaltung des Umfelds (Packs, Wand usw.) und Optimierung des Haltungshintergrunds des Patienten wird es möglich, den Patienten dabei zu führen, die angepasste Menge selbst zum Mund zu führen (siehe Algorithmen in ▶ Kap. 17).

Besonderes Augenmerk wird auf das reinigende *Nachschlucken* gelegt, das Reste aus Vallecularräumen und Sinus piriformes entfernen kann (▶ Kap. 4).

8.3.3.7 Koordination von Atmung und Schlucken beim Trinken aus dem Halm

Oft wird den Patienten geraten, aus einem Halm zu trinken, um z. B. einen unzureichenden Mundschluss oder eine eingeschränkte Zungenbewegung auszugleichen.

In einer Studie mit gesunden Probanden untersuchten Martin et al. (1994) die Nutzung eines Trinkhalmes. Sie beschrieben wiederholtes aufeinanderfolgendes Schlucken ohne Zwischenatmung, d. h. es war eine längere Atempause erforderlich. Sie kamen zu dem Schluss, dass bei neurologischen Patienten ein erhöhtes Aspirationsrisiko besteht, wenn der Schluckvorgang länger dauert und die Koordination von Atmung und Schlucken gestört ist.

Praxistipp

- Es ist wichtig, genau einzuschätzen und zu bewerten, ob es für einen bestimmten Patienten hilfreich ist oder nicht, einen Trinkhalm zu benutzen.
- Es kann sicherer sein, die Flüssigkeit aus einer Tasse oder einem Glas (mit Umschließen der Lippen um den Becherrand) einzunehmen, da die Flüssigkeit nicht sofort in den hinteren Teil der Mundhöhle fließt.
- Patienten mit den oben genannten Schwierigkeiten profitieren eher von einer Unterstützung der Körperhaltung, ihr Kopfes und Kiefers während des Trinkens.

8.3.4 Auswirkungen pathologischer Atmung auf Stimme und Sprechen

Atmen und Stimmgebung werden normalerweise unbewusst, ohne Anstrengung und zeitgleich während anderer Tätigkeiten ausgeführt.

Da viele der Strukturen, die beim Sprechen genutzt werden, auch am Schluckvorgang beteiligt sind, findet sich bei erworbenen neurologischen Schädigungen oft eine Vergesellschaftung von Dysphagien und Dysarthrophonien (Coombes 1991; Logemann 1999; Perkins und Kent 1986). Die basalen Probleme, z. B. veränderte Körperhaltung, Tonus und Bewegung und veränderte Atemmuster, sind schon thematisiert worden. Sie beeinträchtigen zusätzlich die (ggf. auch primär gestörte) Stimmgebung, die Artikulation und die prosodischen Elemente des Sprechens, auch in ihrem koordinativen Zusammenspiel.

8.4 Lösungsansätze Atmen – Stimme – Schlucken

8.4.1 Lösungsansatz: Einsatz von Bewegung

Eine Studie von Falkenbach (2001) bestätigt die Wirksamkeit von Bewegung bei der Behandlung von Atemstörungen. Patienten mit rigidem Thorax zeigten nach minimaler Bewegung und Aktivität im Lendenbereich eine effektivere Bauchatmung. Bei Säuglingen wurde eine Korrelation zwischen Aktivität und Schluckfrequenz beobachtet (Wilson et al. 1981).

- Die Kombination von Stabilität und Bewegung kann die Bewegungsfähigkeit des Rumpfes verbessern und die Atmung effektiver machen.
- Diese Kombination ermöglicht es dem Patienten, selektivere Bewegungen auszuführen und so Massenbewegungen zu reduzieren (Davies 2013, Edwards 2002).
- Physiologisch gehen Einatmung tendenziell mit dem Muster der *Extension* und Ausatmung tendenziell mit dem Muster der *Flexion* einher. Es ist daher naheliegend, diese *Muster in die Behandlung zu integrieren.*

Diese Bewegungsmuster müssen im Verlauf mit *Rotationskomponenten* kombiniert werden. Beugung und Streckung allein reichen nicht aus, um die vollständige Bewegungsfreiheit von Rumpf und Extremitäten zu gewährleisten. Rotation ist das koordinierte Ergebnis von Flexion und Extension in allen Bewegungsebenen (Edwards 2002). Es ist wichtig, die Rotation in Kombination mit Flexion und Extension in verschiedenen Ausgangspositionen einzusetzen, wie die Abb. 8.6 zeigt.

Praxistipp

Der Muskeltonus der Bauch- und Rumpfmuskulatur sollte nicht zu niedrig sein, da ein hypotoner Rumpf oft durch die Schwerkraft gebeugt wird und zu einer überstreckten oder nach vorn verlagerten Kopfhaltung (kurzer Nacken) führen kann. Diese Position erhöht die Spannung in der Kehlkopfmuskulatur (▶ Abschn. 3.2).

Wenn die Bauchmuskeln hypoton sind, bleiben die Rippen in der Einatmungsstellung fixiert, was die Ausatmung erschwert. Auch das Zwerchfell wird durch den nach oben gezogenen Brustkorb beeinträchtigt und kann nicht mehr effektiv arbeiten.

8.4.2 Taktile Atemunterstützung

Der Patient befindet sich in einer modifizierten Rückenlage (▪ Abb. 8.7) oder in einer der in ▶ Kap. 12 beschriebenen Ausgangspositionen. Die Therapeutin lenkt mit ihren Händen die Atembewegung und beeinflusst das Atemmuster.

Dazu werden die Hände links und rechts an den Brustkorb (ventral – lateral) ungefähr auf die Höhe von 5–10. Rippe gelegt. Die Therapeutin begleitet mit ihren Händen die Atembewegungen des Patienten nach kaudal/medial (Richtung Bauchnabel) und verlängert – abhängig von der Atemfrequenz des Patienten – z. B. jeden 3. Ausatemzug.

Die Therapeutin bewertet Veränderungen der Atembewegungen und Atemfrequenz taktil, visuell und auditiv (z. B. die physiologische Atempause, Flankenbewegungen und Atemgeräusche).

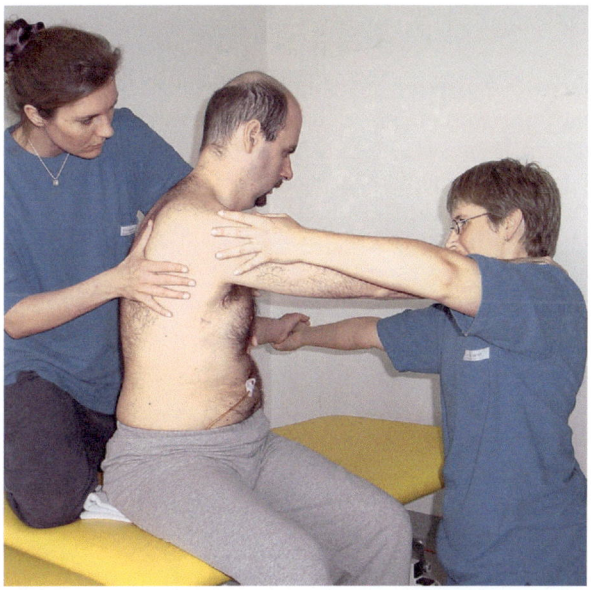

▪ **Abb. 8.6** Ausatmen in Verbindung mit einer Rotationsbewegung des oberen Rumpfes. Ein Handtuch wird unter die Sitzbeinhöcker gelegt, um die aufrechte Position des Beckens zu unterstützen

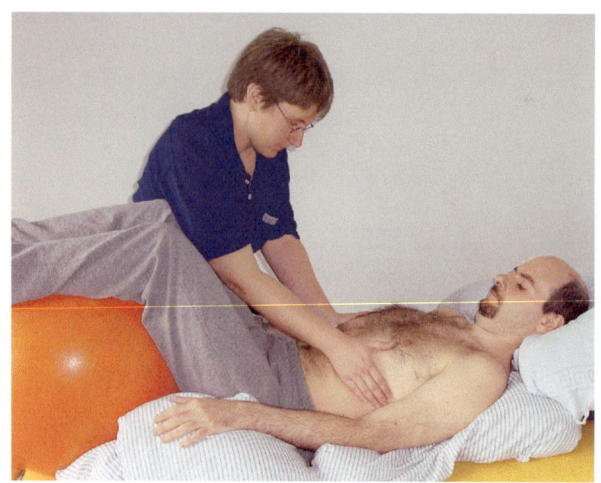

⚪ Abb. 8.7 In Rückenlage wird der Thorax unterlagert, um dem Rippenhochstand entgegenzuwirken, und die Beine werden auf einem Pezziball hochgelagert. Stabile und formbare Kissen stützen den Nacken und den Kopf und sorgen für einen „langen Nacken". Die Arme liegen neben dem Rumpf

Die taktile Atemführung kann auch mit dem *Phonieren von Lauten* (Interjektionen) und/oder einer Vibration am Sternum kombiniert werden.

In unserem Patientenbeispiel (⚪ Abb. 8.7) wird mit einem Pezziball gearbeitet. Hierbei zieht der Patient bei Ausatmung seine Beine an, bei Einatmung schiebt er den Ball mit seinen Beinen weg. Diese Aktivitäten unterstützen die Funktion der Bauchmuskulatur.

Weitere Ziele sind
- verbesserter Schutz der Atemwege durch Steigerung der laryngealen und pharyngealen Sensibilität,
- die Verbesserung der Atem-Schluck-Stimm-Koordination.

Verbale Anweisungen sollten auf ein Minimum beschränkt werden, da sich die Atmung ungünstig verändern kann, wenn sie bewusst gemacht wird. Neurologische Patienten versuchen, das zu erreichen, was die Therapeutin von ihnen verlangt, ihr Muskeltonus erhöht sich, und ihre Atmung wird angestrengter.

> **Praxistipp**
>
> Durch den verstärkten Ausatemstrom (mit oder ohne Phonation) werden Speichelreste im Hypopharynx, z. B. in den Valleculae, in Schwingung und Bewegung versetzt. Der Stimulus Luftstrom bewirkt, dass besser gespürt wird. Dies kann eine Schluckreaktion auslösen, die ggf. durch eine Schluckhilfe (▶ Abschn. 4.3.3) unterstützt werden kann.

8.4.3 Stimme anbahnen

Viele Patienten mit zentralen Innervationsstörungen des Stimmapparats können zunächst keine Stimme geben. Sie sind oft nur in der Lage zu flüstern oder bei der Inspiration einen Ton zu erzeugen. Dies kann auf einen unzureichenden subglottischen Druck zurückzuführen sein, der sich aus einer eingeschränkt arbeitenden Rumpf- und Bauchmuskulatur ergibt und ein Zeichen für eine gestörte Koordination von Atem- und Stimmmuskulatur sein kann.

Ein suffizienter subglottischer Anblasedruck des Ausatemstroms bringt die Stimmlippen zum Schwingen und erzeugt Stimme (Perkins und Kent 1986). Ohne ausreichenden Luftstrom in einer gut abgestimmten Dosierung kann nicht phoniert werden.

> **Praxistipp**
>
> - Ein tragfähiger Atem ist die Basis für die Stimmgebung. Die Arbeit an der *Ausatemverlängerung* steht am Anfang und kann in verschiedenen Ausgangsstellungen durchgeführt werden.
> - In der (unterstützten) stehenden Position ist die Auflagefläche kleiner, der Muskeltonus erhöht sich. Die aufrechte Position entgegen der Schwerkraft kann gehalten werden. Der in ⚪ Abb. 8.8 gezeigte Patient ist in der Lage, seine Ausatmung zu kontrollieren und Seifenblasen zu produzieren.
> - Am Anfang der Therapie bietet sich das *Phonieren von Seufzern,* Ausrufen auf den ausatmungsgestützten Silben wie z. B. *ho* oder *he* und später kurzer Wörter wie z. B. *Hallo* an.
> - Der Patient sollte *nicht* aufgefordert werden, bewusst und tief einzuatmen. Es besteht kein Bedarf an einer großen Menge Luft, um Stimme zu produzieren, sondern die Luft muss kontrolliert freigesetzt werden (Coombes 1991).
>   Durch den verstärkten Ausatemstrom (mit oder ohne Phonation) werden Speichelreste im Hypopharynx, z. B. in den Valleculae, in Schwingung und Bewegung versetzt. Der Stimulus Luftstrom bewirkt, dass besser gespürt wird. Dies kann eine Schluckreaktion auslösen, die ggf. durch eine Schluckhilfe (▶ Abschn. 4.3.3) unterstützt werden kann.
>   Die Ausgangsposition mit größerer Auflagefläche sollte gewählt werden, wenn der Patient Begleitreaktionen oder nicht hilfreiche Bewegungen zeigt, z. B. einen erhöhten Muskeltonus oder zu viel Bewegung im Schultergürtel.

die Seitenlage gewählt, eine Position mit viel Unterstützungsfläche. Die Patientin phoniert z. B. ein *ho* und wird von der Therapeutin mit Vibration am Sternum und Druck an den Rippen unterstützt.

Nasaler Stimmklang

Durch Gaumensegelparesen, aber auch durch Mobilitätseinschränkung im facio-oralen Bereich (Kopf- und Nackenstellung) und im Rumpf kann die Stimme in ihrem gewohnten Klang beeinträchtigt sein. Eine abnorme Kopfhaltung kann die Position und die Beweglichkeit des Kehlkopfes und den Stimmklang beeinträchtigen (Coombes 1991). Sie klingt nasal.
Der dynamische Wechsel verschiedener Positionierungen kann die posturale Kontrolle verbessern und den Tonus im facio-oralen Trakt (u. a. mithilfe der Stabilisierung des Kiefers, taktiler Inputs, Bewegungsimpulse) anpassen. Gegebenenfalls ist die Indikation für die Anpassung einer Gaumenplatte zu prüfen!

Feucht-gurgelnde Stimme

Wenn Speichel oder Flüssigkeit auf den Stimmlippen zurückbleiben, vibrieren diese durch den Ausatemstrom.

Praxistipp

Eine Stimme, die feucht, gurgelnd und/oder verschleimt klingt, ist immer ein Zeichen zumindest einer Penetration (von Sekret, Flüssigkeit) bis zur Glottisebene.
Räuspern oder *Abhusten* muss sofort fazilitiert werden, um eine Aspiration zu vermeiden. Druck und/oder Vibration am Brustbein oder des Brustkorbs können helfen, das Räuspern oder Husten effektiver zu machen. Ein sich anschließendes Schlucken kann ggf. unterstützt werden.

Heisere Stimme

Durch Rekurrensparesen oder falschen Gebrauch der Stimme kann die Stimme heiser klingen.
Ziel ist es, mithilfe der Resonanzräume von Kopf und Rumpf mit dem Ausatmen einen weichen Stimmeinsatz zu erzeugen, und zwar in einer Position, die dem Patienten einen möglichst physiologisch normalen Muskeltonus ermöglicht. Eine tragfähige Stimme trägt auch zum Schutz der Atemwege bei und ist ein wichtiges Ziel für das gesamte Behandlungsteam.

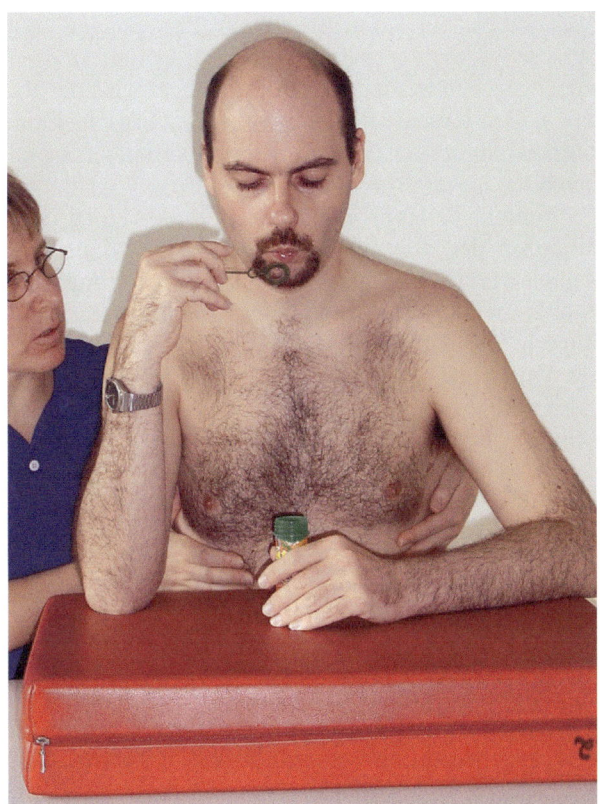

Abb. 8.8   Das Stehen an der Bank ist eine Position, in der sich der Muskeltonus aufgrund der kleinen Auflagefläche automatisch erhöht. Diese Position ermöglicht es dem Patienten mit hypotoner Rumpfmuskulatur, die Ausatemluft so zu dosieren, dass große Seifenblasen entstehen

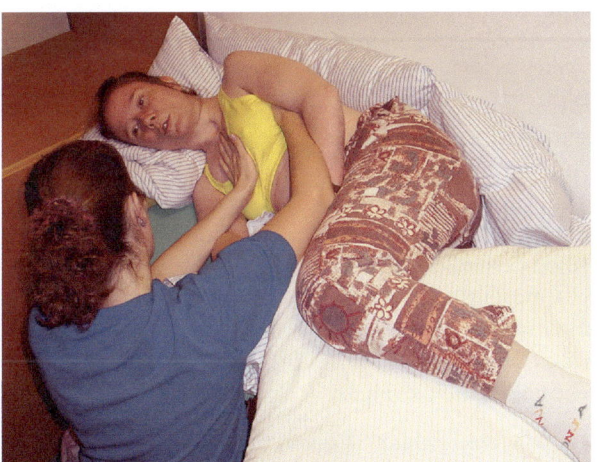

Abb. 8.9   Die Patientin phoniert in Seitenlage den Laut *ho*. Die Therapeutin unterstützt mit Vibration auf dem Brustbein und mit Druck am seitlichen Brustkorb

Die in **Abb.** 8.9 gezeigte Patientin zeigt im Alltag stark assoziierte Reaktionen beim Sprechen und eine kurze Tonhaltedauer. Daher wird für diese Patientin

8.4.4 Tragfähigkeit der Stimme und Tonhaltedauer

Viele Patienten haben Schwierigkeiten, den Ausatemstrom zu kontrollieren, weil die Koordination von Zwerchfell, Zwischenrippen- und Bauchmuskeln gestört ist. Die Koordination ist jedoch für eine effiziente Stimmerzeugung unerlässlich. Drücken oder Pressen als Kompensationsmittel erzeugen eine erzwungene, harte Stimme. Die Phonation ist oft auf 1 oder 2 s begrenzt. Die erzwungene Ausatmung erfordert einen hohen Luftverbrauch und ist ineffizient. Anfänglich können schwer betroffene neurologische Patienten nur 1 oder 2 Silben pro Ausatmung aussprechen, was sehr monoton klingen kann. Koordination ist notwendig, um Stimme auf dem Ausatmenzug einzusetzen, aufrechtzuerhalten und zu beenden. Der Bewegungsreiz geht vom Zwerchfell aus. Die Wirkung der Zwerchfellbewegung ist am Bauch zu spüren und zu beurteilen.

Um zu lernen, wie man die Phonation freiwillig startet und stoppt, wird der Patient (◘ Abb. 8.10) gebeten, gemeinsam mit der Therapeutin eine Silbe mehrmals während einer Ausatmung auszusprechen, z. B. *ho, ho, ho*. Die zweite Therapeutin hilft dem Patienten, seine Arme bei jeder Silbe näher an den Körper zu führen, während die erste Therapeutin die Ausatmung durch Kontakt mit dem seitlichen Brustkorb unterstützt. Wenn der Patient Fortschritte macht, können

zwei Silben mit kontrastierenden Bewegungen, z. B. *hu – he,* verwendet werden. Je dosierter der Ausatemzug abgegeben werden kann, desto länger wird die Tondauer. Bei Patienten mit erworbener Hirnschädigung kann es ein erstes Ziel sein, für 4 s Stimme zu produzieren.

Stimmhafte Konsonanten, z. B. *m, n* werden durch Vibration der Stimmbänder erzeugt. Sie können verwendet werden, um die Koordination von Atmung und Phonation zu verbessern und die Phonationszeit zu verlängern. Bei der Verlängerung der Tonhaltedauer und den Variationen in der Betonung wird ein Mix von Vokalen und Konsonanten empfohlen (Coombes 2001a; Smith 2000).

8.4.5 Artikulation

Eine Voraussetzung für verständliches normales Sprechen ist die Fähigkeit, mit angepasster Atmung und koordinierter Phonation Artikulationsbewegungen zu erzeugen und zu modulieren.

Wenn die Zunge nicht in der Lage ist, präzise Bewegungen auszuführen, verändern sich Prosodie und Artikulation. Die Aussprache wird undeutlich oder „verwaschen".

Ist der Nacken überstreckt (kurzer Nacken) als Folge eines kompensatorischen Haltungsmusters zur Stabilisierung von Kopf und Kiefer, übernimmt die weit in die Mundhöhle zurückgezogene Zunge ebenfalls kompensatorisch Haltearbeit, kann sich kaum bewegen und keine präzisen Bewegungen für das Sprechen ausführen. Auch Lähmungen der Zunge beeinträchtigen den Bewegungsspielraum und die Artikulation. Der Unterkiefer bietet eine stabile Grundlage für die selektive und gezielte Bewegung von Zunge und Lippen beim Schlucken. Beim Kauen und Sprechen muss der Unterkiefers mobil sein.

Bei der Anbahnung von Konsonanten werden neben dem auditiven Modell auch taktile und visuelle Hilfen (visuelles Vorbild der Therapeutin) genutzt.

Eine einfache Frage bestimmt sowohl die Herangehensweise als auch die Wahl der Hilfen, die bei der Arbeit an den artikulatorischen Bewegungen angeboten werden können:

» „Was muss wohin?" (Coombes 2001b)

▶ **Beispiel**

Beim Lautieren von *L* erhält das *Was* – in diesem Fall die Zungenspitze – den Input.

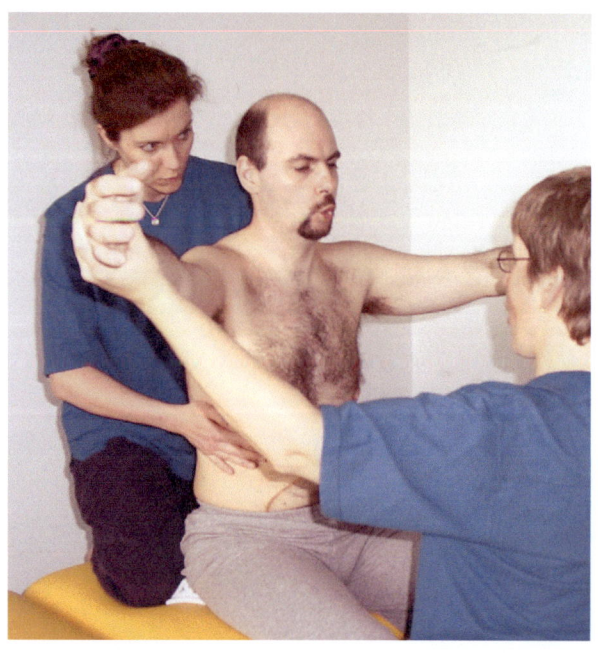
◘ **Abb. 8.10** Kontrolle des Ausatmungsluftstroms bei Phonation der Silbe *ho*

Die Reaktion wird überwacht:

— War der bereitgestellte Input ausreichend?

— Bewegt sich die Zunge zum Artikulationspunkt? Oder

— Ist die Eingabe unzureichend?

Wenn die gewünschte Bewegung nicht erreicht wird, muss mehr Hilfe geleistet werden. Das *Wo* oder der Artikulationspunkt kann ebenfalls taktil angezeigt werden. Der Artikulationspunkt für den Laut *L* ist die Papilla incisiva am Alveolarkamm, hinter den Schneidezähnen. ◄

Die taktile Stimulation ist für die Artikulationsorgane, z. B. die Zunge, sehr effektiv, um den Artikulationspunkt zu finden. Die motorische Reaktion zeigt an, ob der therapeutische Input wirksam ist.

Nach einzelnen Lauten werden ein- und mehrsilbige Wörter und kurze Sätze erarbeitet.

Die Sprechatmung macht oft Speichelreste im Kehlkopf und Rachenraum spürbar und mobilisiert sie. Ein Räuspern oder Husten folgt. Die vorausschauende Therapeutin ist bereit, bei Bedarf das Schlucken zu unterstützen oder zu fazilitieren.

8.4.6 Prosodie

Neben der Artikulation spielt die Prosodie eine wesentliche Rolle für die Verständlichkeit des Sprechens. Eine beträchtliche Anzahl von Patienten hat als Folge zentraler Sprachstörungen eine veränderte Prosodie. Verschiedene Variablen wie Betonung, Rhythmus, Variation von Tonhöhe und Lautstärke, rhythmische und kleine, differenzierte Veränderungen des intraoralen Drucks und deren Zusammenspiel können gestört sein.

Praxistipp

— Es ist wichtig, sich nicht nur auf die Verbesserung der Artikulation zu konzentrieren, sondern die prosodischen Elemente in die Behandlung einzubeziehen, wann immer dies möglich ist (Coombes 1991).

— Es kann hilfreich sein, rhythmische Elemente einzusetzen, um die Stimmqualität zu verbessern und die Anzahl der Silben oder Wörter pro Atemzug zu erhöhen.

— Im fortgeschrittenen Stadium der Therapie können Phonation und Bewegung (z. B. das Gehen entlang eines Behandlungstisches) kombiniert werden (◘ Abb. 8.11 und 8.12, Sticher und Gampp Lehmann 2017).

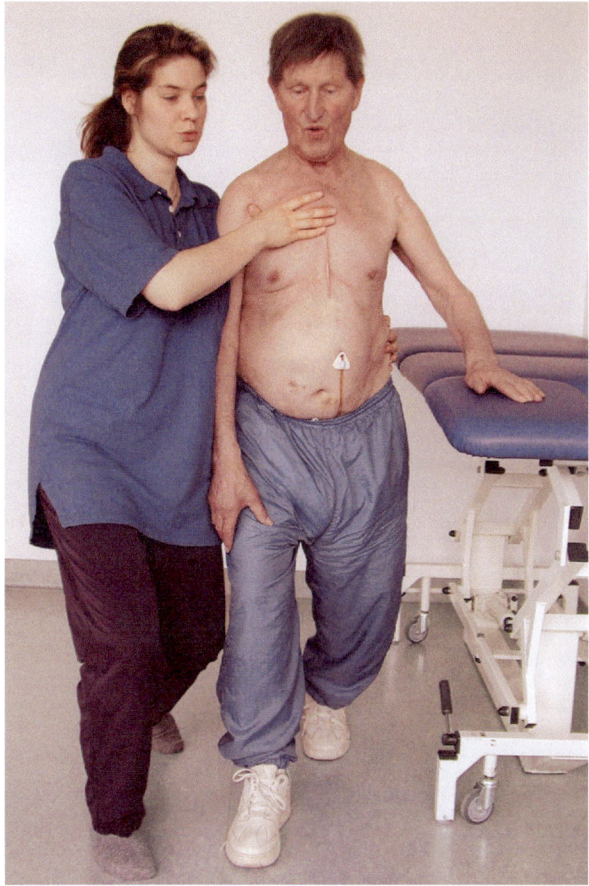

◘ **Abb. 8.11** Die Therapeutin unterstützt den Patienten am Rumpf, während dieser an der Bank entlanggeht. Der Patient lautiert *o* mit jedem Schritt

8.5 Zusammenfassung

Die Therapie ist ein *interaktiver Prozess zwischen Therapeutin und Patient:* Die gewählte Ausgangsstellung, die Therapeutenhände und die Aktivitäten beeinflussen aktiv die Probleme des Patienten.

Kenntnisse der physiologischen Bewegungsabläufe und ihrer Abweichungen bei Patienten mit Hirnschädigungen sowie therapeutische Fertigkeiten sind notwendig, um dem Patienten wieder zu möglichst normalen Funktionen zu verhelfen.

Die F.O.T.T. bedient sich dabei der taktilen Unterstützung und Fazilitation. Die Betroffenen werden Bewegungen wiedererlernen, wenn sie die (fazilitierte) Bewegung spüren können.

Im ungünstigsten Fall beginnt die Therapie mit einem lebensnotwendigen minimalen Standard (Schutz der Atemwege, z. B. durch eine geblockte Trachealkanüle und Lagerung, Einbeziehen der Hände, des Mundes, taktile Stimulation) und endet im Idealfall

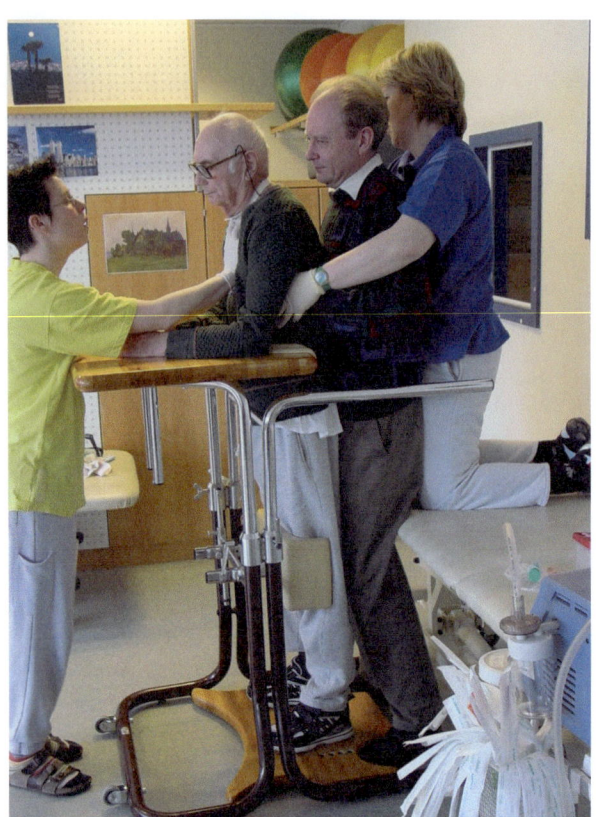

□ Abb. 8.12 Anleitung eines Angehörigen bei der Unterstützung der Ausatmung. (© Mit freundlicher Genehmigung von Claudia Gratz)

8

mit normalem Sprechen (Atem-, Stimm-, Schluck- und Sprech-Koordination).

Literatur

Biesalski P, Frank F (1994) Phoniatrie-Pädaudiologie. Bd 1 Phoniatrie. Thieme, Stuttgart New York

Broich I (1992) Sprache, Mundraum, Seele. Medizin und ganzheitliche Zahnheilkunde. Hüthig, Heidelberg

Coblenzer H, Muhar F (2006) Atem und Stimme. Anleitung zum guten Sprechen, 20. Aufl. öbvhpt, Wien ► https://www.aap-online.de/ Abruf 10.04.2023

Coombes K (1991) Voice in people with cerebral palsy. In: Fawcus M (Hrsg) Voice disorders and their management. Chapman & Hall, London

Coombes K (2001a) F.O.T.T. Instructor training course notes. Malvern, England

Coombes K (2001b) F.O.T.T. Refresher course notes. Vortrag im Therapiezentrum Burgau, 89331 Burgau

Davies PM (2013) Right in the middle. Selective trunk activity in the treatment of adult hemiplegia. Springer, Berlin

Dayme MA (2009) Dynamics of the singing voice, 5. Aufl. Springer, Wien

Edwards S (2002) Neurological Physiotherapy, 2. Aufl. Churchill Livingstone, London

Ehrenberg H (1997) Atemtherapie in der Physiotherapie/Krankengymnastik: Anatomische, pathologische Grundlagen, Atemwegs- und Lungenerkrankungen, Atmung und Psyche, Atem- und Bewegungstechniken, 2. Aufl. Pflaum, München

Falkenbach A (2001) Mobility and lung function in elderly patients with a rigid thorax suffering from spondyloarthropathy: implications for therapy. Euro J Ger 3(3):192–195

Fiukowski H (2010) Sprecherzieherisches Elementarbuch, 8. Aufl. De Gruyter, Berlin

Hadjikoutis S, Pichersgill TP, DawsonK WCM (2000) Abnormal patterns of breathing during swallowing in neurological disorders. Brain 123(Pt 9):1863–1873

Herzka HS (1979) Gesicht und Sprache des Säuglings. Schwabe, Basel

Hiss SG, Treole K, Stuart A (2001) Effects of age, gender, bolus volume, and trial on swallowing apnea duration and swallow/respiratory phase relationships of normal adults. Dysphagia 16(2):128–135

Horak F (1991) Assumptions underlaying motor control for neurologic rehabilitation. In: Lister M (ed) Contemporary management of motor control problems: Proceedings of the II STEP conference. Foundation for Physical Therapy, Alexandria, VA, S. 11–27

Kasper M, Kraut D (2000) Atmung und Atemtherapie. Ein Praxishandbuch für Pflegende. Huber, Bern Göttingen Toronto Seattle

Klahn MS, Perlman AL (1999) Temporal and durational patterns associating respiration and swallowing. Dysphagia 14(3):131–138

Logemann JA (1999) Evaluation and treatment of swallowing disorders, 2. Aufl. College Hill Press, USA

Martin BJW, Logemann JA, Shaker R (1985) Dodds WJ (1994) Coordination between respiration and swallowing: respiratory phase relationships and temporal intergration. J Appl Physiol 76(2):714–723

Nawka T, Wirth G (2007) Stimmstörungen. Lehrbuch für Ärzte, Logopäden, Sprachheilpädagogen und Sprecherzieher, 5. Aufl. Deutscher Ärzte-Verlag, Köln

Paeth Rohlfs B (2010) Erfahrungen mit dem Bobath-Konzept: Grundlagen – Behandlung – Fallbeispiele, 3. Aufl. Thieme, Stuttgart

Panturin E (2001) The importance of the trunk and neck: Therapeutic implications. In: Therapiezentrum Burgau (Hrsg) Jubiläumsschrift 10 Jahre Schulungszentrum am Therapiezentrum Burgau. Therapiezentrum Burgau, 89331 Burgau

Perkins WH, Kent RD (1986) Textbook of functional anatomy of speech, language, and hearing. Taylor & Francis, London Philadelphia

Preiksaitis HG, Mayrand S, Robins K, Diamant NE (1992) Coordination of respiration and swallowing effect of bolus volume in normal adults. Am J Physiol 263(3 Pt 2):R624–R630

Saatweber M (2007) Einführung in die Arbeitsweise Schlaffhorst-Anderson, 5. Aufl. Schulz-Kirchner, Idstein

Schultz-Coulon HJ (2000) Ventilatorische und phonatorische Atmungsfunktion. Sprache Stimme Gehör 24(1):1–17

Selley WG, Flack FC, Ellis RE, Brooks WA (1989) Respiratory patterns associated with swallowing: Part 1. The normal adult pattern and changes with age. Part 2. Neurologically impaired dysphagic patients. Age Ageing 18(3):168–176

Siemon G, Ehrenberg H (1996) Leichter atmen – besser bewegen. Ärztlich verordnete Atemtherapie zur Selbsthilfe für erwachsene und jugendliche Patienten mit obstruktiven Erkrankungen der Lunge und des Thorax, 4. Aufl. PERIMED-Spitta, Würzburg

Smith R (2000) F.O.T.T. Instructor training course notes. Malvern, England

Smith J, Wolkove N, Colacone A, Kreisman H (1989) Coordination of eating, drinking and breathing in adults. Chest 96(3):578–582

Spiecker-Henke M (2014) Leitlinien der Stimmtherapie, 2. Aufl. Thieme, Stuttgart New York

Sticher H, Gampp Lehmann K. (2017) Das Schlucken fördern. physiopraxis 3/17: 38–41

Wendler J, Seidner W, Eysholdt U (2014) Lehrbuch der Phoniatrie, 5. Aufl. Thieme, Leipzig

Wilson SL, Thach BT, Brouillette RT, Abu-Osba YK (1981) Coordination of breathing and swallowing in human infants. J Appl Physiol Respir Environ Exerc Physiol 50(4):851–858

F.O.T.T. bei Kindern: Schlucken, Essen und Trinken – aber sicher!

Ricki Nusser-Müller-Busch und Barbara Elferich

Inhaltsverzeichnis

© Der/die Autor(en), exklusiv lizenziert an Springer-Verlag GmbH, DE, ein Teil von Springer Nature 2023
R. Nusser-Müller-Busch (Hrsg.), *F.O.T.T.*,
https://doi.org/10.1007/978-3-662-67528-1_9

F.O.T.T. bei Kindern: Schlucken, Essen und Trinken – aber sicher!

191   **9**

Prä-, peri oder postnatale (Hirn-)Schädigungen beeinträchtigen die Reifung und Entwicklung heranwachsender Kinder. Dieses Kapitel beleuchtet das Vorgehen bei Kindern mit zerebral bedingten Störungen von Tonus und Haltung und ihre Auswirkungen auf die Funktionen des facio-oralen Trakts.

Für die Therapie ist es wichtig, die Komponenten gesunder Kindesentwicklung und deren Zusammenspiel zu kennen. Dieses Wissen ist ebenso hilfreich wie notwendig bei Kindern mit kongenitalen oder erworbenen Störungen anderer Genese.

Gemeinsam mit Eltern, Betreuern und allen Beteiligten muss das betroffene Kind individuell in vitalen Funktionen, Aktivitäten des täglichen Lebens, der Nahrungsaufnahme, der verbalen, nonverbalen Kommunikation und Teilhabe unterstützt werden.

9.1 Ursachen für Störungen der Nahrungsaufnahme und Atem-Schluck-Koordination bei Kindern

Störungen der Atem-Schluck-Koordination und/oder der Nahrungsaufnahme im Säuglings-, Kindes- und Jugendalter können viele verschiedene Ursachen haben.

Es finden sich genetische und/oder chromosomale Veränderungen, z. B. bei Morbus Down, Arnold-Chiari-Malformation, Pierre-Robin-Sequenz, und/oder Fehlbildungen wie Lippen-Kiefer-Gaumen-Spalten, Ösophagus- oder Trachealstenosen und Neuroblastome/Tumoren. Weitere Ursachen sind Autoimmun-/Systemerkrankungen, u. a. Sklerodermie, und Stoffwechselstörungen.

Prä-, peri und postnatale Schädigungen des noch nicht entwickelten Gehirns entstehen u. a. durch Infektionen, Schlaganfälle, Hypoxien oder bei Frühgeburtlichkeit. In etwa 50 % der Fälle finden sich keine eindeutigen Ursachen.

9.1.1 Frühgeburtlichkeit

Bei Frühgeborenen, z. B. mit bronchopulmonaler Dysplasie (BPD; da Costa et al. 2010), kann es zu einem Atemnotsyndrom (IRDS, *infant respiratory distress syndrome*) kommen – ggf. auch mit Beatmungspflicht. Es mangelt an Surfactant in der noch unreifen Lunge, das die Alveolen offen hält und den Gasaustausch ermöglicht. Es finden sich keine oder zu schwache Saugmuster mit abnormen, ganzkörperlichen Bewegungsreaktionen (Hübl 2012), die oft eine vorübergehende Sondierung notwendig machen. Erste Langzeitstudien zeigen einen Zusammenhang früher Störungen der Atem-Saug-Schluck-Sequenz mit neurologischen Entwicklungsstörungen im Alter von 2 Jahren (Wolthuis-Stitger et al. 2015). Hübl et al. untersuchten Schluck-

und Atemmuster während der Nahrungsaufnahme bei Neu- und Frühgeborenen. Sie setzten neben der Elektromyografie (EMG) erstmals die Bioimpedanz als Messmethode ein. Unterschiede zeigten sich in der Muskelkraft zwischen den Gruppen, die sich „negativ auf den Zeitpunkt und die Dauer des Schluckens und der Atmung auswirken" (Hübl et al. 2023).

9.1.2 Fütter- und Gedeihstörungen

Abzugrenzen sind Fütterstörungen, die in Deutschland definiert sind als Essverhaltensstörung bzw. frühkindliche Regulationsstörung, die von Erbrechen begleitet sein können. Chatoor (2012) hat eine differenzierte Klassifikation frühkindlicher Fütterstörungen vorgelegt, die sowohl Aspekte der körperlichen Entwicklung und des Verhaltens der Kinder als auch deren Interaktion und Beziehung mit und zu den Eltern Rechnung trägt. Der in Deutschland verwendete Oberbegriff Gedeihstörung („failure to thrive"), der organische und nicht-organische Ätiologien umfasst, wird derzeit in den USA als unspezifische Sammeldiagnose kritisiert (Chatoor 2012).

> **Beachte**
> Betroffene Säuglinge und Kleinkinder haben Probleme beim Saugen und Schlucken, ermüden rasch und sind ablenkbar und/oder verweigern die Nahrungsaufnahme.

Fütterstörungen können sich zu einer primär organischen Problematik addieren, z. B. posttraumatisch nach negativen Erfahrungen bei oraler Beatmung und Sondierung beim Frühgeborenen.

9.1.3 Refluxerkrankungen

Persistierender gastro-ösophagealer Reflux kann zu Entzündungen und Veränderungen der (Ösophagus-)Schleimhaut, extra-ösophagealer Reflux zu einem Larynxödem oder zu Mikroaspirationen von Speiseresten in der Lunge führen (Riessen 2013). Das Verdauungsenzym Pepsin wird immer wieder im Mittelohr bei Kindern nachgewiesen. Der Zusammenhang zwischen gastro-ösophagealem Reflux und Mittelohrentzündungen wurde u. a. von Miura et al. (2012) untersucht.

Eine Ursachenforschung in Richtung Refluxerkrankungen ist indiziert bei Symptomkombinationen wie Erbrechen, Mundgeruch, übermäßigem Schluckauf, Nahrungsverweigerung, übermäßig viel Schreien, Schlafstörungen und bei immer wieder auftretenden Erkrankungen der Atemwege wie Bronchitis, Lungen- und Mittelohrentzündungen, Asthma, Apnoe oder Krupp-Anfällen (Refluxkinder e. V.). Refluxerkrankungen finden sich auch bei Kindern mit zerebralen Paresen.

> **Beachte**
> Refluxerkrankungen können bei allen genannten Störungen vergesellschaftet auftreten und sind immer abzuklären!

9.2 Probleme von Kindern mit zerebral bedingten Schädigungen

Hirnschädigungen verändern die Aufnahme der von außen und innen auf das ZNS einströmenden Reize, deren Verarbeitung und/oder den reaktiven Output. Beim Säugling können die posturale Kontrolle, die Bewegungsfähigkeit, der Muskeltonus, Gleichgewichtsreaktionen und in der Folge die Aufrichtung, Fortbewegung, Handfunktionen und somit die weitere sensumotorische Entwicklung mehr oder weniger schwer beeinträchtigt sein. Der Begriff Sensumotorik postuliert für das Kindesalter, dass mit Bewegung und Wahrnehmung immer auch psychische Funktionen erworben werden, die zur Persönlichkeitsentwicklung beitragen (Ritter und Welling 2008).

Unter der Lupe
Fechterstellung
Bei Rückenlage mit Kopfrotation zur Seite sind die Extremitäten wie beim Fechter asymmetrisch auf der Gesichtsseite gestreckt und auf der Hinterhauptseite gebeugt. Die pränatal angelegte Körperhaltung ist zwischen der 4. und 8. Lebenswoche physiologisch zu beobachten und verschwindet mit der motorischen Weiterentwicklung. So kann beim betroffenen Säugling die pränatal angelegte asymmetrische Fechterstellung als asymmetrisch tonischer Nackenreflex (ATNR) mit oft zusätzlichem Faustschluss auf der gestreckten Seite persistieren. Drehen und die Hand-Mund-Koordination, orales Explorieren, Aufrichtung etc. können sich nicht entwickeln.

> **Beachte**
> Der Säugling ist nicht in der Lage, sich symmetrisch zur Mitte zu orientieren. Das Überkreuzen der Körpermittellinien, Rotieren, Gewicht verlagern und das Halten des Gleichgewichts können sich nicht entwickeln. Störungen der Auge-Hand-, Hand-Hand-Koordination, visuelle Wahrnehmung mit Blickfixationen u. a. werden erkennbar. Die weitere normale sensumotorische Entwicklung ist massiv gefährdet.

Kann sich der Lagesinn durch fehlende physiologische Bewegungen nicht ausbilden, führt das zu einer Ketten-reaktion mit Störungen der Muskel- und Gelenkfunktionen und ihrer Biomechanik. Es kommt u. a. zu Blockierungen in der BWS – mit Einfluss auf die Aufhängung des Zwerchfells, zu Fehlfunktionen der Intravertebralgelenke und zu veränderten Informationen der Gelenkrezeptoren. Die tiefen Halsbeuger (Mm. longus colli, capitis, rectus capitis anterior) werden in ihrer Funktion gehemmt (Orth und Block 1987). Eine hypotone, schwache Muskulatur führt kompensatorisch zur Kyphose und Lordose der Wirbelsäule mit Kopfüberstreckung (Bobath 1986; Bobath und Bobath 2005; Morris und Klein 2000) sowie zur Skoliose und Obstruktion von Lungenabschnitten. Die Atem- und Atemhilfsmuskulatur arbeitet kompensatorisch haltend mit den entsprechenden Auswirkungen auf die Bewegungsmöglichkeiten des Kopfes, Kehlkopfes und des Hyoids (▶ Kap. 4). Beeinträchtigungen der Zwerchfell- und der facio-oralen Funktionen sind die Folge. Die kompensatorische Reklination des Kopfes dient auch dem vitalen Freihalten der Atemwege (Limbrock 2011).

Bei fortgesetzten ganzkörperlichen Bewegungsstörungen, z. B. mit persistierender Zungenprotrusion, bei ausschließlich passierter Nahrungsgabe oder unter künstlicher Ernährung können sich Atem-, Zungen-, Kiefer- und Schluckbewegungen nicht normgerecht ausbilden. Die Ausdifferenzierung rotatorischer Kaubewegungen, die Reinigungs- und Schutzmechanismen für die unteren Atemwege, die Mundhygiene, meist auch das Sprechen und die nonverbale Kommunikation werden erschwert oder unmöglich. Strukturelle Veränderungen u. a. am facio-oralen Trakt (Mundhöhle, Kiefer, Gaumen und Zahnstellungen) sind die Folge, ebenso wie Kontrakturen und Deformitäten der Hände und Füße, der Hüft-, Thorax- und Rückenmuskulatur (Elferich 2011). Auch Schlafstörungen sind häufig (Simard-Tremblay et al. 2011).

Notwendige Medikationen, z. B. gegen Epilepsie, haben Einfluss auf die Vigilanz und das Verhalten.

Mit dem Heranwachsen der Kinder wächst die Palette der Herausforderungen: Malnutrition, Probleme bei der Gewichtsentwicklung, der Verdauung und der Atmung (Rodriguez et al. 2011) sowie orthopädische Probleme wie Skoliosen, Kontrakturen, Gelenkversteifungen (◘ Abb. 9.22). Es beginnt oft auch die Suche nach neuen Ärzten und betreuenden Teams, wenn die Pädiatrie nicht mehr zuständig ist.

Dies alles findet im zwischenmenschlichen Kontext der Bekümmertheit, Angst und Sorge der Familien statt. Besonders der Druck, das eigene Kind nicht nähren zu können, die Mahnungen der Ärzte, die Schreckgespenster Malnutrition, Dehydratation, rezidivierende Atemwegsinfekte und Aspirationspneumonien zu verhindern, aber auch Geschwisterkindern gerecht zu werden, lastet schwer auf Eltern.

F.O.T.T. bei Kindern: Schlucken, Essen und Trinken – aber sicher!

193 9

9.3 Probleme im facio-oralen Trakt und bei der Nahrungsaufnahme

Schon in der älteren Literatur finden sich prolongiertes Füttern, nicht selbstständigen Essen bei bis zu 80 % der Kinder mit zerebral bedingten Paresen (Rogers et al. 1994). Für Kinder mit Hemi- oder bilateral beinbetonter Parese werden Störungen der Nahrungsaufnahme mit einer Prävalenz von 25–30 % angegeben, bei Kindern mit Tetraparese oder extrapyramidalen Bewegungsstörungen mit bis zu 60–90 % (Arvedson und Brodsky 2002) oder bis 100 % (Calis et al. 2008).

> **Beachte**
> Mundmotorische und dysphagische Probleme bei Kindern mit zerebralen Paresen werden in der Literatur in ihrer Abhängigkeit zu den grobmotorischen Entwicklungsstörungen gesehen und untersucht (Kim et al. 2013).

Limbrock (2011) beschreibt das folgende, sich entwickelnde Muster: Durch die persistierende Zungenprotrusion werden der Ober- und Unterkiefer schmal und hoch. Die Zunge kann die seitliche Mundhöhle nicht explorieren, der Kiefer kann daher keine seitlichen (Mit-)Bewegungen ausbilden. Dadurch entwickelt sich der frontal offene Biss. Es kommt zum Vorkippen der oberen Schneidezähne, oft zu einer Prognathie. Die unteren Schneidezähne werden vom überaktiven M. mentalis einwärts gedrückt. Später haben die Kinder oft nur mehr Zahnkontakt an den letzten Molaren.

Es zeigen sich eine schwach ausgeprägte Mimik, fehlender Mundschluss, Austritt von Speichel aus dem Mund (*drooling*), Ermüdung und Apnoe beim Saugen und daraus folgend Probleme im Ess- und Trinkverhalten. Die permanente Mundatmung, mit den Folgen für die Mundschleimhaut, sowie fehlende Zungen- und Kieferbewegungen führen dazu, dass sich die intraorale Wahrnehmung nicht ausbilden kann.

Nach Limbrock (2011) zeigen 75 % der betroffenen Kinder eine Dys- oder Anarthrie. Wenn die Kinder sprechen, dann oft mit hypernasalem Stimmklang, gepresst und stoßweise, die Stimme ermüdet schnell. Kindern mit Ataxie zeigen koordinative Probleme beim Stimmeinsatz und einen monotonen Sprechrhythmus.

9.3.1 Zeichen für facio-orale Probleme und Schluckstörungen

Direkte Zeichen
- Trink „schwäche"
- Apnoe beim Saugen/Trinken
- Unterbrechungen des Saugens mit Überstreckung
- Offene oder eingeschränkte Kieferöffnung

- Speichelfluss und/oder Nahrungsverlust aus dem Mund (*drooling*)
- Eingeschränkte Kieferöffnung und -bewegungen
- Pathologische Reaktionen: persistierende Zungenprotrusion, prolongiertes phasisches Beißen, Beißreaktionen etc.
- Gestörte Atem-Schluck-Koordination
- Feucht-gurgelnde Stimme
- Verschleimung
- Würgen, Husten mit/ohne Nahrung
- Verbliebene Speisereste in der Mundhöhle

Indirekte Zeichen
- Fehlende posturale Kontrolle
- Asymmetrie, eingeschränkte oder fehlende Kopf-, Rumpf- und Kieferkontrolle
- Abnormer Muskeltonus
- Überstreckung des Kopfes
- Hoher schmaler Gaumen
- Überempfindlichkeit im Gesichts-/Mundbereich
- Fortgesetzte Abhängigkeit von Dritten bei der Nahrungsaufnahme
- Übermäßig lange Fütterzeiten, länger als 30 min
- Oft nur eine Konsistenz möglich
- Häufige Bronchitiden, Pneumonien durch Aspiration
- Fehlendes Situationsverständnis
- Nahrungsverweigerung

9.3.2 Speichelbewältigung und Aspiration

Im letzten Jahrzehnt rücken die vitalen Probleme durch Aspirationen und Pneumonien in den Vordergrund. Freitag et al. konnten retrospektiv anhand von FEES-Untersuchungen bei der Untergruppe von Kindern mit neurologischen Beeinträchtigungen einen signifikanten Zusammenhang zwischen Aspirationen und gestörter laryngealer Wahrnehmung und Husten zeigen (Freitag et al. 2021).

Bader und Niemann (2010) fanden in endoskopischen Untersuchungen bei über 60 % der Kinder mit Zerebralparese Penetrationen (24 %) und Aspirationen (39 %). Die Hälfte der Patienten zeigte keine schützenden Hustenreaktionen, sie aspirierten still. Ein Großteil der Kinder war zum Zeitpunkt der Untersuchung oral ernährt – auch Kinder, die aspirierten! 40 % der Kinder hatten keine Pneumonie in ihrer Anamnese.

Dies deckt sich mit unseren empirischen Erfahrungen und der Aussage von Diesener (2010), dass Aspiration im Gegensatz zur Akutphase im „Allgemeinen mit dem Leben vereinbar" ist. Die Lungen von Säuglingen und Kindern, die von Geburt an Speichelaspirationen ausgesetzt sind, adaptieren sich über die Jahre erstaunlich gut. Allerdings reichen oft Bagatellen zur Dekompensation (Diesener 2010), die „das Fass zum Überlaufen bringen". Viele Kinder kämpfen mit immer wiederkehrenden Atemwegsinfekten, oft ausgelöst durch (stille) Aspiration von Speichel oder Nahrung.

9.3.3 Pulmonale Probleme

Primäre, zentrale Atemstörungen und sekundäre, strukturell bedingte Atemstörungen sowie nicht hilfreiche Bewegungsmuster beeinträchtigen die Entwicklung vitaler Funktionen (Atem-Schluck-Koordination, Schutz- und Reinigungsmechanismen) und der Bewegungen, die später bei Alltagshandlungen genutzt werden sollen. Der reduzierte pharyngeale Muskeltonus (Bosma 1986) kann zu einer Obstruktion der oberen Atemwege und einem Schlafapnoesyndrom führen.

Riessen (2013) beschreibt bei Frühgeborenen und Säuglingen die Gefahr eines Bronchialkollapses, da der Durchmesser der Atemwege noch klein ist und die Bronchien noch nicht die Steifigkeit aufweisen wie beim heranwachsenden Kind oder Erwachsenen, die anatomische kollaterale Kompensationswege zur Belüftung entwickeln.

Nimmt die Kontraktionsfähigkeit der Muskulatur aufgrund gestörter zentraler Rückkopplung, Steifigkeit oder Ermüdung ab, verändern sich u. a. die Funktionen der Dehnungsrezeptoren in der Lunge, der Propriozeptoren und die chemischen Prozesse, sodass sie ihren Aufgaben nicht nachkommen können. Die Inspiration wird reflektorisch gehemmt. Die Ausdauerleistung der Muskulatur ist reduziert, ihr Energieverbrauch größer als die zugeführte Energie (Kasper und Kraut 2000).

Ist die Atmung flach, muss sie zwangsläufig hochfrequenter sein, um die notwendige Sauerstoffsättigung im Blut zu gewährleisten. Dabei sind die Atembewegungen und der Hustenstoß meist insuffizient, die Lunge kann nicht ausreichend belüftet werden, Atelektasen entstehen. Das Bronchialsekret kann weder ausreichend mobilisiert noch reflektorisch abgehustet werden.

Ist die Sauerstoffsättigung im Blut grenzwertig, muss sie – ebenso wie oft auch die Herzfrequenz – mit einem Monitor überwacht und ein Absauggerät vorgehalten werden. Atemtherapie und ein regelmäßig durchgeführtes Sekretmanagement sind unbedingt erforderlich (▶ Abschn. 9.6.6).

Beatmete Kinder, die sich nicht bewegen können oder nur sehr eingeschränkt Lagewechsel vornehmen können, kämpfen mit zähen Verschleimungen der Atemwege und oft mit permanenten Aspirationen von Speichel, der mit Bakterien kontaminiert ist. Im jungen Erwachsenenalter führt dann häufig die pulmonale Situation, auch aufgrund der Skoliose mit ihren Verkrümmungen und der daraus folgenden Obstruktion der Unterlappenbronchien, oder ein Schlafapnoesyndrom zu schweren Komplikationen oder zum Tod (Karatas et al. 2013).

> **Beachte**
> Wie und in welche Richtung sich eine bei Geburt vorliegende Hypotonie entwickelt, in Richtung Spastik, Dyskinesie (Athetose, Tremor, Rigor), Ataxie oder Mischform, kann erst im Laufe der nächsten Lebensjahre beurteilt werden.

Im Gegensatz zur Rehabilitation Erwachsener haben Säuglinge oder Kinder mit zerebral bedingten Schäden nicht oder nur bedingt die Möglichkeit auf bisher Gelerntes zurückzugreifen. Um die Entwicklung, das Handeln und die Problemlösungsstrategien des Kindes zu unterstützen und zu fördern, müssen sie ihrem Entwicklungsalter und Potenzial angepasst strukturierte Angebote und Inputs in einem therapeutisch gestalteten Umfeld bekommen (Ritter und Welling 2008). Als Prinzipien des Bobath-Konzepts in der Kindertherapie sehen die Autoren die Individualisierung, die Lebensweltorientierung und die Integrierung von Bewegungs- und Handlungszielen.

9.4 Aspekte der Befundung bei Kindern

> „Diagnostik ist Therapie! Therapie ist Diagnostik!" (Kay Coombes 2002)

Die Prinzipien der F.O.T.T.-Befundung sind in ▶ Kap. 13 nachzulesen. Im Folgenden werden spezielle Aspekte der Untersuchungssituation mit Kindern und ihren Eltern vorgestellt. Dieses ICF-konforme (ICF = International Classification of Functioning, Disability and Health) Vorgehen findet auch Anwendung bei Kindern mit kongenitalen bzw. erworbenen Schädigungen anderer Genese.

9.4.1 Triade: Kind – Eltern – Untersucherin

Die Befunderhebung ist eine kommunikative Triade zwischen Kind, Eltern und Untersucherin. Die Anamneseerhebung wird besonders von Müttern immer wieder als sehr belastend beschrieben. Es bleibt nicht aus, dass sie sich bei Fragen zur Schwangerschaft oft „schuldig" fühlen. Das Gespräch und die Untersuchung sollten sich nicht vorwiegend an den „Defiziten" des Kindes orientieren. Die Untersucherin sollte Besonderheiten des Kindes und seine Potenziale hervorheben.

F.O.T.T. bei Kindern: Schlucken, Essen und Trinken – aber sicher!

195   **9**

Für den Aufbau eines Vertrauensverhältnisses kann es von Vorteil sein, die Arztbriefe und Befunde im Vorfeld zu studieren, statt sie im Erstgespräch abzufragen. Von Vorteil kann es sein, die Eltern vorab ein Screening-Formular ausfüllen zu lassen (▶ https://schluck-sprechstunde.de/new/wp-content/uploads/2011/04/Kinder_Dysphagiescreening_d.pdf). Darin werden die Ernährungs- und Kostform, Mahlzeiten pro Tag, das Interesse am Essen, Atemgeräusche, Erbrechen, Verschleimung etc. abgefragt.

Die Abklärung eines möglichen Refluxgeschehens sollte erfolgt sein oder eingeleitet werden. Seltener finden sich Nahrungsmittelunverträglichkeiten.

9.4.2 Untersuchung

Das Kind wird in einem möglichst vertrauten Kontext in Alltagsaktivitäten beobachtet.

> **Beachte**
>
> Anhand der emotionalen und nonverbalen Zeichen der Eltern sollte die Untersucherin situativ erfassen, ob die Eltern es als Hilfe empfinden, das Kind gleich zu Beginn der ersten Begegnung „an die Therapeutin abzugeben", oder ob sie Zeit brauchen, um Vertrauen zur Untersucherin aufzubauen. Im letzteren Fall zeigen dann die Eltern, wie sie mit dem Kind umgehen, wie sie es füttern. Diese Entscheidung wird nicht gewertet. Für beide Möglichkeiten kann es gewichtige Gründe, Erlebnisse geben, die in der ersten Begegnung noch nicht offenkundig sind.

Alle Hilfsmittel wie externe Sauerstoffzufuhr, Magensonden, Trachealkanülen, Katheter, Schienen etc. werden notiert. Findet ein Monitoring statt, werden Parameter der Vitalfunktionen wie Sauerstoffsättigung, Atem- und Herzfrequenz vor, während und nach der Untersuchung dokumentiert. Diese können als quantitativ messbare Vergleichswerte für die weitere Untersuchung und die nachfolgende Therapie und Füttersituationen genutzt werden. Für die Bewertung zählt das korrigierte Alter, also der Entwicklungsstand des Kindes.

Neben der Schluckfrequenz und der Atem-Schluck-Koordination werden sowohl die motorischen und Atembewegungen, der Tonus, die Sensibilität und auftretende Reaktionen als auch die Kompensationen fehlender Bewegungen beobachtet sowie wiederkehrende Bewegungsantworten und Muster über den gesamten Zeitraum registriert.

Übersicht Aspekte der Befunderhebung

Beobachtung des Kindes in Ruhe:
- Wie ist das Bewegungsverhalten?
- Wie werden die Hände eingesetzt?
- Wie reagiert es auf Berührung und Bewegung?
- Atmet das Kind durch die Nase oder den (offenen) Mund?
- Wie oft tritt spontanes Schlucken auf?
- Wie ist die Atem-Schluck-Koordination?
- Wie sind die Frequenz, Intensität und Bewegungen der Atmung, des Thorax?
- Sind Atemgeräusche in Form von Rasseln, Nasenflügelatmung, Verschleimung oder ein Stridor hör- und beobachtbar?
- Wie ist der Stimmklang?
- Sind die Schutzreaktionen effizient?
- Treten Schluckantworten oder Ansätze dazu nach etwaigem Husten, Gähnen oder Niesen auf?
- Sind primäre Reaktionen wie Saugen und phasisches Beißen, Hand-Mund-Reaktionen altersgerecht oder persistieren sie?
- Verliert das Kind Speichel aus dem Mund?
- Hat es Atem- und Mundgeruch?
- Wie sieht das Sekret, Sputum aus?
- Wie ist der Zustand der Mundhöhle? Zungenbelag, Soor?

Interaktion der Eltern mit dem Kind:
- Wie sind die ersten Eindrücke der Eltern-Kind-Interaktion?
- Müssen taktile Hilfen bei Bewegungsübergängen eingesetzt werden?
- Besteht hier Handling- und Anleitungsbedarf?

Füttersituationen:
- Altersgemäße Ernährung: Brust, Flasche, mit Löffel, Tasse, Fingerfeeding?
- Positionierung des Kindes beim Füttern?
- Reaktionen des Kindes?
- (Saug-)Schluck-Atem-Koordination?
- Drooling – Verlust von Nahrung?
- Unterbrechung des Trinkens wegen Atemproblemen, wegen Ermüdung?
- Tritt Verschlucken auf? Mit Überstreckung?
- Erfolgen nach Verschlucken Reinigungs- und Schutzreaktionen mit Schluckantwort?
- Stimmklang nach dem Schlucken, Essen?
- Nimmt das Kind bei der Mahlzeit ausreichende Mengen zu sich?
- Wie lange dauert das Füttern, Essen anreichen (mehr als 20 min?)

9

> ❯ **Beachte**
>
> Je nach Erfahrung der Untersucherin werden schon während der Untersuchung erste Hypothesen gebildet, warum die erwünschten Bewegungen oder Aktivitäten nicht ausgeführt werden können und was getan werden kann, diese zu elizitieren oder zu fazilitieren. Daher werden Haltungs- und Positionsänderungen, taktile Hilfen möglichst schon in der Erstbegegnung durchgeführt bzw. gegeben und ihr Effekt auf den Tonus und die Bewegung bewertet. Dafür ist es wichtig, die entwicklungsgemäßen Aktivitäten in der normalen Kindesentwicklung zu kennen!

Die Befunde werden anhand des entwicklungsbezogenen Alters bewertet, also am derzeitigen Entwicklungsstand und nicht am biologischen Alter.

Zur Evaluierung des Saug- und Trinkverhaltens von Säuglingen stehen verschiedene Untersuchungsverfahren zur Verfügung, u. a. die NOMAS (Neonatal Oral Motor Assessment Scale; Palmer et al. 1993) und das EFS (Early Feeding Skill Assessment; Thoyre et al. 2005). Weitere Ausführungen hierzu finden sich bei Hübl (2012) und Biber (2012).

9.4.3 Weiterführende instrumentelle Diagnostikverfahren

Im Rahmen einer FEES (fiberoptisch endoskopische Evaluation des Schluckens) kann u. a. die Speichelsituation im laryngopharyngealen Bereich gut beurteilt werden (Seidl und Nusser-Müller-Busch 2011). Mit einer Videofluoroskopie (VFC) kann im seitlichen Strahlengang der Nahrungsverlauf durch den Pharynx und Ösophagus beurteilt werden (Arvedson 2011). Bei kleinen Kindern wird die VFC jedoch nicht häufig durchgeführt. Hier besteht eine rechtliche Grauzone, da Eltern oder Therapeuten, die Kinder während der Strahlenuntersuchung halten oder einen Bolus anreichen, nicht der Strahlung ausgesetzt werden dürfen.

Gängiges Verfahren zur Refluxerkennung war bisher die 24-h-pH-Metrie. Laut AWMF-Leitlinie sollte diese auch in der Pädiatrie mit der intraluminalen Impedanzmessung, einer pH-unabhängigen Refluxerkennung, kombiniert werden (pH-Metrie-MII; AWMF 2014).

9.5 Prinzipien der F.O.T.T

In diesem Abschnitt werden einige Prinzipien der F.O.T.T. thematisiert, die sich in unserer Arbeit – auch im Kinderbereich – bewährt haben:

– Die Therapie beginnt so früh wie möglich, um dem ZNS immer wieder adäquate Reize zur Verarbeitung anzubieten.

– Es gilt, das Potenzial des Kindes zu erkennen und zu nutzen.
– Es gilt, Ziele und Methoden auszuwählen, die die Integration und Koordination der sich entwickelnden Systeme unterstützen, damit ein Transfer (*carry over*) in den Alltag möglich wird, aber auch, um sekundär folgenden Problemen vorzubeugen (Coombes, persönliche Mitteilung).

9.5.1 Know the normal! Das Normale kennen

> » „Wir müssen das Normale kennen, um Abweichungen behandeln zu können." (Kay Coombes 2002)

Bis zur 14. Schwangerschaftswoche (SSW) sind alle Organe des Embryos angelegt. Intrauterine Aufnahmen zeigen schon in der 7. SSW ein Stoßen des Daumens gegen den Mundbereich, also erste intrauterine taktilhaptische Erfahrungen mit der Umwelt (Binder 2012). Trinken von Fruchtwasser kann ab der 12. SSW, Saugen ab der 24. SSW beobachtet werden. Die Lunge beginnt sich mithilfe des Surfactants ab der 28. SSW zu entfalten. Die Saug-Schluck-Koordination ist ca. ab der 32. SSW möglich. Ab der Geburt ist der gesunde Säugling in der Lage, dem Geruch folgend seinen Kopf zur nahen Mutterbrust zu drehen und an ihr zu saugen.

Das Säuglingsalter dient der homöostatischen Zustandsregulation (Chatoor 2012) mit zunehmender Rhythmisierung der Schlaf-Wach-Phasen, Ernährung, Verdauung und Ausscheidung. Die Bewegungen des Neugeborenen sind zu Beginn nicht zielgerichtet und „unwillkürlich" – mit noch fehlender tonischer Adaptation. Videoanalysen in Zeitlupe zeigen aber, dass Säuglinge schon nach den ersten Wochen mimische und Zungenbewegungen ihres Gegenübers rudimentär imitieren, sobald sie diesen visuell erkennen können. Der Kopf kann noch nicht gehalten werden, die Zunge ist vorverlagert, verschiedene Schließmuskeln im Körper sind noch hypoton und können ihren Aufgaben nicht nachkommen. Bekanntes Phänomen bei Säuglingen sind Blähungen, die durch Luftschlucken in den Magen entstehen, da der obere Ösophagussphinkter in den ersten Lebensmonaten noch nicht ausreichend tonisiert ist.

Auseinandersetzung mit der Schwerkraft – Lernen vom 1. Tag an

Der Säugling, das Baby lernt, sich im Schwerefeld der Erde gegen die Schwerkraft zu halten und aufzurichten. Mit den ersten Bewegungen beginnt die Entwicklung der Haltungskontrolle. Nach Vojta (1984, 1997) ruft die im ZNS eingeprägte Matrix Haltungs- und Bewegungsmuster ab. Orth und Block (1987) beschreiben die physiologischen Schwingungen der Wirbelsäule, die ausbalancierte Situation der Wirbelsäulenabschnitte zueinander, als eine Voraussetzung für die Differenzierung der Muskelfunktionen, die später zielgerichtete Bewegungen ermöglichen. Auch der für die posturale Kontrolle notwendige Lagesinn, das Vestibulum, entwickelt sich durch und bei Bewegung in der Auseinandersetzung mit der Umwelt.

Grobmotorisch ist im 1. und 3. Trimenon die Beugehaltung (Flexion), im 2. und 4. Trimenon des 1. Lebensjahres die Streckhaltung (Extension) vorherrschend (Pörnbacher 2006). Im 1. Lebensjahr verschwinden die asymmetrische Fechterstellung und die primären oralen und fast alle Hand-Mund-Reaktionen nach und nach.

Unter der Lupe

Primäre Hand-Mund-Reaktionen

- Palmare Greifreaktion: Druck auf die Handfläche beugt Finger, Faustschluss zwischen 5. und 9. Lebensmonat.
- Palmomentale Greifreaktion: Reaktion des M. orbicularis oris, M. mentalis ipsilateral nach Streichen über den Daumenballen des Neugeborenen.
- Babkin-Reaktion: Mundöffnung bei Vorwärtsbewegung und Rotation des Kopfes bis 3. Lebensmonat.

Reflex vs. Reaktion

Der Terminus **Reflex**, dessen Antworten immer gleichartig auftreten, wird im Bereich des Schluckens, Hustens und der frühkindlichen, primären Aktivitäten nicht mehr verwendet. Schon 1962 nannte Ingram diese Aktivitäten nicht mehr primitive Reflexe, sondern neonatale Mundreaktionen (van den Engel-Hoek 2008). Das ZNS lernt, auf zentrale, genetisch bedingte Hirnaktivitäten adaptierend und reaktiv zu antworten (Orth 2006). Dabei interagieren zwei Prozesse, die motorische Koordination und die sensorische Integration (Sveistrup und Wollacott 1996; Woollacott und Shumway-Cook 1986). Vom ersten Tag an entwickeln und verändern sich die Bewegungsantworten eines gesunden Säuglings im Tun!

Einfluss der Funktion auf die Form

Viele Autoren betonen das Roux'sche Prinzip: Die Funktion beeinflusst die Form (Bosma 1986; Castillo Morales 1998) – im Gegenzug beeinflusst die Form die Funktion! Die Fortschritte in der Zentrierung zur Mitte, die Fortbewegung, Aufrichtung und Atmung verändern die Form, die Strukturen des Körpers, die ihrerseits wieder neue Voraussetzungen schaffen, die darin und damit stattfindenden Funktionen weiterzuentwickeln.

Unter der Lupe

Bedeutung des Pharynx für die Kopf-/Nackenregion und die Körperaufrichtung

Anhand von Röntgenstudien an gesunden Kindern, die aus heutigen ethischen Konventionen nicht mehr möglich wären, beschrieb Bosma (1986) die frühkindliche Entwicklung des Pharynx zum oberen Luftweg und seine Bedeutung für die Kopf- und Nackenregion beim Aufbau posturaler Haltungsfunktionen. Durch das Schreien des Neugeborenen tonisiert sich der pharyngeale obere Atemweg (Rachen). Bosma bezeichnet die erste stabile Position des Übergangs von Nacken und Kopf als erste evidente Form von Haltung und Kompetenz. Die Haltungskontrolle beginnt. Auf dieser Basis können sich dann die kontrollierten Bewegungen des Kopfs in der aufrechten Position entwickeln. Durch das Schreien des Säuglings werden die – anfangs hochfrequente – Atmung (ohne Atempause), die Stimme und die Pharyngealmuskulatur gekräftigt. Übung und Variation machen den Meister!

Hebung des velopharyngealen Trakts

Nach Pörnbacher (2006) ist die weitere motorische Entwicklung, u. a. die muskuläre Längsspannung im Rahmen der Körperaufrichtung, eine Voraussetzung für die Hebung des velopharyngealen Trakts. Sie bezeichnet „die aktive Nackendehnung als eine Grundfunktion für jede Bewegungseinleitung". Nach heutigem Verständnis wird dies nicht mehr als Dehnung des Nackens, sondern als exzentrische Aktivierung, als „Nachlassen" der kurzen Nackenextensoren erklärt (Horst 2011). Die zunehmende Vertikalisierung der Wirbelsäule führt zur muskulären (dynamischen) Stabilisierung des Nackens und des Schultergürtels und schafft Voraussetzungen für die Entwicklung der Kopfkontrolle und der oralen Motorik.

Die Entwicklung der Mundmotorik steht im direkten Zusammenhang mit der Aufrichtung der Wirbelsäule und dem Stützen der Arme bei stabilem Schultergürtel (Orth 2011). Eine in den ersten Monaten physiologisch vorverlagerte Zunge wird sich mit der Vertikalisierung zurückziehen (◘ Abb. 9.1, 9.2, 9.3, 9.4 und 9.5).

Das Gesicht wird durch Muskelkräfte, zu Anfang maßgeblich durch die Atem- und Saug-Schluck-Bewegungen, und mit den entstehenden Drücken des

9

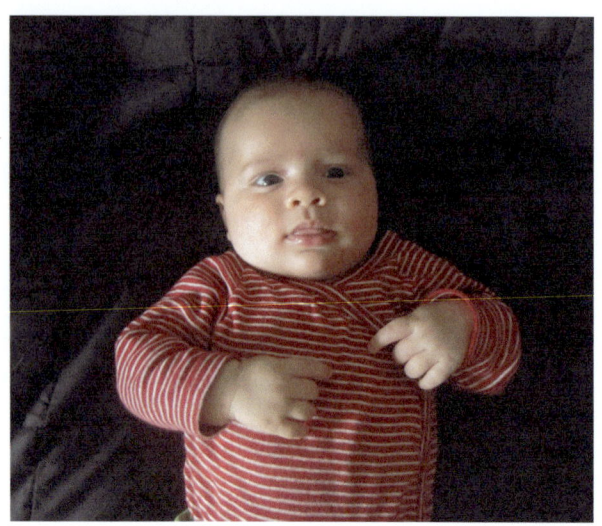

■ **Abb. 9.1** 2. Lebenswoche: Physiologische Vorverlagerung der Zunge

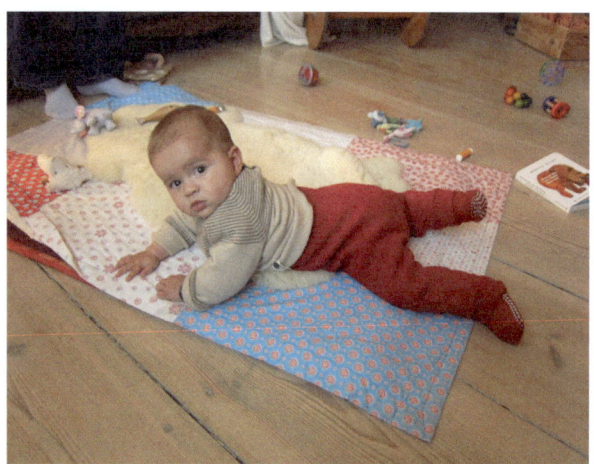

■ **Abb. 9.2** 6. Lebensmonat: Inkonstante Vorverlagerung der Zunge, Stützpunkt: Sternum

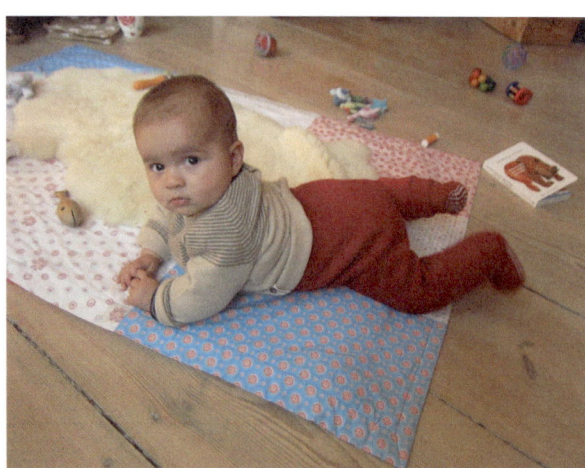

■ **Abb. 9.3** 6. Lebensmonat: Die Zunge ist zurückgezogen beim symmetrischen Stützen auf den Händen/Unterarmen mit dem Becken als Stützpunkt

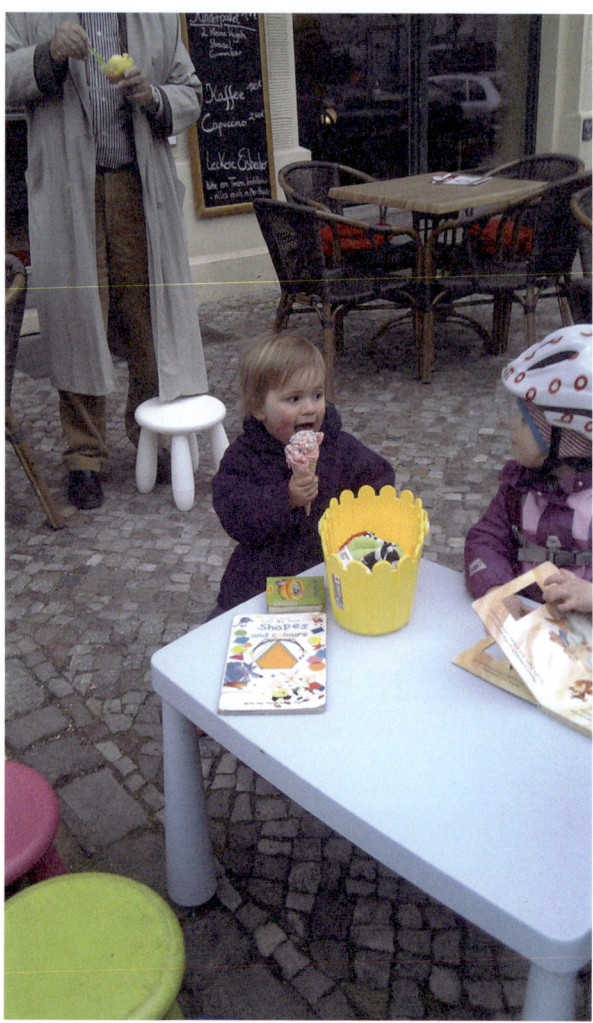

■ **Abb. 9.4** 24. Lebensmonat: Die Zunge wird bewusst und motiviert herausgestreckt

199   **9**

F.O.T.T. bei Kindern: Schlucken, Essen und Trinken – aber sicher!

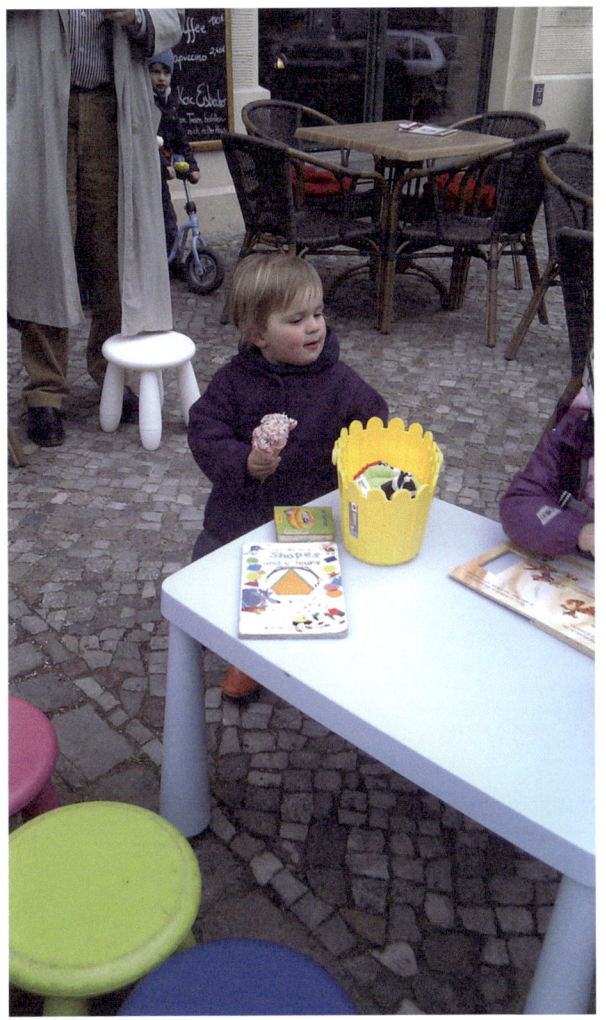

☐ **Abb. 9.5**   24. Lebensmonat: Nach dem Schlucken befindet sich die Zunge im Mund

sog. Buccinator-Mechanismus (Bewegungssynergien der Mm. orbicularis oris, Mm. buccinatores und der oberen Konstriktormuskeln, die für den oralen Transportphase notwendig sind) geformt. Zu Beginn bewegen sich Unterkiefer und Zunge gemeinsam in einem Massenmuster, mit anfangs noch wenig Variabilität in der Bewegungsabfolge (Bosma und Donner 1980).

Das frühe Saugmuster *Suckling* wird als „Lecksaugen" charakterisiert, bei dem durch rhythmisches Vorwärts-/Rückwärtsbewegen der Zunge die Milch aus der Brust gesogen, „gemolken" wird (☐ Tab. 9.1). Die Vorwärtsbewegungen der Zunge und des Unterkiefers verändern die Brustwarze ständig in ihrer Länge und drücken sie gegen den Gaumen. Dieses Muster tritt auch zu Beginn beim Trinken aus der Flasche auf, allerdings mit weniger stark ausgeprägter Vorwärtsbewegung der Zunge (Morris und Klein 2000). Daneben werden bei „passiver" Flaschenfütterung die tiefen Halsbeuger nicht beansprucht und trainiert wie beim Brustsaugen (Orth und Block 1987).

Ab dem 3./4. Lebensmonat beginnt die willentliche Steuerung der Aktivitäten mittels zentraler Verschaltungen (Hadders-Algra 2000). Der Körper lernt, sich zu zentrieren, das Gleichgewicht kann immer besser gehalten werden. In der Folge können die Hände mittig zusammen und in den Mund und an das Gesicht geführt werden. Mit dem Mund (phylogenetisch ein Greiforgan) wird „oral exploriert".

Durch die neurologische Reifung kommt es zu einem mehr willkürlichen Pump-Saug-Schluck-Muster mit 4–6 Monaten, dem *Sucking*. Die Zunge ist jetzt aktiver, ihr Bewegungsausmaß wird größer, die intrinsische Zungenmuskulatur bildet sich aus. Bei einem zunehmend stabilen Unterkiefer wird der Lippen- und Mundschluss

☐ **Tab. 9.1**   Primäre orale Reaktionen (LM = Lebensmonat; modifiziert nach Arvedson und Brodsky 2002; Biber 2012)

Primäre Reaktionen	Reiz – Reaktion	Hirnnerven	Verschwinden
Rooting/Suchen	Berührung der Wange oder des Mundwinkels löst ein Öffnen der Lippen und eine Kopfdrehung ipsilateral zum Reiz (Nahrungsquelle) aus	V, VII, XI, XII	3.–6. LM
Suckling (Saug-Schlucken)	„Lecksaugen", „Melken" der Brustwarze	V, VII, IX, XII	6.–12. LM
Zungenprotrusion	Bei Berührung, beim Trinken: Zunge nach vorn, extraoral	XII	4.–6. LM
Transversale Zungenreaktion	Nach Berührung der Zungenränder bewegt sich die Zunge zum Reiz	XII	10. LM
Phasisches Beißen	Druck auf den Zahnkamm löst rhythmische Auf- und Ab-Bewegungen des Unterkiefers aus	V	9.–12. LM
Würgen	Reaktion nach Berühren der hinteren Zunge	IX, X	Persistiert, aber zurückverlagert

besser, dadurch der intraorale Druck größer, das Saugen effektiver. Die Atmung und das Schlucken werden immer besser reziprok koordiniert, d. h. während des Schluckens kommt es zum Atemstopp.

Dynamische Stabilität und die Entwicklung motorischer Strategien

Das Kind entwickelt motorische Strategien zum Erreichen von Zielen. Das propriozeptive und das vestibuläre Systeme u. a. verhelfen zu Balance, Gewichts- und Schwerpunktverlagerungen. Drehen von der Rücken- in die Seitenlage, Unterarmstütz, Vierfüßlerstand, Aufrichten, Gehen, Laufen, Klettern sind Merkmale normalen Bewegungslernens in den ersten 2 Lebensjahren. Sie führen zum Erwerb dynamischer Stabilität (Stabilität/Mobilität) und posturaler Kontrolle (◘ Tab. 9.2). Weitere ausführliche Checklisten finden sich bei Morris und Klein (2000).

◘ **Tab. 9.2** Entwicklung der Körper-, Hand- und Mundfertigkeiten (zusammengestellt nach Arvedson und Brodsky 2002; Fischer 1998; Michaelis und Niemann 2010; Steding-Albrecht 2003; Vojta und Schweizer 2010)

Lebensmonat	Motorik – Kontaktaufnahme mit der Umwelt	Fertigkeiten
1	– Beugehaltung – RL: ungezieltes Strampeln – BL: keine Stützfähigkeit, kurzfristiges Kopfdrehen zur Seite, um Atemwege offen zu halten – Suckling, Suchreaktion auslösbar – Arme/Hände: Moro-artige Massenbewegungen, Mund-Hand-Reaktionen – Kurzfristiges Hinwenden zu auditiven, olfaktorischen Reizen, Blickfixierung für 2–3 s	– Unwillkürlichen Bewegung der Hand zum Mund – **Berühren – Saugen dünnflüssiger Nahrung**
3	– Kopfkontrolle, Nackenstreckung – **Erste isolierte Bewegung**: Augen bis 30° von der Mittellinie, Halten von Blickkontakt bei Änderung der Kopfposition – RL: Nachlassen der Beugehaltung, Fechterstellung; Strampeln: Arme, Beine, Zentrierung der Arme, Hände; Hand-Hand-Koordination: Begegnen der Hände mit assoziiertem Heranziehen der Beine – BL: kurzfristiges Abheben des Kopfes, STP: Unterarme; symmetrischer Ellenbogenstütz, Halten des Kopfes – STP: wandert Richtung Nabel (von kranial nach kaudal) – anhaltender Blickkontakt, Lächeln – Vokalisation, etwas differenziertere Lautäußerungen	– Hände werden mittig zusammengebracht – Hand an Brust/Flasche – **Umfassen – Saugen dickflüssiger Nahrung**
4–5	– Tendenz: Streckhaltung, Kopf drehen – RL: Beine in 90°-Flexion, STP: kranial/Nacken – Bei zielgerichtetem Greifen der Hände assoziierte Greifbewegung der Füße; Fuß-Fuß-Koordination – BL: „schwimmen" – Bewegen aller Extremitäten – Einzelellenbogenstütz – Drehen von RL in BL – Abklingen von Sucking, Suchreaktion – Zahnen – Identifiziert Personen, nonverbale Kommunikation – Juchzendes Lachen – Modulierte Vokalisation – allein und im Dialog	– Orales Explorieren – Greifen über die Mitte, zielgerichtetes Greifen nach lateral – Reichen der Objekte von Hand zu Hand – Abnahme vom Löffel – Unterstütztes Trinken aus einer Tasse
6–7	– Tendenz: Beugehaltung – BL: symmetrischer Handstütz, SP: Becken – STP: Oberschenkel und Hände – Beim langsamen Hochziehen zum Sitzen Halten des Kopfes in der Rumpfebene, Arme gebeugt – SL: instabil – Koordiniertes Drehen von RL in BL – Vierfüßlerstand, schräger Sitz – Hand-Fuß-Mund-Auge-Koordination – Phasisches Beißen – Verfolgt Aktivitäten in der nächsten Umgebung – Lautieren wird variationsreicher – Freude bei spielerischem Lagewechsel	– Beide Hände an der Flasche – Festhalten von Gegenständen – Gegenstände in den Mund stecken, von einer Hand in die andere wechseln – Speicheln beim Greifen – Beginnt, Nahrung vom Löffel abzunehmen, dabei vertikale Unterkieferbewegungen – Lutschen an fester Nahrung, asymmetrisches Abbeißen (als Vorstufe für rotierende Unterkieferbewegungen/Kauen) – **Loslassen – Explorieren fester Nahrung**

(Fortsetzung)

F.O.T.T. bei Kindern: Schlucken, Essen und Trinken – aber sicher!

201 **9**

▪ **Tab. 9.2** (Fortsetzung)

Lebensmonat	Motorik – Kontaktaufnahme mit der Umwelt	Fertigkeiten
8–9	– Langsitz, Robben – Koordiniertes Drehen von BL in RL, über sichere SL – Hochziehen in den Stand – Reiche Mimik, Fremdeln	– Gegenstände in den Mund führen, abbei-ßen – Hält Tasse und trinkt daraus – Greift nach oben – Einhändiges Halten
9–10	– Tendenz: Streckhaltung – Koordiniertes Krabbeln, Hochziehen an Gegenständen – Aktivitäten der Hand durch stabileren Schultergürtel – Hand-Mund-Auge-Koordination – Lautieren von Lautreihen mit „a"	– Abnahme weicher, passierter Kost mit der Oberlippe vom Löffel, Greifen nach dem Löffel – Mitführen des Löffels – Exploration von Gegenständen – **Transportieren – rotatorische Kiefer-/Zungenbewegungen für feste Nahrung**
11–13	– Freies Sitzen – Schritte seitwärts mit beiden Händen an Möbeln festhaltend, später daran entlang gehen – Freier (breitbasiger) Stand – Konkrete/objektbezogene Lautbildung	– Im Stand mit einer Hand hantieren, trans-portieren – Tasse halten und daraus trinken – Löffel wird mit ganzer Hand gegriffen – Zunehmend festere Nahrung – Pinzettengriff, Zangengriff mit opponier-tem Daumen
12–14	– Weitere Vertikalisierung – Aufrichten und Hinsetzen – An der Hand gehen, erste freie Schritte – Silbendoppelungen („mama", „papa", „dada"), erste Wörter – Initiieren, Fortführen und Beenden sozialer Interaktionen	– Laterale Zungenbewegungen – (Beginnt) mit dem Löffel (zu) essen – Trinkt selbstständig aus einer Tasse: 4–5 Schlucke hintereinander – Hält und kippt dabei die Tasse mit zwei Händen
15–24	– Gehen, sicheres Gleichgewicht, Handgeschicklichkeit – Streckung der Wirbelsäule und stabiler Kiefer ermöglichen Zungen-bewegungen nach kranial und in alle Richtungen intra- und extraoral – Verfeinern und Variation der erlernten Fertigkeiten – Ein-/Zweiwortsätze etc. – Einfache Aufforderungen, Gebote, Verbote werden verstanden, spielt allein	– Imitieren: 2 Klötze können aufeinander ge-setzt werden – Gegenstände aus der Hand abgeben – Ansehen von Bilderbüchern – Turm bauen aus 2–4 Klötzen – Rhythmische (Finger-)Spiele
24–36	– Kind läuft sicher, kann Hindernisse umgehen – Klettern, Schaukeln, das ganze Programm	– Umblättern von Buchseiten – Auswickeln von Bonbons – Rollenspiele, Umsetzen eigener Spielideen

BL = Bauchlage; RL = Rückenlage; SL = Seitenlage; SP = Schwerpunkt; STP = Stützpunkt

---

Unter der Lupe
Dynamische Stabilität

Die Körperaufrichtung, die darauf aufbauende Rumpf- und Kopfkontrolle sowie ein stabiler Schulter-gürtel ermöglichen Stabilität, ein *Punctum stabile*, damit die Extremitäten, die Hände, der Kiefer oder die Zunge sich den Gegebenheiten und der Aufgabe an-passen und als *Punctum mobile* agieren können, z. B. nach einer Tasse greifen, Lippen und Kiefer beim Füt-tern angepasst öffnen, zum Zähne putzen, später beim Sprechen. Die dynamische Stabilität, der blitzschnelle Wechsel von Punctum stabile und mobile ein und der-selben Struktur, wird mit der Zeit automatisiert, wie das bei allen Aktivitäten, auch während der Nahrungs-aufnahme, notwendig ist (Morris und Klein 2000).

Dynamische Stabilität bei der Nahrungsaufnahme

Als Gesunde können wir in fast allen Positionen essen, trinken und schlucken, aber bestimmte Mus-ter sind einfacher umzusetzen wie das aufrechte nach vorn gerichtete Becken bei Tisch oder Stehen mit zen-triertem Kopf. Die situative Anpassung von Becken, Rumpf, Kopf und Kiefer an die Aufgabe ist Voraus-setzung dafür, dass sich eine normale Nahrungsauf-nahme alters- und normgerecht entwickeln kann. Der Kiefer muss dynamisch stabil sein: mobil beim Spre-chen und Kauen, stabil beim Schlucken.

Dieses *biomechanische Prinzip* bestimmt auch die Aus-bildung einer physiologischen Stimmgebung und der Sprechbewegungen.

9

» „A good feeding pattern is essential for further speech."
(Helen Mueller 1997)

Selektivere Kiefer- und Zungenbewegungen entwickeln sich mit zunehmender Rotation. Das **Kauen** beginnt mit lateralen asymmetrischen Kieferbewegungen beim Zu- und Abbeißen im 6.–8. Lebensmonat. Später wird „gemampft" („munching"), zunächst mit stereotypen vertikalen Kieferbewegungen, die sich zunehmend ausdifferenzieren und kontrollierter ablaufen (Morris und Klein 2000). In der nächsten Phase muten die Kieferbewegungen diagonal an, bis sie dann in die typisch rotatorischen Bewegungen übergehen. Sie helfen, die Nahrung ausreichend zu zerkleinern, zu kauen, in der Mundhöhle hin und her zu transportieren und mit Speichel zu vermengen. Das Kauen vervollkommnet sich erst mit ca. 4 Jahren. Mit der Aufrichtung der Wirbelsäule und einem zunehmend stabileren Kiefer werden isolierte Zungenbewegungen (nach kaudal, lateral und später kranial durch ein Herausstrecken der Zunge) ab ca. dem 12. Lebensmonat möglich. Im 2. Lebensjahr sollte der Abschied von der Flasche eingeleitet und spätestens dann das Trinken aus dem Becher eingeführt werden.

Der Durchbruch der Molaren (bis zum 24. Lebensmonat), das Verschwinden der Saugpolster und das Wachsen der Mundhöhle vergrößern den buccalen Raum. Die Gesichtsform verändert sich, das babyhafte Aussehen verliert sich. Mit dem Längenwachstum und der Streckung der Wirbelsäule sinkt der Kehlkopf von Höhe des Halswirbels C3 auf C6–C8 (im Erwachsenenalter); er befindet sich dann hinter dem oberen Ösophagussphinktersegment.

Entwicklung weiterer facio-oraler Aktivitäten

Mit zunehmender posturaler Kontrolle und abgestimmter Atemführung werden eine differenziertere Mimik sowie Atem-, Phonations- und Sprechbewegungen möglich. Auch hier gilt: Beim Sprechen muss der Kopf stabil sein, damit die Sprechwerkzeuge mobil ihre Arbeit tun können.

Bei Säuglingen und Kleinkindern werden 70 % des Gesamtwiderstands der Atemwege über die Nase erzeugt (Riessen 2013), daher ist eine freie Nasenpassage sehr wichtig. Die Bronchien haben eine geringere Steifheit und die Atemwege einen geringeren Durchmesser. Primär wird Sekret durch die Bewegungen des Flimmerepithels aus der Lunge befördert, erst sekundär durch Husten. Die Verhältnisse gleichen sich dann ab dem Schulalter immer mehr denen Erwachsener an.

Damit *Husten* effizient ist, sind mehrere Komponenten zeitlich abgestimmt erforderlich: Inspiration mit schneller und ausreichender Kapazität, Glottisschluss, Kompression der Ausatemmuskeln bei tracheobronchialer Stabilität und eine kräftige, stoßartige Entleerung

des Sekrets nach oben außen. Voraussetzung sind u. a. funktionsfähige Rezeptoren und Flimmerepithel sowie eine suffiziente Sekretmobilisation in den Bronchien und der Lunge.

Schnäuzen, also gezielter Druckaufbau bei der Atemführung über die Nase, wird erst im Kindergartenalter möglich. Auch professionelle Zahnputzmethoden (▶ Abschn. 6.2.11) verlangen eine hohe Koordinationsleistung der Hand- und Fingerbewegungen, die erst im Schulalter möglich werden. Bis zum 7. Lebensjahr sollten Eltern die Zähne der Kinder immer nachputzen.

Erfahrung durch Lernen – Plastizität durch Erfahrung

Die Plastizität des Gehirns, der Muskeln und der Strukturen entwickelt sich erfahrungsspezifisch. Das Sammeln von Erfahrung in und mit der Umwelt, das Experimentieren und Imitieren in einem bedeutungsvollen Kontext, erstreckt sich über die gesamte Lebensspanne.

❯ Beachte
   Triebfedern des Lernens und des Kompetenzerwerbs:
   ▬ Vigilanz
   ▬ Aufmerksamkeit
   ▬ Wohlbefinden
   ▬ Neugier, Interesse, Motivation
   ▬ Langsamkeit

Die Aufmerksamkeit wird beim motorischen Lernen immer auf das Lösen einer Aufgabe, eines Problems gerichtet, nicht auf das kognitiv gesteuerte „Wie" der Durchführung (Wulf 2009). Wiederholung und Variation ermöglichen das motorische Lernen. Haltungsreaktionen und die motorischen Bewegungsabläufe werden so oft wiederholt und variiert, bis sie zunehmend weniger Aufmerksamkeit erfordern und sich automatisieren (Bower 2008; Kleim und Jones 2008; Mulder und Hochstenbach 2002). Wohlbefinden und Langsamkeit (auch Pausen) sind notwendig für die neuronale Entwicklung (Orth 2006).

9.5.2 Einfluss von Haltung/Bewegung auf facio-orale Funktionen

Ohne die Fähigkeit, das Gleichgewicht zu halten, Positionen verändern zu können, sind die Auseinandersetzung und Interaktion mit der Umwelt sowie die Nahrungsaufnahme massiv erschwert. Einem Kind mit persistierenden Einschränkungen müssen Angebote zum Finden der Zentrierung, Symmetrie und bei Gleichgewichts- und Haltungsreaktionen gemacht werden, bzw. muss ihm in eine entsprechende Position verholfen werden. Die veränderte Haltung (mit zunehmend verkürzter Muskulatur) führt zur Überstreckung des Körpers und

F.O.T.T. bei Kindern: Schlucken, Essen und Trinken – aber sicher!

203   **9**

des Kopfes, beeinträchtigt das Speichelschlucken, die Aufnahme von Nahrung, ihre Bearbeitung und das Schlucken massiv. Eine wechselseitige Beeinflussung von Haltung und Kopfposition beschreibt auch Ekberg (1986).

> **Beachte**
>
> **Prinzipielle Ausgangsüberlegungen:**
> - Was können wir tun, um pathologische motorische Reaktionen und Antworten zu minimieren und spontane Schluckantworten zu elizitieren (hervorzulocken)?
> - Wie müssen wir ein Kind anfassen, es halten, positionieren – z. B. bei Hyperreagibilität?

Es ist zu unterscheiden zwischen Positionierung und Lagerung:
- *Positionieren* erfolgt in verschiedenen Ausgangstellungen im therapeutisch gestalteten Umfeld und Alltag für Aktivitäten und Teilhabe.
- *Lagerung* dient v. a. dem Ausruhen und Schlafen.

Handling bezeichnet das Halten, Positionieren des Kindes und die manuelle Unterstützung bei Bewegungsübergängen, beim Verrichten von (pflegerischen) Tätigkeiten wie Windel wechseln, Anziehen (○ Abb. 9.6) und Tragen oder bei Alltagshilfen, z. B. Hilfen zum Mundschluss.

Positionierung bei der Nahrungsaufnahme

Über die Bedeutung der posturalen Kontrolle für das Anreichen von Essen bei Kindern herrscht Übereinstimmung (West und Redstone 2004). Es haben sich in der Kindertherapie Behandlungs- und Esspositionen durchgesetzt, die Sicherheit schaffen sollen. Entwickelt wurden diese Positionen mit der Kieferstabilisierung in

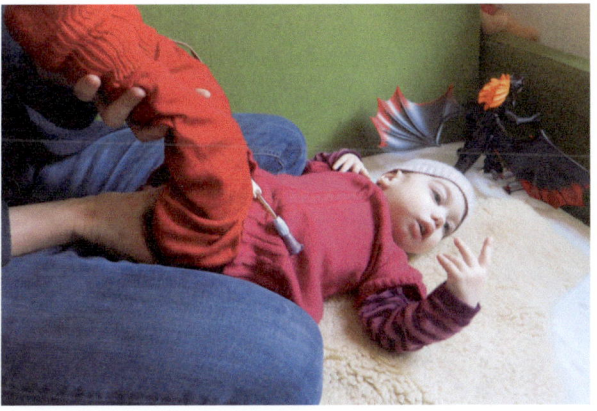

○ **Abb. 9.6** Handling: Beim Hochziehen der Hose hält die Mutter das Becken bei gebeugten Hüften hoch. Der Körperschwerpunkt befindet sich im Bereich der oberen BWS und des Nackens, deren Rezeptoren dadurch Impulse zur Streckung bekommen sollen

den 1960/70er-Jahren von den Bobath-Protagonisten (Bower 2008; Mueller 1997).

Eine symmetrische, aufrechte Rumpfposition mit langem Nacken, bei der sich die Hüften möglichst in 90°-Position befinden und die Füße auf einer festen Unterlage positioniert sind, zeigt eine verbesserte Tonisierung der Muskeln (Nwaobi 1987). Diese Haltung soll die Aktivitäten im Mundbereich erleichtern und eine Aspiration reduzieren (Gisel et al. 2000).

Eine gute Unterstützungsfläche für die Arme, z. B. durch einen Tisch als Hilfe zur Aufrichtung und Stabilisierung des Schultergürtels, zählt nach unseren Erfahrungen auch zu einer guten Behandlungs- oder Essposition. Die fütternde Person kann gegenüber positioniert (Blickkontakt möglich, ○ Abb. 9.12) oder (seitlich) hinter dem Kind sitzen und es in seinen Aktivitäten führen (○ Abb. 9.10).

Säuglinge können auf den aufgestellten Oberschenkel des sitzenden Erwachsenen mit viel Flexion für Schultern, Hüften und Knien positioniert werden, sodass ebenfalls eine Streckung der Wirbelsäule, ein langer Nacken und v. a. Blickkontakt möglich sind. Die Herstellung der motorischen Ruhe („Calma motora"; Castillo Morales 1986; Türk et al. 2012) hat sich bewährt. Sie verhilft u. a. zur Zentrierung und ggf. zum Blickkontakt und Imitieren. Selbstverständlich werden auch Lautäußerungen aufgegriffen, wiederholt und mit der Zeit auch verändert angeboten.

Wird ein Säugling im Arm haltend gefüttert, sollen unbedingt seine beiden Arme zur Mitte geführt sein (und nicht ein Arm hinter dem Rücken der Mutter „fixiert" werden). Weitere Ausführungen zu Fütterpositionen (ab der Geburt bis zum 18. Lebensmonat) finden sich bei Morris und Klein (2000).

Lagerung

Immer mehr setzt sich die therapeutisch-funktionelle *Lagerung in Neutralstellung* (LiN) durch (Pickenbrock 2012). Die Gelenke werden in einer möglichst neutralen Stellung platziert, Überdehnung und Verkürzung von Muskeln sollen vermieden werden. Die Unterlage passt sich dem Körper an und nicht umgekehrt, d. h. die Körperabschnitte werden mit alltagsüblichen Lagerungsmaterialien wie Steppdecken, Kissen, Handtüchern durch „Modellieren" und „Stopfen" stabilisiert (▶ http://www.lin-arge.de/; Pickenbrock et al. 2015).

Die LiN-Arbeitsgruppe nennt Ausnahmen: Bei Kindern bis zum 6. Lebensjahr werden die Hüften gespreizter als neutral gelagert, um die Bildung der Hüftpfannen nicht zu beeinträchtigen. Die LiN-Trainerin Krasser (2023; persönliche Mitteilung) formuliert es so: „Bei Kindern und Jugendlichen ist das Wachstum noch nicht abgeschlossen... So ist die Position, z. B. in der Phase der Hüftgelenkausbildung, an die Entwicklung anzupassen. Ebenso verhält es sich mit der physiologischen Entwicklung der Wirbelsäule. Auch hier wird das Lagerungsmaterial individuell an die Entwicklung des Kindes modifiziert. Das biologische Alter und das entwicklungsbezogene Alter stehen hierbei immer im Wechselspiel zu den Therapieschwerpunkten und den Bedürfnissen des jungen Menschen. Dem Kind an bestimmten Körperabschnitten Halt zu geben und andererseits die Möglichkeit die eigene Beweglichkeit zu unterstützen ist der Inhalt des Positionierungskonzeptes. Im Rahmen von F.O.T.T. kann hier viel Unterstützung durch Lagerung für die Zunahme von Funktionen im Rahmen der Ressourcen des Kindes genutzt werden."

Anzustreben und in Institutionen häufig genutzt ist auch ein regelmäßiges Lagern in Bauchlage oder die 135°-Lagerung (vgl. atemfördernde Lagerungen, Abschn. 9.6.6, ▶ Kap. 12).

> **Beachte**
> Um (stillen) Aspirationen vorzubeugen, sollte die Lagerung regelmäßig sowie bei Bedarf verändert und so gestaltet werden, dass Speichel mit der Schwerkraft aus dem Mund fließen kann.

Bei Kindern mit gastroösophagealem Reflux ist eine zusätzliche 40°-Schrägstellung/Erhöhung der Liegefläche notwendig, die Bauchlage sollte nur unter Vorsicht und unter Beobachtung angewendet werden; bei Kindern mit PEG/PEJ nur in Sondierungspausen. Für Erwachsene wird die Lagerung in Seitenlage links empfohlen ▶ Abschn. 12.2.4.

Positionierungen zur Verbesserung der aktiven Teilhabe an Alltagshandlungen wie Essen und Trinken und wechselnde Lagerungen müssen individuell gesucht und immer wieder angepasst werden. Regelmäßige Schulungen, Anleitungen von Angehörigen und betreuendem Personal sind wichtig.

9.5.3 Einbeziehen der Hände – von der Hand in den Mund!

Die Hände sind Tag und Nacht immer wieder im Gesicht, z. B. wenn die Nase juckt, beim Abtrocknen, Mund abwischen, beim Kratzen, zum Abstützen etc. Ein enger Entwicklungszusammenhang zwischen Händen und Mund ist gegeben. Die interdigitale Membran zwischen den Fingern ist genetisch gleichen Ursprungs wie die der Zunge. Hand-Mund-Assoziationen finden sich bei primären Reaktionen, bei der palmaren, palmomentalen Greif- und bei der Babkin-Reaktion (Biber 2012). Das Einbeziehen der Hände führt immer wieder zu Mundbewegungen und umgekehrt. Liegen Kontrakturen der Hände vor und können diese den Teller, Becher o. Ä. nicht festhalten, dann werden die Arme, Hände anders einbezogen, z. B. im Kontakt zum Therapeuten, oder der Teller wird so platziert, dass er zumindest die Hand, den Arm berührt (◘ Abb. 9.11 und 9.16).

> **Beachte**
> **Know the normal!** – Im Alltag sind die Hände bei fast allen Aktivitäten involviert. Unzählige Male am Tag sind die Hände am oder im Mund. Sie sollten auch im Alltag und der Therapie der Kinder immer einbezogen werden!

9.6 Förderung der facio-oralen Funktionen und Aktivitäten

Zur Vorbeugung oraler sensorischer Deprivation und damit das Kind lernen kann, Aktivitäten durchzuführen, müssen ihm Möglichkeiten zur oralen und/oder manuellen Exploration in den verschiedenen Kontexten im Alltag konsequent angeboten werden. Die Stimulation des Mundinnenraums hat eine große Bedeutung, besonders bei Kindern, die ihre Zunge nicht willkürlich einsetzen können oder die auf eine PEG angewiesen sind, z. B. bei einer Ösophagusatresie im Säuglingsalter.

9.6.1 Gesicht, Hände, Mund: taktiles Hallo und F.O.T.T.-Mundstimulation

Die Begrüßung der Kinder erfolgt dem Anlass entsprechend und berücksichtigt ihre speziellen Bedürfnisse. So werden Kinder mit eingeschränkter Vigilanz und/oder Wahrnehmung oder im Wachkoma von allen Teammitgliedern auf dieselbe Art und Weise begrüßt, z. B. mit einer im Team vereinbarten Initialberührung an einer Schulter.

Es wird eine Ausgangsstellung gesucht, ggf. korrigiert, oder eine vorhandene Position überprüft und kleine Veränderungen zum „Sich spüren in der Umwelt" vorgenommen. Die Annäherung an das Gesicht beginnt langsam mit einem „taktilen Hallo", am besten mit den Händen des Kindes, bis diese Berührungen toleriert werden (◘ Abb. 9.7).

Der Kiefer wird mittels Kieferkontrollgriff stabilisiert. Die Finger des Kindes oder des Therapeuten nähern und berühren den Mund oder den Mundvorhof wiederholt und variierend.

Erst danach kann die F.O.T.T.-Mundstimulation folgen (▶ Abschn. 6.2.9, ◘ Abb. 9.10).

> **Unter der Lupe**
> **F.O.T.T.-Mundstimulation**
> **Know the normal!** Wir stimulieren uns den ganzen Tag im Gesicht und in der Mundhöhle, auch und besonders beim Essen, Trinken und Sprechen. Menschen, die das nicht können, sollen auf diesem Weg die notwendigen Erfahrungen „von außen" gesetzt bekommen. Bei der Mundstimulation werden über-

F.O.T.T. bei Kindern: Schlucken, Essen und Trinken – aber sicher!

205   **9**

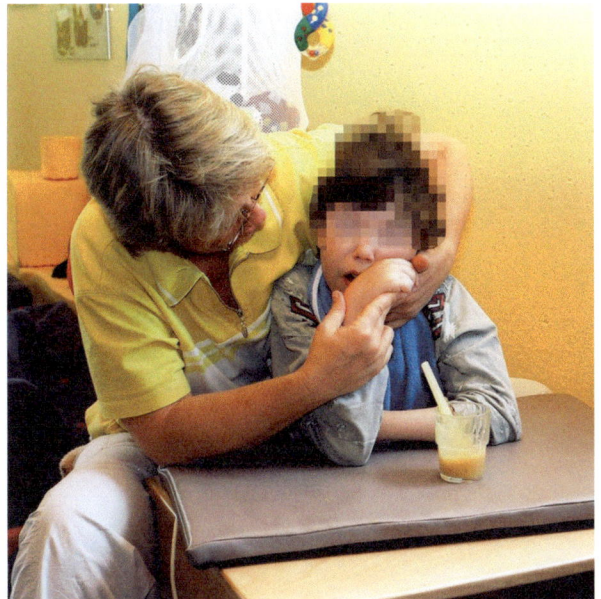

Abb. 9.7 Taktiles Hallo. Die Therapeutin gibt mit ihrem Körper Halt, Begrenzung und Unterstützungsfläche von hinten und führt die Hände des Kindes zum Gesicht. Das Kind ist in Vorlage positioniert. Die Arme sind aufgestützt

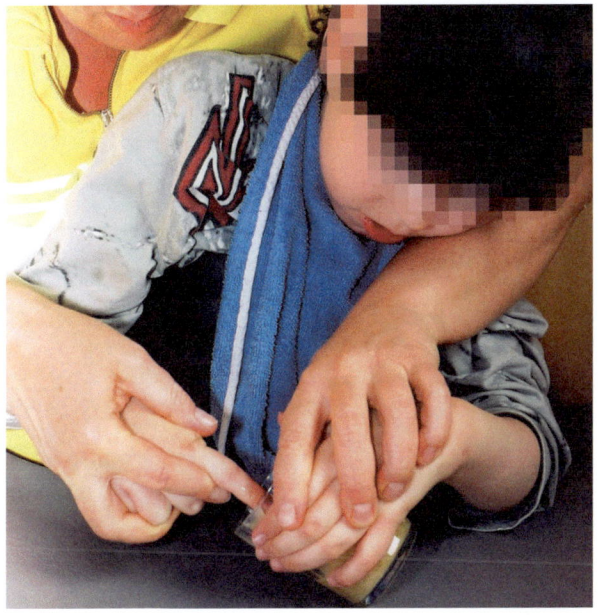

Abb. 9.8 Anschließende Mundstimulation mit dem Finger des Kindes bei Kieferstabilisierung

all da Spürinformationen und Reize gesetzt, wo die Zunge von sich aus nicht hinkommt. Ziel ist es, Schlucken oder motorische Reaktionen auszulösen, die zum Schlucken ausgebaut werden.

Die Mundstimulation wird nach dem „taktilen Hallo" eingesetzt

- zur Befundung,
- als Vorbereitung des oralen Systems,
- um Schluckreaktionen auszulösen,
- um Struktur anzubieten,
- um Hyperreagibilität vorzubeugen,
- als Routine vor der Nahrungsaufnahme,
- vor oder modifiziert als Mundhygiene (z. B. mit feuchter Gaze),
- zum Aufspüren von Verletzungen und Beißspuren in den Wangen.

Dieses langsame Vorgehen soll das System in einen Zustand der Bereitschaft (*readiness*) versetzen und so auch Abwehr- oder Würgreaktionen vermeiden helfen, die auch bei Müdigkeit gehäufter auftreten.

> **Beachte**
> Bei möglicher Beißreaktion dürfen die Finger nur in den Mundvorhof, nicht jedoch zwischen die Zähne geführt werden. Auch nicht die Finger des Kindes!
> Aus dem Mund laufender Speichel oder Nahrung sollte nicht diffus abgewischt werden, um keine Ausweich- und Streckbewegungen auszulösen (■ Abb. 9.11). Da starkes Speicheln oft den ganzen Tag über auftritt, ist die entsprechende individuelle Alltagshilfe von allen, die mit dem Kind zu tun haben, möglichst auf identische Weise durchzuführen.

Praxistipp

Mund säubern– therapeutisch strukturiert
In angepasster Geschwindigkeit soll herauslaufender Speichel oder Nahrung bei Kieferstabilisierung mit gutem Druck Richtung Mundschluss abgetupft werden. Intraoral kann er mit feuchter Gaze, z. B. im Rahmen einer Mundstimulation, entfernt werden.

9.6.2 Therapeutisches Essen und orale Nahrungsgabe

Ist das Kind positioniert und vorbereitet und sein Mundraum „wach", kann sich eine therapeutische Nahrungsgabe anschließen (s. Übersicht), wenn die Voraussetzungen dafür gegeben sind (vgl. therapeutisches Essen, ▶ Abschn. 4.5.2).

Übersicht Voraussetzungen für therapeutisches Essen (nach F.O.T.T.)
- Wachheit
- Situationsverständnis

— Positionierung (auch unterstützt mit Hilfsmittel)
— Lippen- und Kieferschluss (auch unterstützt)
— Beginnende orale und pharyngeale Bewegungen
— (Möglichst) Speichelschlucken
— Suffiziente Hustenreaktion (auch mit Hilfe)
— Stimmgebung möglich
— Keine Verschleimung
— Keine Pneumonie

Das Kind soll eine „Idee" vom Essen bekommen, riechen und schmecken können. Das Interesse für Nahrung soll geweckt werden und die dafür notwendigen Bewegungen in sicherer und kontrollierter Situation erfahren werden können (◘ Abb. 9.9 und 9.10).

Begonnen wird mit kleinsten Mengen, die mittels Finger, Sauger oder später einem kleinen Löffel oder in einer Tasse angereicht werden (◘ Abb. 9.12). Meist handelt es sich dabei um Tropfen von Flüssigkeit oder Passiertes, um Geschmacksimpulse zu setzen und motorische Antworten auszulösen. Auch das Kauen in feuchter Gaze mit festem Kaugut kann eingesetzt werden. Bei langem Nacken kann mit dem Kieferkontrollgriff der Mundschluss taktil unterstützt und Schluckhilfen angeboten werden (▶ Abschn. 4.3.3).

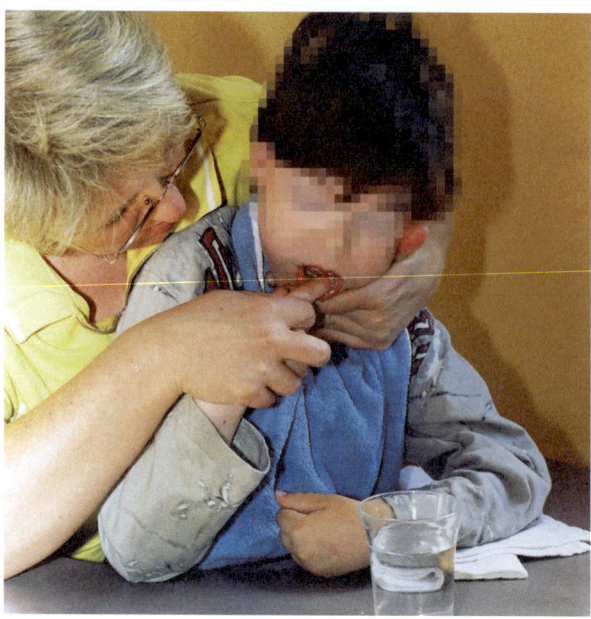

◘ **Abb. 9.10** Der benetzte Finger wird zum Mund geführt. Bewegungen und Geschmacksreize können in kontrollierter Situation erfahren werden

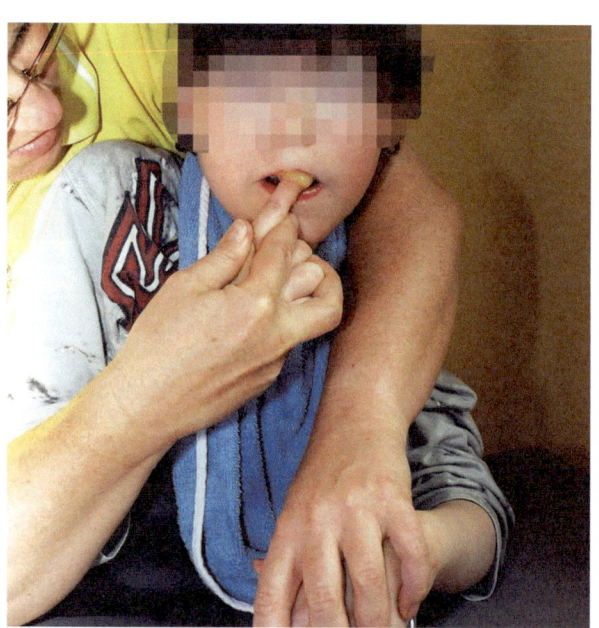

◘ **Abb. 9.9** Präorale Phase: Das Kind wird geführt beim Halten des Bechers, beim Benetzen des Fingers

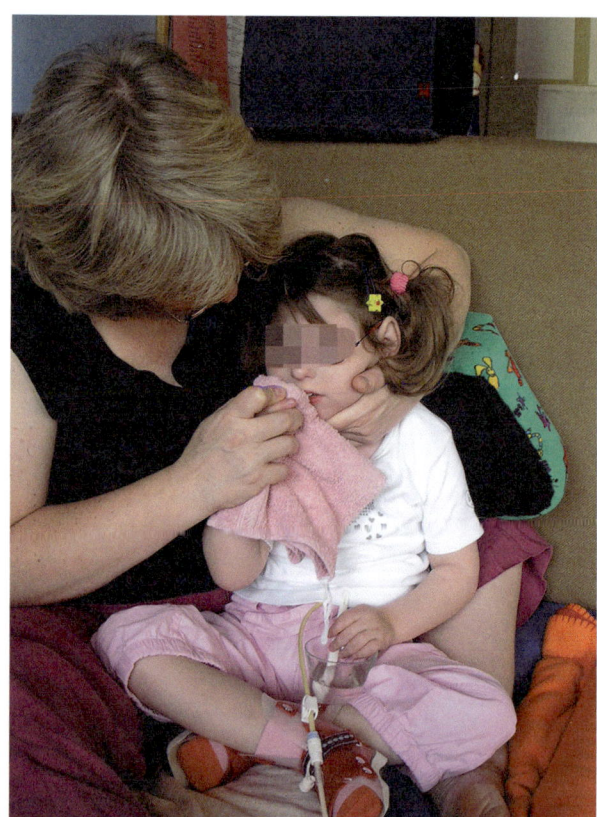

◘ **Abb. 9.11** Die Hand des Kindes wird beim Abtupfen des Mundes geführt. Die andere Hand hat Kontakt zum Becher

207   9

F.O.T.T. bei Kindern: Schlucken, Essen und Trinken – aber sicher!

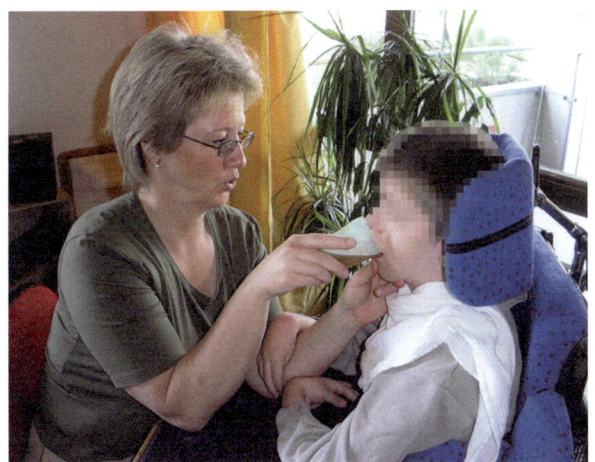

Abb. 9.12 Schluckweises Trinken mit stabilem Kiefer. Die Arme sind involviert. Die Therapeutin macht das Mundspitzen vor und unterstützt es akustisch

> **Beachte**
>
> Sicherheit geht vor! Kinder in instabilem Allgemein-zustand zeigen Variationen in ihrer Tagesform. Eventuell muss daher der Sicherheit wegen von dem Therapieplan abgewichen werden. Auch hier sind die Faktoren Langsamkeit, Wiederholung und Variation zu beherzigen. Geduld aufseiten des Erwachsenen ist ebenso notwendig! Die Atmung und Stimmqualität vor, während und nach dem Essen dienen als Seismo-grafen und Indikatoren, ob die Nahrung den richtigen Weg nimmt.

Wichtig sind ein strukturiertes, kleinschrittiges Vor-gehen, langsames Anreichen und anschließende Pausen, damit sich die Atmung nach dem Schluck und Atemstopp wieder rhythmisieren kann. Neigen Kinder zum Erbrechen, dann sollten häufig, aber nur kleine Mengen angereicht werden.

Sind Beeinträchtigungen der Atmung und Stimm-qualität, z. B. feucht-gurgelnde Stimme, nach dem Essen erkennbar, wird das weitere Anreichen aus-gesetzt. Die Reinigung der Atemwege hat Vorrang!

Praxistipp

Hustenunterstützung und Schluckhilfen: Der Kopf und Rumpf des Hustenden sollten dabei möglichst in Fle-xion gehalten werden, um eine Überstreckung zu ver-meiden! Die Hände geben seitlich an den Rippen-bögen Stabilität, sodass die Ausatemluft effizienter ihren Weg nach oben finden kann. Für ein anschlie-ßend zu erwartendes Schlucken sollte ggf. eine Schluckhilfe angeboten werden (▶ Abschn. 4.3.3).

Diätetische Überlegungen bezüglich der zu ver-abreichenden Konsistenzen orientieren sich an dem Entwicklungsalter von dünn- über dickflüssig zur wei-chen und festen Kost, aber auch an den funktionellen Möglichkeiten des Kindes.

9.6.3 Gestaltung von Sondenernährung

Künstliche Ernährung entschärft lebensbedrohliche Phasen der Malnutrition. Sie nimmt den Druck von den Eltern und Betreuern, unbedingt Kalorien und Flüssigkeit zuführen zu müssen, die für das Wachstum und den Energiebedarf unabdingbar sind. Parenterale Ernährung via Venenkatheter wird notfallmäßig verab-reicht. Zu Beginn werden nasogastrale Magensonden gelegt, die die Schluckbewegungen mechanisch be-hindern können. Immer wieder kommt es zu versehent-lichem Ziehen der Sonde – durch das Kind oder beim Handling. Bei persistierender Problematik wird eine PEG eingesetzt oder bei Refluxproblematik eine PEJ in den Zwölffingerdarm gelegt.

Sondennahrung ist eine Mahlzeit!

Zumindest 1- bis 2-mal pro Tag und für eine gewisse Dauer sollte das Kind beim Sondieren wie bei der ora-len Gabe positioniert werden. Die Hände und der Mund werden in diese Mahlzeit einbezogen, z. B. durch eine Mundstimulation, Geschmacksreize mit dem Finger (■ Abb. 9.13). Die Idee dabei ist, auf diese Weise ein Ver-ständnis und einen Bezug zum Stillen des Hungergefühls herzustellen. Grundsätzlich wird wegen der Refluxgefahr mit erhöhtem Oberkörper sondiert (■ Abb. 9.14).

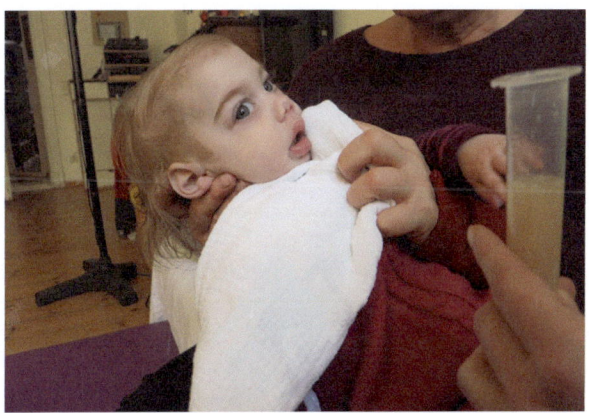

Abb. 9.13 Während der Sondierung: Der mit Milch benetzte Mund wird in Richtung Mundschluss abgetupft

9

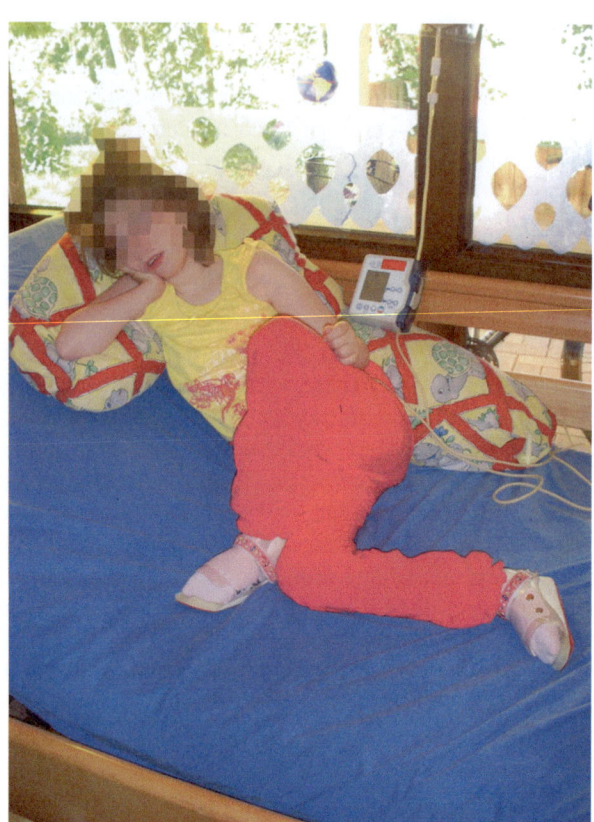

◻ **Abb. 9.14** Sondierung in Seitenlage mit erhöhtem Oberkörper. Die Hüft- und Beinstellung wird nach einigen Minuten wieder verändert

Kombinierte orale und Sondenernährung

Auch wenn nur kleine Mengen oral abgenommen werden, sollte dies positiv gewertet und unbedingt beibehalten werden. Die weitere notwendige Nahrungs- und Flüssigkeitszufuhr wird mittels Sonde ergänzt. Dies hat viele Vorteile im Vergleich zur ausschließlichen Ernährung über eine Sonde. Die Strukturen im Schlucktrakt werden bewegt, die Schleimhaut wird gesund gehalten. Der gefürchtete Zungenbelag und Soor können verhindert oder minimiert werden.

> **Unter der Lupe**
> **Sondenentwöhnung bei Kindern mit Fütterstörungen**
> In den letzten Jahrzehnten sind interprofessionelle Sondenentwöhnungsprogramme für Kinder mit Fütterstörungen entwickelt worden, die organisch in der Lage wären, oral zu essen (Dunitz-Scheer et al. 2007; Wilken und Jotzo 2011). Diese können stationär oder in der Häuslichkeit, z. B. via Netcoaching durchgeführt werden. Beide Verfahren des Grazer Modells weisen sehr hohe Erfolgsraten von 90 % beim Netcoa-

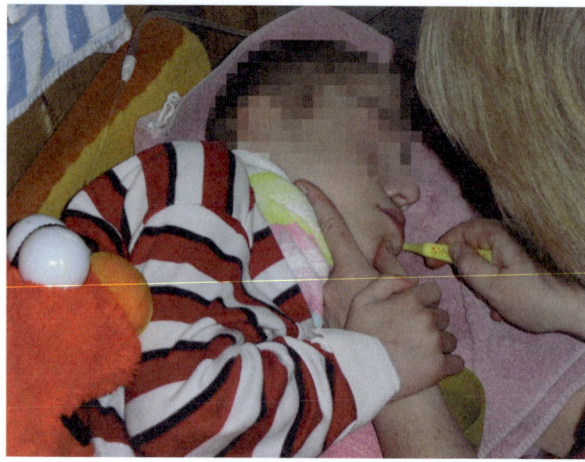

◻ **Abb. 9.15** Zähneputzen in Seitenlage

ching und 81 % bei der stationären Behandlung auf (Marinschek et al. 2015). Je früher ein Entwöhnungsprogramm – nach einer einmal erforderlichen Sondenernährung – begonnen werden kann, umso weniger können sich hinderliche Verhaltensweisen festigen oder es sogar zu einer Sondenabhängigkeit (Sondendependenz) kommen (▶ http://www.notube.com/de/).

9.6.4 Mundhygiene: Schluckstimulation und Pneumonieprophylaxe

Mundhygiene dient nicht nur der Gesunderhaltung der Zähne. Sie ist besonders wichtig bei Kindern, die wegen Schluckproblemen künstlich ernährt werden und/oder (still) aspirieren, da mit dem Speichel auch Bakterien aus der Mundhöhle in die Lunge gelangen und Pneumonien verursachen können (▶ Abschn. 6.2.11).

> ❯ **Beachte**
> Nach Beendigung einer Mahlzeit ist der Atmung und Residuen in der Mundhöhle besondere Aufmerksamkeit zu widmen. Die Inspektion und Reinigung der Mundhöhle nach dem Essen ist unbedingt notwendig, bevor das Kind in eine liegende Position gebracht wird.

Zähne putzen – auch ohne vorherige Nahrungsgabe – bietet eine der besten Gelegenheiten, um im Kontext mit der Kinderzahnbürste des Erstlingssets oder einen Noppenfingerling strukturierten, taktilen Input im Mund zu geben und an Schluckreaktionen zu arbeiten (◻ Abb. 9.15 und 9.16).

F.O.T.T. bei Kindern: Schlucken, Essen und Trinken – aber sicher!

209   **9**

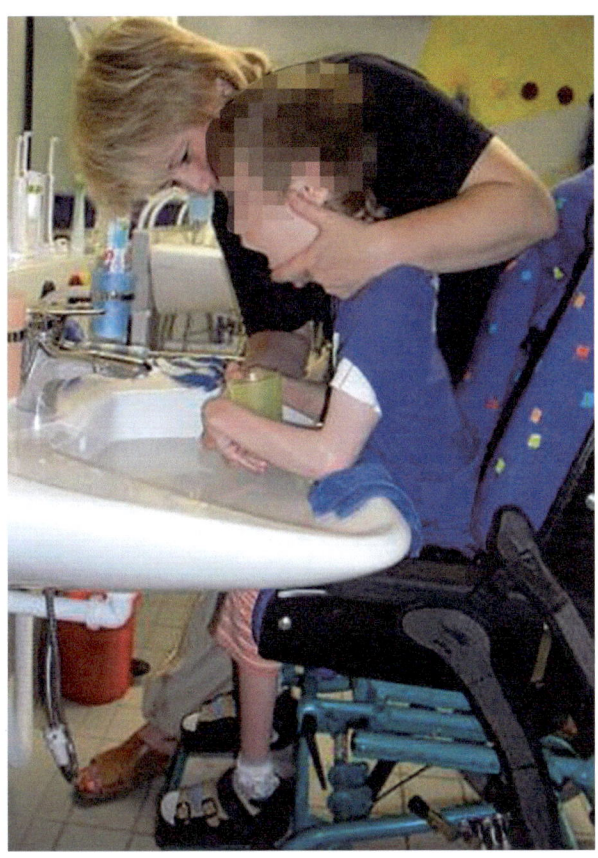

◘ **Abb. 9.16**   Zähneputzen am Waschbecken

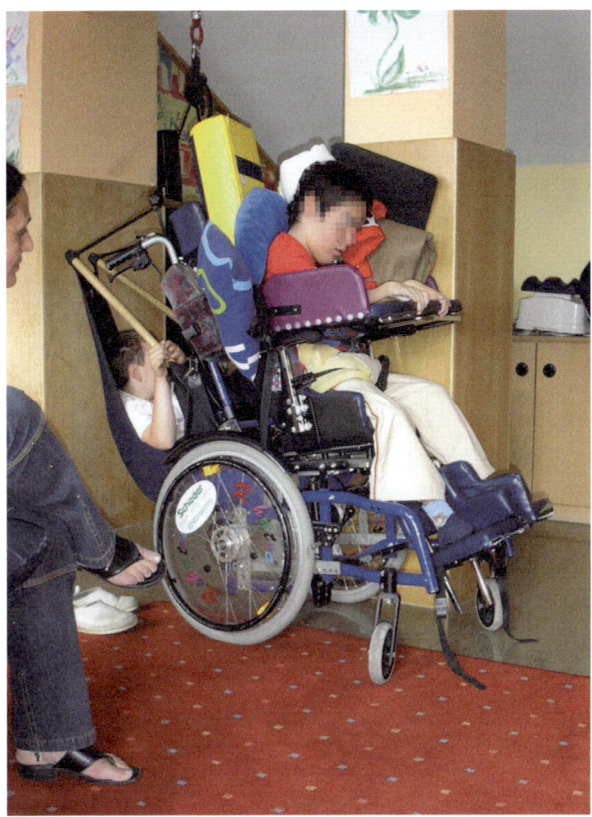

◘ **Abb. 9.17**   Aufrechte Lagerung nach der Mahlzeit: Kopf seitlich angelehnt

---

Praxistipp

Ein mit Gaze gepolsterter Spatel oder Cheyne-Löffel (◘ Abb. 6.13) kann zum Offenhalten des Mundes präpariert werden und gibt dem Unterkiefer Stabilität. Diese Hilfen müssen für eine mögliche Schluckreaktion während des Putzens immer wieder entfernt und danach erneut positioniert werden.

Eine regelmäßige Befeuchtung einer trockenen Mundschleimhaut, z. B. bei Kindern in palliativen Situationen, wird empfohlen (Penner et al. 2010).

9.6.5 Lagerung nach dem Essen – Ruhepositionen

Nach dem Essen und der Mundhygiene muss (für ca. 20 min) eine sichere, aufrechte Positionierung eingenommen werden, die einen Rückfluss der Nahrung in den Rachen, Reflux oder Erbrechen und eine etwaige Aspiration verhindern kann. Das Kind kann mit Lagerungsmaterial gestützt nach vorn oder seitlich angelehnt werden. Nicht geschluckter Speichel kann mit der Schwerkraft nach außen laufen (◘ Abb. 9.17, 9.18

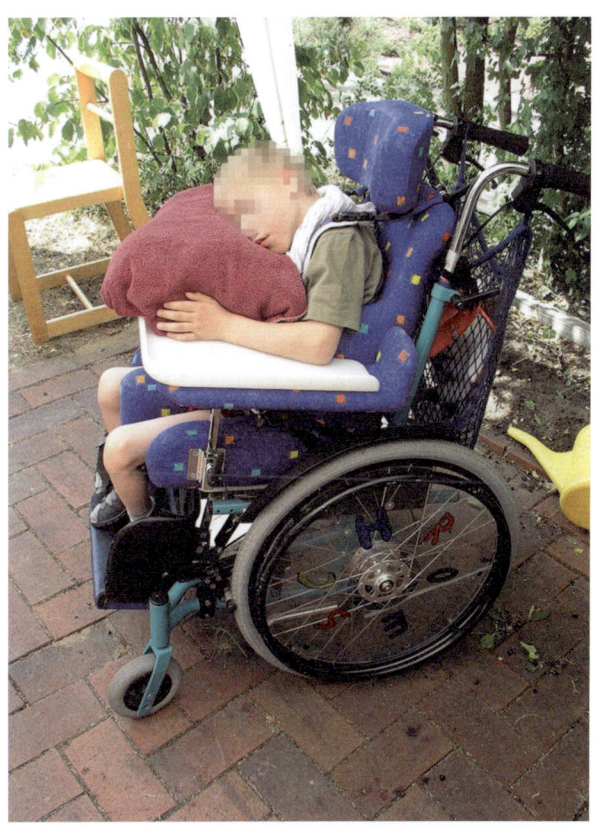

◘ **Abb. 9.18**   Aufrechte Lagerung nach der Mahlzeit: Kopf nach vorn abgelegt

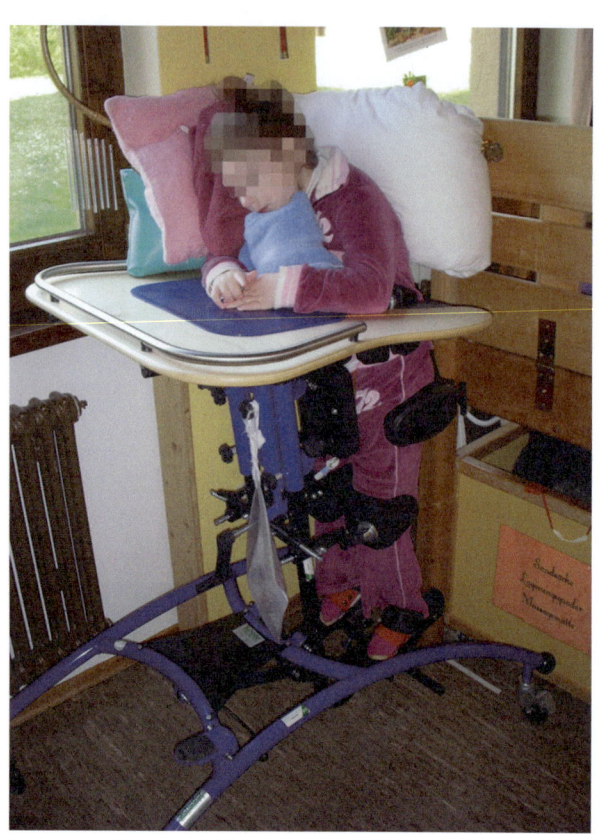

◘ Abb. 9.19 Ruheposition nach Sondierung im Standing für einige Minuten

und 9.19). Als anschließende Lagerung ist die Seitenlage – bei Refluxgefahr mit Erhöhung des Oberkörpers – unabdingbar.

> **Beachte**
> Die Rückenlage ist kontraindiziert, orale Residuen oder Mageninhalt können mit der Schwerkraft nach hinten in die offenen Atemwege fließen!

9.6.6 Atemtherapie und Sekretmanagement

Körperliche Aktivitäten und Bewegung führen zu einer Vertiefung der Atmung. Atemtherapie kann die Belüftung des Thorax verbessern, die (pulmonale) Leistungsfähigkeit steigern und einen produktiveren Hustenstoß fördern (► Kap. 8). Atemtherapeutische Maßnahmen und Sekretmanagement sind lebensnotwendig bei immobilen Kindern, auf der Intensivstation, bei Beatmung oder eingelegter Trachealkanüle sowie bei schweren Behinderungen. Durch die Dysfunktion des Flimmerepithels und die Unfähigkeit, effizi-

ent abhusten zu können, kommt es zu Sekretrückständen in den Bronchien und der Lunge und zur erschwerten Atemarbeit. Bei Kindern mit zerebralen Paresen ist es eine zentrale Aufgabe, die durch Fehlhaltungen und -bewegungen verursachten Atemwiderstände zu reduzieren und Sekretverlegungen zu vermeiden.

Unter *Sekretolyse* werden alle Maßnahmen zusammengefasst, die zähflüssiges (Bronchial-)Sekret lösen und verflüssigen, damit dieses aus den unteren Atemwegen entfernt und anschließend abgehustet oder abgesaugt werden kann (van Gestel und Teschler 2010). Verschiedene Verfahren werden dabei oft kombiniert:

- Medikamente, Inhalationen, atemstimulierende Einreibungen, physiotherapeutische Techniken der Sekretmobilisation, Absaugen und atemfördernde Lagerungen sowie Drainagelagerungen.
- Zunehmend werden die *apparative Hustenassistenz* (*cough assist devices*, zur Herstellung von Über- und Unterdruck mit Verstärkung des Spitzenhustenstoßes) und Vibrationswesten (zur hochfrequenten Oszillationsanregung der Thoraxwände) auch im häuslichen Bereich eingesetzt (Riessen 2013).
- Die *Sekretmobilisation* strebt den Abtransport des Bronchialsekrets aus den Schleimhäuten an. Sekret löst sich durch und beim Bewegen, z. B. beim Drehen, Rollen auf einer Matte, Bewegen auf einem Pezziball oder Trampolin, beim Stehen, z. B. im Stehtrainer, oder durch passive Techniken wie Wärmeanwendungen, Hautrollungen, Thoraxmobilisation, Perkussion (Abklopfen) und Vibration.
- Durch manuell unterstützte *Ausatemverlängerung* vertieft sich die folgende Einatmung. (Eine verlängerte Ausatmung ermöglicht dem System längerfristig auch Atempausen für Schluckantworten.)

Diese Maßnahmen können gut in Alltagsaktivitäten eingebunden werden (◘ Abb. 9.20 und 9.21).

Das Ausstreichen der Interkostalräume in angepasster Ausgangsstellung wird bei Verschleimung durchgeführt. Die Seitenlage verbessert die Ventilation und die Atembewegungen der oben liegenden Thoraxabschnitte. Die leicht angebeugten Beine ermöglichen eine bessere Beweglichkeit des Zwerchfells durch Aufrichtung im unteren Becken (◘ Abb. 9.22).

Die Wirksamkeit manuell assistierter Hustenunterstützung ist noch nicht ausreichend untersucht. Frank und Frank (2011) stellten in einer Pilotstudie das *Bagging* als adaptierte atemtherapeutische Methode vor. Hierbei wird mit einem Beatmungsbeutel dosiert Luft in die Lunge abgegeben und anschließend der Hustenstoß manuell unterstützt. Die untersuchten Frührehabilitationspatienten zeigten Verbesserungen der

211   9

F.O.T.T. bei Kindern: Schlucken, Essen und Trinken – aber sicher!

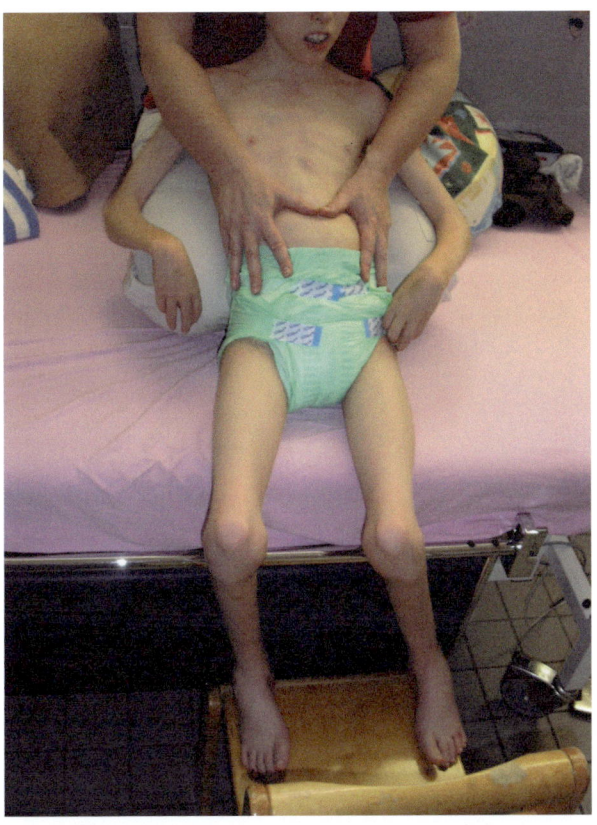

■ **Abb. 9.20** Vor dem Anziehen: Beim Aufsetzen wird die Ausatmung manuell unterstützt

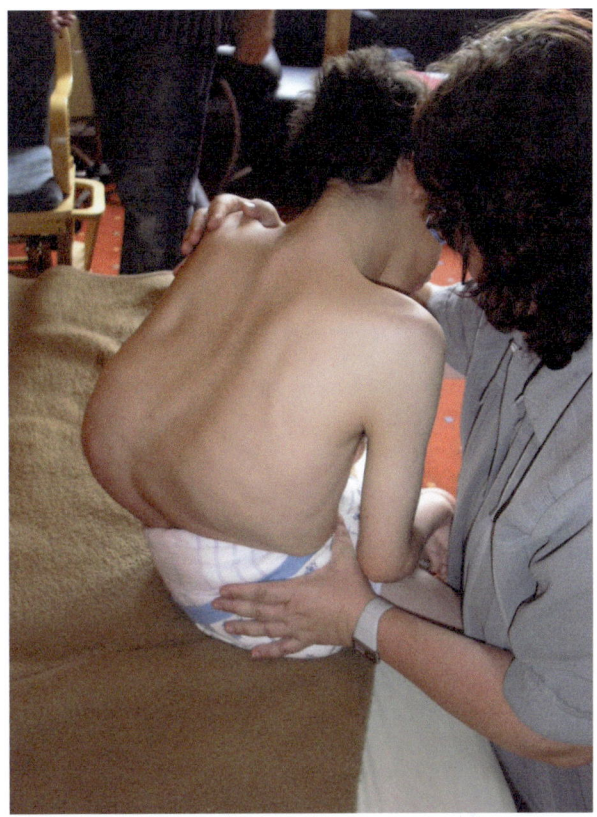

■ **Abb. 9.22** Die Funktion beeinflusst die Form: thorakolumbale Skoliose beim Heranwachsenden

Sauerstoffwerte, Vigilanz, Viskosität des Bronchialsekrets und der Schluckfunktion. Allerdings liegen noch keine Daten für den Einsatz von Bagging bei Kindern und Jugendlichen vor.

Atemfördernde Lagerungen, wie wechselseitige Dehn- oder Entlastungslagerungen, können für die Atemmuskeltätigkeit und Belüftung der Lunge ebenfalls förderlich sein. Die in ■ Abb. 9.14 gezeigte Variation einer Seitenlage führt verschiedene Aspekte der Atemtherapie zusammen: Atemerleichterung durch Schwerkrafteffekt bei Entlastung des Brustkorbs vom Gewicht des Schultergürtels und zusätzliche Dehnlage der rechten Seite bei angewinkeltem Arm. Das Verrutschen wird durch die gesondert positionierte Hüftstellung in Außenrotation und Abduktion des oben liegenden Beins verhindert.

Drainagelagerungen nutzen die Schwerkraft aus, um den Sekretabfluss aus den Bronchien zu initiieren. Um Sekret in den verschiedenen Lungenlappen mithilfe der Schwerkraft zu mobilisieren, gibt es verschiedene spezifische Lagerungen, u. a. die Seiten-, Bauch-, aber auch Tieflagerung des Kopfes. In diesen Lagerungen können zusätzlich manuelle Techniken zur Sekretmobilisation durchgeführt werden.

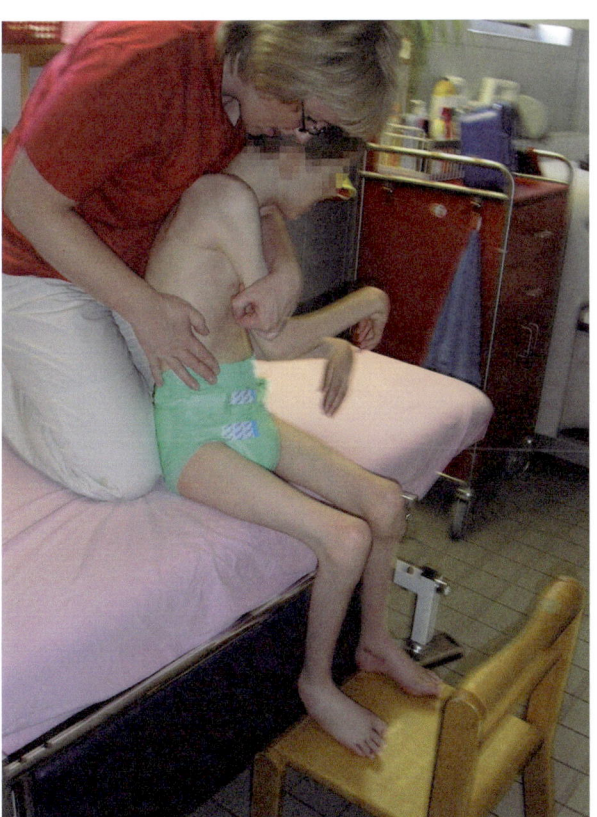

■ **Abb. 9.21** Gemeinsam ein T-Shirt von der seitlichen Ablage holen: Mobilisierung und Atemvertiefung durch zielgerichtete Rotationsbewegungen

> **Beachte**
>
> Bei Säuglingen müssen passive Techniken, mit den Fingern oder elektrischen Massagegeräten, elektrische Zahnbürsten etc. sehr vorsichtig eingesetzt und durchgeführt werden. „Das muskulo-skelettale Gerüst ist noch sehr fragil", es kann zu Rippenfrakturen und neurologischen Schäden kommen (Riessen 2013)!

Drainagelagerungen dürfen nur von geschulten Mitarbeitern ausgeführt werden! Kontraindikationen für die Lagerung in Kopftieflage sind Refluxerkrankungen, Aneurysmen der Aorten- und/oder Hirnarterien, Hirnödem, Hirndruck, Dyspnoe und instabile Herz-Kreislauf-Situationen.

Der Umgang mit Trachealkanülen und das therapeutische Vorgehen finden sich in den ▶ Kap. 10 und 11. Der Einsatz geblockter Trachealkanülen bei Kindern muss von allen Beteiligten sorgfältig abgewogen werden. So wurden noch vor 15 Jahren dauerbeatmete Kinder, z. B. bei hohen Querschnittlähmungen, mit nicht blockbaren Trachealkanülen versorgt, mit dem Ziel, eine Sprach- und Sprechentwicklung zu ermöglichen. Klinische Empfehlungen zum endotrachealen Absaugen bei Säuglingen und Kindern mit Angabe des Evidenzgrads finden sich bei Riessen (2013).

9.7 Kinder im Zentrum interprofessioneller Bemühungen

Idealerweise sollte ein transdisziplinär arbeitendes Team (bestehend aus: Ärzten, Pflegenden, Ergo- und Physiotherapeuten, Logopäden und pädagogischem Fachpersonal) die Eltern bei der Versorgung des Kindes unterstützen. Weitere Disziplinen wie Zahnärzte, Kieferorthopäden und Diätassistenten, Fachkräfte der Orthetik und Prothetik ergänzen das interprofessionelle Spektrum bei Bedarf.

Kinder und Jugendliche mit hohem Unterstützungsbedarf (mit schweren und mehrfachen Behinderungen) werden häufig in Sondereinrichtungen unterrichtet. Schlichting (2010) propagiert Pflege als Unterricht und nicht als ergänzende Versorgungsleistung. Unterrichtsziele sind u. a. die Förderung von Wahrnehmung und Bewegung, der Erwerb von Selbstständigkeit, aber auch die Aneignung von Kultur.

Um Pflegemaßnahmen zur Entwicklung sensomotorischer und kommunikativer Fähigkeiten zu entwickeln und zu nutzen, müssen die Lehrkräfte und die beteiligten Berufsgruppen eine pflegerisch-therapeutische Fachkompetenz bzw. Förderkompetenz erwerben (Kuhl und Spies 2013). Dazu zählen Grundlagen im Handling, um das Kind bzw. den Schüler bei Schul- und Spielaktivitäten transferieren, positionieren, bei der Sekretmobilisation unterstützen und die Schutzhosen wechseln zu können.

Probleme bei der oralen Nahrungsaufnahme sind fast immer vorhanden. Das Aufgabenspektrum umfasst selbstständiges Essen, Nahrungsverarbeitung und -transport, Schlucken verschiedener Konsistenzen, Atem-Schluck-Koordination, Speichelmanagement und Sekretmobilisation, aber auch die Kontrolle der Ernährungs- und Gewichtsentwicklung.

Für jedes Kind muss ein individuelles, verbindliches Vorgehen für das Handling, Alltagshilfen wie Mund abwischen, Husten- und Schluckhilfen, das Gestalten von Essensituationen und Mundpflege sowie *Hands off*-Phasen erarbeitet werden. Spezielle Schulungen sind für alle Beteiligten – auch für die Eltern – erforderlich! Ziel ist es, dass die individuell notwendigen Verrichtungen von allen in ähnlicher Art und Weise sicher und therapeutisch strukturiert durchgeführt werden. Dies schafft eine Routine und Sicherheit für das Kind.

Permanente (oft auch stille) Aspirationen sind häufig Ursache für wiederkehrende Pneumonien und Bronchitiden und gefährden die Patienten. Leider ist die Realität in Einrichtungen häufig eine große räumliche Entfernung zum nächsten (Fach-)Arzt und die damit verbundene Möglichkeiten zu apparativen Diagnostikverfahren wie FEES oder Videofluoroskopie. Oft lehnen Eltern diese und andere Untersuchungen ab. Manche scheuen die Belastungssituation weiterer Untersuchungen für das Kind und/oder fürchten, die mühevoll über die Jahre aufgebaute orale Ernährung gegen eine Sonde eintauschen zu müssen.

Das tagsüber für das Kind verantwortliche Team steht unter großem Druck, die notwendige Kalorien- und Flüssigkeitszufuhr – wie auch immer – zu gewährleisten. Druck überträgt sich! Eine Zusammenarbeit, in der die unterschiedlichen Argumente vertrauensvoll und angstfrei ausgetauscht werden können und deren Ziele sich an der Teilhabe des betroffenen Kindes

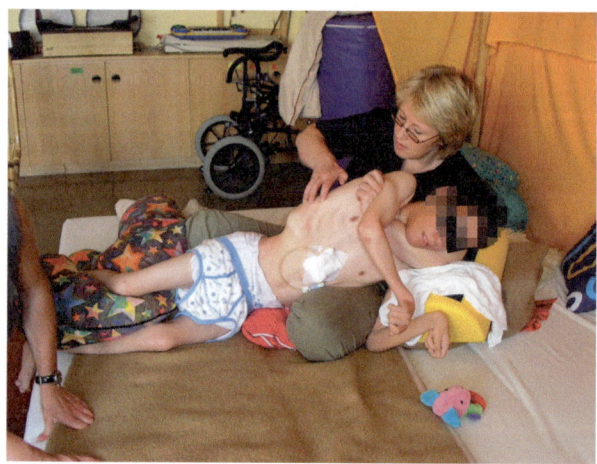

◻ Abb. 9.23   Ausstreichen der Interkostalräume: Während der Ausatmung werden die Finger mit leichtem Druck langsam von dorsal nach ventral gestrichen

F.O.T.T. bei Kindern: Schlucken, Essen und Trinken – aber sicher!

213   **9**

oder Jugendlichen orientieren, muss immer wieder von Neuem angestrebt werden!

Die vitale Situation der Betroffenen steht oft im Vordergrund und prägt den Alltag. Trotzdem ist es wünschenswert und notwendig, dass es sich Teammitglieder zur Aufgabe machen, Möglichkeiten der unterstützten Kommunikation für die Kinder und heranwachsenden Jugendlichen zu erarbeiten (▶ http://www.isaac-online.de/) (◨ Abb. 9.23)

Literatur

Arvedson JC (2011) Videofluoroskopische Schluckstudie bei Säuglingen und Kleinkindern. In: Frey S (Hrsg) Pädiatrisches Dysphagiemanagement. Urban & Fischer/Elsevier, München, S 197–226

Arvedson JC, Brodsky L (2002) Pediatric swallowing and feeding. Singular Publishing Group, New York

AWMF – S2k-Leitlinie Gastro-ösophageale Refluxkrankheit und eosinophile Ösophagitis der Deutschen Gesellschaft für Gastroenterologie, Verdauungs- und Stoffwechselkrankheiten (DGVS) März 2023 – AWMF-Registernummer: 021 – 013

Bader CA, Niemann G (2010) Dysphagie bei Kindern mit infantiler Zerebralparese – Fiberoptisch-endoskopische Befunde. Laryngo-Rhino-Otol 89(2):90–94

Biber D (2012) Frühkindliche Dysphagien und Trinkschwächen. Springer, Wien

Bobath B (1986) Abnorme Haltungsreflexe bei Gehirnschäden, 4. Aufl. Thieme, Stuttgart

Bobath B, Bobath K (2005) Die motorische Entwicklung bei Zerebralparesen, 6. Aufl. Thieme, Stuttgart

Bosma JF (1986) Anatomy of the infant head. John Hopkins University Press, Baltimore

Bosma JF, Donner MW (1980) Physiology of the pharynx. Otolaryngology 1980(2):332–345

Bower E (Hrsg) (2008) Finnies's handling young child with cerebral palsy at home, 4 Aufl. Butterworth & Heinemann, Edinburgh

Calis EA, Veugelers R, Sheppard JJ, Tibboel D, Evenhuis HM, Penning C (2008) Dysphagia in children with severe cerebral palsy and intellectual disability. Dev Med Child Neurol 50:625–630

Castillo Morales R (1998) Die Orofaziale Regulationstherapie, 2. Aufl. Pflaum, München

Chatoor I (2012) Fütterstörungen bei Säuglingen und Kleinkindern. Klett-Cotta, Stuttgart

Coombes K (2002) Zitate im Rahmen des F.O.T.T.-Refresher Kurses im Therapiezentrum Burgau 12/2002. Therapiezentrum Burgau, Burgau

Da Costa SP, van der Schans CP, Zweens M, Boelema SR, van der Meij E, Boerman MA, Bos AF (2010) Development of sucking patterns in pre-term infants with bronchopulmonary dysplasia. Neonatology 98(39):268–277

Diesener P (2010) Frührehabilitation: Intensivmedizin unter anderem Blickwinkel. In: Kretz FJ, Beushausen T, Ure BM, Roth B (Hrsg.) Kinder Notfall-Intensiv: Lebensrettendes Know-how, 3. Aufl. Urban & Fischer/Elsevier, München, S 427–444

Dunitz-Scheer M, Tappauf M, Burmucic K, Scheer P (2007) Frühkindliche Essstörungen. Monatsschr Kinderheilkunde 155:795–803

Ekberg O (1986) Posture of the head and pharyngeal swallowing. Acta Radiol Diagn 27(6):691–696

Elferich B (2011) F.O.T.T. – Therapie des Facio-Oralen Trakts. In: Frey S (Hrsg) Pädiatrisches Dysphagiemanagement. Urban & Fischer/Elsevier, München, S 309–312

Fischer L (1998) Kurs-Handout Logopädie in der Frührehabilitation. Therapiezentrum Burgau, Burgau

Frank K, Frank U (2011) Bagging und Air Stacking: Ein atemtherapeutischer Ansatz für Patienten in der neurologischen Frührehabilitation. Pneumologie 65(5):314–319

Freitag N, Tews P, Hübl N, Krug K, Kristin J, Distelmaier F, Schramm D (2021) Laryngeal sensation and its association with aspiration and cough in children with neurological impairment. Pediatr Pulmonol 56(12):3796–3801. ▶ https://doi.org/10.1002/ppul.25694. Epub 2021 Sep 29 PMID: 34553847

Gisel EG, Schwartz S, Petryk A, Clarke D, Haberfellner H (2000) „Whole body" mobility after one year of intraoral appliance therapy in children with cerebral palsy and moderate eating impairment. Dysphagia 15(4):226–235

Hadders-Algra M (2000) The neuronal group selection theory: a framework to explain variation in normal motor development. Dev Med Child Neurol 42(8):566–572

Horst R (Hrsg) (2022) N.A.P. – Neuroorthopädische Therapie, 2. Aufl. Thieme, Stuttgart

Hübl N (2012) Logopädische Arbeit mit Frühgeborenen und Säuglingen. Forum Logopädie 26(3):12–16

Hübl N, Riebold B, Schramm D, Seidl RO (2023) Differences in the swallowing process of newborns and healthy preterm infants: First results with a non-invasive bioimpedance and electromyography measurement system. Eur Arch Otorhinolaryngol. 2023 Nov 24. ▶ https://doi.org/10.1007/s00405-023-08344-8. Epub ahead of print. PMID: 37996534

Karatas AF, Miller EG, Miller F, Dabney KW, Bachrach S, Connor J, Rogers K, Holmes L (2013) Cerebral palsy patients discovered dead during sleep: experience from a comprehensive tertiary pediatric center. Pediatr Rehabil Med 6(4):225–231

Kasper M, Kraut D (2000) Atmung und Atemtherapie. Ein Praxishandbuch für Pflegende. Hans Huber, Bern

Kim JS, Han ZA, Sing DH, Oh HM, Chung ME (2013) Characteristics of dysphagia in children with cerebral palsy, related to gross motor function. Am J Phys Med Rehabil 92(10):912–919

Kleim JA, Jones TA (2008) Principles of experience-dependent neural plasticity: implications for rehabilitation after brain damage. J Speech Lang Hear Res 51(1):S225–S239

Krasser D (2023) ▶ http://www.lin-arge.de/

Kuhl J, Spies K (2013) Medizinisch-pflegerische Kompetenzen von Lehrkräften an Schulen mit dem Förderschwerpunkt Geistige Entwicklung. Z Heilpäd 64(1):14–23

LiN, Lagerung in Neutralstellung. ▶ http://www.lin-arge.de/. Abruf 16.03.2023

Limbrock JG (2011) Störungen der Mundmotorik bei Kindern mit infantile Zerebralparese (ICP). J Neurol Neurochir Psychiatr 12(4):360–366

Marinschek S, Dunitz-Scheer M, Pahsini K, Geher B, Scheer P (2014) Weaning children off enteral nutrition by netcoaching versus onsite treatment: a comparative study. J Paediatr Child Health 50(11):902–907

Michaelis R, Niemann G (2010) Entwicklungsneurologie und Neuropädiatrie. Grundlagen und diagnostische Strategien (4. Aufl). Thieme, Stuttgart

Miura MS, Mascaro M, Rosenfeld RM (2012) Association between otitis media and gastroesophageal reflux: a systematic review. Otolaryngol Head Neck Surg 146(3):345–352

Morris SE, Klein MD (2000) Prefeeding skills: a comprehensive resource for feeding development. TX Therapy Skill Builder, San Antonio

Mueller HA (1997) Feeding. Handling during routine activities. In: Finnie N (Hrsg) Handling the young child with cerebral palsy at home (3 Aufl). Butterworth & Heinemann, Edinburgh

Mulder T, Hochstenbach J (2002) Motor control and learning: Implications for neurological rehabilitation. In: Greenwood RJ (Hrsg) Handbook of neurological rehabilitation (2 Aufl). Psychology Press, New York

NoTube. Graz ► https://www.notube.com/de/essstoerung. Zugegriffen: 07 April 2023

Nwaobi OM (1987) Seating orientations and upper extremity function in children with cerebral palsy. Phys Ther 67(8):1209–1212

Orth B (2006) Motorisches Lernen und seine Beziehung zu weiteren Dimensionen der kindlichen Entwicklung. Frühförderung Interdisziplinär 25(4):145–158

Orth H (2011) Vojta-Therapie als ganzheitlicher Ansatz bei Schluckstörungen. In: Frey S (Hrsg) Pädiatrisches Dysphagiemanagement. Urban & Fischer/Elsevier, München, S 321–326

Orth H, Block R (1987) Die Beeinflussung orofazialer Funktionen durch die Wirbelsäulenhaltung. Kinderarzt 18(9):1173–1777

Palmer MM, Crawley K, Blanco IA (1993) Neonatal Oral Motor Assessment Scale: a reliability study. J Perinatol 13(1):28–35

Penner H, Bur T, Nusser-Müller-Busch R, Oster P (2010) Logopädisches Vorgehen bei Dysphagien im Rahmen der Palliativmedizin. Palliativmedizin 11(2):61–75

Pickenbrock H (2012) Schlafen und Ruhen – LIN – Lagerung in Neutralstellung. In: Palesch A, Hermann A, Palte H (Hrsg) Leitfaden häusliche Pflege (3 Aufl). Urban & Fischer/Elsevier, München

Pickenbrock H, Ludwig VU, Zapf A, Dressler D (2015) Lagerung von Patienten mit zentral-neurologischen Erkrankungen: Randomisierte kontrollierte Multicenterstudie zur Evaluation zweier Lagerungskonzepte. Dtsch Arztebl Int 112(3):35–42

Pörnbacher T (2006) Kau-, Trink- und Schluckstörungen im Säuglings- und Kindesalter. In: Böhme G (Hrsg.) Sprach-, Sprech-, Stimm- und Schluckstörungen (Bd 2: Therapie, 4 Aufl). Urban & Fischer/Elsevier, München, S 367–391

Refluxkinder e.V.   ► https://www.gesundheits-frage.de/refluxkinder?fbclid=IwAR1UwLYwlsD2NyloEatd_9ry1WOa2CiWrAcBteZuW_VUqXcVXuAG3qwtb9Y. Zugegriffen: 07. April 2023

Riessen R (2013) Sekretmanagement in der Pädiatrie. In: Schwabbauer N, Riessen R (2013) Sekretmanagement in der Beatmungsmedizin (2 Aufl). Uni-Med Science, Tübingen, S 74–83

Ritter G, Welling A (2008) Die 10 Prinzipien des Bobath-Konzepts in der Kindertherapie. Thieme, Stuttgart

Rodriguez L, Cervantes E, Ortiz R (2011) Malnutrition and gastrointestinal and respiratory infections in children: a public health problem. Int J Environ Res Public Health 8(4):1174–1205

Rogers B, Arvedson J, Buck G, Smart P, Msall M (1994) Characteristics of dysphagia in children with cerebral palsy. Dysphagia 9(1):60–73

Rosen R, Vandenplas Y, Singendonk M, et al (2018) Pediatric gastroesophageal reflux clinical practice guidelines: joint recommendations of the North American Society for Pediatric Gastroenterology, Hepatology, and Nutrition and the European Society for Pediatric Gastroenterology, Hepatology, and Nutrition. J Pediatr Gastroenterol Nutr 66:516–554

Schlichting H (2010) Zum Verhältnis von Pflege und Unterricht – Ist Pflege Unterricht oder ergänzende Versorgungsleistung? Teilhabe 1:219–224

Seidl RO, Nusser-Müller-Busch R (2011) Endoskopische Schluckuntersuchung (FEES) bei Kindern. In: Frey S (Hrsg) Pädiatrisches Dysphagiemanagement. Urban & Fischer/Elsevier, München, S 175–196

Simard-Tremblay E, Constantin E, Gruber R, Brouillette RT, Shevell M (2011) Sleep in children with cerebral palsy: a review. J Child Neurol 26(10):1303–1301

Steding-Albrecht U (Hrsg) (2003) Das Bobath-Konzept im Alltag des Kindes. Thieme, Stuttgart

Sveistrup H, Woolacott MH (1996) Longitudinal development of the automatic postural response in infants. J Mot Behav 28(1):58–70

Thoyre SM, Shaker CS, Pridham KF (2005) The early feeding skills assessment for preterm infants. Neonatal Netw 24(3):7–16

Türk C, Sühlemann S, Rummel H (Hrsg) (2012) Das Castillo Morales-Konzept. Thieme, Stuttgart

Van den Engel-Hoek L (2008) Fütterstörungen. Ein Ratgeber für Ess- und Trinkprobleme bei Kleinkindern. Schulz Kirchner, Idstein

Van Gestel AJR, Teschler H (2010) Physiotherapie bei chronischen Atemwegs- und Lungenerkrankungen. Springer, Berlin

Vojta V (1984) Die zerebrale Bewegungsstörung im Säuglingsalter – Frühdiagnose und Frühtherapie. Enke, Stuttgart

Vojta V (1997) Das Vojta-Prinzip. Springer, Berlin

Vojta V, Schweizer E (2010) Das 1. Lebensjahr des Kindes. Schautafel. Beleke, Essen

West JF, Redstone F (2004) Alignment during feeding and swallowing: does it matter? A review. Percept Mot Skills 98(1):349–358

Wilken M, Jotzo M (2011) Frühkindliche Fütterstörungen und Sondenentwöhnung. In: Frey S (Hrsg) Pädiatrisches Dysphagiemanagement. Urban & Fischer/Elsevier, München, S 123–134

Wolthuis-Stigter MI, Lunige MR, da Costa SP, Krijnen WP, van der Schans CP, Bos AF (2015) The association between sucking behavior in preterm infants and neurodevelopmental outcomes at 2 years of age. J Pediatr 166(1):26–30

Woollacott MH, Shumway-Cook A (1986) Changes in the sequencing and timing of muscle response coordination associated with developmental transitions in balance abilities. Hum Mov Sci 11:23–36

Wulf G (2009) Aufmerksamkeit und motorisches Lernen. Urban & Fischer/Elsevier, München. ► http://www.intensivcareunit.de/br_drainage.html. Zugegriffen: 14. April 2023

9

Trachealkanüle: Segen und Fluch

Ricki Nusser-Müller-Busch

Inhaltsverzeichnis

Dieses Kapitel ist eine Aktualisierung der Originalfassung von Seidl und Nusser-Müller-Busch (2004; und folgender Auflagen dieses Buches) und beschreibt die Grundzüge der Arbeit nach der Beatmung. Trachealkanülen sind für die Betroffenen ein Segen, da sie sie am Leben halten und (Be-)Atmung ermöglichen oder erleichtern. Sie sind aber auch ein Fluch, da sie die Kommunikation und das Schlucken behindern, Sinne wie Riechen und Schmecken einschränken. Betroffene mit einer Trachealkanüle sollen wieder lernen, Speichel zu schlucken, die Atemwege im Fall von Aspiration suffizient zu schützen und stimmhaft zu sprechen.

Für eine suffiziente Versorgung ist es notwendig, das Verständnis für die Vielzahl der Abläufe, der möglichen Probleme und deren Lösungen bei der Versorgung mit einer Trachealkanüle zu verbessern. Aber nicht nur das Management muss in der neurologischen Rehabilitation zur Routine werden, sondern auch die gleichzeitig stattfindende Therapie. Die Zusammenarbeit mit dem interprofessionellen Team ist essenziell sowohl bei der Versorgung als auch bei der sicheren Entwöhnung von einer Trachealkanüle.

Erfahrungen mit Tracheotomien und der Kanülenversorgung waren früher im Bereich der Laryngologie und Chirurgie angesiedelt und heute im Bereich der Hals-Nasen-Ohren-Heilkunde (HNO) und in der Intensivmedizin. In der HNO werden Patienten vornehmlich wegen Stenosen der oberen Atemwege und postoperativer Schluckstörungen tracheotomiert. Intensivmediziner tracheotomieren hingegen kritisch Kranke, um vorübergehend eine Beatmung zu erleichtern und die Spätfolgen einer translaryngealen Intubation zu vermeiden.

10.1 Indikationen zur Tracheotomie

Unter einer Tracheotomie oder einem Luftröhrenschnitt versteht man die Eröffnung der Luftwege unterhalb des Kehlkopfes. Tracheotomien werden elektiv durchgeführt, d. h. unter geordneten chirurgischen Bedingungen, z. B. zur Vorbereitung eines chirurgischen Eingriffs, oder notfallmäßig, bei einer Luftnot, die nicht durch eine Intubation zu beherrschen ist. (Der Begriff der Tracheotomie wird in diesem Beitrag synonym dem der Tracheostomie verwendet).

> **Übersicht Indikationen für eine Tracheotomie**
> - Langzeitbeatmung
> - Stenosierung des Larynx durch:
>   - Tumoren
>   - Schwellungen (z. B. durch Bestrahlung, allergische Reaktion)
> - Beidseitige Stimmlippenparese
> - Subglottische Stenose
> - Pulmonale Erkrankungen (zur Erleichterung der Bronchialtoilette)
> - Schluckstörungen mit permanenter Aspirationsgefahr (neurogen und nach operativen Eingriffen)

Die größte Zahl der Tracheotomien wird bei Patienten mit einer *Langzeitbeatmung* durchgeführt. Da Patienten mit einem kritischen Gesundheitszustand eine Erstbehandlung auf einer Intensivstation erhalten, liegt die Indikationsstellung für eine Tracheotomie in erster Linie in der Hand von Intensivmedizinern. In einer Konsensuskonferenz von Intensivmedizinern wurden die Indikationen für eine Tracheotomie festgelegt (Graumüller et al. 2002):
- Ist die zu erwartende Intubationsdauer weniger als 10 Tage, ist eine translaryngeale Intubation ausreichend.
- Ist die zu erwartende Intubationsdauer länger als 21 Tage, soll eine Tracheotomie nach 3–5 Tagen durchgeführt werden.
- Bei einer unklaren Intubationsdauer soll täglich die Indikation für eine Tracheotomie geprüft werden.

Premraj et al. (2023) untersuchten in einer Metaanalyse die Daten von 17.346 Schlaganfallpatienten (56,6 % Männer, 43.3 % Frauen, im Schnitt 59,8 Jahren). Die mittlere Tracheostomiezeit betrug 9,7 Tage. Schlaganfallpatienten werden auf Intensivstationen häufiger intubiert als Patienten mit anderen Erkrankungen (Kurtz et al. 2011).

10.2 Arten der Tracheotomie

Man kann unterscheiden zwischen
- der temporären Tracheotomie und
- der dauerhaften oder plastischen Tracheotomie.

10.2.1 Temporäre Tracheotomie

Die Anlage eines temporären Tracheostomas erfolgt bei Patienten, bei denen damit zu rechnen ist, dass das Tracheostoma im Verlauf der nächsten 4–6 Wochen wieder verschlossen werden kann. Zur Anwendung kommen heute die konventionelle Tracheotomie sowie verschiedene endoskopische Techniken.

Konventionelle temporäre Tracheotomie
Nach einem Hautschnitt in Längs- oder Querrichtung wird die prälaryngeale Muskulatur auseinandergedrängt (◻ Abb. 10.1a):

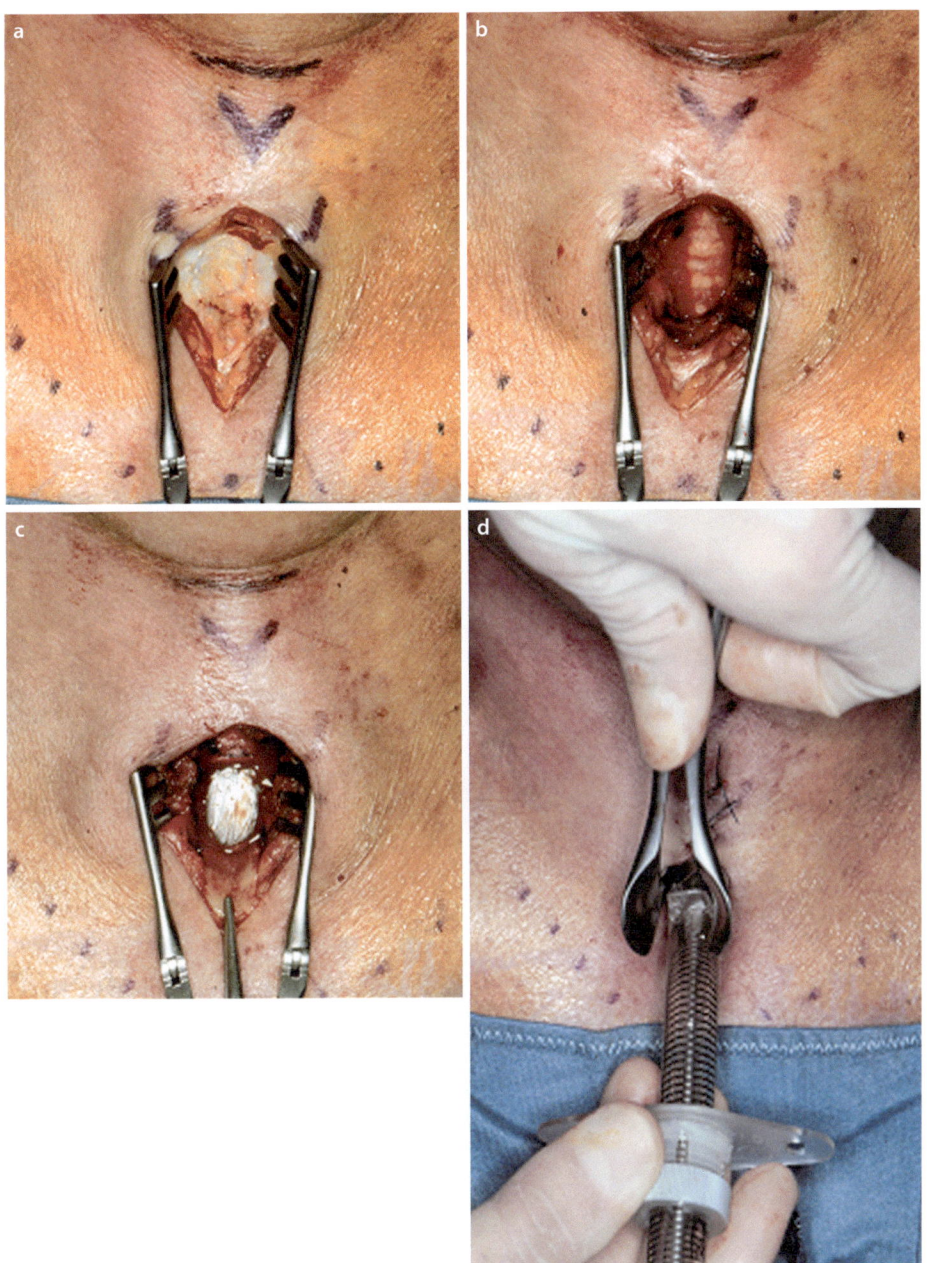

◧ Abb. 10.1 a–d Konventionelle Tracheotomie. **a** Nach Spalten der Haut und der prälaryngealen Muskulatur sichtbares Schilddrüsengewebe. **b** Nach Durchtrennen der Schilddrüse wird die Trachea mit den Knorpelspangen sichtbar. **c** Nach Eröffnen der Trachea und Zurückschlagen des Tracheallappens Blick auf den durch den Mund eingeführten Beatmungstubus. **d** Einsetzen der Trachealkanüle mit einem Spekulum zum Ende der Operation

– *Querschnitte* sollen eine geringere Narbenbildung haben, da sie dem Verlauf der Hautlinien folgen; nach Dekanülierung verschließen sie sich jedoch in vielen Fällen nicht spontan.
– *Längsschnitte* sind technisch einfacher durchzuführen, haben eine geringere Komplikationsrate und verschließen sich in den meisten Fällen spontan (Denecke 1979).

Nach Darstellung des Schilddrüsenisthmus wird dieser gespalten, um einen breiteren Zugang zur Trachea zu gewähren (◧ Abb. 10.1b). Früher übliche Techniken mit einer Tracheotomie oberhalb, durch die oder unterhalb der Schilddrüse sollten heute nicht mehr zur Anwendung kommen. Die nicht gespaltene Schilddrüse erschwert den Trachealkanülenwechsel und neigt zu Blutungen und Komplikationen.

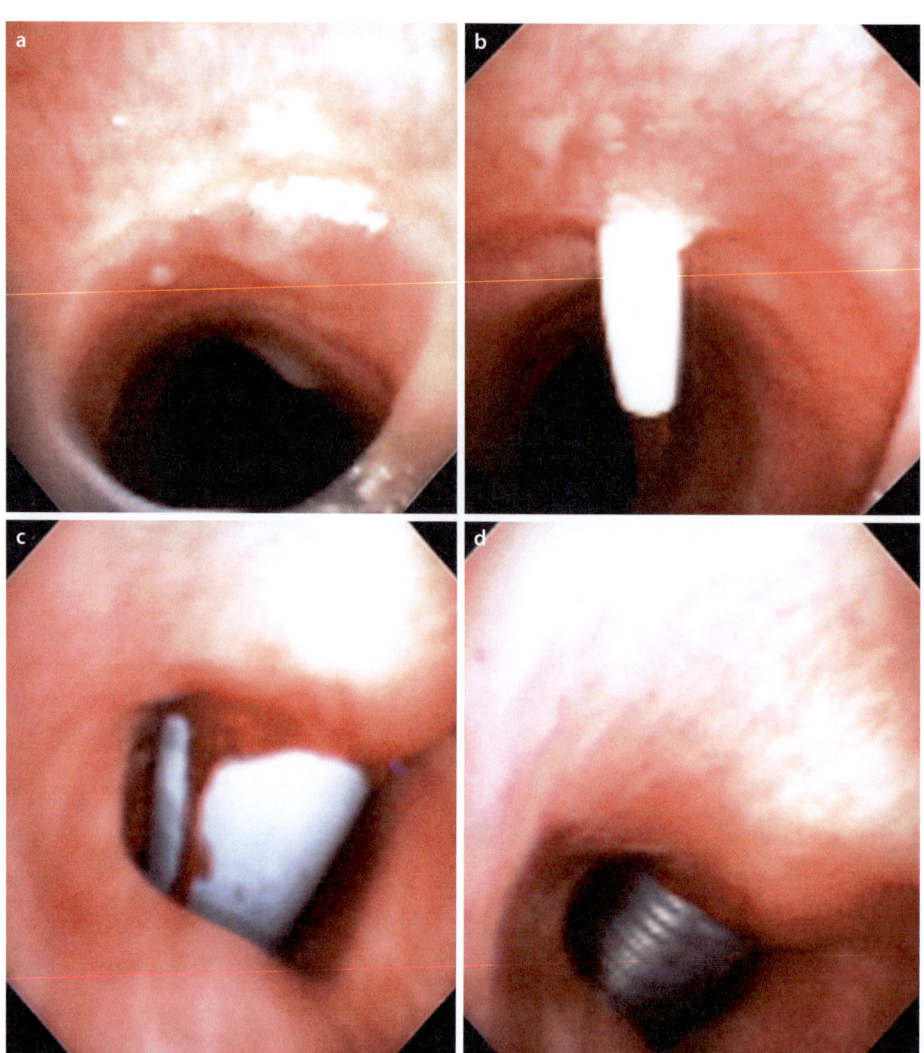

◨ **Abb. 10.2**   **a–d** Punktionstracheotomie. **a** Blick in die Trachea über ein Bronchoskop. **b** Punktion der Trachea mit sichtbarer Sonde, die durch die Vorderwand geführt wird. **c** Erweitern des Punktionskanals mit einem Dilatator. **d** Positionierte Trachealkanüle in der Trachea. (Wir bedanken uns für die Überlassung des Bildmaterials zur Punktionstracheotomie bei Frau Dr. Laun, St. Josephs-Krankenhaus Potsdam Sanssouci)

Nach Identifikation des Ringknorpels wird mindestens eine Trachealspange unterhalb des Ringknorpels eine Inzision (Einschnitt) im Zwischenraum der Trachealspangen über ein Drittel der Trachealvorderwand ausgeführt.

Anschließend erfolgt das Schneiden eines Lappens aus der Tracheavorderwand, der sich über 2 oder 3 Trachealspangen erstreckt. Der Lappen wird an die Haut angenäht. Er kann, wenn das Tracheostoma verschlossen wird, zurückgeklappt werden.

Dieser Trachealappen kann als Leitschiene beim Trachealkanülenwechsel dienen. Eine Resektion der Tracheavorderwand sollte nicht erfolgen (Denecke 1979). Die Fäden werden am 10. Tag nach der Operation entfernt.

Wird die Öffnung der Trachea über mehr als ein Drittel der Tracheavorderwand geführt, werden die Seitenwände der Trachea instabil und fallen in das Trachealumen. Folge ist, dass sich nach Verschluss des Tracheostomas eine Stenose bilden kann, die bei Röntgenaufnahmen eine typische sanduhrförmige Gestalt hat.

Punktionstracheotomie

Prinzipiell handelt es sich bei allen Arten der Punktionstracheotomie um eine Seldinger-Technik. Über einen Führungsdraht oder Katheter wird eine Trachealkanüle platziert. Es kommen heute 4 verschiedene Verfahren zur Anwendung.

▪ Punktionstracheotomie nach Ciaglia

Nach initialer Punktion der Trachea und nach Einführen eines Führungsdrahts wird der Punktionskanal von außen sukzessive mit Dilatatoren (stiftförmige

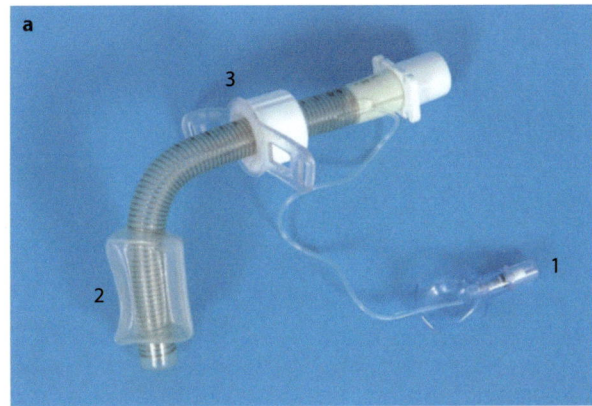

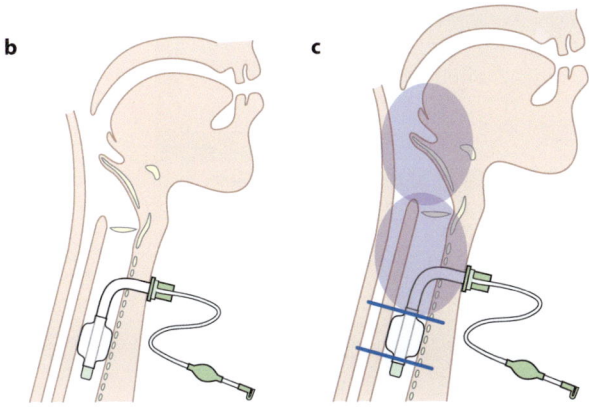

■ **Abb. 10.3 a–c** Blockbare Trachealkanüle. **a** Über ein Ventil (1) wird der Cuff (2) mit Luft gefüllt. Das Trachealkanülenschild (3) dient der Befestigung der Trachealkanüle. **b** Schematische Darstellung einer geblockten Trachealkanüle in der Trachea. **c** Schematische Darstellung der Funktion einer geblockten Trachealkanüle. Sie soll den Übertritt von Speichel (blau) in den Trachealbaum verhindern

Instrumente) verschiedener Größe so weit aufgedehnt, bis eine Trachealkanüle eingesetzt werden kann. Die Punktionsstelle wird durch Palpation und endotracheale Endoskopie mittels Bronchoskop festgelegt und zwischen der 2. und 3. Trachealspange durchgeführt. In letzter Zeit wird die Dilatation mit einem einzigen Dilatator durchgeführt (■ Abb. 10.2a–d; Ciaglia et al. 1985).

■ **Dilatationstracheotomie nach Griggs**
Die Vorgehensweise entspricht der Punktionstracheotomie nach Ciaglia et al. (1985). Die Dilatation des Gewebes erfolgt in diesem Fall jedoch mit einer Spreizpinzette, die bis in die Trachea eingeführt wird (Griggs et al. 1991).

■ **Dilatationstracheotomie nach Frova**
Auch bei dem jüngsten Verfahren entspricht die Vorgehensweise den oben genannten Verfahren. Die Dilatation erfolgt bei dieser Methode über eine konisch

zulaufende Dilatationsschraube mit einem selbstschneidenden Gewinde. Auch in diesem Fall sollte der Dilatationsvorgang endotracheal beobachtet werden.

■ **Translaryngeale Tracheotomie nach Fantoni**
Auch hier wird die Punktion der Trachea von außen zwischen der 2. und 3. Trachealspange durchgeführt. Der Führungsdraht wird dann allerdings von der Trachea aus durch den Mund geführt. An diesen Führungsdraht wird eine spezielle Trachealkanüle mit konischer Spitze durch den Larynx zurückgezogen. Die Dehnung des Tracheostomas erfolgt endolaryngeal durch die Trachealkanüle. Abschließend wird die konische Spitze auf der Trachealkanüle entfernt und die Kanüle in den zur Lunge führenden Schenkel der Trachea positioniert (Oeken et al. 2002).

Hybride Tracheotomie

Eine aktuelle Metaanalyse zeigte bei Patienten mit COVID-19 keine Unterschiede zwischen chirurgischer und perkutaner Tracheostomie hinsichtlich Mortalität, Komplikationen oder des Zeitraums bis zur Dekanülierung (Ferro et al. 2021). Die Autorengruppe erwähnen eine neue hybride Tracheotomietechnik für COVID-19 Patienten und Patientinnen: „Mit einem Hautschnitt wird die Trachea chirurgisch freigelegt und anschließend die Trachealkanüle dilatativ eingeführt. Durch die Nicht-Eröffnung der Trachea soll die ausströmende Viruslast minimiert und damit das Risiko für die Operierenden gesenkt werden. Studien liegen hierzu noch keine vor."

10.2.2 Plastische Tracheotomie

Gibt es Anlass für die Annahme, dass ein Tracheostoma länger als 6–8 Wochen oder dauerhaft notwendig ist, z. B. im Rahmen einer Langzeitbeatmung, sollte eine plastische Tracheotomie erfolgen.

❯ **Beachte**
Bei der Anlage eines plastischen Tracheostomas wird eine dauerhafte Verbindung zwischen der Haut und Trachealwand geschaffen.

Nach Eröffnung der Haut wird die prälaryngeale Muskulatur auseinandergedrängt und der Schilddrüsenisthmus gespalten. Befinden sich in diesem Bereich zystische Veränderungen der Schilddrüse, werden diese – wenn notwendig – entfernt, um genügend Raum für die Fixierung der Haut an der Trachealwand zu schaffen.

Anschließend wird die Trachealvorderwand über 3 Trachealknorpel eröffnet und die Trachealvorderwand reseziert. Dabei muss darauf geachtet werden, dass nicht mehr als ein Drittel der Vorderwand reseziert

10

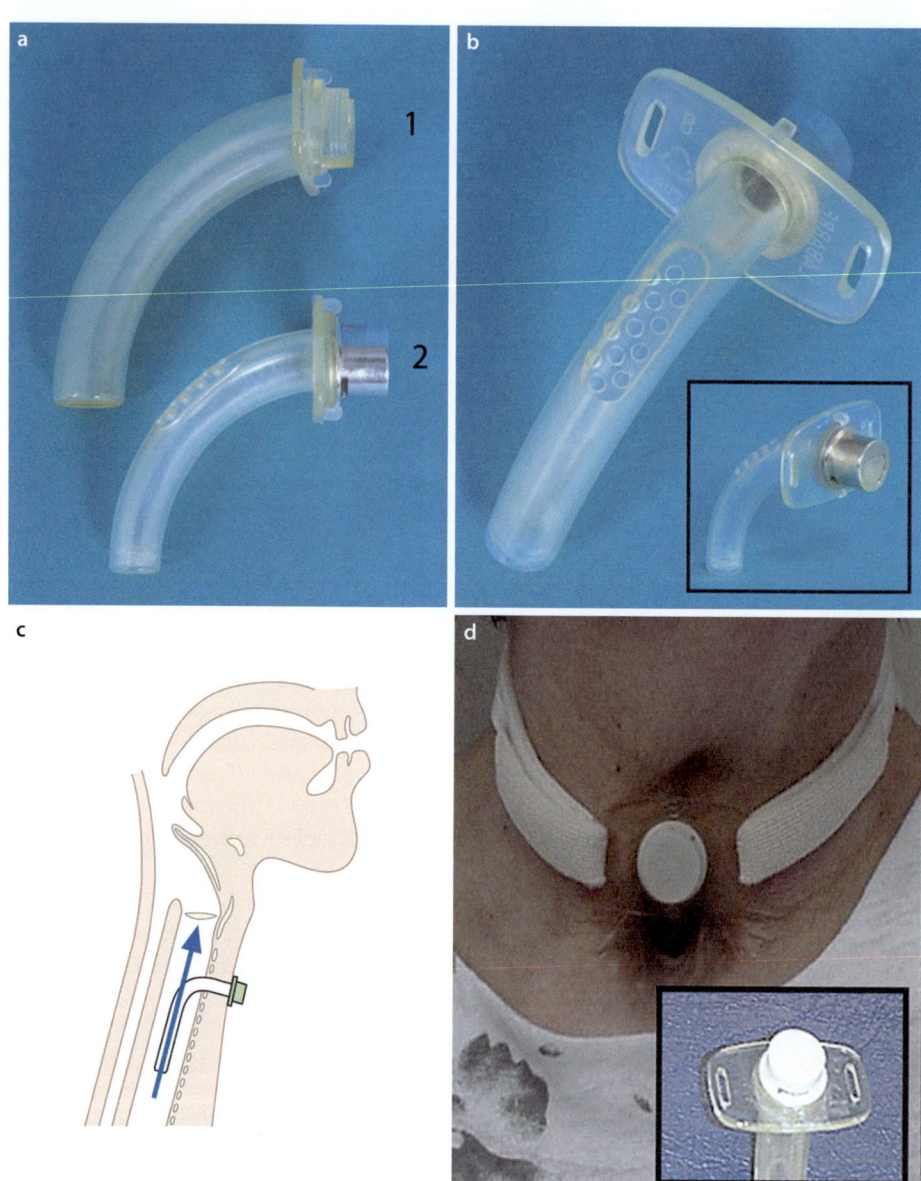

■ **Abb. 10.4 a–d   a** Nicht blockbare Trachealkanülen (1), mit Sieb zum Sprechen (2). **b** Sprechkanüle; das Sieb ermöglicht die Passage von Luft durch den Kehlkopf. Das Ventil an der Vorderseite (kleines Bild) verschließt sich beim Ausatmen und öffnet sich beim Einatmen. **c** Schematische Darstellung einer Sprechkanüle, die die Atemluft bei verschlossenem Ventil durch die Kanüle (und auch an der Kanüle vorbei) durch die Trachea zum Kehlkopf lenkt. **d** Sprechkanüle, mit einem Deckel verschlossen, somit ist ein Ein- und Ausatmen über den Kehlkopf möglich

wird. Anschließend wird die mobilisierte Haut an der Trachealwand fixiert, wobei für eine problemlose Heilung darauf geachtet werden muss, dass die Haut Stoß an Stoß mit der Trachealschleimhaut vernäht wird. Die Fäden werden lang gelassen, sodass sie nach 10 Tagen problemlos entfernt werden können und nicht im Tracheostoma zu liegen kommen.

Plastisch angelegte Tracheostomata müssen operativ verschlossen werden.

Praxistipp

Tracheostomata sollten ausreichend groß sein, damit der Kanülenwechsel problemlos gelingt und der Speichelüberstand abgesaugt werden kann, und gleichzeitig eng sein, damit nicht zu viel Ausatemluft am Tracheostoma verloren geht, die bei einer möglichen Stimmgebung fehlt!

10.2.3 Komplikationen der Tracheotomie

Intraoperativ kommt es vor allem zu Blutungen, z. B. aus der Schilddrüse, die sofort durch Elektrokoagulation oder Nähte verschlossen werden. Ausgedehntere Verletzungen der Trachea, des Ösophagus, durch z. B. eine Fehlpunktionen während einer Punktionstracheotomie müssen sofort in einem erweiterten Eingriff versorgt werden. Sie sind aber insgesamt selten.

Postoperativ sind in den ersten Stunden nach einem operativen Eingriff Blutungen aus dem Tracheostoma nicht selten. Diese entstehen in den meisten Fällen aus der Haut oder dem Schilddrüsengewebe. In der Notfallsituation kann eine Tamponade (z. B. feuchte Kompresse), die zwischen die Kanüle und das Tracheostoma gepresst wird, die Blutung in den meisten Fällen stoppen. Stärkere Blutungen müssen im Operationssaal versorgt werden. Bei Verletzung der Trachealknorpel, die insbesondere bei den Punktionsmethoden gefährdet sind, wird eine operative Revision, in den meisten Fällen die Anlage eines plastischen Tracheostomas notwendig.

Ein Emphysem der Haut entsteht durch Luft, die aus der Luftröhre austritt, aber nicht zwischen Trachealkanüle und Tracheostomarand entweichen kann. Sie wird beim Ausatmen unter die Haut gedrückt. In einem solchen Fall muss die Kanüle neu positioniert oder ein anderer Kanülentyp gewählt werden. Die Position der Kanüle muss auf jeden Fall endoskopisch kontrolliert werden.

10.3 Arten der Trachealkanüle

> **Beachte**
> Das grundsätzliche Funktionsprinzip einer Trachealkanüle besteht darin, die Atemluft unter Aussparung des Kehlkopfes direkt in die Trachea oder nach außen zu leiten.

Nach einer Tracheotomie sollen Kanülen das neu geschaffene Tracheostoma offen halten. Unterschieden werden kann zwischen
- blockbaren und
- nicht blockbaren Trachealkanülen.

10.3.1 Blockbare Kanülen

Blockbare Trachealkanülen haben einen einheitlichen Aufbau. Sie bestehen aus einem Schlauch, der in die Trachea reicht und über den die Atmung ermöglicht wird, sowie einer Manschette, einem Block oder Cuff,

der diesen Schlauch gegen die Trachealwände abschließt. Der Cuff ist durch einen dünnen Schlauch mit einem außen liegenden Ventil und/oder einem Ausgleichsballon verbunden. In den meisten Fällen wird für das Auffüllen des Cuffs Luft genutzt, in besonderen Fällen werden andere Gase (Lachgas etc.) eingesetzt (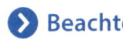 Abb. 10.3).

Blockbare Kanülen sind meistens aus Kunststoff. Dabei werden sowohl unflexible vorgeformte als auch flexible Kanülen angeboten.

Vorteil der flexiblen Kanülen ist, dass sie sich besser den anatomischen Gegebenheiten eines Patienten anpassen können.

> **Praxistipp**
>
> Eingesetzt werden blockbare Kanülen, wenn ein vollständiger Abschluss der Trachea notwendig ist. In den meisten Fällen ist dies eine externe mechanische Beatmung, z. B. im Rahmen einer Langzeitbeatmung, in selteneren Fällen eine Schluckstörung mit Aspiration.

Der Abschluss der Trachea gegen die Kanüle erfolgt durch den Cuff. Der Cuff einer Trachealkanüle muss komprimierbar sein. Mit jedem Schluck kommt es zu einer Kompression der Trachea, diese Kompression muss ausgeglichen werden, damit keine Schäden an der Trachea entstehen. Moderne Trachealkanülen (*low pressure*) ermöglichen dem Cuff einen Druckausgleich durch einen außen liegenden Ausgleichsballon, der Druckschwankungen in der Trachea ausgleicht.

Cuffs werden in zwei Formen angeboten: kugelförmig oder walzenförmig. Kugelförmige Cuffs liegen der Trachea nur in einem sehr kleinen Querschnitt an, walzenförmige mit ihrer gesamten Außenfläche (Winklmaier 2007). Bei langzeitbeatmeten Patienten ist die kleine Auflagefläche eines kugelförmigen Cuffs in den meisten Fällen ausreichend, da nur der Luftdruck in der Trachea gehalten werden muss.

> **Praxistipp**
>
> - Bei Patienten mit einer Schluckstörung, bei denen es zu einer permanenten Aspiration von Speichel kommt, ist die kugelförmige Fläche häufig nicht ausreichend, um die tieferen Atemwege zu schützen. Die wesentlich größere Auflagefläche der walzenförmigen Cuffs bietet zumeist einen besseren Schutz gegen eine Aspiration.
> - Beim Füllen der walzenförmigen Cuffs ist darauf zu achten, dass sich die Cuffmembran vollständig

entfalten muss, um der Trachealwand anzuliegen. Deshalb muss der Cuff nach Einsetzen der Kanüle erst mit mäßigem Überdruck gefüllt werden, um ihn dann wieder zu entlasten.

Flüssigkeiten, die nicht komprimierbar sind, dürfen nicht in den Cuff gefüllt werden! Der Druck im Cuff sollte 25 mmHg nicht überschreiten („grüner Bereich" des Cuffdruck-Messgeräts). 25 mmHg ist der Druck in den Kapillaren der Trachealschleimhaut. Wird dieser überschritten, ist eine Versorgung der Trachealschleimhaut mit Blut nicht mehr gesichert, die Schleimhaut atrophiert und geht zugrunde.

In einigen Fällen ist allerdings durch einen Cuffdruck von 25 mmHg ein Abschluss der Trachea vor abfließendem Speichel nicht vollständig möglich. In solchen Fällen sollten Trachealkanülen mit einem anderen Cuff (z. B. walzenförmig, der sich der Trachealwand besser anlegen kann) getestet werden. Eine medikamentöse Reduktion der Speichelproduktion mit Scopolamin-Pflastern oder Atropin-Tropfen kann versucht werden. Durch diese Medikamente kann es aber zu einem zäheren Schleim kommen, der zusätzliche Probleme bereitet. Lässt sich stärkeres Aufblocken der Trachealkanüle als Ultima Ratio nicht umgehen, ist eine tägliche endoskopische Kontrolle der Trachealschleimhäute notwendig.

Verschiedene blockbare Kanülen werden mit einem zusätzlichen Kanal angeboten, der in Richtung Kehlkopf weist und ein Absaugen des Patienten ermöglicht, ohne die Kanüle zu wechseln. Diese Lösung erscheint für verschiedene Pflegeeinrichtungen von Vorteil zu sein, weist aber gleichzeitig auf die fehlende Praxis des Pflegepersonals im Wechsel der Trachealkanüle hin. Eine komplette Reinigung der Trachea ist mit diesen Kanülen nicht möglich. Verschiedentlich wird eine Dauerabsaugung über diesen Kanal propagiert. Die dauerhafte Beschallung eines Patienten durch eine Dauerabsaugung ist, besonders bei schwer betroffenen Patienten, nicht zu akzeptieren.

10.3.2 Nicht blockbare Kanülen

Kanülen stellen eine Verbindung zwischen der Trachea und der äußeren Haut her. In seltenen Fällen handelt es sich nur um ein einfaches Rohr („Hummerschwanz"). In den meisten Fällen handelt es sich um ein doppeltes Rohr; die Kanüle beinhaltet zusätzliche eine Innenkanüle, früher auch Seele genannt (◘ Abb. 10.4a, b). Diese Seele kann z. B. für eine Reinigung entnommen werden, ohne die gesamte Kanüle entfernen zu müssen. Hergestellt werden diese Kanülen heute in den meisten Fällen aus thermoplastischen Kunststoffen, die früher üblichen Metallkanülen (Silberkanülen) sollten wegen der fehlenden Anpassungsfähigkeit an die anatomischen Gegebenheiten nur noch in Ausnahmefällen zum Einsatz kommen.

Sprechkanülen haben in ihrem Verlauf zusätzlich eine Öffnung oder ein Sieb (Fensterung), sodass beim Ausatmen die Luft durch die Trachealkanüle in den Larynx geleitet werden kann. *Sprechventile* ermöglichen es, über die Trachealkanüle einzuatmen („kurzer Weg") und über den Kehlkopf auszuatmen („langer Weg") (◘ Abb. 10.4c).

Bei Sprechkanülen kann die Ausatemluft über das Sieb (die Fensterung) in den Kehlkopf strömen. Bei Trachealkanülen ohne Fensterung muss die Ausatemluft an der Kanüle vorbei in den Kehlkopf treten. Das kann für die Betroffenen eine erhöhte Atemarbeit bedeuten und das Sprechen unmöglich machen, z. B. wenn die Trachealkanüle und/oder der entblockte Cuff zu viel Platz in der Trachea einnimmt. Sprechventile auf entblockten Kanülen sollten in diesen Fällen nur eine kurzzeitige Lösung sein und sollen möglichst bald durch Sprechkanülen ersetzt werden. Wird das Sprechventil bei einer Sprechkanüle entfernt und durch einen Verschluss (Deckel/Kappe) ersetzt, z. B. vor einer Dekanülierung, ermöglicht das eine vollständige Atmung über den Kehlkopf; es bedeutet allerdings ebenfalls einen erhöhten Atemwiderstand (◘ Abb. 10.4d).

10.3.3 Sonstige Kanülen

Kombinationskanülen

Diese Trachealkanülen kombinieren die Funktionsprinzipien einer blockbaren Kanüle mit dem einer Sprechkanüle. Sie sind mit einem Cuff, einer Fensterung und oft mit einer subglottischen Absaugvorrichtung versehen (◘ Abb. 11.8).

Um eine Aspiration durch die Trachealkanüle zu verhindern, muss eine geschlossene Innenkanüle eingesetzt werden, die die Fensterung abdichtet. Ausführungen zum Funktionsprinzip dieser Kanülen finden sich in ► Kap. 11.3.3.

Beachte

Eine Trachealkanüle mit einer Fensterung und einem Cuff ermöglicht die Aufgabe einer geblockten Trachealkanüle nur, wenn eine geschlossene Seele eingesetzt ist!

Schon vor mehr als 20 Jahren wurde bei beatmeten Patienten die subglottische Absaugvorrichtung für die Luftzufuhr genutzt, um kurzzeitige Phonation zu ermöglichen (*vocal aid*). Derzeit wird sie unter dem Begriff *above cuff vocalisation* (ACV) wieder propagiert (Petosic et al. 2021).

10.3.4 Kanülenzubehör

10.3.4.1 HME-Filter (heat and moister exchanger, „feuchte Nase")

Da nach einer Tracheotomie die Befeuchtung der Atemluft durch die Nase und den Mundraum nicht mehr gewährleistet ist, muss die Atemluft angefeuchtet werden, um ein Austrocknen der Trachealschleimhaut zu verhindern. Diese Filter werden in vielen Fällen mit einem Adapter geliefert, der den Anschluss einer Sauerstoffsonde ermöglicht.

Bei neurologisch Betroffenen mit einer Schluckstörung sind solche Aufsätze eher zum Anwärmen der eingeatmeten Luft und Schutz gegen Fremdkörper sinnvoll. Der aspirierte Speichel in der Trachea verhindert meist ein Austrocknen der Schleimhaut.

> **Beachte**
> Es kann zu massiven Komplikationen mit Erstickungen durch Filter bei Patienten mit trockenem, zähem Schleim kommen.

10.3.4.2 Sprechventile

Sprechventile ermöglichen das Einatmen über die Kanüle (das Ventil ist geöffnet) und das Ausatmen über den Kehlkopf (das Ventil ist geschlossen). Im Gegensatz zu „feuchten Nasen" ist mit ihnen ein annähernd geschlossenes System vorhanden, das einen physiologischen Druckaufbau beim Schlucken und Husten und Pressen (Stuhlgang) ermöglicht! Diese Ventile finden auch bei blockbaren Kanülen Verwendung.

> **Beachte**
> - Die Kanülen müssen vor dem Aufsetzen des Sprechventils entblockt werden, sonst kann der Patient nicht ausatmen!
> - In vielen Fällen ist der Raum zwischen der Kanüle mit Cuff und der Trachealwand sehr gering, sodass eine erhöhte Atemarbeit notwendig ist oder es zu einem Ausatemstau kommt. Diese Situation ist lebensbedrohlich! Das Problem kann nicht dadurch behoben werden, dass der Patient „nur ausreichend lange das Atmen mit Sprechaufsatz üben muss". Er muss mit einer kleineren Trachealkanüle versorgt werden, damit die Ausatemluft an der Kanüle vorbei aus dem Körper austreten kann!

10.3.4.3 Stomaplatzhalter

Steht die Entfernung einer Trachealkanüle an, muss der Patient jedoch intermittierend abgesaugt werden, können Platzhalter zum Einsatz kommen. Die äußere Form erinnert an ein T. Der lange Schenkel wird in der Trachea platziert, der kürzere über das Tracheostoma ausgeleitet. Die Befestigung dieser Platzhalter ist in vielen Fällen schwierig, häufig werden sie mit einem kräftigen Hustenstoß ausgehustet. Kommt es zu einer Dislozierung, dann besteht die Gefahr, dass die Tracheahaut unbemerkt hinter dem Platzhalter zuwächst. Sprechkanülen mit einem Deckel sind in vielen Fällen eine bessere Lösung für die Betroffenen und das Pflegepersonal.

10.3.4.4 Stomapflaster

Eine weitere Möglichkeit, das Stoma zu verschließen, ohne eine Kanüle einzuführen, ist das Stomapflaster. Es wird üblicherweise bei Kehlkopflosen eingesetzt, um das Stoma mit einem Filter zu versorgen, der für das Sprechen über ein Ventil durch Druck temporär geschlossen werden kann. Diese Pflaster, die auch mit einem festen Verschluss geliefert werden, können ebenfalls für den Verschluss des Stomas bei stabilem Tracheostoma genutzt werden. Vorteil ist, dass keine Kanüle eingefügt werden muss, die Trachea aber weiterhin nach Entfernen des Deckels einfach abzusaugen ist.

10.4 Trachealkanülenwechsel und Tracheostomapflege

Zur Reinigung der Trachealkanüle und des Larynx bei Aspiration, und um weitere Komplikationen zu vermeiden, sollte die Trachealkanüle regelmäßig entnommen und gereinigt werden! Es ist selbstverständlich, das jeder Patient unverzüglich gereinigt und frisch versorgt wird, wenn seine Schutzhose nass oder beschmutzt ist. Die Routine vierzehntägiger – oder gar vierteljährlicher – Kontrollen sollte überdacht werden.

10.4.1 Einsetzen und Befestigen der Trachealkanüle

Die – wenn notwendig – mit Gleitmittel versehene Trachealkanüle (Kanülen-Öl, Xylocain-Gel o. Ä.) wird mit einer Drehung um 90° in das Tracheostoma eingeführt, die Drehung beim Einführen erfolgt im Uhrzeigersinn – von „Viertel nach Halb". Jeder übermäßige

Druck ist dabei zu vermeiden, um Verletzungen zu verhindern. Abschließend sollte die Position einer neuen Kanüle immer mit einem Endoskop kontrolliert werden.

> **Praxistipp**
>
> Vor Einsetzen der Kanüle sollten an einer Seite der Kanüle bereits das Band zur Befestigung der Trachealkanüle und die Schlitzkompresse angebracht werden. Dieses Vorgehen erleichtert die endgültige Befestigung der Kanüle, minimiert den Reiz durch weitere Manipulation in der Trachea und schont den Patienten.

Die Reaktion des Patienten auf das Einsetzten der Kanüle kann sehr unterschiedlich sein. Ist das Tracheostoma intakt und ausreichend groß, wird das vorsichtige Einsetzen der Kanüle problemlos oder nur von einigen Hustenstößen begleitet sein.

> **Beachte**
>
> Bei wahrnehmungsgestörten Patienten kann die Reaktion auf das Einsetzen der Kanüle heftig sein. Der Vorgang muss langsam vorbereitet und mit entsprechender Unterstützung des Patienten durchgeführt werden.

Neben lang andauerndem Husten kommt es in seltenen Fällen zu einer massiven Hustenreaktion, die bis zu einem Erbrechen führen kann. In solchen Fällen sollte die Trachea vor dem Einsetzen der Kanüle mit einem anästhesierenden Spray (z. B. Xylocain-Spray) betäubt werden und/oder die Kanüle zusätzlich mit einem anästhesierenden Gel (z. B. Xylocain-Gel) eingerieben werden.

Die Befestigung der Trachealkanüle erfolgt mit einem Band am Trachealkanülenschild. Das Schild muss bei blockbaren Kanülen auf eine individuelle Position eingestellt werden (◘ Abb. 10.4d).

> **Praxistipp**
>
> Bei blockbaren Kanülen kann als Faustregel gelten, dass die Kanüle in der richtigen Position ist, wenn sich der aufsteigende, aus der Haut ragende Trachealkanülenschenkel in einem 90°-Winkel zur Trachealhinterwand befindet und der Haut um das Tracheostoma nicht oder nur mit geringem Druck anliegt.

Dabei ist auf eine ausreichende Beweglichkeit der Trachealkanüle zu achten. Ein translatierter Nacken und/oder eine zu starr befestigte Kanüle ziehen die Kanüle nach kranial und behindern das Schlucken. Bei längerer Liegedauer kann es zusätzlich zu einer Schädigung der kranialen Trachealknorpel oder des Ringknorpels, Granulationen und infolge der Kompression zu einer Trachealstenose kommen. Gummibänder, die eine zu straffe Befestigung ermöglichen, sind zu vermeiden.

> **Beachte**
>
> Zwischen das Trachealkanülenband und Haut sollen immer zwei Finger passen!

10.4.2 Wechsel der Trachealkanüle

> **Beachte**
>
> Zur Reinigung der Trachealkanüle und des Larynx bei Aspiration sowie zur Vermeidung weiterer Komplikation (Entzündungen, ▶ Abschn. 10.4.4) muss die Trachealkanüle regelmäßig entnommen und gereinigt werden!
> Indikationen für einen Wechsel der Trachealkanüle sind
> - Komplikationen (Luftnot etc.) und/oder
> - Aspiration.

Ein Austausch der Trachealkanüle muss erfolgen, wenn sie nicht vollständig zu säubern ist bzw. nicht mehr ihre Funktion erfüllt. Das heißt bei einer Trachealkanüle mit einem Cuff, dass dieser nicht mehr ausreichend Druck aufbauen oder den Druck nicht mehr über längere Zeit halten kann. Kunststoffkanülen altern mit der Dauer ihres Einsatzes, der Kunststoff wird porös, bzw. thermoplastische Kunststoffe verlieren ihre Plastizität, werden hart und müssen ausgetauscht werden.

Im Intensivbereich werden neue Trachealkanülen nach den dort geltenden Regeln unter sterilen Bedingungen eingesetzt und die alten entsorgt. Ebenso wird bei (multiresistenten) Keimbesiedelung im Trachealsekret verfahren. In fast allen anderen Bereichen sind Trachealkanülen aus hygienischer Sicht mit einer Zahnprothese zu vergleichen und können nach einer Reinigung bei erhaltener Funktion bei denselben Betroffenen erneut eingesetzt werden.

Jeder geplante Trachealkanülenwechsel muss vorbereitet sein! Die dafür notwendigen Instrumente müssen bereitliegen und einsatzfähig sein. Für einen Trachealkanülenwechsel benötigt man:
- einen funktionsfähigen und einsatzbereiten Absauger mit einem ausreichend großen Absaugkatheter (Charrière 12, grün; Charrière 14, orangefarben),
- ein Spekulum, um das Tracheostoma aufhalten zu können (◘ Abb. 10.1) (das Spekulum sollte mindestens 12 cm lange Schenkel haben!),

– eine Lampe, um das Tracheostoma inspizieren zu können,
– eine zusätzliche Trachealkanüle (eine Nummer kleiner), die im Notfall sofort eingesetzt werden kann.

Vor der Entfernung der Trachealkanüle muss die Mundhöhle von Sekret – möglichst manuell und strukturiert – gesäubert werden und die Trachea ggf. am Tracheostoma und durch die Trachealkanüle sorgfältig abgesaugt werden. Erst dann wird sie unter Absaugbereitschaft entblockt und entfernt.

Um aufgestautes Sekret von oberhalb des Cuffs, das nun mit der Schwerkraft in die Trachea hinabläuft, zu entfernen, muss ggf. durch das Tracheostoma abgesaugt werden. Sollte das (punktierte) Tracheostoma sehr eng sein oder schnell schrumpfen, muss es mit einem Spekulum offen gehalten werden. Anschließend wird das Tracheostoma (die Außenhaut, der Tracheostomakanal und die Trachea) inspiziert, nach Möglichkeit mit einem Endoskop.

Das Einführen einer neuen oder der gereinigten Trachealkanüle ist im ▶ Abschn. 10.4.1 beschrieben. Zum Einführen sollte standardmäßig die beiliegende Einführhilfe (Mandrin) benutzt werden.

❯ **Beachte**
Alle, die Menschen mit einer Trachealkanüle betreuen, müssen den Wechsel einer Trachealkanüle beherrschen. Die klinische Erfahrung zeigt, dass es immer wieder zu Komplikationen durch die Trachealkanüle kommen kann. Tritt eine solche Situation auf – z. B. wenn der Patient luftnötig wird und blau anläuft – muss die erste eintreffende Person die Erstmaßnahme, das Entfernen oder den Wechsel der Trachealkanüle, durchführen. Warten auf eine zweite Person, z. B. den Arzt, kann in einem solchen Fall katastrophale Folgen haben!

10.4.3 Pflege von Trachealkanülen und Tracheostoma

Um die Zahl der Komplikationen an Trachea und Tracheostoma zu vermindern, sind die Kontrolle und die Pflege, ggf. die Entnahme und Reinigung der Trachealkanüle, regelmäßig durchzuführen.

Im Tumorbereich sind häufige Probleme das zähe Sekret, die Austrocknung der Tracheaschleimhaut und eine *Verborkung* der Kanüle, da die befeuchtende Funktion der Nase wie bei der normalen Atmung nicht mehr möglich ist. Neben Filtern, die auf die Trachealkanüle aufgesetzt werden können, verhindert die re-

gelmäßige Befeuchtung der Luft durch Luftbefeuchter oder Inhalationen diese Komplikation. Besteht allerdings eine Schluckstörung mit einer Aspiration, sind diese Maßnahmen zu überdenken. Durch den beständigen Speichelfluss in die Trachea ist ein Austrocknen der Trachea nicht zu erwarten.

❯ **Beachte**
Die aufsetzbaren Filter und Sprechventile können eine zusätzliche Gefährdung der Betroffenen darstellen, da sie durch ausgehustetes Sekret soweit verlegt werden können, dass eine Atmung nicht mehr möglich ist. Die regelmäßige Kontrolle des Filters und die Reinigung der Trachealkanüle bleibt die wichtigste Maßnahme!

In der HNO werden Trachealkanülen aus Kunststoff oder Silber unter laufendem Wasser mit einer Flaschenbürste gereinigt. Eine spezielle Desinfektion ist nicht notwendig. Grundsätzlich sind die gleichen hygienischen Regeln auf eine Trachealkanüle anzuwenden wie auf eine Zahnprothese. Hinweise der Hersteller sind aber zu beachten.

Wichtig sind die Entfernung und der Austausch von feuchten Kompressen am Tracheostoma. Dennoch kann es immer wieder zu Komplikationen am Tracheostoma durch eine Trachealkanüle kommen.

Jeder Patient mit einer Aspiration muss regelmäßig abgesaugt werden. Bei der Absaugung ist darauf zu achten, dass durch das Saugen keine zusätzlichen Verletzungen an den Trachealschleimhäuten gesetzt werden.

Der Absaugkatheter sollte nicht zu tief eingeführt werden, da er sonst auf die Carina, die Teilungsstelle zwischen den Bronchien, stößt und dort zu Verletzungen führen kann.

> **Praxistipp**
>
> Wird blutig abgesaugt, dann sitzt die Kanüle u. U. nicht richtig, der Katheter stößt gegen die Tracheaschleimhaut. Die Kanüle muss unbedingt neu justiert werden!
> Muss ein Patient mit einer Trachealkanüle häufiger als 3- bis 4-mal am Tag abgesaugt werden, ist von einer Aspiration auszugehen. Hat der Patient bereits eine geblockte Kanüle, ist der Cuff nicht ausreichend in der Lage den Speichel zu stoppen, d. h., der Patient ist durch die Trachealkanüle nicht ausreichend geschützt! Die Kanüle muss kontrolliert werden, ggf. durch einen anderen Typ oder eine größere Kanüle ersetzt oder der Cuff vorübergehend aufgeblockt (und täglich kontrolliert) werden!

10.4.4 Komplikationen am Tracheostoma

Entzündungen

Die häufigste Komplikation im Bereich des Tracheostomas sind Entzündungen. Ursache ist in den meisten Fällen der Übertritt von Speichel, der sich oberhalb des Kanülen-Cuffs staut und aus der Trachea über das Tracheostoma auf die Haut läuft. Eine Hauptaufgabe von Speichel ist das Spalten von „Gewebe", meist Nahrung im Magen. Da Speichel überaus aggressiv Gewebe angreift, wird das umliegende Gewebe des Tracheostomas „angedaut". Es kommt zu einer Entzündung des Stomakanals sowie der umliegenden Haut (◨ Abb. 10.5a).

Um Entzündungen im Bereich des Tracheostomas zu therapieren, ist es unbedingt notwendig, die Menge des austretenden Speichels bzw. seine Verweildauer am Gewebe zu minimieren.

Durch die Punktionstracheotomie kommt es zu einer Abnahme der entzündlichen Komplikationen im Bereich des Tracheostomas. Ursache ist, dass der sehr enge Punktionskanal fast keinen Übertritt von Speichel aus dem Tracheostoma ermöglicht. Folge ist, dass der aspirierte Speichel nicht mehr über das Tracheostoma ablaufen kann, Larynx und Pharynx stehen dann beständig in Speichel, was die Therapie und Rehabilitation einer Schluckstörung deutlich erschwert.

> **Beachte**
>
> In Untersuchungen zur Punktionstracheotomie konnte festgestellt werden, dass es durch die Punktionstracheotomie zu einer Abnahme der entzündlichen Komplikationen im Bereich des Tracheostomas kam. Ursache ist, dass der sehr enge Punktionskanal keinen Übertritt von Speichel aus dem Tracheostoma ermöglicht. Fließt der aspirierte Speichel nicht mehr über das Tracheostoma ab, staut er sich im Larynx/Pharynx und kann eine Tubenbelüftungsstörungen hervorrufen. Auch aus diesen Gründen sind Punktionstracheotomien bei einer manifesten Speichelaspiration kontraindiziert!
>
> Bei Verdacht auf das Vorliegen einer schweren neurologischen Schluckstörung mit längerem Rehabilitationsverlauf sollte daher in der initialen Versorgung immer eine temporäre chirurgische Tracheotomie durchgeführt werden.
>
> Auch Bösel (2021) nennt den Vorzug eines operativ angelegten Tracheostomas bei einer Dysphagie mit zu erwartendem längerem Verlauf, da der Kanülenwechsel während der Rehabilitation einfacher und sicherer zu gestalten ist.

- Es sollte regelmäßig eine Trachealtoilette durchgeführt werden, bei der die Trachealkanüle entfernt und der Larynx sowie die Trachea durch Absaugen gereinigt werden.
- Der Mundraum muss von Sekret gesäubert werden. Larynx und Trachea müssen abgesaugt werden, nicht nur über die Trachealkanüle, sondern ggf. auch vorsichtig mit einem kleinen Absaugkatheter am Tracheostoma neben der Kanüle.
- Kompressen am Tracheostoma müssen regelmäßig gewechselt werden, wenn sie feucht sind. Es sollten möglichst saugfähige Kompressen benutzt werden.
- Metalline Kompressen sollten bei Übertritt von Speichel nicht benutzt werden. Der Erfahrung nach kommt es durch die Kunststoffmaterialien zu einer Verstärkung der Entzündung um das Tracheostoma.
- Die Hautoberfläche um das gerötete Tracheostoma kann mit Zinksalbe gepflegt werden, die großzügig aufgetragen wird. Zusätzlich kann zur Pflege des Tracheostomakanals die Trachealkanüle mit einer schmalen Tamponade umwickelt werden. Auf diesen Streifen kann ebenfalls Zinksalbe aufgetragen werden. Ein endgültiges Abheilen der Haut um das Tracheostoma ist erst bei einem aspirationsfreien Schluckvorgang zu erwarten.

Granulationen

Granulationen entstehen als Antwort eines Reizes auf eine offene Wunde (◨ Abb. 10.5a).

Ursachen für Granulationen am Tracheostoma sind
- eine zu harte, unflexible Trachealkanüle (Metall, harte, nicht thermoplastische Kunststoffe),
- mechanische Irritation des Tracheostomarandes durch die Fensterung Trachealkanüle,
- ein zu enges Tracheostoma,
- eine zu straffe Befestigung der Trachealkanüle,
- ein beständiger Speichelfluss.

Dabei muss davon ausgegangen werden, dass die Wahrscheinlichkeit für Granulationen mit der Liegedauer der Trachealkanüle zunimmt. Ab der 6. Woche ist ein deutlicher Anstieg solcher Reaktionen zu verzeichnen (Graumüller et al. 2002).

Behandelt werden Granulationen durch
- Änderung der Trachealkanülenposition oder
- Wechsel der Trachealkanülenart,

– Entfernen durch Ätzung mit Silbernitrat, Abtragung durch einen Laser oder ein Elektromesser in Lokalanästhesie,
– Anlage eines temporären Tracheostomas bei sehr engem Tracheostoma.

10.4.5 Komplikationen an der Trachea

Beim Trachealkanülenwechsel sollte die Trachea unbedingt auf Schäden inspiziert werden. Durch den Druck der Trachealkanüle oder des Cuffs kann es zu Schäden an den Tracheawänden kommen (◘ Abb. 10.5b). Verletzungen der Schleimhaut sind nicht selten und heilen in den meisten Fällen ohne Komplikationen ab, wenn man nach einem Kanülenwechsel darauf achtet, den Cuff oder die Kanüle nicht wieder auf die vorhandene Verletzung zu platzieren.

Verletzungen der Trachealknorpel sind wesentlich gefährlicher und schwieriger zu behandeln.

> **Beachte**
> – Die Trachealkanüle kann durch Reibung oder falsche Platzierung in die Trachealwand einspießen und dabei den Knorpel verletzen oder zerstören. In seltenen Fällen kann es dabei zu einer einspießenden Verletzung in das Mediastinum und einer Verletzung des Truncus brachiocephalicus kommen, der in Höhe des Cuffs liegt.
> – Durch den Druck der Trachealkanüle am Oberrand des Tracheostomas kann es zu einem Eindrücken der Trachealknorpel oder/und des Ringknorpels am häufigsten oberhalb der Öffnung in der Trachea kommen. Das Tracheallumen wird eingedrückt, es entsteht eine Trachealstenose (◘ Abb. 10.5c).
> – Trachealstenosen treten nicht unbedingt direkt nach der Entfernung einer Trachealkanüle und dem Verschluss des Tracheostomas auf. Erst nach 3–4 Monaten werden viele Trachealstenosen klinisch relevant; so lang braucht die verbleibende Entzündung in den Trachealspangen, um zu einer Stenose zu führen. Patienten, die nach einer Tracheotomie/einer Langzeitintubation im weiteren Verlauf über zunehmende Luftnot klagen, sind somit umgehend auf eine klinisch relevante Trachealstenose zu untersuchen!

Ist es zu einer geringfügigen Verletzung der Tracheawand gekommen, kann der vorübergehende Einsatz eines Montgomery-T-Röhrchens die entstandene Verletzung schienen. Bei ausgedehnten Verletzungen ist eine Tracheaplastik notwendig.

Für die Versorgung von Tachealstenosen steht heute eine Vielzahl operativer Verfahren zur Verfügung:

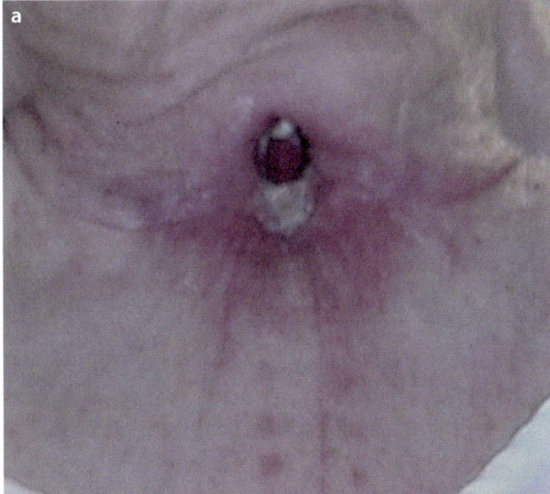

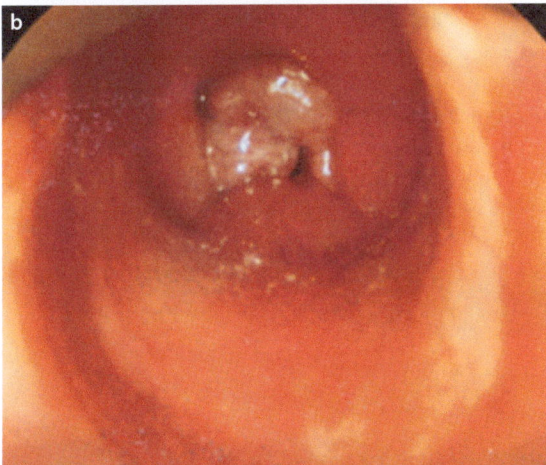

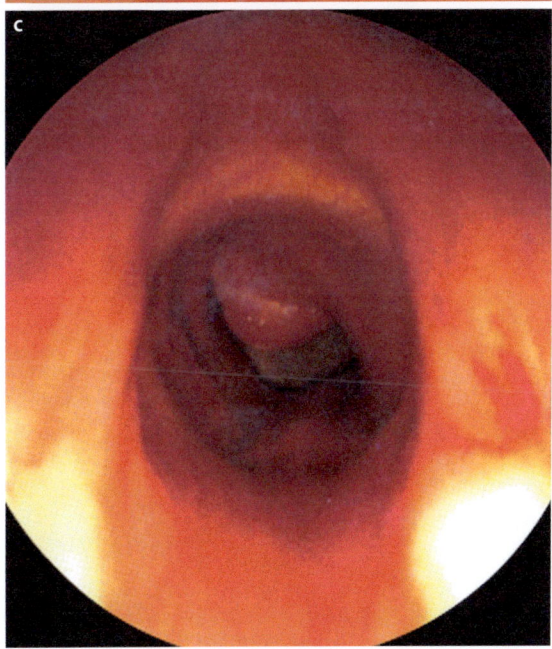

◘ **Abb. 10.5   a–c** Entzündetes Tracheostoma. **a** Mit Granulationen. **b** Blick in Trachea. Das Tracheallumen ist mit Granulationen vollständig verlegt. **c** Blick in die Trachea mit einem Einbruch der Trachealvorderwand und folgender Stenosierung der Trachea

— Stenosen bis ca. 5 cm werden durch eine Resektion der Stenose und Wiedervereinigung der
Luftröhre versorgt.
— Ausgedehntere Verletzungen machen weit auf-
wendigere Verfahren notwendig, die bis zu einer
Transplantation von Tracheagewebe reichen können (◘ Abb. 10.6).

10.5 Trachealkanülen und Schlucken

■ **Einfluss der Trachealkanüle auf das Schlucken
Sensibilität**

Schon früh legten Untersuchungen nahe, dass eine geblockte Trachealkanüle den Schluckvorgang negativ beeinflusst. Muz et al. (1989) berichten über eine
Abnahme der Aspiration in szintigrafischen Untersuchungen nach Verschluss der Trachealkanüle bei
Patienten mit Operationen bei Kopf-Hals-Tumoren. Dettelbach et al. (1995) und Stachler et al. (1996)
zeigten einen positiven Effekt eines Trachealkanülen-
verschlusses auf die Aspiration. Eibling und Gross
(1996) und Stachler et al. (1996) vermuteten den posi-

tiven subglottischen Druck als Auslöser für das verbesserte Schluckvermögen, der nach der Entfernung
der Trachealkanüle auftreten kann.

Weitere Autoren machten auf verschiedene mechanische Einschränkungen durch Trachealkanülen beim
Schlucken aufmerksam. So soll die Beweglichkeit des
Kehlkopfes durch die Fixierung der Trachealkanüle
an der Halshaut mechanisch eingeschränkt werden.
Dies führt zu einer verminderten Kehlkopfhebung und
einer ungenügenden Öffnung des oberen Ösophagussphinkters (Bonanno 1971; Nash 1988). Durch den
Druck der Tubusmanschette kommt es zu einer Einengung des Ösophagus, es folgen eine erschwerte Passage und ein Rückstau von Speichel in den Kehlkopf
(Feldmann et al. 1966).

Der Einfluss einer Trachealkanüle auf das Schluckverhalten, den Schluckvorgang und das Schluckergeb-
nis wurde in den folgenden Jahren unterschiedlich beurteilt. Leder et al. fanden in Studien keinen Einfluss einer Trachealkanüle und deren Status auf den
Schluckvorgang und die Aspiration und keine Änderung der Aspirationsinzidenz, weder bei kurzfristigem
Verschluss einer entblockten Trachealkanüle noch bei

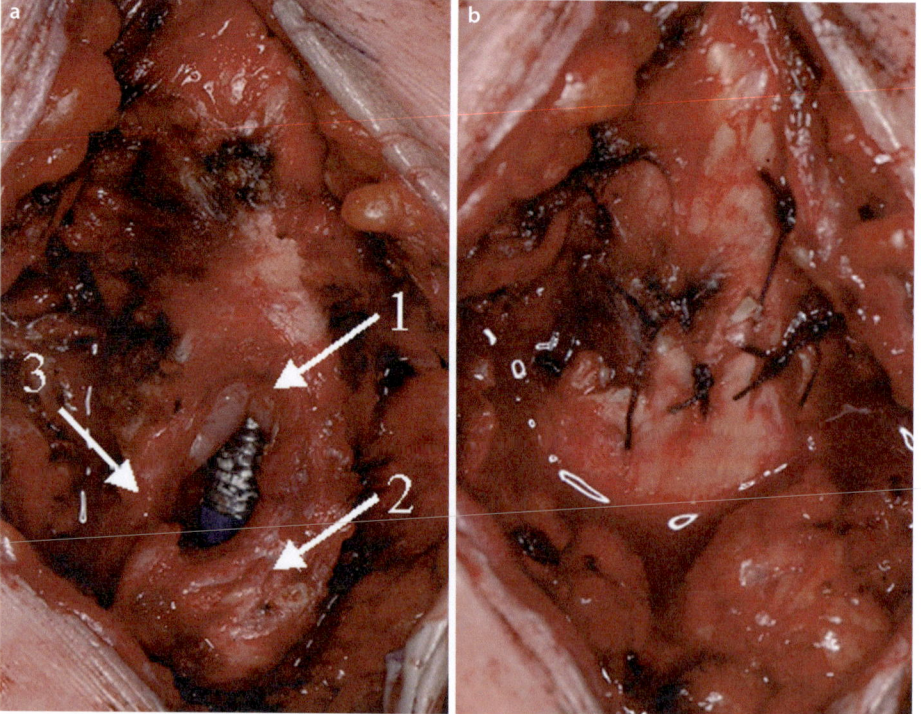

◘ **Abb. 10.6 a, b** Veränderungen an der Trachea und ihre Behandlung. **a** Intraoperatives Bild typischer Veränderungen an der Trachea und
dem Tracheostoma 5 Jahre nach einer Tracheotomie. *1* Granulationen am Oberrand der Trachea durch das Reiben der Trachealkanüle. Die
darüber liegenden Trachealknorpel bzw. der Ringknorpel sind eingedrückt. *2* Massive Verdickung der unteren Tracheostoma- und Tracheal-
anteile durch den Druck der Trachealkanüle. *3* Die Tracheotomie wurde nicht exakt in der Mittellinie durchgeführt, bzw. durch den Druck
der Trachealkanüle ist es zu einem Verlust an Trachealknorpel an der seitlichen Trachea gekommen. Wird die Trachealkanüle entfernt, fällt
die Seitenwand ein und blockiert die Trachea, es besteht eine Trachealstenose. **b** Nach Entfernung der Stenose wird die verbliebene Trachea an
ihren Enden wieder zusammengenäht (End-zu-End-Anastomose); es ist wieder eine normale Trachea vorhanden

Nutzung eines Sprechventil nach Langzeitintubation, bei einer heterogenen Patientengruppe (Leder et al. 1996, 1998; Leder 1999). Auch der Tonus des unteren Ösophagussphinkters veränderte sich in einer weiteren Studie nicht (Leder et al. 2001). Bei den meisten Studien von Leder handelte es sich allerdings um Patienten nach einer Operation im Kopf-Hals-Bereich. In diesen Fällen sind strukturelle, mechanische Änderungen Ursache für eine Schluckstörung. Eine Änderung des Ausatemstroms und damit der Sensibilität und Wahrnehmung im Larynx können bei diesen Patienten vermutlich zu keiner Besserung des Schluckvermögens führen. Dennoch wird von Leder empfohlen, die Trachealkanüle während einer fiberoptischen Untersuchung des Schluckens zu entblocken und zu verschließen (Leder und Sasaki 2001).

Andere Studiengruppen wiesen auf die Folgen von Änderungen der Sensibilität in Larynx und Trachea durch Trachealkanülen hin (Murray 1999; Shaker et al. 1995; Wyke 1973). Es kommt zu einer Reduktion der Schlucktriggerung und der Schutzmechanismen Husten und Räuspern. Tolep et al. (1996) beschrieben als Folge eine Verkürzung des laryngealen Verschlusses während des Schluckens. Shaker et al. (1995) beschrieben eine Störung der Koordination zwischen Schlucktriggerung, Stimmlippenverschluss und Apnoephase während des Schluckens.

- ■ **Einfluss der Sensibilität**

Schon vor der Jahrtausendwende konnte im F.O.T.T.-Trachealkanülen-Management (TKM) festgestellt werden, dass nach der Entblockung einer Trachealkanüle und beim Nutzen eines Sprechventils die Patienten vermehrt schluckten. Daraus ergab sich die Hypothese, dass eine Zunahme der Reize durch einen Luftstrom in Larynx und Pharynx zu einer gesteigerten Sensibilität in diesen Regionen führt. Eine veränderte Sensibilität kann direkte und indirekte Folgen haben.

Direkte Folgen veränderter Sensibilität:
- ▬ Residuen wie Speichel und Nahrung werden gespürt.
- ▬ Schlucken und Abwehrreaktionen wie Husten und Räuspern nehmen zu.
- ▬ Die Kontrolle des Aspirats, mit dem Versuch, dieses zu entfernen (Ausspucken, reinigendes Schlucken), verbessert sich.
- ▬ Ein Bolus kann besser kontrolliert werden.

Indirekte Folgen veränderter Sensibilität:
- ▬ Neuere Untersuchungen haben gezeigt, dass eine Zunahme von sensiblen Reizen im Pharynx zu einer Änderung der Repräsentation der entsprechenden Areale im Motorkortex führt (Hamdy et al. 1997).

- ▬ Reproduzierbare elektrische Reize im Pharynx haben einem Anstieg der Schluckfrequenz zur Folge (Fraser et al. 2002).
- ▬ Langfristig ist durch den Reiz in Larynx und Pharynx mit einer verbesserten Reorganisation und Rehabilitation des Schluckvorgangs nach Entfernung einer Trachealkanüle zu rechnen. Dies konnte in den eigenen Untersuchungen bestätigt werden.

In einer eigenen Untersuchungen wurde der Einfluss einer Trachealkanüle auf die Schluckfrequenz überprüft. Es fand sich eine Änderung der Schluckfrequenz bei schwer neurologischen Patienten mit einer Tracheotomie nach Änderung des Trachealkanülenstatus mit Lenkung des Ausatemstroms durch den Kehlkopf (Seidl et al. 2002b). Untersucht wurden 10 Patienten (64 ± 7 Jahre, 8 männlich, 2 weiblich) mit einer Schluckstörung nach einem Hirninfarkt oder einem Schädel-Hirn-Trauma 3. Grades. Die Schluckfrequenz der Betroffenen pro 5 min war ≤ 1, bei allen Betroffenen war wegen der Schluckstörung eine Tracheotomie 14 Tage (± 7 Tage) vor der Untersuchung durchgeführt worden. Der Frühreha-Barthel-Index (FRB, Schönle 1995) lag bei allen Patienten unter -200 (± 29) Punkten.

Als Kriterium für den Einfluss einer Trachealkanüle auf die Schlucksequenz wurde die *Schluckfrequenz* gewählt. Der Schweregrad der neurologischen Erkrankungen schloss weitere Untersuchungsverfahren aus. Die Erhebung der Schluckfrequenz erfolgte durch Zählen der Schluck- bzw. Kehlkopfbewegungen über einen Zeitraum von 5 min.

Die erste Erhebung der Schluckfrequenz erfolgte vor jeder Manipulation bei liegender und geblockter Trachealkanüle. Um den Einfluss von Speichelresten im Mundraum und Pharynx auszuschließen, erfolgte nach Seitenlagerung bzw. Aufrichten der Betroffenen die Reinigung des Mundraums nach den Regeln der F.O.T.T. (Gratz und Woite 2017) und die Reinigung des Tracheobronchialbaums durch Absaugen nach Entblocken, Entfernen der Kanüle und digitalen Verschluss des Tracheostomas. Anschließend erfolgte die zweite Erhebung der Schluckfrequenz. Die Untersuchung wurde an 5 aufeinanderfolgenden Tagen wiederholt.

Das Ergebnis von 20 Einzeluntersuchungen zeigte einen statistisch signifikanten Anstieg der Schluckfrequenz nach Entfernen der Trachealkanüle oder Verschluss des Tracheostomas (Student-t-Test, $p = 0{,}001$) (◻ Abb. 10.7). Der Anstieg der Schluckfrequenz nach Entfernung der Trachealkanüle und Verschluss des Tracheostomas war reproduzierbar.

Eine Korrelation zwischen der Zunahme der Schluckfrequenz und dem Status der Betroffenen, gemessen mit den Skalen Frühreha-Bartel-Index (FRB,

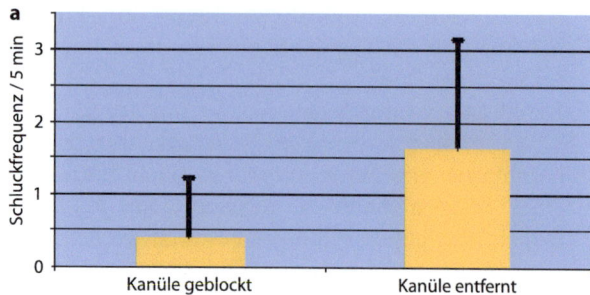

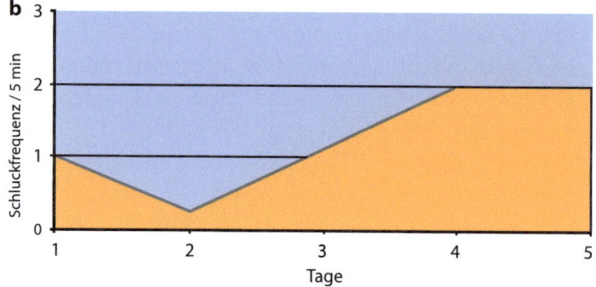

■ **Abb. 10.7 a, b** Schluckfrequenz. **a** Verlauf der Änderung der Schluckfrequenz nach Entfernen der Trachealkanüle. Dargestellt sind die Mittelwerte bei 10 Patienten an 5 aufeinanderfolgenden Tagen. **b** Einfluss der Trachealkanüle auf die Schluckfrequenz, gemessen bei 20 Einzeluntersuchungen. Dargestellt sind Mittelwert und Standardabweichung. (© Seidl et al. 2002a)

Schönle 1995), Early Functional Abilities (EFA, Heck et al. 2000) und Koma-Remissions-Skala (KRS, Schönle und Schwall 1995) bestand nicht.

Ziel einer weiteren prospektiven Pilotstudie war es, den Effekt des F.O.T.T.-TKMs zu untersuchen (Seidl et al. 2007). Bei dieser Gruppenstudie vor und nach der Intervention genehmigte die Ethikkommission der Charité zur damaligen Zeit keine Kontrollgruppe. 10 Patienten mit Dysphagie als Folge einer Kopfverletzung oder Hirnblutung (Schluckrate <1/5 min, Frühreha-Barthel-Index < −150, Tracheostomie als Folge einer Schluckstörung) wurden behandelt. Die Therapie erfolgte auf der Grundlage der F.O.T.T. über 3 Wochen (15 Sitzungen à 1 h). Als Messskalen wurden der Frühreha-Barthel-Index und die Coma Remission Scale verwendet. Die Schluckfrequenz und die Wachheit wurden vor, während und nach den Behandlungssitzungen sowie in Abständen von 30 min für 2 h nach den Behandlungssitzungen durchgeführt.

Ergebnisse: An den einzelnen Behandlungstagen führte die Therapie nicht zu einer Erhöhung der Schluckfrequenz, wohl aber zu einer signifikanten Erhöhung der Wachheit. Nach Abschluss einer einzigen Behandlungssitzung kam es zu einer statistisch signifikanten Abnahme der Wachheit und der Schluckfrequenz für 90 min. Über den gesamten Therapiezeitraum wurde eine Zunahme der Schluckfrequenz,

der Wachheit (Frühreha-Barthel-Index und Coma Remission Scale), der Schluckfähigkeit (gemessen mittels endoskopischer Untersuchung) und des Schutzes der Atemwege beobachtet. Die Studiengruppe folgert, dass die Abnahme der Wachheit nach den Therapiesitzungen (Belastbarkeit, Müdigkeit?) bei der Planung rehabilitativer Maßnahmen und ihrer Häufigkeit und Pausen im Reha-Alltag berücksichtigt werden sollte. Mehr Studien zu dieser Thematik sind notwendig.

Im Jahr 2000 wurde im Schweizerischen Neurologischen Rehabilitationszentrum REHAB in Basel ein Behandlungsprotokoll zur Entwöhnung dysphagischer Patienten von der Trachealkanüle eingeführt (Frank et al. 2007, 2015). Die Patienten wurden interdisziplinär nach den Prinzipien des F.O.T.T.-Konzepts behandelt. Zur Beurteilung der funktionellen Fortschritte wurden die Skalen FIM (Functional Independence Measure Skala, Granger et al. 1986) und EFA (Early Functional Abilities, Heck et al. 2000) verwendet. Die retrospektiv erhobenen Daten zeigten eine signifikant schnellere und gleichzeitig sichere Dekanülierung von 33/35 Patienten im Vergleich zur Kontrollgruppe und einen signifikanten Zuwachs der Selbstständigkeit in (früh-)funktionellen Alltagsaktivitäten bei 25/33 Patienten, die erst nach der Dekanülierung evident wurde. Der interdisziplinäre Ansatz war als effizienter zu bewerten als der zuvor angewandte intradisziplinäre Behandlungsansatz.

10.6 Entfernung der Trachealkanüle

10.6.1 Indikationen zur Entfernung

> **Beachte**
> Trachealkanülen können entfernt werden, wenn die Indikation für eine Tracheotomie nicht mehr vorhanden ist. Atmung und Schluckvermögen müssen effizient sein (Abb. 10.8)! Zu beachten ist, dass Patienten mit *hohen Querschnittläsionen*, d. h. Lähmungen der Thoraxmuskulatur, nicht effizient abhusten können und je nach Lähmungshöhe und Funktionseinschränkung ein Tracheostoma behalten müssen (Seidl et al. 2010a, b)!

Langzeitbeatmung
Bei Patienten nach Langzeitbeatmung ist dies der Fall, wenn sie über einen längeren Zeitraum – mindestens über den Mund – stabil und ausreichend atmen, ihren Speichel schlucken können und eine Reinigung der Atemwege über einen produktiven Hustenstoß möglich ist.

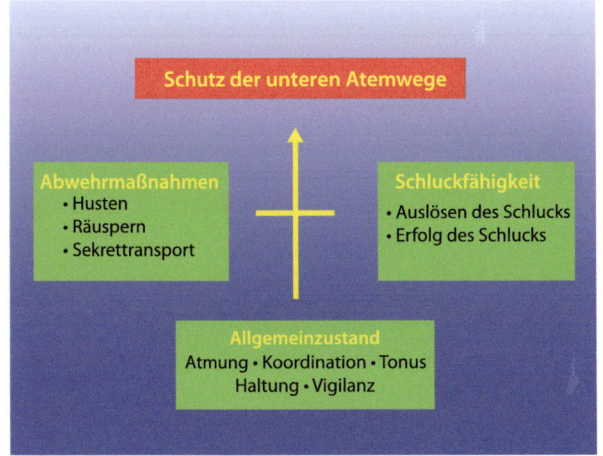

Abb. 10.8 Schematische Darstellung des Schutzes der unteren Atemwege aus dem BDI (© Seidl und Nusser-Müller-Busch)

Schluckstörungen

Vor der Entfernung bzw. Änderung der Trachealkanülenart bei einer Schluckstörung ist immer der Status des Schutzes der unteren Atemwege zu untersuchen. Nur wenn dieser ausreichend ist, kann eine Trachealkanüle entfernt bzw. eine geblockte Trachealkanüle durch eine ungeblockte Trachealkanüle ersetzt werden.

Der *Schutz der unteren Atemwege* wird durch 3 Teilbereiche bestimmt (☐ Abb. 10.8):
- *Allgemeinzustand:* Atmung, Koordination, Tonus, Haltung, Vigilanz, Kraft,
- *Abwehrmaßnahmen:* Husten, Räuspern, Sekrettransport,
- *Schluckfähigkeit:* Auslösen des Schlucks, Erfolg des Schlucks.

Geprüft werden kann der Schutz der unteren Atemwege durch eine *Videofluoroskopie* zur Klärung der Aspiration oder eine *fiberoptisch endoskopische Evaluation des Schluckens (FEES),* die eine direkte Einsicht in den Rachen und Kehlkopf bietet und den Umgang mit Sekret sichtbar machen kann. Nach einer FEES können weitere Protokolle (die Penetration-Aspiration-Scale, PAS, Rosenbek et al. 1996, Berliner Dysphagie Index, BDI, Seidl et al. 2002a) zur Einschätzung herangezogen werden. Muhle et al. (2021) entwickelten mit und für Patienten einer neurologischen Intensivstation die SESETD (Standardized Endoscopic Swallowing Evaluation for Tracheostomy Decannulation). Laut Studienprotokoll wurde die klinische Untersuchung der Patienten in aufrechter Position durchgeführt, was eine Limitierung für schwer betroffene Patienten bedeuten kann.

10.6.2 Dekanülierungsprozess via Trachealkanülen-Management

In der Therapie von Schluckstörung kann sich ein strukturiertes Trachealkanülen-Management (TKM) über Tage, aber auch Wochen oder Monate erstrecken. Das TKM wird oft nur als technischer Vorgang verstanden: Entblocken, absaugen, Sprechventil drauf. „Managen" allein reicht aber nicht aus. Beobachtungen in der Schlucksprechstunde zeigen, dass Kombinationskanülen (blockbar mit Fensterung) im ambulant-therapeutischen Alltag sehr oft die „Endstation" im Trachealkanülen-Management darstellen! Während der Therapie wird die geschlossene Seele entfernt und nach der Therapie wieder eingesetzt. Damit wird der Status quo gehalten. Dies bringt Betroffene nicht weiter, davon profitieren nur die Kanülenhersteller.

In den Entblockungszeiten muss mit der physiologischen Luftstromlenkung, aber auch therapeutisch an der Verbesserung des Speichelschluckens zur Aspirationsbekämpfung gearbeitet werden (Heidler 2007). Der Weg vom Entblocken zur Teilhabe beginnt im Intensivbereich und der Frührehabilitation, und das Vorgehen vom Entblocken zur Teilhabe sind bei Nusser-Müller-Busch und Jädicke (2022) beschrieben. Die therapeutischen Maßnahmen sollten kontextbezogen in den Alltag der Patienten, z. B. in die Mundpflege, integriert werden.

Nach Entfernung einer geblockten Trachealkanüle kann für einige Tage oder Wochen eine – in der Trageeigenschaft viel angenehmere – *Sprechkanüle,* dann eventuell eine geschlossene Sprechkanüle eingesetzt werden. Dies kann Rekanülierungen und Re-Tracheotomien verhindern, die die Betroffenen wieder zurückwerfen. Immer wieder wird unterschätzt, dass die Wiederherstellung der physiologischen Atmung via Mund und Nase anfänglich eine erhebliche, ungewohnte Atemarbeit erfordert.

Vorteile der Sprechkanüle im Trachealkanülen-Management

Eine Sprechkanüle ermöglicht es den Betroffenen und ihrer Lunge, sich schrittweise an den nun wieder physiologisch langen Atemweg zu gewöhnen. Das gibt dem Team die Sicherheit und Möglichkeit, die Betroffenen in dieser Erprobungsphase bei Bedarf abzusaugen. Dies ist besonders bei Punktionstracheostomen eine Option, die beim Abkleben eine sofortige Schrumpfungstendenz zeigen. Eine Rekanülierung ist dann nicht mehr problemlos möglich.

Bei Umstellung auf eine Sprechkanüle ist oft festzustellen, dass die Schluckfrequenz weiter steigt und die Absaugfrequenz sinkt. Dies steigert die Lebensqualität und führt oft zu einer qualitativ deutlichen Verbesserung der Bewegungsabläufe und deren Koordination!

> **Beachte**
>
> Vor der Dekanülierung ist u. a. zu prüfen, ob der Patient in der Lage ist, über einen längeren Zeitraum
> - ausreichend über den Kehlkopf und die oberen Atemwege (Mund und/oder Nase) zu atmen,
> - seinen Speichel zu schlucken und
> - seine Schutz- und Abwehrreaktionen effektiv und effizient einzusetzen.

Nach der Dekanülierung sollte das Tracheostoma für einige Tage mit einem Zugverband verschlossen werden, sodass die Öffnung schrumpfen kann. Ein kleineres, punktiertes Tracheostoma kann sich spontan verschließen, und auch ein operativer Verschluss gestaltet sich einfacher. Der operative Eingriff eines Tracheostomaverschlusses sollte immer unter stationären Bedingungen durchgeführt werden, da es durch eine Nachblutung im Operationsgebiet mit folgender Kompression der Trachea zu lebensgefährdenden Komplikationen kommen kann.

Die Wundheilung nach Verschluss eines Tracheostomas kann verzögert sein. Das Gewebe in der Umgebung des Tracheostomas kann durch den lang anhaltenden Entzündungsreiz des austretenden Speichels massiv verändert sein. Es kann zu eitrigen Sekretionen und der Ausbildung einer Fistel kommen. Die Komplikationen sollten erst konservativ mit lokal reinigenden Maßnahmen, Streifeneinlage und Druckverbänden behandelt werden. Sollte das Stoma nach 6–8 Wochen nicht abgeheilt und verschlossen sein, kann ein zweiter operativer Verschluss versucht werden.

10.7 Fazit

Schlucken ist eine Vitalfunktion! Trachealkanülen sind für das Überleben von schluckgestörten Patienten notwendig. Das Trachealkanülen-Management, die Pflege der Trachealkanüle und des Tracheostomas und der therapeutische Umgang mit diesen sind für die Rehabilitation von entscheidender Bedeutung. Jeder, der an der Pflege von Trachealkanülenträgern beteiligt ist, muss Grundkenntnisse der Versorgung von Patienten mit Trachealkanülen haben und den Umgang praktisch beherrschen!

Literatur

Bösel J (2021) Use and timing of tracheostomy after severe stroke. Stroke 48(9):2638–2643. ▶ https://doi.org/10.1161/STROKEAHA.117.017794. Epub 2017 Jul 21. PMID: 28733479

Bonanno PC (1971) Swallowing dysfunction after tracheotomy. Ann Surg 174:29–33

Ciaglia P, Firsching R, Syniec C (1985) Elective percutaneous dilatational tracheostomy. A new simple bedside procedure; prelaminary report. Chest 87:715–719

Denecke HJ (1979) Die oto-rhino-laryngolgischen Operationen im Mund- und Halsbereich. Springer, Berlin

Dettelbach MA, Gross RD, Mahlmann J, Eibling DE (1995) The effect of the Passy-Muir valve on aspirating in patients with tracheostomy. Head Neck 17:297–302

Eibling DE, Gross RD (1996) Subglottic air pressure: a key component of swallowing efficiency. Ann Otol Rhinol Laryngol 105:253–258

Feldmann SA, Deal CW, Urquhart W (1966) Disturbance of swallowing after tracheotomy. Lancet 1:954–955

Ferro A, Kotecha S, Auzinger G, Yeung E, Fan K (November 2021) Systematic review and meta-analysis of tracheostomy outcomes in COVID-19 patients. Br J Oral Maxillofac Surg 59(9):1013–1023. ▶ https://doi.org/10.1016/j.bjoms.2021.05.011. Epub 2021 May 18. PMID: 34294476; PMCID: PMC8130586

Frank U (2015) Evaluation eines interdisziplinären Therapieansatzes nach dem F.O.T.T.-Konzept -Wirksam oder nicht. In: Nusser-Müller-Busch (Hrsg) Die Therapie des Facio-Oralen Trakts, 4. Aufl. Springer, Berlin

Frank U, Mäder M, Sticher H (Januar 2007) Dysphagic patients with tracheotomies: a multidisciplinary approach to treatment and decannulation management. Dysphagia 22(1):20–29. ▶ https://doi.org/10.1007/s00455-006-9036-5. Epub 2006 Oct 6. PMID: 17024547

Fraser C, Power M, Hamdy S, Rothwell J, Hobday D, Hollander I, Tyrell P, Hobson A, Williams S, Thompson D (2002) Driving plasticity in human adult motor cortex is associated with improved motor function after brain injury. Neuron 34:831–840

Granger CV, Hamilton BB, Keith RA, Zielezny M, Sherwin FS (1986) Advances in functional assessment for medical rehabilitation. Top Geriatr Rehabil 1:59–74

Gratz C, Woite D (2017) Die Therapie des Facio-Oralen Traktes bei neurologischen Betroffene – Zwei Falldarstellungen. 3. Aufl. Schulz-Kirchner, Idstein

Graumüller S, Dommerich S, Mach H, Eich H (2002) Späkomplikationen und Nachsorge nach Tracheotomie unter besonderer Berücksichtigung der Punktionstracheotomie in der neurologischen Frührehabilitation. Neurol Rehabil 8:122–127

Griggs WM, Myburgh JA, Worthley LI (1991) A prospective comparsion of a percutaneous tracheostomy techniques with standard surgical tracheostomy. Intensive Care Med 17:261–263

Hamdy S, Aziz Q, Rothwell JC, Crone R, Hughes DG, Tallis RC, Thompson DG (1997) Explaining oropharyngeal dysphagia after unilateral hemispheric stroke. Lancet 350:686–692

Heck G, Steiger-Bächler G, Schmidt T (2000) Early Functional Abilities (EFA) – eine Skala zur Evaluation von Behandlungsverläufen in der neurologischen Frührehabilitation. Neurol Rehabil 6:125–133

Heidler MD (2007) Rehabilitation schwerer pharyngo-laryngo-tra-chealer Sensibilitätsstörungen bei neurologischen Betroffene mit geblockter Trachealkanüle. Neurol Rehabil 13(1):3–14

Kurtz P, Fitts V, Sumer Z, Jalon H, Cooke J, Kvetan V (Dezember 2011) Mayer SA (2011) How does care differ for neurological patients admitted to a neurocritical care unit versus a general ICU? Neurocrit Care 15(3):477–480. ► https://doi.org/10.1007/s12028-011-9539-2. PMID: 21519958

Leder SB (1999) Effect of a one-way tracheotomy speaking valve on the incidence of aspiration in previously aspirating patients with tracheotomy. Dysphagia 14:73–77

Leder SB, Sasaki CT (2001) Use of FEES to assess and manage patients with tracheotomy. In: Langmore SE (Hrsg) Endoscopic evaluation and treatment of swallowing disorders. Thieme, Stuttgart, S 188–200

Leder SB, Tarro JM, Burrell MI (1996) Effect of occlusion of a tracheotomy tube on aspirating. Dysphagia 11:254–258

Leder SB, Ross DA, Burell MI, Sasaki CT (1998) Tracheotomy tube occlusion status and aspiration in early postsurgical head and neck cancer patients. Dysphagia 13:167–171

Leder SB, Joe JK, Hill SE, Traube M (2001) Effect of tracheotomy tube occlusion on upper esophageal sphincter and pharyngeal pressures in aspirating and nonaspirating patients. Dysphagia 16:79–82

Muhle P, Suntrup-Krueger S, Burchardt K et al. (2021) Standardized endoscopic swallowing evaluation for tracheostomy decannulation in critically ill neurologic patientes. A prospective evaluation. Neurol Res Prac 3(1):26

Murray J (1999) The laryngoscopic evaluation of swallowing or FEES. In: Murray J (Hrsg). Manual of dysphagia assessment in adults. Singular Publishing Group, S 153–190

Muz J, Mathog RH, Nelson R, Jones LA (1989) Aspiration in patients with head and neck cancer and tracheostomy. Am J Otolaryngol 10:282–286

Nash M (1988) Swallowing problems in tracheotomized patients. Otolaryngol Clin North Am 21:701–709

Nusser-Müller-Busch R, Jädicke M (Juli 2022) Vom Entblocken zur Teilhabe – Trachealkanülen-Management beginnt auf der Intensivstation. *forum:logopädie* Jg. 36(4):16–21

Oeken J, Adam H, Bootz F (2002) Translaryngeale Tracheotomie (TLT) nach Fantoni mit starrer endoskopischer Kontrolle. HNO 50:638–643

Petosic A, Viravong MF, Martin AM, Nilsen CB, Olafsen K, Berntzen H (Januar 2021) Above cuff vocalisation (ACV): A scoping review. Acta Anaesthesiol Scand 65(1):15–25. ► https://doi.org/10.1111/aas.13706. Epub 2020 Nov 1. PMID: 32920849; PMCID: PMC7756796

Premraj L, Camarda C, White N, Godoy DA, Cuthbertson BH, Rocco PRM, Pelosi P, Robba C, Suarez JI, Cho SM, Battaglini D (1. April 2023) Tracheostomy timing and outcome in critically ill patients with stroke: a meta-analysis and meta-regression. Crit Care 27(1):132. ► https://doi.org/10.1186/s13054-023-04417-6. PMID: 37005666; PMCID: PMC10068163

Rosenbek JC, Robbins JA, Roecker EB, Coyle JL, Wood JL (1996) A penetration-aspiration scale. Dysphagia. Spring 11(2):93–98. ► https://doi.org/10.1007/BF00417897. PMID: 8721066

Schönle PW (1995) Der Frühreha-Barthel-Index (FRB) – eine früh-rehabilitationsorientierte Erweiterung des Barthel-Index. Rehabilitation 34:69–73

Schönle PW, Schwall D (1995) Die KRS – eine Skala zum Monitoring der protrahierten Komaremission in der Frührehabilitation. Neurol Rehabil 2:87–96

Seidl RO, Nusser-Müller-Busch R, Ernst A (2002a) Evaluation eines Untersuchungsbogens zur endoskopischen Schluckuntersuchung. Sprache-Stimme-Gehör 26:28–36

Seidl RO, Nusser-Müller-Busch R, Ernst A (2002b) Der Einfluss von Trachealkanülen auf die Schluckfrequenz bei neurogenen Schluckstörungen. Neurol Rehabilit 8:122–125. Hippocampus, Bad Honnef

Seidl RO, Nusser-Müller-Busch R, Hollweg W, Westhofen M, Ernst A (August 2007) Pilot study of a neurophysiological dysphagia therapy for neurological patients. Clin Rehabil 21(8):686–697. ► https://doi.org/10.1177/0269215507076393. PMID: 17846068

Seidl RO, Nusser-Müller-Busch R, Kurzweil M, Niedeggen A (2010) Dysphagia in acute tetraplegics: a retrospective study. Spinal Cord 48:197–201

Seidl RO, Wolf D, Nusser-Müller-Busch R, Niedeggen A (2010) Airway management in acute tetraplegics – a retrospective study. Eur Spine J 19(7):1073–1078. Epub 2010 Feb 24

Shaker R, Milbarth M, Ren J, Campbell B, Toohill R, Hogan W (1995) Deglutitive aspiration with tracheostomy: Effect of tracheostomy on the duration of vocal cord closure. Gastroenterology 108:154–159

Stachler RJ, Hamlet SL, Choi J, Fleming S (1996) Scintigraphic quantification of aspiration reduction with the Passy-Muir valve. Laryngoscope 106:231–234

Tolep K, Getch CL, Criner GJ (1996) Swallowing dysfunction in patients receiving prolonged mechanical ventilation. Chest 109:167–172

Winklmaier U (2007) Experimentelle Untersuchung zum Dichtigkeitsverhalten geblockter Trachealkanülen. Forum Logopädie 2:8–10. Schulz-Kirchner, Idstein

Wyke BD (1973) Myotactic reflexogenic systems in the larynx. Folia Morphol (Praha) 21:113–211

Trachealkanülen-Management in der F.O.T.T.: der Weg zurück zur Physiologie

Heike Sticher und Claudia Gratz

Inhaltsverzeichnis

© Der/die Autor(en), exklusiv lizenziert an Springer-Verlag GmbH, DE, ein Teil von Springer Nature 2023
R. Nusser-Müller-Busch (Hrsg.), *F.O.T.T.*,
https://doi.org/10.1007/978-3-662-67528-1_11

Die therapeutische Behandlung neurologischer Patienten mit Trachealkanüle hat sich in Deutschland seit Mitte der 1980er-Jahre zum breiteren Aufgabenbereich von Ergotherapeuten, Physiotherapeuten, Logopäden und Krankenpflege entwickelt. Sie stellt hohe Anforderungen an ein Behandlungsteam.

Nach wie vor gibt es viele Kliniken, die Patienten mit Trachealkanülen versorgen, ohne den therapeutischen, pflegerischen, aber auch ärztlichen Mitarbeitern Fortbildungsmöglichkeiten aufzuzeigen, die konzeptionell fundiertes Wissen und wertvolle Erfahrungshintergründe zur Behandlung dieser besonders komplexen Problematik anbieten.

Für die Therapie von Patienten mit erworbenen Hirnschäden, die eine Trachealkanüle haben, braucht es weitaus mehr als die richtige Kanüle. Unabdingbar sind – neben dem fundierten Wissen über die Physiologie – auch ein vertieftes Verständnis für die Veränderungen, die durch eine Hirnschädigung verursacht werden. Diese haben oft Auswirkungen auf das komplizierte System von Atmung und Schlucken.

Wir stellen in diesem Kapitel einen Behandlungsansatz vor, der sich als konzeptionell begründetes, interprofessionelles Trachealkanülen-Management versteht. Dabei sollte den Mitarbeitern mit der meisten Erfahrung und dem fundiertesten F.O.T.T.-Hintergrund auch die Hauptverantwortung bezüglich Befunderhebung, Zielsetzung, Behandlungsplanung und Evaluation zukommen.

11.1 Grundlagen: Physiologie

Grundlage der Therapie ist ein detailliertes Wissen über Atmung, Schlucken und deren Koordination (▶ Kap. 4 und 8). Im Folgenden werden diese Funktionen erläutert.

11.1.1 Normale Atmung

11.1.1.1 Anatomie der Atemwege

Der Abstand von der oberen Zahnreihe bis zur Glottis beträgt etwa 14 cm (■ Abb. 11.1). Der Kehlkopf befindet sich auf der Höhe des 6./7. Halswirbelkörpers, daran schließt sich die Trachea als ein elastisches Rohr an, welches bis zu den Bronchien reicht. Sie ist 10–12 cm lang, mit einem Durchmesser von ca. 13–20 mm (entspricht etwa der Größe von einem 1-Cent- bis zu einem 5-Cent- Stück). Sie besteht aus 16–20 hufeisenförmigen Knorpelspangen mit Bändern dazwischen, sodass die Trachea ständig offen gehalten wird und Zug- und Druckbelastungen (bei Ein- und Ausatmung sowie bei Bewegungen des Körpers) gewachsen ist. Die Spangen werden dorsal durch elastisches Bindegewebe (Pars membranacea) und Mus-

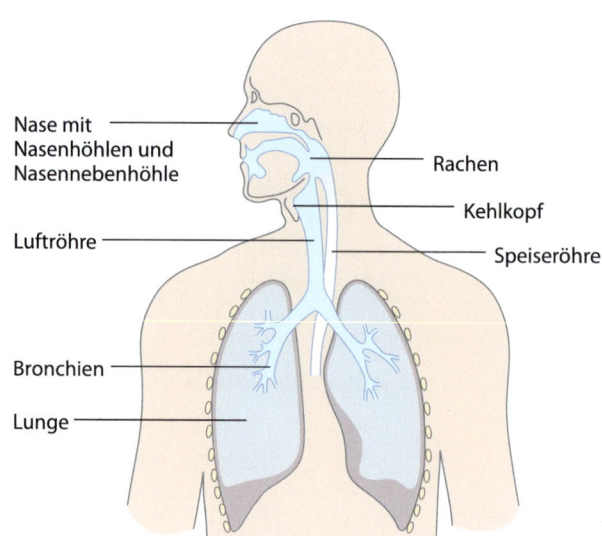

■ **Abb. 11.1**   Lunge und Trachea

kulatur (M. trachealis) zu Ringen geschlossen (Dikeman und Kazandjian 2002; Ehrenberg 2001; Mang 1992). Dadurch ergibt sich eine elastische Trennung zur Speiseröhre hin. Die gesamte Trachea ist mit Flimmerepithel tragender Schleimhaut ausgekleidet.

An der Bifurkation (Höhe 5. Brustwirbel) trennt sich die Trachea in einen rechten und linken Hauptbronchus, weiter in Hauptlappen, Bronchien, dann in Bronchiolen und zuletzt in die Alveolen. Die gesamte Lunge besitzt etwa 300–400 Mio. Alveolen, deren Durchmesser von 0,06–0,2 mm variiert und deren Gesamtoberfläche zwischen 80 m² bei Einatmung und 40 m² bei starker Ausatmung beträgt.

> ❯ **Beachte**
> Trachea und Bronchien werden durch ihre Bauweise offen gehalten. Sie brauchen, um verschlossen zu werden, einen besonderen (Schutz-)Mechanismus. Die Bronchiolen sind dehn- und komprimierbar.

11.1.1.2 Atemzentrum

Das Atemzentrum befindet sich im Hirnstamm (Medulla oblongata). Der Rhythmus der Atmung wird dort vorgeprägt, er kann jedoch individuell moduliert werden, z. B. durch die Erfordernisse des Stoffwechsels oder durch das Lenken der Aufmerksamkeit auf die Atmung. Vom Atemzentrum aus steuern die respiratorischen Neurone die Ein- und Ausatembewegungen über die Innervation der Muskeln.

Regelgrößen der Atmung sind:

- pH-Wert,
- Kohlendioxidpartialdruck (pCO_2) und
- Sauerstoffpartialdruck (pO_2) im arteriellen Blut.

Der pCO_2 ist der stärkste chemische Antrieb bei der Atmung.

Die **Frequenz der Atmung** verändert sich abhängig von
— Lebensalter,
— Anstrengung (z. B. Hochleistungssport) bzw. Anspannung (z. B. Angst),
— anatomischen Gegebenheiten (z. B. starke Kyphoskoliose) und
— Veränderungen des Haltungshintergrunds, die im Zusammenhang mit verschiedenen neurologischen Krankheitsbildern zu sehen sind.

Übersicht Auswirkungen auf die Atmung
— Alter
— Konstitution
— Kondition
— Haltungshintergrund
— Psychische Faktoren

11.1.1.3 Atemvorgang

■ **Atemphasen**

Die Atmung wird in folgende 2 bzw. 3 Phasen unterteilt:
— Einatmung,
— Ausatmung,
— Atempause.

■■ **Einatmung**

Das Zwerchfell (Diaphragma), als unser wichtigster Einatemmuskel, kontrahiert (senkt sich nach unten) und schafft dadurch mehr Volumen im Brust-/Bauchraum. Es entsteht ein Unterdruck in der Lunge, und die Luft wird eingesogen.

■■ **Ausatmung**

Durch die Entspannung des Zwerchfells und durch die Rückstellkraft des inspiratorisch gedehnten Lungen- und Brustkorbgewebes wird die Lunge wieder in ihre Ausgangslage gebracht. Durch den entstehenden Überdruck strömt die Luft aus der Lunge nach außen. Wird die Ausatmung forciert, werden u. a. die schrägen und geraden Bauchmuskeln aktiv.

■■ **Atempause**

Nach der Ausatmung gibt es eine kurze Pause, bis der erneute Impuls zur Einatmung gegeben wird (Dikeman und Kazandjian 2002; Ehrenberg 2001; Mang 1992).

> **Beachte**
> **Normale Ruheatmung** ist gekennzeichnet durch: Einatmung – Ausatmung – Atempause. Die Frequenz liegt beim Erwachsenen bei ca. 15 Atemzügen pro min.

■ **Atemvorgang**

Die eingeatmete Luft wird über den oberen (Nase/Mund/Rachen) und den unteren (Kehlkopf/Trachea/Bronchien) Atemweg bis zu den Alveolen geleitet. Dort findet der lebensnotwendige Gasaustausch statt. Dabei haben die verschiedenen Abschnitte spezielle Funktionen zu erfüllen.

Der Nase gelingt es, auf einer Strecke von ca. 5–8 cm die eingeatmete Luft zu reinigen, zu befeuchten und zu erwärmen. Die Befeuchtung wird auf dem weiteren Weg bis zu den Bronchien fortgesetzt. Die gesamte Strecke von der Nase bis zu den Bronchien (ca. 40–50 cm) bezeichnet man als anatomischen Totraum, da nur Luft transportiert wird, also kein Gasaustausch stattfindet.

Der funktionelle Totraum umfasst zusätzlich die Volumina der belüfteten, aber nicht durchbluteten Alveolen (dort kann kein Gasaustausch stattfinden). Beim Gesunden stimmen anatomischer und funktioneller Totraum praktisch überein (das Volumen umfasst ca. 150 ml).

11.1.1.4 Lungenvolumina

Innerhalb der Atemphysiologie werden verschiedene Volumina mit speziellen Namen bezeichnet. Grundsätzlich gibt es mobilisierbare und nicht mobilisierbare Lungenvolumina:
— Die nicht mobilisierbaren Volumina verbleiben immer in der Lunge.
— Die mobilisierbaren Volumina werden je nach Erfordernissen genutzt.

In ◘ Tab. 11.1 ist eine Übersicht der wichtigsten Atemvolumina dargestellt.

In ◘ Abb. 11.2 ist das Spirogramm mit den mobilisierbaren Lungenvolumina und dem nicht mobilisierbaren Residualvolumen dargestellt. Der Fußpunkt für das normale Atemzugvolumen wird als Atemmittellage bezeichnet.

11.1.1.5 Gasaustausch

Beim Gasaustausch in den Alveolen diffundiert Sauerstoff (O_2) aus der Luft in die Blutbahn und Kohlendioxid (CO_2) aus der Blutbahn in die Luftwege. Diese verbrauchte Luft wird dann ausgeatmet. Um eine ausreichende Versorgung mit Sauerstoff zu gewährleisten, muss das Atemzugvolumen (AZV) groß genug sein, d. h. das Totraumvolumen deutlich übersteigen. Dies ist direkt abhängig von der Atemfrequenz. Ein gesunder Mensch hat etwa ein AZV von 600 ml (bei einer Frequenz von 15 Atemzügen/min).

◻ Tab. 11.1   Atemvolumina (modifiziert nach Dikeman und Kazandjian 2002; Ehrenberg 2001; Mang 1992)

Volumen	Beschreibung
Totalkapazität (TK)	Gesamtes Luftvolumen, das sich nach maximaler Einatmung in der Lunge befindet (= RV + VK)
Vitalkapazität (VK)	Maximal einzuatmendes Luftvolumen nach einer maximalen Ausatmung (= ERV + AZV + IRV), ca. 4,5 l
Exspiratorisches Reservevolumen (ERV)	Noch zusätzlich auszuatmendes Luftvolumen nach einer normalen Ausatmung, ca. 1,5 l
Inspiratorisches Reservevolumen (IRV)	Noch zusätzlich einzuatmendes Luftvolumen nach einer normalen Einatmung, ca. 2,5 l
Atemzugvolumen (AZV) bzw. Tidalvolumen (TV)	Luftvolumen eines spontanen Atemzugs (= Alveolar- + Totraumvolumen), ca. 600 ml beim gesunden Erwachsenen
Inspirationskapazität (IK)	Maximale Einatmung aus der Atemmittellage heraus (IC = AZV + IRV)
Totraumvolumen (TRV)	Das in den oberen und unteren Atemwegen verbleibende Luftvolumen (des AZV), das nicht am Gasaustausch teilnimmt, ca. 150 ml
Alveolarvolumen (AV)	Das Luftvolumen des AZV, das am Gasaustausch teilnimmt, ca. 450 ml
Residualvolumen (RV)	In der Lunge verbleibendes Restluftvolumen nach einer maximalen Ausatmung, ca. 1,5 l
Funktionelles Residualvolumen (FRV)	Luftvolumen, das sich nach einer normalen Ausatmung in der Lunge befindet (= ERV + RV), ca. 3 l
Atemminutenvolumen (AMV)	Luftvolumen, das innerhalb 1 min ein- und ausgeatmet wird, ca. 6–9 l/min

11

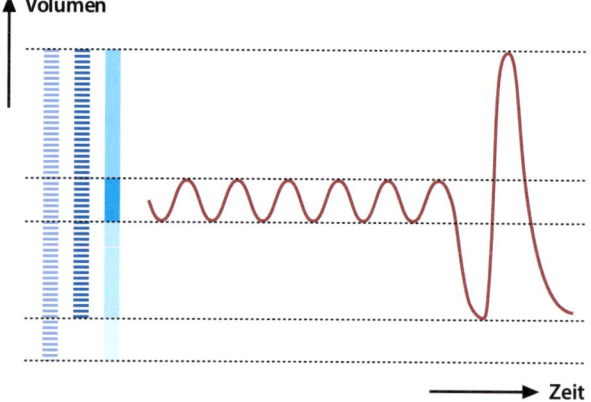

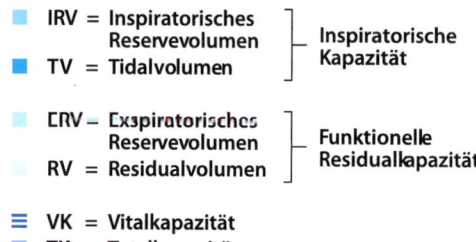

◻ Abb. 11.2   Spirogramm (© Sticher und Gratz)

❯ Beachte

Um das erforderliche Atemzugvolumen zu erreichen, sind wenige tiefe Atemzüge effizienter als viele flache. Durch viele flache Atemzüge verringert sich das Atemzugvolumen (z. B. auf 350 ml), und der Anteil der sauerstofffreien Luft in der Lunge sinkt.

Bei der Ruheatmung geht in den meisten Fällen sowohl die Ein- als auch die Ausatmung durch die Nase. Bei der Sprechatmung wird die Ausatmung größtenteils über den Mund gelenkt.

Bei der Ein- und Ausatmung muss ein gewisser Atemwegswiderstand überwunden werden (Ehrenberg 2001; Martin et al. 1994; Sasaki et al. 1977). Geht man von einem Widerstand von 100 % für den gesamten Weg aus, entfallen

— auf den Abschnitt Nase allein ca. 50 %,
— auf den Bereich Pharynx/Larynx ca. 25 % und
— auf das letzte Teilstück, Trachea/Bronchien, ca. 25 %.

Die Lunge benötigt diesen Widerstand, um sich ausreichend entfalten zu können, damit eine möglichst große durchblutete Fläche (Alveolen) für den Gasaustausch zur Verfügung steht.

Die Atmung hat ein hoch gesichertes System, mit dem Ziel, keine anderen Materialien außer Luft von oben nach unten zu den Lungen durchzulassen und jedes festere Bestandteilchen sofort von unten nach oben herauszutransportieren:

— Die Stimmlippen und Taschenfalten können sich schließen, damit nichts von oben nach unten eindringen kann.
— Die Flimmerhärchen der Lungen- und Tracheaschleimhaut können Staub- und Sekretteilchen von unten nach oben befördern. Das koordinierte Schlagen aller Flimmerhärchen (20-mal/s) bewirkt den Transport des Schleims nach kranial mit einer Geschwindigkeit von 2 cm/min.

> **Beachte**
> Die Atemluft muss sowohl eine gewisse Distanz als auch einen gewissen Atemwegswiderstand überwinden, um von Nase/Mund zu den Alveolen zu gelangen und umgekehrt.

11.1.2 Schutz- und Reinigungsmechanismen

Schutz-/Reinigungsmechanismen für die Atemwege sind mit **forcierter Ausatmung** verknüpft:
- Räuspern/Hüsteln,
- Niesen,
- Husten.

11.1.2.1 Räuspern

Räuspern (forcierte Ausatmungstechnik mit einem mittleren Lungenvolumen) kann Material aus dem Larynxeingang in den Rachen hochbefördern. Fehlgeleitetes Sekret, Flüssigkeit oder Nahrung können von dort weggeschluckt werden (Martin et al. 1994).

11.1.2.2 Niesen

Niesen dient der Reinigung der Nase und des Rachenraums, z. B. nach Eindringen von Staub oder fehlgegangener Nahrung.

11.1.2.3 Husten

Husten kann an verschiedenen Stellen ausgelöst werden und ist in der Stärke variabel. Normalerweise wird das unwillkürliche, reflektorische Husten auf Ebene der Glottis, in der Trachea – dort besonders stark an der Bifurkation – oder in den Bronchien ausgelöst (Sasaki et al. 1977).

> **Beachte**
> Effektive, physiologische Schutzmechanismen erfolgen unwillkürlich, ohne bewusste Steuerung. Schutzmechanismen sind teilweise auch willkürlich abrufbar und beeinflussbar. Jedoch bieten willkürlich abgerufenes Räuspern und/oder Husten keinen ausreichenden Schutz für die tieferen Atemwege, wenn ein gestörtes sensomotorisches System vorliegt: Jemand, der nicht spürt, dass er sich verschluckt, wird auch nicht husten.

11.1.2.4 Reflektorisches Husten

Das in der Lunge vorhandene Volumen wird durch Anspannung der Thorax-, Bauch- und Beckenmuskulatur bei gleichzeitigem Verschluss von Stimmlippen und v. a. der Taschenfalten komprimiert und dann – unter Beibehaltung der Spannung in Thorax-, Bauch- und Beckenmuskulatur – durch schlagartiges Öffnen der Stimmlippen und Taschenfalten nach kranial entladen (Ehrenberg 2001; Kapandji 2006; Mang 1992; Sasaki 2007).

Zum Schutz des Atemtrakts ist es zwingend, dass die komprimierte Luft aus der Lunge gerichtet entladen werden kann und freien Abgang nach oben hat. Beim Husten kommt es zu einer 42-fachen Zunahme der linearen Strömungsgeschwindigkeit – statt 667 cm/s Erhöhung auf 28.000 cm/s – in der Trachea (De Vita 1990). Bei einer paradoxen Atmung ist dieser nach oben gerichtete Ausatemstrom nicht gewährleistet, da die Thorax-, Bauch- und Beckenmuskulatur keine Kompression aufbauen und beibehalten kann und sich der aufgestaute Druck (sehr gering in der Stärke) in den nicht komprimierten Bauchraum entlädt und die Hustenwirkung verpufft.

Damit dieser Schutzmechanismus erfolgreich sein kann, muss verhindert werden, dass das hochgehustete Material sich wieder in Richtung der unteren Atemwege bewegt.

> **Beachte**
> Dem Husten folgt entweder ein Schlucken, das für den Abtransport des hochgehusteten Materials in den Magen sorgt, oder ein Ausspucken. Voraussetzung dafür ist ein intaktes sensomotorisches System.

Sind die Schutzmechanismen unvollständig (Husten ohne Schlucken) oder nicht effektiv (zu schwaches Husten), sind sie nicht geeignet, fehlgegangenes Material so zu beseitigen, dass die Lunge geschützt wird. Therapeutische Hilfestellungen können das notwendige Schlucken nach dem Husten fazilitieren (Addington et al. 1999; Davies 1994; Edwards 2002; Gratz und Müller 2004).

In der folgenden Übersicht sind die wichtigen Aspekte des reflektorischen Hustens dargestellt.

Übersicht Wichtige Aspekte des (unwillkürlichen) reflektorischen Hustens
- Zählt zu den Schutzmechanismen
- Erfolgt mit forcierter Ausatmung
- Ist mit Schlucken oder Ausspucken koordiniert
- Dient der Reinigung der unteren und mittleren (eventuell sogar oberen) Atemwege von eingedrungenem Material
- Variiert in der Stärke je nach Bedarf

11.1.3 Atem-Schluck-Koordination

Der Schutz der Atemwege beim Schlucken setzt sich zusammen aus:
- Anhebung des Gaumensegels gegen die Rachenhinterwand,

- Hebung von Larynx/Hyoid nach kranial/ventral mit Kippung der Epiglottis nach kaudal/dorsal,
- Annähern oder Schließen der Stimmlippen und Taschenfalten,
- anschließendem Ausatmen.

Zum Schutz der Atemwege gehört auch ein unwillkürliches Atem-Schluck-Muster. Bei den meisten Menschen sieht es wie folgt aus:
- entweder: Einatmung – Atemstopp/Schlucken – Ausatmung,
- oder: Einatmung – Beginn der Ausatmung – Atemstopp/Schlucken – die Ausatmung setzt sich fort (Leder et al. 1996; Morgan und Mackay 1999; Selley et al. 1989; Smith et al. 1989).

Das heißt, dass sich die Atmung danach richtet, wann geschluckt wird. Dies ist jedoch nur möglich, wenn der Körper mit ausreichend Sauerstoff versorgt worden ist, um den Atemstopp für das sichere Schlucken zu gewährleisten. Nach dem Schlucken verbleiben häufig noch Reste im Oropharynx. Bei Ein- und Ausatmung werden sie durch die Luft „verwirbelt" und können besser wahrgenommen werden:
- Bei Einatmung werden diese Reste mit in Richtung Trachea/Lunge gezogen.
- Bei Ausatmung kann ein mögliches Husten diese Reste direkt nach oben befördern.

Das erforderliche nochmalige Nachschlucken kann dann ohne Lufthunger erfolgen (Dikeman und Kazandjian 2002; Klahn und Perlman 1999; Martin et al. 1994).

❯ **Beachte**
Es gibt ein koordiniertes, unwillkürliches Atem-Schluck-Muster, das bereits vor oder direkt nach dem Atemstopp die Ausatmung initiiert.

Ökonomie, Effizienz und Sicherheit des Schluckens hängen zum einen eng mit den normalen Haltungs- und Bewegungsmöglichkeiten unseres Körpers zusammen, zum anderen mit einer intakten Sensibilität. Dabei beeindruckt, wie groß die Anpassungsfähigkeit der oropharyngealen und laryngealen Strukturen an Haltungs- und Bewegungsveränderungen ist, solange das funktionelle Gleichgewicht nicht gestört wird, z. B. durch eine anhaltende Fehlhaltung von Rumpf und Kopf.

11.2 Grundlagen: Pathophysiologie

Grundlage der Therapie ist ein detailliertes Wissen über Veränderungen der Atmung, des Schluckens und deren Koordination sowie die Auswirkungen dieser Veränderungen auf den Menschen. Im Folgenden werden diese Veränderungen erläutert.

11.2.1 Veränderungen der Atmung

Durch eine Verletzung des Gehirns können die Atem- bzw. Schluckzentren in ihrer Funktion beeinträchtigt werden, u. a. können abnorme Atem-Schluck-Muster mit Tendenz zur Einatmung nach dem Schlucken auftreten (Hadjikoutis et al. 2002). Ist das Atemzentrum direkt betroffen, kann daraus z. B. die Cheyne-Stokes-, die Kussmaul- oder die Biot-Atmung resultieren (Frost 1977). Durch eine vegetative Dysregulation kann es z. B. zu einem hochfrequenten Atemrhythmus oder zu einer veränderten Zusammensetzung des Speichels/Sekrets kommen. Bei Ausfällen von Atemmuskulatur, z. B. bei einer hohen Querschnittlähmung, tritt eine paradoxe Atmung auf. Bei bestehender Spastizität (erhöhte Muskelaktivität) kann es zu einem erhöhten Sauerstoffbedarf kommen. Normalerweise steigen sowohl die Atemfrequenz als auch das Atemzugvolumen an, um diesen erhöhten Sauerstoffbedarf zu decken:
- Die Atempause fällt weg.
- Ein- und Ausatmung verkürzen sich in Abhängigkeit von der Atemfrequenz, d. h., je höher die Atemfrequenz ist, desto kürzer sind Ein- und Ausatmung.

Ist ein Patient darüber hinaus mit einer Trachealkanüle versorgt, wird er große Schwierigkeiten haben, sein Atemzugvolumen zu erhöhen, da zusätzlich sowohl der physiologische Atemwegswiderstand (um ca. 70–75 %) als auch der (genutzte) anatomische Totraum (um ca. 50 %) reduziert sind (▶ Abschn. 11.1).

❯ **Beachte**
Der Patient hat bei einer Beeinträchtigung der Atemfunktion nur die Möglichkeit,
- die Atemfrequenz zu steigern,
- die Ausatmung auf ein Minimum zu verkürzen und
- die Atempause nicht zu nutzen.

Die Patienten atmen flacher und schneller.

Dies bewirkt, dass sich das Totraumvolumen erhöht und das Alveolarvolumen reduziert, d. h. die Versorgung mit Sauerstoff nimmt ab (Dikeman und Kazandjian 2002; Ehrenberg 2001; Mang 1992).

Bei den meisten Patienten mit einer Trachealkanüle ist keine Atempause in ihrem Atemrhythmus zu beobachten. Sie atmen ständig ein und aus, ohne Pause!

Ab einer Frequenz von 24 Atemzügen/min ist die Belüftung der Lunge ungünstig. Da die Lunge aus sich heraus die Atemleistung nicht mehr bewältigt, versucht der Körper diese über Bewegungen von Rumpf und Kopf zu unterstützen (Davies 1991):
- Bei Einatmung wird der Patient versuchen, sich etwas zu strecken,
- bei Ausatmung wird er sich beugen.

11

Dies ist für die Patienten schwere körperliche Arbeit. Normalerweise macht man nach schwerer körperlicher Anstrengung eine Bewegungspause, um sich auszuruhen.

Stellen die Patienten die oben beschriebenen Bewegungen ein, sinkt die Sauerstoffsättigung, da die Lunge nicht ausreichend belüftet wird (Frost 1977). Durch die vermehrte Atemarbeit und die Bewegungen des Kopfes nach vorn kann die Trachealkanüle an der Tracheawand reiben, auf den Ösophagus drücken und dadurch Erbrechen provozieren. Dies ist für einen schluckgestörten Patienten bei erhöhtem Aspirationsrisiko denkbar ungünstig. Weitere Folgekomplikationen sind Stenosen oder Knorpeleinbrüche in der Trachea (► Abschn. 10.4.5).

11.2.2 Abnormale Haltung und Bewegung

Sich normal halten und bewegen zu können, ist abhängig von bestimmten Voraussetzungen:
- adäquater Muskeltonus, der sich ständig an die Erfordernisse der (zielgerichteten) Aktivitäten anpasst,
- intakte taktil-kinästhetische Wahrnehmung,
- fortwährende Aufrechterhaltung des Gleichgewichts.

Auf dieser Grundlage sind hoch koordinierte und selektive Bewegungen möglich; ebenso auch das Einnehmen eines für die jeweilige Aktivität angemessenen Haltungshintergrunds.

Neurologisch betroffene Patienten haben in diesen Bereichen leichte bis schwere Beeinträchtigungen: Sie zeigen abnormale Haltungs- und Bewegungsmuster, die nicht nur zu großen Einschränkungen z. B. der Gehfähigkeit und/oder der Bewegungsmöglichkeiten von Armen und Händen führen. Sie haben u. a. auch Auswirkungen auf die Atmung und Atem-Schluck- bzw. Atem-Sprech-Koordination sowie das Zusammenspiel der gesamten oropharyngealen und laryngealen Strukturen. Therapeutisch nicht behandelte, veränderte Bewegungsmuster führen zu falschen/wenig hilfreichen sensorischen Rückmeldungen, beeinträchtigen das sensomotorische Lernen und ziehen oft Sekundärkomplikationen nach sich.

11.2.3 Trachealkanülen und ihre Auswirkungen

Unbestritten ist die lebensrettende und lebenserhaltende Funktion einer Trachealkanüle. Die Trachealkanüle sichert die ausreichende Versorgung des Patienten mit Luft (bzw. dem darin enthaltenen Sauerstoff) und schützt – bei richtiger Anwendung – in ihrer blockbaren Ausführung (◘ Abb. 11.3) die tiefen Atemwege weitgehend vor aspiriertem Material. Trachealkanülen

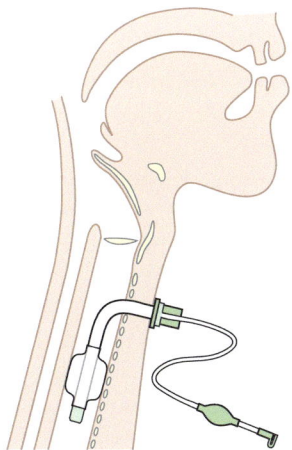

◘ **Abb. 11.3** Schematische Darstellung einer geblockten Kanüle

haben allerdings neben ihren eindeutigen Vorteilen auch erhebliche Nachteile (► Kap. 10).

Da bei vielen Patienten mit erworbenem Hirnschaden davon ausgegangen werden muss, dass das Tragen der Trachealkanüle über einen längeren Zeitraum (Wochen, Monate) notwendig sein wird, müssen Angaben darüber vorliegen, wie das Tracheostoma angelegt worden ist. Ein stabiles Tracheostoma lässt ein anderes Vorgehen im rehabilitativen Prozess zu als ein instabiles Tracheostoma.

11.2.3.1 Auswirkungen der Trachealkanüle

- **Auswirkung auf die Haltung und Bewegung**
- Die Patienten nehmen zumeist eine Schonhaltung ein. Der Nacken wird verkürzt und fixiert, um sich vor mechanischer Reizung zu schützen. Selektive Bewegungen des Kopfes sind erschwert (Gratz und Müller 2004).

- **Stark veränderte Bedingungen im äußeren Atemsystem**
- Befeuchtung, Erwärmung und Reinigung der Atemluft sind nicht mehr gewährleistet oder erschwert (Dikeman und Kazandjian 2002; Gratz und Müller 2004; Sasaki et al. 1977).
- Riechen und Schmecken sind – wenn überhaupt – nur reduziert möglich (Dikeman und Kazandjian 2002; Gratz und Müller 2004).
- Atemwiderstand und Distanz ändern sich für die Ein- und Ausatmung. Die Patienten atmen schneller und flacher (Dikeman und Kazandjian 2002; Gratz und Müller 2004; Sasaki 2007; Sasaki et al. 1977).
- Es besteht kein geschlossenes System mehr für physiologisch effektives Schlucken und Husten (Buckwalter und Sasaki 1984; Dikeman und Kazandjian 2002; Gratz und Müller 2004).

■ **Auswirkung auf das Schlucken**

- Die Schluckbewegungen, das Heben von Hyoid und Kehlkopf können erschwert sein (Bonanno 1971; Butcher 1982; Cameron et al. 1973; Lipp und Schlaegel 1997).

- Die Atem-Schluck-Koordination ist gestört. Ein Atemstopp ist nur eingeschränkt möglich, da trotz geschlossener Glottis die Luft im unteren Teil der Atemwege über die Trachealkanüle entweicht (Buckwalter und Sasaki 1984; De Vita 1990; Higgins und Maclean 1997, Gratz und Müller 2004).

- Es kommt weniger bis keine Luft in den laryngealen und pharyngealen Raum, wodurch die normale Sensibilität als Voraussetzung für normale Schutzmechanismen zusätzlich herabgesetzt wird (Davies 1994; Leder et al. 1996; Nash 1988; Selley et al. 1989).

- Schlucken bzw. Nachschlucken sind oft in ihrer Frequenz reduziert (Gratz und Müller 2004; Sasaki et al. 1977).

- Es besteht erhöhte Infektionsgefahr für die unteren Atemwege und die Lunge (Dikeman und Kazandjian 2002; Higgins und Maclean 1997).

- Durch die beschriebenen Beeinträchtigungen der Hebung von Hyoid und Kehlkopf kann es zu Beeinträchtigungen der Funktionen des oberen Ösophagussphinkters kommen; u. U. öffnet er verspätet, häufig in nicht ausreichendem Maße, und schließt verfrüht (Butcher 1982; Cameron et al. 1973; De Vita 1990).

11.3 Therapie

Das Behandlungsvorgehen innerhalb des F.O.T.T.-Konzeptes entwickelt sich aus dem Verständnis von normalen Bewegungsabläufen und den Faktoren, welche diese beeinträchtigen. Besondere Aufmerksamkeit kommt der Physiologie der Atmung, des Schluckens, der dafür notwendigen Schutzmechanismen sowie der Koordination dieser verschiedenen Funktionen zu.

Neben der ausführlichen Befundaufnahme, der Dokumentation und Bewertung des Ist-Zustands beeinflusst eine Reihe von Faktoren das Vorgehen, z. B.:

- Allgemeinzustand des Patienten,
- Sensorik,
- motorische Fähigkeiten (Umphred 2000),
- Beatmung und Weaningverlauf,
- stattgehabte Aspirationspneumonien,
- bestehende Refluxproblematik,
- Anlageform des Tracheostomas (Graumüller et al. 2002),
- Kanülentyp,
- Vorliegen weiterer Erkrankungen.

11.3.1 Grundgedanken

Patienten mit einer schweren neurologischen Schädigung sind in Haltung, Bewegung und Koordination sowie ihren Schutzmechanismen zu Beginn oft massiv eingeschränkt. Die gestörte Schlucksequenz und die fehlenden Schutzmechanismen erfordern das Einlegen einer geblockten Trachealkanüle. Die Auswirkungen einer Trachealkanüle auf Haltung, Bewegung und Schlucken verstärken sekundär die Problematik.

Eine intakte Sensibilität im laryngopharyngealen Bereich ist die Grundvoraussetzung für den Schutz der Atemwege. Sensomotorisches Lernen setzt praktisches Tun voraus.

❯ **Beachte**

Von entscheidender Bedeutung für die Aufrechterhaltung (Wiedererlangung) von normaler Sensibilität im physiologischen System ist ein Stimulus: Für Larynx und Pharynx ist dies die Atemluft.
Nur wer spürt, dass sich Speichel oder Nahrungsteile im Pharynx befinden, wird schlucken. Nur wer spürt, dass sich Nahrungsteilchen in Richtung Kehlkopf bewegen, wird sich räuspern oder husten und anschließend erneut schlucken.
Klinische Beobachtungen legen nahe, dass die Bewegungsmöglichkeiten von Kopf und Schultergürtel für normales Spüren in diesen Bereichen von Bedeutung sind (Gratz und Müller 2004).

▶ **Beispiel**

» Bei Patienten mit belegt klingender Stimme oder bei Patienten mit fehlendem Nachschlucken kommt es deutlich öfter spontan zum Schlucken, wenn sie den Kopf bewegen. Ähnliche Beobachtungen kann man bei fazilitierten Schulter-Arm-Bewegungen machen.

Nun ist aber bei neurologischen Patienten beides, sowohl die Sensibilität als auch die Bewegungsmöglichkeit, mit (geblockter) Trachealkanüle beeinträchtigt (Butcher 1982; Cameron et al. 1973; De Vita 1990). Patienten mit einer Trachealkanüle befinden sich somit in einem Teufelskreis:

- Einerseits haben sie eine geblockte Trachealkanüle, weil fehlende oder mangelhafte Sensibilität und Bewegungsmöglichkeit eine sichere Schlucksequenz gefährden.

- Andererseits sind sie durch die geblockte Trachealkanüle von den Möglichkeiten, normal zu spüren und zu bewegen, abgeschnitten, und der Schluckvorgang ist zusätzlich mechanisch behindert.

- Einerseits ist ein zu frühzeitiges Entfernen oder dauerhaftes Entblocken der Trachealkanüle fahrlässig, wenn die Patienten nicht die Möglichkeit haben, ihre Lunge ausreichend vor Aspiration zu schützen.

– Andererseits kann der kanülierte Patient seine Schluckbewegungen nicht unter physiologischen Bedingungen durchführen und bekommt dadurch keinen Zugang zur Förderung seiner Schutzmechanismen (Nusser-Müller-Busch und Jädicke 2022).

Diese Patienten brauchen während der Therapie die Möglichkeit, in geschütztem/überwachtem Rahmen diese Funktionen wieder zu erlernen. Um dies zu ermöglichen, muss die Trachealkanüle während der Therapie entblockt oder entfernt werden (Gratz und Müller 2004; Leder et al. 1996; Sasaki 2007). Daraus ergeben sich auch die Prioritäten der Zielsetzung. ◄

> **Beachte**
> Solange der Patient auf eine (geblockte) Kanüle wegen einer Schluckstörung angewiesen ist, erfolgt keine ernährungsrelevante Nahrungsaufnahme, und es gelten bestenfalls die Grundprinzipien des therapeutischen Essens (► Abschn. 4.5.2). Das primäre Ziel ist in der Regel die dauerhafte Dekanülierung. Erst dann wird der Fokus auf die orale Nahrungsaufnahme gerichtet.

11.3.2 Behandlungspositionen

Die Erarbeitung einer adäquaten Behandlungsposition kann zu Beginn einen Großteil der Therapie ausmachen. Dies ist notwendig, um den gesamten Entblockungsvorgang sowie die Therapiesituation für den Patienten sicher zu gestalten (► Abschn. 12; Davies 1994; Gratz und Müller 2004).

> **Beachte**
> Eine Trachealkanüle darf nicht ohne Berücksichtigung der Ausgangsposition und des sich möglicherweise bereits aufgestauten Speichelsees entblockt werden!
> Die Rückenlage, die ein sofortiges passives Nachlaufen von Speichel aus der Mundhöhle in die Luftwege provoziert, ist beim Entblocken kontraindiziert.

11.3.2.1 Seitenlage

Eine Seitenlage sollte immer so gestaltet sein, dass Sekret und Speichel aus dem Mund herauslaufen oder das in der unten liegenden Wange gesammelte Sekret nach Bedarf mit Gaze aus dem Mund entfernt werden kann. So kann zumindest die Gefahr einer Aspiration von im Mund befindlichem Speichel minimiert werden.

11.3.2.2 Sitzen

Im Sitzen ist darauf zu achten, dass der Oberkörper nach vorn geneigt ist und sich der Kopf in einer leichten Flexion („langer Nacken") befindet, d. h., dass das Kinn der Brust etwas angenähert ist. Auch hier kann Se-

kret oder Speichel nach vorn aus dem Mund fließen oder vom Therapeuten regelmäßig entfernt werden.

11.3.2.3 Stehen

Besondere Aufmerksamkeit sollte dabei auf die Unterstützung von oberem Rumpf und HWS – in leichter Flexion – gerichtet werden, da so die Effizienz des Abhustens erhöht und das Risiko von erneuter Aspiration gemindert werden kann. Im Stand können Atmung und Husten gut unterstützt werden (◘ Abb. 11.4).

11.3.2.4 Rollstuhlversorgung: Beispiel des B.A.T.S.A

Ein weiterer wichtiger Aspekt im Gesamtmanagement liegt in der Versorgung des Patienten in den therapiefreien Zeiten des 24-h-Konzepts. Dazu zählt auch die Rollstuhlversorgung von sehr schwer betroffenen Patienten mit ihrer Trachealkanüle (De Vita 1990; Engström 2001).

◘ Abb. 11.5 zeigt eine Möglichkeit aus dem REHAB Basel, wie die Grundgedanken zur Ausgangsstellung auch bei Patienten im Rollstuhl Berücksichtigung finden können. Der Patient ohne aktive Rumpf- und

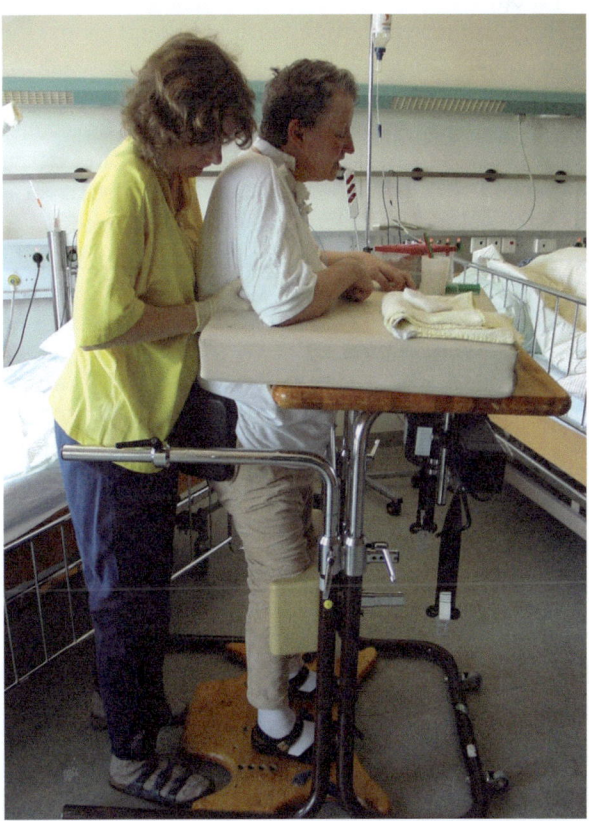

◘ **Abb. 11.4** Schwer betroffene Patientin im Standing (Stehrahmen). Entblockte Trachealkanüle Gr. 7, versorgt mit einem Sprechventil. Ausatemunterstützung mit Bewegungsrichtung für die Rippen nach vorn/unten durch die dahinterstehende Therapeutin

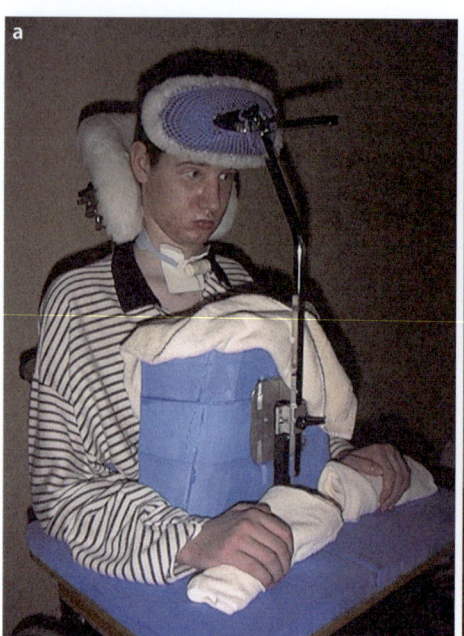
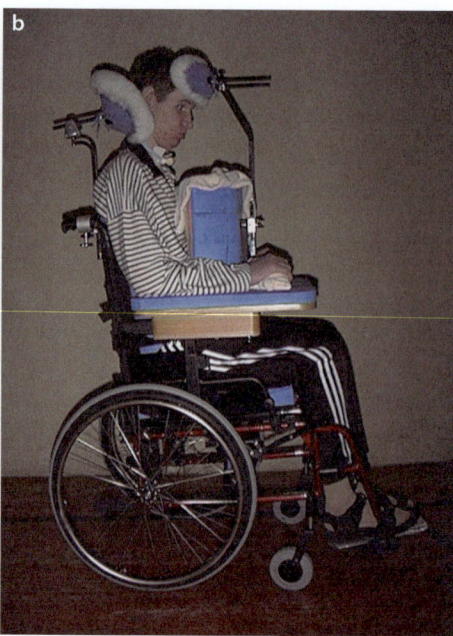

■ Abb. 11.5   a, b Patient ohne Rumpf- und Kopfkontrolle im Rollstuhl. a Mit vorderem Aufbau und entsprechend angepasster Kopfstütze (B.A.T.S.A.). b Seitliche Ansicht: Durch den Aufbau des Rollstuhls (B.A.T.S.A.) wird das Einordnen der einzelnen Körperabschnitte übereinander auch für einen Patienten mit reduziertem Körpertonus (hypoton) möglich

11

Kopfkontrolle sitzt in einem speziell angepassten Rollstuhl. Der fehlende Haltungshintergrund wird ihm „von außen" angeboten. Er hat jetzt Unterstützung, um komplexere Leistungen wie Schlucken besser zu bewältigen. Dieser Aufbau eines äußeren Haltungshintergrunds muss am Becken begonnen werden und darauf aufbauend für den gesamten Rumpf stabil sein. So ist die Basis gelegt für die Positionierung des Kopfes. Diese Sitzhaltung wird je nach Fähigkeiten des Patienten für ca. 30 bis höchstens 90 min eingenommen.

11.3.3   Reinigung des Atem-Schluck-Trakts

Das über der Blockung stehende Sekret (Speichel, Nasen- und Rachenraumsekret) stellt ein hervorragendes Milieu zur Keimvermehrung dar. Werden diese Sekrete vor dem Entblocken nicht entfernt, wird der Patient einer Gefährdung durch absteigende Keime ausgesetzt, die u. a. nosokomiale Pneumonien verursachen können (Dikeman und Kazandjian 2002; Higgins und Maclean 1997). Der Reinigung des nasalen, oralen, (pharyngealen) und laryngotrachealen Trakts kommt deshalb besondere Bedeutung zu.

11.3.3.1   Reinigung von Mundhöhle und Nase

Das benötigte Material ist bereitgestellt (■ Abb. 11.6).
Zu Beginn wird der Mund zunächst mit angefeuchteter Gaze gesäubert (■ Abb. 11.7b) und die Zunge von Belägen befreit. Gegebenenfalls werden

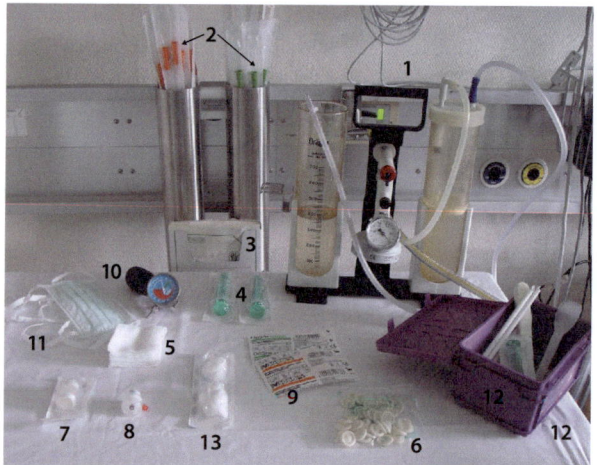

■ Abb. 11.6   Vorbereitete Materialien und Geräte zum Entblocken der Trachealkanüle eines Patienten. 1 Absauggerät, 2 Absaugkatheter, 3 sterile Handschuhe, 4 2 × 20-ml-Spritzen, 5 Kompressen, 6 Fingerlinge, 7 „feuchte Nase", 8 Sprechventil, 9 Abklebefolie, 10 Manometer, 11 Mundschutz, 12 FOTT-Box, 13 Gazetupfer

auch die Zähne geputzt (■ Abb. 11.7a, hier in einer **geführten Sequenz** zu sehen; Affolter 2006) und die Nase gereinigt. So soll die während des Entblockens in die Trachea eindringende Sekretmenge minimiert werden.
Die Reinigung von Mund und Nase ist unverzichtbarer Teil des vorbereitenden Managements vor dem Entblocken, sollte aber selbstverständlich auch unabhängig vom Entblocken mehrmals am Tage durchgeführt werden.

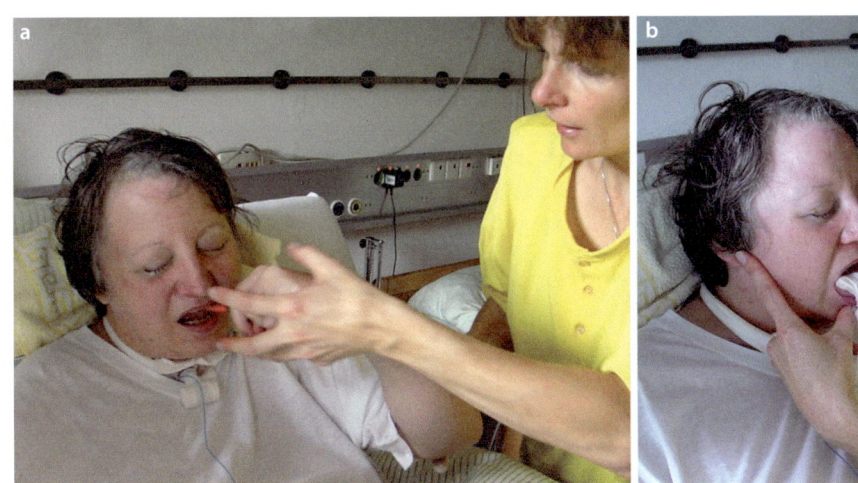

Abb. 11.7   a, b Vorbereitende Mundreinigung vor dem Entblocken. **a** Geführtes Zähneputzen. **b** Entfernung von Speichel aus den Wangentaschen unter Verwendung des Kieferkontrollgriffs

> **Beachte**
> Vor dem Entblocken der Kanüle müssen (in einer geeigneten Ausgangsstellung) Mund und Nasenraum gereinigt werden.

11.3.3.2 Reinigung der Trachealkanüle und des Bereichs oberhalb der Blockung

Wie die Reinigung der Trachealkanüle durchgeführt wird, ist abhängig von der Kanülenart:
- Eine Innenkanüle („Seele") kann herausgenommen und gesäubert werden.
- Ist das Tracheostoma im Verhältnis zur Kanüle groß, kann ein Teil des (über der geblockten Trachealkanüle) aufgestauten Sekrets neben bzw.

am Rand des Tracheostomas schonend abgesaugt werden.

Erlaubt die Trachealkanüle ein Absaugen des Sekrets oberhalb der Blockung, wird dieses zunächst mit einer Spritze (subglottisch) abgezogen ◻ Abb. 11.8. Dies bietet einen gewissen Parameter zur Dokumentation für die Menge aspirierten Materials im Gesamtbehandlungsverlauf.

11.3.4 Therapeutisches Absaugen

Patienten mit einer Trachealkanüle werden mehr oder weniger oft am Tag in der Trachealkanüle und der Trachea passiv abgesaugt.

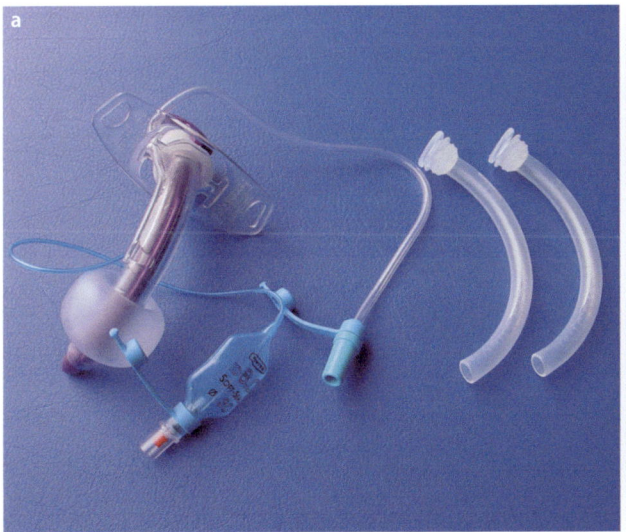
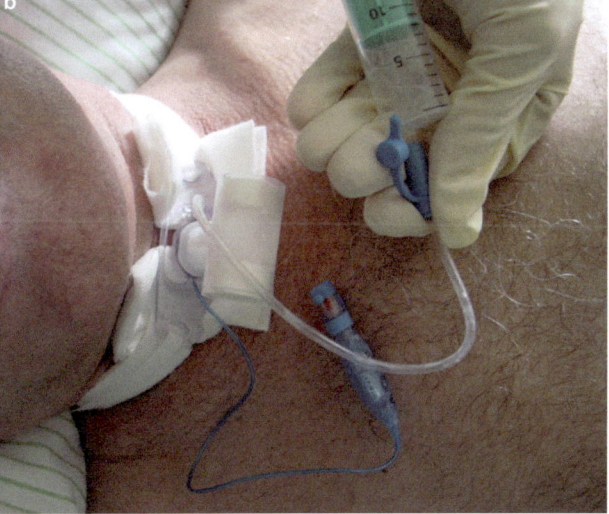

Abb. 11.8   a, b Geblockte Trachealkanüle mit subglottischer Absaugmöglichkeit. **a** Mit zwei dazu passenden Innenkanülen. **b** Oberhalb der Blockung stehendes Sekret wird mit einer Spritze abgezogen

Ziel des Absaugens ist die Entfernung von Sekret, das einerseits oft keimbelastet ist und andererseits den Patienten bei der Atmung behindern und die ausreichende Versorgung mit Sauerstoff gefährden kann. Dabei kann es sich um Sekrete von den Schleimhäuten oder um aspiriertes Material handeln.

Bei dem in der F.O.T.T. angewandten und als *therapeutisches Absaugen* bezeichneten Vorgehen wird vor dem erforderlichen Absaugen zunächst versucht, das Sekret mithilfe einer unterstützten, forcierten Ausatmung so weit nach oben zu mobilisieren, dass es sich knapp unterhalb der Trachealkanüle oder in der Trachealkanüle befindet. Hier kann es dann schonend, in einer Ausatemphase, abgesaugt werden. Teilweise regt dieses Vorgehen den Patienten zum Husten an, denn Luft, die mit mehr Druck durch die Trachea strömt, lässt den Patienten vorhandenes Sekret besser spüren.

Mit einer geblockten Trachealkanüle kann der Patient jedoch keinen Druckaufbau erzeugen, dies übernimmt die Person, die mit ihren Händen – seitlich an den Rippen – die Ausatmung forciert. Bei diesem Vorgang arbeiten idealerweise zwei Mitarbeiter aus Therapie und Pflege zusammen: Ein Mitarbeiter unterstützt die Ausatmung, während der andere das Sekret absaugt (◘ Abb. 11.9).

> **Therapeutisches Absaugen**
> ▬ Beachten des Atemrhythmus der Patienten
> ▬ Forcierte Unterstützung der Ausatmung
> ▬ Absaugen nur in der Kanüle (bzw. kurz darunter)

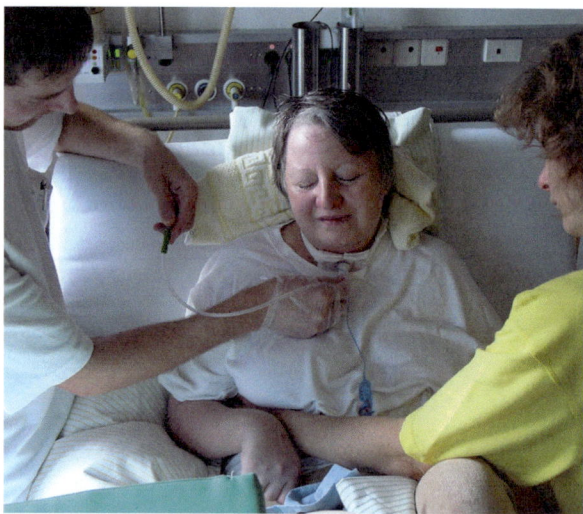

◘ **Abb. 11.9** Therapeutisches Absaugen: Der Absaugkatheter wird ohne Sog bis knapp unterhalb der Trachealkanüle eingeführt. Sekret in der Trachea wird durch Ausatemunterstützung bis zur Trachealkanüle hoch mobilisiert, wo es schonend – möglichst in einer Ausatemphase – abgesaugt wird

11.3.5 Therapeutisches Entblocken

Vor dem Entblocken wird bei Kanülen mit einer subglottischen Abziehvorrichtung das auf der Blockung stehende Sekret mittels Spritze (> 20 ml) abgezogen.

Diese Sekretreduzierung verhindert, dass das Aspirat ungehindert in die Trachea Richtung Bronchien fließen kann (◘ Abb. 11.10).

Das therapeutische Entblocken schließt sich direkt an das therapeutische Absaugen an. Für den kurzen Vorgang des Entblockens sind zwei Personen notwendig, sodass der ganze Vorgang für den Patienten ohne Angst und Hektik ablaufen kann. Eine Person entblockt und unterstützt den Patienten weiter bei der Atmung, die andere ist bereit zum Absaugen. Eine gegenseitige Absprache ist unabdingbar für eine gute Koordination der Durchführung. Um während des Entblockens und der nachfolgenden Therapie die Sauerstoffsättigung kontrollieren zu können, wird der Patient an den Pulsoxymeter oder den Monitor angeschlossen.

> **Praxistipp**
>
> Der Entblockungsvorgang selbst wird mit einer Spritze durchgeführt. Zunächst wird nur eine Druckreduzierung vorgenommen und die Reaktion des Patienten beobachtet: Hustet er spontan, oder räuspert er sich? Dies kann einen Hinweis auf die Sensibilität des Patienten geben. Erst danach wird vollständig entblockt (◘ Abb. 11.11).

❯ **Beachte**
Während des Entblockens erhält man Informationen über
▬ die Sensibilität,
▬ die Schutzmechanismen und

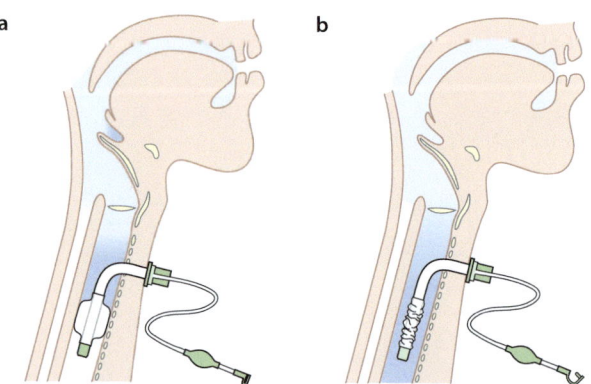

◘ **Abb. 11.10** **a, b** Schematische Darstellung der Ansammlung von Sekret. **a** Oberhalb des Blocks in geblocktem Zustand der Trachealkanüle. **b** Während und nach der Entblockung bewegt sich das aufgestaute Sekret entsprechend der Schwerkraft

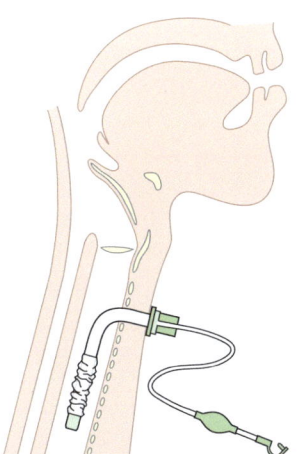

Abb. 11.11 Schematische Darstellung des druck- und volumen-reduzierten Blocks nach erfolgter Entblockung

— die Möglichkeiten des Patienten, seinen Haltungs-hintergrund bei eventuell auftretendem Husten zu bewahren.

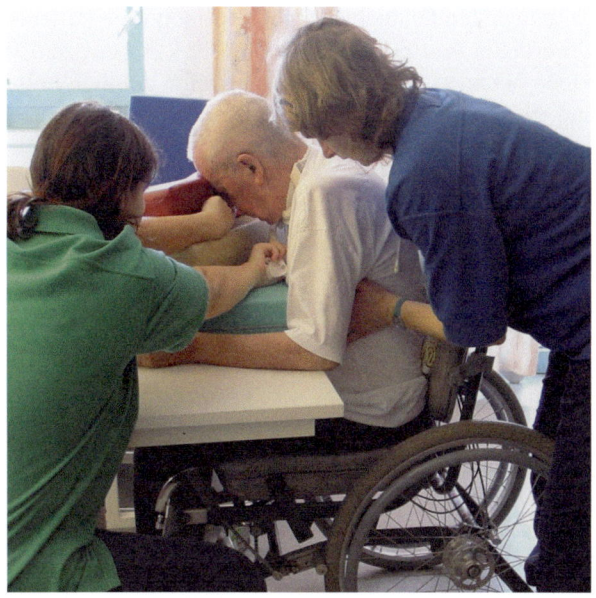

Abb. 11.12 Therapie mit entblockter Kanüle: Lenkung des Atemstroms bei der Ausatmung über die oberen Atemwege

11.3.6 Therapeutisches Vorgehen nach der Entblockung

Optional wird nach dem Entblocken weiter zu zweit mit dem Patienten gearbeitet. Nun geht es in erster Linie darum, Luft durch den Kehlkopf in die oberen Atemwege zu lenken.

Eine Person begleitet und unterstützt mit den Händen seitlich am Brustkorb die Atmung des Patienten, die zweite Person stabilisiert die Trachealkanüle mit Zeige- und Mittelfinger und hält sie nach einer Einatmung für die Ausatemphase, zunächst nur mit dem Daumen, zu (■ Abb. 11.12).

> **Praxistipp**
>
> Das Zuhalten der Kanüle ist so zu gestalten, dass es zu keiner Irritation der Trachea durch die Kanüle kommt. Um den Atemstrom zu lenken, bedarf es nur eines Widerstands am Kanülenende außen, ein Zu-drücken ist nicht notwendig und kann irritieren.

Diese Vorgehensweise
— ermöglicht eine erneute Einatmung sicher und angstfrei über die Trachealkanüle und
— lenkt den Ausatemstrom durch Kehlkopf und Ra-chen.

Dadurch wird ermöglicht, dass Residuen gespürt, ggf. abgehustet und/oder anschließend geschluckt werden können.

Bei den ersten Versuchen, die Trachealkanüle zu verschließen, kann es sein, dass der Patient hustet. Dies wird immer als positiv im Sinne einer normalen Re-aktion bewertet, zeigt es doch, dass der Patient in der Lage ist, Sekret zu spüren und zu husten. Diese Re-aktion lässt die Interpretation zu, dass der Hustenreiz durch Sekret aus dem oberen Atemtrakt verursacht wurde.

Bei jeder Ausatmung wird nun die Trachealkanüle erneut mit dem Finger verschlossen, sodass der Aus-atemstrom physiologisch durch Rachen und Nase oder Mundraum entweichen kann. Der Patient kann dann aufgefordert werden, die Luft stimmhaft, z. B. auf „haa", auszuatmen. Dies verstärkt auch seine Möglich-keiten, Residuen zu spüren und darauf zu reagieren. Als sehr hilfreich erweist es sich dabei immer wieder, die Ausatemunterstützung mit leichter Vibration zu verbinden (Gratz und Müller 2004).

— Entblocken ohne gleichzeitige therapeutische Inter-vention (Heidler 2007) setzt den Patienten der As-piration aus! In den Entblockungszeiten muss so lange therapeutisch gearbeitet werden, bis die physiologische Luftstromlenkung und das spon-tane Speichelschlucken verlässlich, quantitativ und qualitativ effektiv und effizient (bei verschlossener Trachealkanüle) erfolgen können.

— Durch das Husten ausgelöst, kommt es häufig zu Veränderungen der Position des Patienten. Um zu verhindern, dass die jetzt frei bewegliche Kanüle in der Trachea einen Hustenreiz unterhält, ist die Be-achtung des Haltungshintergrunds („langer Na-cken"!) sowie ggf. das Anbieten von Husten- und Schluckhilfe ein Muss!

Bei den ersten Schluckversuchen können viele Patienten Unterkiefer und Zunge noch nicht selektiv bewegen. Sie haben Schwierigkeiten, den Unterkiefer stabil zu halten und gleichzeitig die Zunge zu bewegen. Deshalb wird neben dem Kieferkontrollgriff (◘ Abb. 4.3), der den Unterkiefer stabilisiert, eine Schluckhilfe (◘ Abb. 4.2b und 4.4b) angeboten: Dazu werden z. B. zwei Finger seitlich im Bereich des hinteren Zungendrittels als „Stütze" angeboten, die aber die Bewegung des Hyoids auf keinen Fall behindern dürfen. Diese Schluckhilfe dient Zunge und Hyoid dazu, den Ort, an dem die Bewegung stattfinden soll, besser zu spüren. Bei Bedarf werden Kieferkontrollgriff und Schluckhilfe gemeinsam angewendet.

Ist der Patient in der Lage, mühelos durch die Nase zu atmen, wird die Trachealkanüle dann auch beim Einatmen zugehalten. Erfolgen nun Ein- und Ausatmung ohne Anstrengung, kann die Trachealkanüle mit einer angefeuchteten Kompresse, einem Sprechventil oder Deckel verschlossen werden.

Besteht der erste wichtige Schritt nach dem Entblocken in der Atemarbeit, wird der zweite Schritt sein, den Schluckvorgang anzuregen oder die Qualität der Schluckbewegungen zu verbessern. Unter entblockten Bedingungen ist der Häufigkeit und Qualität des Schluckens größte Aufmerksamkeit zu widmen.

Praxistipp

- Bei der Behandlung in Seitenlage muss bei Patienten, die sehr wenig schlucken, der sich ansammelnde Speichel von Zeit zu Zeit aus der Wangentasche entfernt werden, um einen Überlauf nach hinten in den Rachen zu verhindern.
- Kann ein Patient Töne bilden oder sprechen, dient die Kontrolle des Stimmklangs dazu, mögliche Penetrationen im Kehlkopf hörbar zu machen. Klingt die Stimme des Patienten feucht oder brodelnd, wird vor jedem weiteren Vorgehen immer zunächst eine Reinigung der Glottis über Nachschlucken, Räuspern oder Husten erforderlich sein.

Die folgende Übersicht gibt einen Überblick über die therapeutischen Interventionen nach Entblockung der Trachealkanüle.

Übersicht Therapeutische Interventionen nach Entblockung der Kanüle

- Zunächst mit dem Finger die Trachealkanüle bei der Ausatmung zuhalten.
- Produktion von Stimme während der Ausatmung: mit dem Finger die Kanüle bei Ausatmung kurz zuhalten, falls möglich.

- Sprechventil benutzen, wenn kein Luftaufstau entsteht.
- Mit dem Finger (mit angefeuchtetem Fingerling) die Kanüle bei Aus- und Einatmung zuhalten.
- Trachealkanüle (mit angefeuchteter Kompresse oder Deckel) verschließen.
- Mundstimulation durchführen.
- Unterstützung beim Husten anbieten.
- Kieferstabilisierung und/oder Schluckhilfe anbieten, wenn der Patient versucht zu schlucken.

Beim Verschluss der Trachealkanüle kann es vorkommen, dass die Luft nicht – oder nicht ausreichend – in die oberen Atemwege strömt. Es kann zu einem Luftstau kommen! Ist dies der Fall, muss die Ausatmung sofort wieder über das Tracheostoma gewährleistet werden.

Danach muss nach der möglichen Ursache gesucht werden:

- Größe der Trachealkanüle: Eine 10er- oder auch 9er-Kanüle kann zu groß sein, als dass ausreichend Luft an der Trachealkanüle vorbeiströmen könnte.
- Beidseitige Stimmlippenparese.
- Granulationen in der Trachea.
- Tracheal- oder Laryngealstenose.

> Beachte

Bei Luftstau ist eine endoskopische Kontrolle dringend indiziert!

Die Dauer der Entblockungszeit wird am Anfang nur kurz sein (u. U. nicht länger als 3–5 min) und kann in Abhängigkeit des Verlaufs ausgedehnt werden.

Soll der Patient später auch in therapiefreien Zeiten entblockt sein, kann er mit einem Sprechaufsatz oder u. U. einer gefensterten Trachealkanüle versorgt werden. Dies wirkt sich regulierend auf die Atmung aus (Leder et al. 1996).

Beim Einsetzen einer gesiebten oder gefensterten Trachealkanüle ist die korrekte Lage der Löcher in der Trachea zu überprüfen. Häufig sitzen die Löcher im Tracheostomakanal, wo sie ihrer Aufgabe, die Ausatemluft Richtung Kehlkopf zu leiten, nicht nachkommen und Granulationen provozieren können.

In einigen Kliniken wird danach eine vorübergehende Dekanülierung des Patienten und ein Abkleben des Tracheostomas für die Zeitdauer einer Therapieeinheit durchgeführt. Das abgeklebte Tracheostoma (◘ Abb. 11.13) stellt eine gute Voraussetzung für die therapeutische Arbeit an der Vertiefung der Atmung sowie der Verbesserung der Beweglichkeit von Kopf und Nacken dar. Die Gründe, die Sasaki (2007) für eine frühzeitige Dekanülierung anführt, unterstützen ebenfalls diese Herangehensweise.

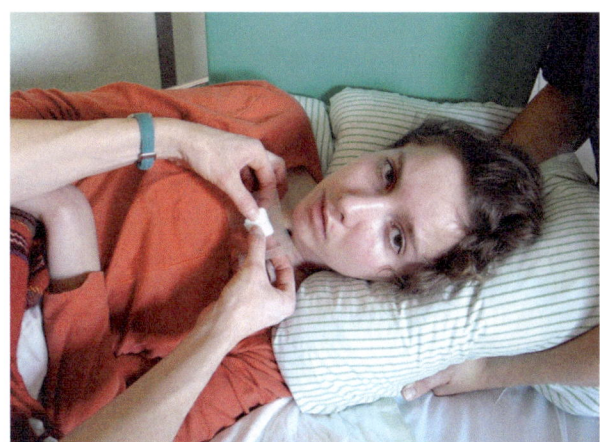

Abb. 11.13 Abkleben des Tracheostomas mit Kompresse und einer luftundurchlässigen Folie nach erfolgter Dekanülierung. Die Patientin liegt in Seitenlage, die optimale Kopfposition wird hier von einer zweiten Person unterstützt

Gründe für eine frühzeitige Dekanülierung können sein:

- Der Patient kann nicht an der entblockten TK vorbeiatmen, weil sie z. B. zu groß ist.
- Verhindern einer zentralen Desorganisation des laryngealen Verschlussreflexes.
- Wiederherstellung der physiologischen Funktionen des Larynx (Sasaki 2007).

Bei diesem Vorgehen ist allerdings die Anlageform des Tracheostomas von entscheidender Bedeutung. Schwierigkeiten machen hier v. a. die dilatierten, punktierten (nicht stabilen) Tracheostomata, die zwar kosmetisch für den Patienten von Vorteil sind, das therapeutische Vorgehen jedoch erschweren (Graumüller et al. 2002).

> **Beachte**
> Der „Einstichkanal" eines punktierten Tracheostomas kann sich relativ schnell (innerhalb von Minuten) verengen und erschwert so die erneute Einlage einer Kanüle gleicher Größe.

Dieses Vorgehen ist bei dilatiertem Tracheostoma nicht immer möglich, da sich diese ohne die als Platzhalter dienende Trachealkanüle u. U. innerhalb von Minuten so weit verengen, dass das Wiedereinsetzen einer Kanüle der gleichen Größe verhindert wird. Möchte man dennoch in der Therapie die Trachealkanüle temporär entfernen, um physiologischere Verhältnisse für die Arbeit an der Atmung und dem Schlucken nutzen zu können, muss das Tracheostoma alternativ offen gehalten werden. Hierzu bieten sich u. a. Platzhalter an, die jedoch zum gegenwärtigen Zeitpunkt noch nicht befriedigend sind.

Alternativ ist der Einsatz einer gefensterten, einer ungeblockten Trachealkanüle oder einer Kurzkanüle für die Therapiestunde möglich. Bei der Wahl eines Platzhalters ist auf eine ausreichende Länge zu achten, da sich die Trachea unbemerkt verschließen kann, wenn die Platzhalterspitze nicht in die Trachea hineinreicht.

> **Übersicht Entblockung einer Trachealkanüle unter F.O.T.T.-Gesichtspunkten**
> - Erarbeiten der Behandlungsposition
> - Therapeutische Reinigung von Mund und Nase
> - Therapeutisches Absaugen
> - Therapeutisches Entblocken
> - Lenken des Ausatemstroms über die oberen Atemwege
> - Fazilitieren des Schluckens
>
> **Nach Beendigung der Arbeit unter entblockten Bedingungen**
> - Blocken der Kanüle
> - Reinigung des gesamten Bereichs (oral, nasal, pharyngeal, tracheal)
> - Erstellen der Dokumentation

11.3.7 Interprofessionelle Zusammenarbeit

Das konzeptionelle Vorgehen basiert auf der Interprofessionalität des Managements (Higgins und Maclean 1997). Die Arbeit mit Patienten mit einer Trachealkanüle erfordert ausreichend Hintergrundwissen und Teamfähigkeit aller Mitglieder, die mit dem Patienten arbeiten. Zu den Berufsdisziplinen, die je nach Klinik mit unterschiedlichem Schwerpunkt mit tracheotomierten Patienten arbeiten, zählen

- Ergotherapie,
- Logopädie,
- Physiotherapie,
- Pflege,
- Ernährungsberatung und
- Arztdienst.

Es bedarf klarer Absprachen in einem interprofessionellen Team, deren Umsetzung sorgfältig dokumentiert werden muss. Nur so können fundierte Entscheidungen oder Änderungen im Vorgehen getroffen werden (Frank et al. 2007; Gratz und Müller 2004, Higgins und Maclean 1997). Jedes festgelegte Trachealkanülen-Management ist nur so gut, wie es in der Praxis auch tatsächlich umgesetzt wird. Darüber hinaus muss es Spielraum für individuell patientenbezogene Abweichungen lassen. Von großem Vorteil sind F.O.T.T.-Supervisoren, denen eine besondere, beratende Aufgabe zukommt (▶ Abschn. 11.1).

Kliniken, die keinen eigenen HNO-Arzt haben und auf die Zusammenarbeit mit HNO-Ärzten angewiesen sind, sind in besonderem Maße gefordert, ihre Sicht des kanülierten Patienten und ihr TKM den Konsiliarärzten nachvollziehbar zu machen. Denn eine rhinolaryngoskopische Untersuchung wird – eingebettet in die F.O.T.T. – anders ablaufen als bei nicht neurologischen Patienten (Lipp und Schlaegel 1997).

Dank einer zunehmenden Zahl von Therapeuten, die in der FEES und im Umgang mit einem Endoskop geschult sind, können viele Fragestellungen ohne großen zusätzlichen Aufwand zügig geklärt werden.

Die Vorgehensweise bei der Entwöhnung von der Trachealkanüle differiert je nach Klinik. Dies hängt zum einen mit den unterschiedlichen Strukturen einer Klinik zusammen, zum anderen mit den Erfahrungen der Mitarbeiter und dem jeweiligen bevorzugten Kanülensystem, das in einer Klinik verwendet wird (▶ Kap. 10). Studien zum F.O.T.T.-Vorgehen bei Patienten mit Trachealkanülen liegen vor (Frank et al. 2007; Seidl et al. 2007). Immer wird sich das Vorgehen im individuellen Patientenfall an mehreren Faktoren entwickeln.

> **Übersicht Faktoren, die das therapeutische Vorgehen bestimmen**
> - Allgemeinzustand des Patienten
> - Haltungshintergrund des Patienten
> - Bewegungsmöglichkeiten des Patienten
> - Effektivität des Schutzes seiner Atemwege
> - Lagerungsmöglichkeiten im Sitzen, Liegen und Stehen (auch außerhalb der Therapien)
> - Anlageart des Tracheostomas
> - Vorangegangene bronchopulmonale Infekte und (Aspirations-)Pneumonien
> - Bestehende Refluxproblematik
> - Befunde aus der FEES, aus transkanülären und transstomatalen endoskopischen und broncho skopischen Untersuchungen und ggf. der Videofluoroskopie
> - Personelle, zeitliche und professionelle Kapazität der Klinik
> - Mitarbeit der Zugehörigen
> - Versorgung des Patienten nach Entlassung aus der Klinik nach Hause, in ein Pflegeheim, eine Tagesstätte, Förderstätte oder andere Klinik

Erst ein gut funktionierendes TKM mit geschultem Personal erlaubt die optimale Versorgung und Behandlung des tracheotomierten Patienten. Nicht immer ist das Ziel der dauerhaften Dekanülierung und des Tracheos-tomaverschlusses tatsächlich zu erreichen. Aber auch das Erreichen von Teilschritten wie regelmäßige Entblockungszeiten und/oder die Versorgung des Patienten mit einem Sprechaufsatz bedeuten für den Patienten einen Zuwachs an normalem Input einerseits, der immer Voraussetzung für eine Weiterentwicklung des Patienten ist, und ggf. verbalen Ausdrucksmöglichkeiten andererseits, im Sinne von mehr Teilhabe.

Weiterführende Medien

Die Broschüre *Trachealkanülen – Was habe ich da in meinem Hals – Verständlich erklären* zeigt Patienten, Zugehörigen und einzuarbeitenden Mitarbeitenden Aspekte der Versorgung auf (Gratz 2020; ▶ https://www.formatt.org/de/).

Literatur

Addington WR, Stephens RE, Gilliland K, Rodriguez M (1999) Assessing the laryngeal cough reflex and the risk of developing pneumonia after stroke. Arch Phys Med Rehabil 80(2):150–154

Affolter F (2006) Wahrnehmung, Wirklichkeit und Sprache, 10. Aufl. Neckar, Villingen-Schwenningen

Bonanno PC (1971) Swallowing dysfunction after tracheostomy. Ann Surg 174(1):29–33

Buckwalter JA, Sasaki CT (1984) Effect of tracheotomy on laryngeal function. Otolaryngol Clin North Am 17(1):41–48

Butcher RB (1982) Treatment of chronic aspiration as a complication of cerebrovascular accident. Laryngoscope 92(6 Pt 1):681–685

Cameron JL, Reynolds J, Zuidema GD (1973) Aspirations in patients with tracheostomies. Surg Gynecol Obstet 136(1):68–70

Davies P (1991) Im Mittelpunkt. Rehabilitation und Prävention 25. Springer, Berlin

Davies P (1994) Wieder Aufstehen. Rehabilitation und Prävention 30. Springer, Berlin

De Vita MA (1990) Swallowing disorders in patients with prolonged orotracheal intubation or tracheostomy tubes. Critic Care Med 18(12):1328–1330

Dikeman KJ, Kazandjian MS (2002) Communication and swallowing management of tracheostomized and ventilator dependent adults, 2. Aufl. Cengage Learning, UK

Edwards S (2002) Neurological physiotherapy: A problem-solving approach, 2. Aufl. Churchill Livingstone, New York

Ehrenberg H (2001) Atemtherapie in der Physiotherapie/Krankengymnastik: Anatomische, pathologische Grundlagen, Atemwegs- und Lungenerkrankungen, Atmung und Psyche, Atem- und Bewegungstechniken, 2. Aufl. Pflaum, München

Engström B (2001) Ergonomic seating. Posturalis Books, Stockholm

Frank U, Mäder M, Sticher H (2007) Dysphagic patients with tracheotomies: a multidisciplinary approach to treatment and decannulation management. Dysphagia 22(1):20–29

Frost EAM (1977) Respiratory problems associated with head trauma. Neurosurgery 1(3):300–306

Gratz C (2020) Broschüre Trachealkanülen. ▶ https://www.formatt.org/de/. Zugegriffen: 26.03.2023

Gratz C, Müller D (2004) Die Therapie des Facio-Oralen Traktes bei neurologischen Patienten – zwei Fallbeispiele, 3. Aufl. Schulz-Kirchner, Idstein

Graumüller S, Dommerich S, Mach H, Eich H (2002) Spätkomplikationen und Nachsorge nach Tracheotomie unter besonderer Berücksichtigung der Punktionstracheotomie in der neurologischen Frührehabilitation. Neurol Rehabil 8(3):122–127

Hadjikoutis S, Pickersgill TP, Dawson K, Wiles CM (2002) Abnormal patterns of breathing during swallowing in neurological disorders. Brain 123(Pt 9):1863–1873

Heidler MD (2007) Rehabilitation schwerer pharyngo-laryngo-trachealer Sensibilitätsstörungen bei neurologischen Patienten mit geblockter Trachealkanüle. Neurol Rehabil 13(1):3–14

Higgins DM, Maclean JC (1997) Dysphagia in the patient with a tracheostomy: Six cases of inappropriate cuff deflation or removal. Heart Lung 26(3):215–220

Kapandji (2006) Funktionelle Anatomie der Gelenke (3), Bd 3: Rumpf und Wirbelsäule, 4. Aufl. Hippokrates, Stuttgart

Klahn MS, Perlman AL (1999) Temporal and durational patterns associating respiration and swallowing. Dysphagia 14(3):131–138

Leder SB, Tarro JM, Burrell MI (1996) Effect of occlusion of a tracheotomy tube on aspirating. Dysphagia 11:254–258

Lipp B, Schlaegel W (1997) Das Tracheostoma in der neurologischen Frührehabilitation. forum:logopädie 3:8–11

Mang H (1992) Atemtherapie: Grundlagen, Indikationen und Praxis. Schattauer, Stuttgart

Martin BJW, Logemann JA, Shaker R, Dodds WJ (1994) Coordination between respiration and swallowing: respiratory phase relationships and temporal integration. J Appl Physiol 76(2):714–723

Morgan AS, Mackay LE (1999) Causes and complications associated with swallowing disorders in traumatic brain injury. J Head Trauma Rehabil 14(5):454–461

Nash M (1988) Swallowing problems in tracheotomized patient. Otolaryngol Clin North Am 21(4):701–709

Nusser-Müller-Busch R, Jädicke M (Juli 2022) Vom Entblocken zur Teilhabe – Trachealkanülen-Management beginnt auf der Intensivstation. forum:logopädie 36(4):16–21

Sasaki CT (2007) Surgery of the larynx. In: Sasaki CT (Hrsg) Laryngeal physiology for the surgeon. Plural Publishing Inc., San Diego

Sasaki CT, Suzuki M, Horiuchi M, Kirchner JA (1977) The effect of tracheostomy on the laryngeal closure reflex. Laryngoscope 87(9 Pt 1):1428–1433

Seidl RO, Nusser-Müller-Busch R, Hollweg W, Westhofen M, Ernst A (2007) Pilot study of a neurophysiological dysphagia therapy for neurological patients. Clin Rehabil 21(8):686–697

Selley WG, Flack FC, Ellis RE, Brooks WA (1989) Respiratory patterns associated with swallowing: Part 1. The normal adult pattern and changes with age. Part 2. Neurologically impaired dysphagic patients. Age Aging 18(3):168–176

Smith J, Wolkove N, Colacone A, Kreisman H (1989) Coordination of eating, drinking and breathing in adults. Chest 96(3):578–582

Umphred DA (2000) Neurologische Rehabilitation, Bewegungskontrolle und Bewegungslernen in Theorie und Praxis (Rehabilitation und Prävention), Bd 52. Springer, Berlin

Positionen für die Therapie – Haltung kommt nicht aus der Mode!

Nadanja Jeremic, Annett Pötzsch und Ricki Nusser-Müller-Busch

Inhaltsverzeichnis

Langjährige Erfahrungen zeigen, dass Positionierung oder (Ruhe-)Lagerung die Frequenz und Qualität des Schluckens, facio-orale Bewegungen und die Vigilanz beeinflussen können. Verschiedene Positionen für Therapie und Alltag werden vorgestellt. Auch der Clinical Reasoning-Prozess hilft, eine passende Ausgangsstellung auszuwählen oder ggf. zu verändern, wie in einem Fallverlauf gezeigt wird.

12.1 Annahmen zum Positionieren und Lagern

Positionierungen werden je nach Allgemeinzustand, der individuellen Zielsetzung und dem Kontext gewählt und variiert, um die posturale Kontrolle, die Atmung, die Schluckfrequenz und mimische und linguale Bewegungen dynamisch zu verbessern. Auch Sekundärkomplikationen lassen sich reduzieren (Lange et al. 1999; Schenker 2000). Das Vorgehen wird u. a. von den folgenden Annahmen zur posturalen Kontrolle und zu den laryngo-pharyngealen Stimuli geleitet.

12.1.1 Auswirkung der posturalen Kontrolle auf das Schlucken

Gampp Lehmann u. Sticher (▶ Kap. 3) und Jädicke (▶ Kap. 15) diskutieren die Auswirkung der posturalen Kontrolle und der Körperhaltungen auf das muskuläre Gleichgewicht der Hyoidumgebung.

Schultheiss et al. (2015) konnten zeigen, dass die Körperposition einen Einfluss auf die Atem-Schluck-Koordination und auf schluckspezifische Parameter bei Gesunden hat. Veränderung der Körperposition (90°, 45° und 0°) beeinflussten Bewegungsausmaß und Geschwindigkeit des Schluckens signifikant. Genutzt wurde eine kombinierte Messung durch Elektromyogramm-Bioimpedanz für das Schlucken und ein piezoelektrischer Sensor am Brustkorb für die Atmung. Auch die zu schluckende Konsistenz beeinflusste Bewegungen und Geschwindigkeit. Das Atemmuster veränderte sich von Speichelschlucken zu fester Nahrung von Einatmung/Schlucken/Einatmung zu Ausatmung/Schlucken/Ausatmung.

Beim Tragen einer Trachealkanüle (TK) kann es zusätzlich zu einer Schonhaltung des Kopfes (kurzer Nacken) und zu mechanisch bedingten Bewegungseinschränkungen des Hyoids und Kehlkopfes kommen (▶ Kap. 11).

12.1.2 Glottisfunktion und Schlucken

Seidl et al. (2002) haben schon früh gezeigt, dass die Blockung einer Trachealkanüle (TK) Einfluss auf die Schluckfrequenz haben kann, wenn die für das Schlucken physiologisch notwendigen Atemstimuli im Kehlkopf/Rachen fehlen. Drücke im Hypopharynx können nicht aufgebaut und Residuen nicht gespürt werden. Die Schluckfrequenz sinkt und steigt erst wieder, wenn nach dem Entblocken der TK die Ausatemluft wieder durch den Larynx strömen kann (▶ Abschn. 10.5).

Auch Massery et al. (2013) beschreiben den Einfluss physiologischer Glottisfunktionen auf die Haltung. Die Autorinnen untersuchten die Auswirkungen unterschiedlicher glottaler Stellungen auf die Stabilität der Körperhaltung gesunder Erwachsener. Während verschiedener Irritationen der Haltung und des Gleichgewichts wurden den Probanden 7 Aufgaben gestellt, bei denen die Glottis vollständig geschlossen (Atem anhalten), teilweise geöffnet (Stimmbildung) oder vollständig geöffnet (Seufzer) war. Beim Schubsen nach dorsal war die Störung v. a. größer, wenn die Glottis vollständig geöffnet oder geschlossen war. Beim Seufzen war die Thoraxverschiebung als Reaktion auf die Gleichgewichtsstörung größer als unter allen anderen Bedingungen.

Diese Daten legen nahe, dass die Stellung der Stimmlippen (und damit die jeweilige Funktion) das Gleichgewicht beeinflussen können und als Kontrollstrategien für Patienten mit Atem- und/oder Gleichgewichtsstörungen und reduzierter Haltungskontrolle wichtig sein könnten. Diese Effekte sollten für Patienten mit geblockten Trachealkanülen, die keine physiologische Glottisfunktion haben, in Studien weiter untersucht werden.

Klinische Erfahrungen zeigen eine auffällige Zunahme funktioneller Fertigkeiten bei Patienten mit einer TK, die entweder entblockt oder ungeblockt und mit einem Sprechventil oder einer Kappe versehen ist. Sie „therapieren" sich selber: beim Sprechen, bei der therapeutischen Nahrungsgabe und anderen Tätigkeiten. Frank et al. (2007) konnten (neben einer signifikant schnelleren Dekanülierung) auch eine signifikante Zunahme frühfunktioneller Fertigkeiten nach der Dekanülierung zeigen.

Studien zu den aufgeführten Hypothesen sind notwendig.

12.2 Positionen und Lagerung

Der Beginn der Mobilisierung wird mit dem ärztlichen und therapeutischen Team festgelegt.

Positionen für die Therapie – Haltung kommt nicht aus der Mode!

255 **12**

Als Positionen werden u. a. genutzt: verschiedene Seitenlagen, Bauchlage, Dreiviertel-Bauchlage (135° Position), adaptierter Sitz im Bett, Reitersitz, Sitzen (am Tisch, im Rollstuhl etc.), Stehen und adaptierte Rückenlage (selten). In allen Behandlungspositionen sollte die Möglichkeit zur Bewegung und Aktivität gegeben sein.

Zeigt die gewählte Position nicht die gewünschte Wirkung, müssen (kleine oder große) Änderungen vorgenommen oder eine andere Position oder Bewegungsübergänge (z. B. vom Liegen zum Sitzen, Drehen im Liegen) gewählt werden. Es kann sinnvoll sein, in einer Therapieeinheit Positionen zu wechseln.

Besonderes Augenmerk beim Positionieren liegt auf dem Alignment, der Ausrichtung der Körperstrukturen zueinander, u. a. Ausrichtung des Beckens, des Schultergürtels und des Kopfes. Um den Abstand zwischen Schultergürtel und Kopf zu halten und gleichzeitig der lordotischen Form des Nackens gerecht zu werden, muss darauf geachtet werden, die Halswirbelsäule zu unterstützen und das Material unter dem Kopf dünner zu formen als unter dem Nacken (Pickenbrock 2002).

Der Umfang der erforderlichen Lagerungshilfen (Decken, Kissen, große Handtücher, Lagerungspacks) ist individuell unterschiedlich. Die verwendeten Materialien sollten ausreichend stützend, bequem und formstabil sein, d. h. im Laufe der Zeit nicht zu sehr nachgeben und dadurch die Stützwirkung verringern. Seit geraumer Zeit wird in der F.O.T.T. zum Positionieren und für das Ausruhen u. a. die *Lagerung in Neutralstellung (LiN)* nach Pickenbrock genutzt (► https://www.lin-arge.de). Bei LiN werden die Hohlräume zwischen Körperposition und Bett mit Decken, Laken etc. „ausgestopft", gefüllt.

In einer multizentrischen, einfach verblindeten RCT haben Pickenbrock et al. (2015) bei 218 Patienten mit zentral-neurologischen Erkrankungen die Auswirkungen von 2 h LiN oder konventioneller Lagerung auf die passive Beweglichkeit, den Komfort und Puls, Blutdruck und Atemfrequenz verglichen. Nach der Lagerung zeigte sich in der LiN-Gruppe eine signifikante Verbesserung der passiven Beweglichkeit der Hüften, der Schultern und des Komforts der Betroffenen. Alle, die LiN schon in Selbsterfahrung kennenlernen konnten, wissen, wie angenehm, gut unterstützt und sicher man sich fühlt.

12.2.1 Rückenlage

Die Rückenlage erleichtert hauptsächlich das Handling für die Anwendenden, z. B. beim Waschen. Sie kann aber ein ungünstiges Alignment noch verstärken. Patienten mit insuffizienter Rumpfmuskulatur zeigen in Rückenlage oft eine Hyperextension der Wirbelsäule

und einen nach kranial gezogenen Schultergürtel. Die Anhebung des Brustkorbs wird verstärkt. ◘ Abb. 8.5 zeigt den hochgezogenen Brustkorb eines nicht gelagerten Patienten mit hypotonem Rumpf und Rippenhochstand.

Bei aspirationsgefährdeten Patienten ist diese Position nur in Einzelfällen zu wählen, da sie das unkontrollierte Abfließen von Speichel in den Pharynx begünstigen kann und die Aspirationsgefahr dadurch deutlich erhöht wird.

> **Praxistipp**
>
> — Der Rumpf und der Kopf werden in eine leicht gebeugte Position gelagert, um die Nachteile der Rückenlage zu verringern.
> — Für die Aktivierung der hypotonen Bauchmuskeln eignet sich am besten, die Beine in einer leicht flektieren Position zu lagern. Dadurch werden die Bauchmuskeln angenähert und können leichter angesteuert werden.

Rückenlage: Vor- und Nachteile

Pro
— Ultima Ratio, wenn andere Positionen nicht toleriert werden.
— Lagerung ist einfach zu bewerkstelligen.
— Erleichtertes Handling für die Anwendenden.

Contra
— Bei Refluxgefahr und Erbrechen besteht hohe Aspirationsgefahr.
— Pneumonie.
— Dekubitus am Hinterkopf, im Bereich des Steißbeins.

Zu beachten/zu bedenken während der Therapie
— Hohe Aspirationsgefahr.
— Die Atmung ist erschwert, da sich das Zwerchfell durch einen erhöhten abdominalen Druck in die Ausatemstellung schiebt.
— Die Zunge kann tiefer in den Rachen zurückfallen und eine Verengung der Atemwege hervorrufen.

12.2.2 Adaptierter Sitz im Bett

Diese Position eignet sich für Patienten, die nur mit einem hohen zeitlichen Aufwand in eine aufrechte Position oder auch in den Rollstuhl mobilisiert werden können. Diese Lagerung ist im Handling für den Anwender einfacher und schneller auszuführen, und der Patient muss durch die größere Unterstützungsfläche weniger Haltearbeit leisten. Der Patient bekommt mehr und gezieltere Unterstützung am gesamten Körper

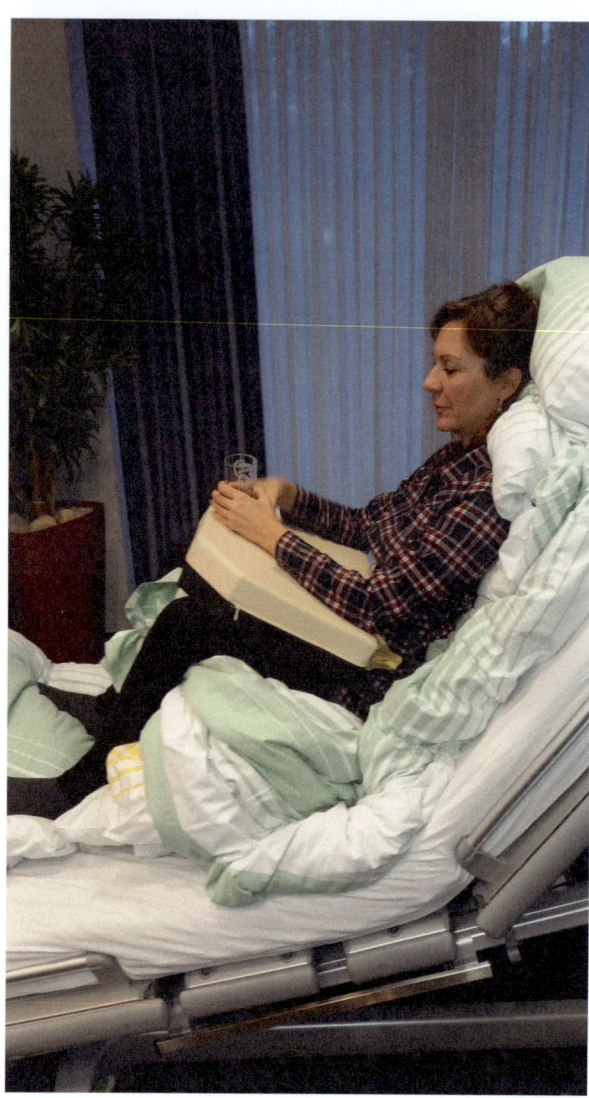

Abb. 12.1 LiN-Lagerungsworkshop: adaptierter Sitz im Bett mit gestützten Unterarmen, z. B. zum Trinken. (© Jakobsen 2023, mit freundlicher Genehmigung)

durch den Einsatz verschiedener Lagerungsmaterialien (vor allem an Kopf und Rumpf), sodass er sich leichter in einer aufrechten Position halten und vorhandene Ressourcen besser nutzen kann. Einigen Patienten fällt das Atem im Sitzen leichter als in einer niedrigen, z. B. liegenden Ausgangsstellung. ☐ Abb. 12.1 zeigt eine Variante, die in einem Workshop erarbeitet wurde. Durch die Auflage können die Arme abgelegt werden, aber auch ein Glas oder ein Buch gehalten werden.

Adaptierter Sitz im Bett: Vor- und Nachteile
Pro
− Kreislauftraining.
− Steigerung der Belastbarkeit in Vorbereitung für das Sitzen im Rollstuhl.
− Förderung der Vigilanz und erleichterte Teilhabe an der Umwelt (z. B. Umherschauen im Raum).

− Erleichtere Durchführung der Mundpflege.
− Einige Patienten mit TK und Sprechventil profitieren von der aufrechten Position. Der Ausatem kann leichter an der Trachealkanüle vorbei zu den Stimmbändern gelangen. Sie können leichter über Mund und Nase atmen.

Contra
− Herz- Kreislauf-Probleme (vegetativ instabil).
− Akute Beckenfrakturen (z. B. keine Belastung möglich).
− Sonstige medizinische Kontraindikationen, z. B. arterieller Zugang über die Leiste.
− Keine ausreichende Flexion in der Hüfte zum Sitzen möglich, z. B. externer Fixateur im Bereich des Beckens, der Oberschenkel oder Ossifikationen.

Zu beachten/zu bedenken vor und während der Therapie
− Aspirationsgefahr.
− Bei Dekubitus am Steißbein, Kreuzbein oder Sitzbeinhöcker sollte so gelagert werden, das kein weiterer Druck auf diese Bereiche entstehen kann.

12.2.3 Sitzen

Die sitzende Position wird am häufigsten genutzt, z. B. im Rollstuhl, auf einem Stuhl, einer Liege oder an der Bettkante. Generell ist zu bedenken, dass der Patient dabei mehr gegen die Schwerkraft arbeiten muss als in einer liegenden Position. Sowohl bei Patienten mit niedrigem als auch mit erhöhtem Muskeltonus ist eine Unterstützung erforderlich (☐ Abb. 12.2).
− *Patienten mit zu niedrigem Tonus* benötigen in der Regel ein dorsales Abstützen im Lendenwirbelbereich, um eine Beckenkippung nach hinten zu vermeiden. Die normale Wirbelsäulenform wird unterstützt und das Gewicht von Oberkörper, Armen und Kopf wieder ins Alignment gebracht. Das Aufrechthalten gegen die Schwerkraft wird erleichtert. Werden diese Patienten nur von vorn gestützt, kippt das Becken nach hinten, und es kommt zu einer weiterlaufenden Flexion des Rumpfes. Beim Versuch, den Kopf anzuheben oder zu halten, entsteht eine Hyperextension des Nackens.
− *Patienten mit erhöhtem Extensionstonus* haben Probleme, eine flektierte Haltung einzunehmen. Sie benötigen beim Sitzen i. d. R. mehr Unterstützung von vorn. Das Becken sollte dabei nach vorn gekippt sein, um dem Rumpf die Möglichkeit zu bieten, sich aktiv aufzurichten.
− Bei *Patienten mit erhöhtem Flexionstonus* im Rumpf kann eine Kombination aus angepasster dorsaler Unterstützung und Hilfe zur Aufrichtung der Wirbelsäule dem Patienten helfen, sich gegen die

Positionen für die Therapie – Haltung kommt nicht aus der Mode!

257   **12**

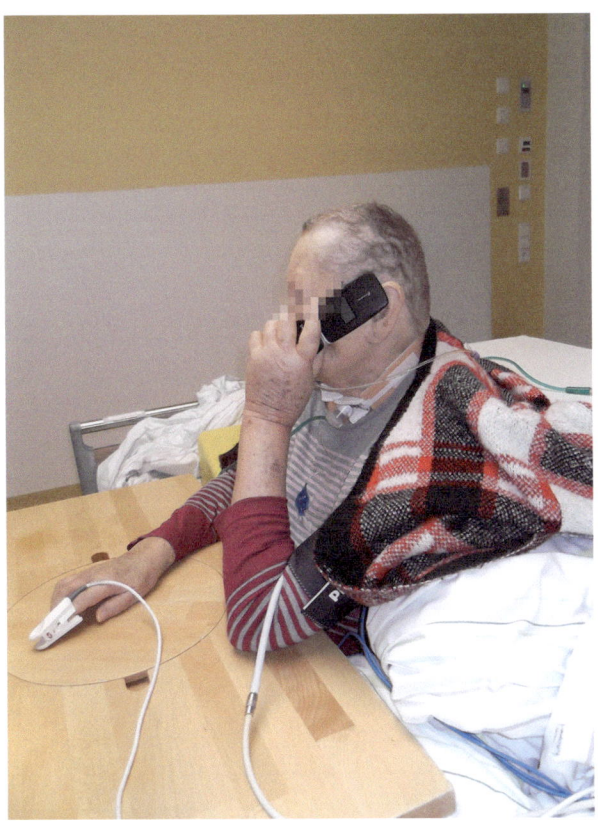

Abb. 12.2 Im gestützten Sitz an der Bettkante: Telefonieren mit Sprechventil. (© Jeremic und Pötzsch 2023)

Schwerkraft zu halten. Die Wirbelsäule kann besser aufrecht gehalten werden, wenn die Unterarme auf der Unterlage mit Ellenbogenposition unterstützt sind.

Sitzen: Vor- und Nachteile

Pro
- Förderung der Vigilanz und Aktivität, Teilhabe an der Umwelt (z. B. Umherschauen im Raum/Zimmer, erleichterte, alltagsnähere Durchführung der Mundpflege).
- Herz-Kreislauf-Training.
- Die Oberkörpervorlage ist leichter möglich, z. B. beim Abhusten und um Sekret auszuspucken.

Contra
- Herz- Kreislauf-Probleme (vegetative Instabilität), akute Beckenfrakturen (keine Belastung erlaubt).
- Sonstige medizinische Kontraindikationen, z. B. arterielle Zugänge über die Leiste.
- Keine ausreichende Flexion in der Hüfte zum Sitzen möglich, z. B. durch einen Fixateur externe, Ossifikationen.

Zu beachten/zu bedenken vor und während der Therapie

- Aspirationsgefahr.
- Dekubitus am Steißbein, Kreuzbein oder Sitzbeinhöcker.

12.2.4 Seitenlage

Die Seitenlage bietet eine umfassende seitliche Auflage- bzw. Unterstützungsfläche. So kann sich der Patient der jeweiligen Aktivität oder Aufgabe widmen, ohne gleichzeitig seine Haltung gegen die Schwerkraft aufrechterhalten zu müssen. Sekret kann bei steiler Seitenlage besser aus dem Mund fließen. Oft ist zu beobachten, dass die Schluckfrequenz höher ist als im Sitzen.

Die Seitenlage kann in der Neigung variiert werden (z. B. von 30°–90°) und eignet sich sowohl für Patienten mit niedrigem als auch mit erhöhtem Muskeltonus. Sie kann bei leicht oder moderat Betroffenen genutzt werden, um selektive, hochkoordinierte facio-orale Bewegungen und Aktivitäten zu erleichtern, z. B. bei der initialen Behandlung einer Fazialisparese oder bei der Mundpflege.

> **Beachte**
> In der Seitenlage besteht die Gefahr einer (schmerzhaften) Kompression des Schultergürtels. Dies kann die Effizienz der Atmung beeinträchtigen.
> Zur Positionierung im Alignment und um Druck auf die unten liegende Schulter zu vermeiden, müssen der Rumpf, die Beine, die Schulter etc. gestützt bzw. unterlagert werden. Dazu werden Decken, Kissen und große Handtücher verwendet.
> In der symmetrischen Seitenlage (90°) liegt der Patient mit angewinkelten Beinen. Der Therapeut kann sich aber auch für eine Seitenlage mit Schrittstellung entscheiden (◻ Abb. 8.9 oder 12.6). In dieser Position ist das untere Bein des Patienten gestreckt. Das obere Bein wird in Flexion gebracht und ebenfalls gestützt.

Seitenlage 90°: Vor- und Nachteile

Pro
- Geringere Aspirationsgefahr als im Sitzen.
- Erleichtertes Abhusten.
- Der Patient kann sein eigenes Körpergewicht an die Unterlage abgeben und sich leichter auf die Atmung, das Sekretmanagement und andere Aktivitäten konzentrieren.
- Förderung der Körperwahrnehmung, der Seite (z. B. bei Hemiplegie).
- Dekubitusprophylaxe: bei dorsalen Druckstellen bei schwer betroffenen Patienten.

Contra
- Wenn die Lagerung nicht toleriert wird, d. h. oft drehen sich Betroffene aus dieser Position sofort heraus. Im ungünstigsten Falle kann es dabei

zu Atemnot kommen (z. B. bei einer Kanülenverlegung).
- Medizinische Kontraindikationen wie Frakturen (z. B. Rippen, Klavikula etc.).

Zu beachten/zu bedenken vor der Therapie
- Motorisch unruhige Patienten können sich in die Bauchlage drehen.
- Bei Patienten mit Refluxgefahr wird die Seitenlage links empfohlen.

> **Praxistipp**
>
> **Refluxgefahr mindern – Seitenlage links**
> Man schätzt, dass auf der rechten Seite Liegende etwa doppelt so häufig einen Reflux entwickeln als auf der linken Seite Liegende. Ein Grund – unter anderen – scheint der Einfluss der Schwerkraft zu sein.
> Die Speiseröhre verläuft vor dem Magen leicht nach links und mündet in der rechten Seite des Magens. Liegt der Patient auf der rechten Seite, besteht die Gefahr, dass die Magensäure in die Speiseröhre und den Hypopharynx aufsteigen kann.
> Liegt der Patient auf der linken Seite, passiert das nicht so schnell. Entweicht Magensäure, kann sie durch die Schwerkraft schneller wieder in den Magen zurückfließen als in Rückenlage oder beim Liegen auf der rechten Seite.

12.2.5 Stehen

Beim Stehen muss der Körper stärker gegen die Schwerkraft arbeiten, um die aufrechte Position zu halten, da die Auflagefläche (Füße) vergleichsweise klein ist (◨ Abb. 11.4). Die Aufrechterhaltung dieser Position erfordert einen allgemein höheren und hochkoordinierten Muskeltonus, also mehr Aktivität der Rumpf- und Beinmuskulatur, und kann anstrengender sein als das seitliche Liegen oder Sitzen (Davies 2013; Edwards 2002).

Im physiologischen Stehen befinden sich Brustkorb und Zwerchfell im atmungs- und phonationsunterstützenden Alignment. Dies kann für die Therapie genutzt werden, denn auch das Stehen kann unterstützt werden.

> **Praxistipp**
>
> **Unterstützter Stand**
> - ggf. dorsale Schienen
> - Stehpult/Stehbarren/Standing
> - stark erhöhter Sitz mit leichter Unterstützung am Gesäß, z. B. durch hochgestellte Behandlungsbank

> - angelehnter Stand an der Wand oder in einer Ecke
> - ein Fuß erhöht in Schrittstellung
> - Unterarmstütz auf einem stabilen Gegenstand

Stehen (z. B. im Stehgerät, Standing): Vor- und Nachteile

Pro
- Förderung der Vigilanz und der Kopf-/Rumpfaktivität.
- Herz-Kreislauf-Training.
- Erleichterte Teilhabe an der Umwelt (z. B. befindet sich der Patient auf Augenhöhe).
- Erleichtere Durchführung der Mundpflege (alltagsorientiert, man putzt sich eher im Stehen die Zähne als im Sitzen).
- Die Oberkörpervorlage ist eher möglich, z. B. beim Husten und um das Sekret auszuspucken.

Contra
- Kreislauf instabil.
- Keine Kopf-/Rumpfstabilität.
- Medizinische Kontraindikationen, z. B. Frakturen und Kontrakturen.

Zu beachten/zu bedenken vor und während der Therapie
- Aspirationsgefahr.
- Der Patient sollte in dieser Ausgangstellung für mindestens 20 min kreislaufstabil sein.

12.2.6 Bauchlage

Lange et al. (1999) stellten schon früh fest, dass sich die Lungenventilation, die Sauerstoffkonzentration und der Kreislauf innerhalb der ersten 30 min nach der Bauchlage verbesserten. Diese Position ist in der COVID-19-Pandemie endlich in den Fokus gerückt.

Die Lagerung bietet ausreichend Unterstützungsfläche. Der Körper muss keine Haltearbeit übernehmen wie im Sitzen. Der Kompressionsdruck durch das eigene Körpergewicht schiebt das Zwerchfell in eine gute Funktionsstellung und entlastet die Ausatemmuskulatur. Diese Lagerung kann Pneumonien vorbeugen.

In Bauchlage kann Sekret in den Bronchien und der Lunge suffizient mobilisiert werden (◨ Abb. 12.3). Sie ist angezeigt, wenn die Kopf- und Rumpfstabilität noch nicht ausreichend ist und/oder der Betroffene nicht mit dem vielen Speichel und Sekret im Atem- und Schlucktrakt umgehen kann. Mithilfe der Schwerkraft kann Sekret aus dem Mund und der TK laufen. Die Aspirationsgefahr wird minimiert.

Positionen für die Therapie – Haltung kommt nicht aus der Mode!

259   **12**

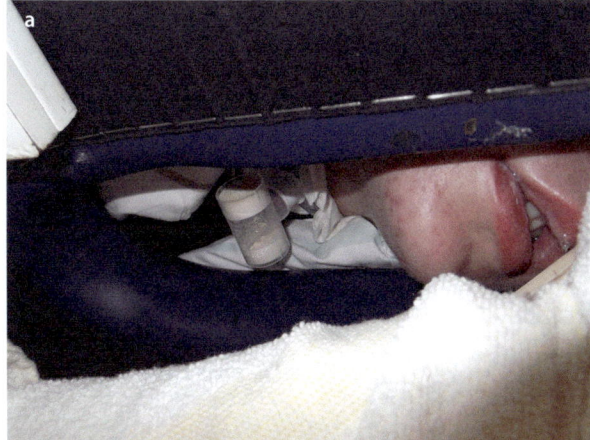

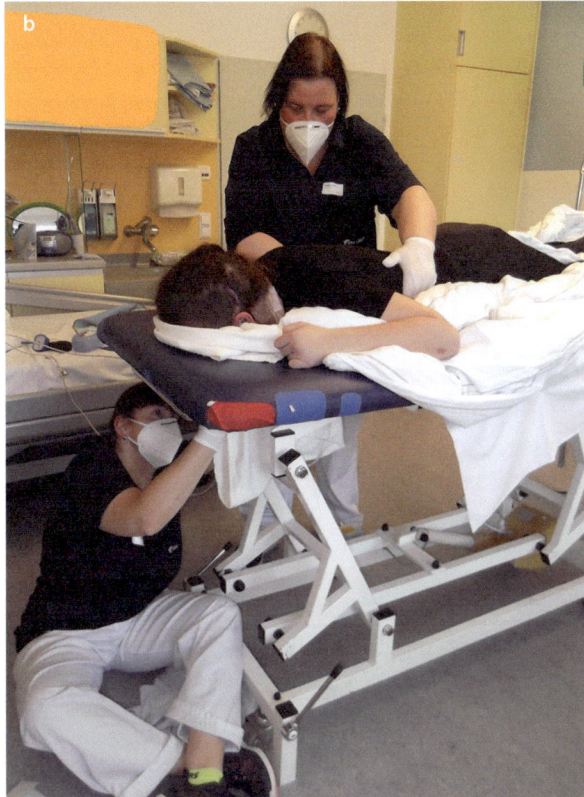

Abb. 12.3 a,b Bauchlage auf der Therapiebank: **a** Mithilfe der Schwerkraft kann Speichel aus dem Mund fließen. **b** Die Co-Therapeutin bereitet das Entblocken der Trachealkanüle vor. (© Jeremic und Pötzsch 2023)

Die Bauchlage kann nur nach Rücksprache mit dem verantwortlichen Arzt und nach Abstimmung im Team genutzt werden. Sie kann z. B. bei Herzinsuffizienz oder erhöhtem intrakraniellem Druck kontraindiziert sein. Ein kontinuierliches Monitoring ist erforderlich. In ☑ Abb. 12.3 wird für die Bauchlage eine Therapiebank genutzt, da sie über eine Aussparung im Kopfbereich verfügt.

Bauchlage: Vor- und Nachteile

Pro
- Geeignet für Betroffene mit sehr viel oralem und endotrachealem Sekret, das in höheren Ausgangsstellungen nicht entfernt oder geschluckt werden kann.
- Die Aspirationsgefahr ist minimiert, da das Sekret mit der Schwerkraft aus Mund, Nase und Trachealkanüle herauslaufen kann (Pneumonieprophylaxe).
- Der Kompressionsdruck durch das eigene Körpergewicht schiebt das Zwerchfell in eine gute Funktionsstellung, und es erfolgt eine Entlastung der Ausatemmuskulatur:
  – Der Hustenstoß ist dadurch oft kräftiger.
  – Verbesserung der Oxygenierung und Belüftung der Lunge.
  – Verhinderung und Öffnung von Atelektasen.
- Unterstützung der Entwöhnung von der Beatmung (Weaning).
- Abnahme der Lungenüberblähung.

Contra
- Instabile Wirbelsäule, instabiler Thoraxbereich (z. B. Frakturen).
- Bradyarrhythmie, Herzinsuffizienz oder erhöhter intrakranieller Druck.
- Akutes Schädel-Hirn-Trauma.
- Offener Bauch, große ventrale Wunden.
- Fehlende Lagerungstoleranz des Patienten in dieser Position.
- Starke Kontrakturen.

Zu beachten/zu bedenken vor der Therapie
- Die Mobilisierung in diese Position ist oft nur mit mehreren Personen (mindestens 2) möglich.
- Erhöhter Zeitaufwand.
- Das Handling beim Entblocken ist erschwert.
- Die Lagerung und das Entblocken erfolgen unter konstantem Monitoring, um die Vitalzeichen zu kontrollieren.
- Die Patienten müssen nach der Therapie in eine andere Position gebracht werden.

12.2.7 Dreiviertel-Bauchlage – 135°Bauchlage

Die Dreiviertel-Position wird in der Literatur auch als 135°Liegeposition bezeichnet (Lange et al. 1999; Lipp et al. 2000) und hat als Variante der Bauchlage viele Vorteile (☑ Abb. 12.5). Speichel und Sekret können mithilfe der Schwerkraft besser aus dem Mund oder der Trachealkanüle abfließen. Die Aspirationsgefahr wird minimiert. Die Lagerung bietet ausreichend

Unterstützungsfläche. Der Körper muss keine Halte-arbeit übernehmen wie im Sitzen. Der Kompressions-druck durch das eigene Körpergewicht schiebt das Zwerchfell in eine gute Funktionsstellung und entlastet die Ausatemmuskulatur. Diese Lagerung kann Pneu-monien vorbeugen.

Eine ventrale Abstützung entlang des Rumpfes und des Beckens ist unerlässlich, um zu verhindern, dass der Patient nach vorn fällt und der Druck auf Schulter, Nacken und Kopf steigt oder die Atmung behindert wird. Das Monitoring muss gewährleistet sein.

Die Vor- und Nachteile sind weitgehend identisch mit denen der Bauchlage. Die Dreiviertel-Bauchlage kann auch nach der Therapie über einen längeren Zeit-raum beibehalten werden.

12.2.8 Lagerungen

Nach der Behandlung werden kontext- und tageszeit-bezogene Lagerungen, u. a. für Eigenaktivität, Schlaf oder Ausruhen, gewählt, die das Schlucken von Spei-chel oder Nahrung und die Atmung erleichtern und den Schutz der Atemwege verbessern können. Auch hier wird die Lagerung in Neutralstellung genutzt (LiN, Pickenbrock 2002).

12.3 Positionieren im Trachealkanülen-Management – ein Fallverlauf

Im Folgenden werden genutzte Positionen in einem Therapieverlauf mit Trachealkanülen-Management (TKM) vorgestellt. Der 33-jährige Patient hatte ein Schädel-Hirn-Trauma mit einem Hirnödem, einem Epiduralhämatom rechts parieto-temporal sowie einer Fraktur der Schädelkalotte erlitten. Initial wurde eine Kraniektomie rechts durchgeführt.

Bei Aufnahme in die Frührehabilitation (3 Wochen nach dem Ereignis) zeigte Herr N. keine Spontan- und Willkürmotorik, aber einen erhöhten Extensionstonus in allen Extremitäten. Er hatte die Augen nur für we-nige Sekunden bis zu einer Minute geöffnet, ohne zu fixieren. Die Mobilisation in den Multifunktionsroll-stuhl erfolgte mit zwei Personen. Herr N. war versorgt mit einer PEG-Sonde und einer geblockten Tracheal-kanüle mit subglottischer Absaugung, über die 6–10 ml Sekret alle 3 h abgezogen wurden. Er hatte sehr viel orales und endotracheales Sekret. Spontanes Schlu-cken war in Ruhe nicht und bei Positionswechsel (Lagerungswechsel) nur vereinzelt und mit vielen Pumpbewegungen beobachtbar. Die Zunge lag hypo-ton, aber symmetrisch im Mund.

Als Assessment wurden aus dem Munich Swal-lowing Score (MUCSS) die Skalen Bogenhausener Dysphagiescore BODS-1 für die Beeinträchtigung

des Speichelschluckens und BODS-2 für die Beein-trächtigung der Nahrungsaufnahme verwendet Bart-olome et al. 2021). Beide Scores zeigten mit einem Wert von 8 schwerste bzw. schwere Beeinträchtigungen.

12.3.1 1. Monat: Die Findungsphase

Die F.O.T.T.-Therapiefrequenz betrug 3–4× pro Woche. Im Clinical Reasoning-Prozess war aufgrund der Komplexität des Störungsbildes und des vielen Se-krets der Plan, das Entblocken in *Seitenlage 90°* unter Monitoring zu beginnen, damit der Speichel leich-ter mit der Schwerkraft aus dem Mund herauslaufen könnte.

Die Seitenlage wurde nicht toleriert und deshalb in eine *sitzende Position mit Oberkörpervorlage* gewechselt. Herr N. benötigte sehr viel Unterstützung durch 1–2 Therapeuten. Trotzdem war eine Mobilisation und Aufrichtung des Rumpfes beim Positionieren kaum möglich (◘ Abb. 12.4). Nach dem therapeutischen Ent-blocken (► Abschn. 11.3.5) und der Versorgung mit einem Sprechventil war die Atmung gepresst. Herr N. war im gesamten Körper zunehmend fest, vor allem im Bereich der Rippen und im Schulter-Nacken-Be-reich. Er reagierte mit einem Tonusaufbau im facio-oralen Bereich, u. a. mit Zusammenbeißen der Zähne und vielen Pumpbewegungen, aber ohne anschließende Schluckreaktion. Die Umstellung auf die Mund-Nase-Atmung war nur für wenige Atemzüge möglich.

Herr N. war nicht in der Lage, seinen Kiefer aktiv oder assistiert zu öffnen.

Fazit: Auch der adaptierte Sitz mit Vorlage erwies sich als ungünstig, da Herr N. zu wenig Kopf- und Rumpfaktivität für eine längere Therapieeinheit in die-ser Position hatte.

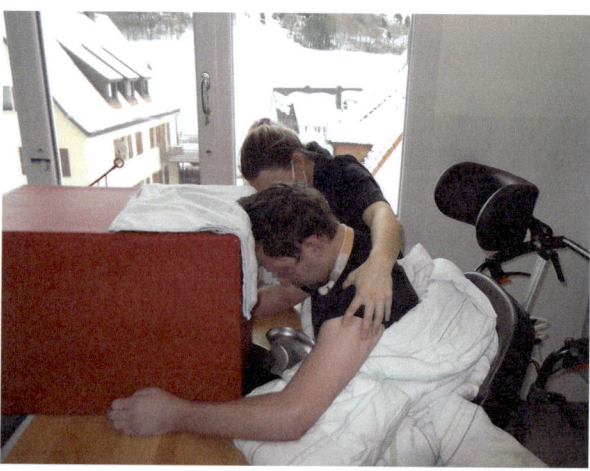

◘ **Abb. 12.4** Trotz unterstützter Vorlage zeigt der Patient im Sitz zu wenig Kopf-Rumpf-Aktivität für eine längere Therapieeinheit. (© Je-remic und Pötzsch 2023)

Positionen für die Therapie – Haltung kommt nicht aus der Mode!

261   **12**

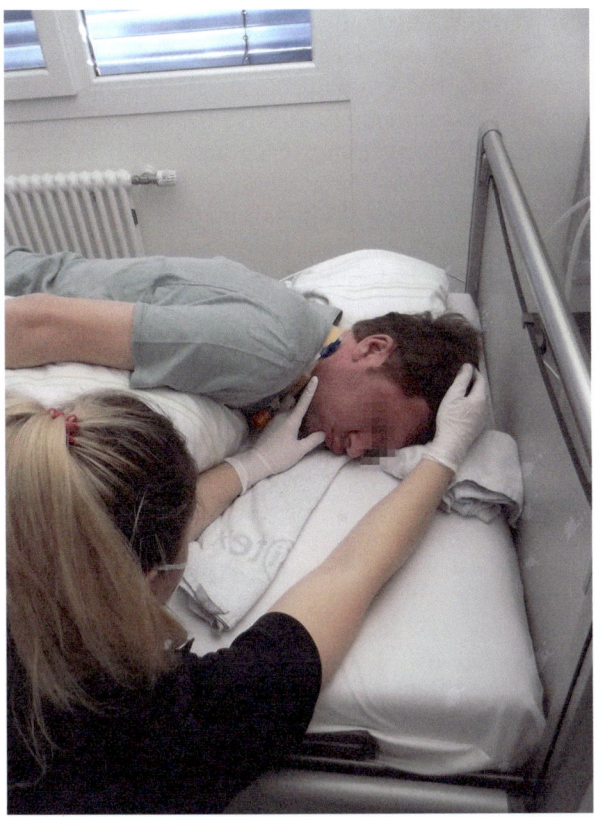

◘ Abb. 12.5 135°-Bauchlage: Kieferstabilisierung, z. B. zur Unterstützung der Schluckreaktion. (© Jeremic und Pötzsch 2023)

In der nächsten Stunde wurde – unter Monitoring – deshalb die *135°-Bauchlage* nach LiN gewählt (LiN, Pickenbrock). Dazu war ebenfalls eine Co-Therapie nötig (◘ Abb. 12.5). In dieser Position konnte der Speichel mithilfe die Schwerkraft aus dem Mund herauslaufen. Nach der Entblockung wurde ein Sprechventil mit einer verstellbaren Sauerstoffzufuhr verwendet und diese maximal geöffnet, um den Atemwiderstand zu minimieren. Die Umstellung auf die Mund-Nase-Atmung war möglich. Insgesamt war auch die Atmung, im Vergleich zur Sitzposition, entspannter. Der lange Nacken begann sich einzustellen. In einer kurzen F.O.T.T.-Mundstimulations-Sequenz schluckte er 4-mal. Das Sprechventil wurde bis zu 15 min lang toleriert.

Aufgrund der ersten kleinen Fortschritte wurde die Dreiviertel-Bauchlage als wegweisend bewertet und in den nächsten Einheiten weiter genutzt. Herr N. konnte nach der Mundstimulation mit unterstützter Kieferstabilisierung zum ersten Mal seinen Kiefer 1 cm aktiv öffnen und die Zunge bis zu den Lippen vorschieben. Die spontane Schluckfrequenz stieg in der Therapie auf 5–6 Schlucke pro 60 min an.

12.3.2   2.–3. Monat

Im Laufe der Wochen tolerierte Herr N. das Lagern und Umlagern besser. In der Therapie wurde der orale Trakt freier, das brodelnde Ausatmen weniger und der Hustenstoß kräftiger. Die Oxygenierung und Belüftung der Lunge verbesserte sich. Mit therapeutischer Unterstützung der Ausatmung konnte Herr N. zum ersten Mal aktiv Stimme, einen Brummton, produzieren. Bei der Atemunterstützung war eine Zunahme der Rippenbeweglichkeit festzustellen. In dieser Zeit fing Herr N. an, über Kopfbewegungen zu kommunizieren.

Zu Beginn des 3. Monates waren durch die subglottische Absaugung nur 1–2 ml Sekret alle 3 h abzuziehen, manchmal auch gar keines mehr. Dies ist ein Indikator für die Abnahme der Speichelaspiration. Daraufhin wurde auf eine geblockte Trachealkanüle ohne subglottische Absaugung gewechselt. Die spontane Schluckreaktion wurde noch immer mit Pumpbewegungen eingeleitet. Herr N. hatte weiterhin viel Speichel im Mund, den er nun auch aus dem Mund transportieren konnte.

12.3.3   4.–5. Monat

Das Entblocken war nun auch in der *90°-Seitenlage* möglich sowie intermittierend in sitzender Ausgangstellung. Die in der 135°-Lage erarbeiteten facio-oralen Bewegungen hatten Bestand und konnten weiter ausgebaut werden. Bei den Transfers erfolgte regelmäßig eine Mobilisation des Rumpfes, des Schulter-Nacken-Bereiches und der Rippen. Bei der Spontan- und Willkürmotorik in den Extremitäten zeigte sich in den beiden Monaten nur eine minimale Veränderung.

Mit taktiler Unterstützung konnte Herr N. den langen Nacken aktiv einleiten und konstant die Zunge selbstständig zu den Lippen bringen. Aus dem aktiven Brummen wurde eine Kommunikationsvariante (mit einer Melodie für ja und nein), und Herr N. zeigte erste Versuche zu sprechen (◘ Abb. 12.6).

Die spontane Schluckfrequenz stieg in der Therapie bis auf 15 Schlucke in 60 min an.

Bei einer nun stattfindenden FEES wurde eine mittelgradige Dysphagie befundet: mit Schwerpunkt in der oralen und pharyngealen Phase, ein Leaking mit relativ später Schlucktriggerung und mit erhöhter Aspirationsgefahr für Brei und Flüssigkeiten. Die Schutzreaktionen wurden als eingeschränkt beschrieben. Ein ärztlicherseits vorgeschlagener Wechsel auf eine ungeblockte Trachealkanüle musste nach 24 h rückgängig gemacht werden. Das Sekretmanagement war vor allem in niedrigen Positionen und Ruhephasen

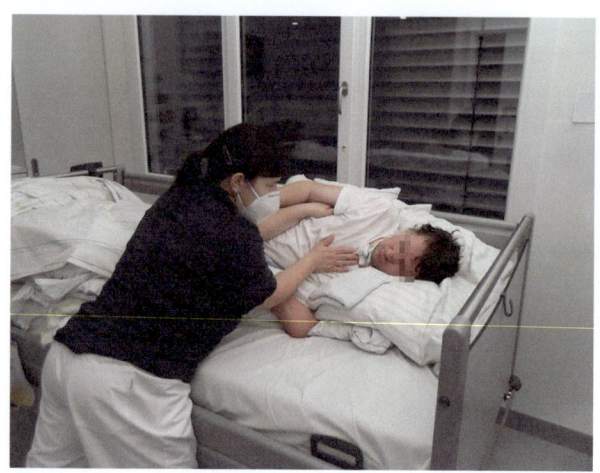

Abb. 12.6 90°-Seitenlage: Atemunterstützung am Sternum (ggf. mit Vibration) bei der Stimmproduktion. (© Jeremic und Pötzsch 2023)

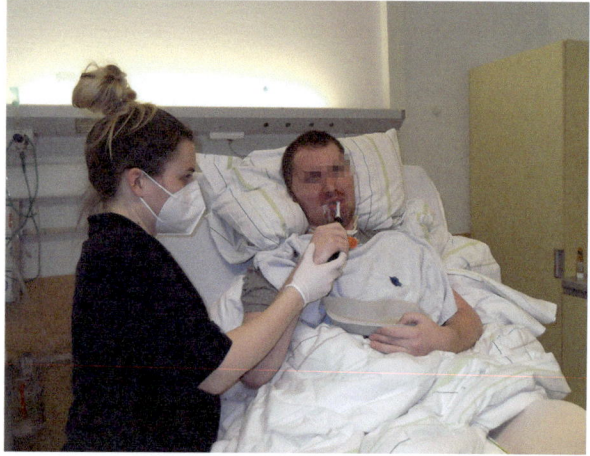

Abb. 12.7 Adaptierter Sitz im Bett: Assistiertes Zähneputzen. (© Jeremic und Pötzsch 2023)

(z. B. im Schlaf) nicht ausreichend. Herr N. hat sehr viel gehustet, angestrengt geatmet, geschwitzt, zeigte erhöhten Tonus und wirkte sehr gestresst.

Gegen Ende des 5. Monats konnte vermehrt die *sitzende Position* gewählt werden. Zu Beginn in unterstützter Vorlage, bald mit beginnender Rumpfaktivität und einer Kopfkontrolle für wenige Minuten. Auch beginnende distale Spontan- und Willkürmotorik in den Extremitäten setzten ein.

Die Entblockungszeit konnte mittlerweile auf 1 h ausgebaut werden. Herr N. konnte nun vermehrt bei Alltagshandlungen geführt werden, z. B. beim Waschen und Zähneputzen (◻ Abb. 12.7).

12.3.4 6.–7. Monat

Im 6. Monat erhielt Herr N. eine Kranioplastie (Schädeldachplastik). Im Anschluss wurde eine deut-

liche Verbesserung in allen Bereichen beobachtet. Herr N. konnte nun den Kiefer leicht verzögert, aber aktiv öffnen, und erste Lateralbewegungen des Unterkiefers und der Zunge waren zu sehen. Innerhalb kurzer Zeit konnten die Entblockungszeiten bis auf 6 h ausgebaut werden.

Gegen Ende des 6. Monats konnte Herr N. tagsüber entblockt werden und nach einer weiteren Woche auch nachts. Nun konnte auf eine ungeblockte Trachealkanüle mit Sprechventil umgestellt werden. Die spontane Schluckfrequenz außerhalb der Therapiezeiten war noch reduziert. Sie lag bei ca. 20 Schlucken in 60 min.

Im adaptierten Sitz konnte therapeutisches Essen mit passierter Kost begonnen werden (▶ Abschn. 4.5.2). Aufgrund der stark eingeschränkten Zungenbewegungen war der Bolustransport anfangs nur für wenige Bolusgaben möglich. Es blieben Nahrungsreste im Mund liegen, die von der Therapeutin entfernt werden mussten. Nach 2 Wochen setzte Herr N. bei den Essensvorbereitungen seine rechte Hand selbstständig und die linke Hand als Haltehand ein. Mit Assistenz konnte Herr N. einen Becher Joghurt selbstständig essen (◻ Abb. 12.8). Am Ende des 7. Monats wurde Essen von breiiger Kost unter Aufsicht frei-

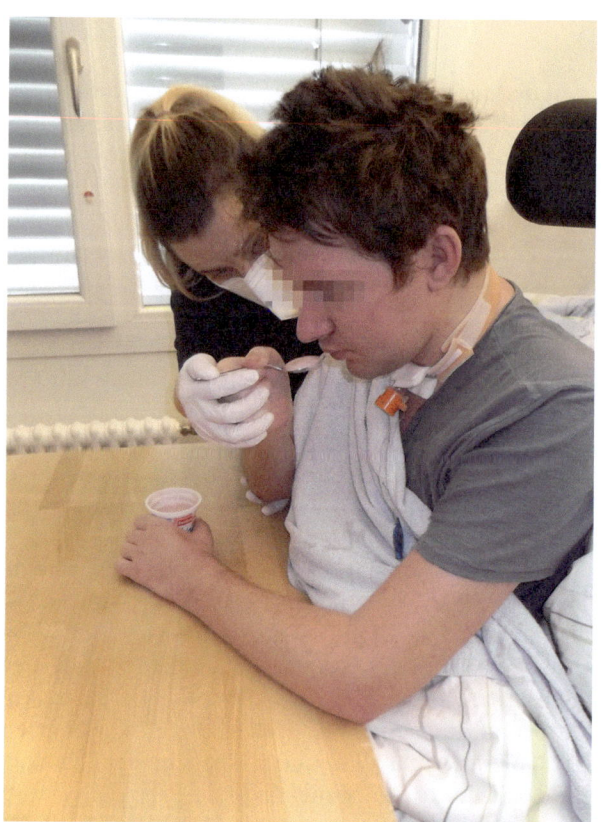

Abb. 12.8 Adaptierter Sitz: Joghurt essen mit therapeutischer Hilfe am Tisch. (© Jeremic und Pötzsch 2023)

Positionen für die Therapie – Haltung kommt nicht aus der Mode!

263   **12**

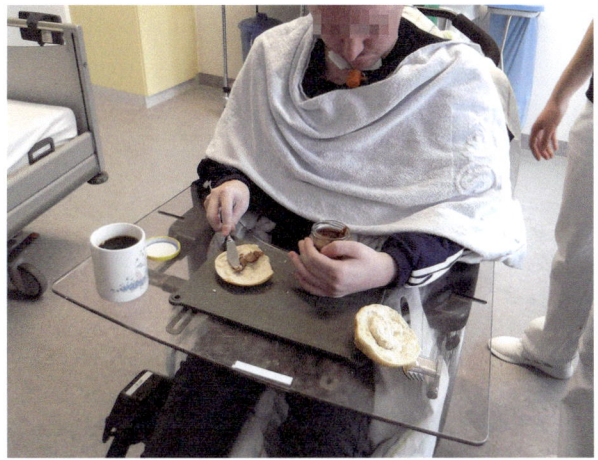

◘ Abb. 12.9 Sitzen im Multifunktionsrollstuhl: Brötchen schmieren zur präoralen Vorbereitung für das therapeutische Essen. (© Jeremic und Pötzsch 2023)

gegeben. Herr N. hat täglich eine passierte Mahlzeit zu sich genommen. Trinken war nur schluckweise möglich.

Da die Kopfkontrolle und Rumpfaktivität im Sitzen immer besser wurden, hat Herr N. einzelne Sequenzen beim Waschen (Arme und Gesicht) und Anziehen übernehmen können. Beim therapeutischen Essen konnte er im Multifunktionsrollstuhl sein Brötchen selbst mit Butter bestreichen (◘ Abb. 12.9). Der Transfer erfolgte mit einer Hilfsperson und minimaler Mithilfe von Herrn N. Er kommunizierte nun mit Vorliebe über Kopfbewegungen und den rechten Daumen, erste Ein- bis Zweiwortsätze waren möglich.

Nach 7 Monaten Frührehabilitation wurde Herr N. mit ungeblockter Trachealkanüle und Sprechventil nach Hause entlassen (BODS1: 4; vorher 8). Die Ernährung erfolgte überwiegend über eine PEG-Sonde, bei partieller oraler Ernährung (BODS2: 6; vorher 8). Aufgrund der weiterhin verminderten Rumpfaktivität erfolgte eine Versorgung mit einem Multifunktionsrollstuhl.

Zu Hause lebt er mit seiner Frau in einem engagierten sozialen Umfeld und hat eine 24-h-Betreuung durch einen Pflegedienst.

Oft zeigt sich, dass ein Wechsel ins häusliche Umfeld dem Betroffenen gut tut und sie ruhiger und entspannter werden. Eine ambulante Reha-Versorgung ist geplant. Wünschenswert wäre eine weitere stationäre Reha im Verlauf. Das behandelnde Frühreha-Team sieht Potenzial gegeben:

- für das Entwöhnen von der Trachealkanüle,
- für ein adäquates Zusammenspiel von Kau- und Zungenbewegungen, um feste Kost zu essen,
- für einen weiteren Ausbau der Kommunikation, Stimme und Sprechen.

Eine neurologische Rehabilitation wird lebensbegleitend notwendig sein.

Literatur

Bartolome, G., Starrost, U., Schröter-Morasch, H., Schilling, B., Fischbacher, L., Kues, L. et al. (2021). Validation of the Munich Swallowing Score (MUCSS) in patients with neuro-genic dysphagia: A preliminary study. NeuroRehabilitation, 49(3), 445–457. ► https://doi.org/10.3233/NRE-210011

Davies PM (2013) Right in the middle. Selective trunk activity in the treatment of adult hemiplegia. Springer, Berlin

Edwards S (2002) Neurological physiotherapy, 2. Aufl. Churchill Livingstone, London

Frank U, Mäder M, Sticher H (2007) Dysphagic patients with tracheotomies: a multidisciplinary approach to treatment and de-cannulation management. Dysphagia 22(1):20–29. ► https://doi.org/10.1007/s00455-006-9036-5. Epub 2006 Oct 6 PMID: 17024547

Lange R, Heinen F, Rüdebusch S (1999) 30 Grad-Bauchlage (während Beatmung). In: Meyer G, Friesacher H, Lange R (Hrsg) Handbuch der Intensivpflege. Ecomed – Loseblattsammlung (fortgeführt bis 2008). C. H. Beck, München

LiN, Pickenbrock. ► https://www.lin-arge.de

Lipp B, Schlaegel W, Nielsen K, Streubelt M (Hrsg) (2000) Gefangen im eigenen Körper – Lösungswege – Neurorehabilitation. Neckar, Villingen-Schwenningen

Massery M, Hagins M, Stafford R, Moerchen V, Hodges PW (2013) Effect of airway control by glottal structures on postural stability. J Appl Physiol 115(4):483–490

Pickenbrock H (2002) Lagerung. Workshop notes. Therapiezentrum Burgau, Dr. Friedl Str. 1, 89331 Burgau

Pickenbrock H, Ludwig V, Zapf A, Dressler D (2015) Conventional versus neutral positioning in central neurological disease – a multicenter randomized controlled trial. Dtsch Arztebl Int 112(3):35–42

Schenker MA (2000) Analytische Atemphysiotherapie: Untersuchung, Analyse und Behandlung in der Atemphysiotherapie. Edition Phi, Bern

Schultheiss C, Wolter S, Schauer T, Nahrstaedt H, Seidl RO (2015) Einfluss der Körperposition auf die Atem-Schluck-Koordination. HNO 63:439–446

Seidl RO, Nusser-Müller-Busch R, Ernst A (2002) Der Einfluss von Trachealkanülen auf die Schluckfrequenz bei neurogenen Schluckstörungen. Neurologie und Rehabilitation 8:122–125. Hippocampus, Bad Honnef

Befundung in der F.O.T.T.: ein fortlaufender Prozess

Margaret Walker

Inhaltsverzeichnis

F.O.T.T. ist ein therapeutischer Ansatz, der speziell für die Behandlung von Patienten mit neurologischen Störungen entwickelt wurde, der aber auch bei Patienten mit anderen Ätiologien angewendet werden kann . Der Prozess der diagnostischen Bewertung umfasst die 4 F.O.T.T.-Bereiche: Ernährung/Essen, Trinken und Schlucken, Mundhygiene, nonverbale Kommunikation sowie Atmung, Stimme und Sprache.

Dieses Kapitel führt durch den Denkprozess, der dem F.O.T.T.-Ansatz zur Beurteilung zugrunde liegt, und verdeutlicht die Komplexität dieser Wechselwirkungen. Es wäre nicht möglich, in diesem Rahmen alle Eventualitäten zu beschreiben. Die zu beurteilenden Themen werden in den einzelnen Kapiteln des Buches ausführlich behandelt.

» „It is not enough to tick the box, you have got to open it and make use of the contents." – Es genügt nicht, ein Kästchen anzukreuzen. Wir müssen das Kästchen aufmachen und von seinem Inhalt Gebrauch machen (Coombes 2010, persönliche Mitteilung).

Therapeuten, die mit Patienten mit komplexen Symptomen arbeiten, treffen Entscheidungen, die erhebliche Auswirkungen haben, z. B. wie viel Therapie-Input ein Patient erhält und ob bzw. in welcher Form ein Patient Essen oder Trinken zu sich nehmen darf. Diese Entscheidungen können potenziell lebensbedrohlich oder lebensverändernd sein, z. B. wenn Betroffene aufgrund einer falschen Einschätzung für den Rest ihres Lebens kein Essen bekommen oder keine Geschmackserlebnisse mehr erfahren.

F.O.T.T. unterstreicht die Bedeutung des Haltungshintergrunds und dessen Einfluss auf die Funktionen des facio-oralen Trakts. Eine unzureichende Körperhaltung führt dazu, dass der Patient nicht in der Lage ist, seine Haltung gegen die Schwerkraft dynamisch aufrechtzuerhalten oder anzupassen. Veränderungen des Muskeltonus wirken sich auf die Bewegung von Rumpf, Hals und Kopf aus. Dies wiederum wirkt sich negativ auf den Schutz der Atemwege, die Atmung, das Schlucken (Speichel, Nahrung und Flüssigkeiten) und die Kommunikation aus.

Aus diesem Grund werden sowohl die posturale Kontrolle als auch der Muskeltonus während des gesamten Beurteilungsprozesses und der Behandlung beobachtet und analysiert. Die Beobachtungen, die bei der Beurteilung der Gesichtsbewegungen gemacht werden, sind auch für die Beurteilung der Mundhöhle von Bedeutung, da viele der für den Gesichtsausdruck verantwortlichen Muskeln auch beim Schlucken und Sprechen beteiligt sind.

Kann ein Patient Bewegungen nicht aktiv initiieren, müssen die erste(n) Beurteilung(en) in die initiale Behandlung integriert werden. Der Therapeut muss mit seinen Händen die Strukturen und Funktionen des Körpers ertasten und die Bewegungen des Patienten gegebenenfalls lenken oder führen. Dies ermöglicht es dem Patienten, die Absicht einer Aktivität (Bewegung) zu spüren und zu verstehen und, wenn möglich, die Bewegung mit Unterstützung zu übernehmen.

Symptome sind eine *Momentaufnahme* der Fähigkeiten und Fertigkeiten des Patienten zu einem bestimmten Zeitpunkt. Der Therapeut ist ein Detektiv auf der Suche nach den kausalen Zusammenhängen, die die Symptome – u. a. in Haltung, Tonus und Bewegung – verursachen.

Zum Beispiel kann die hyo-laryngeale Auslenkung bei einem Patient mit Rumpfinstabilität durch ein kompensatorisches Muster der Verkürzung und Vorverlagerung von Kopf und Hals behindert oder beeinträchtigt werden (▶ Kap. 3).

Während der Befundaufnahme (und während des Behandelns) bildet der Therapeut *Hypothesen* bezüglich der kausalen Verursachung der Symptome. Diese Hypothesen werden laufend re-evaluiert und dazu benutzt, *Schwerpunkte* für die Therapie und *Behandlungsalgorithmen* festzulegen (▶ Kap. 17). Im F.O.T.T.-Konzept wird man zuerst differenzialdiagnostisch die zugrunde liegende *Ursache* für ein Problem des Patienten im perzeptiven, sensomotorischen, kognitiven und psychischen Bereich suchen und eine darauf abgestimmte Arbeitshypothese formulieren. Exemplarische Beispiele finden sich im Kapitel über Mundhygiene (▶ Abschn. 6.3).

Schon bei der *ersten Begegnung* ist es wichtig, einen vertrauensvollen Kontakt zum Patienten herzustellen, ohne zu vergessen, dass es sich sehr oft um eine ungleiche Partnerschaft handelt.

13.1 Ziele der F.O.T.T.-Befundaufnahme

» „F.O.T.T.-Befundaufnahme ist mehr als Diagnosestellung." (Fuchs 2010, persönliche Mitteilung)

Die F.O.T.T.-Befundaufnahme zielt darauf ab bzw. ermöglicht,
- die Person so umfassend wie möglich zu beurteilen, einschließlich ihrer Fähigkeiten und Schwierigkeiten,
- nicht nur die Hauptprobleme zu beurteilen, z. B. ineffizienter Schutz der Atemwege oder eine beeinträchtigte Körperhaltung, sondern auch die komplexen Zusammenhänge zwischen den Symptomen zu beschreiben,
- die zugrunde liegenden Ursachen im perzeptiven, sensomotorischen oder kognitiven und psychischen Bereich und deren Einfluss auf das beobachtete Verhalten zu ermitteln,
- Hypothesen zu bilden sowie Nah- und Fernziele zu formulieren:

– *Nahziele* sollten nach 2–3 Wochen evaluiert und wieder neu formuliert werden,
– *Fernziele* zeigen auf, was z. B. während der Dauer des stationären Aufenthalts oder innerhalb der ersten Monate erreicht werden soll,
■ therapeutische Techniken anzuwenden, die darauf abzielen, durch die Behandlung eine Veränderung herbeizuführen, z. B. Veränderung der Ausgangsposition des Patienten, Stimmbildung, Mundstimulation, asymmetrisches Beißen auf in Gaze eingewickelte Nahrung,
■ die Stärken des Patienten, d. h. seine Fähigkeiten, zu ermitteln, die während des Behandlungsprozesses genutzt werden können. Ist der Patient z. B. in der Lage, die Aufmerksamkeit auf sich zu lenken oder sich selbstständig zu drehen, um die Klingel zu erreichen?

Eine regelmäßige Beurteilung hilft dem Therapeuten, Behandlungspläne zu erstellen, zu ändern und anzupassen.

13.2 Prinzipien der F.O.T.T.-Befundaufnahme

> **Beachte**
> **F.O.T.T.-Prinzip:** *Know the normal!* Je besser wir das Normale kennen, umso besser können Abweichungen erkannt werden.

■ **F.O.T.T. Befundaufnahme – Behandlung – Evaluation: ein Kreislauf (Coombes und Davis 1987)**

Die *Beurteilung* ist ein fortlaufender Prozess von Befundaufnahme, Behandlung und Evaluation. Jede Behandlung ist gleichzeitig immer eine Quelle für neue Informationen und auch eine neue Befundaufnahme. Nur so kann beurteilt werden, ob die Therapie Wirkung zeigt oder das Vorgehen geändert werden muss (▶ Abschn. 17.2; ◻ Abb. 13.1).

Der Therapeut evaluiert fortlaufend das *Verhalten des Patienten* und die *Reaktionen auf den therapeutischen Input*. Während der Behandlung testet der Therapeut gleichzeitig, ob Muskeltonus, Bewegung oder Koordination durch die therapeutische Behandlung beeinflusst werden können, um eine Veränderung der Funktion zu erreichen. Kann der Muskeltonus durch die Behandlung so weit beeinflusst werden, dass es dem Patienten möglich wird, eine Funktion auszuführen?

Die angebotenen Hilfestellungen dürfen die Gesamtfunktion nicht negativ beeinflussen; sie sollen den Patienten nicht (noch weiter) in die Kompensation oder Pathologie treiben.

» „Why are you continuing to do something that clearly does not work?" – Wieso fahren Sie damit fort, etwas zu

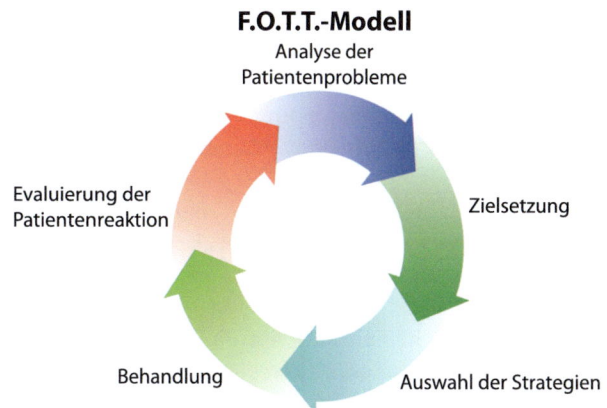

F.O.T.T.-Modell
Analyse der Patientenprobleme
Zielsetzung
Auswahl der Strategien
Behandlung
Evaluierung der Patientenreaktion

◻ **Abb. 13.1** Jeder Schritt erfordert ein Verständnis der Eigenschaften der normalen Entwicklung und normaler Bewegung (© Walker)

tun, das offensichtlich nichts bringt? (Berta Bobath in den 1970er-Jahren zu ihrer jungen Schülerin Kay Coombes)

■■ **Fachwissen und Kenntnisse bezüglich des normalen menschlichen Systems sind wesentlich**
Nicht nur Physiologie, Anatomie und Bewegungen des Schluckens sind wichtig, sondern auch die Kenntnisse der Stimm- und Sprechfunktion, der nonverbalen Kommunikation und der Atmung. Die facio-oralen Systeme in ihrer Vielschichtigkeit und in ihrem koordinierten Wechsel zu befunden und zu behandeln, ist Alleinstellungsmerkmal der F.O.T.T.!

■■ **Die Funktionen Atmung und Schlucken, Atmung und Sprechen, Schlucken und Sprechen arbeiten koordiniert zusammen**
Der Therapeut beurteilt das *Zusammen- und Wechselspiel der facio-oralen Funktionen und das Auftreten von Schutzreaktionen* (◻ Abb. 1.1). Ein Patient mit einer schnellen, flachen Atmung wird wahrscheinlich weder eine normale Atempause im Atemrhythmus noch eine normale Schluckfrequenz zeigen und auch nicht atemrhythmisch angepasst sprechen können.

■■ **Strukturierte Vorgehensweise für Hypothesenbildung, Ableitung von Therapiezielen und Evaluation komplexer Zusammenhänge**
Das *Registrieren von Symptomen allein* – durch Ankreuzen von Kästchen in Screening-Bögen – bringt weder den Patienten noch den Therapeuten weiter. Die Symptome und das Patientenverhalten können ihre Ursache im perzeptiven, sensomotorischen, kognitiven oder psychischen Bereich haben. Die Symptome können *primär oder sekundär,* z. B. durch Kompensation, verursacht sein. Es ist daher notwendig, Arbeitshypothesen zu reflektieren, zu formulieren und zu bewerten. Wie komplex dieses Vorgehen ist, zeigen die Ausführungen zu den Algorithmen in ▶ Kap. 17.

■■ Erfassen der Bewegungsqualität

Das Beurteilen der *Qualität der Bewegungsausführung* ist von zentraler Bedeutung. Jede Veränderung oder Verschlechterung der Bewegung, wie z. B. verminderte Selektivität oder „Einfrieren" während der Bewegung, wird notiert, z. B:

- Hebt der Patient die Zunge ohne Mithilfe des Unterkiefers, um ein *n* zu sprechen, oder bewegt sich der Kiefer mit nach oben? Letzteres ist eine körpereigene Kompensation und wirkt sich sowohl auf das Sprechen als auch auf das Schlucken aus.
- Wird ein vorhandenes Bewegungsmuster jedes Mal verstärkt, wenn der Patient dieselbe nicht-selektive Bewegung ausführt?

Beurteilungen (Test und Re-Test) vor und nach einer Intervention geben hier unerlässliche und notwendige Informationen.

■■ Befundung ist kein Sprachverständnistest

Befundung von Bewegungsabläufen setzt ein therapeutisches Repertoire an taktilen und/oder visuellen sowie prägnanten verbalen Hilfestellungen voraus, die den Patienten in seinem Tun unterstützen.

Die verbalen Anweisungen, die in F.O.T.T. gegeben werden, sind keine Erklärungen, *wie* etwas zu tun ist. Im Allgemeinen sind sie kurz und auf das gewünschte Ziel oder die gewünschte Handlung bezogen.

■■ Jeder Patient kann befundet werden

Die F.O.T.T.-Befundung und Behandlung hängt *nicht* vom kognitiven Niveau des Patienten oder seiner Fähigkeit ab, verbale Aufforderungen zu befolgen. Schwer beeinträchtigte Individuen, z. B. im Koma, können ebenso untersucht und befundet werden wie „weniger beeinträchtigte", z. B. gehfähige Patienten.

13.3 Befundaufnahme

13.3.1 Datenerfassung

Die Befundaufnahme beginnt mit dem *Sammeln von Informationen* zu Krankengeschichte und bisherigen Untersuchungen und Behandlungen. Diese Angaben werden zusammengetragen aus Krankenakten sowie im persönlichen Gespräch mit dem Patienten und/oder seinen Zugehörigen und den betreuenden Teammitgliedern. Sie verschaffen dem Therapeuten einen Überblick über den allgemeinen Zustand, die Fähigkeiten und Fertigkeiten des Patienten sowie über die Positionen, die während des Beurteilungsprozesses möglicherweise genutzt werden können.

Die Ergebnisse werden schriftlich festgehalten.

13.3.2 Arbeitsmaterial

Zur Grundausstattung in Einrichtungen und Praxen gehören folgende Geräte:

- höhenverstellbarer Tisch,
- Stuhl,
- Liege,
- Stehgerät,
- Lagerungsmaterial (Packs, Keile, Decken, Kissen, Handtücher),
- F.O.T.T.-Therapie-Set:
  - Handschuhe,
  - Gaze, (Plastik-)Spatel etc. (◘ Abb. 6.8–6.14),
- Wasser,
- Auswahl von Nahrungsmitteln (Saft, Obstmus, Apfel und eventuell Brot).

Beim *Hausbesuch* trifft der Therapeut auf die Realität. Für diesen Alltag muss der Patient vorbereitet werden. Fantasie ist gefragt:

- Packs können (im Haushalt älterer Menschen) durch feste Kartons (früher: Telefonbücher) etc. ersetzt werden.
- Decken und Handtücher werden verstärkt zum Einsatz kommen.

13.3.3 Erforderliche Fertigkeiten – *Handwerkszeug*

Die Therapeuten müssen alle ihre Fähigkeiten einsetzen, um zu beobachten, zu erkennen, anzupassen und zu reflektieren, was sie sehen, hören und spüren. Sie setzen ihren eigenen Körper ein, um Bewegungen zu stabilisieren, zu spüren, zu erleichtern und zu modifizieren. Diese motorischen Skills (Fertigkeiten) können nicht theoretisch erworben werden, sondern müssen unter Supervision aktiv erworben werden.

13.3.4 Untersuchung

Alle medizinischen Hilfsmittel werden registriert und inspiziert, z. B. Magensonden, PEGs, Shunts, Flexülen, eventuell vorhandene Tracheostomata und deren Anlageform sowie liegende Trachealkanülen mit Typ und Größe.

Während der gesamten Befundung werden *beide Gesichts- und Körperhälften* miteinander verglichen und Unterschiede in Symmetrie und Bewegungsmöglichkeiten notiert.

Es wird eine *Ausgangsstellung* gewählt, in der der Patient die bestmögliche Leistung erbringen kann (▶ Kap. 12). In der Anfangsphase kann das die Dreiviertel-Bauchlage oder die Seitenlage sein, in der der Patient viel Unterstützungsfläche angeboten bekommt.

Die Position sollte dem Patienten ausreichend Halt und Unterstützungsfläche bieten, sodass sich die Körperstrukturen freier bewegen können und keine kompensatorische Fixierung anwenden müssen, um ihre Position entgegen der Schwerkraft zu halten.

Die Ausgangsposition sollte nicht statisch oder starr sein. Der Patient soll sich während der Untersuchung bewegen bzw. bewegt werden können!

> **Beachte**
> Vom Beginn der Kontaktaufnahme an werden die spontane Schluckfrequenz und Symptome registriert, die auf *Schluckprobleme* hinweisen:
> - Speichelansammlungen und/oder Nahrungsreste im Mund,
> - vermehrter Speichelfluss aus dem Mund,
> - erhöhte und veränderte Atmungsfrequenz (z. B. eine schnelle, geräuschvolle Atmung),
> - gurgelnde oder feucht klingende Stimme,
> - Husten.
>
> Werden *eines oder mehrere dieser Symptome* beobachtet, müssen sofort geeignete Maßnahmen ergriffen werden, z. B.:
> - Entfernen von Speichelansammlungen oder Nahrungsresten aus dem Mund,
> - Wahl einer anderen Position, um das Risiko einer Aspiration zu verringern,
> - Fazilitation des Schluckens, Hustens oder Räusperns und eines folgenden Reinigungsschlucks.

13.3.4.1 Befundung der posturalen Kontrolle, des Haltungshintergrunds

Die Rumpf- und Kopfkontrolle wird im Sitzen und Stehen beurteilt:
- Ist es dem Patienten möglich, frei zu sitzen, den Kopf dabei zu beiden Seiten zu drehen, um rechts und links von ihm stehende Gegenstände zu sehen?
- Kann er die Arme für Tätigkeiten benutzen, ohne das Gleichgewicht zu verlieren?
- Ist der erhöhte Muskeltonus ein primäres Problem oder aber ein sekundäres Problem, das durch unzureichende dynamische Stabilität verursacht wird?

Mit der Bewertung vor und nach einer Intervention wird beurteilt, wie sich eine Position auf den Muskeltonus auswirkt, z. B. im Nacken und im Rumpf, und zwar vor und nach Änderungen der Unterstützung.

Der *Haltungshintergrund* beschreibt die Position des Körpers im Raum, die abhängig ist vom Alignment, d. h. der Ausrichtung der Körperteile zueinander im Spannungsfeld von Schwerkraft und Unterstützungsfläche. Ein veränderter Muskeltonus (zu viel oder zu wenig) erschwert z. B. die dynamische Aufrichtung gegen die Schwerkraft. Eingeschränkte Rumpf-

kontrolle, eingeschränktes Gleichgewicht oder verminderte Beweglichkeit des Kopfes und Halses können den Schutz der Atemwege, die Atmung, physiologische Schluckbewegungen (beim Transport von Speichel, Nahrung und Flüssigkeit) und die verbale und nonverbale Kommunikation beeinträchtigen.

Zungen- und Kieferbewegungen sind von der Körperhaltung abhängig. So sind die Zungenbewegungen beispielsweise eingeschränkt, wenn der Kopf nach hinten geneigt ist. Ein stabiler Unterkiefer bietet der Zunge die für die Bewegung notwendige Basis. Ein instabiler Unterkiefer kann sich mit der Zunge bewegen oder fest verschlossen bleiben, was Zungenbewegungen extrem erschwert oder unmöglich macht.

13.3.4.2 Befundung des Gesichts

Das Gesicht wird zunächst *visuell* befundet: im Ruhezustand und bei spontanen Gesichtsbewegungen einschließlich Blickfixation und Blickfolgebewegungen.

Bei der Befundung des Gesichts – aber auch des oralen Trakts – demonstriert der Therapeut am Anfang die Bewegung (visuelles Modell), eventuell gefolgt von einer kurzen verbalen Aufforderung. Kann der Patient die Bewegung nicht ausführen, so wird zusätzlich *taktil* fazilitiert. Die Qualität der Bewegungsausführung und Abweichungen von der Norm, z. B. Asymmetrien, werden festgehalten.

Für die *taktile Befunderhebung* wird das Gesicht in ein oberes Drittel (Stirn/Augenbrauen), ein mittleres Drittel (Augen/Nase) und ein unteres Drittel (Mund/Wangen/Kinn) eingeteilt. Die Abklärung mimischer Bewegungen beginnt an der weniger empfindlichen Stirn, da diese bilateral innerviert wird und der Patient die Bewegungen sehr wahrscheinlich besser spüren und somit eher ausführen kann als Bewegungen im unteren Gesichtsbereich (► Kap. 7).

Der *Muskeltonus im Gesicht* beeinflusst nicht nur die Mimik, das Sprechen und Schlucken, sondern auch die angepasste Kieferöffnung beim Zähneputzen, bei der Nahrungsaufnahme und der Fähigkeit, Nahrung und Flüssigkeit in angemessener Weise mit den Lippen von Besteck und Becher abzunehmen. Eine gestörte präorale Phase wirkt sich wiederum negativ auf die oralen Bewegungen und Zungenbewegungen aus. Es sei daran erinnert, dass gewisse Gesichtsbewegungen – auch ohne neurologische Problematik – nicht erwünschte *Mitbewegungen oder gesamtkörperliche Bewegungen* hervorrufen können, z. B. das Heben der Augenbrauen oder das Naserümpfen.

Die taktile Befundung gibt zusätzlich Hinweise auf Über- und fehlende Empfindlichkeit. Alle Reaktionen werden registriert, z. B. Schwitzen, unerwünschter Tonusanstieg, assoziierte Reaktionen des Patienten auf Berührungen des Therapeuten und bei Selbstberührung sowie der begleitende Muskeltonus im Gesicht.

Das Gesicht kann *den im Körper vorherrschenden Muskeltonus* widerspiegeln. So können beim Heben des Kopfes gegen die Schwerkraft die hochgezogenen Augenbrauen auf einen kompensatorisch benutzten Strecktonus hinweisen. Diese Hypothese muss selbstverständlich während der taktilen Befundung überprüft werden.

13.3.4.3 Befundung des Mundraums

In der Regel werden die Strukturen des Mundes und des Mundraums zuerst *visuell* beurteilt, z. B. auf

- das Vorhandensein von Bisswunden,
- Schleimhautveränderungen,
- Zahnfleischzustand,
- Zahnstatus,
- Residuen von Speichel und/oder Nahrung.

Bei schwer betroffenen Patienten wird der *taktile Befund,* d. h. die Mundstimulation, jedoch häufig vor der visuellen Befundung vorgenommen, damit der Mund vielleicht dabei oder danach (manchmal Gähnen) geöffnet und überhaupt kurzzeitig einsehbar wird (▶ Abschn. 6.2.9).

Bei der F.O.T.T.-Mundstimulation werden folgende Aspekte beurteilt:

- Tonus der Wangen, der Lippen und der Zunge,
- Reaktionen des Patienten auf Berührungen,
- die Schluckfrequenz,
- Atemgeräusche.

13

> **Praxistipp**
>
> Die F.O.T.T.-Mundstimulation kann auch bei einem Patienten mit *geblockter Trachealkanüle* durchgeführt werden. Dabei werden die spontanen Schluckversuche unterstützt, das Schlucken wird jedoch nicht fazilitiert. Der Kieferkontrollgriff kann helfen, die pumpenden Bewegungen des Kiefers zu reduzieren.
>
> - Wenn eine *Beißreaktion* nicht ausgeschlossen werden kann, dürfen weder die Finger des Patienten noch die des Therapeuten in die Mundhöhle, zwischen die Zähne, eingeführt werden!
> - Zum Offenhalten des Kiefers haben sich *Aufbisshilfen,* wie ein gepolsterter Spatel, bewährt, die weicher sind als die im Handel erhältlichen Beißblocks und Kontakt für die gesamte Kieferfläche bieten (◘ Abb. 6.13).

Die *Zungenbewegungen,* einschließlich die des Mundbodens, und *Kieferbewegungen* werden qualitativ, quantitativ und in ihrem Bewegungsausmaß beurteilt. Das Führen der Patientenhand zum Mund kann hilfreich sein, um Zungenbewegungen oder ein Öffnen des Kiefers/Mundes anzuregen.

Bei der Beurteilung der Zungenbewegung wird die Zunge oft außerhalb des Mundes bewegt, da dies für den Therapeuten einfacher ist. Dies ist jedoch nicht die normale funktionelle Bewegung der Zunge. Die Zunge bewegt sich nur kurz außerhalb des Mundes, z. B. um sich die Lippen zu lecken.

Intraorale (Zähne ablecken, Wangen säubern) und *extraorale Bewegungen* (Zunge aus dem Mund strecken, seitliche Bewegungen, etwas von den Lippen ablecken) werden vorgemacht. Es ist wichtig, Zeit für motorische Antworten oder Reaktionen wie spontane Zungen-, Kiefer- und Schluckbewegungen zu lassen. Diese Reaktionen oder ihr Ausbleiben werden notiert.

Wenn möglich, werden befundet:

- Nachsprechen eines *n-ga,* das ähnliche Bewegungen erfordert wie die orale Zungenrückwärtsbewegung beim Schlucken,
- (symmetrische?) Hebung des weichen Gaumens bei Phonation *ah.*

Bei Bedarf kommen dabei Kieferkontrollgriffe zur Stabilisierung des Unterkiefers oder Schluckhilfen zum Einsatz (▶ Abschn. 4.3.3).

13.3.4.4 Befundung von Atmung, Schutzreaktionen und Stimme

Die *Qualität der Atmung, der Schutzreaktionen und der Stimme* wird während der gesamten Abklärung und in verschiedenen Ausgangsstellungen, d. h. im Liegen, Sitzen, Stehen und – falls möglich – beim Gehen befundet. Veränderungen und Aktivitäten aufgrund des Positionswechsels werden ebenso wie (vorerst) zu vermeidende Positionen vermerkt, z. B. Liegen auf dem Rücken, weil Speichel in dieser Position schneller aspiriert werden kann und ein effektives Husten nicht möglich ist.

> **Beachte**
> - Atmung und Stimme werden von Emotionen beeinflusst, z. B. dem Grad der Unsicherheit, Angst oder Anstrengung. Strengt sich der Patient an, um Stimme zu produzieren, nimmt die Muskelspannung zu, und es können assoziierte Reaktionen auftreten.
> - Patienten mit Trachealkanüle zeigen immer eine veränderte Atmung (▶ Kap. 8, 10 und 11)!

Folgende *Aspekte der Atmung* werden visuell, auditiv und taktil (Kontakt der Hände) beurteilt:

- Atemfrequenz,
- Atemrhythmus,
- Atemgeräusche (z. B. Stridor),
- Atmungstyp (z. B. Atembewegungen überwiegend in Schultergürtel und Nackenmuskulatur zu sehen, paradoxe Atmung),
- Symmetrie der Atembewegungen,

- Atmen durch die Nase und/oder den Mund,
- eventuell Sauerstoffbedarf (mit einer nasalen Sauerstoffbrille oder Kanüle).

Ist der Patient an einen Monitor angeschlossen, können neben der Sauerstoffsättigung auch Atem- und Herzfrequenz, Temperatur und Blutdruck abgelesen werden.

> **Beachte**
>
> Es gilt zu beachten, dass sich ein *Abfall der Sauerstoffsättigung* nicht sofort am Monitor bemerkbar macht, sondern zeitverzögert angezeigt wird (1–2 min später)! Bei der taktilen Untersuchung werden Veränderungen während der *Kontaktatmung* sorgfältig registriert. Auch hier kann der Schlüssel zum Einstieg in die Therapie und zu positiven Veränderungen zu finden sein. Finden sich *strukturelle Anomalien,* die die Mundatmung verhindern, müssen mögliche Ursachen ermittelt werden: Der Patient kann z. B. nicht durch den Mund atmen, weil der Kiefer nicht geöffnet werden kann; oder die oberen Atemwege sind aufgrund hypotoner oraler und/oder pharyngealer Strukturen blockiert.

> **Beachte**
>
> Ein Patient, der den Mund nicht öffnen kann, riskiert, bei verstopfter Nase zu ersticken. Deswegen ist es *vor dem Entfernen einer Trachealkanüle* u. a. unentbehrlich abzuklären, ob Mund- und Nasenatmung möglich sind. In diesem Fall ist eine instrumentelle Abklärung durch eine FEES dringend notwendig.
> Die Atmung wird auch in Bezug auf den Schutz der Atemwege befundet (Abb. 10.8).
> Folgende Fragen geben wichtige Hinweise zum Schutz der Atemwege:
> - Zu welchem Zeitpunkt in der Atemphase schluckt der Patient?
> - Atmet der Patient nach dem Schlucken aus?
> - Verändern sich Atmung (und Stimme) nach dem Schlucken?

■ **Atem-Schluck-Koordination**

Die Ausatemluft bewegt zurückgebliebene Speichel und/oder Nahrungsreste, welche die Schleimhaut berühren und reizen. Dies kann verschiedene Reaktionen auslösen: Schlucken, Husten, Räuspern, Ausspucken mit/ohne nachfolgendes Schlucken.

Eine hypotone Bauchmuskulatur erschwert *kräftiges Husten* zum Reinigen der unteren Atemwege und des Pharynx. *Ausatmen nach dem Schlucken* leistet einen weiteren wichtigen Beitrag zum Schutz der Atemwege!

13.3.4.5 Befundung von Stimme und Sprechen

Während der gesamten Befunderhebung sammelt der Therapeut Hinweise, ob der Patient *Stimme produzieren*

kann, z. B. beim Husten, Räuspern oder Stöhnen, oder ob er sprechen kann.

Beurteilt werden u. a. die *Qualität der Stimmbildung und des Stimmklangs:*
- Wie lange kann Stimme gehalten werden (normale Tonhaltedauer 10–15 s)?
- Kann Stimme fazilitiert werden, z. B. mittels seitlicher taktiler Unterstützung am Brustkorb, mit oder ohne Vibration am Sternum?
- Sind Interjektionen (Ausrufewörter) spontan möglich? Oder folgt Stimme nach verbaler Aufforderung oder nach auditivem oder visuellem Modell durch Imitation, z. B. ein erstauntes *ah* sprechen?
- Wie klingt die Stimme: hauchig, heiser, gurgelnd, nass, nasal, gepresst, monoton, zu laut? Oder ruhig, klar, mit Veränderungen der Stimmhöhe und -melodie?
- Setzt die Stimmbildung beim Einatmen ein, zu Beginn oder am Ende der Ausatmung?
- Kann der Patient verbal kommunizieren, spricht er einzelne Wörter oder zusammenhängende, situationsadäquate Sätze?

Für eine Prüfung der Stimme bei *Patienten mit geblockter Trachealkanüle* muss die Blockung gelöst werden und die Trachealkanüle manuell oder mit einem Sprechaufsatz verschlossen werden (Kap. 10).

■ **Taktile Befundung des Kehlkopfes**

Die Bewegungen des Kehlkopfes werden sowohl bei der *Stimmgebung* und beim *Sprechen* als auch beim *Schlucken* beobachtet und beurteilt. Eine taktile Prüfung des seitlichen Bewegungsausmaßes, auch hinsichtlich Symmetrie, wird vorgenommen. Die Handkante der prüfenden Hand stabilisiert sich dabei auf dem Sternum, während der Daumen oder der Zeigefinger das Bewegungsausmaß prüft.

13.3.4.6 Befundung des Schluckens

■ **Speichelschlucken**

Das *spontane Speichelschlucken* wird direkt nach Eintritt in den Raum während aller Aktivitäten hinsichtlich Sequenz, Bewegungsqualität, Timing und Frequenz (Richtwert in Ruhe ca. 1-mal pro Minute) beurteilt.

Tritt spontanes Speichelschlucken selten oder gar nicht auf, werden die motorischen Antworten und Schluckreaktionen *nach Fazilitation* registriert, z. B. nach der Mundstimulation (Abschn. 6.2.9).

> **Beachte**
>
> *Atem-Schluck-Koordination:* Da Schlucken in der Interaktion von *Bewegungen* (Weg eines Bolus in den Magen) und *Atmung* (Heraushalten aus den Atemwegen durch Apnoe) erfolgt, müssen neben den mo-

torischen Bewegungen gleichzeitig auch die Atmung und deren Zusammenspiel befundet werden.

Die Schlucksequenz wird zunächst während der F.O.T.T.-Mundstimulation (mit Wasser) untersucht, d. h. bei der Beurteilung ohne Nahrung.

▪▪ Präorale Phase

In der präoralen Phase werden Zeichen der sich aufbauenden Erwartung und Vorbereitung registriert.

Mögliche Situationsgestaltung: Der Patient kann dabei unterstützt werden, den Becher zu halten und den Finger in das Wasser zu tauchen, bevor er angeleitet wird, den benetzten Finger zum Mund zu führen. Danach kann er evtl. einen Finger in das Fruchtfleisch einer Orange stecken, und der Finger wird dann zum Mund geführt. Oder eine Flasche Orangensaft wird gemeinsam mit dem Patienten geöffnet, der Saft wird in ein Glas eingeschenkt, der Finger des Patienten in den Saft eingetunkt und der mit Saft benetzte Finger zum Mund geführt.

- Wie verhält sich der Patient, bevor der Saft den Mund erreicht?
- Verfügt der Patient über genügend Haltungshintergrund?
- Richtet sich der Blick auf die Aktion?
- Arbeiten die Hände koordiniert zusammen?
- Ist eine Hand-Augen- und/oder Hand-Mund-Koordination zu beobachten?

▪▪ Orale Phase

In der oralen Phase werden Öffnung und Schluss des Kiefers, Kiefer- und Zungenbewegungen, Saugen und der Transport durch die Mundhöhle hinsichtlich Dauer, Ausführung, Vollständigkeit und Timing beobachtet:
- Was ist zu sehen, zu spüren und zu hören?
- Sind die sichtbaren Muskelbewegungen in Gesicht und Hals adäquat?
- Wie verhält sich die Atmung?

▪▪ Pharyngeale Phase

In der pharyngealen Phase werden von außen sicht- oder hörbare Antworten hinsichtlich Qualität, Bewegungsausmaß, Timing und Geschwindigkeit befundet, u. a.:
- Schluckt der Patient prompt? Oder beginnt er verzögert oder schluckt er verlangsamt?
- Sind Kehlkopfhebung und -senkung komplett, zeitlich und in ihrer Dauer stimmig?
- Folgt nach dem Schlucken ein Ausatmen?
- Werden der Nasen-Rachen-Raum und die unteren Atemwege beim Schlucken abgeschlossen, d. h. erfolgt kein Austritt von Speichel aus der Nase, kein Husten?

- Folgen eine ungestörte Atmung und eine klare Stimme nach dem Schlucken?
- Sind Reinigungsschlucke zu beobachten?

Auch taktil können die Schluckbewegungen an Mundboden und Kehlkopf erfasst werden.

▪▪ Ösophageale Phase

Die ösophageale Phase kann klinisch nur anhand indirekter Symptome wie Rülpsen, Reflux, Atmung und subjektiv geschildertes retrosternal brennendes Gefühl beurteilt werden.

▪ Vorgehen

❯ Beachte

Die *Befundung der Schlucksequenz* mit Nahrung und Flüssigkeit wird *nicht* durchgeführt, wenn der Patient
- nicht sitzen kann,
- nicht über genügend Kopfkontrolle verfügt,
- nicht oder zu wenig schluckt bzw. sich der Kehlkopf nicht ausreichend bewegt,
- aphon ist (mit oder ohne Kanüle!) oder
- bei ineffizienten Schutzmechanismen, d. h. der Patient hustet nicht spontan und/oder räuspert sich bei Bedarf nicht, und/oder das Nachschlucken fehlt,
- bei schwankender Vigilanz.

Kauen in Gaze – eine Vorstufe zum Kauen – wird dann durchgeführt, wenn Unsicherheiten bezüglich der sicheren Bolusformation, des Bolustransports und des Schutzes der Atemwege bestehen. Das dazu benutzte Medium sollte *wenig Saft* produzieren (z. B. Apfel, Trockenfrüchte, Salami). Das in Gaze gewickelte Kaugut wird auf der einen Seite des Mundes zwischen die Mahlzähne gelegt und, nachdem der Patient 1- bis 2-mal auf das Säckchen gebissen hat, entfernt. Dem Patienten wird anschließend Zeit zum Schlucken gelassen, oder ein Schlucken wird fazilitiert, bevor ein weiteres Kausäckchen auf der anderen Mundseite zwischen die Molare eingeführt wird (◘ Abb. 4.7a–c).

Während des asymmetrischen Beißens werden die Bewegungen von Wangen, Zunge und Kiefer beurteilt. Schluckhäufigkeit und Schluckwirksamkeit können gemessen werden, z. B. anhand der nach dem Schlucken verbliebenen Speichelmenge im Mund. Bei Patienten mit *Trachealkanülen* wird das Kauen in Gaze nur mit nicht-geblockter Trachealkanüle durchgeführt, die mit einem Sprechventil versehen ist.

Nahrung und Flüssigkeit wird nur geprüft, wenn der Patient die notwendigen Voraussetzungen zum sicheren Schlucken erfüllt. Der Therapeut wählt dann diejenige

Konsistenz aus, die der Patient sicher schlucken kann, z. B. Püree oder weich gekochte Nahrung.

Auch beim Abklären *passierter, weicher und fester Konsistenzen* werden alle Phasen der Schlucksequenz beurteilt.

In der *präoralen Phase* wird neben dem Haltungshintergrund beobachtet, ob

- der Patient Interesse an der Nahrung zeigt,
- die Hände koordiniert zusammenarbeiten,
- eine Hand-Augen- und/oder Hand-Mund-Koordination zu beobachten ist,
- der Patient Besteck benutzen und die Nahrung eventuell zerschneiden kann.

In der *oralen Phase* werden folgende Aspekte beobachtet:

- Abnehmen der Nahrung mit den Lippen von Gabel oder Löffel,
- Abbeißen,
- Einziehen/Aufnehmen von Flüssigkeit,
- Bolusformation und -transport.

Jede Konsistenz sollte mindestens 3-mal gegeben werden, bevor die Menge gesteigert wird. Müssen die Schluckversuche abgebrochen werden, da sie unsicher sind oder Husten hervorrufen, gilt es, die Gründe herauszufinden. Dann können Änderungen der Position, der Konsistenz und/oder Menge oder auch eine erneute Vorbereitung der oralen Strukturen erprobt werden, bevor eventuell ein neuer Schluckversuch begonnen wird.

Flüssigkeiten. Die Fähigkeit des Patienten, Flüssigkeit zu schlucken, wird zunächst durch Beobachtung des spontanen Speichelschluckens, der Anwendung der F.O.T.T.-Mundstimulation und des asymmetrischen Beißens in Gaze beurteilt. Ist der Patient in der Lage, die überschüssige Flüssigkeit, die durch das in Gaze eingewickelte Bissmaterial entsteht, sicher zu schlucken? Der Therapeut kann mit einem Strohhalm als Pipette kleine Mengen (Tropfen) der Flüssigkeit in den Mund des Patienten geben. Die Fähigkeit, die Lippen nach vorn zu bewegen, den Lippenschluss aufrechtzuerhalten, einen Bolus zu bilden, und die Zeit, die benötigt wird, um die Flüssigkeit zum Schlucken in den Pharynx zu transportieren, werden ebenso notiert wie die Atmung und der Reinigungseffekt des Schluckes (◘ Abb. 4.2a–c).

> **Beachte**
> Zum Schutz der Atemwege muss der Patient bei Husten oder Verschlucken in eine *nach vorn geneigte Stellung* gebracht werden können. Zu identifizieren sind diejenigen Faktoren, die dies erschweren oder verhindern, z. B. Hüftkontrakturen oder Frakturen.

13.3.4.7 Aspirationsrisiko und Aspiration

Die Beurteilung einer Aspiration oder eines Aspirationsrisikos ist auch bei Patienten, die mit einer PEG versorgt sind und keine orale Ernährung erhalten, von zentraler Wichtigkeit. Die Annahme, dass in solchen Fällen kein Aspirationsrisiko besteht, ist falsch. Das Aspirieren von (bakteriell kontaminiertem) Speichel und/oder gastroenteralem Refluxmaterial kann ebenfalls zu Pneumonien führen.

> **Beachte**
> **Stille Aspiration** kann während der klinischen Befundung, ohne instrumentelle Abklärung, nie vollständig ausgeschlossen werden. Eine umfassende und systematisch durchgeführte Befundaufnahme sollte den Therapeuten jedoch auf Anzeichen stiller Aspiration aufmerksam machen. Dazu gehören z. B.:
> - verzögertes Schlucken,
> - hörbar veränderte oder erhöhte Atemfrequenz,
> - nass klingende Stimme,
> - fehlende Stimme,
> - manchmal feucht werdende Augen,
> - verspäteter oder fehlender Hustenstoß,
> - subfebrile Temperaturen unbekannter Ursache.

Die Entscheidung, ob und in welcher Form der Patient Nahrung aufnehmen kann, ist abhängig vom kompletten Untersuchungsbefund, z. B. ob – abhängig von Wachheit und Ausdauer – kleine Mengen an Nahrung und Flüssigkeit während der Therapie oder der oralen Ernährung 3-mal täglich gegeben werden können. Eventuell benötigt der Patient eine kombinierte orale und enterale Nahrungsaufnahme.

In der Bewertung der Befundung haben besonders der Schutz der unteren Atemwege und das Aspirationsrisiko Priorität. Das Auftreten und die Wirksamkeit (Effektivität) oder das Fehlen situativ notwendiger spontaner Schutzmechanismen müssen eingeschätzt werden. Weitere wichtige Faktoren für die Beurteilung sind Wachheit, Haltungshintergrund und pathologische Würgreaktion. Ein effektiver Schutz der Atemwege zeichnet sich durch einen spontanen, rechtzeitig ausgelösten und kräftigen Hustenstoß aus, dem ein Schlucken folgt. Ohne diesen Reinigungsschluck bleiben Reste zurück, die wieder in die Atemwege eintreten können.

Assessments mit F.O.T.T.-Fokus
Das von Lehmann und Müller beschriebene Modell ist hilfreich, um das Aspirationsrisiko zu beurteilen (◘ Abb. 4.5). Werden die Kernfaktoren (Schlucken und Schutzmechanismen) als ungenügend beurteilt, ist das Aspirationsrisiko groß. In diesem Fall müssen die Zusatzfaktoren (Wachheit, Haltungshintergrund und Gesamtkonstitution) in die Entscheidung

einfließen. Auch das Modell Schutz der unteren Atemwege aus dem Berliner Dysphagie Index (BDI) kann zur Beurteilung herangezogen werden (◘ Abb. 10.8). Das Aspirationsrisiko für Speichel kann mit der F.O.T.T.-SAS (Mortensen et al. 2016) beurteilt werden (► Abschn. 14.1).

13.3.4.8 Befundaufnahme Kommunikation

Die *Fähigkeit zur Kommunikation* ist ein essenzieller Teil des Menschseins, der es uns ermöglicht, am gesellschaftlichen Leben teilzunehmen, Informationen auszutauschen und anderen unsere Sicht der Dinge und Meinungen mitzuteilen.

Probleme in der verbalen und nonverbalen Kommunikation werden in der Rehabilitation – mangels ausreichender Therapeutenressourcen – oft stiefmütterlich behandelt, da das Team, die Zugehörigen oder die Patienten die Prioritäten auf Gehen/Mobilität, Essen und Trinken setzen. Die Zeit, die für den Aufbau von Kommunikation aufgewendet wird, ist oft wesentlich geringer. Die Patienten haben häufig nicht die Möglichkeit, sich in Kommunikation zu üben, z. B. sich mittels Bildern nonverbal mitzuteilen. Kommunikationsbücher oder -geräte werden oft nicht benutzt, oder es wissen nicht alle Teammitglieder, wie diese Hilfen zu benutzen sind.

Während der Befundaufnahme ist festzuhalten, *wie der Patient sich mitteilt:*

- Teilt der Patient sich verbal und/oder schriftsprachlich, nonverbal mittels Gestik und Mimik oder mittels einer alternativen Methode (Zeigetafel, Bilder, Computer) mit?
- Kann er Blickkontakt mit dem Therapeuten aufnehmen, Bewegungen im Raum mit den Augen verfolgen, oder kann er sich an einem Dialog („turn-taking") mit Lauten beteiligen?

Ziel soll es sein, *Hypothesen zum Kommunikationspotenzial* eines Patienten zu formulieren:

- Kann der Patient seine Augen allein oder mit Hilfe schließen, und kann er die Bewegung, wenn notwendig oder nach Aufforderung, übernehmen bzw. selbstständig ausführen?
- Welche anderen Bewegungen, die zu Kommunikationszwecken genutzt werden könnten, sind möglich, z. B. Bewegungen des Fußes, der Finger oder des Kopfes?
- Bei der Beurteilung sollte festgestellt werden, wie der Patient kommuniziert:
  - Kommuniziert er mündlich und/oder schriftlich oder nonverbal mithilfe von Gestik und Mimik? Benutzt er ein alternatives Kommunikationsmittel (Buchstabentafel, Bilder, digitale oder Hightech-Geräte)?

- Kann er Blickkontakt aufnehmen, Bewegungen im Raum visuell verfolgen oder Geräusche nutzen, um am Dialog teilzunehmen?

> **Beachte**
> - Patienten mit *verminderter Kopf- und Halsmobilität* zeigen nicht nur Schluckprobleme, sondern können oft nonverbale Gesten wie Kopfnicken oder Kopfschütteln nicht einsetzen.
> - Allzu oft werden Patienten ohne kommunikativen Grund dazu aufgefordert, den Daumen wiederholt nach oben zu halten für „ja" und nach unten für „nein". Der Patient soll dann diese Bewegungen üben und wiederholt auf verbale Aufforderung ausführen. Von einer richtigen Gesprächssituation ist dies weit entfernt. Es scheint ratsamer, *Kommunikationsangebote* zu nutzen und auszubauen, *die der Patient von sich aus macht.*
> - Es sollten *Bewegungsmöglichkeiten* zur Kommunikation benutzt werden, die längerfristig keine nachteiligen Auswirkungen auf den Muskeltonus und ihre Funktion haben. Die Befundung der kommunikativen Möglichkeiten darf *kein Test* sein und soll daher in einer möglichst natürlichen Gesprächssituation stattfinden.

13.4 Weitere Abklärungen

Die vom Patienten benötigten *Hilfsmittel* müssen auf ihre Eignung hin überprüft werden, z. B. Strohhalme, Pat-Saunders-Strohhalm, Schnabelbecher, Becher (◘ Abb. 4.13).

Zahnärztliche Untersuchungen sind angezeigt bei Patienten mit Zahnfleischinfekten, beschädigten oder losen Zähnen, Zahnschmerzen, schlecht sitzenden Zahnprothesen oder für Patienten, die einen Beißschutz benötigen. *Orthodontische Konsultationen* sind angezeigt in Fällen von Kieferfehlbildungen und bei Patienten ohne Kieferschluss infolge von Langzeitveränderungen des Muskeltonus.

Die *Indikation für weiterführende instrumentelle Abklärungen*, z. B. FEES, Videofluoroskopie, zur Ergänzung der klinischen Befundaufnahme ist zu klären:

- Nicht jeder Patient kann die Prozedur einer *Videofluoroskopie* durchlaufen – sei es, weil er nicht sitzen oder stehen kann oder das Kontrastmittel nicht aufnehmen, in der Mundhöhle halten und erst auf Kommando schlucken kann.
- Bei schwer betroffenen Patienten ist die Durchführung einer FEES praktikabel. Es sollte aber immer eine *Fragestellung* formuliert werden, z. B.: Weshalb ist die Mund- und Nasenatmung erschwert bzw. nicht möglich?

– Eine FEES-Befundung ist *erforderlich* bei Patienten mit Trachealkanülen, um Speichelresiduen, Druckstellen und Granulationen beurteilen zu können.
– Eine FEES-Befundung ist *unentbehrlich,* bevor die Trachealkanüle entfernt wird.

Berichtet der Patient über Übelkeit beim Essen, erbricht er oder wird dies in der Anamnese als Problem formuliert, muss eine *gastroenterologische Abklärung* (z. B. mit einer *24-h-pH-Metrie*) erfolgen. Gibt der Patient ein „Steckenbleiben der Nahrung" an, z. B. in Höhe des Brustbeins, kann eine *Manometrie* zum Messen der Drücke im Ösophagus notwendig werden. Wird Nahrung – auch Stunden nach der Einnahme – (unverdaut) regurgiert, muss ein *Zenker-Divertikel* ausgeschlossen werden.

13.5 **Was nicht abgeklärt wird**

▪ Würgen

Eine *vorhandene Würgreaktion* ist keine Garantie für ein effektives Schlucken oder genügenden Schutz der Atemwege. Im Gegenzug sagt eine *fehlende Würgreaktion* in der Untersuchungssituation noch nichts darüber aus, ob sie im Notfall nicht doch vorhanden sein kann.

▪ Wasserschlucktests

Mittlerweile existiert eine unüberschaubare Zahl von Wasserschlucktests. Diese eignen sich bei den meisten neurologischen Patienten selten zur Befundung. Aufgrund ihrer Evidenzbasierung werden Wasserschlucktests auch in Leitlinien propagiert – entgegen der therapeutischen Erfahrung.

❯ Beachte
Neurologische Patienten haben oft große *Probleme beim Schlucken von Flüssigkeiten.* Sie zeigen eine verzögerte Initiierung, verlangsamte Bewegungsabläufe und/oder verspätet einsetzende Schutzreaktionen:
– *Wasser trinken* löst bei vielen neurologischen Patienten ein – oft vorhersehbares – Verschluckszenario aus. Eine Aspiration wird in Kauf genommen, vermittelt aber gleichzeitig keine relevanten Informationen über die zugrunde liegende Störung.
– *Passiertes* kann in vielen Fällen als *erste Konsistenz* geschluckt werden. Die F.O.T.T.-Vorgehensweise richtet sich in diesem Fall nicht an den Leitlinien aus, sondern an den Fähigkeiten und Fertigkeiten des einzelnen Patienten.

▪ Wiederbefundungen ohne Therapie
Das F.O.T.T.-Konzept misst der Befundaufnahme große Bedeutung bei. Ist sie fehlerhaft, so wird die Behandlung wirkungslos oder nicht so effektiv, wie sie sein sollte.

Die Befunderhebung allein fördert den Patienten nicht. Zu oft werden Patienten wiederholt – und ausschließlich – getestet, um zu sehen, ob sich an ihrem Zustand etwas geändert hat, ohne dass sie in der Zwischenzeit behandelt werden. Ohne Therapie, während der beobachtet wird, ob Symptome beeinflusst werden können, ist eine wiederholte Abklärung weder hilfreich noch dienlich.

13.6 **Abschließende Gedanken**

Mit der *ICF-Klassifikation /*(International Classification of Functioning, Disability and Health) können die Probleme den verschiedenen Ebenen *Körperstrukturen/funktionen, Aktivität und Partizipation* zugeordnet werden. Mit dem Patienten und/oder seinen Zugehörigen und dem Team werden Ziele vereinbart, an deren Umsetzung jede Disziplin arbeiten kann. Sind die Erwartungen und Zielformulierungen unrealistisch, wird es auch Aufgabe des Therapeuten sein, die Beteiligten an realisierbare Therapieziele heranzuführen.

Der Prozess der Befundaufnahme leitet Therapeuten und/oder Pflegekräfte in der Behandlung. Bei schwer betroffenen Patienten muss jedoch häufig der Behandlungsprozess erst eingeleitet werden. Ziele können dann auf der Grundlage der Reaktionen des Patienten formuliert werden, anstatt zu warten, bis er „behandlungsbereit" ist.

Literatur

Coombes K, Davis J (1987) Model: the process of evaluation and treatment. Published International Clinical Educators, USA

Mortensen J, Jensen D, Kjaersgaard A (2016) A validation study of the facial-oral tract therapy swallowing assessment of saliva. Clin Rehabil 30(4):410–415

Schultheiss C, Nusser-Müller-Busch R, Seidl RO (2011) The semisolid bolus swallow test for clinical diagnosis of oropharyngeal dysphagia: a prospective randomised study. Eur Arch Otorhinolaryngol 268(12):1837–44. ▶ https://doi.org/10.1007/s00405-011-1628-5. Epub 2011 May 24. PMID: 21607581; PMCID: PMC3210948. download ▶ https://www.ncbi.nlm.nih.gov/pmc/articles/PMC3210948/ Zugriff: 18 März 2023

Assessments mit F.O.T.T.-Fokus Schlucken und Nahrungsaufnahme

Annette Kjaersgaard und Ricki Nusser-Müller-Busch

Inhaltsverzeichnis

In diesem Kapitel werden zwei Testverfahren vorgestellt. Das F.O.T.T.-Swallowing Assessment Saliva zur Bewertung des Schluckens von Speichel, das als nationales Instrument der dänischen Gesundheitsbehörde empfohlen wird, und der Berliner Schluck-Test, der nicht nur das Schlucken von Wasser prüft, sondern auch semisolide, passierte Konsistenzen.

14.1 F.O.T.T.-Swallowing Assessment Saliva (F.O.T.T.-SAS): Bewertung des Schluckens von Speichel

Annette Kjaersgaard

Die F.O.T.T. ist ein Ansatz für die klinische Beurteilung und die Behandlung einer oropharyngealen Dysphagie. Kjaersgaard et al. (2014) zeigten in einer randomisierten, kontrollierten Studie (RCT), dass Patienten, deren Speichelschlucken mit dem F.O.T.T.-SAS bewertet wurden, nicht häufiger eine Aspirationspneumonie bekamen als Patienten, die mit einer FEES untersucht wurden. Dieses klinische Bewertungsinstrument wurde im Rahmen einer Promotion im Neurorehabilitations- und Forschungszentrum in Hammel, Dänemark, entwickelt und validiert (Kjaersgaard 2013).

14.1.1 Vorgehen

Die Durchführung einer klinischen Untersuchung und ihre Beurteilung, wie sie im F.O.T.T.-Algorithmus beschrieben werden (Hansen und Jakobsen 2010; ▶ Kap. 17), sind Voraussetzung für die Auswertung des F.O.T.T.-SAS und der anschließenden Einschätzung des Aspirationsrisikos. Ziel ist es, die Voraussetzungen für sicheres Schlucken zu beurteilen. Die Patienten können sich während der Beurteilung in sitzender oder – wegen einer verminderten Kopfkontrolle – in gestützter, zurückgelehnter Position befinden.

Klinische Beurteilung: Nach der Untersuchung der Körperhaltung und ganzkörperlicher Bewegungen und der Atmung erfolgt die visuelle Untersuchung der Mundhöhle. Die oralen Strukturen: Zähne, Zahnfleisch, Lippen, Zunge, Wange und Gaumensegel werden sowohl in Ruhe als auch in Bewegung oder Aktivität untersucht. Danach folgt die taktile Untersuchung der Mundhöhle, in der die orale Wahrnehmung, Sensibilität und der Tonus beurteilt werden. Dazu wird die F.O.T.T.-Mundstimulation mit taktiler, rhythmischer Stimulation von Zahnfleisch, Wangentaschen, Zunge und Gaumen mit Pausen zum Schlucken durchgeführt (▶ Abschn. 6.2.9). Der Kiefer wird dabei mit dem Kieferkontrollgriff stabilisiert. Wenn keine Beißreaktion zu erwarten ist, wird entlang der Zunge eine dreistufige Berührung durch-

geführt. Nach einem erneuten Mundschluss wird der Alveolarkamm hinter den Schneidezähnen fest berührt.

Während der gesamten Untersuchung beobachtet die Therapeutin, ob der Patient spontan oder fazilitiert Speichel schlucken kann, wie häufig er schluckt und ob er in der Lage ist, die Atemwege zu schützen.

14.1.2 Items

Die abschließende Skala zur Beurteilung kann in relativ kurzer Zeit durchgeführt werden und besteht aus 7 Items/Kriterien mit einer Kombination aus Schluck- und Nicht-Schluck-Items (◘ Abb. 14.1). Nach Daniels et al. (2012) kann ein Cluster aus Schluck- und weiteren Merkmalen sowohl eine hohe Sensitivität als auch Spezifität bei der Erkennung des Aspirationsrisikos erreichen.

Die 7 Items der Skala werden mit Ja oder Nein beantwortet. Wenn die Punkte 1–4 mit Ja und die Punkte 5–7 mit Nein beantwortet werden, kann strukturiert die orale Nahrungsgabe eingeleitet werden, z. B. durch therapeutisches Essen (▶ Abschn. 4.5.2).

Wird nur ein Item der grau unterlegten Kästchen mit Nein beantwortet, dann ist eine Aspirationsgefahr für den Patienten nicht auszuschließen. Die orale Nahrungsgabe wird nicht freigegeben.

Das F.O.T.T.-SAS ist mehr als ein Screening, da vorab die vollständige klinische Beurteilung (körperlich/visuell/taktil) durchgeführt und eine Diagnose gestellt wird. Auch Hinweise und Empfehlungen für den vorläufigen Behandlungsplan können gegeben werden (Carnaby-Mann und Lenius 2008). Damit unterscheidet sich das Vorgehen von reinen Screeningverfahren, z. B. dem Screening Gugging Swallowing Screen (GUSS, Trapl et al. 2007), bei denen Patienten identifiziert werden, die eine klinische Schluckuntersuchung benötigen.

Eine Beschreibung der F.O.T.T.-SAS und die zugehörigen Beurteilungsformulare finden sich bei Kjaersgaard (2020, auf Dänisch). Im deutschsprachigen Raum werden vorab die klinische F.O.T.T.-Untersuchung und ihre Beurteilung durchgeführt.

14.1.3 Validierung

Die Daten für Studie 1 *Diagnostische Validität/Übereinstimmungsvalidität* (Concurrent Validity) wurden im Rahmen des oben erwähnten RCTs erhoben (Kjaersgaard et al. 2014, 2015). Die Patienten wurden innerhalb eines 24-h-Intervalls sowohl mit dem F.O.T.T.-SAS als auch mit einer FEES beurteilt. Sensitivität, Spezifität und prädiktive, vorhersagbare, Werte wurden zur Ermittlung der Validität verwendet. Es wurden Subanalysen durchgeführt, um zu untersuchen,

F.O.T.T.-SAS
Bewertung des Schluckens von Speichel

Kriterien für den Beginn der oralen Aufnahme	Ja	Nein
1) Ist der/die Patient/in bei Bewusstsein und/oder reagiert auf Ansprache?		
2) Kann er/sie aufrecht und mit etwas Kopfkontrolle sitzen?		
3) Kann Speichel oral (Richtung Pharynx) transportiert werden?		
4) Ist spontanes oder fazilitiertes Schlucken von Speichel möglich?		
5) Husten nach Schlucken von Speichel?		
6) Gurgelnde Geräusche nach dem Schlucken?		
7) Atemprobleme nach dem Schlucken?		
Kann auf der Grundlage der obigen Fragen eine orale Einnahme eingeleitet werden? (Die orale Einnahme kann nach den Kriterien 1-4=Ja und den Kriterien 5-7=Nein eingeleitet werden)		

◘ **Abb. 14.1** F.O.T.T.-SAS – Bewertung Schlucken von Speichel (Mortensen et al. 2016), deutsche Übersetzung, noch nicht validiert

ob erfahrene und unerfahrene Ergotherapeuten bei der Erkennung des Aspirationsrisikos gleich gut abschneiden. Insgesamt wurden 43 Patienten eingeschlossen. F.O.T.T.-SAS zeigte eine Sensitivität von 91 % (95 %-Konfidenzintervall 59; 100); eine Spezifität von 88 % (95 %-KI 71; 97) (Mortensen et al. 2016).

Die Daten für Studie 2 *Interrater-Reliabilität* wurden in einer zusätzlichen Studie erhoben. Einschlusskriterien waren Patienten mit erworbener Hirnschädigung, Alter $\geq$ 18 Jahre, Beurteilungen innerhalb von 48 h nach der Aufnahme und FOIS-Score (Functional Oral Intake Scale) <7 bei Aufnahme. Ausschlusskriterien waren eine Trachealkanüle und/oder eine Pneumonie. Die Interrater-Zuverlässigkeit wurde ermittelt, indem die 33 Patienten mit der F.O.T.T.-SAS von zwei Ergotherapeuten verblindet innerhalb eines Zeitraums von 1 h beurteilt wurden. Bei der Ermittlung der Interrater-Reliabilität zeigte das F.O.T.T.-SAS einen Kappa-Koeffizienten von 0,87 ± 0,17 bei der Erkennung des Aspirationsrisikos. Darüber hinaus zeigte die Analyse, dass erfahrene und unerfahrene Ergotherapeuten das Aspirationsrisiko gleich gut erkennen.

Die Validierungsstudie ergab, dass F.O.T.T.-SAS ein einfaches, sensitives und zuverlässiges Instrument ist zur Erkennung des Aspirationsrisikos bei Patienten mit erworbener Hirnverletzung in der subakuten stationären Neurorehabilitation (Mortensen et al. 2016).

14.1.4 Klinische Anwendung und Perspektiven

In Dänemark ist F.O.T.T. in der Frührehabilitation verankert. Das F.O.T.T.-SAS wird auf kommunaler und auf regionaler Ebene zur systematischen und evidenzbasierten Bewertung in der klinischen Praxis verwendet. Es wird von der Dänischen Gesundheitsbehörde (2020) als Teil einer klinischen und instrumentellen Bewertungsbatterie für oropharyngeale Dysphagie empfohlen. Erwachsene mit erworbenen Hirnschädigungen sollen systematisch und so früh wie möglich mit dem GUSS (Trapl et al. 2007) und dem F.O.T.T.-SAS beurteilt werden (Kjaersgaard 2020).

Das F.O.T.T.-SAS kann - ggf. nach regionaler Validierung - in Zukunft auch in anderen Ländern und Kliniken, die mit dem F.O.T.T.-Konzept arbeiten, genutzt werden und möglicherweise den Einsatz von endoskopischen Untersuchungen zur Erkennung des

Aspirationsrisikos minimieren. Damit könnten Zeit und Ressourcen gespart werden. Weitere Studien sind notwendig, um die Gültigkeit und Zuverlässigkeit der Anwendung in anderen klinischen Umfeldern und auch bei anderen Störungsbildern zu untersuchen.

14.2 Der Berliner Schluck-Test

Ricki Nusser-Müller-Busch

Der Berliner Schluckt-Test wurde entwickelt am BG-Klinikum Unfallkrankenhaus Berlin (ukb), einem Traumazentrum der Maximalversorgung, spezialisiert auf die Versorgung schwerverletzter Menschen. Akutbehandlung und Rehabilitation gehen ineinander über. Je nach Schweregrad der Schädigung oder Erkrankung bleiben die Patienten lange Zeit stationär.

Die Idee entstand in der therapeutischen Arbeit mit schwer Betroffenen mit oropharyngealen Dysphagien in den Kliniken der Neurologie, der HNO und der Mund-Kiefer-Gesichtschirurgie, Intensivmedizin, den Zentren für Rückenmark- und Brandverletzte und in der Schlucksprechstunde, in der auch Betroffene ambulant vorstellig werden. Das ukb eröffnete 1997, und anfangs gab es viele Fragen zur Untersuchung und zum therapeutischen Vorgehen des speziellen Patientenklientels, u. a.:

1. Wie mit den Patienten arbeiten, die schwere Störungen der Vigilanz haben und nicht schlucken können, sei es aufgrund der erlittenen Verletzung oder Schädigung oder durch die Sedierung in der Intensivphase?
2. Wie sie screenen oder testen? Zu Beginn des Jahrtausends waren nur die Wasserschlucktests (WST) bekannt, deren Einsatz bei schwer Betroffenen nicht möglich war.

Ad 1) Das Vorgehen mit der F.O.T.T. – und v. a. die F.O.T.T.-Mundstimulation – ermoglichte es, dass überhaupt erste motorische Reaktionen elizitiert oder fazilitiert werden konnten, die es auszubauen galt.

Ad 2) Auch heute noch zeigt sich in der klinischen Praxis mit neurologischen Patienten, dass der Kostaufbau eher mit passierter Konsistenz begonnen werden kann, da Breiiges u. a. eine langsamere Fließgeschwindigkeit als Wasser hat. Bei einem Screening mit dem WST werden diese Patienten auf NPO (nihil per os) zurückgestuft, die schon längst Passiertes zu sich nehmen könnten.

Es lag nahe, einen Bolusschlucktest (BST) zu entwickeln und zu prüfen. Die F.O.T.T.-Mundstimulation wurde optional in ein Testitem integriert, um auch Patienten testen zu können, die zum Schlucken fazilitierte Hilfe brauchen.

14.2.1 Studienergebnisse und Diskussion

Nach einer längeren klinischen Entwicklungs- und Testphase veröffentlichten Schultheiss et al. (2011) das BST-Protokoll und ein prospektives RCT. Dort verglichen sie die verblindeten Ergebnisse der standardisierten Untertests Speichelschlucken (SST), des WST und des BST mit den Ergebnissen der endoskopischen FEES bei 62 Patienten mit oropharyngealen Schluckstörungen neurologischen (NEU) und nicht-neurologischen (NNEU) Ursprungs. Das Durchschnittsalter betrug 64,68 Jahre bei einer Alterspanne von 22–84 Jahren (NEU = 40, NNEU = 22 Patienten).

Analysiert wurden Sensitivität, Spezifität, Testgenauigkeit und Interrater-Reliabilität. Für den WST wurde eine Sensitivität von 70,7 % (NEU = 70,3 %, NNEU = 71,4 %) und eine Spezifität von 82,5 % (NEU = 92,3 %; NNEU = 100 %) ermittelt. Für den BST + SST ergaben sich eine Sensitivität von 89,6 % (NEU = 66,7 %; NNEU = 90,9 %) und eine Spezifität von 72,7 % (NEU = 87,5 %; NNEU = 90,9 %). Die Analyse der Testgenauigkeit zeigte eine statistisch signifikante Korrelation zwischen FEES und BST + SST. Eine statistisch signifikante Interrater-Reliabilität zeigte sich nur im BST + SST.

Die Ergebnisse zeigen den Nutzen von Bolustests mit semisoliden Konsistenzen bei der Untersuchung klinischer Dysphagie.

- Der BST in Kombination mit dem SST erwies sich als das empfindlichste klinische Instrument zur Erkennung von Aspiration sowohl in der Patientenpopulation als Ganzes als auch in den beiden Subpopulationen.
- Die Kombination der SST- und WST-Ergebnisse (also Speichelschlucken und Wassertest) lassen keine aussagekräftigen Schlussfolgerungen zu.
- Hingegen ermöglicht die Kombination aus SST und BST eine zuverlässigste Bewertung des Aspirationsrisikos.

Im Vergleich mit dem Gugging Swallowing Screen (GUSS, Trapl et al. 2007), in dem auch feste und flüssige Konsistenzen getestet werden, sind Unterschiede in den zu testenden Items festzustellen. Im Gegensatz zum GUSS wird im Berliner Schluck-Test willkürliches Husten nicht abgeprüft, da es im Alltag darauf ankommt, dass die Betroffenen husten, wenn es die Situation erfordert. Die BST-Items *Husten mit Nachschlucken* und *Husten ohne Nachschlucken* beruhen auf der sequenziellen Analyse der Schlucksequenz aus der F.O.T.T., mit den Fragen:

- Was passiert unwillkürlich nach dem Schlucken?
- Sind die Patienten in der Lage, etwaige Rückstände wahrzunehmen und selbstständig damit umzugehen?

Bei Patienten mit neurologischen Erkrankungen, die in der Regel neben motorischen Störungen auch eine veränderte Sensibilität aufweisen, liegt der Vorteil eines Bolustests in der besseren Wahrnehmung des Bolus im Mund- und Rachenraum während der oralen Phase des Schluckens. Die Studiengruppe geht davon aus, dass die Alltagsfähigkeiten der Untersuchten aussagekräftiger eingeschätzt werden können.

1. Wasser ist die schwierigere Konsistenz für Patienten mit einer Schluckstörung neurologischen Ursprungs. Obwohl diese Tatsache seit vielen Jahren bekannt ist, wurde bei früheren klinischen Dysphagie-Screenings hauptsächlich Wasser genutzt. Gründe für die Verwendung von Wasser könnten sein, dass in den US-amerikanischen Studien 1. andere, weniger schwer betroffene Patienten, untersucht wurden – es gibt keine flächendeckende Versorgungsstruktur für Frühreha-Patienten in den USA – und 2. die Besorgnis über das potenzielle Risiko überwog, das für die Patienten durch das Aspirieren eines Bolus besteht.

Verschiedene Studien haben gezeigt, dass nicht die Konsistenz der aufgenommenen Substanz ein Prädiktor für das Auftreten einer Lungenentzündung ist, sondern die bakterielle Flora in der Mundhöhle und die Abhängigkeit von anderen Personen bei der Durchführung der Mundpflege (Zhao et al. 2020; Langmore et al. 1998; Hinds und Wiles 1998).

14.2.2 Durchführung des Berliner Schluck-Tests

Der Berliner Schluck-Test kann als Erstuntersuchung und zur Verlaufskontrolle verwendet werden. Er kann auch vor einer FEES genutzt werden. Ausschlusskriterien sind Patienten mit geblockter Trachealkanüle. Der Test ist auch durchführbar bei Versorgung der entblockten TK mit Sprechventil. Vorbereitend werden die Utensilien (Götterspeise und Apfelmus, Teelöffel, Lagerungsmaterial) bereitgestellt und die zu Untersuchenden je nach Allgemeinzustand positioniert, z. B. sitzend, am Tisch oder gelagert im Sitzbett (◘ Abb. 14.2).

Der Berliner Schluck-Test hat 4 Abschnitte: 1. Speichelschlucktest (SST), 2. Bolusschlucktest (BST) für semisolide (passierte) Konsistenzen (Götterspeise und Apfelmus; für die ambulanten Patienten der Schlucksprechstunde sollte zwecks Standardisierung immer ein und dieselbe Konsistenz, z. B. Apfelmus oder Götterspeise, verwendet werden), 3. Bewertung SST und BST und 3.1 daraus folgende Ernährungsempfehlungen.

14.2.2.1 Speichelschlucktest (SST) – Beurteilung des Speichelschluckens

Spontan auftretendes Schlucken wird beobachtet.

Die Items sind aufsteigend nach Schweregrad gelistet (0 = o.B. bis 7 = schlechtester Wert). Es wird nur eines der vorgegebenen Items angekreuzt: das Item mit dem höchsten Wert.

Erfolgt spontanes Speichelschlucken, ist jedoch z. B. die Schluckfrequenz reduziert aufgrund einer eingeschränkten oder fluktuierenden Vigilanz, wird 1 Punkt vergeben.

Erfolgt kein spontanes Speichelschlucken, kann mit der F.O.T.T.-Mundstimulation versucht werden, orale Reaktionen, evtl. sogar Schlucken zu fazilitieren. Kommt es zu Schluckantworten nach der F.O.T.T.-Mundstimulation, werden 2 Punkte vergeben.

Kommt es zu keiner Schluckreaktion oder wird die Stimulationstechnik nicht angewendet, werden die weiteren Items geprüft.

Atmung: 3 Punkte erhalten Patienten mit Behinderung der Atemwege, Atemgeräuschen, erhöhter Frequenz, und Patienten, die nach dem Schlucken einatmen (Gefahr der Penetration/Aspiration).

Husten mit Nachschlucken (4 Punkte), gurgelnder Stimmklang nach Schlucken (5 Punkte), Husten ohne Nachschlucken (6 Punkte), Schlucken nicht möglich (7 Punkte).

Das Item mit dem höchsten Wert, die höchste Gefährdung, wird angekreuzt.

Abbruchkriterien:

1. Keine spontanen Schluckantworten im SST.
2. Der Patient zeigt zweimaliges Husten oder kein Schlucken bei derselben Menge.
3. Irritationen der Atmung beim/nach dem Schlucken (Verdacht auf Aspiration, gurgelnder Stimmklang und kein reflektorisches Husten).

14.2.2.2 Bolusschlucktest (BST) – Beurteilung

In aufsteigender Reihenfolge werden je zweimal die angegebenen Mengen (1/3, ½ und 1 Teelöffel) getestet. Die Werte werden notiert und die Summen gebildet.

Abbruchkriterien

1. Der Patient zeigt zweimaliges Husten oder kein Schlucken bei derselben Menge.
2. Irritationen der Atmung beim/nach dem Schlucken (Verdacht auf Aspiration, gurgelnder Stimmklang und kein reflektorisches Husten).

14.2.2.3 Bewertung SST und BST

Die Summe aus SST und BST wird gebildet und ermöglicht die Einstufung des Schweregrades des Patienten.

BG Klinikum Unfallkrankenhaus Berlin gGmbH
Akademisches Lehrkrankenhaus der Charité-Universitätsmedizin Berlin

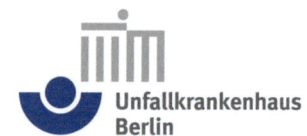

Berliner Schluck-Test (BST)

Patient: _____   Geburtsdatum: _____   Untersuchungsdatum: _____

1. Speichelschlucktest (nur ein Item ankreuzen)

Klinischer Befund	Bewertung
spontanes Schlucken	0
Vigilanz (eingeschränkt, fluktuierend…)	1
Schlucken nach Mundstimulation (F.O.T.T.®)	2
Atmung (Behinderung der Atemwege, Atemgeräusche, erhöhte Frequenz, ...)	3
Husten, mit Nachschlucken	4
Gurgelnder Stimmklang nach dem Schlucken	5
Husten, ohne Nachschlucken	6
Schlucken nicht möglich	7
Summe	

2. Bolusschlucktest (nur ein Item ankreuzen, alle Mengen untersuchen)

Klinischer Befund	Bewertung		
Götterspeise oder Apfelmus	je 2x 1/3 TL (1g)	je 2x ½ TL (2,5g)	je 2x 1 TL (5g)
spontanes Schlucken	0	0	0
Atmung (Behinderung der Atemwege, Atemgeräusche, erhöhte Frequenz, ...)	1	1	1
Husten (bis 1 min. nach dem Schlucken), mit Nachschlucken	2	2	2
Gurgelnder Stimmklang nach dem Schlucken	3	3	3
Husten (bis 1 min. nach dem Schlucken), ohne Nachschlucken	4	4	4
Schlucken nicht möglich	5	5	5
Punktwert			
Summe aus Speichelschlucktest und Bolusschlucktest			

3. Bewertung Speichelschlucktest und Bolusschlucktest (Zutreffendes ankreuzen)

Rohwert	Schweregrad	Ist-Zustand des Patienten
0 – 3	Keine Schluckstörung	O
4 – 11	Schluckstörung	O
>= 12	Schwere Schluckstörung	O

Untersuchung nicht durchführbar, weil: _____

3.1 Diätetische Empfehlung

orale Kostgabe: ja O   nein O

Empfehlung: _____

_____

zusätzliche instrumentelle Diagnostik: ja O   nein O

Untersucher/in:

© Schultheiss C, Nusser-Müller-Busch R, Seidl RO: The bolus swallow test for clinical diagnosis of dysphagia – a prospective randomised study. Eur Arch Otorhinolaryngology DOI 10.1007/s00405-011-1628-5; www.schlucksprechstunde.de

◻ **Abb. 14.2**   Der Berliner Schluck-Test (Schultheiss et al. 2007)

14

14.2.2.4 Dietätische Empfehlungen

Bei einer Gesamtsumme von 0–3 ist eine orale Kostgabe möglich. Ab dem Wert 4 müssen ggf. eine weiterführende klinische Untersuchung und/oder eine instrumentelle Untersuchung erfolgen. Eine abschließende Entscheidung, die u. U. von der Bewertung abweichend kann, trifft das Untersuchungsteam – meist in Absprache mit den Zugehörigen oder dem betreuenden Team.

14.2.3 Zusammenfassung

Der Berliner Schluck-Test prüft die Schluckfähigkeit für Speichel und einen semisoliden Bolus bei Dysphagiepatienten aller Genesen. Die Erfahrung zeigt, dass er sich besonders für die Arbeit in der Frührehabilitation eignet, wo oft Therapie und FEES-Untersuchung in Personalunion durchgeführt werden. Wird im Clinical Reasoning-Prozess die F.O.T.T.-Mundstimulation als Technik zur Auslösung von Schluckantworten gewählt, können die Reaktionen überprüft werden.

Der Berliner Schluck-Test, die Handanweisung (► www.schlucksprechstunde.de) sowie die Studie sind frei zugänglich (► https://www.ncbi.nlm.nih.gov/pmc/articles/PMC3210948/).

Literatur

Carnaby-Mann G, Lenius K (2008) The bedside examination in dysphagia. Phys Med Rehabil Clin N Am 19:747–768, viii

Daniels SK, Anderson JA, Willson PC (2012) Valid items for screening dysphagia risk in patients with stroke: a systematic review. Stroke 43:892–897

Hansen TS, Jakobsen D (2010) A decision-algorithm defining the rehabilitation approach: „facial oral tract therapy". Disabil Rehabil 32:1447–1460

Hinds NP, Wiles CM (1998) Assessment of swallowing and referral to speech and language therapists in acute stroke. QJM 91(12):829–835. ► https://doi.org/10.1093/qjmed/91.12.829. PMID: 10024948

Kjaersgaard A (2013) PhD thesis. Difficulties in swallowing and eating following acquired brain injury – from a professional and a patient perspective. The Institute of Public Health and Hammel Neurorehabilitation and Research Centre. Faculty of Health Sciences. University of Southern Denmark, 2013 PhD thesis. ► https://annettekjaersgaard.dk/publikationer/

Kjaersgaard A (2020) Ansigt, mund og svælg. Munksgaard. The assessment form „Clinical assessment of mouth and tract" (US skema Mund og svælg) and other assessment & information forms are available in Danish for download: ► https://ansigtmundsvaelgogaandedraet.digi.munksgaard.dk/?id=300

Kjaersgaard A, Nielsen LH, Sjölund BH (2014) Randomized trial of two swallowing assessment approaches in patients with acquired brain injury: facial-oral tract therapy versus fibreoptic endoscopic evaluation of swallowing. Clin Rehabil 28:243–253

Kjaersgaard A, Nielsen LH, Sjölund BH (2015) Factors affecting return to oral intake in inpatient rehabilitation after acquired brain injury. Brain Inj 29(9):1094–1104

Langmore S, Terpenning M, Schork A, Chen Y, Murray J, Lopatin D, Loesche W (1998) Predictors of aspiration pneumonia: how important is dysphagia? Dysphagia 13(2):69–81

Mortensen J, Jensen D, Kjaersgaard A (2016) A validation study of the facial-oral tract therapy swallowing assessment of saliva. Clin Rehabil 30(4):410–415

Nationale dänischen Gesundheitsbehörde (2020) „Anbefalinger til nationale redskaber til vurdering af funktionsevne – hos voksne med erhvervet hjerneskade, 2020". Available in Danish: ► https://www.sst.dk/da/Udgivelser/2020/Anbefalinger-til-nationale-redskaber-til-vurdering-af-funktionsevne---voksne-m-erhvervet-hjerneskade. Zugegriffen: 15. Febr. 2023

Schultheiss C, Nusser-Müller-Busch R, Seidl RO (2011) The semisolid bolus swallow test for clinical diagnosis of oropharyngeal dysphagia: a prospective randomised study. Eur Arch Otorhinolaryngol 268(12):1837–1844. ► https://doi.org/10.1007/s00405-011-1628-5. Epub 2011 May 24. PMID: 21607581; PMCID: PMC3210948. Freier download ► https://www.ncbi.nlm.nih.gov/pmc/articles/PMC3210948/. Zugegriffen: 18. März 2023

Trapl M, Enderle P, Nowotny M, Teuschl Y, Matz K, Dachenhausen A, Brainin M (2007) Dysphagia bedside screening for acute-stroke patients: the Gugging Swallowing Screen. Stroke 38(11):2948–2952. ► https://doi.org/10.1161/STROKEAHA.107.483933. Epub 2007 Sep 20 PMID: 17885261

Zhao T, Wu X, Zhang Q, Li C, Worthington HV, Hua F (2020) Oral hygiene care for critically ill patients to prevent ventilator-associated pneumonia. Cochrane Database Syst Rev 12(12):CD008367. ► https://doi.org/10.1002/14651858.CD008367.pub4.   PMID: 33368159; PMCID: PMC8111488

F.O.T.T. meets FEES: Patientenzentriertes Vorgehen mit Clinical Reasoning

Malte Jädicke

Inhaltsverzeichnis

Dieses Kapitel diskutiert Möglichkeiten, Sicht- und Handlungsweisen der F.O.T.T. in das bereits bestehende und etablierte FEES-Protokoll (fiberoptische endoskopische Evaluation des Schluckens, Langmore 2001) einfließen zu lassen, ohne das Protokoll zu verändern. Die hier aufgeführten Überlegungen und Beispiele des Autors basieren auf der langjährigen F.O.T.T.-Arbeit und FEES mit neurologischen Patienten im Therapiezentrum Burgau (TZB). Dort hat sich in mehr als 3 Jahrzehnten eine enge transprofessionelle Zusammenarbeit zwischen den Berufsgruppen Therapie, Pflege und Medizin sowie insbesondere der therapeutischen Berufsgruppen etabliert. Es existiert langjährige Expertise in der Rehabilitation von neurogenen Dysphagien, die als übergreifende Aufgabe verstanden wird. Zum Selbstverständnis der F.O.T.T. und der Entstehungsgeschichte der Klinik gehört, dass Haltung und Bewegung Einfluss auf die Funktionen des facio-oralen Trakts nehmen. Diese Erfahrungen fließen im TZB in die instrumentelle FEES ein. Der Beitrag versteht sich als Anregung zur weiteren Diskussion. Es wird weder ein vollständiger noch ein wissenschaftlicher Anspruch erhoben.

Beim F.O.T.T.-Konzept handelt es sich um einen therapeutischen Denk- und Behandlungsansatz für die Befundung und Behandlung von neurogenen Schluckstörungen, beruhend auf einem befundgeleiteten, fortlaufenden Clinical Reasoning-Prozess. Die Anwendung findet vor allem in therapeutischen und pflegerischen Settings statt und ist maßgeblich geprägt durch folgende konzeptionelle Aspekte:

- Schlucken wird als Sequenz verstanden, erweitert um die präorale Phase.
- Einfluss der posturalen Kontrolle (automatisierte Haltungskontrolle), Haltung und Bewegung auf facio-orale Strukturen.
- Ganzkörperliche, biomechanische Zusammenhänge.
- Schlucken, Atmen und Sprechen sind als Bewegung zu verstehen; jede Bewegung (Punctum mobile) benötigt eine stabile Basis (Punctum stabile).
- Schlucken ist eine Reaktion.
- Ressourcen- und patientenorientiertes Vorgehen (Gassmann und Grawe 2006).

Die FEES hat sich in den letzten Jahren als bildgebendes Verfahren zur Abklärung von Dysphagien in vielen Akut- und Rehabilitationskliniken etabliert. Eine wachsende Zahl von Therapeuten nutzt die FEES nach Durchlaufen des Ausbildungscurriculums der DGN, DSG (Dziewas et al. 2014). Sie sind oft Untersucher und klinische Behandler in Personalunion und haben die Möglichkeit zur unmittelbaren Verknüpfung von klinischem und bildgebendem Befund (Schlaegel und Mätzener 2014). Das hat den Vorteil, dass Therapeuten ihre Patienten schon klinisch kennen und Erfahrungen und Hypothesen aus den vorausgegangenen

Behandlungen ohne Informationsverlust in die FEES einbringen können. Rückschlüsse aus der FEES können wiederum unmittelbar in die nächste Behandlung einfließen. Die FEES wird Teil des therapeutischen Clinical Reasoning-Prozesses.

In der FEES wird zur Bildgebung des Schluckens ein flexibles Rhinolaryngoskop transnasal über den unteren, mittleren Nasengang bis in den Pharynx eingeführt (*home position*).

Darüber können Eindrücke evaluiert, bewertet und überprüft werden, über:
- Morphologie, anatomische Strukturen,
- indirekt über die pharyngeale und orale Phase (Speichelmanagement und Schlucken von Konsistenzen),
- Störungsmuster und Schwerpunkte (Pathologie),
- Sicherheit und Effektivität des Schluckens und der Schutzmechanismen (Einschätzung des Schweregrades),
- Konsistenzen, Ernährungsformen- und mengen,
- therapeutische Interventionen.

Unter Anwendung des FEES-Standardprotokolls fließen die oben genannten Aspekte in folgende Gliederung ein:
1. Anatomisch-physiologische Untersuchung einschließlich Speichel- und Sekretmanagement.
2. Schluckfunktionsprüfung mit verschiedenen Konsistenzen.
3. Überprüfung therapeutischer Interventionen bezüglich ihrer Auswirkung/Wirksamkeit.

15.1 F.O.T.T.-Vorgehen in der FEES

In der F.O.T.T. findet ein fortlaufender Evaluationsprozess statt. Auf Grundlage des Clinical Reasoning versteht sich jeder Patientenkontakt als Möglichkeit, einen Status zu erheben (= Befund), diesen aber auch, wenn nötig, unmittelbar positiv zu beeinflussen (= Behandlung). Befund und Behandlung gehen ineinander über, Lernen findet immer statt. Im Befund sollten die Ressourcen des Patienten bezüglich der Therapieplanung genauso erfasst werden wie die Defizite.

Die FEES ist hinsichtlich ihrer Ausrichtung v. a. impairment- und defizitorientiert. Pathologie und Pathomechanismus stehen im Mittelpunkt. Vorhandene Stärken, also „Was kann der Patient?", finden weniger Betonung.

15.1.1 Begrüßung

Die Begrüßungssituation mit dem Patienten wird gezielt genutzt, um klinische Eindrücke aufzunehmen und um sich – neben der Aktenlage und den mündlichen

Informationen von Therapeuten, Pflegenden und Zugehörigen – einen Ersteindruck vom Patienten zu machen.

Von Beginn an wird das spontane Bewegungsverhalten und insbesondere das Auftreten von spontanem Schlucken registriert. Damit gewinnen die Untersuchenden zu einem frühen Zeitpunkt Eindrücke für spätere Maßnahmen und Empfehlungen, bevor das innenliegende Endoskop zu eventuellen Bewegungseinschränkungen und Tonuserhöhung führt.

Im FEES-Protokoll des Therapiezentrum Burgau wird die Schluckfrequenz vor und nach dem Einführen des Endoskops erhoben (Therapiezentrum Burgau 2022). Das nasopharyngeale Einführen eines Endoskops ist für viele Patienten (und Gesunde) eine unangenehme Prozedur, auch wenn die FEES als nichtinvasives Verfahren gilt. Die Schluckfrequenz kann in und durch eine solche Ausnahmesituation verändert sein. Das spontane Schluckverhalten in einer normalen Alltagssituation muss evaluiert werden und gibt klinisch Rückschlüsse auf die derzeitigen Fähigkeiten des Patienten. Im Folgenden ist eine Fragenauflistung dargestellt. Überlegungen zur klinischen Untersuchung findet sich in ▶ Kap. 13.

15.1.1.1　Klinischer Eindruck

Posturale Kontrolle/automatische Haltungskontrolle
Wie sitzt oder liegt der Patient spontan?
Herrscht ein bestimmtes Haltungsmuster vor?
Besteht eine Plus- oder Minussymptomatik?
Wie stellt sich die automatische Haltungskontrolle gegen die Schwerkraft ein? Sind spontane Kopfkontrolle und spontane Kopfbewegungen vorhanden?
Nutzt der Patient kompensatorische (Kopf-) Haltungsmuster, wenn ja, welche? Welche (biomechanischen) Auswirkungen hat das auf Atmung, Schlucken, Schutzreaktionen und Stimme und die facio-oralen Strukturen?

Bewegung
Wie stellen sich Bewegungsmöglichkeiten und Bewegungsstrategien dar?
Welche Bewegungen/Veränderungen kann der Patient organisieren und wie tut er das?
Kann er die Hand geben, wie? Kann er die Hand zum Mund führen, wie?
Sind die Bewegungen fließend, zeitlich und räumlich koordiniert? Durch welche Spannung sind die Bewegungen gekennzeichnet? Sind insbesondere fazilitierte Kopfbewegungen möglich (Exzentrik der Nackenextensoren)? Mit welchen posturalen Fähigkeiten werden die Bewegungen ausgeführt?
Beispiel: In der Vorbereitung zur FEES wird der Rollstuhltisch gegen einen höhenverstellbaren Tisch

ausgetauscht. Hilft der Patient mit? Inwieweit kann er die Bewegung initiieren und ausführen? Wie ist die Qualität der Bewegung, mit welcher Spannung wird sie ausgeführt? Ist sie zielführend? Ist es möglich, Bewegungen zu unterstützen oder zu fazilitieren.

Gesicht
Wie zeigt sich das Gesicht in Ruhe und nach Ansprache?
▬ Lebhaft, weniger lebhaft oder ohne Ausdruck?

Liegt eine Überaktivität einer Seite und/oder Schwäche vor?
▬ Allgemein: Symmetrie oder Asymmetrie?

Ist der Mund- und Lippenschluss gegeben? Wenn ja – wie, kompensatorisch oder physiologisch?
Befinden sich Speichel- oder Essensreste am Mund/ im Gesicht?

Stimme/Sprechen
Kann der Patient Stimme geben?
Wie ist bei spontaner Stimme die Qualität? Belegt, feucht, nass?
Wie reagiert der Patient auf eine ggf. nasse Stimme? Kommt es zur Auslösung von spontanen Schutz- und Reinigungsreaktionen?
Wie ist die Lautstärke (in Zusammenschau mit der Rumpfkontrolle!)?
Wie ist die Atem-Sprech-Koordination?
Erfolgt vor oder nach dem Sprechen ein Schlucken?

Schlucken
Wie oft schluckt der Patient in Ruhe, bei der Begrüßung, in der Vorbereitung bis zum Einführen des Endoskops?
Wann schluckt der Patient? Gab es einen Anlass, der das Schlucken ausgelöst hat (Stimme, Ausatmung, andere Art der Bewegungen)?
Erfolgt nach dem Schlucken eine Aus- oder Einatmung (Atem-Schluck-Koordination)?

Atmung
Wie atmet der Patient spontan?
Wie hoch sind die O_2-Sättigung und die Atemfrequenz?
Welches Atemmuster zeigt er? Findet Atmung unter Verwendung der Atemhilfsmuskulatur statt?
Zeigt er Mund- oder Nasenatmung? Wie wirkt sich das Atemmuster biomechanisch auf relevante orokraniofaziale und oropharyngeale Strukturen und Verbindungen aus?

Kognition/Aufmerksamkeit
Ist der Patient in der Lage, den Untersucher anzuschauen? Kann er der Begrüßung folgen?

Zeigt er spontanes Situationsverständnis?

Erfasst der Patient das Ziel der Untersuchung?

Da es sich bei Betroffenen mit neurogenen Dysphagien oft um Patienten mit reduzierter Haltungs- und Bewegungskontrolle sowie eingeschränkten Feedforward- und Feedback-Prozessen handelt, müssen alle in der Übersicht aufgeführten Teilaspekte fortlaufend evaluiert und auf ihren Zusammenhang und ihre Auswirkung auf das Schlucken überprüft werden. So beschreiben Kathikbabu et al. (2018), dass nach einem Schlaganfall die Rumpfmuskulatur bilateral beeinträchtigt ist.

Vor diesem Hintergrund ist es von Vorteil, wenn das untersuchende Team sowohl fundiertes Wissen zur Physiologie des Schluckens, aber auch zur posturalen Kontrolle, Biomechanik, Atmung, Lernen und deren Zusammenwirken hat.

15.1.2 Das Setting – die FEES im Sitzen

Wenn die Situation es erlaubt und die Fragestellung es fordert, sollte die Untersuchung im Sitzen durchgeführt werden. Dabei ist zu beachten, den Patienten durch die eigene Untersucherposition so wenig wie möglich in eine ungünstige Haltung und hinderliche HWS-Stellung zu „locken" (kurzer Nacken). Die Untersucherin ist Teil des Settings. Sie sitzt dem Patienten möglichst auf/unter Augenhöhe gegenüber. Diese Position ermöglicht eine vertrauensvollere Situation und begünstigt die Kopfhaltung des zu Untersuchenden (◼ Abb. 15.1).

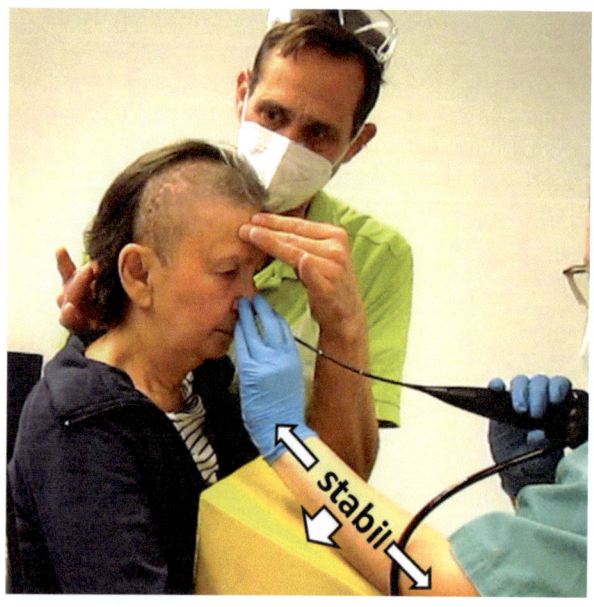

◼ **Abb. 15.1**   Patientin und Untersucherin sitzen sich möglichst auf Augenhöhe gegenüber. Die Untersucherin stabilisiert ihren Arm auf dem Pack und das Endoskop an der Nase. (© Jädicke)

Erfahrungsgemäß reagieren viele Patienten (und gesunde Personen) nach dem Einführen des Endoskops mit einer Fixierung bzw. Minderbewegung des Kopfes, die weder die dynamische Kopfkontrolle noch den Schluckablauf begünstigen. Es gehört jedoch zum normalen Bewegungsrepertoire, den Kopf entsprechend der Schluckphasen automatisch einstellen zu können. Das ist auch der Grund, warum die Untersucherin sich selbst – ihren Unterarm auf einem Pack – und das Endoskop an der Nase des Patienten stabilisiert, damit durch unvorhergesehene Kopfbewegungen keine unkontrollierten Irritationen im Pharynx verursacht werden.

Die sich verändernde Kopfhaltung/-bewegungen vor und nach dem Einführen des Endoskops können von der Untersucherin wahrgenommen und berücksichtigt werden! Dahinter steht die Grundannahme der F.O.T.T., dass jeder Patientenkontakt – auch in der FEES – die Neuroplastizität positiv oder negativ beeinflussen kann.

Die Patientin sitzt in aufgerichteter Sitzhaltung, die Arme sind am Tisch abgelegt. Haltungskompensationen sollten vermieden werden. Die Kopfposition kann ggf. fazilitiert werden, sie wird aber nicht festgehalten (◼ Abb. 15.1).

In der Folge können gezielt die Auswirkungen spontaner, nicht-korrigierter (Kopf-)Haltung und eine fazilitierte, veränderte (Kopf-)Haltung betrachtet, bewertet, verändert und dann re-evaluiert werden. Das spontane, individuelle Bewegungsverhalten, die individuellen Strategien und die nicht korrigierte Kopfhaltung des Patienten geben Hinweise auf (Bewegungs-)Ressourcen oder aber auch auf Kompensationsstrategien, die langfristig u. U. nicht zu einer sensomotorischen Erholung beitragen können.

Bei der Fazilitation des Kopfes, bei verbalen Anweisungen oder nach Veränderung des Settings muss registriert werden, welche Veränderungen der Patient zeigt und wie er diese ausführt.

Wenn der Patient ein vermeintliches *chin tuck* (Okada et al. 2007), eine Bewegung des Kinns in Richtung Brustbein, ausführt und der Nacken lang wird, ist es eine Flexion der HWS oder eher eine Translation, also ein Vorschieben des Kopfes nach ventral? Kommt die Bewegung aus den oberen Kopfgelenken oder eher aus der unteren HWS? Welches Angebot hilft dem Patienten bei der Umsetzung? Verbales oder taktil-fazilitiertes Angebot, oder eine Veränderung der Situation?

Auf keinen Fall geht es darum, den Kopf des Patienten von außen zu fixieren oder festzuhalten. Ausweichbewegungen gehören zum normalen Reaktionsspektrum. Es muss weitestgehend vermieden werden, dass sich der Patient der Untersucherin „unterordnen" muss. In der abschließenden Bewertung gilt es zu bedenken, dass eine FEES – so wertvoll sie auch ist – eine Momentaufnahme und keine Normal- oder Essenssituation ist!

Das Untersuchungsteam sollte sich den Fähigkeiten des Patienten sowie der Fragestellung anpassen. So ist z. B. ein schon selbstständiger Patient, der den Transfer mit wenig Hilfe beherrscht, sich am Anfang des Kostaufbaus befindet und in Zukunft in einer Essgruppe teilnehmen soll, eher auf einem normalen Stuhl zu untersuchen. Ein schwer betroffener Patient (Intensivstation, Intermediate Care, Phase B) mit der Fragestellung des Speichelmanagements kann gelagert in einem Sitzbett untersucht werden.

Die Ausgangsstellung kann auch als therapeutische Intervention genutzt werden. So kann in der FEES dann z. B. die Frage untersucht werden, wie sich der im Stehen veränderte Tonus auf die Schlucksequenz auswirkt.

15.1.3 Die F.O.T.T.-geleitete Funktionsprüfung ohne Nahrung

Für die motorische Funktionsprüfung ohne Nahrung stehen im Protokoll üblicherweise folgende verbal angeleitete, isolierte Funktionstests zur Verfügung:

- *Velopharyngealer Abschluss, Gaumensegelhebung:* Sprechen von *Kukuk, Coca Cola* und/oder Schlucken nach Aufforderung ohne Nahrung
- *Glottisfunktion/Stimmlippenbeweglichkeit:* Phonation *hiiii, hi-hi-hi*
- *Laryngealer Verschluss:* Luftanhalten, Pressen
- *Rachenkonstriktoren:* Glissando von tief nach hoch, hoher Ton
- *Zungengrundretraktion:* Nachsprechen von z. B. englisch: Ball, Paul

In der F.O.T.T.-geleiteten Funktionsprüfung wird neben der rein motorischen Funktionsprüfung die Frage geprüft, wie reagiert, was tut der Patient reaktiv vor und v. a. nach der Funktionsprüfung. Es geht also um die Schlucksequenz, die Erweiterung des reinen Schluckaktes um ein Davor und ein Danach! So zeigen einige Patienten vor der Phonation *hiiii* ein (reinigendes) Schlucken, andere danach. Hier kann allein die Aufforderung zur Phonation bzw. die Durchführung der Anlass zum Schlucken sein. Das *hiiiii* kann also nicht nur Aufschluss über die Stimmlippenfunktion geben, sondern auch über mögliche Ressourcen, um ins Schlucken zu kommen oder zum Aufspüren von Residuen. Zu diesem Zeitpunkt können bereits Hypothesen zu den Fähigkeiten und Ressourcen des Patienten aufgestellt werden, insbesondere bezüglich der Schluckauslösung und Strategien zu Schutz und Reinigung auf Grundlage normaler, physiologischer Funktionen und Reaktionen.

Mögliche Hypothesen:

- Reaktionen vor und nach der Funktionsprüfung?
- Orale, pharyngeale Bewegungen? Schlucken? Wann?
- Anschließende Ein- oder Ausatmung?
- Räuspern, Husten? Wann? Folgt ein Nachschlucken?
- Veränderung der Kopfhaltung vor, während, nach der Prüfung?
- Welche Ressourcen, welches therapeutische Potenzial lässt sich ableiten?

15.1.4 Die F.O.T.T.-geleitete Funktionsprüfung mit Nahrung

In diesem Abschnitt wird auf Aspekte der präoralen und oralen Phase in der FEES eingegangen, die in die Beurteilung mit einfließen.

15.1.4.1 Die präorale Phase in der FEES

Sobald die entsprechende Nahrung vor den Patienten gestellt wird, wird registriert, welche spontanen präoralen Reaktionen der Patient zeigt. Fokussiert er die Nahrung, verändern sich Sitz- und Kopfhaltung? Beginnt er unmittelbar zu agieren? Kommt es zum antizipatorischen Schlucken von Speichel? Wann und wie weit öffnet sich der Mund? Passen sich die Lippen an? Ist der Patient selbst in der Lage, Nahrung sicher zu sich zu nehmen, oder muss sie angereicht werden? Welche Konsequenzen hat das für weitere Empfehlungen?

Hieraus lassen sich Ressourcen hinsichtlich des Situationsverständnis, des Speichelschluckens und ganzkörperlicher Bewegungsmöglichkeiten evaluieren mit ihren Auswirkung auf die nachfolgenden Schluckphasen. So ermöglicht eine sichere physiologische dynamische Kopfkontrolle, die Nahrung anzusehen und das Glas problemlos zum Mund zu führen (■ Abb. 15.2a, b).

In F.O.T.T.-Grundkursen wird in Selbsterfahrung und Analyse intensiv auf verändertes Bewegungsverhalten eingegangen, wenn Nahrung nicht selbstständig zum Mund geführt werden kann und Essen angereicht werden muss. Auswirkungen der unselbstständigen Nahrungsaufnahme finden sich in ▶ Abschn. 4.2 und u. a. bei Langmore et al. (1998) und Stanschus (2020). So zählt die Unselbstständigkeit bei der Nahrungsaufnahme zu den Prädiktoren eines erhöhten Risikos für die Entwicklung einer Aspirationspneumonie.

> **Beachte**
>
> **Bewerten in der präoralen Phase**
>
> Schaut der Patient die Nahrung an?
>
> Stellt sich der Kopf ein? Wann? Wie? Dynamisch, kompensatorisch?
>
> Welche Kompensationen werden genutzt?
>
> Ausmaß und Timing der Hand-Mund-Koordination?
>
> Wann und wie weit öffnet sich der Mund? Wie ist die Rumpf- und Kopfkontrolle dabei?

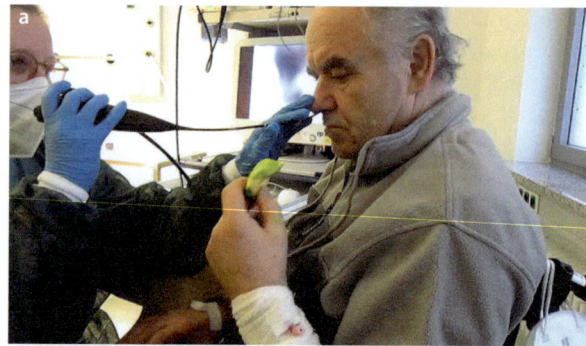

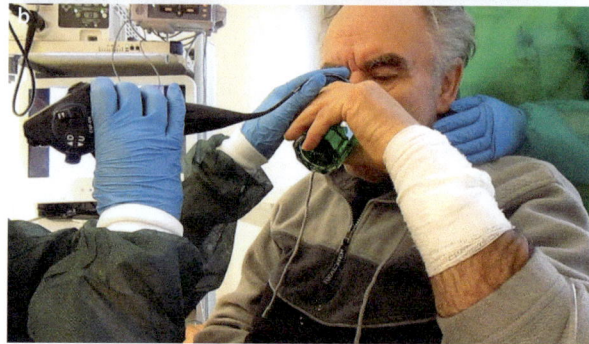

Abb. 15.2 Die präorale Phase wird bewertet: **a** dynamische Kopfkontrolle, der Blick zur Nahrung, **b** die präorale Hand-Mund-Koordination werden bewertet. (© Jädicke)

Wie umschließen Mund und Lippen die Nahrung? Ist Abnehmen vom Löffel, Glas möglich? Wie gestaltet sich Abbeißen von fester(er) Nahrung?

15.1.4.2 Die orale Phase in der FEES

Die FEES hat ihren Schwerpunkt in der pharyngealen Phase unmittelbar vor und nach dem Schlucken, vor und nach dem *White out* (durch Zungenretraktion und Pharynxkontraktion wird die Optik verdeckt und verhindert so die Sicht in der pharyngealen Phase). Jedoch können sowohl endoskopisch als auch klinisch gezielt Informationen zur oralen Phase evaluiert werden.

> **Beachte**
>
> **Bewerten in der oralen Phase**
> **Von außen**
> Bereitschaft der Zunge? Kann beim Öffnen des Mundes eine antizipatorische Anpassung der Zunge gesehen werden, wenn Nahrung zum Mund geführt wird? Wie liegt die Zunge im Mund?
> Wird der Mund nach dem Abnehmen, Abbeißen wieder adäquat geschlossen?
> Sind der Mund- und Lippenschluss durchgehend gegeben? Wie? Symmetrisch? Physiologisch? Kompensatorisch?
> Ist orale Kontrolle vorhanden? Tritt Nahrung aus dem Mund aus?
> In welchem Ausmaß und wie lang zeigen sich Kaubewegungen? Auf welcher Seite? Wird der Bolus zwischen den Seiten gewechselt?

Ist in der oralen Phase Nasenatmung möglich? Oder muss oral pausiert und auf Mundatmung zurückgegriffen werden? Besteht ein Zusammenhang zum Eingangsbefund der Atmung?
Rumpf- und Kopfkontrolle in der oralen Phase?

Am Bildschirm:
Zungengrundbewegungen? Ausmaß? Symmetrie?
Dauer der oralen Phase?
Vorzeitiges Abgleiten? Menge? Ort? Reaktion?

▪▪ Die Wahl der Konsistenz – standardisiert oder individuell?

In der Fachliteratur finden sich unterschiedliche Angaben zur Funktionstestung mit Nahrung bezüglich der Fragestellung, mit welcher Konsistenz am besten zu beginnen ist. Frank et al. (2021) zitieren Langmore mit der Aussage, mit Wasser zu beginnen; das Positionspapier der DGHNO und DGPP (Arens et al. 2015) empfiehlt, mit Götterspeise oder Mus zu starten. Häufig wird von Untersuchern empfohlen, mit der einfachsten Konsistenz zu beginnen. Aber was ist „einfach", auf welcher Grundlage wird diese Entscheidung getroffen? Ist anhaftendes, klebriges Apfelmus „leichter" als zu kauendes weichgekochtes Gemüse? Oder zur Sicherheit lieber angedicktes Wasser? Hierzu gibt es kein einheitliches Vorgehen. So verhält sich weiches Brot nicht unbedingt wie weiches Gemüse, weiche Nudeln nicht wie weiche Kartoffeln und Fruchtmus nicht wie Grießbrei. Zählt der Apfel zu Festem oder stellt er eher eine „Mehrkonsistenzfrucht", also eine Mischkost, dar? Ist das genauso zu werten wie ausschließlich homogen Festes? Ein Apfel ist kein Keks!

Wie ist der Einsatz von Milch oder Trinknahrung einzustufen? Beide Flüssigkeiten hinterlassen in der FEES deutlichste Spuren und lassen sich äußerst gut detektieren. Aber ist Milch in der Bewertung gleichzusetzen mit Wasser? Entspricht Trinknahrung leicht angedicktem Wasser (IDSSI 1 – International Dysphagia Diet Standardisation Initiative 2019)?

Aus F.O.T.T.-Sicht sollte auf Basis des Clinical Reasoning, befundgeleitet und patientenzentriert vorgegangen werden, ausgerichtet auf die ursprüngliche Fragestellung, mit der der Patient zur Untersuchung kommt. Die Wahl der Konsistenz basiert auf den bis zu diesem Zeitpunkt erhobenen Informationen und aufgestellten Hypothesen und nicht auf Grundlage eines verallgemeinerten oder gar starren Vorgehens. Es gibt verschiedene Konsistenzen mit ihren spezifischen Eigenschaften, Vor- und Nachteilen, die auf einen Patienten, seinen individuellen Befund treffen.

▪ Häufig verwendete Testkonsistenzen

- *Breiig-Homogenes:* Fruchtmus, Götterspeise, Joghurt; IDSSI 4: Breiig, püriert.
- *Weiches:* In Stücke zerdrückte Banane, gekochtes Gemüse mit Soße; IDSSI 5: Zerkleinert und durch-

feuchtet; Brot ohne Rinde, Banane; IDSSI 6: Weich und mundgerecht.

— *Festes:* Brot mit Rinde, Apfel, Keks; IDSSI 7: Normalkost, leicht zu kauen.

— *Flüssigkeit angedickt:* Sirup-, honig-, puddingartig angedickt; IDSSI 1, 2, 3, 4: leicht, mäßig, stark, extrem dickflüssig (entspricht breiig, püriert).

— *Flüssiges:* Wasser, Milch; IDSSI 0; dünnflüssig.

— Placebo(s) in Tablettenform.

> **Beachte**
> Folgende Beobachtungen und Hypothesen dienen als Grundlage für die Wahl der Konsistenz:
> — Welche Reaktionen wurden bisher gezeigt (vor Verwendung von Nahrung)?
> — Wann wurde geschluckt? Wie sicher? Wie oft?
> — Speichelschlucken? Sekretlage? Schutzreaktionen (spontan/verbal instruiert)?

Das folgende Beispiel soll das befundgeleitete, patientenzentrierte Vorgehen verdeutlichen:

In einer FEES stellen sich trockene Schleimhäute und zähe, anhaftende Sekrete dar (◘ Abb. 15.3). Dieser Befund ist keine geeignete Voraussetzung für eine Überprüfung von Konsistenzen. Wie gestaltet sich das weitere Vorgehen?

In diesem Fall hatte sich das Untersucherteam vorerst gegen eine Nahrungsgabe entschieden.

Dem Patienten wurde angeboten, einen Finger ins Wasser zu tauchen und ihn anschließend abzulutschen. Das Angebot wurde wiederholt. Nach und nach stellten sich reinigende Schlucke ein. Im weiteren Verlauf konnte angedicktes Wasser angereicht werden, um die Schleimhäute weiter zu befeuchten und eine schluckfähige Umgebung zu gestalten. Im Nachgang konnten alle weiteren Konsistenzen getestet werden.

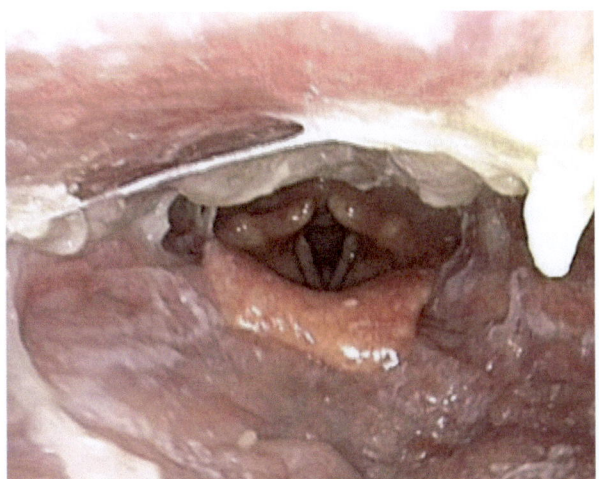

◘ **Abb. 15.3** In einer FEES stellen sich trockene Schleimhäute und zähe, anhaftende Sekrete dar. (© Jädicke)

Weitere F.O.T.T.-Angebote können individuell an den Patienten angepasst und mit der FEES bildgebend begleitet und überprüft werden:

— Beim *Kauen in Gaze* handelt es sich um eine therapeutische Intervention, bei der ein Kaugut, z. B. ein Stück Apfel, fest umschlossen von einer feuchten Kompresse, angeboten wird. Dabei wird die Art und Weise des Angebots an das jeweilige Ziel angepasst (▶ Abschn. 4.5.2). Bei Patienten mit mangelnder oraler Kontrolle kann das Kaugut direkt zwischen die Zähne gegeben oder in der Wangentasche platziert werden. Der Transport von einer zur anderen Seite kann ebenfalls fazilitiert werden.

— Beim *Pipettieren* von Flüssigkeiten können genau dosierte Mengen Flüssigkeit vom Patienten aus einem Strohhalm aufgenommen werden. Vorteilhaft kann die antizipatorische Formung der beteiligten Strukturen sein, d. h. es kommt durch das Abnehmen/Saugen aus dem Strohhalm zu einer entsprechenden Tonisierung von Lippen, Wangen und Zunge und damit zu einem Feedforward für das folgende Schlucken. Wichtig ist dabei, dass die Flüssigkeit aktiv abgenommen wird, es wird nichts in den Mund eingebracht! Es wird vorher beurteilt, ob und wie der Mund sich formt!

15.2 F.O.T.T.-Interventionen in der FEES – *hands on*

In diesem Abschnitt soll der Einfluss automatischer Haltungskontrolle (posturaler Kontrolle) auf das Schlucken und die biomechanischen Zusammenhänge durch FEES-Aufnahmen veranschaulicht werden. Im Fokus steht der gesamte Körper des Patienten und das Verständnis, dass mehr als 26 Muskelpaare und 5 Hirnnerven Einfluss auf das Schlucken, Essen und Trinken nehmen können. Die daraus gewonnen Hypothesen und Annahmen finden sich in konkreten, überprüfbaren Interventionen wieder. Wie z. B. wirkt sich die Stellung des Beckens als grundlegender Körperabschnitt für die Körperhaltung auf das Schlucken insgesamt und auf schluckrelevante Strukturen im Detail aus?

15.2.1 Fazilitieren der Haltung

Eine Grundannahme der F.O.T.T. lautet, Haltung und Bewegung haben Einfluss auf die Funktionen des facio-oralen Traktes (▶ Kap. 3). Im FEES-Protokoll spielt Haltung jedoch nur eine untergeordnete bis gar keine Rolle. Im folgenden Beispiel wird im Rahmen einer regulären FEES der Einfluss der Beckenstellung (Extension vs. Flexion) auf Morphologie und Schluckablauf analysiert.

15.2.1.1 Fazilitieren des Beckens – Extension vs. Flexion

Physiologisch: Bei einem nach ventral gestelltem Becken kommt es zu einer weiterlaufenden Aktivierung und Aufrichtung des Rumpfes (Extension) mit freier Kopfkontrolle. Es entsteht ein aktives, dynamischen Sitzen mit frei beweglichen Extremitäten und einem beweglichen Kopf. Der Thorax befindet sich in Inspirationsstellung, eine vertiefte, abdominale Atmung ist möglich. Die Aufrichtung (Extension) findet auf Grundlage einer intakten posturalen Kontrolle statt (◘ Abb. 3.1).

Bei Flexion des Beckens kippt dieses nach dorsal und findet eine Fortsetzung in einer Flexion des Rumpfes (kyphotische Sitzhaltung). Das Sitzen ist weniger aktiv und dynamischer. Für eine horizontale Blickrichtung kommt es, bei Gesunden wie bei Patienten, zur extendierten, protrahierten Kopfhaltung, zum kurzen Nacken (von Piekartz 2005; Horst 2022). Der Kiefer retrahiert, der Thorax steht in Exspirationsstellung. In der Folge kommt es zu einem veränderten Einfluss auf die Funktion des M. omohyoideus und damit zu einer veränderten Biomechanik von Hyoid und Larynx. Eine abdominale, vertiefte Atmung ist erschwert bis unmöglich, die Grundlage für Schutzmechanismen (Husten) eingeschränkt (◘ Abb. 3.3).

◘ Abb. 15.4 zeigt beispielhaft die Fazilitation der Haltung über das Becken (unkorrigierte Sitzposition der Patientin und während der Aufrichtung). In den FEES-Abbildungen sind die Auswirkung auf die Strukturen im Pharynx zu diskutieren ◘ Abb. 15.5a, b.

Die Rachenhinterwand stellt sich bei aufgerichtetem Becken „tonisierter" dar (◘ Abb. 15.5b), mit mehr Spannung als in der unkorrigierten Position (◘ Abb. 15.5a). Beim Schlucken mit korrigiertem Becken entstand der subjektive Eindruck, dass das White out länger und vollständiger war.

Es stellen sich folgende Fragen:

Führt das aufgerichtete Becken, die dynamischere Sitzhaltung mit freier Kopfkontrolle zu Veränderungen, z. B.

— zu einer verbesserten Aufhängung, einem verbesserten Alignment des Pharynx?
— zu einer besseren Proaktivität, mehr Bereitschaft der Rachenhinterwand/des Pharynx für pharyngealen Transport, Annäherung der Rachenhinterwand?
— zu einem effizienteren, sichereren Schlucken bei vollständigerem und längerem *White out*?
— der Epiglottisstellung? (Direkter Einfluss auf die Epiglottis über die Verbindung von Hyoid und Epiglottis über das Lig. hyoepiglotticum; indirekt über Verbindungen zwischen Hyoid und Schädel [M. stylohyoideus, M. digastricus venter posterior und das Lig. stylohyoideum].)
— der Einsehbarkeit des Aditus laryngis, bei gleichbleibender Position des Endoskops durch veränderte „Aufhängung" des Pharynx?

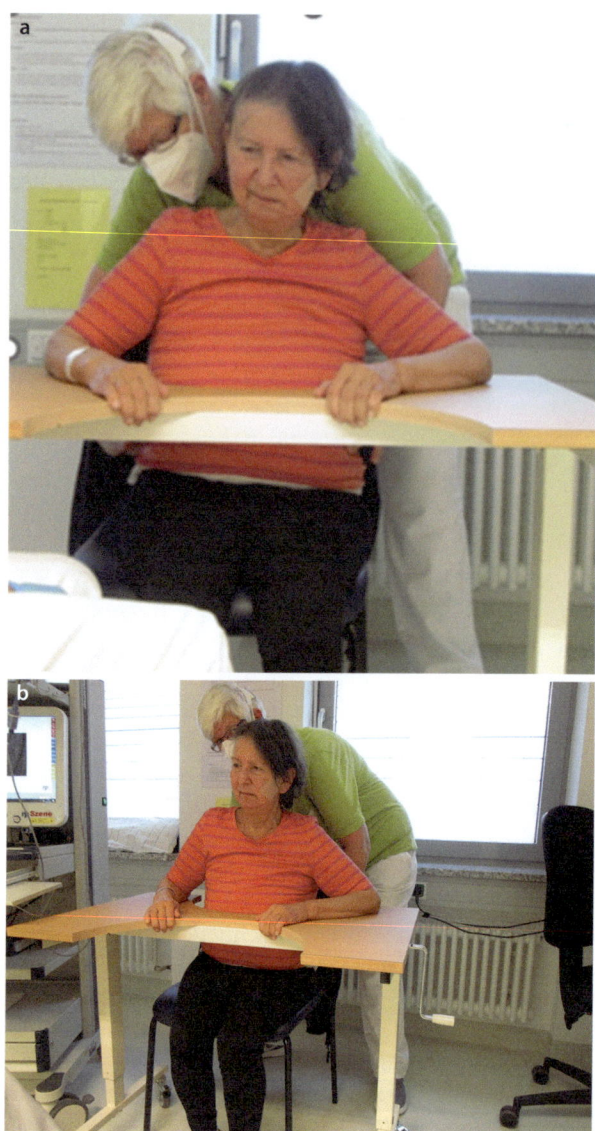

◘ **Abb. 15.4**   Patientin mit Hemiparese links: **a** Becken in Flexion, unkorrigiert, **b** Becken in Extension, während der Anpassung/Korrektur. (© Jädicke)

— der Darstellung des Zungengrundes/Valleculae? (Einfluss der Kopfstellung, bedingt durch die Beckenaufrichtung, auf den Zungengrund/Valleculae über die direkte Verbindung von Zunge und Schädel [M. styloglossus]; indirekt über die Lage des Hyoids, welches wiederum mit dem Schädel und der Zunge verbunden ist [M. hyoglossus, M. chondroglossus, M. genioglossus, Lig. stylohydeum].)
— des strukturell-biomechanischen Zusammenhangs von Kiefer-Zunge-Hyoid-Epiglottis und Kopfstellung bedingt durch die Beckenstellung/Haltung (► Abschn. 3.2)

In einer weiterführenden Diskussion muss der Einfluss der Beckenstellung auf folgende Aspekte hin genauer betrachtet werden:

15

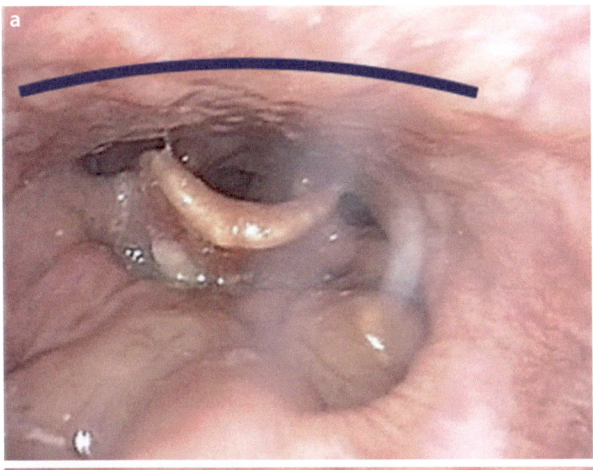

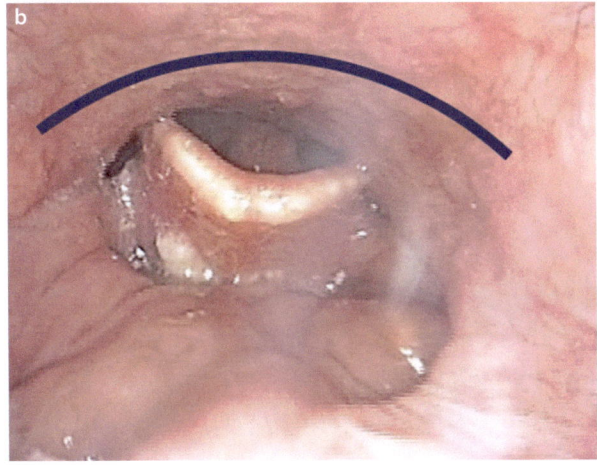

◻ **Abb. 15.5** FEES-Ansicht. Spontane Sitzhaltung bei Hemiparese links. Blick in den Pharynx: **a** bei unkorrigiertem Becken in Flexion, **b** bei aufgerichtetem Becken in Extension. (© Jädicke)

- Alignment,
- Biomechanik,
- Bewegungsausmaß,
- Koordination (Bewegung des Hyoids nach oben, vorn, Epiglottiskippung, Peristaltik des Rachens, Sphinkteröffnung).

15.2.2 Visualisierung der Effekte taktiler Schluckhilfen

Im Folgenden werden die in der F.O.T.T. eingesetzten Schluckhilfen (▶ Abschn. 4.3.3) in FEES-Aufnahmen visualisiert. Die äußerlich angebotene Fazilitation kann auf ihre Auswirkung auf oropharyngeale Strukturen unmittelbar evaluiert und bewertet werden. Die taktile Fazilitation wird eingesetzt (◻ Abb. 15.6a):
- zur Schluckeinleitung und Schluckauslösung,
- zur Mobilisierung, Reinigung von Residuen,
- zur Initiierung von Nachschlucken.

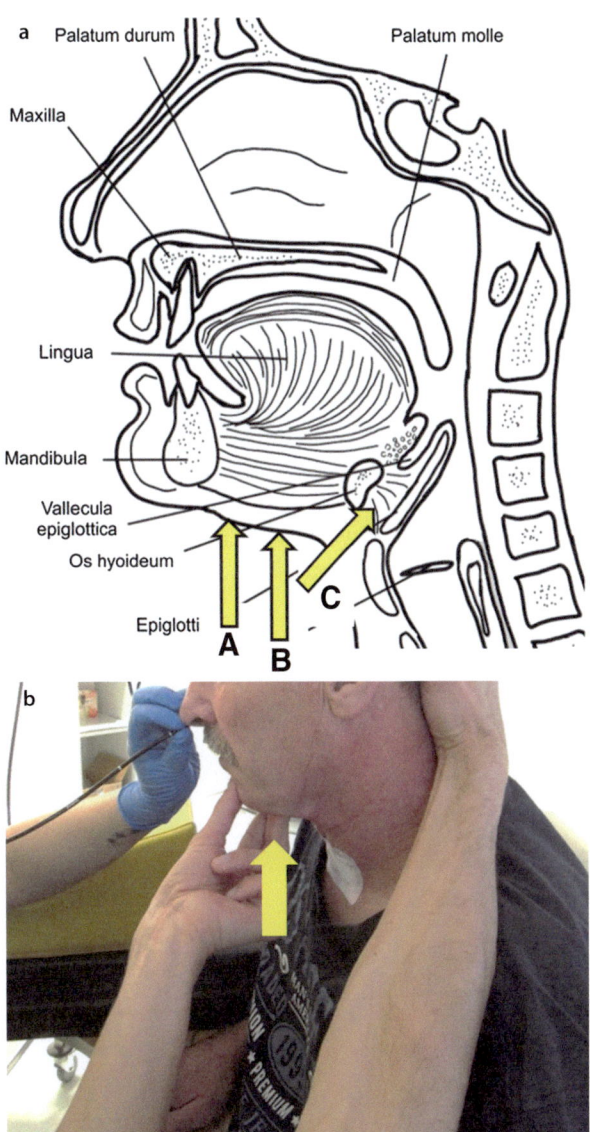

◻ **Abb. 15.6** **a** Vektorrichtungen der drei Schluckhilfen. **b** Taktile Schluckhilfe A während der FEES. (© Jädicke)

15.2.2.1 Schluckhilfe A

Der vordere Zungenanteil (ca. erstes Drittel) wird über den Mundboden, hinter dem Unterkiefer, in Richtung des harten Gaumen fazilitiert (◻ Abb. 15.6a, b). In der FEES zeigt sich eine indirekte Auswirkung auf das Velum über die Hebung des Zungengrundes (◻ Abb. 15.7a). Anschließend ist oft ein Schlucken zu beobachten, wie auch in diesem Fall. ◻ Abb. 15.7b zeigt im Vergleich dazu die Strukturen ohne eine taktile Hilfe am Mundboden.

15.2.2.2 Schluckhilfe B

Die Zunge wird indirekt über den Mundboden in Richtung des weichen Gaumens fazilitiert (◻ Abb. 15.6a und 15.8a).

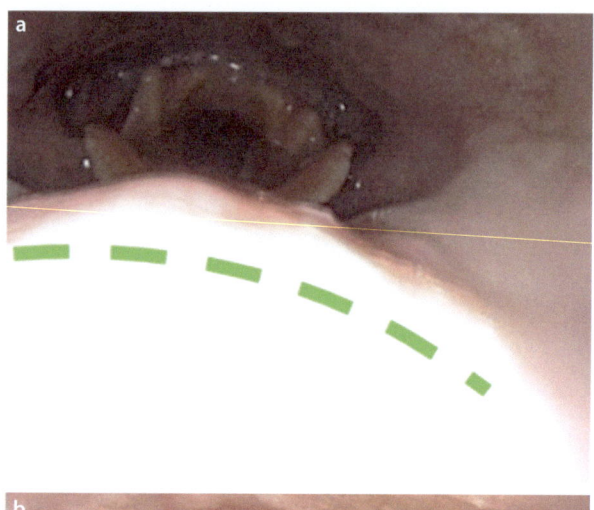

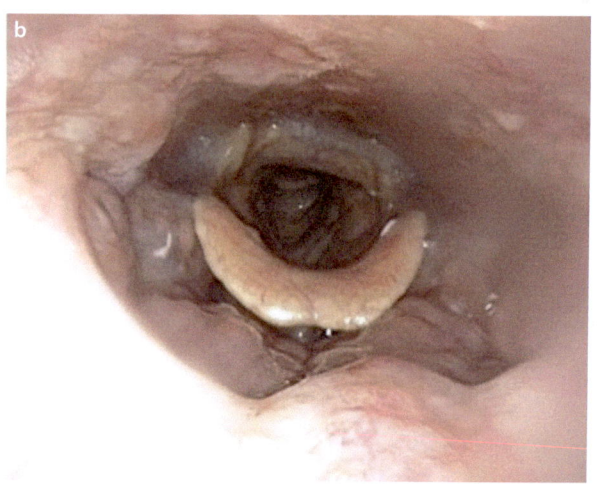

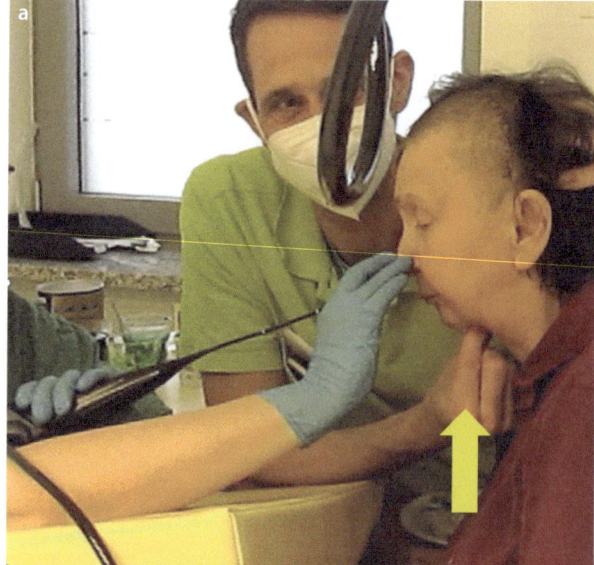

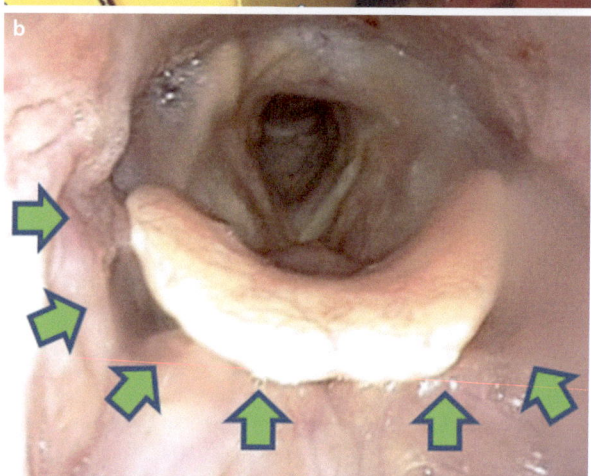

◘ **Abb. 15.7**   FEES-Ansicht **a** während der taktilen Schluckhilfe *hands on*, **b** *hands off*. (© Jädicke)

15

In der FEES wird durch taktile Fazilitation am Mundboden eine Verengung und Annäherung der Räume im Bereich der Valleculae sichtbar. Der Zungengrund kommt mit der Epiglottis in Kontakt. Durch diesen Kontakt kann eine Schluckreaktion ausgelöst werden. (◘ Abb. 15.8b) (Meier-Lenschow 2018). Im weiteren Verlauf wird die taktile Fazilitation für einige Sekunden gehalten, um die Schluckauslösung zu ermöglichen. ◘ Abb. 15.8c zeigt die Strukturen, wie sie sich normalerweise in der FEES darstellen, wenn keine taktile Schluckhilfe gegeben wird.

In den Abbildungen ist teils eine unterschiedliche Untersuchungshöhe der Aufnahmen mit dem Endoskop dargestellt. Das ist auf die Tatsache zurückzuführen, dass es sich einerseits insgesamt um eine dynamische, bewegte Untersuchungssituation handelt,

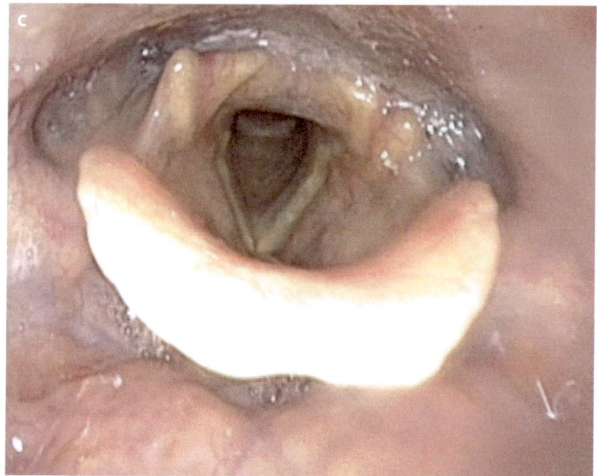

◘ **Abb. 15.8**   **a** Taktile Schluckhilfe B. FEES-Ansicht während der taktilen Schluckhilfe: **b** *hands on* während der FEES, **c** *hands off*. (© Jädicke)

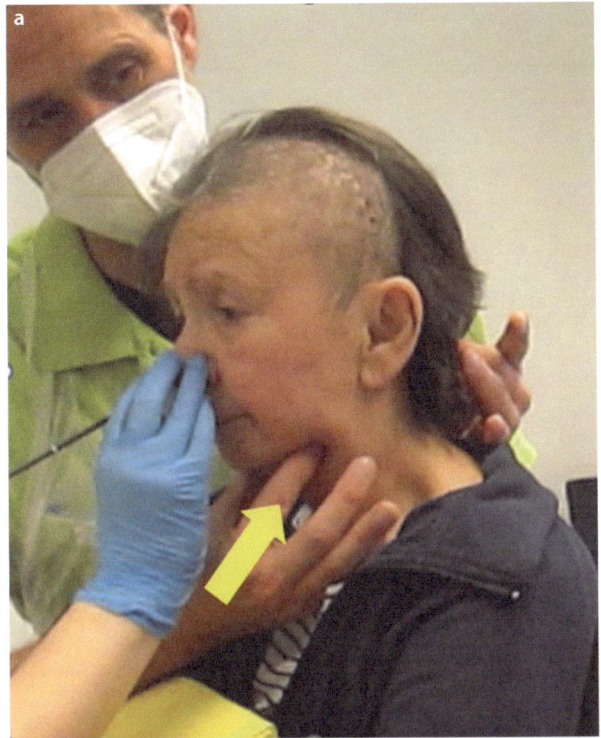

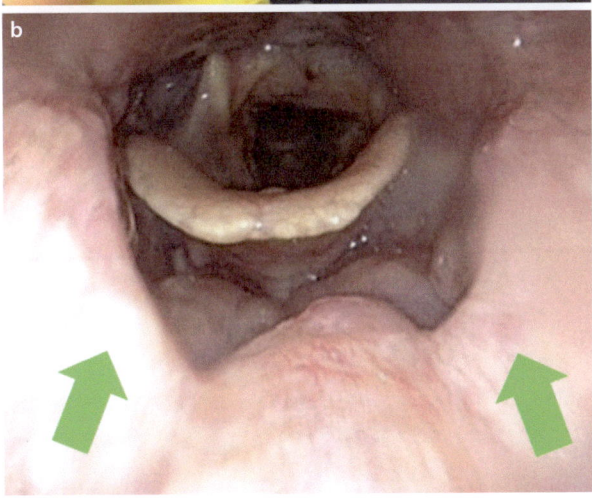

Abb. 15.9 **a** Taktile Schluckhilfe C; **b** FEES-Ansicht während der taktilen Schluckhilfe C, *hands on*. (© Jädicke)

anderseits führt das Angebot der Schluckhilfe oft selbst zur Bewegungsinitiierung.

15.2.2.3 Schluckhilfe C

Die äußerlich angebotene taktile Fazilitation erfolgt über den Mundboden in Richtung der Valleculae, dorsolateral des Hyoids. Die Fazilitation wird wieder für einen kurzen Zeitraum gehalten, um der Patienten die Möglichkeit zu geben, ins Schlucken zu kommen bzw. mit einer Schluckreaktion antworten zu können (**Abb. 15.6 und 15.9a, b). In der Abbildung ist

eine räumliche Annäherung, vor allem der lateralen Strukturen, zu erkennen. Bei angebotener Fazilitation konnte die Patientin im Verlauf ein Schlucken auslösen.

15.2.2.4 Ausblick

Für die hier aufgestellten Hypothesen braucht es noch mehr Untersuchungen und Dokumentationen. Die aufgeführten Beispiele und Hypothesen aus dem F.O.T.T.-Laboratorium sind ein Angebot, neben gewohnten und etablierten Vorgehensweisen Schluckstörungen komplexer zu denken und Clinical Reasoning-Prozesse in der FEES anzuwenden. Diese Möglichkeiten können Anlass sein, sich der Themen Haltung und FEES bzw. Einfluss von posturaler Kontrolle auf das Schlucken in Zukunft intensiver anzunehmen. Eine Diskussion ist ausdrücklich erwünscht!

Literatur

Arens C, Herrmann I, Rohrbach S, Schwemmle C, Nawka T (2015) Positionspapier der DGHNO und der DGPP – Stand der klinischen und endoskopischen Diagnostik, Evaluation und Therapie von Schluckstörungen bei Kindern und Erwachsenen. Laryngo-Rhino-Otol 4: S306–S354

Frank U, Pluschinski P, Hofmayer A, Duchac S (2021) FAQ Dysphagie Antworten – prägnant und praxisnah. Elsevier, the Netherlands, Amsterdam

Dziewas R, Glahn J, Helfer C, Ickenstein G, Keller J, Lapa S, Ledl C, Lindner-Pfleghar B, Nabavi D, Prosiegel M, Riecker A, Stanschus S, Warnecke T, Busse O (2014) FEES für neurogene Dysphagien FEES for neurogenic dysphagia Der Nervenarzt 85(8): 1006–1015. ▶ https://doi.org/10.1007/s00115-014-4114-7

Gassmann D, Grawe K (2006) The relation between problem activation and resource activation in successful and unsuccessful therapeutic interactions. ▶ https://doi.org/10.1002/cpp.442. Copyright © 2006. Wiley, General Change Mechanisms Department of Clinical Psychology and Psychotherapy

Horst R (2022) N.A.P.-Therapieren in der Neuroorthopädie, 2. Aufl. Thieme, Stuttgart

IDDSI (2019) ▶ https://creativecommons.org/licenses/by-sa/4.0/ IDDSI2.0

Kathikbabu S, Chakrapani M, Ganesan S, Ellajosyula R, Solomon JM (2018) Efficacy of trunk regimes on balance, mobility, physical function and community reintegration in chronic stroke. Stroke Cerebrovasc Dis. ▶ https://doi.org/10.1016/j.jstrokecerebrovasdis.2017.11.003. Epub 2018 Feb 1

Langmore SE (Hrsg) (2001) Endoscopic evaluation and treatment of swallowing disorders. Thieme, New York

Langmore SE, Terpenning M, Schork A, Chen Y, Murray J, Lopatin D, Loesche W (1998) Predictors of aspiration pneumonia: how important is dysphagia? Dysphagia 13(2):69–81. ▶ https://doi.org/10.1007/PL00009559

Meier-Lenschow T (2018) Die Epiglottis – das dritte Schluckzentrum? Stimm- und Sprachstörungen, 8. Jahrestagung der Deutschen interdisziplinären Gesellschaft für Dysphagie

Okada S, Eiichi S, Palmer JB, Matsuo K, Yokoyama M, Shigeta R, Baba M (2007) What is the chin-down posture? A questionnaire survey of speech language pathologists in Japan and the United

States. Dysphagia 22: 204–209. ► http://www.springerlink.com/content/gp242q4053762737.pdf

Piekartz H (2005) Kiefer, Gesichts- und Zervikalregion Neuromuskuloskeletale Untersuchung, Therapie und Mangagement. Thieme, Stuttgart

Schlaegel W, Mätzener F (2014) FEES durch Therapeuten? Schweizer Erfahrung; Neurologie & Rehabilitation 1

Stanschus S (2020) Schluckdiagnositk und COViD-19: Plädoyer für ein Umdenken. forum:logopädie, September 2020

Therapiezentrum Burgau (2022) FEES-Befund Internes Dokumentationssystem, unveröffentlicht

15

Konsensus-Empfehlungen zur F.O.T.T.

Ricki Nusser-Müller-Busch

Inhaltsverzeichnis

In einem dreistufigen Delphi-Verfahren haben Mitglieder der Special Interest Group F.O.T.T. International den F.O.T.T.-Konsensus von 2007 aktualisiert (Nusser-Müller-Busch 2008).

Diese Empfehlungen sind gedacht als Handlungsanleitungen und Empfehlungen für Ärzte, Pflegende, Therapeuten und Zugehörige, die mit Patienten aller Altersstufen mit frühkindlichen, erworbenen und/oder progredient verlaufenden Erkrankungen arbeiten. Der Konsensus kann auch als Referenz beim wissenschaftlichen Arbeit genutzt werden.

Bisher liegen für die F.O.T.T. 2 Studien der EbM-Evidenzklassen Stufe Ib (randomisierte Kontrollstudien RCT, Kjaersgaard et al. 2014; Mortensen et al. 2016) und einige Studien der Evidenzklassen III–V vor (▶ https://www.fott.eu/de/konzept/literatur). Der Konsensus kann auch als Referenz bei Effektstudien verwendet werden. Für dieses Update wurde das Strukturmodell zum Bobath-Konzept von Eckhardt und Viebrock (2011) und das handlungstheoretische Begriffssystem therapeutischer Arbeit genutzt.

Handlungstheroretisches Begriffssystem nach Ritter und Welling (2007)
Konzept – Innere Struktur, „Systematisch Standpunkt erarbeiten"

Prinzipien – Werteorientierung, übergeordnete Handlungsprinzipien

Methoden – Handlungsorientierung in den Verfahrensweisen suchen, wie man etwas macht

Techniken – Handwerkliches im Spezifischen meistern, was man macht

Ausführungen zu den Konsensus-Inhalten finden sich in den Kapiteln dieses Buches.

16.1 Konzept   Theoretischer Verständnisrahmen

Die Therapie des Facio-Oralen Trakts (F.O.T.T.) ist ein alltagsorientiertes 24-h-Konzept zur Untersuchung und Behandlung zentral oder peripher gestörter facio-oraler Funktionen und Aktivitäten der folgenden 4 Bereiche: Schlucken/Nahrungsaufnahme (Essen und Trinken) – Mundhygiene – nonverbale Kommunikation/Gesichtsausdruck (inkl. Gestik) – Atmung, Stimme, Sprechen.

F.O.T.T.-Anwendende (aus der Ergo- und Physiotherapie, Sprachtherapie und Pflege) arbeiten mit Betroffenen aller Altersgruppen und jeden Störungsgrades.

Die Untersuchung und Behandlung kann im interdisziplinären oder interprofessionellen Team in allen Stadien (akut/intensiv, subakut, chronisch/zustandserhaltend, palliativ) erfolgen und ambulant weiter durchgeführt werden.

Menschen des sozialen Umfelds werden in diesen Prozess integriert, wenn die Betroffenen und sie es wollen und ermöglichen können sowie es die Situation erlaubt.

Menschenbild In dem therapeutischen Prozess werden alle Beteiligten als bio-psycho-soziale Individuen gesehen. F.O.T.T.-Anwendende begegnen den Menschen mit Respekt, Empathie und achten ihre Würde. Sie teilen Wissen und Erfahrung.

Evidenzbasierte Praxis Das F.O.T.T.-Vorgehen wird anhand der 3 Säulen der evidenzbasierten Medizin (EbM) kontinuierlich weiterentwickelt. Stichwort: Lebenslanges Lernen.

- Die F.O.T.T. prüft und integriert die *externe Evidenz* aktueller Forschungsergebnisse aus der Medizin und angrenzenden Wissenschaften, besonders aus den Neuro-, Rehabilitations- und Bewegungswissenschaften, der Psychomotorik und den Lerntheorien (wie Menschen lernen).
- Die F.O.T.T. trägt der *Patientenpräferenz* Rechnung, den Rechten der Betroffenen und gesellschaftlichen Entwicklungen (wie informierte Betroffene/soziales Umfeld, Patientenverfügungen, Pandemie etc.).
- Die *interne Evidenz* umfasst Wissen, Fertigkeiten und Kompetenzen aus dem F.O.T.T.-Ansatz sowie eigene Forschungsarbeiten. Die klinische Expertise basiert auf langjähriger Zusammenarbeit und fachlichem Austausch der F.O.T.T.-Anwendenden u. a. in der Special Interest Group F.O.T.T. International und auf nationalen und internationalen Tagungen.

Theoretische Annahmen, Erfahrungswissen, Modell
In der F.O.T.T. werden die facio-oralen Vorgänge als *Sequenzen* (mit jeweils situativ angepasster Atmung, Schlucken und ihre Koordination) angesehen, die sich untereinander – und mit anderen Funktionen koordiniert – Tag und Nacht, 24/7, abwechseln. Der ganze Körper ist beteiligt.

Coombes (1987, 1996) beschrieb die *präorale Phase* als eigenständige Phase der Schlucksequenz, der in der Untersuchung und Behandlung eine besondere Bedeutung zukommt. Ausführungen dazu finden sich in der Übersicht 1.

Übersicht 1   Theoretische Annahmen
In der F.O.T.T. werden die facio-oralen Vorgänge als *Sequenzen* (mit jeweils situativ angepasster Atmung, Schlucken und ihre Koordination) angesehen, die sich untereinander – und mit anderen Funktionen koordiniert – Tag und Nacht, 24/7, abwechseln. Der ganze Körper ist beteiligt.

Der Schluckvorgang ist in eine *Schlucksequenz* eingebettet, in der auch die ablaufende Atem-Schluck-Koordination vor, während und nach dem eigentlichen Schlucken beurteilt wird.

- Das *Davor:* Coombes beschrieb die *präorale Phase* als eigenständige Phase der Schlucksequenz, der die orale Phase, die pharyngeale und die ösophageale Phase folgen.
  - In der präoralen Phase wird der Organismus durch die im Nervensystem eingehenden Stimuli und Informationen sowie deren zentrale Verarbeitung vor der Nahrungsaufnahme in Bereitschaft („readiness") versetzt. Diese Bereitschaft und die dabei aktivierten *Feedback*- und *Feedforward-Mechanismen* ermöglichen sichere und funktionelle Abläufe in der Aktivität Essen und Trinken, inklusive der funktionellen Koordination von Atmung und Schlucken.
- Während der pharyngealen Phase kommt es zu einer zentral gesteuerten physiologischen Atempause.
- Das *Danach:* Zur Beurteilung der pharyngealen Phase gehört neben dem Bolustransport und dem Schutz der Atemwege auch die Atem-Schluck-Koordination. Einatmung nach dem Schlucken kann zu Penetration oder gar Aspiration und damit zu Unsicherheit in der pharyngealen Phase führen.

Hirnschädigungen können alle facio-oralen Vorgänge wie Atmen, Speichelschlucken, Nahrungsaufnahme, Sprechen, Gesichtsbewegungen und orale Reinigungsbewegungen sowie deren Koordination beeinträchtigen.

Die F.O.T.T. orientiert sich im Vorgehen an der physiologischen Bewegungsentwicklung und normaler Bewegung und wie diese Vorgänge gestört oder durch verschiedene Faktoren verändert sein können, z. B. durch Störungen der posturalen Kontrolle, der Wahrnehmung, der Kognition, der Sensibilität, der Mobilität neuraler Strukturen oder Faszien.

Die F.O.T.T. will Funktionen und Aktivitäten auf allen Ebenen der ICF (Internationale Klassifikation der Funktionsfähigkeit, Behinderung und Gesundheit) optimieren. Das übergeordnete Ziel ist ein auf Teilhabe ausgerichtetes Leben, das so selbstständig wie möglich ist.

Nach der klinischen Untersuchung des facio-oralen Trakts und ggf. weiterer instrumenteller Untersuchungen, z. B. fiberoptisch endoskopische Evaluation des Schluckens (FEES), werden im Clinical Reasoning die Ergebnisse, aber auch das Potenzial der Betroffenen, ihre Ressourcen und Kontextfaktoren analysiert. Die Ziele, z. B. SMART-Ziele (spezifisch, messbar, erreichbar [„achievable"], relevant und terminiert) sollten mit den Betroffenen und ihrem sozialen Umfeld abgestimmt werden und in der Folge auf Körperstruktur/-funktionsebene und v. a. auf Aktivitätsebene behandelt werden. In der Übersicht 2 finden sich Beispiele für Zielsetzungen.

Übersicht 2 Beispiele für Zielsetzungen, die mit den Betroffenen/deren sozialen Umfeld vereinbart oder für sie gesetzt und z. B. als SMART-Ziel formuliert werden

Die Betroffenen sollen lernen, in Alltagsaktivitäten und auf Teilhabeebene facio-orale Sequenzen kontextuell angepasst, koordiniert und im Wechsel zu nutzen; dazu gehören:

- sicher Speichel zu schlucken, Zungen-/Kieferbewegungen zum Lippen-Ablecken, Entfernen von Essensresten einzusetzen und danach auszuspucken oder zu schlucken,
- Nahrung oder Flüssigkeit (ggf. diätetisch modifiziert) aus unterschiedlichen Gefäßen und mit unterschiedlichen Hilfsmitteln, mit oder ohne Unterstützung/Fazilitation, sicher zu sich zu nehmen,
- Schutzmechanismen wie Räuspern, Husten, Rachenreinigen und den produktiven Sekrettransport aus den Bronchien und der Lunge – mit anschließendem Husten (+ Schlucken) oder Ausspucken (+ Schlucken) koordiniert und zeitlich angepasst einsetzen zu können,
- Gesichtsbewegungen funktionell angepasst einsetzen zu können, z. B. beim Sprechen, Essen und Trinken, Mund-Abwischen, in der nonverbalen Kommunikation und beim Gesichtsausdruck (Symmetrie erarbeiten bei Fazialisparesen), Lidschluss (ggf. Schutz mit Hilfsmittel wie Tape oder Sonnenbrille sichern),
- die Mundhygiene selbst oder mit strukturiertem Input durch eine Hilfsperson auszuführen,
- interagieren, kommunizieren (nonverbal, stimmlich, verbal, ggf. mit Unterstützung durch Kommunikationspartner und Hilfsmittel) und
- ohne Trachealkanüle wieder suffizient atmen, Speichel schlucken, die Atemwege im Fall von Aspiration suffizient schützen und ggf. wieder stimmhaft sprechen zu können.

24-h-Konzept Individuell angepasste Hilfen und Problemlösungsstrategien werden entwickelt, und alle, die mit den Betroffenen arbeiten und Zeit verbringen, werden geschult, die Betroffenen 24/7 zu unterstützen.

Schulung Praxisorientierte Weiterbildungen, Supervision und der kritische Diskurs sind für F.O.T.T.-Anwendende sowie angepasst für Mitglieder des Behandlungsteams und ggf. das soziale Umfeld essenziell. Die Inhalte werden in klinischen Anleitungen und in den F.O.T.T.-Kursen unterrichtet.

16.2 Prinzipien – Leitfunktion für die Praxis, übergeordnete Handlungsweisen

Know the normal – das Normale kennen: Theorie, Selbsterfahrung und Analysen von normalem (bei Gesunden) und verändertem Bewegungsverhalten (bei Betroffenen) sowie Prinzipien, Methoden und Techniken der F.O.T.T. werden u. a. in Kursen geschult.

Alle F.O.T.T.-Anwendende respektieren den facio-oralen Trakt als Intimsphäre. Sie untersuchen und behandeln die Betroffenen sorgfältig mit passender Vorbereitung und strukturierten Interventionen, um Schmerzen, Unbehagen und nicht hilfreiche Reaktionen zu vermeiden. Beispiele:

- Bei der visuellen Untersuchung des Mundes werden die Betroffenen, zunächst angepasst an ihre Probleme, für die Intervention positioniert. Dies beinhaltet strukturierte Berührung, Fazilitation und sicheres Handling durch die Anwendenden. Erst danach wird das „taktile Hallo", die Berührung der Hände und des Gesichtes, durchgeführt, bevor mittels Kieferkontrollgriff die Mundhöhle mit Untersuchungslampe und Spatel behutsam eingesehen wird.
- Wenn möglich, werden Speichelresiduen aus dem Mund schonend und manuell (mit feuchter Gaze) entfernt, statt oral abzusaugen.

Untersuchung ↔ Behandlung

Untersuchung und Behandlung stehen im F.O.T.T.-Modell in enger Wechselwirkung zueinander (Coombes und Davies 1987). Die Untersuchung ist nicht nur darauf ausgerichtet, Probleme zu finden, sondern auch darauf, die Wirkung therapeutischer Interventionen zu prüfen, z. B. ob andere Positionen, Fazilitationen und mehr/weniger Unterstützung, erwünschte oder funktionelle Reaktionen der Betroffenen oder das Gegenteil hervorrufen.

Clinical Reasoning: Klinische Denk- und Entscheidungsprozesse helfen Hypothesen zu generieren, ICF- und patientenorientierte Ziele zu formulieren, die Behandlung zu planen und die Reaktionen auf die therapeutischen Interventionen zu evaluieren.

» Fragen sind u. a.: Was können die Betroffenen in welcher Qualität, mit welcher Art und Intensität der Unterstützung? Sind die gesetzten Ziele realistisch? Wie können sie erreicht werden, oder müssen sie modifiziert werden?

Die Rehabilitation beginnt so früh wie möglich, um
- unerwünschte Kompensationsstrategien, u. a. durch muskuläre Dysbalancen,
- Folgeschäden wie Funktionsverlust durch Kontrakturen, Deformationen, nicht hilfreiche Reaktionen auf Berührung und Bewegtwerden sowie Schmerzen und
- psycho-soziale Probleme zu vermeiden.

Früh einsetzende und regelmäßige therapeutisch-pflegerische Maßnahmen können einer Deprivation im Mundraum (u. a. Überempfindlichkeit oder Beißreaktionen) vorbeugen. Diese Deprivation würde eine suffiziente Mundöffnung oder Mundhygiene erschweren.

Zurück zur Physiologie

Alltagsrelevante Funktionen und Bewegungsabläufe sollen bei angepasster posturaler Kontrolle so physiologisch und funktionell wie möglich (wieder-)erlernt werden. Die Prinzipien der Neuroplastizität und des motorischen Lernens werden genutzt.

Vom Bewegen zum Spüren – vom Spüren zum Bewegen

In der Therapie werden Betroffene zur aktiven Bewegung oder zu Bewegungsmustern fazilitiert, damit sie Bewegungserfahrungen machen können, zu denen sie allein derzeit nicht in der Lage sind.

Die F.O.T.T. nutzt in der Untersuchung und Behandlung nach Möglichkeit kontextbezogene und bedeutungsvolle Alltagsaktivitäten anstelle von standardisierten Übungen. Die Vorteile kontextbezogener Alltagsaktivitäten sind u. a.:

- Betroffene mit erworbenem, eingeschränktem Sprach- oder Situationsverständnis können evtl. Bekanntes erkennen und funktionelle Alltagsbewegungen oder Bewegungsmuster wieder abrufen oder (wieder-)erlernen – also auf die Art und Weise, wie sie Fertigkeiten erworben haben: „learning by doing".
- Die Aufmerksamkeit wird dabei auf einen externen Fokus gelenkt, d. h. auf die Handlung statt auf das Erlernen einzelner abstrakter Bewegungen.
- Das Gehirn hat die Möglichkeit, die Aufgabe (mit) zu planen. Dadurch stellen sich posturale Kontrolle und Agonisten und Antagonisten reziprok auf die Durchführung der Aktivität ein.
- Der Transfer/Übertrag in den individuellen Alltag der Betroffenen gelingt leichter.
- Nutzen der präoralen Phase bei der Nahrungsaufnahme für antizipatorisches Schlucken, Hand-Hand-Auge-Mund-Koordination oder um Bewegungsmuster in der oralen Phase zu erleichtern – ebenso anwendbar bei der Mundhygiene.

16.3 Methoden – Handlungsorientierung – Wie man es macht

Für das Clinical Reasoning und den Kompetenzerwerb können u. a. genutzt werden: Selbsterfahrungen, Bewegungsanalysen, das F.O.T.T. Modell, die ICF und der F.O.T.T.-Algorithmus, die bei der Auswahl der Therapiemittel, Umweltgestaltung und Evaluation helfen können.

Bewegungsreaktionen und Lernerfahrungen sollen durch multimodale Stimulationen und kontextbezogene Spürinformationen erleichtert (fazilitiert) oder hervorgelockt (elizitiert) werden. Aktivitäten werden so geplant und durchgeführt, dass der ganze Mensch (mit seinen Sinnen, dem ganzen Körper und besonders mit seinen Händen) einbezogen wird.

Dynamische Stabilität wird in der F.O.T.T. als Voraussetzung für funktionelle Bewegungen im faciooralen Trakt betrachtet und – wo immer nötig bzw. möglich – fazilitiert.

» Fragen sind u. a.: Brauchen die Betroffenen Unterstützung bei der Ausführung und/oder der posturalen Kontrolle? Können die Hände *oder* der Körper der Anwendenden, die Umwelt oder Lagerungsmaterial Stabilität geben (Punctum stabile) und den mobilen Strukturen (Punctum mobile) die Aktivität erleichtern?

Methoden (Auswahl)
- Hervorlocken (elizitieren)
- Erleichtern, ermöglichen, bahnen (fazilitieren)
- Reduzieren (im Sinne von Hemmen/Inhibieren) nicht hilfreicher Bewegungen (z. B. Überaktivität auf der weniger betroffenen Seite des Gesichts) oder Reaktionen (z. B. Beißen)
- Wiederholung – Variation – Steigerung des Schweregrades (*shaping*)
- Atem- und schluckerleichternde Positionierungen/ Lagerungen sowie Bewegungsübergänge (z. B. vom Liegen zum Sitzen, Drehen im Liegen)
- Dynamische Stabilität über das Anbieten von Stabilität als Voraussetzung für Mobilität der faciooralen Strukturen erarbeiten
- Arbeit im Kontext von Alltagsaktivitäten
- *Hands on* zur Verbesserung der Qualität der Bewegung/Aktivität und *hands off* zur Analyse und Evaluation der Bewegungsqualität
- Stimulieren der Sinne (propriozeptiv, taktil, visuell, vestibulär, auditiv, olfaktorisch, gustatorisch)
- Imitation: die Behandelnden sind Modell für die Betroffenen (nonverbal, visuell, auditiv)
- Nonverbale und visuelle Angebote (ggf.) kombiniert mit verbaler Interaktion passend zu den Problemstellungen der Betroffenen (konkretes, positives Feedback, bewusster Einsatz der Stimme und Wortwahl)
- Die Kommunikation wird ggf. durch Hilfen unterstützt, z. B. unterstützte Kommunikation („augmentative and alternative communication", AAC)
- Individuelle alltagsbezogene Eigenprogramme, die die Betroffenen selbstständig oder mit Unterstützung anderer Personen ausführen können, und/

oder Interventionen, die mit oder für sie durchgeführt werden (z. B. Lagerung, Mobilisation, Schutz der Augen)
- Gegebenenfalls F.O.T.T. Trachealkanülen-Management (Untersuchen, Behandeln und Handling) zur sicheren Entwöhnung von einer Trachealkanüle bzw. optimierten Versorgung in Zusammenarbeit mit dem interprofessionellen Team
- Interprofessionelle Workshops und Schulungen

16.4 Techniken – Handwerkliches im Spezifischen meistern – Was man macht

Um Funktionen und Aktivitäten zu erarbeiten oder zu verbessern, werden in der F.O.T.T. Positionen, Lagerungen, spezifische *hands on*-Techniken, Alltagsaktivitäten und Möglichkeiten zur Umfeldgestaltung genutzt.

Für die Untersuchung, Evaluation und Dokumentation werden auch F.O.T.T.-spezifische Tests und Manuals, ggf. in adaptierter Form, in europäischen Kliniken genutzt, u. a. das F.O.T.T.-SAS (Swallowing Assessment of Saliva), F.O.T.T.-Algorithmus, F.O.T.T.-Konsensus, Berliner Schluck-Test, Berliner Dysphagie Index.

Wechselnde Positionen für die Therapie, z. B. Seitenlage, Bauchlage, adaptierter Sitz im Bett, Reitersitz, Sitzen am Tisch, Stehen und adaptierte Rückenlage (selten).
- Positionen mit viel Unterstützungsfläche, z. B. die Bauch- oder Seitenlage, kommen bei schwer Betroffenen zum Einsatz.
- Positionen mit viel Unterstützungsfläche, z. B. die Seitenlage, können auch bei leicht oder moderat Betroffenen selektive, koordinierte Zungenaktivität und Gesichtsbewegungen begünstigen.
- Nach der Behandlung werden kontext- und tageszeitbezogene Lagerungen, u. a. für Eigenaktivität, Schlaf oder Ausruhen, gewählt, die das Schlucken von Speichel oder Nahrung, die Atmung und den Schutz der Atemwege erleichtern können.

Taktil-kinästhetische, aber auch vestibuläre, visuelle, auditive, olfaktorische, gustatorische Inputs, je nach Problem und Aufgabe
- für funktionelles Alignment in Positionen,
- für dynamische Stabilität,
- zur Unterstützung der Atmung und zum Schutz der Atemwege,
- für selektive Gesichtsbewegungen, z. B. bei zentralen und peripheren Fazialisparesen sowie
- beim Essen und Trinken, bei der Mundpflege und anderen F.O.T.T.-relevanten Alltagsaktivitäten.

F.O.T.T.-spezifische Techniken

- Fazilitieren von Bewegungsübergängen und Erarbeiten von Positionen mit atem- und schluckerleichterndem Alignment.
- Fazilitieren von Zungen-, Kieferbewegungen oder Schlucken mittels
  - Anbieten von Stabilität für Kopf/Nacken und Kiefer, z. B. Kieferkontrollgriff,
  - „taktiles Hallo",
  - F.O.T.T.-Mundstimulation,
  - Mobilisieren der Zunge und Erarbeiten aktiver Zungenbewegungen,
  - direkte und indirekte Schluckhilfen: Fazilitation des Schluckens am Mundboden, über Mobilisation einzelner Strukturen oder Körperabschnitte sowie Berührung (Involvieren der Hände oder Arbeit an Atmung und Stimme),
- Fazilitieren aktivitätsrelevanter Gesichts- und Mundbewegungen,
- Fazilitieren der Atmung in Koordination mit Stimmgebung, Sprechen, Bewegung und Schlucken,
- therapeutisches Essen (Einbeziehen von Nahrung verschiedener Konsistenzen) zur Untersuchung und Behandlung von Problemen in der Schlucksequenz,
- assistiertes Essen,
- Erarbeiten effektiver Schutz- und Reinigungsmechanismen der Atemwege wie Husten, Nase putzen, Rachenreinigen, Räuspern, Ausspucken mit jeweils folgendem Schlucken,
- therapeutische Mundhygiene zur strukturierten Reinigung der Mundhöhle sowie zur Untersuchung und Behandlung von Problemen der Schlucksequenz,
- F.O.T.T.-Trachealkanülen-Management mit therapeutischem Entblocken, therapeutischem Absaugen und zielführender Entwöhnung von der Trachealkanüle nach Best-practise-F.O.T.T.-Kriterien,
- Mobilisation von Zielgewebe (Muskeln, Gelenken, Faszien, neurale Strukturen,…),

Bei Bedarf kommen Hilfsmittel, wie Lagerungsmaterialien, spezifische Ess- und Trinkhilfen und bei der Mundpflege z. B. ein gepolsterter Spatel zum Stabilisieren des Unterkiefers, zum Einsatz.

24 h-Konzept Den Betroffenen wird Unterstützung im Alltag angeboten, z. B. Lagerung, Mobilisierung und spezifisches Handling, z. B. bei Schutzreaktionen wie Husten (manuell am Thorax und Bauch, ggf. mit anschließender Fazilitation des Schluckens oder Ausspuckens).

Schulung *Beobachten – Spüren – Analysieren – Anwenden – Evaluieren – Modifizieren:* Erarbeiten F.O.T.T.-spezifischer Techniken, Handlings, Transfers, Positionierungen und Lagerungen in Selbsterfahrung und Partnerarbeit sowie in supervidierter Arbeit mit Betroffenen.

16.5 Studiendesign

2011/12 erarbeitete eine Task-Force (Jädicke, Jakobsen u. Nusser-Müller-Busch) Vorschläge für eine Überarbeitung und Neustrukturierung des Konsensus. Aufgrund vordringlicherer Aufgaben, wie z. B. E-learning-Projekt, wurde die Arbeit erst 2022 wieder aufgenommen. Das dreistufige Delphi-Verfahren (Raine 2006) wurde im Zeitraum von Dezember 2022 bis Februar 2023 durchgeführt. Einschlusskriterien für die Teilnahme waren die Arbeit mit dem Konzept und Mitgliedschaft in der SIG. Ausschlusskriterium war <15 Teilnehmende.

Die 24 Teilnehmenden (20 weiblich, 4 männlich) waren im Alter zwischen 29 und 66 Jahren (Altersdurchschnitt: 50 Jahre) und hatten 5–40 Berufsjahre (Durchschnitt 27 Jahre). Sie bewerteten anonym und online (▶ limesurvey.org) die vorgeschlagenen Statements mit einer 5-stufigen Likert-Skala (Likert 1932). Das Zustimmungslevel für die Annahme eines Statements wurde mit 80 % festgelegt (Raine 2006). In der 1. Runde wurden 23 Fragebögen abgegeben, in der 2. Runde 22 und in der 3. Runde 21 Fragebögen.

In den Fragerunden konnten die Teilnehmenden Kommentare und Vorschläge zur Aufnahme neuer Statements oder Änderungen bestehender Statements formulieren. Diese wurden von der Studienleitung in die nächste Runde integriert. In der ersten Runde wurden insgesamt 80 inhaltliche Statements abgestimmt. In den 3 Durchgängen wurden Statements abgelehnt oder zusammengefasst. In der 3. Runde erreichten die 59 inhaltlichen Statements eine Zustimmung.

16.6 Teilnehmende

- **Ergotherapie**
- Regina Bezold, Gudrun Jansen, Nadanja Jeremic, Stephanie Penzin, Annett Pötzsch, Marie Singer (alle D)
- F.O.T.T.-InstruktorInnen: Barbara Augustin, Angela Cordes (auch Pflegefachfrau), Malte Jädicke (alle D), Jim Jensen, Annette Kjaersgaard, Katje Bjerrum, Instruktor-Kandidatin (alle DK)
- F.O.T.T.-Senior-InstruktorInnen: Barbara Elferich, Claudia Gratz, Doris Müller (alle D),
- Margaret Walker (NZL)

- **Logopädie/Sprachtherapie**
- Simone Jehle, (auch Pflegefachfrau, CH)
- F.O.T.T.-InstruktorInnen: Silke Kalkhof, Jürgen Meyer-Königsbüscher (alle D)

- **Physiotherapie**
- Karin Gampp Lehmann (CH), Hendrik Gleichmar (No), Heike Sticher, F.O.T.T.-Senior-Instruktorin (CH)

- Studienleitung
— Ricki Nusser-Müller-Busch, Logopädin, F.O.T.T.-Instruktorin (D), Daniela Jakobsen, F.O.T.T.-Senior-Instruktorin (DK)

■■ Conflict of Interest
Die Studienleiterinnen und einige Studienteilnehmer sind lizensierte F.O.T.T.-Instruktoren (siehe Teilnehmerliste). Sie sind Gesellschafter und/oder Dozenten der von ihnen gegründeten FOrmaTT GmbH, die für Kliniken und Einrichtungen F.O.T.T.-Kurse, Seminare und Supervisionen anbietet.

Die anfallenden Kosten für die Studie und Konsensuskonferenzen wurden nicht durch Drittmittel finanziert.

Literatur

Coombes K (1987) Swallowing function in hemiplegia and head injury. Course presented by International Clinical Presenters, Aug 24–27th, 1986 and Aug 24-28th, 1987, Los Gatos, California

Coombes K (1996) Von der Ernährungssonde zum Essen am Tisch. In: Lipp B, Schlägel W (Hrsg) Wege von Anfang an. Früh-rehabilitation schwerst hirngeschädigter Patienten. Neckar, Villingen-Schwenningen

Eckhardt G, Viebrock H (2011) Komplexität und Fokus im Bobath-Konzept – ein Strukturmodell. ► https://www.vebid.de/fileadmin/pdf/Poster_Strukturmodell.pdf. Zugegriffen: 27. Okt. 2022

Kjaersgaard A, Nielsen LH Sjölund BH (2014) Randomized trial of two swallowing assessment approaches in patients with acquired brain injury: facial-oral tract therapy versus fibreoptic endoscopic evaluation of swallowing. Clin Rehabil 28(3):243–253. ► https://doi.org/10.1177/0269215513500057

Likert R (1932) A technique for the measurement of aatidues. Arch Psychol 22(140):55

Mortensen J, Jensen D, Kjaersgaard A (2016) A validation study of the facial-oral tract therapy swallowing assessment of saliva. Clin Rehabil 30(4):410–415. ► https://doi.org/10.1177/0269215515584381

Nusser-Müller-Busch R (2008) Die Entwicklung von Konsensus-Empfehlungen zur Facio-Oralen Trakt Therapie (F.O.T.T.). Neuro Rehabil 14(5):275–281

Raine S (2006) Defining the Bobath concept using the Delphi technique. Physiother Res Int 11(1):4–13. ► https://doi.org/10.1002/pri.35

Ritter G, Welling A (2007) Die 10 Prinzipien des Bobath-Konzepts in der Kindertherapie. Thieme, Stuttgart

► https://annettekjaersgaard.dk/publikationer/
► https://www.fott.eu/de/konzept/literatur

F.O.T.T.-Algorithmus: Sich im und mit dem Konzept bewegen

Daniela Jakobsen

Inhaltsverzeichnis

Das Fehlen einer evidenzbasierten Praxis hat dazu geführt, dass komplexe Interventionen in der Neurorehabilitation als black Box charakterisiert werden, die wenig Einblick in ihre Inhalt bietet. Die Inhalte eines komplexen Behandlungsansatzes müssen jedoch bestimmt werden, um dessen Wirksamkeit untersuchen zu können. Inspiriert durch die Entwicklung der F.O.T.T. in der Praxis und ihren Einsatz in der Lehre bietet der aktualisierte Algorithmus eine systematische Beschreibung häufig verwendeter Interventionen, stellt Kriterien für ihre Anwendung auf der Grundlage klinischer Überlegungen auf und enthält Vorschläge für ihre Bewertung. Er führt erfahrene wie auch unerfahrene Anwender durch klinische Denk- und Entscheidungsprozesse (Clinical Reasoning-Prozesse). Der Algorithmus visualisiert und strukturiert den Untersuchungsprozess, unterstützt die Analyse der Probleme des Patienten und der zugrunde liegenden Ursachen und führt durch den Prozess der Zielsetzung, der Behandlungsplanung und der Evaluation der Reaktion des Patienten auf die therapeutischen Interventionen.

17.1 Die Geschichte der Entwicklung des F.O.T.T.-Algorithmus

Bovend'Eerdt et al. (2009) beschreiben die Rehabilitation als eine „archetypische Intervention", bei der Patienten viele verschiedene Interventionen erhalten, die von „verschiedenen Personen, häufig in einer bestimmten Reihenfolge" durchgeführt werden. In Anbetracht der Definition von komplexen Interventionen zur Verbesserung der Gesundheit durch den britischen Medical Research Council (2018) ist F.O.T.T. ein solcher komplexer Ansatz in der Neurorehabilitation. Während komplexe Interventionen mehrere interagierende Komponenten enthalten, können sie auch verschiedene Dimensionen der Komplexität aufweisen. Dies kann „mit der Bandbreite möglicher Ergebnisse oder ihrer Variabilität in der Zielpopulation zu tun haben und nicht mit der Anzahl der Elemente im Interventionspaket selbst" (UK Medical Research Council 2018, Skivington 2021). Andere Faktoren, die zur Komplexität beitragen, können die „… Wechselwirkungen zwischen den Komponenten der Intervention, die Schwierigkeit der Verhaltensweisen, die von denjenigen verlangt werden, die die Intervention durchführen oder erhalten" oder die „Anzahl und Variabilität der Ergebnisse" sein, um nur einige Beispiele zu nennen (UK Medical Research Council 2018). Die Arbeit mit komplexen Interventionen zur Verbesserung der Gesundheit stellt sowohl für Kliniker als auch für Forscher eine Reihe von Herausforderungen dar.

Die Idee einen *Algorithmus,* also ein Entscheidungsmodell für F.O.T.T. zu entwickeln, hatte ihren Ursprung auf einer hochspezialisierten Abteilung für Neurorehabilitation von Patienten nach schwerer erworbener Hirnschädigung in der subakuten Phase in Kopenhagen. In dieser Einrichtung wird F.O.T.T. in einem interdisziplinären Kontext für Patienten mit schweren erworbenen Hirnverletzungen eingesetzt (Hansen und Jakobsen (2010).

F.O.T.T. basiert auf dem Bobath-Konzept und enthält mehrere Komponenten (u. a. Methoden und Techniken), die sich aus den Prinzipien und theoretischen Annahmen über motorisches Lernen, kindliche Entwicklung und neuronale Plastizität ableiten.

Clinical Reasoning wird im Prozess der Untersuchung und Analyse sowie beim Aufstellen von Arbeitshypothesen, der Zielsetzung, der Behandlung und der Evaluation eingesetzt. Barrows und Pickell (1991) definierten Clinical Reasoning als „dynamischen, zyklischen, sich wiederholenden Prozess, in dem Beobachtung, Analyse, Synthese, Deduktion, Induktion, Generierung und Testen von Hypothesen, Entwurf von Untersuchungsstrategien und die Fähigkeit zur Untersuchung miteinander verbunden sind". Michielsen et al. (2017) beschreiben ähnliche Prozesse des Clinical Reasoning als wesentlichen Teil des Bobath-Konzepts.

■ Hintergrund

Der F.O.T.T.-Algorithmus wurde von Hansen und Jakobsen (2010) in einer Abteilung für Neurorehabilitation von Patienten mit schweren Hirnverletzungen in der subakuten Phase entwickelt. Er basiert auf dem F.O.T.T.-Konsens (▶ Kap. 16) und auf empirischen Erfahrungen aus der Arbeit sowohl erfahrener als auch unerfahrener Ergotherapeuten. In dieser Abteilung ist die Untersuchung und Behandlung von Problemen im facio-oralen Trakt mittels F.O.T.T. eine Kernkompetenz der Ergotherapeuten. Der Ansatz wird auch interprofessionell durch verschiedene Berufsgruppen wie Ärzte, Physiotherapeuten, Logopäden und Pflegende umgesetzt.

Alle Mitarbeitenden der Abteilung werden in die F.O.T.T. eingeführt, wenn dies für die Tätigkeit relevant ist. Es besteht ein regelmäßiger Zugang zu Ausbildung, Training und Supervision durch mehrere erfahrene Ergotherapeuten während der täglichen Arbeit. Die fest angestellten Ergotherapeuten absolvieren in der Regel innerhalb des 1. Jahres ihrer Beschäftigung einen 5-tägigen F.O.T.T.-Grundkurs, um eine angemessene Qualität ihres theoretischen Verständnisses und ihrer klinischen Kompetenz bei der Arbeit sicherzustellen.

Vor der Entwicklung des Algorithmus stand die Beobachtung, dass sich der Prozess der Untersuchung, Analyse, Zielsetzung und Bewertung der Reaktion des Patienten auf die Behandlung nicht nur zwischen erfahrenen und weniger erfahrenen Therapeuten, sondern auch innerhalb der Gruppe der sehr erfahrenen Therapeuten unterschied. So waren beispielsweise verschiedene Therapeuten unterschiedlicher Meinung darüber, ob ein und derselbe Patient sicher essen oder trinken konnte. In anderen Fällen unterschied sich das Ausmaß oder die Art der Unterstützung für einen Patienten während des therapeutischen Essens, z. B. in Bezug auf die geeignete Konsistenz der Nahrung/Flüssigkeit, die Position beim Essen und Trinken oder bei der Wahl von Strategien zum Fazilitieren des Schluckens von Speichel. Die Beurteilung und die Struktur der Behandlung konnte variieren. Auch die Behandlungsmethoden oder -techniken wurden unterschiedlich ausgewählt und kombiniert, z. B. um ungünstige Reaktionen wie Beißreaktionen bei der Mundhygiene zu beeinflussen.

Forschungen über den Prozess des klinischen Denkens haben gezeigt, dass er mit dem Erfahrungsstand des Therapeuten variiert (Kuipers 2009). Diese Unterschiede beziehen sich auf den gesamten Untersuchungs- und Behandlungsprozess, einschließlich der Zielsetzung, der Auswahl, der Dosis und der Intensität der Behandlungsmaßnahmen, und können sich somit auf das Ergebnis für den Patienten auswirken.

In der Abteilung schienen weniger erfahrene Therapeuten größere Schwierigkeiten zu haben, sich einen Überblick über das Spektrum der in F.O.T.T. verwendeten Interventionen zu verschaffen, wann und wie sie eingesetzt werden, wie die Reaktionen des Patienten zu interpretieren sind und wie die Behandlung anschließend zu modifizieren ist. Sie schienen die „Übungen" willkürlich auszuwählen, ohne die Qualität der Bewegungen zu bewerten, und hatten Schwierigkeiten, die Interventionen zu analysieren, z. B. um eine angemessene Reaktion in Form funktioneller, selektiver Bewegungen, Bewegungsmuster oder -sequenzen hervorzurufen. Die Beobachtung und kritische Bewertung der Reaktionen oder des Bewegungsverhaltens des Patienten sind für den Prozess des klinischen Denkens in der F.O.T.T. unerlässlich. Zu den wichtigsten Fragen, die gestellt werden müssen, gehören:

- Wie reagiert der Patient auf die therapeutischen Interventionen?
- Was muss geändert werden, um die gewünschte Reaktion zu erzielen?

Darüber hinaus kann der Prozess der Zielsetzung eine Herausforderung darstellen. So könnten Ziele beispielsweise unkonkret, nicht evaluierbar, unrealistisch oder zu leicht innerhalb einer Behandlungssitzung zu erreichen sein. Bovend'Eerdt et al. (2009) und Wade (2009) heben die Zielsetzung als zentralen Bestandteil der Rehabilitation hervor und betonen die Vorteile

der Festlegung von SMART-Zielen, die für *spezifische, messbare, erreichbare, relevante* und *zeitbezogene Ziele* stehen.

Dennoch kann der Zielsetzungsprozess in einem interprofessionellen Umfeld eine Herausforderung darstellen. Plant und Tyson (2017) fanden Hinweise, dass die stationäre Rehabilitation von Menschen mit Schlaganfall mit Hürden verbunden ist, z. B. beim konsequenten Aufstellen und Verfolgen von Zielen und der Integration rehabilitativer Maßnahmen unter der Einbeziehung von Patienten und Zugehörigen in den Prozess. Nur eine Minderheit der Ziele erfüllte die SMART-Kriterien, und viele wurden nie überprüft oder mit früheren Zielen verknüpft. In einigen Fällen waren sie nicht mit einem Behandlungs- oder Aktionsplan verzahnt. Eine dänische Forschergruppe beleuchtete die Zielsetzung in der Rehabilitation von Menschen mit Rückenmarkverletzung und kam zu dem Schluss, dass das Setzen von Zielen nicht nur ein hohes Maß an Flexibilität des Therapeuten erfordert, sondern auch in hohem Grad die Perspektiven des Patienten berücksichtigen sollte. Spezifisch formulierte SMART-Ziele illustrieren nicht immer die Zielvorstellungen, Wünsche und Bedürfnisse des Patienten (Ørtenblad et al. 2022). Melin und Kollegen stellten in einem Review über personenzentrierte Zielsetzung in der Physiotherapie unter anderem heraus, dass der Prozess der Zielsetzung ein hohes Maß an Fähigkeiten seitens des Therapeuten erfordert, wie bewusstes Zuhören, Interaktion und Selbstreflexion (Melin et al. 2021).

Obwohl Zielsetzung ein Kernfaktor in der Neurorehabilitation ist und in vielen Ländern gesetzlich von Kostenträgern eingefordert wird, ist die Evidenzlage noch schwach zur Aussage, inwieweit strukturierte oder unstrukturierte Formulierungen von Zielen zu einem verbesserten Outcome führen. Klar scheint jedoch, dass das Setzen von Zielen Patienten ermutigt und motiviert und ihre Lebensqualität erhöht (Levack et al. 2015). Dennoch ist das Setzen und Verfolgen von Zielen mit dem bestmöglichen Einbeziehen von Patienten und deren sozialem Umfeld ein fester Bestandteil der Arbeit nach F.O.T.T. und des Algorithmus.

Ein weiterer Aspekt, der zur Entwicklung des Algorithmus führte, war das Fehlen eines Instruments zur Visualisierung und Vereinfachung der Prozesse (Untersuchung, Analyse, Behandlung und Bewertung) für die Ausbildung und Supervision. Die erfahrenen Therapeuten hatten Schwierigkeiten, ihren Entscheidungsprozess während der Behandlung (stummes Wissen) oder im Nachhinein in einer Reflexion/Bewertung der Therapie zu verbalisieren. Dies machte es teilweise für die supervidierten Therapeuten schwierig, die Schritte der Entscheidungsfindung zu verstehen und den Input des Supervisors auf ihre eigenen Überlegungen zu übertragen. Vaughan-Graham et al. (2015) weisen darauf hin, dass die Rolle des stummen Wissens bei der klinischen Argumentation in der Neurorehabilitation noch nicht ausreichend untersucht worden ist.

Diese theoretischen Überlegungen führten die Urheber des F.O.T.T.-Algorithmus zu folgendem Schluss: Die Ergotherapeuten benötigen eine angemessene Einführung, bevor sie den F.O.T.T.-Ansatz konsequent anwenden können. Manchmal müssen Therapeuten einige Monate warten, bis sie den F.O.T.T.-Grundkurs besuchen können. Um die erforderliche Behandlung durchführen zu können, bekommen sie während dieser Wartezeit eine interne Anleitung und werden supervidiert. Nach dem 5-tägigen Grundkurs wenden die Therapeuten ihr Wissen in ihrem Arbeitsalltag an. Für klinische Argumentationsprozesse wie Kognition, Metakognition (Auseinandersetzung mit eigenen kognitiven Prozessen), Schlussfolgerungen benötigen sie einen Leitfaden, der sie während des gesamten Prozesses unterstützt. Die Hypothese war, dass der Algorithmus eine wichtige Rolle bei der Einbettung des Wissens und der Übertragung von Fertigkeiten aus dem Grundkurs in die tägliche Arbeit spielen könnte.

17.1.1 Vom Standpunkt der Wissenschaft gesehen

Hart (2009) betont, wie schwierig es ist, valide Studien zur Wirksamkeit der Rehabilitation durchzuführen. Eine Herausforderung besteht darin, dass komplexe Rehabilitationsansätze nicht gut definiert sind. Eine weitere Herausforderung ist die Patient-Behandler-Interaktion als eine Komponente, die bei der Suche nach den aktiven Bestandteilen einer Behandlung kaum zu eliminieren oder zu isolieren ist. Darüber hinaus sind mehrere Komponenten schwer zu bewerten, da sie spezifisch an die Probleme und Ziele des Patienten angepasst sind und in Kombination einen Nutzen bieten können, der „mehr ist als die Summe seiner Teile" (Hart 2009). Hypothesenorientierte Algorithmen für die klinische Arbeit wurden bereits in den 1980er-Jahren entwickelt. Rothstein und Echternach (1986, 2003), Kenyon (2013) und Schenkman et al. (2006) haben ähnliche Algorithmen für Auszubildende oder Berufsanfänger im Bereich der Physiotherapie entwickelt. Michielsen et al. (2017) haben ebenfalls auf den Nutzen eines Rahmens hingewiesen, der als klinisches Praxismodell für das Bobath-Konzept dient.

Dennoch gibt es nach wie vor nur begrenzte Belege für die Wirksamkeit von Behandlungen, die auf Schluckstörungen und/oder andere Probleme im faciooralen Bereich abzielen. Eine evidenzbasierte Praxis erfordert die Integration klinischer Erfahrungen und Patientenwerte mit den besten verfügbaren Forschungs-

informationen, vorzugsweise auf der Grundlage kontrollierter Studien, die die Wirksamkeit eines bestimmten Verfahrens oder einer bestimmten Therapie belegen (Masic et al. 2008).

Die Evidenz für die Wirksamkeit von F.O.T.T. ist bisher noch überschaubar. Es liegen zwei Studien der EbM-Evidenzklassen Stufe Ib (randomisierte Kontrollstudien) aus Dänemark (Kjaersgaard et al. 2014; Mortensen et al. 2016; ▶ Kap. 14) und einige Publikationen mit der Evidenzklasse III und IV vor (Nusser-Müller-Busch 2015, ▶ https://www.fott.eu/de/konzept/literatur), sowie eine Pilotstudie zum Effekt der intensiven Fazilitation des Schluckens, (Jakobsen et al. 2019). Die Inhalte der Behandlung wurden bisher in einem deutschsprachigen Konsensus-Dokument (Nusser-Müller-Busch 2008) festgehalten, das als Grundlage für die Beschreibung der therapeutischen Interventionen im F.O.T.T.-Algorithmus diente (▶ Kap. 16).

Andere Ansätze zur Behandlung von Schluckstörungen haben ähnliche Probleme in Bezug auf eine evidenzbasierte Praxis. Langmore (2015) kommt zu dem Schluss: „Im Bereich der Dysphagie gibt es nicht genügend gut konzipierte größere Studien, um den klinischen Nutzen vieler Schluck- und Nicht-Schluck-Übungen für die Dysphagie-Rehabilitation zu belegen… Für mehrere der am häufigsten verwendeten Schluckübungen gibt es keine ausreichenden Belege für einen Langzeiteffekt."

McCurtin und Healy (2017) untersuchten 116 Sprachtherapeuten bei der Wahl ihrer Behandlungsstrategien und stellten fest, dass die häufigsten Interventionen die Modifizierung von Nahrungskonsistenzen und Getränken und die Korrektur bzw. Veränderung der Position des Patienten waren. Ein weiteres Ergebnis war, dass die Therapeuten bei der Auswahl der Behandlungen auf praxisbezogene Regeln statt auf evidenzbasierte Regeln zurückgriffen und dass sie im Durchschnitt 6,93 verschiedene therapeutische Interventionen einsetzten.

Der F.O.T.T.-Ansatz umfasst viele Komponenten, die nach den Clinical Reasoning-Prozessen kombiniert und in verschiedenen Positionen, Kontexten, Intensitäten und Dosen eingesetzt werden können. Auch die Durchführung von Forschungsarbeiten zu F.O.T.T. erfordert einen systematischen und einheitlichen Ansatz, der auf der Einhaltung vereinbarter Behandlungsrichtlinien beruht. Diese sogenannte Adhärenz sollte bei allen an der Studie teilnehmenden Therapeuten gewährleistet sein und durch den Algorithmus unterstützt werden, der den klinischen Entscheidungsprozess visualisiert und begleitet. Adhärenz bedeutet nicht, einem festen Protokoll zu folgen, bei dem alle Therapeuten immer das Gleiche tun sollten. Vielmehr nutzen sie den roten Faden, den der Algorithmus und das die Prozesse beschreibende Begleitmanual vorgeben.

17.2 Struktur des Algorithmus

Der F.O.T.T.-Algorithmus soll sowohl einen Überblick als auch eine Struktur für die klinische Herangehensweise zur Untersuchung und Behandlung Betroffener bieten (◘ Abb. 17.1). Die Struktur des Algorithmus orientiert sich an dem Modell der Untersuchung und Behandlung von Coombes und Davies (1987) und auf F.O.T.T.-spezifischen Prozessen (Hansen und Jakobsen 2010). Nach diesem Modell beginnt das Clinical Reasoning bereits, wenn der Therapeut Informationen über den Patienten aus der Krankenakte sammelt. Die erste klinische Untersuchung trägt dazu bei, Hypothesen über die Hauptprobleme des Patienten und die zugrunde liegenden Ursachen zu bestätigen oder ge-

gebenenfalls neue Arbeitshypothesen aufzustellen. Der Therapeut konzentriert sich auf die sensomotorischen, perzeptiven, mentalen und/oder kognitiven Probleme und Ressourcen des Patienten, mit folgenden Fragen:

- Wie reagiert der Patient auf taktile, auditive und/oder visuelle Informationen?
- Ist er in der Lage, die Atemwege zu schützen?
- Gibt es Möglichkeiten zur Kommunikation?

Vor diesem Hintergrund und den zuvor aus der Krankenakte gesammelten Informationen wird ein Bereich der F.O.T.T. priorisiert, um mit der eingehenden Beurteilung und Analyse zu beginnen.

Der Algorithmus besteht aus 5 Diagrammen, die das Modell der Beurteilung und Behandlung veranschau-

F.O.T.T.-Algorithmus: Untersuchung, Behandlung und Evaluation

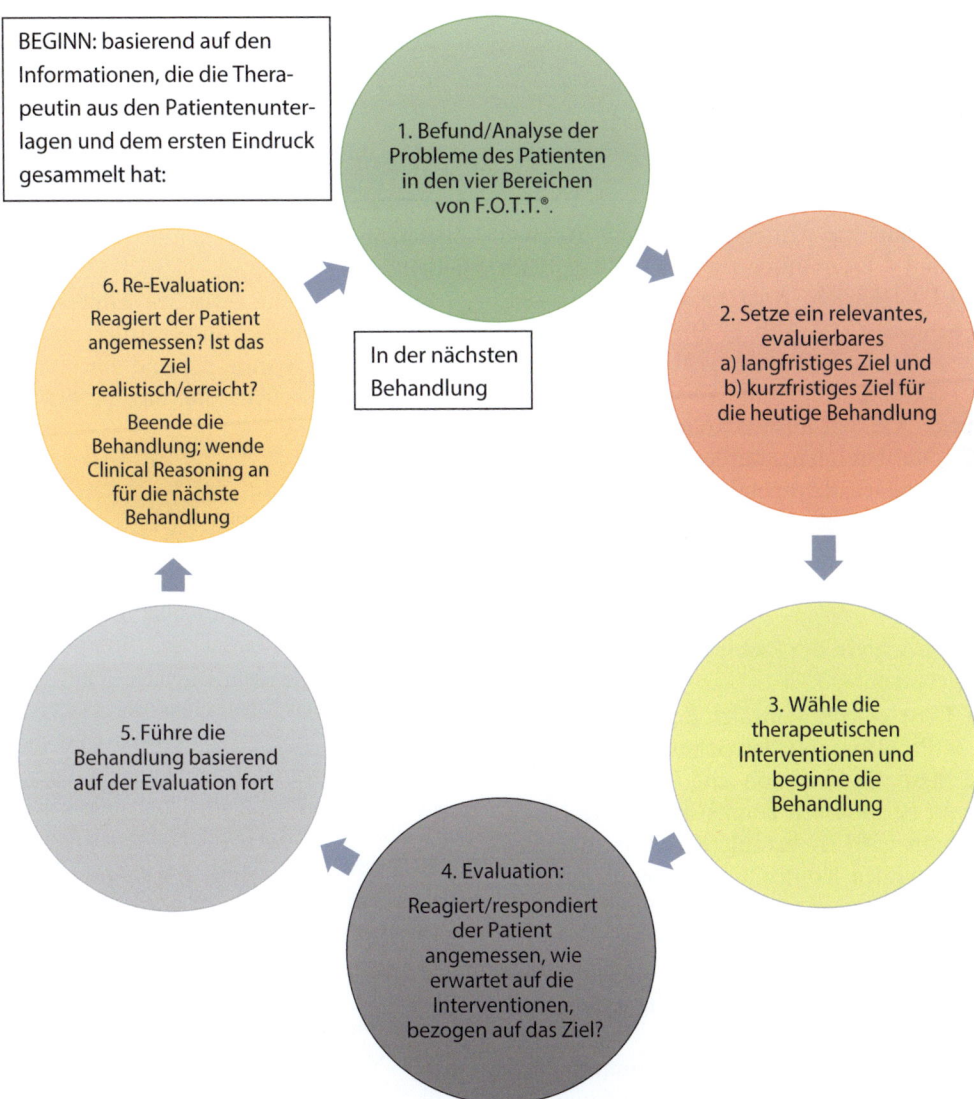

◘ **Abb. 17.1** Modell der Untersuchung, Analyse, Zielsetzung, Behandlung und Evaluation. (Original: Coombes und Davies 1987; modifiziert durch © Jakobsen)

Untersuchung ↔ Behandlung

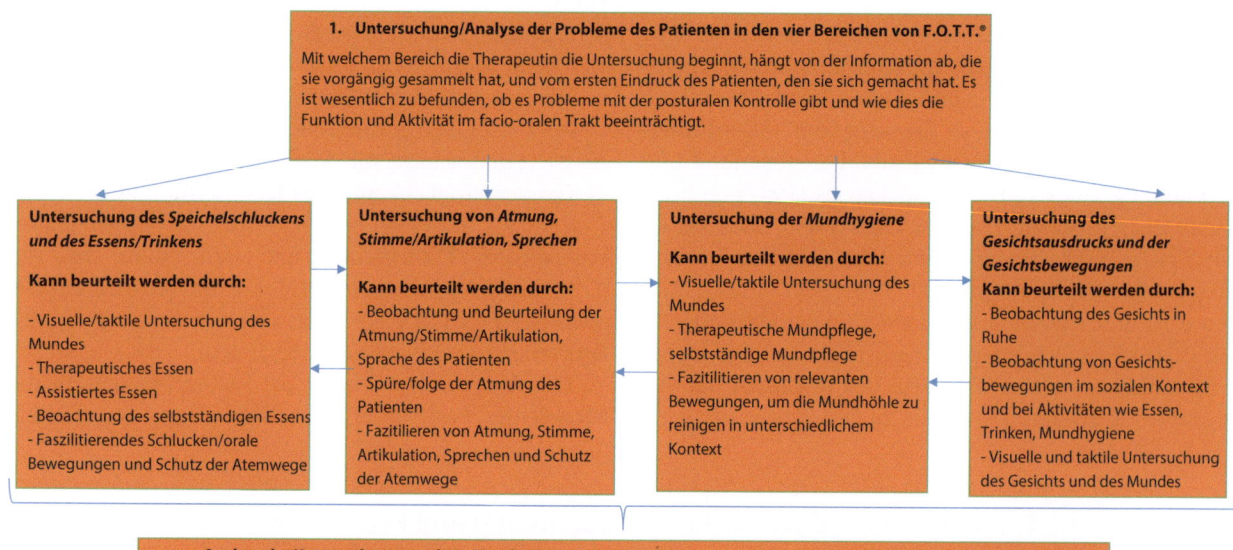

Abb. 17.2 Bewertung/Analyse der Probleme des Patienten in den vier Bereichen der F.O.T.T. (© Hansen und Jakobsen 2010/2017)

lichen: 1 Diagramm zur Untersuchung und Analyse (■ Abb. 17.2) und 4 Diagramme zur Behandlung, eines für jeden F.O.T.T. Bereich: *Nahrungsaufnahme* (Essen, Trinken und Schlucken) (■ Abb. 17.3); *Atmung/Stimme, Artikulation und Sprechbewegungen* (■ Abb. 17.4); *Mundhygiene* (■ Abb. 17.5) und *Nonverbale Kommunikation* (hier: Gesichtsausdruck/Gesichtsbewegung) (■ Abb. 17.6). Darüber hinaus werden in einem Manual die häufig verwendeten therapeutischen Interventionen und die Kriterien für ihre Anwendung, ihre Graduierung und Kriterien für die Bewertung erläutert (Schow et al. 2019; ▶ www.formatt.org/de/konzept/literatur).

■ **1. Bewertung/Analyse der Probleme des Patienten in den 4 Bereichen der F.O.T.T**

In der F.O.T.T. ist es von zentraler Bedeutung zu beurteilen, ob es Probleme mit der posturalen Kontrolle gibt und wie diese die Funktion und Aktivität im facio-oralen Trakt beeinflussen können (Coombes 1996). Vaughan-Graham (2017) betont ebenfalls die Bedeutung der posturalen Kontrolle im Bobath-Konzept. Das Bewertungsschema ermöglicht es dem Therapeuten, flexibel zwischen den Bereichen der Untersuchung zu wechseln, je nach den Problemen des Patienten und seiner Reaktion auf therapeutische Interventionen (■ Abb. 17.2).

Die klinische Untersuchung enthält immer auch Informationen darüber, wie der Patient auf die Behandlung reagiert. Diese Informationen sind für die Zielsetzung und die Behandlungsplanung von großer Bedeutung.

Die Verbindung zwischen Untersuchung und Behandlung ist komplex und erfordert eine detaillierte Beobachtung der Symptome und eine Interpretation der möglichen Ursachen, um das Problem eindeutig zu identifizieren.

▶ **Beispiel**

Der Speichel läuft aus dem Mund des Patienten (Beurteilung). Was sind die zugrunde liegenden Ursachen, z. B. herabgesetzte Sensibilität im Gesicht und im Mund, und/oder ein Mangel an Transportbewegungen der Zunge? Hilft es, dem Patienten Input auf die Zunge zu geben und den Mundschluss zu erleichtern (Behandlung und Beurteilung)? Anschließend wird die Reaktion des Patienten bewertet: Ist er nun in der Lage, Speichel spontan zu schlucken (Beurteilung), oder kann dies erleichtert (fazilitiert) werden (Behandlung *und* Beurteilung)?

In ■ Abb. (17.2) finden sich in den 4 Kästen für die verschiedenen Bereiche von F.O.T.T. Schlüsselwörter dafür, wie und in welchem Zusammenhang die Probleme des Patienten beurteilt werden können, z. B. durch visuelle oder taktile Untersuchung/Beurteilung des Mundes. Es ist möglich und kann notwendig sein, dieselbe Funktion oder Aktivität (z. B. selektive Gesichtsbewegungen) in verschiedenen Positionen zu beurteilen, z. B. im Sitzen oder in Seitenlage.

Die Methoden und Techniken zur Beurteilung und Behandlung von Patienten mit Problemen im facio-oralen Trakt werden in den F.O.T.T.-Grundkursen vermittelt und im Manual des Algorithmus beschrieben. In der Analyse identifiziert der Therapeut die Ressourcen des Patienten und die Hauptprobleme und stellt Arbeitshypothesen über die den Problemen zugrunde liegenden Ursachen auf als Voraussetzung für die Zielsetzung und Behandlungsplanung.

Bei der Untersuchung wird immer berücksichtigt, wie die Haltung und Bewegung des Patienten die Funktion und Aktivität des facio-oralen Traktes beeinflussen. Es gibt einen fließenden Übergang zwischen Beurteilung und Behandlung.

Untersuchung ↔ Behandlung
Die Untersuchung umfasst auch die Reaktion des Patienten auf die therapeutischen Interventionen. Die Untersuchung ist so strukturiert, dass sie dem Patienten gleichzeitig auch ein sinnvolles und hilfreiches Angebot von Stimulation und Fazilitation gibt (z. B. die taktile orale Mundstimulation), die wiederum zu einer angemessenen „Antwort" oder Reaktion seitens des Patienten führen kann. Teil der Untersuchung ist es festzustellen, welche Art von Intervention dem Patienten hilft, die Bewegungsqualität zu verbessern. Für die Bewertung der Bewegungsqualität werden Parameter wie Selektivität, passendes Tempo, Wiederholbarkeit, Ausmaß des Bewegungsausschlages und klarer Anfang und Ende einer Bewegung sowie das Erreichen eines funktionellen Ziels herangezogen. ◄

■ **2. Ziele setzen: Ein relevantes, evaluierbares langfristiges Ziel und ein kurzfristiges Ziel für die Behandlung des Tages**
Langfristige Ziele (erreichbar innerhalb von Wochen bis Monaten) und kurzfristige Ziele (hier definiert als Ziel in der Behandlung des Tages) sollten für den Patienten relevant sein und sich realistisch und evaluierbar auf Aktivitäten des täglichen Lebens beziehen. Je nach Zustand des Patienten und seinen Kontextfaktoren können sie mit oder für den Patienten festgelegt werden, z. B. bei Patienten mit schwerer Hirnschädigung, die an profunden Störungen des Bewusstseins leiden. Wann immer möglich und sinnvoll, sollten auch die Zugehörigen in die Zielsetzung einbezogen werden. Wenn das Ziel festgelegt ist, wird die Behandlung geplant.

■ **3. Auswahl der therapeutischen Maßnahmen und Beginn der Behandlung**
Für die Behandlungsplanung geben die Flussdiagramme der 4 Bereiche nicht nur einen Überblick über das gesamte Modell, sondern auch über das Spektrum,

die Anwendungskriterien und die Graduierung der therapeutischen Maßnahmen, die zur Auswahl stehen (◨ Abb. 17.3, 17.4, 17.5 und 17.6).

In jedem dieser Flussdiagramme gibt es obligatorische Inhalte. In den Kästchen befinden sich folgende Aspekte: Umgebungsfaktoren anpassen, Wahl der Position, Methoden und Techniken, Anleitung/Anweisung/Beaufsichtigung des Patienten und/oder der Zugehörigen, des Pflegepersonals/Helfers und unterschiedliche Arbeitsebenen. Die Felder *Gesichts- und Zungenbewegungen* ebenso wie *Fazilitieren des Schluckens* und *Schutz der Atemwege* sind für jeden Bereich der F.O.T.T. relevant und Teil jedes Flussdiagramms. Sobald der Patient ein Fazilitieren des Schluckens oder Hilfe zum Schutz der Atemwege benötigt, wird dies vom Therapeuten berücksichtigt, priorisiert und die passende Intervention gefunden und evaluiert.

Der Therapeut entscheidet über die Interventionen, die zur Erreichung des Ziels relevant sind. Zunächst wird die Umgebung, in der die Behandlung stattfinden soll, ausgewählt und gegebenenfalls soweit wie möglich angepasst. Darüber hinaus werden eine oder mehrere passende Positionen für den Patienten sowie die Methoden und Techniken, die zur Erreichung des Ziels eingesetzt werden sollen, ausgewählt. Der Therapeut entscheidet dann über das Niveau der Interventionen, z. B. über die Intensität der Fazilitation oder die Anforderungen an die Haltungskontrolle des Patienten, z. B. Arbeit in einer liegenden (mit viel Unterstützungsfläche) versus aufrechten Position, mit weniger Unterstützungsfläche und höheren Anforderungen an die posturale Kontrolle des Patienten.

■ **4. Bewertung: Reagiert der Patient angemessen auf die Interventionen?**
In dieser Phase werden die bis dahin gesammelten Beobachtungen ausgewertet: Erscheint die Behandlung angemessen? Ist das Ziel für die Behandlung des Tages noch realistisch? Wurde das Ziel bereits erreicht? Der Therapeut antwortet mit Ja oder Nein (siehe die 4 Diagramme).

■ **5. Fortsetzung der Behandlung auf der Grundlage der Bewertung**
Wenn die Antwort Ja lautet, ist das Ziel noch realistisch, und der Therapeut arbeitet weiter auf das Ziel hin. Wurde das Ziel bereits erreicht, wird mit Wiederholung oder Shaping gearbeitet. *Shaping* bedeutet, an der individuellen Grenze des Patienten zu arbeiten, auf einem weder zu hohen noch zu niedrigen Niveau. Ziel ist es, die Fähigkeiten des Patienten auszuweiten, d. h. ihn über seine Leistungsgrenze hinaus zu bringen. Dies kann erreicht werden, indem die Anforderungen erhöht werden oder dem Patienten eine geringere Unterstützungsbasis geboten wird, z. B. durch die Wahl

17

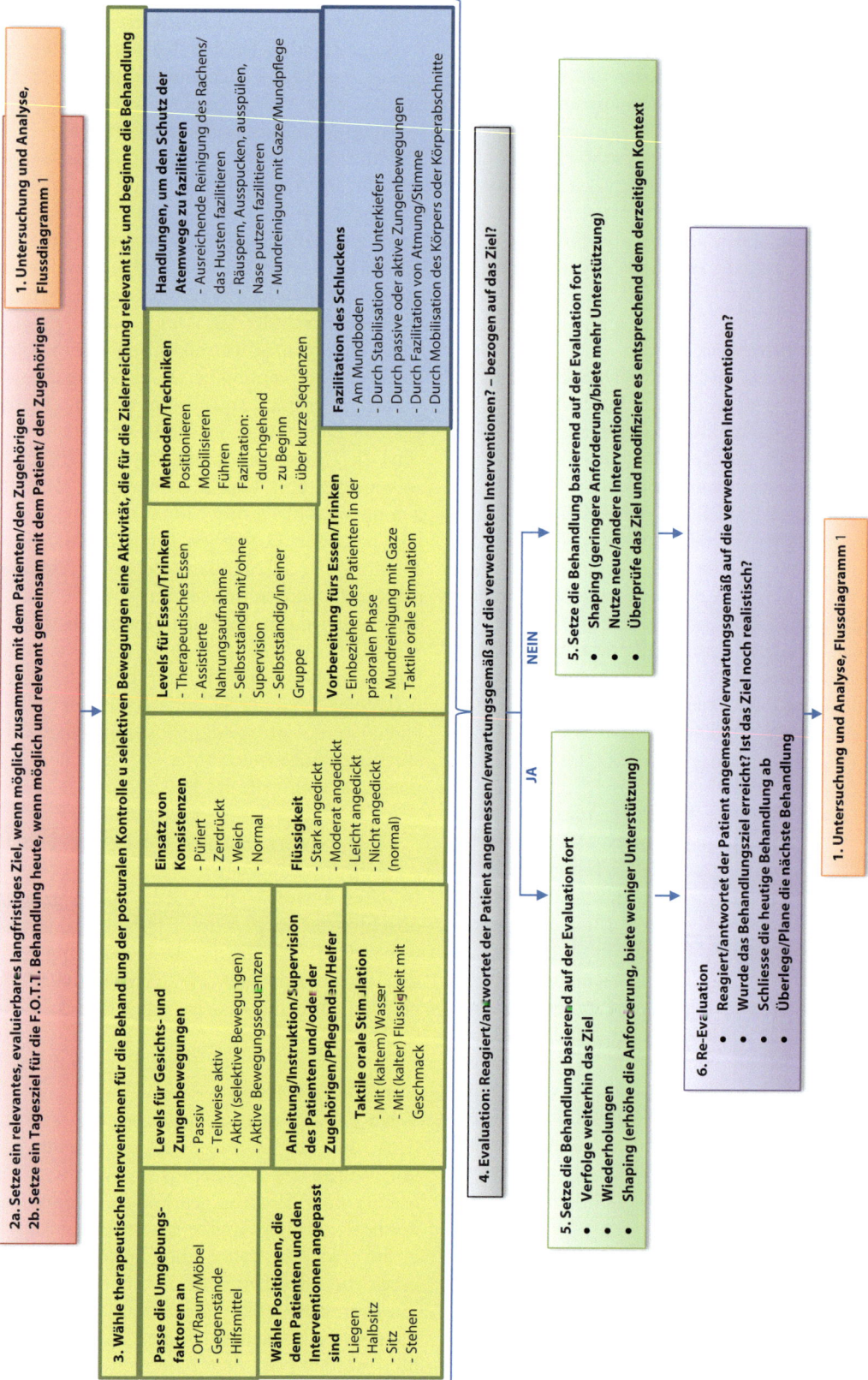

Abb. 17.3 Behandlungsschema: Schlucken von Speichel, Essen und Trinken. (© Hansen und Jakobsen 2010/2017)

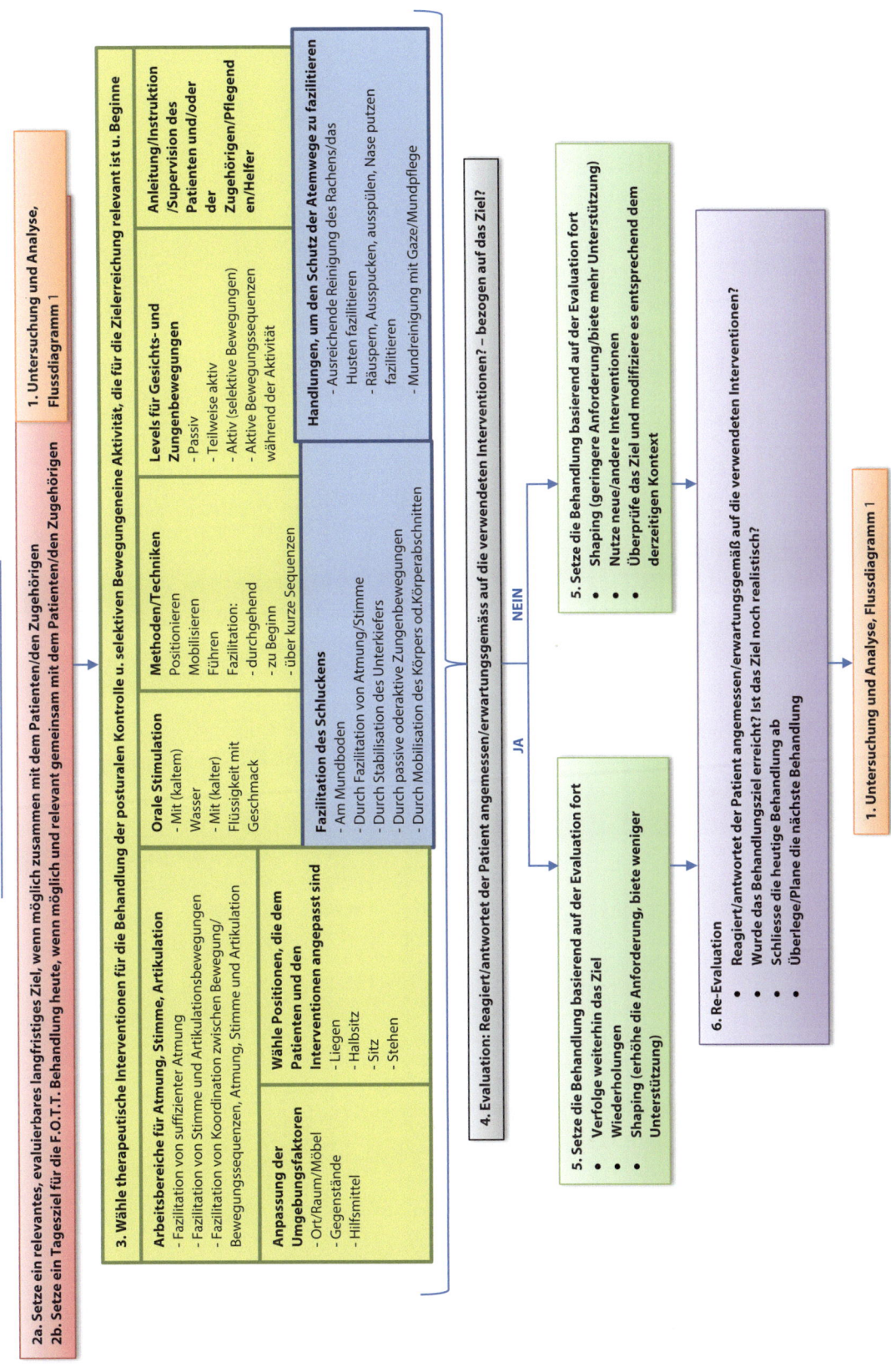

■ **Abb. 17.4** Behandlungsschema: Atmung, Stimme und Sprechen. (© Hansen und Jakobsen 2010/2017)

17

Mundhygiene

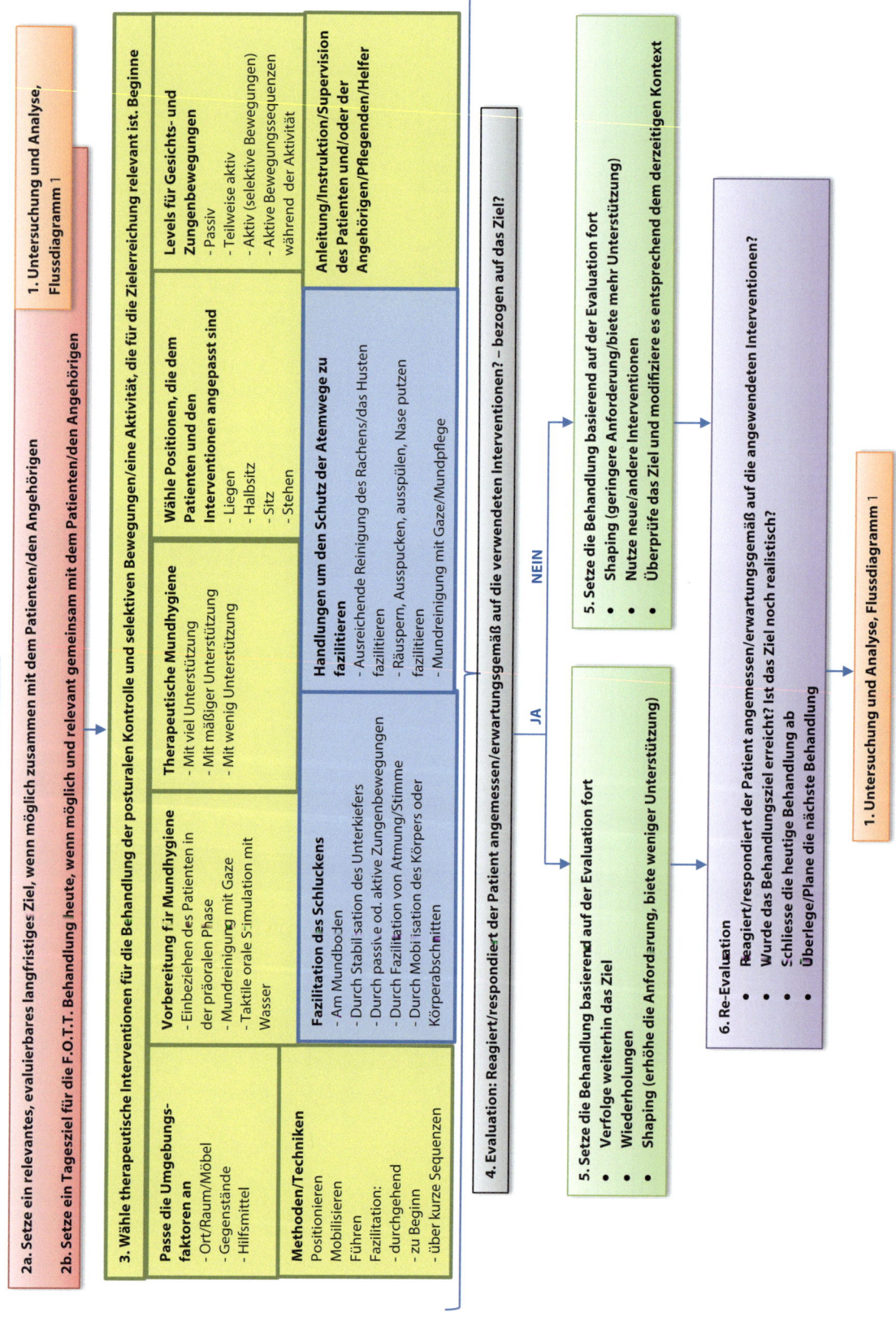

2a. Setze ein relevantes, evaluierbares langfristiges Ziel, wenn möglich zusammen mit dem Patienten/den Angehörigen

2b. Setze ein Tagesziel für die F.O.T.T. Behandlung heute, wenn möglich und relevant gemeinsam mit dem Patienten/den Angehörigen

1. Untersuchung und Analyse, Flussdiagramm 1

3. Wähle therapeutische Interventionen für die Behandlung der posturalen Kontrolle und selektiven Bewegungen/eine Aktivität, die für die Zielerreichung relevant ist. Beginne

Passe die Umgebungs-faktoren an
- Ort/Raum/Möbel
- Gegenstände
- Hilfsmittel

Methoden/Techniken
Positionieren
Mobilisieren
Führen
Fazilitation:
- durchgehend
- zu Beginn
- über kurze Sequenzen

Vorbereitung für Mundhygiene
- Einbeziehen des Patienten in der präoralen Phase
- Mundreinigung mit Gaze
- Taktile orale Simulation mit Wasser

Fazilitation des Schluckens
- Am Mundboden
- Durch Stabilisation des Unterkiefers
- Durch passive od. aktive Zungenbewegungen
- Durch Fazilitation von Atmung/Stimme
- Durch Mobilisation des Körpers oder Körperabschnitten

Therapeutische Mundhygiene
- Mit viel Unterstützung
- Mit mäßiger Unterstützung
- Mit wenig Unterstützung

Handlungen um den Schutz der Atemwege zu fazilitieren
- Ausreichende Reinigung des Rachens/das Husten fazilitieren
- Räuspern, Ausspucken, ausspülen, Nase putzen fazilitieren
- Mundreinigung mit Gaze/Mundpflege

Wähle Positionen, die dem Patienten und den Interventionen angepasst sind
- Liegen
- Halbsitz
- Sitz
- Stehen

Levels für Gesichts- und Zungenbewegungen
- Passiv
- Teilweise aktiv
- Aktiv (selektive Bewegungen)
- Aktive Bewegungssequenzen während der Aktivität

Anleitung/Instruktion/Supervision des Patienten und/oder der Angehörigen/Pflegenden/Helfer

4. Evaluation: Reagiert/respondiert der Patient angemessen/erwartungsgemäß auf die verwendeten Interventionen? – bezogen auf das Ziel?

JA

NEIN

5. Setze die Behandlung basierend auf der Evaluation fort
- Verfolge weiterhin das Ziel
- Wiederholungen
- Shaping (erhöhe die Anforderung, biete weniger Unterstützung)

5. Setze die Behandlung basierend auf der Evaluation fort
- Shaping (geringere Anforderung/biete mehr Unterstützung)
- Nutze neue/andere Interventionen
- Überprüfe das Ziel und modifiziere es entsprechend dem derzeitigen Kontext

6. Re-Evaluation
- Reagiert/respondiert der Patient angemessen/erwartungsgemäß auf die angewendeten Interventionen?
- Wurde das Behandlungsziel erreicht? Ist das Ziel noch realistisch?
- Schliesse die heutige Behandlung ab
- Überlege/Plane die nächste Behandlung

1. Untersuchung und Analyse, Flussdiagramm 1

Abb. 17.5   Behandlungsschema: Mundhygiene. (© Hansen und Jakobsen 2010/2017)

Gesichtsausdruck, Gesichtsbewegungen

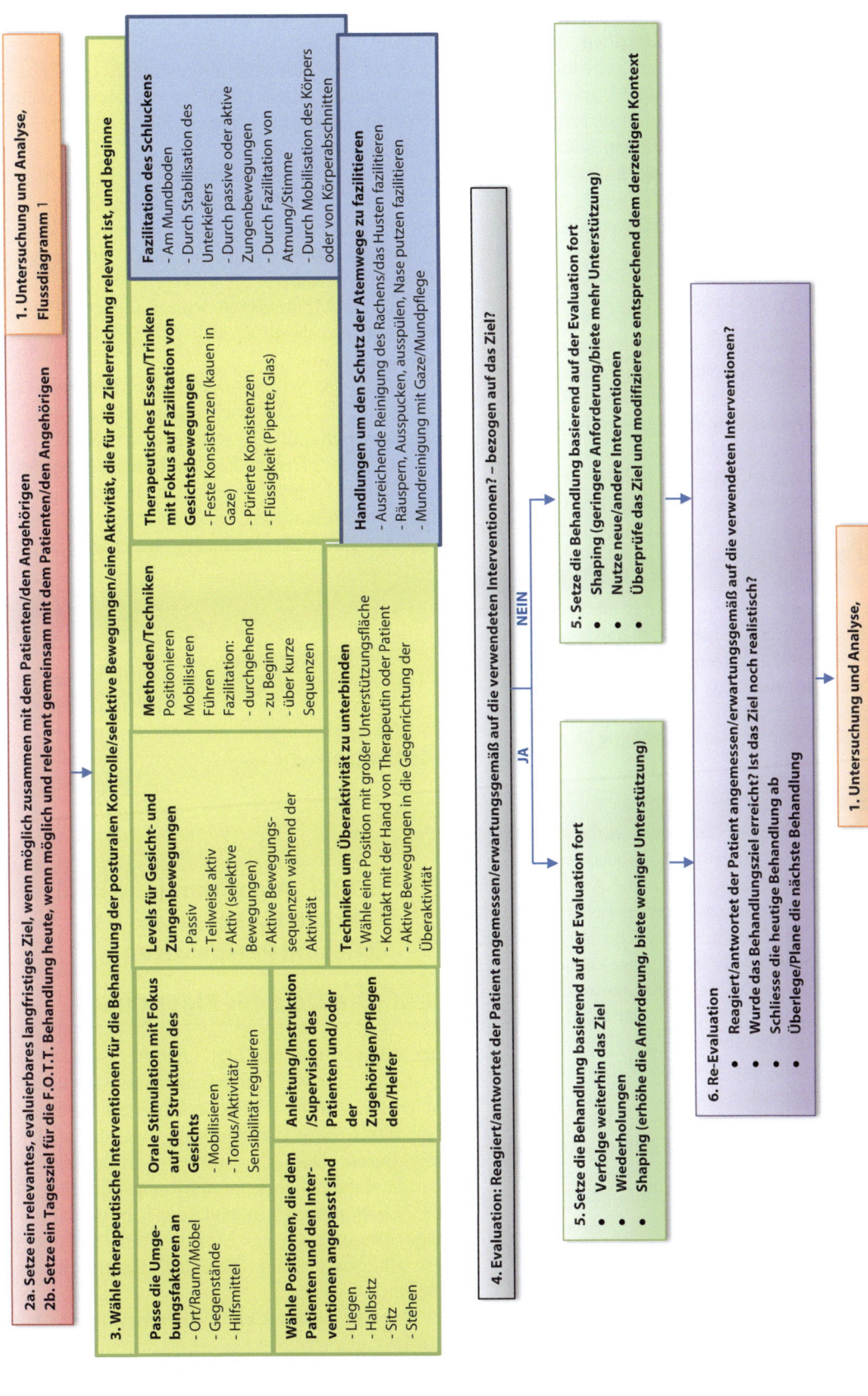

2a. Setze ein relevantes, evaluierbares langfristiges Ziel, wenn möglich zusammen mit dem Patienten/den Angehörigen
2b. Setze ein Tagesziel für die F.O.T.T. Behandlung heute, wenn möglich und relevant gemeinsam mit dem Patienten/den Angehörigen

1. Untersuchung und Analyse, Flussdiagramm 1

3. Wähle therapeutische Interventionen für die Behandlung der posturalen Kontrolle/selektive Bewegungen/eine Aktivität, die für die Zielerreichung relevant ist, und beginne

Passe die Umgebungsfaktoren an das
- Ort/Raum/Möbel
- Gegenstände
- Hilfsmittel

Wähle Positionen, die dem Patienten und den Interventionen angepasst sind
- Liegen
- Halbsitz
- Sitz
- Stehen

Orale Stimulation mit Fokus auf den Strukturen des Gesichts
- Mobilisieren
- Tonus/Aktivität/Sensibilität regulieren

Anleitung/Instruktion /Supervision des Patienten und/oder der Zugehörigen/Pflegenden/Helfer

Levels für Gesicht- und Zungenbewegungen
- Passiv
- Teilweise aktiv
- Aktiv (selektive Bewegungen)
- Aktive Bewegungssequenzen während der Aktivität

Techniken um Überaktivität zu unterbinden
- Wähle eine Position mit großer Unterstützungsfläche
- Kontakt mit der Hand von Therapeutin oder Patient
- Aktive Bewegungen in die Gegenrichtung der Überaktivität

Methoden/Techniken
Positionieren
Mobilisieren
Führen
Fazilitation:
- durchgehend
- zu Beginn
- über kurze Sequenzen

Therapeutisches Essen/Trinken mit Fokus auf Fazilitation von Gesichtsbewegungen
- Feste Konsistenzen (kauen in Gaze)
- Pürierte Konsistenzen
- Flüssigkeit (Pipette, Glas)

Fazilitation des Schluckens
- Am Mundboden
- Durch Stabilisation des Unterkiefers
- Durch passive oder aktive Zungenbewegungen
- Durch Fazilitation von Atmung/Stimme
- Durch Mobilisation des Körpers oder von Körperabschnitten

Handlungen um den Schutz der Atemwege zu fazilitieren
- Ausreichende Reinigung des Rachens/das Husten fazilitieren
- Räuspern, Ausspucken, ausspülen, Nase putzen fazilitieren
- Mundreinigung mit Gaze/Mundpflege

4. Evaluation: Reagiert/antwortet der Patient angemessen/erwartungsgemäß auf die verwendeten Interventionen? – bezogen auf das Ziel?

JA

5. Setze die Behandlung basierend auf der Evaluation fort
• Verfolge weiterhin das Ziel
• Wiederholungen
• Shaping (erhöhe die Anforderung, biete weniger Unterstützung)

NEIN

5. Setze die Behandlung basierend auf der Evaluation fort
• Shaping (geringere Anforderung/biete mehr Unterstützung)
• Nutze neue/andere Interventionen
• Überprüfe das Ziel und modifiziere es entsprechend dem derzeitigen Kontext

6. Re-Evaluation
• Reagiert/antwortet der Patient angemessen/erwartungsgemäß auf die verwendeten Interventionen?
• Wurde das Behandlungsziel erreicht? Ist das Ziel noch realistisch?
• Schliesse die heutige Behandlung ab
• Überlege/Plane die nächste Behandlung

1. Untersuchung und Analyse, Flussdiagramm 1

□ **Abb. 17.6** Behandlungsschema: Gesichtsausdruck, Gesichtsbewegungen. (© Hansen und Jakobsen 2010/2017)

einer sitzenden statt einer liegenden Position oder durch ein geringeres Fazilitieren. Shaping ist eine Methode zur Förderung des motorischen Lernens, bei der der Patient aufgefordert wird, denselben Bewegungsablauf oder dieselbe Aktivität unter „schwierigeren Bedingungen", aber dennoch in derselben Qualität, erneut auszuführen. Die Wiederholung kann verschiedene Aspekte der gewählten Aktivität umfassen oder unter anderen Bedingungen, z. B. in einem anderen Kontext, gefördert werden, da angenommen wird, dass motorisches Lernen am effektivsten ist, wenn die Wiederholung variabel ist.

▶ **Beispiel**

Das Ziel der Behandlung ist, dass der Patient eine Portion Apfelmus sicher (mit ausreichendem Schutz der Atemwege) im Sitzen essen kann, wobei er vom Therapeuten dabei unterstützt wird, z. B. in Form von Fazilitieren des Nachschluckens, insbesondere nach Räuspern. Ist das Ziel erreicht, stellt der Therapeut die Hypothese auf, dass der Patient auch in der Lage sein wird, leicht angedickte Flüssigkeit, vorerst mit Fazilitation durch den Therapeuten, sicher zu trinken.

Lautet die Antwort Nein (das Ziel scheint unrealistisch), sollte der Therapeut überlegen, wie er die Unterstützung für den Patienten erhöhen kann, z. B. durch eine Position mit mehr Unterstützungsfläche oder eine intensivere Fazilitation. Wenn es zweifelhaft ist, das Tagesziel überhaupt zu erreichen, sollte der Therapeut das Ziel an die aktuellen Fähigkeiten des Patienten anpassen. ◀

▶ **Beispiel**

Das Ziel für den heutigen Tag war, dass die Patientin im Sitzen Apfelschnitze, eingewickelt in feuchter Gaze, sicher kauen kann und dass der Saft des Apfelstücks und der beim Kauen entstehende Speichel sicher geschluckt werden können. Doch schon während der vorbereitenden Mundstimulation zeigt die heute eher müde Patientin Anzeichen von Aspiration von Speichel und hustet nur schwach. Die Stimme verbleibt feucht, und brodelnde Atemgeräusche sind zu hören.

Der Therapeut passt nun das Ziel an: Die Patientin soll Speichel sicher schlucken können. Er bringt die Patientin in die Seitenlage und fazilitiert das Schlucken, wann immer es nötig ist. Als neue Intervention wird die Zunge der Patientin passiv mobilisiert, um vorhandenen Speichel spürbar zu machen und Schlucken einzuleiten. Jeder Versuch der Patientin, sich zu räuspern oder zu husten, wird am Sternum, Thorax und Bauch unterstützt, und nicht geschluckter Speichel wird mit Gaze strukturiert aus der Mundhöhle entfernt. ◀

■ **6. Re-Evaluierung**

Reagiert der Patient angemessen/wie erwartet auf die Interventionen? Ist das Ziel noch realistisch? Wurde das Ziel der Behandlung erreicht? Wenn ja, wird die Behandlung beendet und die nächste Behandlung auf der Grundlage der klinischen Überlegungen vorbereitet.

Zum Schluss wird eingeschätzt, ob die Änderung der Interventionen und/oder der Einsatz neuer Interventionen erfolgreich waren. Diese Aspekte sind zu berücksichtigen:

Waren die therapeutischen Interventionen im Verhältnis zu den Ressourcen und Problemen des Patienten und den zugrunde liegenden Ursachen angemessen?

Hatten die Interventionen ein angemessenes Niveau/Intensität?

Welche Maßnahmen waren für den Patienten am hilfreichsten, damit er sich gezielter und funktioneller bewegen konnte?

Wenn das kurzfristige Behandlungsziel nicht erreicht wurde: Ist es noch realistisch/relevant, es in der nächsten Behandlungssitzung anzustreben?

Ist das langfristige Ziel noch relevant/realistisch?

Welche Überlegungen und Erfahrungen aus der heutigen Behandlung sind wichtig, um sie vor der nächsten Behandlungssitzung zu berücksichtigen?

Praxistipp

Bei der Evaluation wird berücksichtigt, wie veränderter Tonus, Bewegungsverhalten, Sensibilität und Wahrnehmung die Handlungsfähigkeit des Patienten beeinflussen, und wie das Erlernen funktioneller Bewegungen und Bewegungsmuster unterstützt werden kann.

17.3 F.O.T.T.-Algorithmus im klinischen Kontext, für Lehre und Forschung: Ziele und Perspektiven

17.3.1 Die Ziele des Algorithmus

Der Algorithmus verfolgt mehrere Ziele: Er soll Prozesse des Clinical Reasonings visualisieren und vereinfachen. Unerfahrene und erfahrene Therapeuten können damit ihre Behandlung und deren Evaluation reflektieren. Der Algorithmus hilft außerdem Therapeuten dabei, ihre Interventionen zu graduieren und die Zugehörigen zu involvieren. Schlussendlich soll der Algorithmus auch das Setzen, Verfolgen und Evaluieren alltagsrelevanter Ziele erleichtern (Bovend'Eerdt 2009).

Der Algorithmus kann auch im interprofessionellen Kontext genutzt werden, zum Beispiel um hilfreiches Handling im Umgang mit dem Patienten an andere Berufsgruppen, z. B. Pflegepersonal, weiterzugeben oder anhand der analysierten Probleme andere Berufsgruppen mit deren Kernkompetenzen einzubeziehen, damit zielführend und intensiv mit dem Patienten gearbeitet werden kann.

17.3.2 Erfahrungen mit dem Algorithmus in der Klinik und Supervision

Der Algorithmus wurde zuallererst im lokalen Kontext in der Neurorehabilitation in Dänemark für die Ergotherapeuten präsentiert, da die Untersuchung und Behandlung von Betroffenen mit Problemen des faciooralen Trakts zu deren Kernaufgaben zählen. Danach wurden in wöchentlichen Mitarbeiterschulungen Patientenbeispiele diskutiert, und der Algorithmus wurde in supervidierten Behandlungen verwendet. Poster mit den Flussdiagrammen im Büro der Ergotherapeuten boten immer wieder Gelegenheit für kürzere Besprechungen und Diskussionen über bestimmte Patienten.

Der Algorithmus definiert die F.O.T.T. in der Praxis. Durch seine Anwendung und Weitergabe in unterschiedlichem Kontext und durch unterschiedliche Personen könnte das Konzept Gefahr laufen, verändert oder „verwässert" zu werden, mit der Folge, dass die Behandlung nicht von jedem Therapeuten zuverlässig, d. h. nach den gleichen Grundgedanken, Prinzipien, Methoden und Techniken, durchgeführt würde (Hart 2009).

Seit einigen Jahren wird der Algorithmus in F.O.T.T.-Aufbaukursen eingesetzt. Während des Kurses behandeln 3 Teilnehmer einen Patienten unter Supervision der Kursleitung. Dazu verwenden sie den Algorithmus zum Clincial Reasoning.

17.3.3 Perspektiven des Algorithmus in Klinik und Forschung

Der Algorithmus wird regelmäßig aktualisiert, um neue Erkenntnisse aus der klinischen Praxis und der Forschung einzubeziehen. Es ist geplant, Interventionen für die Arbeit mit tracheotomierten Patienten hinzuzufügen. Der Algorithmus könnte potenziell auch zur Entwicklung klinischer Standards dienen, z. B. für die Mundhygiene oder den oralen Kostaufbau.

Die F.O.T.T. ist ein Konzept, das aus der Empirie entwickelt wurde und sich vor dem Hintergrund klinischer, aber auch wissenschaftlicher Erkenntnisse kontinuierlich verändert.

Verschiedene Faktoren erschweren jedoch die Durchführung wissenschaftlicher Effektstudien zu komplexen Konzepten wie der F.O.T.T. Dazu gehören unter anderem unzureichende Forschungsmilieus im klinischen Alltag, wo es an Klinikern mit akademischer Ausbildung oder schlichtweg an Ressourcen für klinische Forschung mangelt (Whyte und Hart (2003; Hart 2009). Auch die Vielfalt der Symptome der Patienten, unterschiedliche Zeitpunkte nach Schädigung, unterschiedliche Schädigungsursachen und -ausmaße, Unterschiede der klinischen Settings und der verfolgten Behandlungsziele (von der Wiederherstellung der Muskel- und Nervenfunktionen bis hin zur Teilhabe des Patienten am gesellschaftlichen Leben) machen die Wahl geeigneter Studiendesigns schwierig. Schlussendlich kann in der akuten Phase nach der Schädigung eine Spontanremission das Studienergebnisverfälschen. Campbell et al. (2000) hat gezeigt, dass randomisierte kontrollierte Studien (RCTs) trotz ihrer zahlreichen Vorteile auch Grenzen haben. Dazu gehört die begrenzte externe Validität, wenn Interventionen mit nachgewiesener Wirksamkeit außerhalb des idealen Forschungsrahmens in der täglichen Praxis eingesetzt werden (Campbell et al. 2000). Der derzeitige Goldstandard bei der Beantwortung von Forschungsfragen ist jedoch der Einsatz randomisierter, kontrollierter Studien und von Metaanalysen. Andere Studiendesigns (z. B. beobachtende Fallstudien) wären für die Bewertung der Wirksamkeit komplexer Ansätze möglicherweise besser geeignet (Black 1996; Hart und Bagielle 2012).

Kliniker und Forscher würden in mehrfacher Hinsicht von Effektstudien zur F.O.T.T. profitieren: Mit der Beschreibung der wesentlichen Komponenten (aktive Bestandteile) der Behandlung könnten spezifische Forschungshypothesen formuliert werden (Whyte und Hart (2003). Im klinischen Alltag könnte das therapeutische Angebot intensiviert und effektiver werden.

Behandlungsmanuale wie der Algorithmus ermöglichen es, Methoden zu standardisieren, zwischen verschiedenen Ansätzen zu unterscheiden, und zu bewerten, ob ein Therapeut dem Manual des Konzepts grundsätzlich folgt (Behandlungsadhärenz). Sie ermöglichen auch eine Bewertung der Interrater-Reliabilität (Beobachterübereinstimmung). Nicht standardisierte Beschreibung oder Anwendung einer Behandlung können hingegen die interne und externe Validität einer Studie beeinträchtigen, wenn z. B. Behandlungsergebnisse innerhalb einer oder in verschiedenen Institutionen gemessen und verglichen werden. Erst wenn ein Behandlungsverfahren standardisiert, definiert und adhärent durchgeführt wird, kann man verschiedene Konzepte vergleichen und die Behandlung mit den Therapiezielen und dem Behandlungserfolg in Beziehung setzen. *Standardisiert* bedeutet hier nicht, dass alle Therapeuten immer das Gleiche tun. Es bezieht sich vielmehr auf das Befolgen der Prozesse der Untersuchung, Analyse, der Erstellung von Arbeitshypothesen, der Festlegung von Zielen, der Erstellung eines Behandlungsplans und der Evaluation der Reaktionen des Patienten. Dies könnte in zukünftigen Studien die interne Validität (wird das gemessen, was gemessen werden soll?) und die externe Validität unterstützen (können die Forschungsergebnisse auch auf andere Patienten/Patientengruppen angewendet werden?).

Das hohe Maß an Flexibilität des Algorithmus hat Vor- und Nachteile. Einerseits: Je spezifischer das Manual ist, desto höher ist die Wahrscheinlichkeit, dass alle Therapeuten das Gleiche tun. Andererseits, wenn der Algorithmus zu spezifisch ist, lässt er dem Therapeuten keinen Spielraum für die individuelle Anpassung der Interventionen an den Patienten.

Der Frage, welche Interventionen der komplexen F.O.T.T. Behandlung entscheidend oder wirksam für einen Behandlungserfolg sind, sollte unbedingt nachgegangen werden. Whyte und Hart (2003) werfen die Frage auf, ob einzelne Komponenten (z. B. die Fazilitation des Schluckens) oder mehrere Aspekte, z. B. die Gestaltung der Umwelt, interprofessionelle Teamarbeit, das Verhalten des Therapeuten, in ihrer Gesamtheit untersucht werden sollen. Während mittlerweile bekannt ist, dass aufgabenspezifisches Training, z. B. der oberen Extremität, ein wichtiger Bestandteil der Rehabilitation von Menschen nach Schlaganfall ist, sind Parameter wie z. B. Menge, Häufigkeit, Intensität und Schwierigkeitsgrad der Aufgaben weitgehend unbekannt (Lang et al. 2015). Es gibt auch Hinweise darauf, dass sich eine positive Beziehung zwischen Therapeut und Patient positiv auf das Behandlungsergebnis auswirkt (Hall et al. 2010). All dies erfordert eine individuelle Anpassung des definierten und beschriebenen therapeutischen Ansatzes, während gleichzeitig ein hohes Maß an Flexibilität die Replikation von Forschungsergebnissen erschweren kann (Hart 2009). Daher sollten Studiendesigns zur Bewertung der Wirksamkeit nicht nur klare Definitionen einer komplexen Behandlung beinhalten, sondern auch die persönlichen und die Umweltfaktoren des Patienten z. B. im Krankenhaus, in der Rehabilitation, in Pflegeeinrichtungen oder im ambulanten Bereich berücksichtigen. Eine große Herausforderung!

Grenzen des F.O.T.T.-Algorithmus
Jede Behandlung wird durch eine Reihe von Faktoren beeinflusst. Der Algorithmus ermöglicht hier Flexibilität, die eine individuelle Behandlung ermöglicht.

Das Lesen des detaillierten Manuals des Algorithmus ersetzt nicht den Erwerb der erforderlichen praktischen Kompetenzen in Kursen oder unter fachlicher Supervision und Anleitung. Ähnliches gilt für das Training des Clinical Reasoning, das den Erwerb praktischer Erfahrung und supervidierter Reflexion verlangt.

17.4 Zusammenfassung

Die Entwicklung des Algorithmus hatte zum Ziel, eine der Black Boxes der Neurorehabilitation zu öffnen und die F.O.T.T. als Rahmenwerk zu beschreiben. Nun soll er Therapeuten beim Clinical Reasoning unterstützen und als Basis für Forschungsstudien dienen.

Obwohl der aktuelle Algorithmus einen Rahmen bietet, der die Interventionen der F.O.T.T. umreißt, müssen diese weiter untersucht werden. Ein Forschungsprojekt in Dänemark untersuchte die Auswirkungen einer intensiven Fazilitation des Schluckens (Jakobsen et al. 2019). Aktuell läuft ein Projekt zur Anwendung von Technologie zur Evaluation des Schluckens von Speichel bei Patienten mit Trachealkanüle. Eine Studie zur Evaluierung von Prozessen bei der Entwöhnung von der Trachealkanüle bei Patienten mit schwerer erworbener Hirnschädigung ist in Arbeit.

Literatur

Barrwos HS, Pickell GC (1991) Developing clinical problemsolving skills. Norton, New York, S 125

Black N (1996) Why we need observational studies to evaluate the effectiveness of health care. BMJ 1996(312):1215

Bovend'Eerdt TJH (2009) Writing SMART rehabilitation goals and achieving goal attainment scaling: a practival guide. Clin rehabil 2009(23):352–361

Campbell M, Fitzpatrick R, Haines A, Kinmonth AL, Sandercock P, Spiegelhalter D, Tyrer P (2000) Framework for design and evaluation of complex interventions to improve health. BMJ 321:694–696

Coombes K (1996) Von der Ernährungssonde zum Essen am Tisch. In: Lipp B, Schlaegel W (Hrsg) Wege von Anfang an. Frührehabilitation schwerst hirngeschädigter Patienten. Neckar, Villingen-Schwenningen, S 137–143

Coombes K, Davis J (1987) Model: the process of evaluation and treatment. Published International Clinical Educators, USA

Hall AM, Ferreira PH, Maher CG, Latimer J, Ferreira ML (2010) The influence of the therapist-patient relationship on treatment outcome in physical rehabilitation: a systematic review. Phys Ther 90(8):1099–1110

Hansen TS, Jakobsen D (2010) A decision-algorithm defining the rehabilitation approach: ‚Facial oral tract therapy'. Disabil Rehabil 32(17):1447–1460

Hart T (2009) Treatment definition in complex rehabilitation interventions. Neuropsychol Rehabil 19(6):824–840

Hart T, Bagielle E (2012) Design and implementation of clinical trials in rehabilitation research. Arch Phys Med Rehabil 93(8 Suppl):S117–S126

Jakobsen D, Poulsen I, Schultheiss C, Riberholt CG, Curtis DJ, Petersen TH, Seidl RO (2019) The effect of intensified nonverbal facilitation of swallowing on dysphagia after severe acquired brain injury: A randomised controlled pilot study. NeuroRehabilitation 45(4):525–536. ▸ https://doi.org/10.3233/NRE-192901. PMID: 31868691, PMCID: PMC7029366

Kenyon LK (2013) The hypothesis-oriented pediatric focused algorithm: a framework for clinical reasoning in pediatric physical therapist practice. Phys Ther 93(3):413–420

Kjaersgaard A, Nielsen LH, Sjölund BH (2014) Randomized trial of two swallowing assessment approaches in patients with acquired brain injury: Facial-Oral Tract Therapy versus Fibreoptic Endoscopic Evaluation of Swallowing. Clin Rehabil 28(3):243–253. ▶ https://doi.org/10.1177/0269215513500057. Epub 2013 Sep 10. PMID: 24021667.

Kuipers K, Grice JW (2009) The structure of novice and expert occupational therapists' clinical reasoning before and after exposure to a domain-specific protocol. Aust Occup Ther J 56:418–427

Lang CE, Lohse KR, Birkenmeier RL (2015) Dose and timing in neurorehabilitation: prescribing motor therapy after stroke. Curr Opin Neurol 28(6):549

Langmore (2015) Efficacy of exercises to rehabilitate dysphagia: a critique of the literature. Int J Speech-Lang Pathol 17(3):222–229

Levack WMM, Weatherall M, Hay-Smith EJC, Dean SG, McPherson K, Siegert RJ (2015) Goal setting and strategies to enhance goal pursuit for adults with acquired disability participating in rehabilitation. Cochrane Database Syst Rev 2015(7):CD009727. ▶ https://doi.org/10.1002/14651858.CD009727.pub2

McCurtin A, Healy C (2017) Why do clinicians choose the therapies and techniques they do? Exploring clinical decisionmaking via treatment selections in dysphagia practice. Int J Speech Lang Pathol 19(1):69–76. ▶ https://doi.org/10.3109/17549507.2016.1159333

Michielsen M, Vaughan-Graham J, Holland A, Magri A, Suzuki M (2017) The Bobath concept – a model to illustrate clinical practice. Disabil Rehabil. ▶ https://doi.org/10.1080/09638288.2017.1417496

Medical Research Council. ▶ https://www.mrc.ac.uk/documents/pdf/developing-and-evaluating-complex-interventions/. Zugegriffen: 28 Jan 2018

Melin J, Nordin Å, Feldthusen DL (2021) Goal-setting in physiotherapy: exploring a person-centered perspective. Physiother Theory Pract 37(8):863–880. ▶ https://doi.org/10.1080/09593985.2019

Masic I, Miokovic M, Muhamedagic B (2008) Evidence based medicine—new approaches and challenges. Acta Inform Med 16(4):219–225. ▶ https://doi.org/10.5455/aim.2008.16. PMID: 24109156; PMCID: PMC3789163

Mortensen J, Jensen D, Kjaersgaard A (2016) A validation study of the Facial-Oral Tract Therapy Swallowing Assessment of Saliva. Clin Rehabil 30(4):410–415. ▶ https://doi.org/10.1177/0269215515584381. Epub 2015 Apr 28. PMID: 25920675

Nusser-Müller-Busch R (2015) Konsensusempfehlungen zur F.OT.T. In Nusser-Müller-Busch (Hrsg, 2015) Die Therapie des Facio-Oralen Traktes. 4. Aufl. Springer Berlin. ▶ https://www.fott.eu/de/konzept/literatur Abruf 16.04.2023

Nusser-Müller-Busch R (2008) Konsensusempfehlungen zur Facio-Oralen Trakt Therapie. Neuro Rehabil 14(5):275–281

Ørtenblad L, Maribo T, Quistgaard B, Madsen E, Handberg C (2022) The ambiguity of goal-setting: a study of patients' perspectives on goal-setting in outpatient multidisciplinary rehabilitation of patients with spinal cord injury. Disabil Rehabil. ▶ https://doi.org/10.1080/09638288.2022.2125087

Plant S Tyson SF (2018) A multicentre study of how goal-setting is practised during inpatient stroke rehabilitation. Clin Rehabil 32(2):263–272. ▶ https://doi.org/10.1177/0269215517719485. Epub 2017 Jul 17

Rothstein JM, Echternach JL (1986) Hypothesis-oriented algorithm for clinicians. A method for evaluation and treatment planning. Phys Ther 66(9):1388–1394

Rothstein JM, Echternach JL, Riddle DL (2003) The Hypothesis-Oriented Algorithm for Clinicians II (HOAC II): a guide for patient management. Phys Ther 83(5):455–470

Schenkman M, Deutsch JE, Gill Body KM (2006) An integrated framework for decision making in neurologic physical therapist practice. Phys Ther 86(12):1681–1702

Schow T, Jakobsen D, Steen Langhorn B, Falkengaard M (2019) Algorithmus für facial oral tract therapy. F.O.T.T. ▶ www.for-matt.org/de/konzept/literatur. Zugegriffen: 12. Apr. 2023

Skivington K, Matthews L, Simpson SA, Craig P, Baird J, Blazeby JM, Boyd KA, Craig N, French DP, McIntosh E, Petticrew M, Rycroft-Malone J, White M, Moore L (2021) Framework for the development and evaluation of complex interventions: gap analysis, workshop and consultation-informed update. Health Technol Assess 25(57):1–132. ▶ https://doi.org/10.3310/hta25570. PMID: 34590577; PMCID: PMC7614019. Zugegriffen: 17. Juli 2022

Vaughan-Graham J (2017) Phronesis: practical wisdom the role of professional practice knowledge in the clinical reasoning of Bobath Instructors. J Eval Clin Pract 23:935–48

Vaughan Graham J, Scott C, Wright OF (2015) The Bobath (NDT) concept in adult neurological rehabilitation: what is the state of the knowledge? A scoping review. Part I: conceptual perspectives. Disability and Rehabilitation 37(20):1793–1807

Wade D (2009) Goal setting in rehabilitation: an overview of what, why and how. Clin Rehabil 23:291–295

Whyte J, Hart T (2003) It's more than a black box; it's a Russian doll: defining rehabilitation treatments. Am J Phys Med Rehabil 82(8):639–652

Serviceteil

Anhang

A1 Fort- und Weiterbildung

A1.1 E/F.O.T.T.: Einführungsseminar – Schwerpunkt Erwachsene

Teilnehmende: Physio-, Ergo- und Logo-/Sprachtherapeut*innen, Pflegefachkräfte und Ärzt*innen, ggf. je nach Inhalt und Ausschreibung Zugehörige
Dauer: 2 Tage
Kursleitung: F.O.T.T.-Instruktor*in
Ggf. weitere Seminare auf ► https://www.formatt.org/de/angebote/seminare

A1.2 G/F.O.T.T.: Grundkurs

Teilnehmende: Physio-, Ergo- und Logo-/Sprachtherapeut*innen, Pflegefachkräfte und Ärzt*innen
Dauer: 5 Tage
Kursleitung: 1–2 F.O.T.T.-Instruktor*innen (je nach Kursgröße)
Voraussetzungen
- Abgeschlossene Berufsausbildung in einem der oben genannten Fachberufe
- Arbeit mit Betroffenen, die an neurologisch bedingten Störungen des facio-oralen Trakts leiden (z. B. Probleme beim Schlucken, der Nahrungsaufnahme, Gesichtsbewegungen, Mundpflege, Atmung und Stimme)
- Grundlegende Fertigkeiten im Handling, Transfer und Positionieren von Betroffenen mit typischen neurologischen Bewegungseinschränkungen
- Ein Bobath-Kurs oder eine Einführung in das Bobath-Konzept ist hilfreich, aber nicht Voraussetzung

Kursinhalte in Theorie und Praxis (Workshops)
- Anatomie und Physiologie des facio-oralen Trakts
- Funktions- und aktivitätsorientierte Behandlungsansätze im Alltagskontext bei typischen sensomotorischen Beeinträchtigungen neurogener Ursache (z. B. Probleme beim Speichelschlucken, bei der Nahrungsaufnahme, in Bereichen der Atmung sowie der Stimme und im Gesichtsausdruck)
- Therapeutisches und assistiertes Essen
- Therapeutische Mundhygiene
- Untersuchung und Behandlung von Betroffenen durch die Teilnehmenden mit Supervision durch die Kursleitung und anschließender Videoanalyse

A1.2 G/F.O.T.T.: Grundkurs Pflege

Speziell ausgerichtet auf den beruflichen Alltag in der pflegerischen Versorgung von Betroffenen
Teilnehmende: Pflegefachkräfte und Personal der Altenpflege, (Heilerziehung, Pflegehelfer*innen nach Absprache mit der Kursleitung), Physio-, Ergo- und Logo-/Sprachtherapeut*innen und Ärzt*innen
Dauer: 5 Tage
Kursleitung: 1–2 F.O.T.T.-Instruktor*innen (je nach Kursgröße)
Voraussetzungen und Kursinhalte siehe Grundkurs

A1.3 A/F.O.T.T.: Themenspezifische Aufbaukurse

A/F.O.T.T.: Trach-Kurs (Behandlung tracheotomierter, nicht beatmeter neurologischer Patienten)
Teilnehmende Physio-, Logo-/Sprach- und Ergotherapeut*innen, Pflegefachkräfte und Ärzt*innen
Dauer: 5 Tage
Kursleitung: 2 F.O.T.T.-Instruktor*innen, davon mindestens 1 Senior-Instruktor*in
Voraussetzungen
- Abgeschlossener F.O.T.T.-Grundkurs mit anschließend mindestens sechsmonatiger Anwendung des Konzepts
- Erstellen einer Videoaufzeichnung der eigenen Arbeit mit Betroffenen

Kursinhalte in Theorie und Praxis (Workshops)
- Typische Probleme von Betroffenen mit TK
- Verschiedene TKs und ihre Funktionsweisen aus therapeutischer und pflegerischer Sicht
- Kernpunkte eines zielführenden Trachealkanülen-Managements
- Supervidierte Behandlungen, maximal zu dritt mit Videoaufnahmen und Videoanalyse
- Pflegerische und medizinische Aspekte der TK-Entwöhnung und Versorgung des Tracheostomas (inkl. Verschluss)
- Feedback zum selbsterstellten Video durch die Kursleitung

Teilnehmende: Physio-, Logo-/Sprach- und Ergotherapeut*innen, Pflegefachkräfte und Ärzt*innen
- Dauer: 5 Tage
- Kursleitung: 2 F.O.T.T.-Senior-Instruktorinnen
- Voraussetzungen:
  - Absolvierung eines G/F.O.T.T.- und Einführungskurses in das Bobath-Konzept
  - Praktische Arbeit mit tracheotomierten Patienten
  - Vor Kursbeginn: Einreichung eines Videos einer Patientenbehandlung (Patient mit Trachealkanüle)
- Kursinhalte in Theorie und Praxis (Workshops):
  - Wichtige Strukturen des oralen Trakts und ihre Funktionen

- Auswirkung einer Trachealkanüle auf die Physiologie von Atmung und Schlucken
- Typische Probleme von Patienten mit Trachealkanüle
- Vorstellung verschiedener Trachealkanülen
- Therapeutisches Absaugen
- Supervidierte Patientenbehandlung zu dritt
- Reflexion der eigenen F.O.T.T.-Arbeit mit tracheotomierten Patienten anhand von Videos
- Pflegerische und medizinische Aspekte der Tracheostomaversorgung und Trachealkanülenentwöhnung (Tracheostomaverschluss)

A/F.O.T.T.: Gesicht-Kurs

- Teilnehmende: Physio-, Logo-/Sprach- und Ergotherapeut*innen, Pflegefachkräfte und Ärzt*innen
- Dauer: 4 Tage
- Kursleitung: 1 F.O.T.T. Senior-Instruktor*in
- Voraussetzungen
  - Abgeschlossene F.O.T.T.-Grundkurs mit anschließender regelmäßiger Arbeit mit Betroffenen, sowie Anwendung des Konzeptes
  - Grundlegende Fähigkeiten im Handling, Transfer und Positionieren von Betroffenen mit neurologischen Bewegungseinschränkungen
  - Kursinhalte in Theorie und Praxis (Workshops)
  - Typische Probleme bei Gesichtslähmungen
  - N. facialis und N. trigeminus
  - Der Einfluss von instabiler Haltung auf selektive Gesichtsbewegungen
  - Grundspannung als Voraussetzung für Aktivität
  - Symmetrie für die beginnende Aktivität
  - Neurodynamische Aspekte der Gesichtsbehandlung
  - Therapeutisches Taping im Gesicht
  - Anleitung zur Eigenbehandlung
  - Supervidierte Behandlungen zu zweit

A/F.O.T.T.: Clinical Reasoning

Teilnehmende: Physio-, Logo-/Sprach- und Ergotherapeut*innen, Pflegefachkräfte und Ärzt*innen
Dauer: 4 Tage
Kursleitung: 2 F.O.T.T.-Instruktor*innen, davon mindestens 1 Senior-Instruktor*in
Voraussetzungen
- Abgeschlossener F.O.T.T.-Grundkurs mit anschließender Arbeit mit Betroffen sowie Anwendung des Konzeptes
Kursinhalte in Theorie und Praxis (Workshops)
- Wiederholung und Update relevanter Prinzipien, Methoden und Techniken in der F.O.T.T.
- Präsentation des F.O.T.T.-Algorithmus und seine Anwendung in der klinischen Arbeit, auch bei Betroffenen im Kurs

- Videoanalyse wichtiger Sequenzen und Problemstellungen bei der Untersuchung und Behandlung
- Vertiefen funktioneller Zusammenhänge, z. B. zwischen Schlucken, Nahrungsaufnahme und Atmung
- Erarbeitung praktischer Fertigkeiten und deren Anwendung in der Untersuchung und Behandlung

Praxissupervision und Schulungen
Auf Anfrage geben F.O.T.T.-Instruktor*innen Praxissupervisionen, themenzentrierte Inhouse-Schulungen und Workshops ► https://formatt.org/de/angebote/praxisbegleitung

---

Praxistipp

Teilnahmeplätze für Einführungsseminare, Grund-, Aufbau- und Refresher-Kurse werden ausschließlich von den veranstaltenden Kliniken vergeben. Die aktuelle Kursliste ist unter ► http://www.formatt.org/ abzurufen.

A2 Organisationen

A2.1 FOrmaTT
Die FOrmaTT GmbH ist ein von F.O.T.T.-Instruktor*innen gegründetes Unternehmen mit Sitz in Deutschland. Sie bietet Kliniken und anderen Einrichtungen Dienstleistungen an, u. a. F.O.T.T. Grund- und Aufbaukurse, und vermittelt Referent*innen für Vorträge, Seminare und Supervisionen. Die kursleitenden Instruktor*innen sind von Kay Coombes ausgebildet und lizensiert.

Kontakt
FOrmaTT-Sekretariat: Igelweg 1, D-29640 Schneverdingen, E-Mail: ► sekretariat@formatt.org ► http://www.formatt.org/.

A2.2 F.O.T.T. International S.I.G. (Special Interest Group)
Die SIG ist in Deutschland als Förderverein F.O.T.T. e.V. registriert und setzt sich mit dem F.O.T.T.-Konzept auseinander, entwickelt und verbreitet es weiter. Die Gruppe ist multiprofessionell und international zusammengesetzt. Voraussetzung zur Mitgliedschaft ist die Absolvierung eines F.O.T.T.-Grundkurses.

Pro Jahr gibt es 2 Treffen an unterschiedlichen Orten oder online, eines davon ist die Jahresversammlung, meist mit einem Open Meeting, bei dem Gäste willkommen sind.

Kontakt

Auskünfte erteilt das Sekretariat des Fördervereins F.O.T.T. e.V. (S.I.G.), Frau Stephanie Menn, E-Mail: info@fott.eu, Internet: ▶ http://www.fott.eu/.

A2.3 TOP – F.O.T.T. International

Organisation in England, die von Kay Coombes (MRCSLT, Speech and Language Therapist, Supervising F.O.T.T.-Instruktorin, Bobath-Tutorin) gegründet wurde. Sie bietet folgende Dienstleistungen an:

- Kursangebot für Kliniken: in begrenztem Umfang Grund- und Refresher-Kurse, Supervision an Kliniken
- Ausbildung zum/zur F.O.T.T.-Instruktor*in gemeinsam mit FOrmaTT

Kontakt

Kay Coombes, c/o ARCOS, Hatherton Lodge, Avenue Road, Great Malvern, WR14 3AG, U.K., E-Mail: admin@arcos.org.uk, Internet: ▶ http://www.arcos.org.uk.

A3 Therapeutische Hilfsmittel und Medien

Trinkbecher mit Aufsatz, Cheyne Spoon, Pat Saunders Straw

Broschüre Trachealkanülen

E-Learning zum F.O.T.T.-Grundkurs in Deutsch und Englisch (auch nachträglich erhältlich), ▶ https://www.formatt.org/de/shop

Glossar

Abdomen Bauch.

Abduktion Seitwärts wegführen eines Körperteils von der Körper- bzw. Gliedmaßenlängsachse.

Abrasion Langsam fortschreitender Verlust von Zahnhartsubstanzen, d. h. von Zahnschmelz, später auch am Dentin, an Kauflächen und Schneidkanten.

Absaugen Maschinelles Entfernen von Sekret aus der Trachea mittels Absaugkatheter.

Adaptation Anpassungsfähigkeit, auch Flexibilität eines Lebewesens oder einer Gesellschaft zur Veränderung oder Selbstorganisation, um sich einer Situation oder der Umgebung anpassen zu können.

Adduktion Heranführen eines Körperteils an die Körper- bzw. Gliedmaßenlängsachse.

Adherence (Adhärenz) Das Ausmaß, in dem das Verhalten einer Person, etwa wie die Medikamenteneinnahme, die Befolgung einer Diät oder eine Lebensstiländerung, mit den mit dem Gesundheitsdienstleister vereinbarten Empfehlungen übereinstimmt (WHO-Definition 2003). Der Patient nimmt bei der Therapiegestaltung eine aktive Rolle ein, im Unterschied zur Compliance.

Agonist Der Muskel, der die Schwerkrafteinwirkungen kontrolliert, d. h. konzentrisch gegen die Schwerkraft wirkt oder exzentrisch die Schwerkrafteinwirkung bremst. Ein Agonist hat aufgrund dieser Aufgabe stets ein höheres Tonusniveau als der Antagonist.

Aktivitätsebene In der ICF wird mit Aktivitätsebene (Activity) die Durchführung einer Aufgabe oder Tätigkeit (Aktion) durch eine Person bezeichnet.

Algorithmus Fachterminus für geregelte Prozeduren zur Lösung definierter Fragestellungen oder Probleme; hier: lösungsorientiertes Verfahren, mit dem Ziel, den Therapeuten durch den klinischen Entscheidungsprozess in Befunderhebung und Behandlung zu leiten.

Alignment Einstellung/Ausrichtung aller Körperabschnitte zueinander und in Beziehung zu Unterstützungsfläche und Schwerkraft. Alignment bedeutet, dass alle Anteile eines Gelenks (Knochen, Sehnen, Bänder, Muskeln, Kapseln) während jeden Moments einer Haltung oder Bewegung in einer bestimmten, exakten Ausrichtung zueinander stehen müssen, um einen geschmei-

digen, effizienten Bewegungsablauf gewährleisten zu können. Gegenteil siehe Malalignment.

Alleinstellungsmerkmal Das herausragende Leistungsmerkmal, mit dem sich ein Angebot deutlich von anderen Produkten abhebt.

Allodynie Schmerzempfindung, die durch Reize ausgelöst wird, die normalerweise keinen Schmerz verursachen.

Antagonist Der Muskel (es können auch mehrere sein), der sich in seiner Arbeit dem Agonisten reaktiv anpasst, d. h. mit seiner exzentrischen Kontraktion dessen Verlängerung begleitet. Der Antagonist hat stets ein niedrigeres Tonusniveau als der Agonist.

Anterior Vorn, vorderer.

Anterograd Nach vorn kommend, nach vorn gerichtet.

Aspiration Eindringen von Speichel, Nahrung, Flüssigkeit oder Fremdkörpern in die unteren Atemwege (unterhalb der Stimmlippen); meist begleitet von physiologischem Husten.

Assistierte Nahrungsaufnahme/Mahlzeiten Bedeutet, dass der Patient ernährungsrelevante Mengen sicher isst, allerdings noch individuelle Unterstützung benötigt, z. B. beim Vorbereiten der Nahrung, ggf. taktile Hilfe beim Nachschlucken oder Husten, Hilfe bei der sich anschließenden Mundpflege.

Ataxie Störungen der Bewegungsabläufe und der Bewegungskoordination sowie der Haltungsinnervation mit Auftreten unzweckmäßiger Bewegungen infolge gestörter funktioneller Abstimmung der entsprechenden Muskelgruppen.

Atelektasen Lungenabschnitte, die keine oder wenig Luft enthalten, die Alveolarwände sind kollabiert und liegen aneinander.

Autochthone Muskulatur Rückenmuskeln, die aus den dorsalen Hälften der Myotome (embryonale Körpersegmente) entstanden sind und sich in einer Rinne zwischen Dorn- und Querfortsätzen befinden.

B.A.T.S.A. Basler Anterior Trunc Support Approach, Basler Behandlungsansatz zur Unterstützung des Rumpfes von vorn (im Rollstuhl).

Bewegungsmuster Koordiniertes Zusammenspiel von Agonisten und Antagonisten bezogen auf eine Aktivität. Bewegungsmuster setzen sich aus einer Reihe selektiver Bewegungen zusammen, die je nach Person und Aufgabe variieren.

Botulinumtoxin Zellgift, das zur vorübergehenden Hemmung von Muskelaktivitäten genutzt werden kann.

Bradyarrhythmie Zu langsamer Herzschlag bei absoluter Arrhythmie (völlig unregelmäßiger Herzschlag).

Bruxismus Bezeichnet im Allgemeinen das nicht funktionale Zähneknirschen und Aufeinanderpressen der Zähne. Bruxistische Tätigkeiten können sowohl während des Tages als auch nachts auftreten.

Candida Sprosspilze mit zahlreichen fakultativ pathogenen Arten.

Clinical Reasoning Klinische Argumentation, Schlussfolgerung, Beweisführung. Denk-, Handlungs- und Entscheidungsprozesse, welche klinisch tätige Personen (Ärzte, Pflegepersonal, Therapeuten u. a.) entweder allein oder in der Auseinandersetzung mit Berufskollegen und/oder dem betroffenen Patienten treffen.

Compliance Befolgen ärztlicher Ratschläge. Der Patient nimmt eine passive Rolle ein, im Unterschied zur Adherence.

Dentin Zahnbein, knochenähnliche Zahnhartsubstanz.

Dekanülierung, Dekanülement Entfernung einer Trachealkanüle.

Delphi-Verfahren Systematisches, mehrstufiges Befragungsverfahren mit Rückkoppelung bzw. eine Schätzmethode, die dazu dient, zukünftige Ereignisse, Trends, technische Entwicklungen und dergleichen möglichst gut einschätzen zu können. Die Methode ist benannt nach dem Orakel von Delphi.

Deprivation Zustand von Mangel, Entbehrung, Entzug oder Isolation von etwas Vertrautem, Verlust oder dem Gefühl einer (sozialen) Benachteiligung; hier: der Mangel an physiologischen Reizen.

Dilatationstracheotomie Nicht-chirurgische, perkutane Tracheotomie. Nach einer Punktion wird mit stiftartigen Kathetern aufsteigender Größe das Tracheostoma erweitert.

Distal Körperfern, entfernt von der Körpermitte.

Dorsal Rückwärts, zum Rücken hin gelegen bzw. gerichtet bzw. erfolgend bzw. gehörend.

Dynamische Stabilität Stabilität eines Körperteils, die gegen die Schwerkraft oder eine erwartete/unerwartete Aktion gehalten wird und die gleichzeitig Aktivität/Bewegungen (eines anderen Körperteils) zulässt.

Dysästhesie Empfindungsstörung, abnorme Empfindung auf einen normalen Reiz hin, auch schmerzartig. Überempfindlichkeit auf äußere Reize oder Verminderung der Empfindlichkeit.

Dysarthr(ophon)ie Zentral bedingte Störungen der Sprechmotorik. Die Bereiche (Sprech)Atmung, Stimmgebung, Artikulation und die Prosodie können isoliert oder in ihrem Zusammenspiel gestört sein. Sehr oft liegen abnorme Haltungs- und Tonusbedingungen zugrunde.

Dysphagie Schluckstörung.

Dysphagie Index, Berliner (BDI) Messinstrument zur Klassifizierung des Schweregrades einer Dysphagie im Rahmen einer endoskopischen Untersuchung. Die erhobenen Befunde werden in einem standardisierten Untersuchungsbogen indexiert.

Dyspnoe Störung der Atmung hinsichtlich Frequenz, Tiefe, und/oder Volumen, verbunden mit vermehrter Atemarbeit und Lufthungergefühl („Atemnot").

Early Functional Abilities (EFA) Skala zur Beurteilung von Fähigkeiten schwer betroffener Patienten und zur Evaluierung von Behandlungsverläufen in der neurologischen Frührehabilitation.

Elizitieren Entlocken, Hervorlocken von Bewegungen. Den Patienten zu einer Bewegung verhelfen, z. B. durch das Anpassen der Aufgabe, der Umwelt oder durch spezifische Hilfen, die taktil, verbal oder visuell sein können.

Emphysem Übermäßiges, ungewöhnliches Vorkommen von Luft (Gas) in Körpergeweben und -organen; hier: nach Verletzungen, Perforationen oder Operationen.

Endoskopie Fiberoptische endoskopische Untersuchung.

Erosion Materialabtragung durch chemisch-physikalische Vorgänge, z. B. Verlust von Zahnhartsubstanz durch Fruchtsäure.

Euton, Eutonus Physiologischer Normotonus.

Exspiration Ausatmung.

Extension Streckung, Bewegung einer Gliedmaße oder der Wirbelsäule aus der Beuge- in die Streckstellung.

Exzentrische Kontraktion Koordinierte Aktivierung von Aktin-Myosin-Molekülen, die sich auseinanderschieben, um einer einwirkenden Kraft (konzentrische Kontraktion des Antagonisten oder Schwerkraft) kontrolliert nachzugeben. Dadurch kommt es zu einer Verlängerung des Muskels, die trotz Spannungsentwicklung im Endeffekt zu einer Entspannung führt.

Fazilitieren Geben eines Stimulus (Inputs), um eine Aktivität oder einen Prozess zu erleichtern.

FEES Fiberoptic Endoscopic Evaluation of Swallowing, Untersuchungsprozedere des Schluckens mit einem flexiblen Endoskop.

Fertigkeitslernen Impliziert die Aneignung neuer oder die Optimierung bereits gekonnter Bewegungen. Es kommt zu einer übungsbedingten, dauerhaften Leistungssteigerung verglichen mit dem Ausgangsniveau.

Flexion Beugung, Bewegung einer Gliedmaße oder der Wirbelsäule aus der Streck- in die Beugestellung.

Follow-up-Test Nachfolgetest zur Überprüfung eines Ergebnisses.

Frühreha-Barthel-Index (FRB) Beurteilung des funktionellen Status von schwer betroffenen Patienten mit neuromuskulären und muskuloskelettalen Erkrankungen.

Führen, geführt „Führen nach Affolter" Vermitteln von Information über (Alltags-)Geschehnisse, z. B. Führen der Hände, Arme, des Körpers mittels taktiler Inputs, gespürter Information.

Functional Independence Measure (FIM) Psychometrisches Instrument zur Einschätzung der funktionalen Selbstständigkeit bei Patienten mit Funktionseinschränkungen.

Geblockte Übungsfolgen Übungen, die in aufeinander folgenden Blöcken angelegt sind (z. B. 111222333444).

Gingiva Zahnfleisch.

Gingivitis Zahnfleischentzündung.

Haltungshintergrund Die jeder Bewegung (Aktivität, Tätigkeit) zugrunde liegende Körperhaltung. Der Haltungshintergrund wird automatisch eingenommen und passt sich an die Anforderungen der jeweiligen Aktivität an. Er ist abhängig von Faktoren wie Tonus, Gleichgewicht, Unterstützungsfläche und gewährleistet ökonomische, effiziente Bewegung.

Hypästhesie Umschriebene oder allgemeine Verminderung der Berührungs- und Drucksensibilität der Haut.

Hyperästhesie Überempfindlichkeit für Berührungsreize, die auch schmerzhaft sein können.

Hyperextension Überstreckung.

Hypersalivation Übermäßige Speichelabsonderung. Hypersalivation ist selten; bei Dysphagien aber ein oft verkanntes Phänomen: Zu viel Speichel im Schlucktrakt ist oft ein Hinweis auf eine reduzierte Schluckfrequenz.

Hypothese Nicht bewiesene und noch zu verifizierende Aussage, für die Bedingungen angegeben werden, unter denen sie gültig sein soll.

ICF International Classification of Function, Disability and Health, sozialmedizinisches Klassifikationssystem der Weltgesundheitsorganisation (WHO). Das Klassifikationskonzept umfasst 3 Dimensionen und Kontextfaktoren: 1. Körperfunktion und -struktur, 2. Aktivität, 3. Partizipation und Kontextfaktoren (Umwelt- und persönliche Faktoren).

Implizit(es Wissen) Ausführungskönnen oder -wissen, ohne es verbal beschreiben zu können (oder zu müssen).

Infrahyoidal Sich unterhalb des Zungenbeins, Os hyoideum, befindend.

Intrinsische Verstärkung Findet durch ein nutzbringendes Handlungsziel statt. Das Erreichen oder Nicht-Erreichen des Ziels treibt den Lernprozess voran. Die Motivation erfolgt also durch den Wunsch, etwas selbst zu erreichen.

Inspiration Einatmung.

Interdentalraum Zahnzwischenraum, siehe auch Approximalraum.

Intrazerebral Innerhalb des Großhirns.

Karies Demineralisation der Zahnhartsubstanzen. Die Symptome der Kariesbildung reichen von Initialläsionen bis zur Bildung von Kavitäten (Höhlen).

Kaudal Schwanz- bzw. steißwärts.

Körper- und Handlungswissen Das aus der unmittelbaren Erfahrung des gelebten Lebens stammende, gleichsam reflexiv verfügbare Wissen von Individuen über ihren eigenen Körper, seine Zustände und Prozesse, das in Bewegungen, Handlungen und Sozialisationsprozessen zum Tragen kommt.

Koma-Remissions-Skala (KRS) Skala zur Dokumentation des Verlaufs eines Komazustandes.

Kompensation Ausgleichung einer verminderten Fähigkeit oder funktionellen Leistung durch eine verstärkte, übertriebene oder alternative Aktivität.

Kontaminierter Speichel Mit Mikroorganismen verunreinigter Speichel.

Kontraktur Unwillkürliche Dauerverkürzung bestimmter Muskeln oder Muskelgruppen als rückbildungs- und nicht rückbildungsfähiges Geschehen, mit dem Effekt einer anhaltenden Gelenkzwangsstellung mit Einschränkung bis Aufhebung der Beweglichkeit. Es gibt auch Gelenkkontrakturen, bei denen ossäre (knöcherne) Strukturen die Bewegung verhindern.

Konzentrische Kontraktion Koordinierte Aktivierung von Aktin-Myosin-Molekülen, die sich ineinanderschieben. Es kommt zu einer Spannungsentwicklung mit Verkürzung des Muskels.

Kranial Kopfwärts.

Kyphose Nach dorsal (rückwärts) gerichtete Krümmung der Wirbelsäule. Im Bereich der Brustwirbelsäule in leichter Ausprägung natürlich.

Lateral Seitlich, von der Mitte(llinie) abgewandt.

Leitsymptom Das bedeutsamste Zeichen einer bestimmten Erkrankung oder Störung, das als Orientierungshilfe bei der Diagnosefindung bzw. Therapieschwerpunktsetzung dienen kann.

Level Stufe.

Malalignment Fehlstellung, dysfunktionelle Ausrichtung der Körperabschnitte zueinander. Gegenteil von Alignment.

Manual Handbuch.

Manuell Mit der Hand.

Molare Backenzähne.

Motorische Adaptation Die Anpassung bereits gekonnter Bewegungen/Fertigkeiten an veränderte Bedingungen.

Multimodal Interaktionsformen, bei denen mehrere Modalitäten verwendet werden; hier: Sinnesmodalitäten wie Sehen, Hören, Riechen, Schmecken und Fühlen.

Multimorbid Gleichzeitig an mehreren Krankheiten erkrankt sein.

Muster Sequenz selektiver Bewegungen in entsprechendem Alignment.

Nach hinten gekipptes Becken In der Physiotherapie spricht man hier vom – im Hüftgelenk – extendierten Becken. Beim gekippten Becken ist der Winkel vom Oberschenkel zum Becken im Sitzen auf einem normalen Stuhl größer als 90°.

Nach vorn gekipptes Becken In der Physiotherapie spricht man hier vom – im Hüftgelenk – flektierten Becken. Beim gekippten Becken ist der Winkel vom Oberschenkel zum Becken auf einem normalen Stuhl kleiner als 90°.

Neglect Differenzierte sensorische Reize aus der kontralateralen Körperhälfte (somatosensorisch, visuell) werden nicht erkannt und motorisch nicht beantwortet.

Neural Einen Nerv bzw. das Nervensystem oder dessen Funktion betreffend.

Neurodynamik Das Nervensystem durchzieht mit einem Netzwerk von Nerven den gesamten Körper. Erhöhte Spannungen durch Traumata oder Engstellen können dessen Beweglichkeit einschränken. Das Behandlungskonzept zur Verbesserung und Wiederherstellung der Beweglichkeit wurde von David S. Butler entwickelt und von Gisela Rolf und Nora Kern für Patienten mit schweren Schädigungen des Zentralnervensystems modifiziert.

Neuroplastizität Eigenschaft von Synapsen, Nervenzellen oder auch ganzer Hirnareale, sich in Abhängigkeit von der Verwendung in ihren Eigenschaften zu verändern. Abhängig vom betrachteten System spricht man von synaptischer oder kortikaler Plastizität.

Normale Bewegung Koordinierte und angepasste Antwort des Zentralnervensystems, um ein Ziel zu erreichen. Grundlage für normale Bewegung ist ein normaler Haltungs-Kontroll-Mechanismus. Dieser beinhaltet normalen Tonus, normale reziproke Innervation, normales Gleichgewicht und normale Sensorik.

Okklusion Zahnreihenschluss, Stellung der unteren zur oberen Zahnreihe beim Schlussbiss.

Okklusale Interferenzen Überlagerungen, versetzter Zahnreihenschluss.

Parodont(ium) Zahnhalteapparat (Alveolarknochen, Zahnfleischsaum, Wurzelhaut).

Penetration Eindringen von Speichel, Nahrung, Flüssigkeit oder Fremdkörpern in den Larynx bis oberhalb der Stimmlippen.

Partizipationsebene Art und Ausmaß des Einbezogenseins einer Person in Lebensbereiche in Bezug auf Körperfunktionen, Aktivitäten, gesundheitliche Situation und Kontextfaktoren (ICF). Die Partizipation kann in Art, Dauer und Qualität eingeschränkt sein. Das Betrachtungsfeld ist die soziale Ebene.

Pathologisches Bewegungsmuster Abnormale Bewegungsmuster, die bei einem Patienten stereotyp, d. h. stets aus denselben Komponenten zusammengesetzt sind. Sie variieren von Patient zu Patient.

Perkutane endoskopische Gastrostomie/Jejunostomie (PEG/PEJ) Anlegen einer Magensonde durch die Bauchdecke in den Magen/Jejunum (Dünndarm) unter endoskopischer Kontrolle.

Phasisches Beißen (Länger) anhaltendes, wiederkehrendes Öffnen und Schließen des Kiefers. Zeigt sich durch dauerhafte, starke Tonuserhöhung, besonders im M. masseter. Häufig bei Patienten mit deutlich herabgesetztem Bewusstsein (z. B. Wachkoma).

Physiologisch Normaler, natürlicher, gesunder Vorgang im Körper.

Physiologisches Bewegungsmuster Sequenz selektiver Bewegungen in entsprechendem Alignment, die bei Menschen trotz individueller Variationen und Möglichkeiten prinzipiell ähnlich verlaufen.

Plaque Bakterielle Zahnbeläge mit einer polysaccharidreichen Grundsubstanz.

Postural Haltungs-, lagerungs-, stellungsbedingt.

Posturale Kontrolle Fähigkeit des menschlichen Körpers, unter dem Einfluss der Schwerkraft eine aufrechte Körperposition beizubehalten.

Pronation des Fußes Hochheben des äußeren Fußrands und Absenken des inneren Fußrands.

Prosodie, prosodische Elemente Sprechausdrucksmerkmale, z. B. Rhythmus, Akzent/Betonung, Intonation, Tonhöhe, Tempo/Geschwindigkeit/Schnelligkeit.

Protrusion Vorschieben; hier: Vordrücken, Pressen der Zunge.

Proximal Körpernah, näher zur Körpermitte hin.

Punktionstracheotomie Siehe Dilatationstracheotomie.

Randomisierte Studie Die teilnehmenden Personen einer Studie werden nach dem Zufallsprinzip der Versuchs- oder Kontrollgruppe zugeordnet.

Randomisierte Übungsfolgen Nach dem Zufallsprinzip angeordnete Übungsabfolgen (z. B. 134243212431).

Reagibilität Art der Ansprechbarkeit, Reaktionsfähigkeit auf einen von außen kommenden Reiz (Physiologie).

Reaktion Verhalten eines Menschen (Tieres) infolge eines eingegangenen und verarbeiteten Reizes im Gehirn.

Reflex Auslösen einer Reaktion durch einen äußeren Reiz ohne vorherige Reizverarbeitung im Gehirn.

Reflux, gastroösophagealer Retrograde Bewegung von Mageninhalt in die Speiseröhre (und den Rachen).

Retentionen Reste, Rückstände; hier: nicht abgeschluckte, im Rachenraum verbliebene Nahrung, Speichel oder Sekret.

Retrahiert Zurückgezogen.

Retrograd Von hinten her bzw. entgegen der natürlichen Fluss- oder Eingriffsrichtung.

Retrograde Larynxansicht Ansicht des Larynx, der Stimmbänder durch das Tracheostoma.

Retrohyoidal Sich hinter dem Zungenbein (Os hyoideum) befindend.

Reziproke Innervation Erregung von Muskelneuronen an einem Spinalsegment mit Erregung des Agonisten, z. B. Beuger, und gleichzeitiger Hemmung des Antagonisten, z. B. Strecker (Motorik, Psychomotorik).

Salivation Speichelabsonderung.

Schilddrüsenisthmus Das die paarigen Seitenlappen verbindende schmale Gewebemittelstück der Schilddrüse vor der Trachea.

Schlifffacetten Mechanischer Abrieb mit Substanzverlust, Reiben einzelner Zahnflächen gegeneinander, z. B. durch Knirschen.

Schluckhilfen Manuelle Hilfen zur Schluckeinleitung, die in der F.O.T.T. entwickelt und systematisiert wurden.

Schwerkraftlinie Ein gedachtes Lot durch die Längsachse des Körpers bei aufrechter Haltung.

Sensomotorisches System Zusammenspiel der Sensorik und Motorik. Dieses System verknüpft die aktiven Bewegungsvorgänge des willkürlichen Systems mit den gesamten nervalen Vorgängen für Aufnahme, Weiterleitung und Verarbeitung von Informationen über die Umwelt und den eigenen Körper.

Spiegelneurone Nervenzellen, die im Gehirn während der bloßen Betrachtung (passiv) eines Vorgangs identische Reize auslösen, die bei aktiver Ausführung entstünden. Seit ihrer Entdeckung (bei Primaten) wird diskutiert, inwieweit sie zu den Fähigkeiten der Empathie und Imitation beitragen.

Stenose Angeborene oder erworbene dauerhafte Einengung eines Kanals.

Stille Aspiration Aspiration ohne Hustenreaktion (durch Schädigung oder Ausfall der „Schutz"-Rezeptoren).

Stomatitis, Stomatitiden Entzündung der Mundschleimhaut.

Stridor Pfeifendes Atemgeräusch bei Ein- und/oder Ausatmung.

Subkortikale Automatismen Primitive Reflexsynergismen wie Saugen, Beißen, Rooting.

Suprahyoidal Sich oberhalb des Zungenbeins, Os hyoideum, befindend.

Symptom Hinweiszeichen auf eine Krankheit.

Symptom, primäres Durch die Grunderkrankung bedingt.

Symptom, sekundäres Durch die aus der Krankheit entstandene Behinderung bedingt (z. B. Kontrakturen durch veränderte Haltung oder erhöhten Tonus).

Synkinesie Anzeichen von Fehlgeneration (= aberrierende Regeneration). Mitbewegung bzw. Fehlbewegung, die eine beabsichtigte Bewegung begleiten. Sie kommen zustande, wenn die nach distal auswachsenden Axone und kollateralen Axonaussprossungen am Ort der Nervenschädigung nicht mehr oder nicht nur in ihre ursprüngliche Myelinscheide einwachsen und so Muskeln erreichen, denen sie primär nicht zugeordnet waren.

Temporomandibuläres Gelenk Kiefergelenk.

Tonus Physiologischer Spannungs- und Erregungszustand eines Gewebes; hier: der Muskeln.

Trachea Luftröhre.

Trachealkanüle Kunststoff- oder Metallröhre für die Atemzuleitung über ein Tracheostoma.

Trachealstenose Meist durch eine Trachealkanüle erworbene dauerhafte Einengung der Trachea.

Tracheostoma Durch Tracheotomie herbeigeführte Öffnung der Luftröhre nach außen.

Tracheo(s)tomie Eröffnung der Luftröhrenvorderwand (Spaltung) im oberen Drittel zwecks Einführung einer Kanüle.

Translatiert Verschoben.

Ulkus Geschwür, Substanzverlust der Haut oder der Schleimhaut.

Unterstützungsfläche Fläche - z. B. Liege - auf/über der Körpergewichte abgegeben werden können.

Valleculae, Vallecularräume Paarige Grube zwischen Zungenbasis und Kehldeckel.

Venter Bauch.

Ventral Bauchwärts gelegen oder gerichtet bzw. die Vorderseite eines Körperteils betreffend.

Videofluoroskopie Videogestützte Röntgenuntersuchung des Schluckvorgangs.

Viskosität Dickflüssigkeit, Maß für Zähflüssigkeit (von Flüssigkeiten).

Weaning Phase der Entwöhnung eines beatmeten Patienten vom Beatmungsgerät. Wird zunehmend auch für das Entwöhnen von der Trachealkanüle verwendet.

White out Bezeichnet den Zeitpunkt einer Endoskopie, wenn sich die Pharynxschleimhaut vollständig auf das Endoskop legt (meist zeitgleich mit Epiglottiskippung, pharyngealem Schlucken).

Xerostomie Trockenheit der Mundschleimhaut.

Zungenprotrusion Vorschieben, Vordrücken, Vorpressen der Zunge.

Stichwortverzeichnis

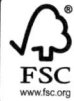

MIX
Papier aus verantwortungsvollen Quellen
Paper from responsible sources
FSC® C105338

FSC
www.fsc.org

If you have any concerns about our products,
you can contact us on
ProductSafety@springernature.com

In case Publisher is established outside the EU,
the EU authorized representative is:
Springer Nature Customer Service Center GmbH
Europaplatz 3, 69115 Heidelberg, Germany

Printed by Libri Plureos GmbH
in Hamburg, Germany